Thieme

Sexuelle Störungen und ihre Behandlung

Herausgegeben von Volkmar Sigusch

Mit Beiträgen von

Nikolaus Becker
Wolfgang Berner
Martin Dannecker
Sonja Düring
Wolf Eicher
Herbert Gschwind
Margret Hauch
Silvia Heyer
Hartwig Lohse
Bernd Meyenburg
Eva S. Poluda
Reimut Reiche
Hertha Richter-Appelt
Ulrike Schmauch
Gunter Schmidt
Christiane Schrader
Volkmar Sigusch
Bernhard Strauß

3., neubearbeitete und erweiterte Auflage

Georg Thieme Verlag
Stuttgart · New York

Die Deutsche Bibliothek –
CIP-Einheitsaufnahme

Sexuelle Störungen und ihre Behandlung / hrsg. von Volkmar Sigusch. Mit Beitr. von Nikolaus Becker .... – 3., neu bearb. und erw. Aufl.. – Stuttgart ; New York : Thieme, 2001

Wichtiger Hinweis:
Wie jede Wissenschaft ist die Medizin ständigen Entwicklungen unterworfen. Forschung und klinische Erfahrung erweitern unsere Erkenntnisse, insbesondere was Behandlung und medikamentöse Therapie anbelangt. Soweit in diesem Werk eine Dosierung oder eine Applikation erwähnt wird, darf der Leser zwar darauf vertrauen, dass Autoren Herausgeber und Verlag große Sorgfalt darauf verwandt haben, dass diese Angabe **dem Wissensstand bei Fertigstellung des Werkes** entspricht.
Für Angaben über Dosierungsanweisungen und Applikationsformen kann vom Verlag jedoch keine Gewähr übernommen werden. **Jeder Benutzer ist angehalten,** durch sorgfältige Prüfung der Beipackzettel der verwendeten Präparate und gegebenenfalls nach Konsultation eines Spezialisten festzustellen, ob die dort gegebene Empfehlung für Dosierungen oder die Beachtung von Kontraindikationen gegenüber der Angabe in diesem Buch abweicht. Eine solche Prüfung ist besonders wichtig bei selten verwendeten Präparaten oder solchen, die neu auf den Markt gebracht worden sind. **Jede Dosierung oder Applikation erfolgt auf eigene Gefahr des Benutzers.** Autoren und Verlag appellieren an jeden Benutzer, ihm etwa auffallende Ungenauigkeiten dem Verlag mitzuteilen.

Geschützte Warennamen werden **nicht** besonders kenntlich gemacht. Aus dem Fehlen eines solchen Hinweises kann also nicht geschlossen werden, dass es sich um einen freien Warennamen handele.

Rüdigerstraße 14
D- 70469 Stuttgart
Unsere Homepage: http://www.thieme.de
Printed in Germany

Umschlagentwurf: Thieme Marketing
unter Verwendung des Bildes
Der Spaziergang, 1917-1918
von Marc Chagall

Druck und Verarbeitung:
Druckhaus Beltz, 69502 Hemsbach

ISBN 3-13-103943-4 1 2 3 4 5 6

Vorwort

Die durchweg positive Aufnahme der bisherigen Auflagen unseres Buches ist mir eine anhaltende Freude. Sie hat die anstrengende Arbeit an der erweiterten Neuausgabe erleichtert.

Neu aufgenommen oder vollständig neu verfasst worden sind Kapitel zu folgenden Themen: Kultureller Wandel der Sexualität (Volkmar Sigusch), Sexualberatung (Christiane Schrader und Silvia Heyer), Sexuelle Funktionsstörungen und Psychoanalyse (Hertha Richter-Appelt), Viagra (Volkmar Sigusch), Sexuelle Probleme in der gynäkologischen Praxis (Wolf Eicher), Chronische körperliche Erkrankungen und Sexualität (Bernhard Strauß), AIDS (Martin Dannecker), Sexuelle Traumatisierung (Hertha Richter-Appelt) sowie Fortbildung in Sexualmedizin und Sexualtherapie (Volkmar Sigusch).

Viele alte Kapitel mussten angesichts neuer Forschungsergebnisse, Behandlungsmöglichkeiten oder Rechtsvorschriften aktualisiert werden. Einige alte Beiträge sind dabei wesentlich erweitert worden wie beispielsweise die Kapitel zur Paartherapie (Gunter Schmidt), zur männlichen homosexuellen Entwicklung (Martin Dannecker), zur Organogenese und zur Organotherapie sexueller Störungen (Volkmar Sigusch) oder zur institutionellen Therapie bei sexueller Delinquenz (Wolfgang Berner). Die Erweiterung des Buchumfanges gestattete es, einige Fragen und Probleme zu erörtern, die vorher aus Platzmangel nicht behandelt werden konnten, zum Beispiel die Epidemiologie sexueller Störungen, die körperliche Belastung durch sexuelle Aktivitäten oder die Ziele einer systematischen Fort- und Weiterbildung für Ärzte und Psychologen.

Weil die körperliche Sphäre ebenso wichtig ist wie die psychische und beide nur mit Gewalt voneinander getrennt werden können, habe ich wieder mit besonderer Sorgfalt alle gegenwärtigen oder zu erwartenden körpermedizinischen Behandlungsverfahren, von MUSE über Apomorphin SL und Phentolaminmesylat bis hin zur Gentherapie, vorgestellt und diskutiert. Schließlich folgen wir der Devise: Psychotherapeuten sollten die Körperlichkeit sehr ernst nehmen, Körpermediziner die Psychodynamik.

Auch bei dieser Auflage des Buches begleitete mich Agnes Katzenbach vom Frankfurter Institut für Sexualwissenschaft auf einzigartige Weise Satz für Satz und Problem um Problem. Martin Dannecker stand mir die vielen Monate der Produktion selbstlos mit Rat und Tat zur Seite. Sophinette Becker von unserer Ambulanz sah einige meiner Kapitel kritisch durch. Andrea Rübsamen und Bärbel Kischlat-Schwalm sorgten im Institut und in der Ambulanz für jene Arbeitsatmosphäre, ohne die zusätzliche Belastungen zur Strapaze werden. Ihnen allen danke ich von Herzen.

Frankfurt am Main, im November 2000 *Volkmar Sigusch*

Körperliche Erkrankungen und Sexualität

Sexuelle Perversionen

Sexueller Missbrauch, Gewalt und Delinquenz

Geschlechtsidentitätsstörungen und Transsexualität

Fort- und Weiterbildung

Kapitel 1
Was heißt sexuelle Störung?
Von Volkmar Sigusch

Manche Sexualmediziner oder Psychoanalytiker glauben ziemlich genau zu wissen, welche Sexualität natürlich und reif, normal und gelungen, gesund und ungestört ist. Ich gehöre nicht unbedingt zu ihnen, und zwar aus folgenden Gründen.

Seitdem es *unsere* Sexualität als ein Abgegrenztes und Allgemeines gibt, also eigentlich erst seit dem 19. Jahrhundert, haben sich die Vorstellungen von natürlicher und widernatürlicher, von normaler und abnormer, von gesunder und kranker Sexualität ständig verändert. Das ist nicht verwunderlich, wenn wir daran denken, wie sehr sich in den letzten zwei Jahrhunderten unser Empfinden und Denken, unser Leben und Sterben verändert haben. Zwischen der Venus von früher und der Liebesbeziehung von heute liegen nicht nur die Prozesse des Trennens, Zerstreuens und Vervielfältigens, die ich im nächsten Kapitel beschreibe. Doch die Sexualität soll immer noch so sein, wie sie einmal vor mehr als hundert Jahren von unseren wissenschaftlichen Vorgängern verstanden worden ist: ganz natürlich. Nüchtern betrachtet aber ist „natürliche" Sexualität tierisch, nichts als Reflex, Instinkt, Verschlingung: ein Inbegriff des Schreckens.

Auf die Frage, was eine sexuelle Störung sei, gibt es heute nicht nur eine glatte, sondern auch eine verschlungene Antwort. Die glatte Antwort verweist auf Dysfunktionen, Dysphorien und Dysphilien, die in Krankheitslehren und Symptomregistern erfasst sind. Sie wird von Psychotherapeuten ebenso gegeben wie von Urologen und orientiert sich an dem, was allen geläufig scheint: Anatomie und Physiologie des Körpers und der Seele. Dieser Antwort zufolge ginge es also um gestörte Funktionen, Missempfindungen, abweichendes Verhalten und krankhaftes Erleben. Das aber wirft bereits weitere Fragen auf, die eine etwas kompliziertere Antwort erfordern.

Was beispielsweise stellen sich die Expertinnen und Experten unter „Funktion" vor? Denken auch Psychotherapeuten bei diesem Wort an die kompetitive Hemmung von Wirkstoffen? Oder haben sie ganz andere Hemmungen im Kopf? Kann nicht die „erektile Dysfunktion", von der unsere Mediziner neuerdings so selbstgewiss reden, eine seelische Funktion haben, die für das innere Gleichgewicht der Person (und des Paares) von Bedeutung ist? Und gilt das nicht noch tiefreichender für die Dysphorien und Dysphilien, für die so genannten Paraphilien oder Perversionen? Dürfen wir sie, wenn das so ist, einfach beseitigen, sofern wir mit therapeutischen Waffen schweren Kalibers dazu imstande wären? Oder bestünde die Gefahr, die Person und nicht „nur" ihre Perversion zu zerstören? Ahnen unsere Mediziner, die in einer Etappe der allgemeinen Psychologisierung aufgewachsen sind, dass eine Dysfunktion eine Funktion haben kann, wenn sie die alte Impotenz jetzt beharrlich „erektile Dysfunktion" nennen? Denn das heißt ja übersetzt merkwürdigerweise: „schwellfähige", also „potente" Fehlfunktion.

Und was meint „sexuelle" Funktionsstörung oder „sexuelle" Gewaltanwendung? Handelt es sich oft nicht sehr viel eher um ein allgemeines Symptom, das erst in zweiter oder dritter Hinsicht etwas mit Sexualität zu tun hat und deshalb als „sexuelles" Symptom vordergründig oder vorgeschoben ist? Geht es in Sexualtherapien, die auf Reparaturen aus sind, wirklich um Sexualität im emphatischen Sinn? Ist nicht jede Sexualtherapie, die den Namen verdient, eine Psychotherapie, weil sich das Sexuelle (und Geschlechtliche) nicht aus der Seele lösen lässt wie das Fleisch vom Knochen? Gibt es nicht Patienten, bei denen alle sexuellen „Funktionen" funktionieren, die aber trotzdem unglücklich sind, weil sie keine sexuelle Erfüllung finden?

Lässt sich das, was ein Mensch als krankhaft erlebt, nur individuell bestimmen? Oder ist es auch kulturell bedingt, vielleicht sogar in erster Hinsicht? Unter welchen Umständen bezeichnen wir ein sexuelles Verhalten als „abweichend", „deviant", „paraphil" oder „pervers"? Können wir das einigermaßen verlässlich mit psychologisch-medizinischen Kriterien tun? Oder verlassen wir dann, wenn wir das tun, den Boden unserer Profession? Was bedeutet es, wenn Psychoanalytiker davon sprechen, diese oder jene Entwicklungsphase sei „normal" verlaufen? Gibt es das in Physiologie und Psychologie? Oder bezieht sich „normal" immer auf Normativität und Normalität, also auf Recht und Ordnung, Moral und Common Sense?

Hängt die Diagnose „sexuelle Störung" oder „sexuelle Perversion" nicht sehr davon ab, wer mit wem zu welcher Zeit unter welchen Umständen und mit welchem Ziel in Kontakt gerät? Ändern sich die Diagnosen womöglich schneller, als uns recht ist? Hinken wir folglich mit unseren Vorstellungen oft dem hinterher, was der Zeitgeist injiziert, die Diskurse diktieren und die Imperative bestimmen?

Fragen über Fragen. Eines aber scheint mir sicher zu sein: Wer eine glatte Antwort gibt, setzt sich und seine Patienten der Gefahr aus, auf der Ebene der Gemeinplätze zu operieren. Er folgt unreflektierten Voraussetzungen, die sich im Verlauf dieses Jahrhunderts als äußerst prekär erwiesen haben. Während jede Reflexion anstrengend und zeitaufwendig ist und eine ebenso verschlungene wie vorläufige Antwort zur Folge hat, begnügt sich die fixe Antwort mit dem, was ohnehin gang und gäbe ist, ob nun im Alltags- oder im Berufsleben. Diesem Sog sind wir alle ausgesetzt. Sprechen wir von sexuellen oder geschlechtlichen Störungen oder Krankheiten als solchen, setzen wir zwangsläufig voraus, wie jene Sexualität und jene Geschlechtlichkeit beschaffen sind, von denen wir indirekt oder direkt annehmen, sie seien rund, ungestört und normal.

Wir tun das tagtäglich, weil wir ohne solche Distinktionen gar nicht leben und arbeiten könnten, ohne von den Wirrnissen und Widersprüchen der Welt zerrissen zu werden. Wir haben alle mehr oder weniger verschattete Vorstellungen von dem, was die Menschen bewegt und bewegen sollte, Vorstellungen von einem gelungenen, gemeisterten, sinnvollen Leben, von Gesundheit und Glück, Vorstellungen, die, weil sie zu einer bestimmten Zeit in einer bestimmten Kultur entstanden sind, auch wieder verschwinden oder sich ändern können.

Berater und Therapeuten aber, die in relativer Ruhe professionell arbeiten wollen, müssen sich an das halten, was der Patient als Problem oder Konflikt erlebt, an das, dessentwegen er sie konsultiert. Selbst wenn sie es wollten, könnten sie eine Kultur, in der Störungen erscheinen, nicht in eine verwandeln, in der die Störungen nicht mehr auftreten. Kulturen oder Gesellschaften entziehen sich jeder Therapie. Professionell arbeiten heißt: die eigenen Begrenzungen, die persönlichen und die fachlichen, reflektieren und das individuelle Leiden der Patienten als Individuelles ernst nehmen. Daraus folgt aber nicht, dass die Probleme und Konflikte individualpathologisch ausreichend begriffen werden könnten. Sie sind von der Kultur, in der sie entstehen, umrissen und definiert - bis hin zur scheinbar rein seelischen Repräsentanz so genannter Objektbeziehungen. Für die sexuellen Störungen gilt das in einem exorbitanten Sinn, weil nur unsere Kultur gewisse Empfindungen und Verhaltensweisen als „Sexualität“ exponiert und unter besondere Beobachtung gestellt hat. Es gilt aber auch ganz generell.

Wer kennt nicht die Patienten, die in die Praxis kommen, wie sie zu Latscha oder Massa gehen. Sie leben in einer Kultur, die verheißt, alles bewerkstelligen zu können, und wir wundern uns, wenn sie nur durchgecheckt und dann repariert werden wollen. Sie leben in einer Kultur, in der die meisten Menschen systematisch entwertet werden, und manche Therapeuten sind entsetzt, wenn sich das in den Beziehungen niederschlägt. Diese Therapeuten nennen diese Beziehungen neuerdings „pervers“, verschwenden aber keinen Gedanken darauf, ob sich hier nicht allgemeine Tendenzen niederschlagen und warum ihre „Perversionen“ möglicherweise nichts mehr mit Sexualität im bisherigen Sinn zu tun haben. Die Patienten leben in einer patriarchalen Kultur, und einige Psychoanalytiker haben nur das Schicksal des klassisch und positiv gefassten Ödipuskomplexes im Kopf, als seien die hundert Jahre alten Physiologien der Liebe noch der Maßstab. Die männlichen Patienten hörten von klein auf die Losung „Etwas wert ist nur der, der seinen Mann steht“, und wir sind irritiert, wenn sie mit destruktiven Techniken ihre „Potenz“ wiederherstellen wollen. Die Patienten leben in einer Kultur, zu deren Generaltechniken Verführung gehört, und wir haben große Schwierigkeiten, Verständnis dafür aufzubringen, dass sie sich als verführt begreifen und nicht sehen können, was sie selbst mit dem Versagen und dem Verbrechen zu tun haben. Die Älteren waren der Parole ausgesetzt, nach der alles, was Spaß macht, erlaubt sei; sie sind mit der Verheißung aufgewachsen, Sexualität sei befreiend, mache glücklich und zufrieden und müsse auch deshalb möglichst umfassend gelebt werden, und wir kommen uns altmodisch vor, wenn wir ihnen nahe bringen müssen, dass diese Verheißungen uneinlösbar sind. Patienten klagen sexuelles Funktionieren bis ins höchste Alter und trotz schwerer Krankheit ein, und wir gestatten uns nur sehr zaghaft den Gedanken, dass alle Blüten einmal verwelken und der Prothesengott, dem wir frönen, am Ende nicht mehr maskieren kann, was er produziert.

Wie sehr die Frage, was eine sexuelle Störung sei, der glatten Antwort spottet, zeigt am deutlichsten ein Blick in die alte Literatur. Zur Zeit Lallemands (1836–42) klagten Ärzte über das Grassieren der Spermatorrhoe, weil angeblich immer mehr Männern der Samen einfach ohne Zeichen der Erregung herauslief. Zur Zeit Krafft-Ebings (1886) wurde der Geschlechtstrieb, der bei Kindern oder älteren Männern in Erscheinung trat, als paradox bezeichnet und den „cerebral bedingten Neurosen" zugerechnet. Zur Zeit Freuds (1905) wurde der Mundverkehr zu den Perversitäten, wenn nicht Perversionen gezählt. Spätere Psychoanalytiker sahen alle Frauen, die den „richtigen", den „reifen" Orgasmus nicht erreichen konnten, als frigide an. Einige hatten nichts dagegen, diese Frauen einer Klitoridektomie zu unterziehen, das heißt, ihnen die Klitoris operativ entfernen zu lassen.

Zu jeder Zeit hatten die Experten natürlich (und das meint immer kulturell) einen anderen nosomorphen Blick, der andere Störungen und Krankheiten zu sehen meinte, weil die epistemologischen Raster und die allgemeinen Dispositive anders beschaffen waren. In den 70er Jahren stachen uns die Anorgasmie der Frau und die vorher kaum gesehene Ejaculatio deficiens bei jungen Männern ins Auge, ein Ausbleiben des Samenergusses, für den kein organischer Grund gefunden werden konnte. Gleichzeitig verschwand die Sodomie von der Bildfläche, um nur wenige Beispiele zu nennen. Heute sticht Lustlosigkeit hervor, vor allem bei Frauen, aber inzwischen auch bei Männern. Offenbar gibt es so etwas wie kulturelle Lustlosigkeit, soziale Impotenz, diskursiven Missbrauch und mediale Perversität.

Wie sich unsere eigenen Vorstellungen verändert haben, könnte ein Vergleich des vorliegenden Buches mit dem Gemeinschaftswerk „Therapie sexueller Störungen" zeigen, das ihm in zwei Auflagen vorausgegangen ist (Sigusch 1975/1980). In den Jahrzehnten zwischen 1975 und heute wurden alle Gegenstände neu betrachtet und folglich im vorliegenden Buch auch neu dargestellt. Sonja Düring spielt im Kapitel 3 darauf an, wie andromorph unser Blick in den 70er Jahren war. Tatsächlich enthält erst die Auflage von 1980 einen Beitrag von Margarete Mitscherlich-Nielsen über Theorien und Probleme der psychosexuellen Entwicklung der Frau. Heute erörtern wir auch die Probleme der männlichen Entwicklung (Kap. 4) und trennen die homosexuellen Entwicklungen nicht mehr durch die Anordnung der Themen von den heterosexuellen ab, damit auch dem letzten Verdacht begegnet werde, wir würden die Homosexualität als solche als Pathologie betrachten, obgleich immerhin Fritz Morgenthaler in der Auflage von 1980 als erster Psychoanalytiker versuchte, die Homosexualität mit seelentheoretischen Mitteln grundsätzlich zu entpathologisieren. 1975 aber musste Martin Dannecker noch davor warnen, dass „die Therapie der Homosexualität die Lage der Homosexuellen verschlechtert", wie der Titel seines Beitrages lautete. Heute wollen die meisten Psychotherapeuten nicht mehr die Homosexualität beseitigen, sondern Konflikte, die mit ihr einhergehen wie mit der Heterosexualität auch. Der Wille zum Psychopathologisieren aber ist noch virulent. Und um noch ein Beispiel für den Wandel zu nennen: Erst in der zweiten Auflage der „Therapie sexueller Störungen“ erörterten wir die „Untersuchung und Behandlung transsexueller Patienten“ (Sigusch und Reiche 1980), wodurch wir unwillkürlich daran beteiligt waren, den Verlust, der der Medizin durch das Heraustreten einiger Abweichler aus ihrem Bannkreis drohte, wenn nicht zu kompensieren, so doch abzuschwächen. Experten aber, die Geschlechtsidentitätsstörungen im Kindes- und Jugendalter hätten erörtern können, gab es damals bei uns nicht. Bernd Meyenburgs Aufsatz in der ersten Auflage dieses Buches (vgl. Kap. 26) ist der erste seiner Art in deutscher Sprache.

So kämpft sich offenbar die eine Menschengruppe aus Medizin und Psychologie heraus, während die andere von ihnen umschlungen wird. Umso ernster sind die Bedenken von Eva S. Poluda zu nehmen, mit denen sie an ihren Beitrag für das vorliegende Buch heranging: heute die Probleme der weiblichen homosexuellen Entwicklungen in einem medizinischen oder therapeutischen Zusammenhang darzustellen (vgl. Kap. 5). Die Medizinalisierung der Sexualität, die Eberhard Schorsch (1988) an der Entwicklung der Sexualmedizin aufgezeigt hat, treibt sie unweigerlich tiefer in die allgemeine Verstofflichung hinein. Die Autorinnen und Autoren dieses Buches gehören wohl eher zu jenen, die diese Tendenz kritisieren. Andererseits kann niemand aus einer Therapiegesellschaft einfach heraustreten, in der die Vorstellung verbreitet ist, Therapie sei Leben und Leben sei Therapie. Insofern ist es realitätsgerecht und ein Stück Normalität, wenn sich lesbische Frauen oder homosexuelle Männer in eine Beratung oder Psychotherapie begeben (und begeben können, weil es Therapeutinnen und Therapeuten gibt), ohne befürchten zu müssen, die Therapeuten betrachteten ihre Lebensweisen als Pathologien und wollten sie liquidieren. Einiges spricht dafür, dass dieser Respekt zunehmend auch anderen Patienten mit abweichendem Erleben und Verhalten, ob nun pervers oder transgenderistisch genannt, entgegengebracht wird.

Erst wenn Probleme und Konflikte, die einer Beratung oder Behandlung bedürfen, darunter auch solche, die mit der abweichenden Entwicklung unmittelbar zusammenhängen, ganz „normal“ behandelt werden, kann jener Mechanismus entfallen, der Ängste und panische Reaktionen von außen antreibt. Denn wer in einer Therapiegesellschaft nicht nur nicht behandelt wird, sondern als unbehandelbar gilt, ohne ganz normal zu sein, steht mit dem Rücken zur Wand. Wehe ihm, wenn sich die kulturelle Liberalität verflüchtigen sollte. Trotz aller Reserve gegenüber der Therapeutifizierung des Lebens ist nicht zu übersehen, welchen Schutz gegen blinde kollektive Wut und den ordentlichen Willen zur Vernichtung jedenfalls etablierte Psychotherapie zu bieten vermag.

Die Beispiele mögen genügen, um zu illustrieren, dass auch die Therapien einem Wandel unterliegen. Dieser kann allerdings, wenn wir an einige körpermedizinische und suggestiv-anpassende Verfahren denken, in großen Bereichen so langsam oder überhaupt nicht vor sich gehen, dass wir ihn zu unseren Lebzeiten nicht beobachten können. Viele Scheußlichkeiten, wie wir auch noch hören werden, schleppen sich einfach fort, und neue Barbareien kommen natürlich hinzu. Sicher ist nur, dass wir heute einen alten impotenten Mann nicht mehr dadurch heilen dürfen, dass wir ihn zwischen zwei junge Mädchen legen, was ihn nach den Berichten unserer Vorväter, die ja nicht nur verblendet waren, vielleicht selbst heute noch ungemein beleben würde durchs Überspringen unverbrauchter Vitalität.

Die Grenzen jeder Psychotherapie liegen in der Kultur, im Therapeuten selbst und in dessen fachlicher Gebundenheit. Dem einen Therapeuten sind eigentlich nur neurotische Symptome geheuer, der andere wagt sich auch an solche der Delinquenz. Dann aber muss er den üblichen Rahmen seiner Profession wenn nicht verlassen, so doch erheblich modifizieren. Entscheidend ist aber nicht, ob der Therapeut verwirrende und ängstigende Störungen zu behandeln wagt, sondern: dass er zu reflektieren vermag, für welche Störungen er als Therapeut ungeeignet ist. Eine Ausbildung ist nicht zuletzt dann gelungen, wenn sie dazu geführt hat, diese persönliche Grenze zu erkennen und zu respektieren. Wer so weit gekommen ist, hat es vielleicht auch nicht mehr nötig, auf Vertreter anderer Richtungen herabzuschauen. Er ahnt wenigstens, dass alle mit Wasser kochen und dass das somatoforme Denken nicht nur bei Körpermedizinern zu finden ist. Schließlich gibt es ein borniert psychoformes Denken, das dem somatoformen an Beschränktheit in nichts nachsteht. Starrt das eine Denken nur auf den erektilen, starrt das andere nur auf den seelischen Apparat. Von den kulturellen Umbrüchen wollen beide nichts wissen. Kommt bei dem Therapeuten, dem das psycho- oder somatoforme Denken nicht in Fleisch und Blut übergegangen ist, durch therapeutische oder klinische Erfahrungen, durch Lektüre und Konsilien dann noch ein differenzialtherapeutisches Vermögen hinzu, das zwischen Organo-, Sozio- und Psychotherapie, zwischen Beratung, verhaltenstherapeutischen und psychoanalytischen Verfahren zu unterscheiden vermag, ist viel gewonnen.

Es gibt Ärzte, Psychologen und Vertreter anderer Berufe, die ohne eine psychotherapeutische Ausbildung über eine große Empathie und über eine gewissermaßen naturwüchsige Introspektionsfähigkeit verfügen. Grundsätzlich aber ist auf dem Wahrnehmungstraining der dem Alltagsverstand entzogenen Äußerungen des Unbewussten und damit auf einer psychotherapeutischen Ausbildung zu bestehen, weil Warmherzigkeit allein, vom gesunden Empfinden ganz zu schweigen, im Allgemeinen nicht ausreicht, sobald es um die Unwägbarkeiten im Übertragungs- und Gegenübertragungsgeschehen geht, die sich nun einmal auch dem sozialen Mitgefühl entziehen.

Gegen die allgemeine Sexualnot und gegen die allgemeine Aphanisis des Sexuellen aber, gegen kulturelle Lustlosigkeit und gesellschaftlich produzierte Gewalttätigkeit ist überhaupt kein therapeutisches Kraut gewachsen, ob nun ein auf den Körper oder die Seele gerichtetes. Wer trotzdem glaubt, mit Hilfe von Psychotherapie die Tränen des Eros wegwischen zu können, hängt demselben Größenwahn an wie unsere Erektiologen. Versuchen wir also, der Realität und damit, wie wir gleich hören werden, Anteros zugewandt, immer wieder vom hohen Ross des metaphysisch unzerstreuten Eros herabzusteigen, ohne jenem

Zynismus zu erliegen, der sich nicht scheut, Attrappen und Surrogate, Pillen, Prothesen und Pumpen „Liebesmittel" zu heißen.

Literatur

Dannecker, M.: Warum die Therapie der Homosexualität die Lage der Homosexuellen verschlechtert. In: Sigusch 1975 und 1980

Freud, S.: Drei Abhandlungen zur Sexualtheorie. Leipzig, Wien: Deuticke 1905

Krafft-Ebing, R. v.: Psychopathia sexualis. Eine klinisch-forensische Studie. Stuttgart: Enke 1886

Lallemand, C.-F.-L.: Des pertes séminales involontaires. 3 Bde. Paris: Béchet jeune 1836–1842 (dtsch.: Lallemand, F.: Über unwillkürliche Samenverluste. 2 Bde. Stuttgart: Hallberger'sche Verlagshandlung 1840 und 1841)

Mitscherlich-Nielsen, M.: Theorien und Probleme der psychosexuellen Entwicklung der Frau. In: Sigusch 1980

Morgenthaler, F.: Homosexualität. In: Sigusch 1980

Schorsch, E.: Die Medikalisierung der Sexualität. Über Entwicklungen in der Sexualmedizin. Z. Sexualforsch. 1, 95–112, 1988

Sigusch, V. (Hrsg.): Therapie sexueller Störungen. Stuttgart, New York: Thieme 1975 (1. Aufl.) und 1980 (2., neubearb. und erweit. Aufl.)

Sigusch, V. und R. Reiche: Die Untersuchung und Behandlung transsexueller Patienten. In: Sigusch 1980

Kapitel 2
Kultureller Wandel der Sexualität

Von Volkmar Sigusch

Ärzte, Berater und Therapeuten, die das Liebes- und Sexualleben ihrer Patienten kennen, wissen, dass die Wertvorstellungen, Sehnsüchte und Erfahrungen von Generation zu Generation erheblich differieren. Denn das, was wir uns unter Sexualität vorstellen und was wir als sexuell erleben, unterliegt einem ständigen kulturellen Wandel. Deshalb durchzieht auch alle Sexualtheorien der Moderne die Frage, was am Sexus „natürlich" und was an ihm „kulturell" sei, eine Frage, die zur Zeit den Streit zwischen Essenzialisten und Konstruktivisten bestimmt. Wenn aber die gesellschaftliche Sexualform permanenten Umkodierungen, Umwertungen und Transformationen unterliegt, ist es nicht nur sexualtheoretisch problematisch, die Sexualität als eine unveränderliche Einheit anzusehen, sondern auch sexualberaterisch und sexualtherapeutisch. Denn tatsächlich versehen die Gesellschaftsindividuen immer wieder das, was unveränderbar schien, mit anderen Bedeutungen.

Dabei geht es in unserer Kultur seit zwei Jahrhunderten, anders als in anderen Kulturen, vorrangig um das materielle und manifeste und nicht um das immaterielle und spirituelle Befriedigen von Gier und Neugier. Leibhafte Bedürfnisse werden nicht wie in der europäischen Antike und im alten China maßvoll reflektiert begrenzt oder gar wie im alten Indien kunstvoll beseitigt; sie werden vielmehr maß- und kunstlos befriedigt, und zwar im Allgemeinen auf einem niedrigen Ritualitäts- und Reflexivitätsniveau, um nicht zu sagen: auf dem Niveau einer Kulturbeutel-Kultur. Solcherart abgespeist, bleiben Gier und Neugier präsent, können umstandslos jederzeit neu entfacht werden. Darauf aber kommt es in der experimentell-ökonomischen Tausch- und Wissensgesellschaft entscheidend an. Dieser Mechanismus des ebenso selbstsüchtigen wie kurzfristigen Befriedigens scheint das Geheimnis der Dauerhaftigkeit dieser Gesellschaftsformation zu umschließen. Ununterbrochen wird die scheinbar abgeschlossene Sexualform fragmentiert, um ihr neue Begierden und Bedeutungen zuschreiben, neue Bedürfnisse und Wissbarkeiten einpflanzen, neue Praktiken und Dienstleistungen abmarkten zu können.

Neuerdings ist auch die Geschlechtsform in diesen Sog geraten, von der die tonangebende Philosophie jahrhundertelang glaubte, sie sei eine Unio inerta. Als die Sexualform gesellschaftlich fabriziert wurde, erhielt sie zwangsläufig dispositionell eine patriarchale Struktur: in einer Männergesellschaft von Männern für Männer konstruiert und durchgesetzt. Philosophen und Wissenschaftler verwandten im 19. Jahrhundert viel Energie darauf, der Frau katexochen die Dignität eines vernunftbegabten und selbstmächtigen Subjekts und damit einer eigenständigen Geschlechts- und Sexualform abzusprechen, nachdem ihre Vorgänger sie nur als Sinnes- und Gemütswesen hatten sehen können. Als ideologische Fluchtpunkte blieben nur die Schöpfungsordnung einerseits und die Naturzwecke der scheinbar Aufgeklärten andererseits. Das heißt, der „Geschlechtssinn" der Frau war keine Angelegenheit von Individuen; er erfüllte blind den Gattungszweck der Fortpflanzung, ordnete sich der Schöpfung instinktiv und damit transindividuell ein. Beim Lesen dieser andromorphen Literatur fällt einem irgendwann Freuds (1909: 462) aus heutiger Sicht gelungen paradoxe Wendung „organische Verdrängung“ ein, die er zunächst auf die Rückentwicklung des Geruchssinnes und damit der Riechlust beim Menschen angewandt hat: Das sexuell-aggressiv Triebhafte der Frauen wurde so lange und so erfolgreich gesellschaftlich dekonstruiert und wegkodiert, „verdrängt“, bis es schien, es wäre einer „organischen“ Rückbildung erlegen. Alte Sexuologen meinten folglich, den Frauen sei der Geschlechtstrieb „wegerzogen“ worden, und die Frigidität des Weibes wäre so allgemein, dass man sie gar nicht als krankhaft bezeichnen könne. Die „organische Verdrängung“ des „Geschlechtssinnes“ der Frau war jedenfalls stabiler als seelische Verdrängung und instabiler als somatische Involution, wie die sexuellen Revolutionen des 20. Jahrhunderts gezeigt haben, durch die es zunächst zu einer Resexualisierung der Frau als Genus und anschließend zu einer Regenuierung der erstmals eigensinnigen weiblichen Sexualform gekommen ist.

Da der Arzt, Berater und Therapeut bei allen Fragen, die nicht mit Hilfe naturwissenschaftlich begründeter Untersuchungsverfahren zu beantworten sind, auf sich selbst als „Untersuchungsinstrument“ angewiesen ist, sollte er reflektieren, welcher Generation er selbst angehört und welchen Vorstellungen vom gesunden und glücklichen Liebesleben er verpflichtet ist. Die allermeisten Ärztinnen und Ärzte, Psychotherapeutinnen und Psychotherapeuten, die heute praktizieren, gehören Generationen an, über die die so genannte sexuelle Revolution in der zweiten Hälfte der sechziger Jahre hereingebrochen ist. Als sich die Werte und Normen, das Erleben und Verhalten zum Teil drastisch veränderten, befanden sie sich in jenem Alter, in dem noch nicht alle sexuellen Weichen gestellt sind. Sie wurden also, ob sie wollten oder nicht, von der sexuellen Revolution erfasst, selbst die, die sich dagegen stemmten; denn auch der, der gegen den Strom schwimmt, schwimmt im Strom.

Die sexuelle Revolution

Im 20. Jahrhundert erfolgte der Strukturwandel der Sexualität zumeist langsam und leise, manchmal aber auch schnell und laut. Die Älteren werden noch das Getöse erinnern, mit dem die Inthronisation des Königs Sex zur Zeit der vorletzten einschneidenden Transformation einherging, die allgemein „sexuelle Revolution“ genannt wird. Einige charakteristische Ereignisse der späten sechziger und frühen siebziger Jahre sind, fokussiert auf Westdeutschland, schnell genannt: Die Studenten-, die Frauen- und die Homosexuellenbewegung erzeugten kulturelle und psychosoziale Erschütterungen, die im letzten Jahrhundert ihresgleichen suchen. Sexographie und Pornographie wurden breit kommerzialisiert. In den Massenmedien probten diverse Sexualia den Aufstand, bis sie ihre Stupidität nicht mehr verbergen konnten. In den Schulen wurde mit behördlich geregeltem Sexualkundeunterricht versucht, nach dem Beichtstuhl, den Gesetzbüchern und den Krankheitslehren der Vergangenheit einen verständnisvollen Zeigestock gegen den Sexualtrieb ins Feld zu führen. Dazu passte das zunehmende Technologisieren und Medizinalisieren der reproduktiven Sphäre ebenso wie das theoretisch grundsätzliche, praktisch aber nur partielle Trennen von Recht und Moral. Der Staat zog sich aus einigen Bereichen des individuellen Lebens zurück, so dass das Sexual-, Ehe- und Kontrazeptionsverhalten partiell entkriminalisiert wurde. Jugendliche und junge Erwachsene forcierten ihr heterosexuelles Verhalten kollektiv, blieben aber mehrheitlich am Ehe- und Treuemodell ihrer Eltern orientiert, das sie diversifizierten. Besonders einschneidend war die allgemeine Resexualisierung der Frau als Genus. Sie war jetzt orgasmuspflichtig, nachdem ihr bis in die dreißiger Jahre des letzten Jahrhunderts hinein mit phylogenetischen und physiologischen Scheinargumenten abgesprochen worden war, überhaupt ein sexuelles Wesen sui generis zu sein. Hinzu kam die warenästhetische und damit kommerzielle Indienstnahme nicht nur des weiblichen, sondern auch des männlichen Körpers, der jetzt mit mehr als durchschnittlich zwei anterotischen Unterhosen aus weißem Baumwollripp drapiert werden sollte. Sexualwissenschaft wurde erstmalig zum etatisierten Universitätsfach, und Sexualmediziner versuchten, psychosomatisches und psychosoziales Gedankengut in die Körpermedizin hineinzuschmuggeln (vgl. dazu im Einzelnen Kap. 28). Erinnert sei schließlich an die enorme Psychologisierung des heterosexuellen Paares, das, in eine „Beziehungskiste" eingesperrt, ununterbrochen in sich hineinlauschen und sein Befinden zu Protokoll geben sollte, bis sich die erschöpften Partner wieder in sich zurückzogen und die Stunde des schwarzen Feminismus, des Allerweltstherapismus, der Männergruppen, überhaupt der Selbsthilfegruppenbewegungsgesamttreffen gekommen war, die bereits jenen selbst regulierten Selfsex ankündigte, von dem erst später die Rede sein wird.

Diesen Veränderungen war im Verlauf der sechziger Jahre ein Hinterfragen der traditionellen Ehemoral und ein Demaskieren der glücklichen Familie als Brutstätte von Unfreiheit und Unglück vorausgegangen. Beseitigt wurden damals Zustände, die uns heute nur noch als vorsintflutlich erscheinen, beispielsweise der Kuppelei-Paragraph, der es einem unverheirateten jungen Paar nur mit Tricks und unter Gefahren erlaubte, in einer Wohnung zusammenzuleben. Solche Rechtsnormen wurden von der veränderten Realität hinweggefegt; um andere wie den Abtreibungsparagraphen wird dagegen nach wie vor gerungen. Von einschneidender Bedeutung war die Möglichkeit der oralen Kontrazeption mit Hormonpräparaten. Die erste „Antibaby-Pille" kam 1960 unter dem Handelsnamen „Enovid" in den USA auf den Markt. Immer wieder ist die These aufgestellt worden, ohne die „Pille" hätte es keine sexuelle Liberalisierung gegeben. Ich denke, diese These ist zu eindimensional. Moderne Gesellschaften sind viel zu komplex und kulturelle Prozesse viel zu different bestimmt, als dass eine Errungenschaft wie die hormonellen Kontrazeptiva allein eine Transformation der Sexualität bewirken könnte. Ob die letzte sexuelle Revolution ohne sie anders verlaufen wäre, können wir nicht wissen. Sicher aber ist, dass die „Antibaby-Pille" eine Frucht der sich entfaltenden Wissensgesellschaft ist, einer Gesellschaft, die einerseits Leben ermöglicht und erleichtert, andererseits totstellt und vernichtet. Auf den Markt kam sie nicht, weil Konzerne die Menschheit beschenken wollten, sondern weil sie sich des Profits sicher waren. Getestet worden ist sie an etwa eintausend puertoricanischen Frauen (Kunz 1989). Sie waren arm und uninformiert genug, um als duldsame „Versuchskaninchen" dienen zu können. Hätte diese Produktion des Wissens nicht in einer Kultur des Patriarchalismus stattgefunden, wäre mit an Sicherheit grenzender Wahrscheinlichkeit die technische Reproduktionsregelung entweder dem Mann oder beiden Geschlechtern aufgebürdet worden. So aber wurde die „Pille" scheinbar selbstverständlich „für" die Frau entdeckt. Carl Djerassi (1999: 2 f), der „Vater der Pille", der im wissenschaftlichen wie im industriellen Betrieb zu Hause ist, gibt unumwunden zu Protokoll: „Die Wissenschaft jedenfalls könnte die Pille für den Mann ohne weiteres entwickeln." Auch sei ein Impfstoff wissenschaftlich greifbar, mit dem die Fruchtbarkeit ohne weitere Pillen oder Spritzen sicher reguliert werden könnte. „Trotzdem", sagt Djerassi, „wird es noch sehr lange dauern, weil die Industrie daran kein Interesse haben kann. Ob man einmal im Jahr einen Impfstoff verkauft oder täglich eine Pille, das ist ein Unterschied."

Wie nicht anders zu erwarten, hatte die Einführung der „Antibaby-Pille" zwiespältige Auswirkungen. Einerseits ermöglichte es die „Pille" Frauen zum ersten Mal in der Menschheitsgeschichte, ungewollte Schwangerschaften mit einer bis dahin unerreichten Sicherheit zu verhindern, so dass entsprechende Ängste und damit auch Sexualängste kollektiv gedämpft wurden. Gleichzeitig aber wurden gerade junge Frauen mit Hilfe dieser technischen Innovation einem neuen *Zwang zur Ungezwungenheit* ausgesetzt. Damals durchdröhnte die Parole „Genuss ohne Reue" den letzten Winkel der westlichen Kultur, eine Parole, die umstandslos von der Werbung für Filterzigaretten entlehnt werden konnte. Daran ist zu erkennen, dass ein technisches Mittel nicht darüber entscheidet, ob sich Menschen von Zwängen befreien. Als solches ist es blind, kann nur so viel Freiheit ermöglichen, wie es eine Gesellschaft gestattet. Folglich waren die Auswirkungen im Iran anders als in den USA und in der DDR anders als in der BRD. Immer aber tobten sich an der „Pille" die jeweils herrschenden Weltanschauungen aus und versuchten, sie in Dienst zu nehmen. Sind Zwänge und Gewalt, Ungleichheit und Unfreiheit für eine Gesellschaft konstitutiv, werden auch die Auswirkungen technischer Mittel davon gezeichnet sein. Ist das Sexuelle generell mit Angst und Schuld legiert, wird es auch der Gebrauch der hormonellen Kontrazeptiva sein. In armen Ländern werden sie nach wie vor aus bevölkerungs- und wirtschaftspolitischem Kalkül eingesetzt. Bei uns wurden sie zu einem gewaltigen Geschäft, weil die Kirchen nicht mehr den Ton angaben und die politischen Machtkonstellationen es zuließen. Denn unter den Bedingungen des Kalten Krieges und der Pax atomica, soi-disant, „mussten" keine Menschen für den nächsten heißen Krieg produziert werden. Entscheidend war aber wohl, dass gesellschaftliche und kulturelle Prozesse bereits seit Generationen auf eine Trennung der Sphäre der Reproduktion von der der Sexualität hinausliefen.

Die neosexuelle Revolution

In den Jahrzehnten nach der sexuellen Revolution erfolgte in den reichen Ländern des Westens eine Transformation der Sexualität, die eher leise und langsam verlief, wenn von einigen öffentlichen Debatten und Skandalen abgesehen wird. Ihre symbolischen und realen Auswirkungen sind aber möglicherweise einschneidender als die der sexuellen Revolution der späten sechziger und frühen siebziger Jahre. Die enorme Transformation und Umwertung der sexuellen Sphäre, die seit den achtziger und neunziger Jahren erfolgt, nenne ich die *neosexuelle Revolution* (Sigusch 1998a, 1998d). Würden die Reformationen und Transformationen, die um 1910 herum erfolgten, als erste sexuelle Revolution des 20. Jahrhunderts bezeichnet werden und die um 1970 herum als zweite, könnte auch von der *dritten sexuellen Revolution* gesprochen werden.

Durch die neosexuelle oder dritte sexuelle Revolution wird die alte Sexualität auseinander gelegt und neu zusammengesetzt. Dadurch treten Dimensionen, Intimbeziehungen und Sexualfragmente hervor, die bisher keinen Namen hatten oder gar nicht existierten. Die Vorsilbe *neo* scheint mir besonders geeignet zu sein, weil sie sowohl die schöpferische und neuartige wie die rückwärtsgewandte und totstellende Seite eines Vorganges assoziieren lässt: Neocortex, Neophyth, Neorama, Neologismus, Neoplasma, Neokolonialismus, Neoliberalismus usw. Von *Revolution* spreche ich, weil wir inzwischen wissen, dass Umwälzungen dramatisch oder undramatisch, schlagartig oder schleichend verlaufen können und dass sie nicht unbedingt in ein Reich der Freiheit führen.

Vor allem aber habe ich diese Bezeichnung gewählt, weil die mit der Revolte von 1967/68 verbundene sexuelle Revolution, ein realer Mythos unserer jüngeren Geschichte, zwangsläufig als Maß genommen wird, sobald Umbrüche der Sexualkultur beschrieben werden.

In psychoanalytischen Zusammenhängen muss schließlich noch auf eine wesentliche Differenz im Wortgebrauch hingewiesen werden: Während ich die Ausdrücke *neosexuell* und *Neosexualität* in soziologischer Hinsicht benutze, verwendet sie Joyce McDougall (1982) seit dem Beginn der achtziger Jahre in Auseinandersetzung mit dem problematischen Begriff der Perversion in klinisch-therapeutischer Hinsicht, um den „innovativen Charakter und die Besetzungsintensität erotischer Inventionen hervorzuheben", wobei sie das Konzept der „Neorealitäten" aufgriff, „die sich manche Borderlinepatienten in dem illusionären oder gar wahnhaften Versuch schaffen, mit ihren ebenso schmerzhaften wie unüberwindlichen seelischen Konflikten fertig zu werden" (McDougall 1997: 249).

Die hohe *symbolische* Bedeutung, die die Sexualität zuletzt am Ende der sechziger und am Beginn der siebziger Jahre hatte, wurde in den achtziger und neunziger Jahren durch die neosexuelle Revolution wieder reduziert. Vor drei Jahrzehnten hatte ein Verheißungs-Diskurs alle Gesellschaftsmitglieder mehr oder weniger erfasst. Damals wurde die Sexualität mit einer solchen Mächtigkeit ausgestattet, dass einige Theoretiker davon überzeugt waren, durch ihre Entfesselung die ganze unfreie Gesellschaft stürzen zu können. Andere verklärten die Sexualität zur menschlichen Glücksmöglichkeit katexochen. Generell sollte sie so früh, so oft und so intensiv wie nur möglich praktiziert werden. Monogamie und Reproduktion, Virginität und Treue, Abstinenz und Askese waren Auswurf oder Inbegriff der zu bekämpfenden Repression. Dass mit der „Emanzipation" neue und alte Zwänge und Ängste einhergingen, wollten die Propagandisten nicht wahrhaben. Heute ist Sexualität nicht mehr die große Metapher der Lust und des Glücks. Sie wird nicht mehr so stark überschätzt, ist eher eine allgemeine Selbstverständlichkeit wie Egoismus oder Motilität. Während die alte Sexualität positiv mystifiziert wurde als Medium der Befreiung, als Rausch und Ekstase, wird die neue negativ mystifiziert als Quelle und Tatort von Unfreiheit, Ungleichheit der Geschlechter, Gewalt, Missbrauch und tödlicher Infektion. Während für die „Paläosexualität" Trieb, Orgasmus und die Liebe des heterosexuellen Paares kennzeichnend waren, bestehen die „Neosexualitäten" vor allem aus Geschlechterdifferenz, Selbstliebe, Thrills und Prothetisierungen.

Einflussreiche Geister hatten einst den Eros als orgastisch, heteropotent und revolutionär (Reich 1936), als heilig und transgressiv (Bataille 1957) oder, eher bescheiden, als aufgeklärt und wohltuend (Comfort 1963) beschworen. Doch der Schatten des Eros heißt in unserer Kultur Anteros. Den Alten war er nicht nur der Bruder des Eros und der Gott der Gegenliebe, sondern auch der rächende Genius verschmähter Liebe. Der schöne Knabe Meles zwang Timagoras, den Fremdling, zum Beweis seiner Liebe von der Akropolis zu springen. Nachdem es Timagoras getan hatte, sprang Meles aus Reue hinterher. So töteten sich beide. Seither herrschen Eros und Anteros über Bruchstücke. Die Bruchstücke, die uns heute als *diskursive Figuren* beschäftigen, sind zum Beispiel: die zuviel oder zuwenig, also immer falsch liebende Mutter;

der physisch oder psychisch abwesende Vater; das sexuell missbrauchte Kind; der sexistische, gewalttätige Mann; der eiserne, männliche Mann; die amphiphile Frau mit dem erotischen Kontinuum; der medial fabrizierte Sexsüchtige; der Kinder und Frauen armer Länder benutzende Sextourist; der elektronisch zerstreute Perverse; der Single; der medizinisch reparierte Impotente; der operativ beruhigte Geschlechtszweifler; der Gender Blender diesseits der Chirurgie; der gewissenhaft HIV-Prävention betreibende Schwule; das kirchlich gesegnete und staatlich registrierte gleichgeschlechtliche Paar; der in sich selbst Verliebte; die Fakesexerin; der futuristische Cybersexer, vor allem aber das historisch und sozial asymmetrische, kulturell dissoziierte, politisch verunsicherte, emotional misstrauische, philosophisch aporetische heterosexuelle Paar. Wahrlich ein posthegelianischer Aufklärungs-Trupp modernisierter Repräsentanten des Anteros, der als ein ebenso gequältes wie quälendes Diskurs-Personal zur Zeit die Bühne des Eros bevölkert.

Aus der Vielzahl der miteinander vernetzten Prozesse, die die neosexuelle Revolution ausmachen und Neosexualitäten hervorbringen, greife ich drei heraus (vgl. Sigusch 1998a, 2000b): die Dissoziation der sexuellen Sphäre, die Dispersion der sexuellen Fragmente und die Diversifikation der Beziehungsformen. Dabei möchte ich nicht in das Wehgeschrei mancher Sexualforscher einstimmen, die ihre neuesten empirischen Resultate beleidigt unter der Überschrift „Abschied von der sexuellen Revolution“ präsentieren. Offenbar benehmen sich die Gesellschaftsindividuen nicht so, wie es sich diese Forscher erträumt haben. Mir ist dieses Klagen zu sentimental, zu sehr nach rückwärts gewandt, weil es noch immer die sexuelle Revolution der sechziger Jahre glorifiziert, obgleich wir inzwischen wissen, wie sehr auch sie von Doppelmoral und Sexismus, von Ängsten und Schuldgefühlen zersetzt war. Vor allem aber wird *das Neue* übersehen, das trotz aller Vermarktung und Banalisierung beweist: Die Wunde des sexuell und geschlechtlich Möglichen blutet noch.

Ich halte also auch nichts von den sexuologischen Thesen, die kulturpessimistisch das Verschwinden des sexuellen Begehrens oder den „Tod der Leidenschaft“ verkünden, weil nach breit angelegten empirischen Erhebungen, die in den neunziger Jahren des letzten Jahrhunderts in reichen westlichen Ländern durchgeführt worden sind (vgl. insbesondere Spira et al. 1993; Johnson et al. 1994; Laumann et al. 1994), etwa 80 Prozent der Männer und beinahe 90 Prozent der Frauen im Jahr vor der jeweiligen Studie keinen oder nur einen Sexualpartner hatten und weil etwa die Hälfte aller Befragten seltener als einmal pro Woche Geschlechtsverkehr hatte (vgl. dazu Kap. 10, S. 213). Meine Frage ist vielmehr, wie Begehren und Leidenschaft umkodiert und wohin sie verschoben werden: in sexuelle Selbstbezüglichkeit zum Beispiel, in aggressive Aktionen, in nonsexuelle Thrills, in öffentliche sexuelle Inszenierungen und heimliche Süchtigkeiten dank Internet und Cyberspace. Es geht mir also nicht um Partnerwechsel und Koitusfrequenzen im alten sexuologischen Sinn, sondern um Transformationen des Sexuellen, die etwas wirklich Neues andeuten und damit auch von therapeutischer Bedeutung sind. Wenn ich solche Veränderungen betone, habe ich immer jene essenzialistischen Psychoanalytiker vorm

Auge, die noch heute beinahe alles für bare Münze nehmen, was ihr Meister vor einhundert Jahren zur Zeit der damaligen Umbrüche notiert hatte, als vollzöge sich das Liebes- und Geschlechtsleben nach Naturgesetzen, als seien die damaligen Verhältnisse von Mann-Frau, Vater-Mutter-Kind oder Heterosexualität-Homosexualität-Perversion für die Ewigkeit gemacht worden. Diese Psychoanalytiker sind verliebt in ursprüngliche Strukturen, universelle Achsen, unstillbare Konflikte, überhaupt alles Ewigliche. Ihr Motto lautet: Es war schon immer so: „ein Mann und eine Frau" undsoweiter undsofort. Dabei leben einige heilige Wesen der Psychoanalyse längst in Intermundien wie Epikurs Götter – weil die Menschen ihrer nicht mehr bedürfen.

Im Gegensatz zu diesen Universalpsychologen eines verwehenden Zeitalters geht es mir um soziologisch zu interpretierende Strukturveränderungen der allgemeinen Sexualform, die selbst dann, wenn sie wesentlich und auf einige menschliche Sicht sogar irreversibel zu sein scheinen, nicht den Schluss gestatten, alle Menschen seien jetzt „neosexuell" strukturiert und reagierten so. Das kann und soll vor allem aus zwei Gründen nicht insinuiert werden, auch wenn mein Zungenschlag aus Gründen der Plastizität zugegebenerweise gelegentlich so klingt. Zum einen sind, von theoretischen Überlegungen abgesehen, die Referenzgruppen nicht die 50- bis 70-Jährigen (wie in der Viagra-Debatte z. B.), sondern die heutige Jugend; und es sind auch nicht die Arbeitslosen in den östlichen Plattenbausiedlungen, sondern die sozial und ökonomisch Affluenten in den großen Städten. Zum anderen gab und gibt es *gleichzeitig* sehr differente Zeit- resp. Strukturschichten der Sexualität. Zur Zeit sind vor allem *drei Strukturschichten der allgemeinen Sexualform* bedeutsam, die sich kombinieren und einander überlappen können: (1) die Schicht, die für die erste sexuelle Revolution charakteristisch ist; (2) die Schicht, die für die zweite oder sozialliberale Revolution typisch ist, und (3) die Schicht, die zur dritten oder neosexuellen Revolution gehört. Diese Zeit- resp. Strukturschichten können zwar im Allgemeinen den Generationen zugeordnet werden, nicht aber im Individuellen. So kann sich eine Frau, die von den Auswirkungen der ersten sexuellen Revolution dispositionell-diskursiv geprägt worden ist, am ehesten wie eine Frau am Übergang von der zweiten zur dritten sexuellen Revolution verhalten haben. Und ein junger Mann, der zur Zeit der neosexuellen Revolution aufgewachsen ist, kann (beinahe) so fühlen und handeln, als hätte es die dritte Revolution nicht gegeben. Weil das so ist, kommen Psychoanalytiker trotz gewaltiger Umbrüche anhand einzelner Analysen weiterhin zu dem Schluss, im Grunde habe sich gar nichts geändert (vgl. dazu auch Clement 1993; Strauß 1999 sowie Richter-Appelt in Kap. 12 in diesem Buch).

Die Dissoziation der sexuellen Sphäre

Nach der Trennung einer heute immer noch ganz selbstverständlich *sexuell genannten Sphäre* von einer logischerweise nunmehr nichtsexuellen oder unlogischerweise nur noch „erotischen", die bereits vor Jahrhunderten erfolgte und mit der historischen Geburt *unserer* Sexualität zusammenfällt, wurde die noch durch und durch instabile gesellschaftliche Sexualform sogleich mit jenem Seziermesser zerlegt, das die Wunde des Möglichen nach den Regeln des Experiments gesetzt hatte und folglich dem Sektionsmesser analog ist. Eine „unausgleichbare Differenz“ (Freud 1912: 91) nach der anderen wurde aufgedeckt oder postuliert, bis die noch bleiche und brüchige Sexualität als jener dissoziierte Scherbenhaufen erkannt wurde, aus dem die Form als ein schönes und beglückendes Kunstwerk scheinbar per Assoziation gegossen worden war: infantile versus reife Sexualität, perverse versus normale Sexualität, Sinnlichkeit versus Zärtlichkeit, Venerie versus Gesundheit, Prostitution versus Monogamie usw. Von großen sozialen Bewegungen wurde in diesem Prozess die Trennung der sexuellen von der *reproduktiven Sphäre* gefordert und mit Hilfe technologischer Innovationen immer exzessiver durchexerziert. Sie erfolgte schließlich so gründlich, dass wir in den sechziger Jahren annahmen, die Sphären hätten überhaupt nichts miteinander zu tun. Im Sog dieser Dissoziation präsentierten beispielsweise Masters und Johnson (1966) Sexualphysiologie statt der vordem dominierenden Reproduktionsphysiologie, und wir assistierten ihnen auf- und angeregt dabei. Die Herausnahme der reproduktiven aus der sexuellen Sphäre stellt so etwas wie die *zweite historische Geburt unserer Sexualität* dar, und das bedeutet: Konstruktion einer scheinbar eigentlichen, „reinen“ Sexualität.

Die nunmehr isolierte Sphäre der Reproduktion wurde nach und nach mit enormen Auswirkungen selbst fragmentiert (vgl. z. B. Duden 1987). Die alten, früher als unhintergehbar angesehenen Naturzwänge, die Fortpflanzungs-, Generationen- und Geschlechterschranken wurden und werden weiterhin step by step überwunden. Auch dadurch werden „Leben“ und „Tod“ ständig umkodiert, unterliegen Metamorphosen – ein genereller Prozess, der mir für die westlichen Gesellschaften charakteristisch zu sein scheint. Welche materiellen Transgressionen zu den bisherigen Resultaten dieser Metamorphosen gehören, habe ich bei einer anderen Gelegenheit angedeutet (Sigusch 1997). Dem Fetus, früher ein unselbständiges Anhängsel des weiblichen Körpers, wird mittlerweile ein Eigenleben zugeschrieben. Nach der historischen Geburt der Kindheit und der Jugendzeit erleben wir jetzt die historische Geburt der „Fetuszeit“. Die Vorgänge der Reproduktion einschließlich der Embryonalentwicklung sind prinzipiell aus dem weiblichen Körper herausverlagert. Die Technik des Klonens lässt erstmalig menschliche „Parthenogenese“ als möglich erscheinen, eine „Selbstzeugung“, an der die Theoretiker der Autopoiesis ihre helle Freude haben dürften. Dieser technologische „Quantensprung“ bedeutet, dass die Fortpflanzung nicht nur unsexuell, sondern auch *ungeschlechtlich* erfolgen kann. Die Geschlechter werden dadurch auf eine neue Weise prinzipiell getrennt: Frauen und Männer sind biotisch nicht mehr unverrückbar aufeinander angewiesen und existenziell nicht mehr unverrückbar aufeinander verwiesen.

In den siebziger und vor allem achtziger Jahren folgte auf die historisch weit zurückreichende Trennung der reproduktiven von der sexuellen Sphäre eine neuartige Dissoziation der sexuellen von der *geschlechtlichen Sphäre*, die zu einer neuerlichen Genuierung der weiblichen (und damit auch der männlichen) Sexualität und zu einer grundsätzlichen Problematisierung des Mann-Frau-Verhältnisses führte, verbunden mit einer Dekonstruktion andromorpher Blicke und Begriffe bis hinein in Logik und Mathematik (Irigaray 1984). Angestoßen vom politischen und wissenschaftlichen Feminismus, wurden auch in Sexualwissenschaft und Psychoanalyse die alten Sexualverhältnisse zunehmend zum Geschlechterverhältnis umgeschrieben. Der Springpunkt war jetzt für viele nicht mehr der Sexualtrieb mit seinem „Schicksal", sondern das Geschlecht mit seiner „Differenz". Folglich konnten viele Sexualität ohne Trieb denken, nicht aber ohne Geschlecht. „Gender Studies", die nach wie vor wie Pilze aus dem Diskurs-Boden schießen, drängten selbst in Frankfurt am Main und New York City die psychoanalytische Trieblehre in den Hintergrund. Sogar Perversionen, einst der Inbegriff des sexuell Triebhaften, wurden zu einer Geschlechtsidentitätsstörung entsexualisiert. Das zeichnete sich bereits Mitte der siebziger Jahre bei Stoller (1975) ab. Heute gibt es endlich auch „weibliche Perversionen" in vielfältiger Form, wie Louise J. Kaplan (1991) behauptet – allerdings ohne sexuelle Manifestationen, ohne die ein eingesessener Sexualforscher, der die Wirkmächtigkeit von Diskursen keineswegs unterschätzt, nicht von „Perversion" reden würde (und auch nicht von „Paraphilie", wie es international allzu beschönigend üblich geworden ist).

Der feministische Gender-Diskurs hat interessanterweise in einer sexuologischen Differenzierung seine (übersehenen) Wurzeln, eine Differenzierung, die im Wesentlichen klinisch motiviert war und bereits in den fünfziger und sechziger Jahren vor allem von Intersexualismusforschern vorgenommen worden ist (Money 1955; Green und Money 1960; Comfort 1963). Unterschieden wurde in dieser Debatte das Körpergeschlecht („sex") vom Geschlechtsrollenverhalten („gender role") und dieses von der Geschlechtsidentität („gender identity"), Dimensionen der Geschlechtlichkeit, die vordem unhinterfragt zusammenfielen. Zu den Resultaten gehört, dass heute ein ehemaliger Mann, im Betroffenen-Jargon ein *Bio-Mann*, als Frau, im Szene-Jargon als *Neo-Frau*, eine ehemalige Frau als Mann heiraten kann, und zwar lege artis. Es wird also versucht, diese Trennung wieder rechtlich und sozial durch Inversion ungeschehen zu machen, weil sie kulturell ans Existenzielle geht. Um so bemühter sind Naturforscher und Mediziner, nicht nur die sexuelle Orientierung, sondern auch die Geschlechtsidentität an Gene und Genprodukte, Hirnstrukturen und Hormonbilanzen zu binden (z. B. LeVay 1991; Hamer et al. 1993; Zhou et al. 1995): eine Suche, die nicht enden kann, weil sie dem somatoformen Ursprungsdenken äquivok ist. Angesichts der Verwirrungen, die mit der philosophischen Erkenntnis einhergehen, dass ihrer Wirkmächtigkeit nach die zweite Natur die erste ist, könnte Verständnis für das Bemühen der Somatologen aufgebracht werden, wieder einen scheinbar fassbaren und Sicherheit gewährenden Boden unter den Füßen zurückzugewinnen.

Doch der Boden schwankt im Augenblick nicht nur theoretisch fundamental. Längst sind jene Transsexuellen, die die überkommene, mühsam errichtete Ordnung der beiden großen Geschlechter ratifizierten, flankiert von Menschengruppen, die sich jenseits von Medizin und Psychotherapie organisieren und der alten Ordnung zu entziehen suchen. Einige wissen nicht, wes Geschlechts sie sind oder wollen unentschieden „in between" verharren; etliche, die Transgenderisten oder Gender Blenders genannt werden und Intergeschlechtliche genannt werden könnten, entnehmen dem Geschlechterrepertoire das, was ihnen gefällt oder andere irritiert; immer mehr sind überzeugt, die Sensationen beider Geschlechter erleben zu können; andere schließlich, die

Intersexuellen, melden sich zum ersten Mal *als solche* und als besondere Gruppe zu Wort (Garrels 1998), natürlich auch im Internet (z. B. Intersex Society of North America 1997 ff: http://www.isna.org). Sie verfassen Pamphlete, gründen Organisationen, besetzen Fachkongresse, befragen den Gesetzgeber, machen Torturen öffentlich, mit denen sie die Medizin, oft die ganze Kindheit und Jugendzeit hindurch, einem und nur einem Geschlecht zuordnen will, und plädieren dafür, die Geschlechtszugehörigkeit nicht durch frühzeitige körperliche Eingriffe und psychosoziale Weichenstellungen professionell festlegen zu wollen, sondern der Entscheidung der Betroffenen im Erwachsenenalter zu überlassen. Während die genannten Brüche nur relativ wenige Menschen beschäftigen, faszinieren oder zerreißen, hat die gegenwärtige Trennung der geschlechtlichen von der sexuellen Sphäre eine neuartige, als historisch überfällig angesehene Dissoziation der sexuellen Sphäre selbst zur Folge, die die beiden Hauptgeschlechter insgesamt betrifft. Denn es gibt jetzt nicht nur eine Sexualität, sondern zunächst einmal die männliche und die weibliche, die nicht mehr das Negativ der männlichen ist.

Bis in die siebziger Jahre hinein lag bei uns Geschlechtlichkeit in Gestalt von Geschlechtskunde und ähnlichen Abscheulichkeiten nur den scheinbar Ewiggestrigen am Sexus-sequior-Herzen: ein mystisch-metaphysischer Topf, in dem der Smer brodelte, den namentlich die hohe deutsche Philosophie sezerniert hatte. Im Verlauf der neosexuellen Revolution wurde die Geschlechtlichkeit für die einen auf eine andere Weise unhintergehbar, während sie andere als transitorisch ansehen. Für die Theoretikerinnen, die im Sex-and-gender-Diskurs den Ton angaben, waren schließlich beide, Sex und Gender, durch und durch kulturell konstruiert, bar jeder Natur und folglich hintergehbar und veränderbar. Dadurch wurde, vor allem im US-amerikanischen Kontext, die Debatte fundamentalistisch, und die Theoriebildung wurde dadurch kompliziert, dass Frauen, die weder weiß noch mittelständisch sind oder sich nicht als heterosexuell bezeichnen, auf ihren anderen Lebenswirklichkeiten bestanden. Denn tatsächlich werden Großkategorien wie Gender oder Frausein durch fundierende Differenzen, die mit der ethnischen Herkunft, mit der sozialen Klasse oder der sexuellen Präferenz zusammenhängen, epistemologisch wie politisch grundsätzlich in Frage gestellt. Letzter Stand des Geschlechter- und Geschlechts-Diskurses ist (vgl. Butler 1993, 1997; zur Kritik Nussbaum 1999), dass auch Gender „besiegt" ist, indem das kulturelle Bigenus und der somatische Dimorphismus, also das Binäre, theoretisch per Dekonstruktion und politisch per Subversion aufgelöst werden (sollen) mit dem Ziel der *Selbstermächtigung*. Diese ist – um Kants (1784) berühmte Antwort auf die Frage, was Aufklärung sei, zu paraphrasieren – der Ausgang der Frauen aus ihrer selbst verschuldeten Unmündigkeit. Unmündigkeit ist das Unvermögen, sich seiner weiblichen Geschlechtlichkeit ohne Leitung eines anderen zu bedienen. Selbst verschuldet ist diese Unmündigkeit, wenn die Ursache derselben nicht am Mangel der Differenz, sondern der Entschließung und des Mutes liegt, sich ihrer ohne Leitung eines anderen zu bedienen. Sapere aude! Habe Mut, dich subversiv deiner eigenen Differenz zu bedienen! ist also der Wahlspruch des letzten (meta-physischen) Feminismus. Herauskommen soll so etwas wie *Selfsex* und *Selfgender*, selbstmächtig selbst produziert und selbst reguliert. Die Ziele des klassischen (physisch-politischen) Feminismus, nämlich Respekt und Gleichberechtigung, und die Einsichten des unmittelbar vorausgegangenen (differenztheoretischen) Feminismus, nämlich Geschlechter als transsubjektive Diskurseffekte zu begreifen, lässt der gegenwärtig Furore machende Feminismus idealistisch mit einem atemberaubenden Optimismus hinter sich. Die Materialität der Gesellschaftsformation und die Materialität der Diskurse scheint der subversive Wille zur Selbstermächtigung außer Kraft setzen zu können.

Eine weitere Dissoziation der achtziger und neunziger Jahre betrifft die Separation der *Sphäre des sexuellen Erlebens* von der *Sphäre der körperlichen*

Reaktion. Indem Mediziner eine Erektion des Penis mechanisch, medikamentös oder chirurgisch herstellen (vgl. dazu die Kap. 14 und 15), trennen sie Verlangen, Erektion und Potenz auf künstliche Weise voneinander. Ein Mann kann dann ohne gespürtes Verlangen und oft auch ohne jene psychophysischen Sensationen, die dem sexuellen Erleben bisher eigen zu sein schienen, „sexuell funktionieren" und den Geschlechtsakt als das praktizieren, was er in unserer Kultur einer wesentlichen Tendenz nach immer war: Vollzug. Der Traum der Mediziner von der perfekten Prothetisierung der sexuellen Funktionen, deren Verkörperungen den Körper zur Leiche machen, also auch Entkörperungen sind, korrespondiert mit dem allgemeinen Traum von der Prävention des Somatischen und der Überwindung des Körpers, von der Entleiblichung des Sexus und des Genus. Momentaner medialer Höhepunkt dieses Traums und zugleich seine Erweiterung ist das Versprechen, die alte, zur Impotenz führende Legierung von Sexualität und Angst durch die Einnahme einer Droge namens Viagra biochemisch zu überlisten.

Jenseits der Medizin sind die Prozesse der Dissoziation von seelisch-sozialem Erleben und körperlicher Reaktion entweder leicht zu erkennen oder überhaupt noch nicht einzuschätzen. Auf der Hand liegt die Struktur von Telefon-Sex, so genannten TV-Partner-Treffs, von sexuell tingiertem Faken und dem, was manfrau *E-Sex* nennen könnte: elektronisch-sexuelle Aktivitäten mit Hilfe des Internets. Noch scheint es so, als werde nur eine neue Technologie, wie es immer war, so gut es eben geht sexualisiert: Fotografie, Kino, Telefon, Schallplatte, Radio, Super-8-Film, Fernsehen, Kopierer, Video, Fax, CD, Scanner usw. Noch wirbelt alles im Netz durcheinander: Geschlechter, Attraktivitäten, Vermögen, Präferenzen usw. Alles ist zugleich konkret und abstrakt, real und virtuell. Alle wissen Bescheid, und keiner hat eine Ahnung. Hemmende und herabsetzende Distinktionen werden aufgehoben, alte Trennungen wie die zwischen Produzenten und Konsumenten sind verwischt. Das Netz scheint die produzierenden Konsumenten zum Selbstdesign aufzurufen; immer mehr so genannte Amateure zeigen der Welt ihre gottlosen Leiber, als wollten sie der Werbung endlich einmal die Meinung des tatsächlichen Lebens sagen. Natürlich erlaubt das Netz auch einen globalen Kontakt zwischen Menschen mit sehr seltenen Perversionen. Ansonsten aber bleiben die E-Sexer so einsam wie sie immer waren, können kaum Allianzen bilden, die Sicherheit und Ruhe gewähren, vereinigen sich anachronistisch auf jenen Porno-Websites, deren Pixs ohne Bezahlung angeschaut und abgespeichert werden dürfen.

Bleiben das *erotisch-sexuelle Chatten*, das Möglichkeiten der Erregung und Begegnung bietet, die es bisher nicht gegeben hat, und natürlich der *Cybersex* im engeren Sinn, der allerdings nach wie vor mehr Fiktion als Realität ist. Momentan noch ungefährdet wie der Pilot, der am Flugsimulator trainiert, will der Cybersexer die leibhafte Paläosexualität hinter sich lassen, ohne die Gefahren der elektronischen Kopulation bereits zu kennen, die eine produktive Verstofflichung dieser Dimension zwangsläufig enthält, so lange den Manipulateuren eine Leibseele alter Art zugerechnet wird. Noch können die Cybersex-Drapierungen des Körpers in keiner Hinsicht befriedigen, überdröhnt eine

Frage alter Manier die neue Virtualität: Wie kann ich mich des (Paläo-)Körpers bemächtigen? Zugleich aber offenbart sich möglicherweise am Cybersex ein generelles Umschreiben der Sinnlichkeits- und Wahrnehmungsstrukturen, das mit dem Übergang von einer Kultur des Wortes nicht nur in eine Kultur des Bildes, sondern in eine Kultur des Zeichens zusammenhängt. Die alten Mythen schrumpfen jedenfalls zu Punkten und Strichen zusammen. Ob es gelingt, eine wirklich neue *Assoziation von Fleisch und Elektronik* zustande zu bringen, wird eine Wissenschaft wie die Bionik entscheiden, die bereits Biologie und Technik, Körper und Maschine, Lebendiges und Totes immer effektiver zusammenführt.

Durch das Digitalisieren der analogen Welt, das Kopieren natürlicher Dinge und Prozesse und das Nanoisieren der Technologie wurde vordem Unmögliches erreicht. Die alten Bioprothesen, Pumpen, Stents, Ventile, Schrittmacher usw. gehören angesichts der Nanotechnologie, der Cyberstick-Chirurgie und des Simulated Patient ins grobtechnische Jahrhundert. Heute werden Augen und Ohren, Arme und Beine, Netzhäute, Harnblasen und Schließmuskeln ersetzt und Gedanken körperlos auf den Computer übertragen. Die Phantasmagorien der Bionik gehen derweil in Gestalt von Androiden, Hightech-Untoten oder Replikanten in Filmen wie „Terminator", „Robocop", „Blade Runner" oder „Universal Soldier" seit Jahren kommerziell überaus erfolgreich um den Globus. Kommt dieser Prozess einmal zu einem vorläufigen Ende, wird Sex „vielleicht der direkte, digitale Austausch sexueller Phantasien sein" (Walder 1998: 115).

Die letzte Dissoziation, die ich erwähnen möchte, schied bei uns im Verlauf der achtziger Jahre, vor allem angestoßen vom politischen Feminismus, die alte *Sphäre der Libido* von der alten *Sphäre der Destrudo*. Durch diesen Prozess wurde die aggressive und trennende Seite der Sexualität von der zärtlichen und vereinigenden so gründlich abgelöst, bis jene diese uniform überblenden konnte. Die einen historischen Moment lang als „rein" imaginierte Sexualität wurde wieder manifest „unrein". Die Schatten, die die Angst-, Ekel-, Scham- und Schuldgefühle werfen, wurden so dunkel und breit, dass viele Frauen und folglich auch Männer keinen Lichtstrahl mehr sahen. Gefühle der Nähe, der Freude, der Zärtlichkeit, der Exzitation, des Stolzes, der Lust, der Zuneigung und des Wohlseins drohten in einem diskursiven Affektsturm aus Hass, Wut, Neid, Bitterkeit, Rache, Angst und Furcht zu ersticken. Die Stichworte, die wir alle kennen, lauteten und lauten: frauenverachtende Porno- und Sexographie, sexuelle Belästigung am Arbeitsplatz, alltäglicher Sexismus, Inzest, Vergewaltigung, sexueller Kindesmissbrauch und sexuelle Gewalt gegen Frauen (vgl. z. B. Brückner 1983; Valverde 1989; Schenk 1991; Gräning 1993; Hauch 1994; Düring und Hauch 1995; Richter-Appelt 1995, 1997; Lange 1998 sowie die Kap. 21 und 22 in diesem Buch). Der ehemals singuläre und kranke Triebtäter wurde zum ubiquitären und normalen Geschlechtstäter, zum Missbraucher und Vergewaltiger vervielfältigt. Männer schienen nur noch geil, gewalttätig und impotent zu sein. Diese Dissoziation schlug sich politisch in neuen Pönalisierungen nieder, die die mühsam in den sechziger und siebziger Jahren (teilweise) durchgesetzte Differenzierung von Moral einerseits und Recht und damit staatlichem Strafanspruch andererseits widerriefen.

Richtete sich die Dissoziation der aggressiv-trennenden von der zärtlich-verbindenden Seite der Sexualität zunächst gegen Männer, erreichte sie bald auch alle anderen. Inzwischen sind nicht nur Frauen in heterosexuellen Beziehungen Täterinnen, womit ihnen ein Subjektstatus und nicht nur die Opferrolle zugesprochen wurde. Inzwischen wurde auch die Gewalt in mannmännlichen und weibweiblichen Beziehungen aufgedeckt, die vordem subkulturell tabuisiert und von der Sexualforschung übersehen worden war. Der jüngste Versuch, Destruktion und Gewalttätigkeit aufzuspüren, besteht darin, Frauen ausfindig zu machen, die sich an Kindern vergehen, und Kinder zu erforschen, die andere Kinder sexuell missbrauchen. Und natürlich gibt es neuerdings in Skandinavien auch Heime, in die Männer flüchten, die von ihren Frauen geschlagen worden sein sollen. Da es sich um einen *discours* im Sinne der Diskurstheorie (vgl. z. B. Foucault 1972) und nicht um Diskussionen und Debatten handelt, entgeht der Durchleuchtung nichts und niemand. Inbegriff des Täters aber ist nach wie vor „der Mann“, was nicht verwundert, weil sich der Patriarchalismus trotz aller Modernisierungen strukturell fortschleppt und weil die skandalöse gesellschaftliche Benachteiligung des weiblichen Geschlechts in Zeiten ökonomischer Krisen immer wieder zunimmt. Optimistisch betrachtet, ist der gegenwärtige Gewalt- und Missbrauchsdiskurs insofern eine zivilisatorische Tat im emphatischen Sinn, als erst durch ihn ins Bewusstsein kommt, wie sehr unsere Sexualität auf Überwältigung und Asymmetrie basiert. Pessimistisch betrachtet, ist er eine Metapher des allgemein falschen Lebens, in dem es weder Harmonie noch einen richtigen Gebrauch der Sexualität geben kann.

Die Dispersion der sexuellen Fragmente

Hand in Hand mit der möglichst allseitigen Kommerzialisierung der Sphären hat der Prozess der kulturellen Dissoziation der alten (Schein-)Einheit Sexualität zu einer gewaltigen Zerstreuung der Partikel, Segmente und Lifestyles geführt. Ich nenne diesen Prozess *sexuelle Dispersion*. Dadurch sind neue Konstrukte entstanden, die alte Verkrampfungen, Zweifel und Befürchtungen beseitigt haben, so dass sich andere ausbreiten können. Es gibt jetzt bei uns eine sexuelle und geschlechtliche Buntscheckigkeit, von der frühere Generationen nicht einmal träumen konnten. Die Dispersion zwingt die einzelnen Allgemeinen ins System, indem sie aus allem, was vordem als Ganzes gedacht worden ist, herausgerissen werden. Dispersion entwurzelt, fragmentiert und anonymisiert die Individuen; zugleich werden sie durch diesen Mechanismus diversifiziert, vernetzt und unterhaltsam zerstreut; und zum dritten werden sie in das getrieben, was ich Hylomatie nenne (Sigusch 1997). Unterm Strich kommt mannigfaltige Atomisierung heraus. Metapher der Dispersion ist „das Netz“: Es sammelt und fängt die Seelen ein, es beruhigt sie und hält sie gefangen – wie im Evangelium das Fischernetz jene, die ins Himmelreich expediert werden.

Dissoziation und Dispersion begannen historisch bereits in dem Moment, in dem die Sexualform als Einheit fabriziert wurde. Sie entstand schließlich um den Preis der Trennung in erstes (Sexus potior) und zweites (Sexus sequior) Geschlecht, in männliche und unmännliche Sexualität, in moralisches und unmoralisches, nichtdelinquentes und delinquentes, gesundes und krankes Sexualverhalten. Heute ist nicht mehr zu übersehen, wie sehr die alten heilig-unheiligen Entitäten, vom Sexus potior bis hin zur Unio mystica (z. B. Evola 1958), von Anfang an von Widersprüchen und Konflikten durchzogen waren und jenseits des Empfindens nur als Scheineinheiten existierten. Auf Dauer konnten die Widersprüche offensichtlich nicht stillgestellt werden, trieben vielmehr die verdeckt fragmentierte Einheit in die offene Dispersion, bis die Unio mystica Elektrovibratoren und Autoinjektoren aus sich heraustreten ließ, genereller gesprochen: Prothesen und Surrogate.

Durch die *Kommerzialisierung* von Sexualität, Liebe und Geschlecht wird die Dispersion gewissermaßen physisch und damit greifbar (Sigusch 1998c; Walder 1998). Sie ist der Versuch, möglichst viele Fragmente und Segmente in die Warenförmigkeit zu pressen und dem Tauschprinzip zu unterwerfen, von der medialen Selbstentlarvung über die Flirtschule, die Partnervermittlung, die Produktion von Keuschheitsgürteln, Penisbekleidungen oder Massagestäben in „weiblicher" Delphinform und mit Klitorisstimulator über den Sextourismus und die Kinderprostitution bis hin zum Embryonenhandel. Gegen die These, unsere Sexualität sei zur Ware geworden, die im Zuge einer mit der Studentenbewegung einhergehenden Marx-Renaissance aufgekommen war, hatte ich in den siebziger Jahren zu zeigen versucht, warum das prinzipiell unmöglich ist. Denn träfe die These zu, wären Mensch und Ware identisch, lebten Menschen nicht nur in Verhältnissen des Scheins, nicht nur mit dem Schein und im Schein, sondern nur noch zum Schein (Sigusch 1984). Das mittlerweile erreichte Ausmaß der Kommerzialisierung aber hätte ich mir damals nicht vorstellen können.

Inzwischen sind alle alten Perversionen nicht nur im Internet, sondern auch in den traditionellen Massenmedien aufbereitet und partiell entdämonisiert worden - mit Ausnahme der nach wie vor tabuisierten Pädosexualität. Doch auch die Pädosexualität pluralisiert sich nach marktwirtschaftlicher Logik. Wenn Embryonen und Jungfrauen auf dem Markt angeboten werden, wenn alles käuflich ist, warum dann nicht auch Kinderfleisch? Neben den alten, vereinzelten Pädophilen ist massenhaft der Biedermann als Sextourist getreten. Er entzieht sich ganz naturwüchsig dem klinisch-forensischen Zugriff und macht zugleich Freuds Verdacht wahr, dass er erst dann „seine volle Potenz" entwickelt, „wenn er ein erniedrigtes Sexualobjekt vor sich hat", das ihn „nicht in seinen anderen Lebensbeziehungen kennt und beurteilen kann" (1912: 85).

Wie groß die *Dispersität der Fragmente* ist, zeigt ein Blick in die Welt der Zeitungs- und Wurfblattannoncen, die viel zu wenig erforscht wird. Zur Zeit werden in Frankfurt am Main beispielsweise angeboten, immer akronymisiert und manchmal gar nicht leicht zu entschlüsseln: GB (Gesichtsbesamung), BW (Brustwarzenerotik), DS (Dildospiele), O (Sklavin), FA (Fat Admirer), GLL (Gummi, Lack, Leder), FF (Fist Fucking), KA (Kaviar = Kot), ZA (Zunge anal) usw. Beinahe alle der Sexualforschung bekannten Praktiken werden offeriert. Ein Sonderangebot, gerade in AIDS-Zeiten, heißt ZK und meint „Zungenküsse", die teurer geworden sind. Ein anderes ist NS. Dieses Akronym steht für „Natursekt" und meint das, was wir bisher auf Sexuologisch Urolagnie und auf Psychoanalytisch Harnerotik genannt haben. Aber das ist noch lange nicht alles. Selbstverständlich darf jene Errungenschaft nicht fehlen, die einige Verhütungsspezialisten in AIDS-Zeiten wärmstens empfohlen haben, weil weder Sekrete noch Blut ausgetauscht werden können, weil der Sexus entleibt ist: Telefonsex. Eine Anzeige brachte die elektrifizierte Reifikation der Sexualität auf den Nenner: „Voll automatischer Telefonkontaktservice. Hören, antworten, treffen, alles am Telefon. Auch heiße Telefon-Party, gleichzeitig zehn Partner. Auch Bilderservice per Fax." Da spekulieren „sündige Lesben in heißen Dessous", die, für wen auch immer, „Doppeldildos und Sektio" anbieten, wenigstens noch zur Hälfte auf Fleisch und Blut. Nicht mehr nach rückwärts gewandt aber sind jene Transsexuellen mit männlichem Körpergeschlecht, die ihre Dienste offerieren. Sie bieten sich nicht mehr wie früher in Animierlokalen als Frauen an und überlisten die Freier, die so wenig vom sexuellen Handwerk verstehen, sondern treten als solche in Erscheinung: als Transsexuelle. Damit stellen sie sich als eigene Art neben die Heterosexuellen, Perversen, Homosexuellen, Lesben, Bisexuellen usw. Der zentrale Fortschritt aber, um nicht mit Cesarano (1974) zu sagen: der „erotische Aufstand", scheint sich in anderen Annoncen anzukündigen: Männer, immer nur ein Vorname und eine Altersangabe, alles andere bleibt im Nebel, inserieren schlicht und ergreifend: „für die Dame". Denn so wie die Dinge in unserer Kultur liegen, wird die Gleichstellung von Männern und Frauen erst realisiert sein, wenn sich Männer wie Frauen prostituieren.

Natürlich kann die Zerstreuung der Paläosexualität auch im Fernsehen beobachtet werden, nach dem Vormarsch der privaten Anbieter jetzt auch in Sendungen der öffentlich-rechtlichen Anstalten. Unter der Versicherung, sie blieben ganz persönlich, findet im Fernsehen die *Veröffentlichung* aller Intimitäten statt, die irgendwie fassbar sind. Das Motto lautet: „Ich bekenne". Wildfremde sagen Wildfremden die persönlichsten Dinge und verschaffen sich offenbar dadurch das Gefühl, von Bedeutung und noch am Leben zu sein. Ihre Bekenntnisse werden von der professionellen Heuchelei der Moderatoren flankiert. Die haben ihre „Gäste" zwar wegen der Einschaltquote eigens ausgesucht und präpariert, konfrontieren sie aber trotzdem ständig mit der alten Entrüstungsmoral, um das Publikum nicht übermäßig zu reizen. Für „Problemfälle", die antiquierterweise der medialen Kälte doch nicht gewachsen sind, stehen Psychologen im Hintergrund bereit, um sie auf- und abzufangen. Diese Experten besitzen seit den siebziger Jahren das publizistische Monopol auf sexuelles Wissen und sexuelle Wahrheit. In den Massenmedien banalisieren sie die Erkenntnisse der psychologischen Wissenschaften so lange, bis sie sich in Allerweltsgeschwätz aufgelöst haben.

Für den Beobachter, der noch wie Breuer und Freud mit den Geheimnissen des Alkovens beschäftigt ist oder den Verhüllungen der Viktorianer nachträumt, muss überaus eindrucksvoll sein, mit welcher scham- und rücksichtslosen Selbstverständlichkeit Frauen wie Männer einem Massenpublikum die affektivsten Dinge unterbreiten. Elektronisch aufbereitet ist ganz offensichtlich weiterhin der *Beicht- und Geständniszwang* am Werk, den Foucault (1976: 99) als Movens des „dispositif de sexualité" begriff. Vielleicht wird aber auch die Scham im Zeitalter der Massenmedien ausgetrieben, weil sie, wie Freud (1905: 56) annahm, die „Macht" ist, „welche der Schaulust entgegensteht und eventuell durch sie aufgehoben wird". Nichts jedenfalls wird ausgelassen. So teilt ein Mann seiner Frau mit, dass er sie die ganze Beziehung hindurch nach Strich und Faden mit anderen Frauen betrogen habe, was sie nun ja durch die Sendung erfahre. So sagt eine Frau ihrem Mann übers Fernsehen, dass ihr Kind nicht von ihm sei. Männer onanieren vor der Kamera, Frauen durchstechen sich vor Publikum die Labien, die wir im Deutschen immer noch Lippen der Scham und nicht Lippen der Venus nennen. Eine Domina zeigt den Talkshow-Gästen im Öffentlich-Rechtlichen, wie ein Sklave lege artis, das heißt nach den Regeln der perversen Kunst und der medizinischen Hygiene, malträtiert wird, ohne schlecht heilende Verletzungen davonzutragen. Und ein homosexueller Student bekennt, er gehe regelmäßig ohne Wissen seines festen Freundes auf öffentliche Toiletten, weil er das halt brauche, und erläutert dem sich unschuldig gebenden Moderator geduldig, dass schwule Männer auf bestimmten öffentlichen Toiletten Sex miteinander hätten.

Zur Zeit der sexuellen Revolution, als Dannecker und Reiche (1974) exakt diese enorme Flexibilität homosexueller Männer, einerseits in Liebe gebunden, andererseits triebhaft ungebunden zu sein, empirisch nachwiesen, war es undenkbar, dass ein solcher „gewöhnlicher" homosexueller Janus mit seinem Gesicht und seinem Namen ohne jeden Auflauf im Fernsehen zu seiner Eigenart gestanden hätte. Undenkbar war auch, dass dieser Bewegungsstil homosexueller Männer, die historisch zum ersten Mal zu einer gewissen Bewusstheit ihrer selbst hatten kommen können, zwei Jahrzehnte später als kulturell vorgezogenes *Modell der Neosexualitäten* angesehen werden könnte, wohlgemerkt auch der heterosexuellen: Distanz zu Herkunftsfamilie und Fortpflanzung, Assoziation bisher als unvereinbar angesehener seelischer und sozialer Modalitäten, egoistische Suche nach dem schnellen, umstandslosen sexuellen Thrill bei vorhandener Liebesfähigkeit in Dauerbeziehungen, enorme Anpassungsbereitschaft im sozialen Leben, enorme Flexibilität und Kreativität an den gesellschaftlichen und kulturellen Zirkulationsfronten und schließlich eine hohe Besetzung der Autoerotik, wie wir noch hören werden.

Dadurch, dass inzwischen Vorlieben und Sonderbarkeiten, die früher als unaussprechlich und pervers galten, öffentlich nachhaltig verhandelt worden sind, hat sich die *Grenze zwischen Normalität und Anormalität*, zwischen Privatheit und Öffentlichkeit beträchtlich verschoben. Die erste so genannte Sexwelle in den Massenmedien, die ein wesentlicher Bestandteil der sexuellen Revolution der sechziger Jahre war, publizierte im Wesentlichen die normale Sexualität. Im Zentrum standen Nacktheit, Paarbeziehungen, Koitus, Kontrazeption, Pubertät usw. Es ging also um „große" Themen, die viele Menschen interessierten. Die Sexwelle, die wir gegenwärtig erleben, geht dagegen weit über das bisher als normal Angesehene hinaus und behandelt isoliert immer „kleinere" Sujets. Durch die angedeuteten Prozesse werden die Freudschen Partialtriebe erst so richtig partiell und dispers, und der Genitalprimat, der immer eine psychoanalytische Fata Morgana war, rückt in noch größere Ferne. Die „großen" alten Perversionen werden diskursiv aufgelöst und als normalisierte Lüste neu installiert. Wenn manfrau jetzt im Fernsehen erfährt, dass es einen Reparaturbetrieb für Dildi gibt und auch ein ordentliches Dienstleistungsgewerbe, das gerufen werden kann, wenn der Sadist den Käfig nicht mehr zu öffnen vermag; ja dass es Möbel für Sadomasochisten gibt, die so geschickt in das kleinbürgerliche Wohnzimmer integriert werden können, dass es die Oma nicht merkt, wenn sie zu Besuch kommt – dann kann doch, so die Botschaft, all das nicht so absonderlich und gefährlich sein wie früher behauptet worden ist, ob es sich nun in der Sicht der so genannten Experten um perverse oder nur um „pseudoperverse Inszenierungen" handelt, von denen Eberhard Schorsch (1987: 160) in diesem Zusammenhang gesprochen hat.

Die Diversifikation der sexuellen Beziehungen

Die Dissoziationen und Dispersionen, von denen bisher die Rede war, wurden durch das Schrumpfen, Deregulieren und Entwerten der traditionellen Familie sowie durch das Vervielfältigen der traditionellen Beziehungs- und Lebensweisen ebenso ermöglicht, wie sie von ihnen angestoßen worden sind oder mit ihnen zusammenfallen. Ich fasse diese Tendenzen und Transformationen unter den Bezeichnungen *Diversifikation* und *Deregulierung* zusammen, weil in ihnen nach meinem Verständnis vor allem die ökonomische Strategie der perennierenden Flexibilisierung durchschlägt, eine Strategie erster Linie, die selbstredend auch die sexuelle und die geschlechtliche Sphäre erfasst. Die Verfechter der Experimental-, Markt-, Wissens-, Kommunikations- und Erlebnisgesellschaft bringen sie postfordistisch auf die Formel „Offenheit muss das Leitbild sein". Um das zu garantieren, müssten rasch Anschlüsse her, die grenzübergreifend seien. Mit einer solchen ökonomischen Strategie und entsprechenden gesellschaftlichen Anforderungen weitgehend unvereinbar sind starre soziale Rollen, stabile psychische Identifikationen und undurchlässige psychosoziale Identitäten. Anschlussfähig und erfolgversprechend sind dagegen transitorische, partielle oder fragmentarische Verhaltensweisen, Identifikationen und Identitäten, letztlich ein *modulartiges Selbst*, das wie ein Werkzeugkasten funktioniert, dessen Teile nach Bedarf herausgenommen, ergänzt und angekoppelt werden können. „Der Angelpunkt der postmodernen Lebensstrategie", schreibt Zygmunt Bauman (1997: 146, 149), „heißt nicht Identitätsbildung, sondern Vermeidung jeglicher Festlegung." Und so seien, zum Beispiel, „der Spaziergänger, der Vagabund, der Tourist und der Spieler zusammen die Metapher für die postmoderne Strategie mit ihrer Furcht vor Gebundenheit und Festlegung" – „so wie der Pilger die passendste Allegorie für die moderne Lebensstrategie und ihre entmutigende Aufgabe der Identitätsbildung darstellte".

Politisch angestoßen wurde die Diversifikation der Beziehungsformen durch die großen *Selbstbestimmungs- und Bürgerrechtsbewegungen* der vergangenen drei Jahrzehnte, die sich ebenso auf Identitäten beriefen wie sie sie faktisch auflösten. Wenn zum Beispiel homosexuelle Paare kirchlich gesegnet und heterosexuellen Paaren staatlich gleichgestellt werden, verliert die Homosexualität als kulturell-soziale Form an Subversivität, Devianz und Eigensinn. Theoretisch und politisch hat diese Entwicklung den Übergang von (universitären) „Gay and Lesbian Studies" zu „Queer Studies" gewissermaßen erzwungen, soll es nicht zu einem kulturellen Stillstand kommen. Diese können aber nur so offen und „queer" sein, wie es der epistemische, ökonomische und soziale Prozess zulässt. Die Vertreter der „Queer Studies" wollen Ungewöhnliches und Eigensinniges in sein Recht setzen, ohne es in Identitäten erstarren zu lassen. Indem sie sich jedoch theoretisch äußern, was ohne Begriffe nicht möglich ist, müssen sie erneut das Flüssige zwangsläufig in Festes transferieren.

Werden Homosexuelle kaum noch diskriminiert, haben sie kaum noch bewusste Ängste und entwickeln sie folglich kaum noch ein Gefühl des Unterdrücktseins (wie es in Dänemark bereits der Fall sein soll), steht ihrer Heterosexualisierung im Sinne von kultureller und sozialer Normalisierung und Banalisierung nichts Wesentliches mehr im Weg. Wenn sie als gleichberechtigt, ja sogar als gleichwertig politisch anerkannt sind, brauchen sie nicht mehr die alten (Schein-)Identitäten auszubilden und die alten (Schutz-)Behauptungen aufzutischen: dass sie als Urninge oder Konträrsexuelle nichts dafür könnten, weil die Natur selbst oder ein frühkindliches Triebschicksal die Weichen gestellt habe; dass sie sich als Homophile viel gesitteter verhielten, jedenfalls nicht in erster Linie homo*sexuell*, wenn nicht die Gesellschaft sie dazu verdammt hätte, sich in ihren Fäkalräume zu suhlen; dass sie als Schwule und Lesben eigentlich die Alternative (wenn schon nicht die revolutionäre Avantgarde) zu dem Tran und Smer der patriarchalen Monogamie seien, die der Lust endlich zum Durchbruch verhelfe. In Dänemark wird seit Mitte der achtziger Jahre vom „Verschwinden der Homosexuellen" gesprochen; sie hätten sich „totgesiegt". Vorstellbar ist das in politischer und kultureller Hinsicht, weil nicht nur die *Homosexuellen heterosexualisiert* worden sind, sondern auch die *Heterosexuellen homosexualisiert* – in dem Sinn: dass auch sie sich die „schwulen" Freiheiten herausnehmen: keine Kinder, keine rigiden Geschlechtsrollen, alles für sich selbst, One-Night-Stands, ficken im Park etc. In diesem Sinn hat die neosexuelle Revolution alle Gesellschaftsindividuen erfasst, so dass es zu einer Angleichung von ehemals eher auffälligen Homosexuellen und ehemals eher unauffälligen Heterosexuellen gekommen ist. Noch nicht vorstellen aber kann ich mir das Verschwinden der Homosexuellen in seelischer Hinsicht, weil die Differenzen zu groß sind (vgl. dazu Dannecker in Kap. 6). Denn noch ist es kultureller Standard, dass sich Eltern nicht homosexuelle oder lesbische Kinder wünschen, sondern normale.

Im politischen Raum korrespondiert heute der Vervielfältigung der alten Sexual- und Geschlechtsformen ein buntes Ensemble nebeneinander agierender, geringgradig organisierter *Ein-Punkt-Bewegungen*, von den Singles und Fat Admirers über die Eltern intersexueller Kinder oder Partnerinnen bisexueller Männer bis hin zu den Selbsthilfegruppen Transsexueller, die wiederum allgemeinpolitisch von teilweise recht virulenten Partialbewegungen flankiert werden, zu denen die Klimaschützer und die Veganer ebenso gehören wie die Kinderrechtler und Tierschützer. Die großen Selbstbestimmungs- und Bürgerrechtsbewegungen dagegen haben drastisch an Kraft und Einfluss verloren. Durch den Zusammenbruch des sowjetischen Imperiums, das sich verlogenerweise „real sozialistisch" nannte, sind ihnen Illusionen und Utopien politisch verloren gegangen. Durch den gesellschaftlichen Übergang vom Fordismus zum Postfordismus sind ihnen ökonomisch Spielräume und Spielwiesen abhanden gekommen, wie sich besonders eindrucksvoll am Wegbrechen jener Reformen zeigen ließe, durch die Frauen im Berufsleben Männern materiell gleichgestellt werden sollten.

Doch zurück zur Familie, die im Verlauf einiger Jahrhunderte drastisch geschrumpft ist. Bestand das „Ganze Haus" vergangener Jahrhunderte aus zwanzig, dreißig, hundert Personen, bewegen wir uns seit einigen Jahrzehnten auf eine *Kleinstfamilie* zu. Immer mehr Einzelpersonen sind zu ihrer eigenen Familie geworden. Die Triade Vater-Mutter-Kind, noch vor zwei Generationen der Inbegriff der Familie, ist in einem ungeahnten Ausmaß kulturell verblasst. Dem Schrumpfen der traditionellen Familie ging eine prinzipielle Trennung von Ehe und Familie voraus, das heißt manfrau hat auch dann ganz naturwüchsig eine Familie, wenn manfrau nicht verheiratet ist. Wie sehr die Ehe ihre alte symbolische Bedeutung verloren hat, kann zum Beispiel daran abgelesen werden, dass dieses einst heilige Institut jetzt in Westeuropa zumindest deklaratorisch für jene Personen geöffnet wird, die bis vor kurzem als dessen unheilige Zerstörer angesehen worden sind: die Homosexuellen und Lesben. Der Deregulierungs- und Entwertungsprozess, dem die traditionelle Familie ausgesetzt ist, kann an einem *demographisch nachweisbaren Wandel* abgelesen werden, ein Wandel, der sich seit den sechziger Jahren zum Teil rasant vollzog: Abnahme der Heiratsrate; Zunahme der Scheidungsrate; Abnahme der Kinderzahl pro Partnerschaft und Ehe; Zunahme der partnerschaftlichen (immer noch nicht- oder außerehelich genannten) Geburten; Zunahme der Ein- und Zwei-Personen-Haushalte; Zunahme der allein erziehenden Mütter und ganz allmählich auch Väter, die den Übergang von der Klein- zur Kleinstfamilie anzeigt; Aufkommen von Drei- und Mehr-Personen-Haushalten unterschiedlicher Motivations- und Interessenlage, deren Mitglieder nicht miteinander verwandt sind. Soziologen sprechen in diesem Zusammenhang von der „postfamilialen Familie". Es gibt jetzt Singles und Alleinerziehende, Dauerbeziehungen mit Liebe, aber ohne sexuellen Verkehr, äußerst komplizierte Intimbeziehungen mit drei und mehr Akteuren, Abstinenz und Partnertausch, One-Night-Stands, Love Parades, elektronischen Sex sowie eine Unzahl weiterer neosexueller Inszenierungen. Im Verlauf dieser Transformationen wurde die soziale und emotionale Bedeutung der Herkunftsfamilie auch durch die zunehmende Aufwertung subkultureller und freundschaftlicher Bindungen vom Jugendalter bis zum Tod erheblich reduziert, zumindest in den oberen Mittelschichten. Diese selbst gewählten Bindungen ließen die unfreiwilligen Blutsbande verblassen. Heute stehen vielen Menschen Freundinnen und Freunde näher als die eigenen Geschwister. Heute steht unter Todesanzeigen nicht selten ein Freundeskreis und nicht (nur) die Keimbahnfamilie.

Die Vervielfältigung der sozial akzeptierten Beziehungs- und Lebensformen hat auch zu einer *Differenzierung der alten Hetero- und Homosexualität* geführt. Deren vordem monolithische Charaktere haben sich damit empirisch als theoretisch in dem Sinn erwiesen: dass sie kulturell fabriziert worden sind. Umso bornierter ist es, wenn Psychoanalytiker am Ende des Jahrhunderts alle individuellen Differenzen und kulturellen Differenzierungen ignorieren und nach wie vor die der herrschenden Normopathie geschuldete Frage erörtern, ob „die" Homosexualität katexochen eine Krankheit sei, was differenzialtherapeutisch etwa so sinnvoll ist, wie die Annahme, „die" Heterosexualität falle mit Gesundheit zusammen. „Homosexueller“ ist für diese Analytiker offenbar nach wie vor eine Diagnose, während „‚Heterosexueller‘ niemals als Diagnose verwendet wird“ und auch nicht verwendet werden kann, weil es „keinen Sinn macht“ (Reiche 1997: 953). Gleichzeitig wollen immer mehr Gesellschaftsindividuen, vor allem jüngere Frauen, immer weniger mit der von Anfang an androzentrischen und später von vergilbten Fragebogen abgezogenen Einteilung in entweder heterosexuell oder homosexuell zu tun haben (Düring 1994). Indem sie sich mal so und dann wieder ganz anders erleben und verhalten, problematisieren sie die psychoanalytische Lehre, nach der die Weichen in der frühen Kindheit endgültig gestellt werden. Bekanntlich nahm Freud an, in unserer Kultur entwickele sich die erwachsene Sexualität durch Einschränkung nach der einen oder anderen Seite. Die eine Seite war für ihn die Heterosexualität, die andere die Homosexualität, und die Abirrungen waren die Perversionen. Das gilt in klinischen und therapeutischen Zusammenhängen zwar im Wesentlichen nach wie vor. Kulturell und sozial aber hat die heilig-unheilige Trias der bisher kulturell lizenzierten Sexualformen an symbolischer Durchschlagskraft verloren, weil die *Grenzen durchlässiger* und die *Identitäten brüchiger* geworden sind. Heute werden die Großen Drei nicht mehr so strikt voneinander getrennt. Sexuelle und geschlechtliche Empfindungsweisen, die früher klinisch und nichtklinisch der Heterosexualität, der Homosexualität oder der Perversion zugeschlagen worden sind, weil keine anderen Raster zur Verfügung standen, treten aus deren Bannkreis heraus, definieren und pluralisieren sich selbst als Lebensweisen. Generell kann gesagt werden, dass alle klassischen Sexualformen problematisiert und differenziert werden, selbst die Heterosexualität, die jetzt nicht nur theoretisch keine Selbstverständlichkeit mehr ist, wie bereits Freud hellsichtig erkannte, sondern erstmalig auch kulturell.

Diese Transformationen geben der *Bisexualität* zum ersten Mal eine reale Chance, zur Sexual- und Geschlechtspraktik sui generis zu werden. Am Reißbrett entworfen wurde sie von der Wissenschaft schon vor einhundert Jahren, natürlich mehr als Risiko denn als Chance, mehr als abstrakte Anlage oder unbewusstes Vermögen denn als ein konkretes, manifestes und stabiles Begehren und Verhalten im bewussten Leben. Dem widersprechen seit einigen Jahrzehnten immer mehr Männer und vor allem Frauen. Zur Zeit der antiautoritären Bewegung der sechziger Jahre wurde der Bisexualität erstmalig eine emanzipatorische Kraft zugesprochen. Die männliche Sexualität war aber damals allgemein noch zu fest und die weibliche zu flüssig, als dass sie sich auf dieses Experiment hätten einlassen können. Und so suchte ich sie zusammen mit Herbert Marcuse am Ende der sexuellen Revolution vergeblich, nicht als Verhalten, jedoch als eigensinnige Form. Vielleicht aber war sie schon da, und wir konnten sie nur nicht sehen, weil auch in unseren Köpfen die Trias dominierte. Ist das der Fall, steht alles Bisexuelle im Verdacht, nichts als ein infantiler Größenwahn, eine abgewehrte Homosexualität, eine narzisstische Störung oder eine andere psychosoziale Notlösung zu sein. Jetzt aber treten Bisexuelle, wenngleich noch bleich und eitel, aus dem Bannstrahl von Heterosexualität und Feminismus, von Homosexualität und Schwulenbewegung allmählich heraus.

Sie organisieren sich, veranstalten eigene Kongresse, werden von den Medien entdeckt oder fabriziert, zeigen öffentlich ein Gesicht.

TV-Serien wie „Roseanne“ und Filme wie „Threesome“ haben ein neues Sujet, und 1995 widmete endlich „Newsweek“ der Bisexualität eine Titelgeschichte: „Not Gay. Not Straigth. A New Sexual Identity Emerges.“ Das Magazin notierte 1 400 Bisexuellen-Gruppen in den USA, einschließlich „Bi Star Trekkies“ und „Bi Adult Children of Alcoholics“. Andere Blätter ließen es sich angelegen sein, Heroinen der Liebe wie Marlene Dietrich und Billie Holiday und Kerle wie Cary Grant und James Dean als das zu entlarven, was sie im wirklichen Leben gewesen seien: Sie hätten mit beiden Geschlechtern verkehrt. Bisexuelle, die sich inzwischen auch schon diversifizieren, ordneten die Mega-Stars den gegenwärtigen Subgruppen zu: Bi-straight, Bi-bi oder Bi-gay, je nach dem, was offensichtlich überwog.

Nicht zuletzt durch den Einbruch der Krankheit AIDS mussten sich viele Verhaltens-Bisexuelle bekennen. Als „Transmissionsriemen“ zwischen infizierten Homosexuellen und nichtinfizierten Heterosexuellen unter präventive Beobachtung gestellt, wurden sie zum Gegenstand von Regierungskampagnen und AIDS-Hilfe-Faltblättern. Auch die Sexualforscher nahmen sich jetzt ihrer an. Sie hielten ebenfalls Kongresse ab, studierten das Phänomen empirisch und versuchten, den Prozentsatz der Bisexuellen zu bestimmen. Das ist gar nicht so einfach, weil für diese *Neosexuellen* charakteristisch ist: dass sie sich den alten Festlegungen verweigern, dass sie die alten Identitäten überwinden wollen. Schließlich besteht die „Identität“ der Bisexuellen darin, keine Identität alter Art zu haben, nicht eine Ausschließlichkeit, sondern eine *Einschließlichkeit* sein zu wollen. So ist der Prozentsatz derer, die sich selbst als bisexuell bezeichnen oder die sich im letzten Jahr vor der empirischen Erhebung bisexuell verhielten, recht different. Er oszilliert zwischen 0,2 und etwa 10 Prozent. Hinzu treten aber immer mehr, die die sexuelle Orientierung nicht politisch oder historisch einordnen, sondern strikt individuell bestimmen. Die Devise lautet: selbst optimieren und selbst regulieren. Letzteres wird um so wichtiger, als sich nicht mehr verbergen lässt, dass es noch schwieriger ist, ein bisexuelles Leben zu leben als ein monosexuelles und monogames mit gelegentlichen Ein- und Ausbrüchen. Außerdem ist nach einigen Studien die „Biphobie“ der Normalen größer als die Homophobie, weil es um etwas Nichtetabliertes geht, das alle zu verwirren in der Lage ist. So hat jede Zeit ihre Probleme.

Sexualtheoretisch scheint mir von Bedeutung zu sein, dass sich neue Selbstpraktiken wie beispielsweise sadomasochistische, fetischistische und transgenderistische, die früher als krank angesehen worden sind oder nur in Keimform existierten, gegenwärtig mit großer Selbstverständlichkeit in aller Öffentlichkeit als etwas Eigensinniges inszenieren. Sie sind insofern *typische Neosexualitäten*, als das triebhaft Sexuelle im alten Sinn nicht mehr im Vordergrund steht. Sie sind *zugleich sexuell und nonsexuell*, weil Selbstwertgefühl, Befriedigung und Homöostase nicht nur aus der Mystifikation der Triebliebe und dem Phantasma der orgastischen Verschmelzung beim Geschlechtsverkehr gezogen werden, sondern ebenso oder stärker aus dem Thrill, der mit der nonsexuellen Selbstpreisgabe und der narzisstischen Selbsterfindung einhergeht. Und schließlich oszillieren sie zwischen fest und flüssig, identisch und unidentisch und sind oft sehr viel passagerer als ihre „schicksalhaften" und fixierten Vorgänger.

Von den erwähnten Neosexualitäten unterscheidet sich der Transsexualismus, der mit operativen, das Körpergeschlecht verändernden Eingriffen einhergeht, in mehrfacher Hinsicht, vor allem wohl, weil er eher ein sich fixierendes *Neogeschlecht* als eine flexible Neosexualität ist. Als einzige Neubildung ist der Transsexualismus mittlerweile mit den höchsten kulturellen Weihen versehen worden. Für welche Sexual- oder Geschlechtsform gibt es schon eine Lex specialis wie das Transsexuellen-Gesetz in einigen europäischen Ländern oder einen von höchsten Gerichten garantierten Zugang zu den Leistungen der gesetzlichen Krankenkassen? Das Neo-Logische am Transsexualismus ist, dass er sein eigentlich immer schon logisches Gegenstück, das ich *Zissexualismus* (Sigusch 1995a, 1995b) genannt habe, grundsätzlich ins Zwielicht rückt. Denn wenn es ein *Trans*, ein Jenseits (des Körpergeschlechts) gibt, muss es auch ein *Cis*, ein Diesseits geben. Indem der Transsexualismus beweist, dass auch die Geschlechtlichkeit ein kulturell Zusammengesetztes und psychosozial Vermitteltes ist, fallen Körpergeschlecht und psychosoziale Geschlechtsidentität bei den Zissexuellen, die bisher die einzig Gesunden und Normalen waren, nicht mehr fraglos und scheinbar natural zusammen. Das aber geht ans kulturell Eingemachte.

Egoistische Konsensmoral

Die alte Lustmaximierungsmoral und die noch ältere Ehe- und Versorgungsmoral sind in eine individuell zu gestaltende und zu verantwortende Moral transferiert worden, deren deklarierte Kriterien Geschlechtssymmetrie, Liebessymmetrie und daneben noch HIV-Prävention sind. Das macht die Menschen umgänglicher, bringt sie aber zugleich auf Distanz. Andere als Andere anerkennen und zugleich ein eigenes, „selbsterfülltes" Leben leben – das mag sozial Privilegierten teilweise gelingen. Im Ernstfall entscheidet aber auch bei ihnen der Egoismus. Moral ist heute individualisiert, weil *allgemeine und praktisch gewordene moralische Ideen* fehlen, hinter denen sich die meisten Frauen, Männer, Jugendlichen und Kinder im Konsens versammeln könnten. Sie können es auch deshalb nicht, weil entscheidende Voraussetzungen fehlen. Frauen sind nicht mit Männern gesellschaftlich, darunter materiell, gleichgestellt. Kinder, auf die ein ebenso hohes wie hohles Lied gesungen wird, werden bei uns allgemein missachtet. Sie gehören zu den Rechtlosen. Zwei Millionen sollen in diesem Land in Armut leben. Und viele Jugendliche, gesellschaftlich und sozial entwertet, nicht zuletzt von privilegierten Alten, die kulturell und damit auch psychophysisch nicht alt werden können, müssen das Gefühl haben, nicht mehr mit Ideen und Taten als neue Generation benötigt zu werden, was den politischen Aufschrei über Apathie und Gewalttätigkeit Jugendlicher zur Heuchelei macht. Lässt es sich nicht mehr vermeiden, Fragen allgemein zu erörtern und zu beantworten, Fragen, die eigentlich von moralischer Natur sind, verschanzen sich die Institutionen wieder hinter dem Recht, das in der Reformphase, die antiautoritäre Revolte samt sexueller Revolution angestoßen hatten, sinnvollerweise prinzipiell von der Moral getrennt worden war. Konstruiert werden dann widersprüchliche Gebilde, die beide diskreditieren, Recht wie Moral. Um nur drei faule Kompromisse zu nennen, die wir alle kennen: Abtreibung ist zwar rechtswidrig, nicht aber strafbar; sexuelle Ausbeutung von Kindern armer Länder ist zwar strafbar, aber nicht ermittelbar; Prostitution und Btx-Sex sind zwar sittenwidrig, die sie betreiben können folglich kein Honorar einklagen, sind aber dem Staat gegenüber abgabepflichtig.

Die Bürde, intime Erlebnisse und Beziehungen ohne das Korsett der alten mächtigen Moralinstanzen selbst bestimmt und selbst verantwortlich managen zu sollen, die inzwischen auf vielen lastet, ist neu, jedenfalls in Ausmaß und Intensität. Wouters (1994: 214) hat diesen neuartigen Modus der Selbstregulierung als „Informalisierung" beschrieben. Sie gehe mit einer enormen Interdependenzverflechtung einher und münde in einen Zwang zur Ungezwungenheit, den wir in unserem Zusammenhang auch *Zwang zur Vielfalt* nennen könnten. Fraglos sind die Gefühls- und Verhaltenskodes heute variabler und differenter. Ob sie jedoch persönlicher sind, ist fraglich. Man kann auch durch Duzen, schnelles soziales Küssen oder öffentliche Selbstpreisgabe andere Menschen auf Distanz halten. Man kann auch sehr intim mit anderen umgehen, um dann eines Tages, wenn sie in eine nicht mehr zu übersehende Krise geraten sind, irritiert festzustellen, dass man diese „Freunde" gar nicht gekannt hat, ja dass man nicht einmal weiß, wie sie mit Familiennamen heißen. An die Stelle der rigiden Verhaltens- und Affektkontrollmechanismen sind offenbar nicht nur neue Sensibilitätsstandards getreten, sondern auch *neue Desensibilisierungs- und Zurückweisungsstandards*, die die Intimität, die verlangt ist, kommensurabel und erträglich machen. Diese Standards erinnern an Isolation und Einsamkeit, die aus der gesellschaftlichen Individualisierung der Kodes und Lifestyles resultieren und durch soziale Verflechtungen maskiert sind. Sie produzieren, so könnte manfrau mit Bauman (1997: 87) sagen, „*Ver*gegnung" statt Begegnung.

Gegen die Isolation und die Einsamkeit wird in Zwei-Personen-Beziehungen, in denen sich alles nur um die Beziehung dreht, die also auch *Beziehungsbeziehungen* genannt werden könnten, eine forcierte Intimisierung gesetzt. Diese imponiert als Gegenbewegung, kann aber keine sein, weil sie die Tendenz, die vorgängig ist, nur verstärkt. Leben nur zwei Erwachsene zusammen oder nur der „allein" erziehende Eltern-„Teil", also vor allem Frauen, mit einem Kind, kommt es zwangsläufig zu einer Emotionalisierung des exklusiven Verhältnisses. Vielleicht ist diese *Intimisierung* die Fortsetzung jenes Prozesses, den Elias (1939/1969) als einen der Zivilisierung beschrieben hat. Van Ussel (1975) ließ übrigens schon Mitte der siebziger Jahre in einem Abgesang auf Sexualität diese in Intimität aufgehen. Allerdings blieb bei ihm wie bei Elias die Schattenseite der Emotionalisierung und Intimisierung unterbestimmt, jene Seite, die von Abhängigkeit, Einschränkung und Aggressivität bestimmt wird. Bisher wissen wir, was aus Kindern wird, die mit dem Gefühl aufgewachsen sind, Frauen seien das zweite Geschlecht. Demnächst, auf dem Weg in die so genannte Single-Gesellschaft, werden wir vielleicht erfahren, was aus Kindern wird, die mit dem Gefühl aufgewachsen sind, ein Geschlecht sei immer abwesend oder kalt, das andere aber der Inbegriff von Nähe und Wärme.

Kein Generalmodell der ebenso harmonischen wie erregenden Intimbeziehung bietet sich mehr an, auch nicht die „reine Beziehung", bei der es sich nach der sexualdemokratischen Vorstellung von Giddens (1993: 10) um eine „sexuell und emotional gleichberechtigte Beziehung" handeln soll, und selbstverständlich auch nicht die lesbische Beziehung, die Giddens wie manche Feministinnen in den Himmel hebt. Demnächst werden wir im Detail erfahren, wie sehr lesbische Verhältnisse, deren gründliche Durchleuchtung bereits begonnen hat, von Aggressivität und Gewalt gezeichnet sind. Selbst Jessica Benjamins (1990: 214) „Vision der Anerkennung zwischen gleichberechtigten Subjekten", einer Anerkennung mit der „Logik des Paradoxons: der ausgehaltenen Spannung zwischen antagonistischen Kräften", worunter die gleichzeitig bestehenden Bedürfnisse nach Anerkennung und nach Unabhängigkeit zu verstehen seien, ist auf Sand gebaut. Denn auch die *psychischen Geschlechtsdifferenzen sind materiell bestimmt*, eine Bestimmung, die Benjamin außer acht lässt. Indem das kleine Kind die Geschlechtsdifferenz wahrnimmt, erfährt es, dass nicht alle Menschen gleich sind. Dass die oder der Andere minderwertig sei, sagen aber nicht die Geschlechtskörper, sondern die vergesellschafteten Menschen. Das weibliche Minderwertigkeitsgefühl, das Freud patriarchal als anatomisches Schicksal missverstand, ist noch immer ein gesellschaftliches „Schicksal" wie das männliche Stärke-zeigen-Müssen auch. Erst wenn die Frau als Genus gesellschaftlich *gleichwertig* ist (und das geht bei uns, so wie die wesentlichen Dinge bewegt werden, nur more oeconomico und nicht via Volkshochschule, durch Selbsthilfe oder per deconstructionem), kann das kleine Kind seine Mutter *so* wahrnehmen. Erst wenn die Eltern dem Kind bewusst und unbewusst ihre tatsächliche Gleichwertigkeit in der Differenz signalisieren können, wird vielleicht der kollektive Teufelskreis unterbrochen werden, der von Generation zu Generation aus dem weiblichen das zweite Geschlecht macht, das alte Sexus sequior, und aus dem männlichen das erste, das alte Sexus potior. Wie also will die sonst so kluge Benjamin Männer und Frauen als wechselseitig füreinander Andere gleichwertig in Relation treten lassen, wenn ihre „Intersubjektivität", die sie betont, materiell und vorgängig aus einem Verhältnis der Hierarchie besteht und nicht aus einem Verhältnis der Gleichheit in der Differenz?

Die zur Zeit kursierenden Theoreme der „reinen Beziehung" oder der „intersubjektiven Anerkennung" können natürlich auch nicht die objektiven Widersprüche aus der Welt schaffen, von denen die Sexualität zerrissen wird, seit sie existiert. In den sechziger und siebziger Jahren ging es vor allem um die Aporie, seinen Trieben freien Lauf zu lassen und trotzdem nicht den Kopf zu verlieren, also Erregung, Überschreitung, Harmonie und Anstand unter einen Hut zu bringen, was nicht geht. Heute zeigt sich vor allem die Unmöglichkeit, selbstlos zu lieben und *gleichzeitig* alles kontrollieren, im Griff haben zu wollen. Schmidt (1996: 11) spricht in diesem Zusammenhang von einer neuen „Verhandlungs- oder Interaktionsmoral", durch die alles, was in eroticis und in sexualibus geschehen könnte, vorher im Detail vereinbart werden soll. Setzte sich diese *egoistische Konsensmoral* durch, wäre das eine weitere Etappe auf dem historischen Weg der Rationalisierung des Sexuellen und eine bemerkenswerte Installation der kollektiven Sexualhemmung, mit einem Wort: der sozialen Impotenz.

Mit Blick auf die sexuelle Revolution der sechziger Jahre hatte ich gesagt (Sigusch 1984): Pseudoaktiv, weil geregelt und isoliert, ist das Sexuelle zu seiner eigenen Imitation geworden. Es scheint, als seien die Menschen sexuell aktiv, doch sie vermeiden alles, was daran erinnern würde: Spontaneität und Regellosigkeit, Hingabe und Ekstase, Risiko und Subjektivität. Wird der Inhalt des sexuellen Tuns ersetzt durch sein bloßes Zustandekommen, geht es nicht darum, was gemacht wird, sondern einzig darum: *dass* es erfolgt. Dadurch erstarrt das Sexuelle zur Sache und wird als solche mystifiziert. Vom Glauben an die Subjektivität inklusive Spontaneität abgesehen, wäre heute die Analyse fortzuschreiben. Heute geht es zunehmend darum, dass das sexuelle Tun scheinbar selbst bestimmt im Konsens wegverhandelt wird, als sei den Menschen nicht verborgen geblieben, dass es im Grunde eine Sache ist, die mehr Unglück bereitet als Glück. Der Einbruch der Krankheit AIDS und der allgemeine Umgang mit ihr hat diese Tendenz verstärkt. Das Resultat, für die Kultur des Sexus insgesamt und schon vor AIDS charakteristisch, ist anerotische Sexualdemokratie, ratifizierte Lustfeindschaft, Stehenbleiben beim Sichfallenlassen, liebevolle Lieblosigkeit, solidarische Selbsterfüllung. Empirisch und greifbar wird all das auf den Love Parades und Raver Parties. Dort inserieren sich die *Neosexuellen* als verführerische Sexualsubjekte und laszive Sexualobjekte, vermeiden aber in der Regel leibhafte sexuelle Begegnungen alter Art. Dort wird eine altruistische Gemeinschaft beschworen, doch jede und jeder distanziert sich zugleich durch Outfit und Verhalten von der Gemeinschaft, ist sich narzisstisch und egoistisch selbst am nächsten.

Lean Sexuality und Selfsex

Nach Horkheimers (1936: 216) Analyse steht der Egoismus in einer „Anthropologie des bürgerlichen Zeitalters" zentral: „Jeder bildet selbst den Mittelpunkt der Welt, und jeder andere ist ‚draußen'". Der Umstand, „dass in dieser Welt jeder dem anderen zum Konkurrenten wird und selbst bei steigendem gesellschaftlichem Reichtum es der Menschen in steigendem Maß zuviele gibt, verleiht dem typischen Individuum der Epoche jenen Charakter der Kälte und Gleichgültigkeit, der sich angesichts der ungeheuerlichsten Taten, wenn sie nur seinem Interesse entsprechen, mit der erbärmlichsten Rationalisierung zufrieden gibt." Heute durchzieht der Egoismus in ebenso raffinierter wie generalisierter Form alle Lebensweisen, wenn er nicht mit ihnen zusammenfällt. Er reklamiert höchst individuell Rekreation, Wohlbefinden und Kreativität für sich, an denen auch dem Partner gelegen sein muss. Seine gesellschaftliche Seite aber bezeichnen die Stichworte Selbstdisziplinierung, Selbstpreisgabe, Selbstoptimierung und Selbstverstofflichung. Wird der allgemeine Zwang zu Selbstliebe, Selbstgenuss, Selbsterfindung und Selbstzerstörung nicht mitgedacht, erscheint Wouters' Zwang zur Ungezwungenheit als allzu harmlos. Der Egoismus, zugleich ein Schutzmechanismus vor der gesellschaftlichen Kälte und der Hitze exklusiver Intimbeziehungen, breitet sich aus, weil immer weitere Bereiche der Konkurrenz und damit dem Markt unterworfen werden, jenem Markt, „der nur unter ungeheurem Verlust an Menschenleben und Gütern die Reproduktion der Gesellschaft vermittelt und mit der Fortentwicklung der kapitalistischen Wirtschaft die Menschheit trotz ihres wachsenden Reichtums nicht vor dem Rückfall in die Barbarei bewahren kann" (ebd.: 215). So diversifizieren sich alle auf eigene Faust, und die Deregulierung resultiert ebenso aus dem gesellschaftlichen Zwang zur Vervielfältigung wie aus dem individuellen Etwas-daraus-Machen: weil die demokratisch drapierten Objektive so anziehend und bindend sind wie Leimruten, so effektiv, offen und moralisch gleich-gültig.

Die gesellschaftlichen Objektive Tausch und Hylomatie, Sexismus und Rassismus halten die Gesellschaften des Westens trennend zusammen. Ohne sie ist für mich kein Begriff von Gesellschaft denkbar, folglich auch kein *Begriff von Sexualität* (Sigusch 1984, 1989, 1997, 1998b). Das mit den Objektiven durchaus konforme Resultat der neosexuellen Revolution könnte (unter Anspielung auf die postfordistischen Strategien des Lean Management und der Lean Production) als *Lean Sexuality* bezeichnet werden. Da im Zentrum dieser Sexualform Selbstdisziplinierung und Selbstoptimierung im Sinne eines Selbstverhältnisses, ob nun mit oder ohne Partner, stehen, könnte sie (unter Anspielung auf die vorgängige Selbstbezüglichkeit) auch als *Selfsex* bezeichnet werden, ein Wort, das an Selfservice, Selfcontrol oder Selfhelp denken lässt. Seit zwei Jahrzehnten löst diese seit mindestens zwei Jahrhunderten präformierte Sexualform offensichtlich immer einschneidender den Revolutionären Eros der zweiten sexuellen Revolution als Modell ab.

Inbegriff der Lean Sexuality und damit der Neosexualitäten sind Love Parades und Raver Parties: Werktags wird sauber und korrekt funktioniert, am Wochenende aber wird mit Hilfe von Designerdrogen, die den Körper von der Seele dissoziieren und „Out-of-body-experiences" gestatten, millionenfach eine Techno-Sau durch den Tiergarten getrieben, die nur noch von ferne an die Verheißungen und Risiken des „Gartens der Lüste" erinnert. Entsprechend oszilliert das anhand empirischer Studien verallgemeinerte Sexualleben Adoleszenter und junger Erwachsener zwischen dem undisziplinierten und individuellen Thrill der spätmodernen Massen-Events und der disziplinierten und kollektiven Selbstsorge der frühmodernen Individual-Treue (Sigusch 1998e; vgl. auch Walder 1998). Und die Seele der Gesunden und Glücklichen schwankt „zwischen äußerster Betriebsamkeit und Stumpfsinn" hin und her (Horkheimer 1936: 172). Immer aber geht es um Selbstoptimierung, die ihre scheinbar selbst bestimmten und selbst verantworteten Regeln aus sich selbst zu ziehen scheint.

Zu diesem Modell passt nahtlos eine einschneidende Veränderung des Sexualverhaltens, die die empirische Sexualforschung gerade bei Studenten und Studentinnen beobachtete (Schmidt 2000). Danach hat die *Selbstbefriedigung* im Verlauf der letzten dreißig Jahre ihren Ersatzcharakter verloren. Beim Vergleich der Ergebnisse größerer Erhebungen aus den Jahren 1966, 1981 und 1996 ergibt sich nicht nur, dass die Probanden deutlich früher mit der Masturbation beginnen und sie häufiger praktizieren als früher. Wesentlicher scheint zu sein, dass die quantitative Zunahme der Selbstbefriedigung beinahe unabhängig von Art und Güte des Sexual- und Liebeslebens insgesamt ist: Sie dient offenbar nicht mehr in erster Linie als Not- oder Ventilpraktik. Auch in „festen" und „sehr guten" Beziehungen mit „sehr befriedigender Sexualität" wird sie in aller Regel ohne ein „schlechtes Gewissen" praktiziert. Vier Fünftel der jungen Männer und Frauen bezeichnen sie heute ausdrücklich als „eigenständige Form der Sexualität"; nur Minderheiten lehnen sie ab, wenn eine feste Beziehung besteht, oder akzeptieren sie nur als Notlösung. Die Formel von der Lean Sexuality oder vom Selfsex scheint also mit der empirisch erfassbaren, „harten" Realität durchaus im Einklang zu sein. Jedenfalls ist keine andere große Sexualform im praktischen Leben so „freigestellt" und „autonom", so leicht verfügbar, selbst zu regulieren und allein zu optimieren wie die Selbstbefriedigung, und folglich ist auch keine andere große Sexualform so einschneidend (oder so leicht erkennbar) transformiert worden.

Autopoiesis und Autodestruktion

Das, was Gesellschaft und damit auch die allgemeinen Geschlechts- und Sexualformen konstituiert, ist dem Bewusstsein des Einzelnen entzogen. Denn die Gesellschaft beruht nicht auf natürlichen Bedürfnissen, individuellen Wünschen, konkreter Arbeit und sicherem Wissen, sondern auf deren Abstraktion von sich selbst. So gewinnt sie ihre Einheit nur durch Mystifikation: im Kern durch das Selbst-um-Selbst der Objektive. Wie sich die Mystifikation des Sexuellen und der Liebe wertanalytisch ableiten lässt, habe ich vor Jahren im Detail zu zeigen versucht (Sigusch 1984) – ein trockenes Brot, das ich kürzlich (Sigusch 1998b) noch einmal aufgetischt habe, weil endlich wieder auch sexual- wie geschlechtertheoretisch zur Kenntnis genommen werden sollte: dass wir nach wie vor im Kapitalismus leben. Da *unsere* Sexual- und Liebesformen dessen Geist, dessen Entfesselungen, Zerstreuungen und Lebenserleichterungen entsprungen sind und da der Kapitalismus trotz aller Umbrüche, deren momentaner so gewaltig ist, dass eine neue Menschheitsepoche zu beginnen scheint, seine Grundstruktur behalten hat, führt nach wie vor an wertkritischen und politökonomischen Analysen kein Weg vorbei.

Zur Erinnerung: Als theoretisches, ästhetisches und moralisch-praktisches Problem ist „Sexualität" Bestandteil einer profanen Kultur, die an jener Schnittstelle entstand, welche der Zerfall der religiösen Weltsicht und das Aufkommen der waren- und wissenproduzierenden Experimental- und Tauschgesellschaft im Abendland bilden. Was vordem unreflektiert als Verkündigung oder Immerschonso zusammenfiel, brach auseinander. Die Trümmer, Selbstbewusstsein, Seele, Sexualität, wurden reflektiert und bildeten einen ganz anderen Schein. Als sich die epistemische von der religiösen Sphäre absonderte, entstand das Gefühl der Sexualität *als solcher*. Das war die Stunde von Erfahrungs-Seelenkunde, Psycho-Analyse und Sexual-Wissenschaft. Als Gott und die Religion ausgespielt hatten, installierten sich Vernunft und Reflexionsphilosophie als neue oberste Gerichte. Eine andere, totale Partialisierung entstand: die der identifizierenden Vergesellschaftung.

Die gesellschaftliche Sexualform, das heißt *unsere* Sexualität, ist eine Frucht des Kapitalismus. Sie konnte nur entstehen, weil die Not der Menschen nicht mehr überwiegend Hungersnot war und weil gleichzeitig alle menschlichen Vermögen isoliert und als solche fetischisierend vergesellschaftet wurden. Nach und nach konnte die „sexuelle Frage“, nur ein Teil der „sozialen“, nicht mehr darauf begrenzt werden, Zwittrigkeit zu beseitigen, Zweigeschlechtlichkeit zu installieren und die Fort-„Pflanzung“ je nach herrschendem Kalkül an- oder abzustellen. Am Ende des 19. Jahrhunderts fiel die sexuelle Frage mit der Frage nach dem Sinn des Lebens, nach Glück und Leidenschaft, nach erregter Harmonie, nach dem Verhältnis von Mensch zu Mensch *als einem menschlichen* zusammen. Dazu konnte es nur kommen, weil die Bourgeoisie die Idee der freien, gleichen individuellen Geschlechtsliebe als einen neuen sittlichen Maßstab in die Welt gesetzt hatte: Liebe als ein Menschenrecht beider, des Mannes *und* der Frau, Liebe als freie Übereinkunft autonomer Subjekte, die Gegenliebe beim geliebten Menschen voraussetzt, Liebesverhältnisse als Gewissensverhältnisse von Dauer wie von Intensität. Der hellhörige Hegel (1798: 268 f) schrieb in dieser Zeit: „Das Bild besserer, gerechterer Zeiten ist lebhaft in die Seelen der Menschen gekommen, und eine Sehnsucht, ein Seufzen nach einem reineren, freieren Zustande hat alle Gemüter bewegt und mit der Wirklichkeit entzweit.“ Die Gegenwart erschien als „Zeitgeist“, als vorübergehend, als ein „allmähliche[s] Zerbröckeln“ (Hegel 1807: 18). Mentalitäten und Begriffe der Veränderung entstanden: Bewegung, Krise, Entwicklung, Fortschritt, Emanzipation, Revolution usw. Da aber der autonome Bürger, der schon im Prozess seines Entstehens zerfiel, „mit der Wirklichkeit entzweit“ blieb, nicht zuletzt weil er das weibliche Geschlecht zum Sexus sequior degradierte, hielt das „Seufzen“ an, verschwand die Not des Lebens nicht, verloren die Menschen das Gefühl des Unbehagens in der Kultur nicht. Und so schleppten sie sich von sexueller Revolution zu sexueller Revolution.

Worauf das neue Akkumulationsregime und die neue Regulationsweise *unseres* gegenwärtigen Kapitalismus, deren Ineinandergreifen *Postfordismus* genannt werden könnte, hinauslaufen, ist nicht mehr zu übersehen: Zusammenfall von Freiheit und Egoismus, fortschreitende ökonomische Funktionalisierung und soziale Desintegration, insgesamt zunehmende Atomisierung der Gesellschaftsindividuen im Gewand der Pluralität. Freigesetzt, so lässt sich folgern, müssen die einzelnen Allgemeinen ihre Vermögen flüssig halten, ihre Egoität flexibilisieren, ihre Bedürfnisse und Interessen diversifizieren, Luhmann würde sagen: ausdifferenzieren. Ist alles ausdifferenziert, ist alles zum Atom oder zur Monade geworden. Nach Luhmann (1984, 1997) hat die funktionale Ausdifferenzierung der Teilsysteme einen enormen Leistungszuwachs der modernen Gesellschaft ermöglicht, gleichzeitig aber einen enormen Zuwachs an Komplexität und einen enormen Verlust an Resonanzfähigkeit zwischen den Teilsystemen und zwischen der Gesellschaft insgesamt und ihrer Umwelt gebracht sowie zu einer sozialen Desintegration geführt. Unter den Titel „Desintegration“ stellt übrigens auch Honneth (1994) seine überzeugende „soziologische Zeitdiagnose“. Werden, was merkwürdigerweise kaum gemacht wird, Luhmanns hoch abstrakte Beobachtungen mit den alten Annahmen der Kritik der Politischen Ökonomie und den neuen der Wertanalytik in Berührung gebracht, scheinen mir die Anschlussmöglichkeiten größer zu sein, als es die wesentlichen erkenntnistheoretischen und politischen Differenzen vermuten lassen. Denn was denn sonst als Funktionalisierung, Unterscheidung, Ausdifferenzierung, Kommunikation und Autopoiesis, die in Luhmanns Theorie zentral stehen, hätte die Logik des Kapitals „im Sinn“, und was denn sonst als Leistungssteigerung, Resonanzverlust und Desintegration wären das Resultat. Luhmann kommt also zu ähnlichen Schlüssen wie ein Denken im Anschluss an die Kritik der Politischen Ökonomie. In gewisser Hinsicht ist er für mich der

Karl Marx des so genannten Spätkapitalismus. Gelegentlich springt er sogar unvermittelt aus seiner hermetischen Semantik heraus und schreibt: „Der autopoietische Elementarvorgang, die letzte, nicht weiter dekomponierbare Kommunikation, aus der das System besteht, ist die Zahlung“ (Luhmann 1984: 625); oder er sagt, nach seiner Haltung zum so genannten postmodernen Denken gefragt, ihm fehle „der Kontakt zur Moderne in einem gesellschaftlichen Sinne: Wir haben ja nach wie vor Geld und positives Recht und wissenschaftliche Forschung“ (Luhmann 1996: 174). So ist es. Geld ist das Medium, das Generalität beanspruchen kann, nicht Wahrheit. Wissenschaft ist der Mega-Fetisch, an dem bisher alle Kritik abgeprallt ist. Und hinter dem Recht verschanzen sich die letzten Reste altruistischer Moral.

Weil die Transformation der Sexualität ohne einen *Begriff von Gesellschaft*, in dem die Objektive Tausch und Hylomatie zentral stehen, nicht zu begreifen ist, war schon in der „Mystifikation des Sexuellen“ (Sigusch 1984) einerseits von Waren- und Bewusstseinsformen, andererseits von *Sexualformen* die Rede, werden jetzt Neoliberalismus und neosexuelle Revolution, Diversifikation der Aktien und Diversifikation der Beziehungsformen, Lean Production und Lean Sexuality zusammengedacht. Denn die Dissoziation der sexuellen und geschlechtlichen Sphäre, die Dispersion der sexuellen Fragmente und die Diversifikation der Lebensweisen bezeichnen Prozesse des Zerlegens und Neuzusammensetzens, der Autodestruktion und der Autopoiesis, die für den Kapitalismus charakteristisch sind. Sie resultieren aus der allgemeinen und enormen Veränderungsdynamik, die das kapitalistische Wirtschaften anstößt, benötigt oder zulässt. Keine bisherige Gesellschaftsformation war so wandlungsfähig, flexibel und gerade dadurch stabil. Wandlungsfähigkeit und Wandlungsnotwendigkeit ergeben sich zum einen aus der permanenten Selbstbewegung und Selbstverwertung des Kapitals, zum anderen aus der wesentlichen Indifferenz, der strukturellen Gleich-Gültigkeit des Kapitalverhältnisses gegenüber kulturell-moralischen Werten und Traditionen und nicht zuletzt aus den Transformationen der Regulationsweise, die durch soziale und politische Auseinandersetzungen erzwungen werden. Weil im Zentrum der System-, Bedeutungs- und Bewusstseinskonstitution Objektive stehen, die jede Individualität in eine exzentrische Position zwingen, sind die einzelnen Allgemeinen zugleich be- und entlastet. Belastet, weil in einer Gesellschaft, deren Credo Innovation und Deregulierung lautet, nicht auf Dauer in einem Teilsystem Stillstand herrschen kann. Alle müssen ihre hergebrachten Lebensentwürfe, Kontinuitäten und Identitäten zur Disposition stellen. Entlastet, weil für den Gang der Gesellschaft immer belangloser ist, was die Individuen tun und denken. *Deshalb* können sich sexuelle Orientierungen, Verhaltensweisen und Lebenswelten pluralisieren.

In vielem läuft der Postfordismus auf das exakte Gegenteil dessen hinaus, was der Fordismus etabliert hatte. Statt Egalität, Sicherheit, Standardisierung und sozialem Frieden stehen jetzt Ungleichheit, Flexibilität, Deregulierung und soziale Kämpfe auf dem Plan. Wird ein altes Akkumulationsregime so einschneidend verändert und eine alte Regulationsweise geradezu auf den Kopf gestellt, verändert sich zwangsläufig auch das Leben der Menschen. Was jedoch für die einen ein Heraustreten aus verwalteten, durchregelten und erstickenden Verhältnissen ist, ist für die anderen ein ängstigender Verlust an sozialer Sicherheit. Und so gibt es wie bei allen bisherigen kapitalistischen Umbrüchen Gewinner und Verlierer. Zu den *Gewinnern* könnten, immanent gesprochen, die Angehörigen sexueller und geschlechtlicher Minderheiten und Sonderbarkeiten gezählt werden. Im Sog der allgemeinen Mobilisierung, Flexibilisierung und Kräfteentfesselung fällt es nicht sonderlich auf, wenn sie sich auch in Bewegung setzen, ja das ist sogar willkommen, sofern es sich waren- und kulturindustriell vermarkten lässt. Nicht unwesentlich *begrenzt* aber wird die Transformation der Sexualität durch virulente alte Strukturschichten der allgemeinen Sexualform, durch anachronistische, vor allem diskursive Überhänge aus vergangenen Zeiten oder quer liegende Objektive wie in unserem Zusammenhang vor allem das Sexus-potior-Objektiv des Sexismus. Sie stehen der grenzenlosen Transformation im Weg und können nicht allein politökonomisch oder wertanalytisch begriffen werden.

Differentia specifica und fester Kern der Sexualität

Damit ist auch gesagt, dass es nicht darum gehen kann, unsere Welt aus Einem, aus einer „objektiven“ Idee erklären zu wollen, ob nun Autopoiesis, Gender Difference oder Tauschprinzip. Dieser Fehler sollte hinter uns liegen. Denn wir haben erfahren: Jedes geschlossene theoretische Corpus tendiert zum Terror. Totalisierende Theorien sind auch geistige Reflexe auf totale Verhältnisse, also der Stillstand, den sie kritisieren, und disperse Theorien sind auch geistige Reflexe auf fragmentierte Verhältnisse, also die Buntscheckigkeit, die generell kolportiert wird. Und *unsere* kapitalistische Gesellschaft ist viel zu komplex, bewegt sich viel zu krisenvermittelt und nicht linear, wird immer noch sozial und politisch verändert, als dass sie eindimensional begriffen werden könnte. Meine These aber ist: Die allgemeinen Transformationen der Geschlechts- und Sexualformen können nicht allein zeichen-, text-, differenz- oder diskursanalytisch begriffen werden. Wenn die kapitalistische Veränderungsdynamik ein wesentlicher Motor der Transformationen ist, müssen neben der Diskursivierung und Textualisierung der Sexualität die Mechanismen der Kommerzialisierung (einschließlich Medialisierung), der Mystifikation und Hylomatisierung analysiert werden. Jedenfalls ist das, was ich *Objektiv der Sexualität* nenne, ohne die Objektive Tausch und Hylomatie, Sexismus und Rassismus ebenso wenig vorzustellen wie Foucaults *Dispositiv der Sexualität* ohne seine Dispositive der Macht.

Lyotard (1979), durch den der Ausdruck „postmodern“ bekannt geworden ist, konstatierte bekanntlich das Ende der Meta-Erzählungen. Allzu sehr fixiert auf den Aufklärungsdiskurs und Hegels Geschichtsphilosophie übersah er die neue oder gar die letzte Große Erzählung, deren Springwort *Wandel* lautet: Wandel an und für sich, Wandel der Begriffe, der Produktionsweisen, der Arbeits- und Geschlechterverhältnisse, des Lebens und des Todes und damit des Menschen selbst bis hin zum *Verschwinden* des Körpers, der Seele, der Moral, des Geschlechts, des Sexuellen, der Geschichte usw., das sehr ernste Leute von links bis rechts seit Jahrzehnten postulieren. Merkwürdigerweise aber werden von den gegenwärtig den Ton angebenden Theorien des Wandels und der (De-)Konstruktion, in denen *Differenz* ein Springwort ist, jene Differenzen gering geschätzt oder ignoriert, die zwischen gesellschaftlichen Formen einerseits und individuellem Bewusstsein andererseits, die zwischen Systemkommunikationen und Individualverhalten bestehen. Es scheint so, als könnte alles gleichermaßen zügig und tief reichend verändert werden. Das aber scheint mir nicht der Fall zu sein, wenn die Differenz zwischen der *diskursivierten Sexualität* einerseits und der *leibhaft erlebten Sexualität* andererseits nicht einer Mega-Theorie geopfert, sondern *als Differenz* genommen wird.

Übersehen wird auch, dass sich das Sexualsystem trotz der Dynamik des Kapitalismus und seiner Tendenz, immer mehr Bereiche in die „reelle Subsumtion" zu treiben, nur langsam verändert, im Fall der Liebe sogar im Schneckentempo (vgl. Sigusch und Schmidt 1973; Schmidt 1993). Ich denke, diese *relative Autonomie* hat viele Gründe. Wesentlich ist sicher, dass beide, Kapitalismus und Sexualität, einen *festen Kern* enthalten, um nicht zu sagen einen inerten, der sich, seit es sie als historische Bildungen gibt, trotz aller Umbrüche durchgehalten hat. Dieser feste Kern macht ihr gesellschaftliches Wesen aus. Beim Kapitalismus gehören zu dieser sich immer einschneidender real abstrahierenden Grundstruktur Privatproduktion, Warenform, Tauschprinzip, Akkumulation und Verwertung des Kapitals, d. h. Produktion und Realisierung einer Mehrwert- und Profitrate, noch abstrakter gesagt: Wert, Tausch, Kapital. Die Grundstruktur der Sexualität wird gebildet vom geschlechtlichen Dimorphismus, der einen Dipsychismus samt Geschlechterspannung bedingt, von der geschlechtlichen Fortpflanzung, von der Rätselhaftigkeit der erregenden sexuellen Anziehung und der Erregtheits- und Liebesgefühle und von der Leibhaftigkeit der Sensationen. Diesen festen Kern von Geschlechtlichkeit und Sexualität wollen einige radikale Feministinnen ebenso wenig wahrnehmen wie jene Neosexuellen, die sich modulhaft als Multiinventer inserieren. Fest aber ist dieser Kern, weil beispielsweise kein „Bio-Mann" je ohne Differenz erfahren wird, was der Einbruch der Menstruation, was Schwangerschaft oder Abtreibung, Geburt und Stillen oder das natürliche Verlieren der Fruchtbarkeit in einem Alter, das heute keineswegs als hoch angesehen wird, leibhaftig bedeuten. Diese mit dem Körpergeschlecht unlösbar verbundenen Ereignisse schlagen sich in Körper und Seele nieder, und nicht zuletzt aus diesen Niederschlägen, in denen Geschlechtliches und Sexuelles nicht voneinander zu trennen sind, entsteht das, was wir seit einiger Zeit Sexualität und Geschlechtsidentität nennen. So wahr es heute ist, dass die vergesellschaftete Gesellschaft auch die Körper der Menschen bis in die letzte Krypte hinein durchherrscht und fabriziert, so wahr ist immer noch, dass die Schnitte nach den Gelenken gelegt werden (müssen), so lange sie nicht ganz zertrümmert sind. Der geschlechtliche Dimorphismus geht folglich nicht spurlos in den Arten und Weisen auf, in denen er gesellschaftlich und sozial konstruiert und installiert wird.

Doch das ist eine materialistische Sicht, die zu Zeiten der (De-)Konstruktion und der Enoncés als essenzialistisch zurückgewiesen wird. Würde aber die Geschlechtsdifferenz erkenntnistheoretisch wirklich ernst genommen werden, zeigte sie sich als dialektisch in einem eminenten Sinn: weil sie nicht nur ein Niederschlag im Unbewussten oder eine Tatsache des Bewusstseins ist, sondern beides produziert. Daraus ergibt sich, dass auch das, was wir bisher mit Blick auf die Dissoziationen der neosexuellen Re-Formation gesagt haben, nur *eine* Realität bedenkt. Denn so sehr Geschlechtlichkeit und Sexualität epistemologisch und diskursiv dissoziiert sein mögen, sie sind in einer anderen Dimension assoziiert.

Philosophen müssen die Realien zweifellos in die Übertreibung treiben, damit ihnen die Objektive abgepresst werden können. Wir leben aber heute vielleicht noch einschneidender als früher in einer Welt mit mehr als einer Realität. Die einzelnen Allgemeinen konstituieren Gesellschaft nicht; ihre Wünsche und Ängste, ihre Schmerzen und Lüste sind aber auch real. Noch klammern wir uns daran, dass es einen epistemologisch irreduziblen Sexus-Rest gibt, dass die Sexualität ein Rätsel ist, dass die Fetische und Szenen, die uns erregen, ein Geheimnis umschließen, dass sie weder produziert werden können noch käuflich sind. Noch hoffen wir, dass uns, solange die Wunde des sexuell Möglichen blutet, Eros anzieht und Anteros abstößt, dass sich an der Sexualität, trotz deren fallender symbolischer Bedeutung, weiterhin Kämpfe um Eigensinn, Identität oder Queerness, um Authentizität und Autonomie festmachen werden, weil den Menschen auch nicht viel mehr geblieben ist. Weil die Sexualität immer noch an den Menschen klebt wie ihre Egoität, sind ihnen die Unwägbarkeiten des Unbewussten auch unter dem Vorzeichen geblieben, das wir immer noch *sexuell* nennen. Wir wollen alle mit einem anderen Menschen, mit unseren Fetischen, mit unseren Inszenierungen glücklich sein. Diese Wünsche der Wünsche haben noch und immer wieder die Kraft einer Naturgewalt. Sie repräsentieren den Himmel kindlicher Paradiese ebenso wie die Hölle der Zuchthäuser, in die wir als Kinder geraten sind. Sie gründen auf Einsamkeit und Gewalt ebenso wie auf grandioser Wunscherfüllung. Auf der Suche nach den kindlichen Paradiesen und Höllen, nach Thrill, Selbstliebe und Selfsex sind uns mittlerweile viele Mittel und Methoden recht, die mehr oder weniger untauglich sind. Heute wird der Hiatus, der in unserer Kultur zwischen dem Wunsch und seiner Befriedigung klafft, scheinbar durch allerlei Praktiken, Technologien und Lifestyles überbrückt. Doch auch die gegenwärtigen Überbrückungen sind Schein, weil die Widersprüche ungelöst sind. Wenn die Kritische Sexualwissenschaft (Sigusch 1989) in der Vergangenheit eine Lektion gelernt hat, dann ist es die: Abstinentes, monogames oder moduläres Verhalten sind gleich weit entfernt von einem freien Sinnesleben, das niemand kennt. Die Helden der Liebe sind ebenso Indizes des falschen Lebens wie die Sexualstraftäter. Das gesunde und glückliche Sexualleben war immer die Ideologie seiner Verhinderung.

Solange die Überzeugung besteht, dass das Sexual- und Geschlechtsleben trotz des mittlerweile erreichten Vergesellschaftungsgrades und der Einsicht, dass das Leben nicht lebt und die Sexualität nicht sexuell ist, nur *individuell wirklich wirklich* ist, so lange bleibt die verzweifelte Spekulation auf die List des Homo sexualis und dessen *Differentia specifica* bestehen. Und solange die kulturellen Inszenierungen auf die Sehnsucht der Menschen nach Transzendenz spekulieren, so lange wird auch der Kampf zwischen Eros und Anteros um die Fragmente weitergehen. Kommt er zu einem Ende, können die Menschen nicht mehr hoffen, den anterotischen Bruchstücken und den käuflichen Dingen nur auf Widerruf zubestimmt zu sein. Es wäre der endgültige Triumph der sexuellen Fragmente. Unvorstellbar aber ist jener Triumph, der sich einstellte, wenn die alten Natur- und Gesellschaftsgrenzen nicht nur theoretisch-technologisch wie zuletzt beim Klonen überschritten, sondern durch das Umkodieren und die Transformation von Sinnlichkeit und Wahrnehmung lebenspraktisch kollektiv außer Kraft gesetzt würden, indem sich die digitale Weltsicht, die keine Lebewesen alter Rechnung, keine Mysterien und Götter kennt, allgemein durchsetzte.

Gegenwärtig ist unser Alltag von sexuellen Reizen ebenso überflutet wie entleert. Das ist eine der zentralen *Paradoxien* der neosexuellen Revolution. Offenbar werden Erotik und Lust durch deren übertriebene kulturelle Inszenierung, durch deren beinahe lückenlose Kommerzialisierung und elektronische Zerstreuung wirksamer ausgetrieben, als es die alte Unterdrückung durch Verbote vermocht hat. Dass die Verbote immer lustgesättigt waren, wussten Freud und Bataille. Der Vatikan aber ahnt es schon länger. Gegenwärtig ist er, jedenfalls in Mitteleuropa, die letzte Institution, die paradoxerweise versucht, durch Verbote sexuelle Begierde anzustacheln und sexuelle Lust groß zu machen. Seine Verdikte sprechen der Sexualität unbeirrt und unzeitgemäß eine Mächtigkeit zu, die sie nicht mehr hat. Denn ganz offensichtlich bezeichnet Eros nicht mehr *die* offene Stelle in unserer Kultur (Sigusch 2000a). Noch aber wird keiner die Sexualität ganz los. Und die neosexuelle Revolution, der größte Banalisierungsschub in der Geschichte des abendländischen Sexus, hat natürlich nicht die Konflikte um Erregung, Geschlechtlichkeit und Liebe aus der Welt geschafft. Auch vermögen unbewusste Impulse und individuelle Phantasien noch immer dem zu widersprechen, was allgemein als rational entschieden gilt. Noch können in der sexuellen Erregung Dinge zurücktreten, die das Alltagsleben strangulieren. Alles ist gang und gäbe, alles scheint eingefügt und erstarrt, doch da ereignet sich etwas Unvorhergesehenes, Erschütterndes, Verrücktes. Infantile Allmachts- und Vollkommenheitsphantasien sind auf einmal wieder da. Es geht nicht mehr gemütlich zu, sondern höchst riskant, es herrscht nicht mehr Langeweile, sondern ein Ausnahmezustand. Das, so glauben wir, ohne den Objektiven, Dispositiven und Imperativen das alte selbstmächtige Subjekt entgegenhalten zu wollen, vermag das Sexuelle immer noch, das Freud (1895: 381) vor mehr als einhundert Jahren ein „großes Bedürfnis“ genannt hat. Deshalb hat wohl auch Martin Dannecker (1992), immerhin ein Jahrhundert später, vom „Drama der Sexualität“ gesprochen.

Kostbar sind jene Psychotherapien, die sich noch nicht dem historischen Rasen der Zeit, der gesellschaftlichen Verstofflichung der Menschen und deren

„therapeutischer" Manipulation verschrieben haben, indem sie Individuelles in Erfahrung bringen, von dem soziologische Theoretiker nicht mehr zu träumen wagen. Ohne Theorie aber, ohne begriffliche Anstrengung wäre die Not des Lebens nichts als die Wiederkehr des Immergleichen: eine Litanei. Nur Begriffe können das besondere Schicksal, das persönlich ist, als ein allgemeines begreifen, das sich im Individuum niederschlägt. Verzweifelt aber ist kein allgemeines, sondern das individuelle Bewusstsein.

Literatur

Bataille, G.: L'érotisme. Paris: Éditions de Minuit 1957 (dtsch.: Der heilige Eros. Neuwied, Berlin: Luchterhand 1963)

Bauman, Z.: Life in fragments. Essays in postmodern morality. Oxford: Blackwell 1995 (dtsch.: Flaneure, Spieler und Touristen. Essay zu postmodernen Lebensformen. Hamburg: Hamburger Edition 1997)

Benjamin, J.: The bonds of love. Psychoanalysis, feminism, and the problem of domination. New York: Pantheon 1988 (dtsch.: Die Fesseln der Liebe. Psychoanalyse, Feminismus und das Problem der Macht. Basel, Frankfurt a. M.: Stroemfeld/Roter Stern 1990)

Brückner, M.: Die Liebe der Frauen. Über Weiblichkeit und Mißhandlung. Frankfurt a. M.: Neue Kritik 1983

Butler, J.: Bodies that matter. On the discursive limits of "sex". New York: Routledge 1993 (dtsch.: Körper von Gewicht. Berlin: Berlin Verlag 1995)

Butler, J.: Excitable speech. A politics of the performative. New York: Routledge 1997 (dtsch.: Haß spricht. Zur Politik des Performativen. Berlin: Berlin Verlag 1998)

Cesarano, G.: Manuale di sopravvivenza. II. L'insurrezione erotica. Bari: Nani Cesarano 1974 (dtsch.: „Der erotische Aufstand". Berlin: Bittermann, Edition Tiamat 1983)

Clement, U.: Zum Verhältnis von Sexualwissenschaft und Psychoanalyse. Z. psychosom. Med. 39, 64–74, 1993

Comfort, A.: Sex in society. London: Duckworth 1963 (dtsch.: Der aufgeklärte Eros. Plädoyer für eine menschenfreundliche Sexualmoral. Reinbek: Rowohlt 1968)

Dannecker, M.: Das Drama der Sexualität. Neuaufl. Hamburg: Europäische Verlagsanstalt 1992

Dannecker, M. und R. Reiche: Der gewöhnliche Homosexuelle. Eine soziologische Untersuchung über männliche Homosexuelle in der Bundesrepublik. Frankfurt a. M.: Fischer 1974

Djerassi, C.: „Sex im Zeitalter der technischen Reproduzierbarkeit". Interview von Ruth Kuntz-Brunner mit Carl Djerassi. Pro Familia Magazin 27 (2), 2–3, 1999

Duden, B.: Geschichte unter der Haut. Ein Eisenacher Arzt und seine Patientinnen um 1730. Stuttgart: Klett-Cotta 1987

Düring, S.: Über sequentielle Homo- und Heterosexualität. Z. Sexualforsch. 7, 193–202, 1994

Düring, S. und M. Hauch (Hrsg.): Heterosexuelle Verhältnisse. Stuttgart: Enke 1995

Duerr, H. P.: Der Mythos vom Zivilisationsprozeß. 3 Bde. Frankfurt a. M.: Suhrkamp 1988, 1990, 1993

Elias, N. (1939): Über den Prozeß der Zivilisation. Soziogenetische und psychogenetische Untersuchungen. 2 Bde. 2., verm. Aufl. Bern: Francke 1969

Evola, J.: Metafisica del sesso. Rom: Atanòr 1958 (dtsch.: Metaphysik des Sexus. Stuttgart: Klett 1962)

Foucault, M.: L'ordre du discours. Paris: Gallimard 1972 (dtsch.: Die Ordnung des Diskurses. München: Hanser 1974)

Foucault, M.: Histoire de la sexualité. Tome 1: La volonté de savoir. Paris: Gallimard 1976 (dtsch.: Sexualität und Wahrheit. Bd. 1: Der Wille zum Wissen. Frankfurt a. M.: Suhrkamp 1977)

Freud, S. (1895): Entwurf einer Psychologie. In: Ders.: Aus den Anfängen der Psychoanalyse. London: Imago 1950

Freud, S.: (1905): Drei Abhandlungen zur Sexualtheorie. Ges. Werke, Bd. V. London: Imago 1942

Freud, S. (1909): Bemerkungen über einen Fall von Zwangsneurose. Ges. Werke, Bd. VII. London: Imago 1941

Freud, S.: (1912): Über die allgemeinste Erniedrigung des Liebeslebens. Ges. Werke, Bd. VIII. London: Imago 1943

Garrels, L.: Das Geschlechtserleben Intersexueller im Diskurs. Z. Sexualforsch. 11, 197–211, 1998

Giddens, A.: Transformation of intimacy. Cambridge: Polity Press 1992 (dtsch.: Wandel der Intimität. Sexualität, Liebe und Erotik in modernen Gesellschaften. Frankfurt a. M.: Fischer Taschenbuch Verlag 1993)

Gräning, G. (Hrsg.): Sexuelle Gewalt gegen Frauen – kein Thema? Münster, New York: Waxmann 1993

Green, R. und J. Money: Incongruous gender role: Nongenital manifestations in prepubertal boys. J. Nerv. Ment. Dis. 130, 160–167, 1960

Hamer, D. H. et al.: A linkage between DNA markers on the X chromosome and the male sexual orientation. Science 261, 321–327, 1993

Hauch, M.: Gewalt in der Liebe. Z. Sexualforsch. 7, 131–141, 1994

Hegel, G. W. F. (1798): Dass die Magistrate von den Bürgern gewählt werden müssen. Werke in 20 Bänden, Bd. 1. Frankfurt a. M.: Suhrkamp 1971

Hegel, G. W. F. (1807): Phänomenologie des Geistes. Werke in 20 Bänden, Bd. 3. Frankfurt a. M.: Suhrkamp 1970

Honneth, A.: Desintegration. Bruchstücke einer soziologischen Zeitdiagnose. Frankfurt a. M.: Fischer Taschenbuch Verlag 1994

Horkheimer, M.: Egoismus und Freiheitsbewegung. Zur Anthropologie des bürgerlichen Zeitalters. Z. Sozialforsch. 5, 161–234, 1936

Intersex Society of North America (ISNA) (1997 ff): http://www.isna.org

Irigaray, L.: Éthique de la différence sexuelle. Paris: Éditions de Minuit 1984 (dtsch.: Ethik der sexuellen Differenz. Frankfurt a. M.: Suhrkamp 1991)

Johnson, A. M. et al.: Sexual attitudes and lifestyles. Oxford u. a.: Blackwell 1994

Kant, I. (1784): Beantwortung der Frage: Was ist Aufklärung? Werke in sechs Bänden, hrsg. von W. Weischedel, Bd. VI. Darmstadt: Wissenschaftliche Buchgesellschaft 1964

Kaplan, L. J.: Female perversions: The temptations of Emma Bovary. New York: Doubleday 1991 (dtsch.: Weibliche Perversionen. Von befleckter Unschuld und verweigerter Unterwerfung. Hamburg: Hoffmann und Campe 1991)

Kunz, G.: Medizinische Experimente mit der Antibabypille. Ein Rückblick auf die ersten Versuche an puertoricanischen Frauen. Z. Sexualforsch. 2, 119–131, 1989

Lange, C.: Sexuelle Gewalt gegen Mädchen. Ergebnisse einer Studie zur Jugendsexualität. Beiträge zur Sexualforschung, Bd. 75. Stuttgart: Enke 1998

Laumann, E. O. et al.: The social organization of sexuality. Sexual practices in the United States. Chicago, London: University of Chicago Press 1994

LeVay, S.: A difference in hypothalamic structure between heterosexual and homosexual men. Science 253, 1034–1037, 1991

Luhmann, N.: Soziale Systeme. Grundriß einer allgemeinen Theorie. Frankfurt a. M.: Suhrkamp 1984

Luhmann, N.: Die Selbstbeobachtung des Systems. Ein Gespräch. In: I. Breuer et al. (Hrsg.): Welten im Kopf. Profile der Gegenwartsphilosophie. Bd. I: Deutschland. Hamburg: Rotbuch 1996

Luhmann, N.: Die Gesellschaft der Gesellschaft. 2 Bde. Frankfurt a. M.: Suhrkamp 1997

Lyotard, J.-F.: La condition postmoderne. Paris: Editions de Minuit 1979 (dtsch.: Das postmoderne Wissen. Ein Bericht. Wien, Köln: Böhlau 1986)

Masters, W. H. und V. E. Johnson: Human sexual response. Boston: Little, Brown 1966 (dtsch.: Die sexuelle Reaktion. Frankfurt a. M.: Akademische Verlagsgesellschaft 1967)

McDougall, J.: Théatres du Je. Paris: Gallimard 1982 (dtsch.: Theater der Seele. Illusion und Wahrheit auf der Bühne der Psychoanalyse. München, Wien: Verlag Internationale Psychoanalyse 1988)

McDougall, J.: The many faces of Eros. Paris: Gallimard 1995 (dtsch.: Die Couch ist kein Prokrustesbett. Zur Psychoanalyse der menschlichen Sexualität. Stuttgart: Verlag Internationale Psychoanalyse 1997)

Money, J.: Hermaphroditism, gender and precocity in hyperadrenocorticism: Psychologic findings. Bull. Johns Hopkins Hosp. 96, 253–264, 1955

Nussbaum, M. C.: Judith Butlers modischer Defätismus. Leviathan 27, 447–468, 1999

Reich, W.: Die Sexualität im Kulturkampf. Zur sozialistischen Umstrukturierung des Menschen. Kopenhagen: Sexpol 1936 (Neuausgabe: Die sexuelle Revolution. Zur charakterlichen Selbststeuerung des Menschen. Frankfurt a. M.: Europäische Verlagsanstalt 1966)

Reiche, R.: Gender ohne Sex. Geschichte, Funktion und Funktionswandel des Begriffs „Gender". Psyche 51, 926–957, 1997

Richter-Appelt, H.: Sexuelle Traumatisierungen und körperliche Mißhandlungen in der Kindheit. In: Düring und Hauch 1995

Richter-Appelt, H. (Hrsg.): Verführung – Trauma – Mißbrauch (1896–1996). Gießen: Psychosozial-Verlag 1997

Schenk, H.: Die Befreiung des weiblichen Begehrens. Köln: Kiepenheuer & Witsch 1991

Schmidt, G. (Hrsg.): Jugendsexualität. Sozialer Wandel, Gruppenunterschiede, Konfliktfelder. Stuttgart: Enke 1993

Schmidt, G.: Das Verschwinden der Sexualmoral, Klein, Hamburg 1996 (vollständig überarb. und erweit. Neuausgabe u. d. T.: Sexuelle Verhältnisse. Reinbek: Rowohlt Taschenbuch Verlag 1998)

Schmidt, G. (Hrsg.): Kinder der sexuellen Revolution. Kontinuität und Wandel studentischer Sexualität 1966–1996. Eine empirische Untersuchung. Beiträge zur Sexualforschung, Bd. 77. Gießen: Psychosozial-Verlag 2000

Schorsch, E.: Elitäre Sexualwissenschaft? In: V. Sigusch (Hrsg.): Aids als Risiko. Über den gesellschaftlichen Umgang mit einer Krankheit. Hamburg: Konkret Literatur Verlag 1987

Sigusch, V.: Die Mystifikation des Sexuellen. Frankfurt a. M., New York: Campus 1984

Sigusch, V.: Kritik der disziplinierten Sexualität. Frankfurt a. M., New York: Campus 1989

Sigusch, V.: Geschlechtswechsel. Hamburg: Rotbuch 1995 (a)

Sigusch, V.: Transsexueller Wunsch und zissexuelle Abwehr. Psyche 49, 811–837, 1995 (b)

Sigusch, V.: Metamorphosen von Leben und Tod. Ausblick auf eine Theorie der Hylomatie. Psyche 51, 835–874, 1997

Sigusch, V.: Die neosexuelle Revolution. Über gesellschaftliche Transformationen der Sexualität in den letzten Jahrzehnten. Psyche 52, 1192–1234, 1998 (a)

Sigusch, V.: Kritische Sexualwissenschaft und die Große Erzählung vom Wandel. Z. Sexualforsch. 11, 17–29, 1998 (b)

Sigusch, V.: Shopsex. Einleitende Bemerkungen zur Sexindustrie. In: B. Danneberg et al. (Hrsg.): Wunderwelt Sexshop. Wien: Döcker 1998 (c)

Sigusch, V.: The neosexual revolution. Arch. Sex. Behav. 27, 331–359, 1998 (d)

Sigusch, V.: Jugendsexualität. Veränderungen in den letzten Jahrzehnten. Dtsch. Ärztebl. 95, A-1240–1243, 1998 (e)

Sigusch, V.: Eros und Anteros. In: Brockhaus-Redaktion (Hrsg.): Visionen 2000. Einhundert persönliche Zukunftsentwürfe. Leipzig, Mannheim: Brockhaus 2000 (a)

Sigusch, V.: Strukturwandel der Sexualität in den letzten Jahrzehnten. Fortschr. Neurol. Psychiat. 68, 97–106, 2000 (b)

Sigusch, V. und G. Schmidt: Jugendsexualität. Stuttgart: Enke 1973

Spira, A. et al.: Les comportements sexuels en France. Paris: La Documentation Française 1993 (engl.: Sexual behaviour and AIDS. Aldershot/Hants u. a.: Avebury 1994)

Stoller, R. J.: Perversion. The erotic form of hatred. New York: Pantheon 1975 (dtsch.: Perversion. Die erotische Form von Haß. Reinbek: Rowohlt 1979)

Strauß, B.: Kultureller Wandel der Sexualität und die möglichen Folgen für die Psychotherapie. Psychotherapeut 44, 270–278, 1999

Ussel, J. van: Intimiteit. Deventer: Van Loghum Slaterus 1975 (dtsch.: Intimität. Gießen: Focus 1979)

Valverde, M.: Sex, Macht und Lust. Berlin: Orlanda Frauenverlag 1989

Walder, P.: Körperkult und Sexualität in den neuen Jugendkulturen. Sex mit Tic Tac Toe und Tamagotchis. In: G. Schmidt und B. Strauß (Hrsg.): Sexualität und Spätmoderne. Über den kulturellen Wandel der

Sexualität. Beiträge zur Sexualforschung, Bd. 76. Stuttgart: Enke 1998
Wouters, C.: Duerr und Elias. Scham und Gewalt in Zivilisationsprozessen. Z. Sexualforsch. 7, 203–216, 1994
Zhou, J.-N. et al.: A sex difference in the human brain and its relation to transsexuality. Nature 378, 68–70, 1995

Kapitel 3
Probleme der weiblichen sexuellen Entwicklung

Von Sonja Düring

Als Margarete Mitscherlich-Nielsen (1980) in der zweiten Auflage des Buches „Therapie sexueller Störungen“, das dem vorliegenden vorausging, über „Theorien und Probleme der psychosexuellen Entwicklung der Frau“ schrieb, war sie unter elf Männern die einzige Autorin. Von einem Aufsatz über sexuelle Funktionsstörungen abgesehen, in dem nach Männern und Frauen differenziert wurde, war ihr Aufsatz auch der einzige Beitrag, in den das Geschlecht als bedeutsame Kategorie einging. Ob von Perversionen oder von Homosexualität die Rede war, es ging so selbstverständlich um Männer, dass niemand auf die Idee zu kommen schien, dies könnte einer Bemerkung wert sein. Die Frauenbewegung hatte zu dieser Zeit zwar die Tatsache der eigenen Existenz von Frauen ins öffentliche und wissenschaftliche Bewusstsein gerückt. Offensichtlich führte das aber zunächst nur dazu, diese merkwürdige Sonderform „Frau“ gesondert abzuhandeln, da sie aus der wissenschaftlichen Betrachtung der Sexualität des „gemeinen Menschen“ herausgefallen war. Gegenüber der ersten Auflage der „Therapie sexueller Störungen“ von 1975 war das hinsichtlich der Geschlechterfrage durchaus ein Fortschritt. Nun ist die Ausklammerung der Geschlechtlichkeit nicht allein oder in erster Linie auf die Ignoranz der AutorInnen zurückzuführen. Sie erfolgte in Übereinstimmung mit dem damaligen kulturellen Konsens. So lässt sich anhand der zwei Auflagen der „Therapie sexueller Störungen“ und des vorliegenden Buches ein Stück Zeitgeschichte verfolgen. Das vorliegende Buch ist in seiner Gesamtheit wesentlich durch die Beachtung der Differenz in der Entwicklung der beiden Geschlechter bestimmt. Es ist somit auf der Höhe der Zeit, was man leider aus feministischer Sicht nur von relativ wenigen wissenschaftlichen Lehrbüchern sagen kann.

Die Betrachtung der unterschiedlichen geschlechtlichen Entwicklung von Männern und Frauen könnte aber angesichts der aktuellen feministischen Debatte mit ihrer starken poststrukturalistischen Strömung, die die Differenz zwischen den Geschlechtern von einer dekonstruktivistischen Position aus erneut in Frage stellt (vgl. Butler 1991; Benhabib et al. 1993), bald schon wieder theoretisch überholt sein. Denn die Zweigeschlechtlichkeit wird jetzt selbst innerhalb der Psychoanalyse, zumindest in den USA, immer stärker als gesellschaftliche und kulturelle Übereinkunft diskutiert, die den multigeschlechtlichen Identifizierungen des Individuums nicht gerecht werde. Folglich soll deren Dekonstruktion betrieben werden, um den Individuen Lebenspraxen zu eröffnen, die nicht mehr an dem polaren System der Zweigeschlechtlichkeit orientiert sind. So schreibt Lewis Aron (1995: 20): Da nach Butler „tatsächlich“ beide, „Geschlecht und Geschlechtsidentität, kulturell bedingt sind, fällt der Unterschied zwischen ihnen weg, und es gibt keinen Grund, Geschlecht oder Geschlechtsrolle auf jeweils zwei zu beschränken“. Ein solcher Satz scheint unserer Erfahrung zuwiderzulaufen, nach der wir tagtäglich mit zwei Geschlechtern konfrontiert sind. Die *Aufhebung der Zweigeschlechtlichkeit* zu postulieren wirkt vielleicht ebenso realitätsfern wie einst die Relativitätstheorie Einsteins, die das Newtonsche Weltbild ablöste - obwohl wir nach wie vor damit leben müssen, dass uns Dinge auf den Kopf fallen können. Dass das Infragestellen der Zweigeschlechtlichkeit keineswegs nur eine theoretische Spielerei ist, zeigt ein Blick in die klinische Praxis.

Stellen wir uns eine Frau vor, bei der im Verlauf einer psychoanalytischen Behandlung ein sexuelles Problem („Frigidität“) deutlich wird. Sie hat drei Kinder, ist mehr oder weniger glücklich verheiratet, hat ihr Leben ganz in den Dienst von anderen gestellt und sich den Wünschen ihres Mannes untergeordnet. Vor knapp hundert Jahren, zur Zeit Freuds, wäre ihre sexuelle Symptomatik mit relativ hoher Wahrscheinlichkeit vom Analytiker als mangelnde Fähigkeit zur sexuellen Hingabe interpretiert und auf eine Störung ihrer psychosexuellen Entwicklung als Frau zurückgeführt worden. Diese Frau, so hätte der Therapeut gemutmaßt, hält innerlich an ihrer phallischen Vorstellung von sich fest und hat diese Phantasie nicht wirklich in den Wunsch nach einem Kind umwandeln können; sie hat sich ihrem weiblichen Schicksal nicht ergeben. Freud erkannte zwar, dass diese Passivität nicht konfliktfrei sein konnte, sah darin aber weniger ein kulturelles Problem. Die Probleme der psychosexuellen Entwicklung der Frau schienen aus dem Konflikt zwischen Triebwünschen einerseits (zu deren erlaubter Realisierung Frauen aber das passende Geschlechtsorgan, der Penis, fehlte) und der weiblichen, penislosen Natur andererseits zu resultieren, einer Natur, die sie zur Passivität verdammte und es letztlich erforderlich machte, dass Frauen ihre Triebwünsche in den Wunsch nach Hingabe umwandelten. Diesen Wunsch sollten sie lustvoll erleben.

Heute würde bei einer solchen Problematik zunächst das anachronistisch wirkende geschlechtskonforme Verhalten auffallen. Ein solches Verhalten würde nicht mehr als gelungene Weiblichkeit, als Zeichen psychosexueller Reife interpretiert, sondern, folgt man Louise Kaplan (1991), als geschlechtliche Perversion angesehen werden, die der Abwehr aggressiver Impulse dient. Die Verleugnung der eigenen Aggressivität und der eigenen Wünsche würde im Hinblick auf die sexuelle Symptomatik problematisiert werden. Um die sexuelle Symptomatik aufzulösen, wäre nach heutiger Auffassung nicht ein Mehr an Passivität notwendig, um zur „Vollendung“ der Weiblichkeit zu gelangen, sondern ein Zugang zur eigenen Aggressivität, welche lange Zeit als genuin männliche Eigenschaft galt.

Zu Freuds Zeiten schien klar zu sein, was ein Mann und was eine Frau ist. Heute ist dies nicht mehr der Fall. Die geschlechtliche Polarisierung hat auf der psychischen Ebene ihren zwingenden Charakter eingebüßt. Bliebe also der Körper, die Differenz zwischen Vagina und Penis, zwischen Gebärfähigkeit und größerer Körperkraft. Diese Differenz aber zu einer wesentlichen Grundlage von Identität zu machen, erscheint etwas dürftig, wenn man sie gedanklich von der gewohnten kulturellen Verklärung und dem Machtverhältnis zwischen Männern und Frauen befreit. Bei nüchterner Betrachtung muss man konstatieren, dass diese Differenz in hoch technisierten Gesellschaften das Leben des Einzelnen eigentlich wenig bestimmen kann, Gesellschaften, in denen sowohl die Gebärfähigkeit als auch die Muskelkraft im Lauf eines Lebens immer seltener „zum Einsatz" kommt. Ich will damit nicht sagen, dass das Wahrnehmen der geschlechtlichen Differenz nicht auch Neid hervorruft. Mit Irene Fast (1991) bin ich aber der Meinung, dass sich dieser Differenzierungsprozess nicht notwendigerweise von anderen psychischen Differenzierungsprozessen (wie z. B. in Selbst und Andere) unterscheidet, in deren Verlauf zunächst die Verleugnung der Differenz im Vordergrund steht, gefolgt von einem wütenden Protest, der schließlich zu einer Verarbeitung des Verlustgefühls führt. Die kulturelle Verschiedenheit von Männern und Frauen, die sich aus der Tradierung des patriarchalen Geschlechterverhältnisses ergibt, wiegt jedenfalls schwerer als die körperliche Differenz, die kulturell an Bedeutung verliert und ihre gesellschaftliche Relevanz zunehmend einbüßt. Dies ist sicher auch ein Grund dafür, dass die Emanzipationsbestrebungen von Frauen in den zurückliegenden Jahrzehnten in den westlichen Industriegesellschaften eine so große Durchschlagskraft entfalten konnten. Durch die veränderten gesellschaftlichen Produktionsbedingungen geriet das traditionell patriarchal strukturierte Geschlechterverhältnis zunehmend unter Legitimationsdruck (vgl. Düring 1995).

Wenn ich im Folgenden über die Probleme der psychosexuellen Entwicklung von Frauen nachdenke, so setze ich voraus, dass sich diese Entwicklung im zeitspezifischen Kontext begreifen lässt, ja stärker noch, dass die spezifischen Konflikte in der weiblichen Entwicklung Zeitgeschichte sind.

Bisexuelle Vollkommenheitsphantasien

Mit dem 18. Lebensmonat, mit dem Beginn der Sprachentwicklung, wenn das Kind in der Lage ist, Differenzen symbolisch zu fassen, das heißt, wenn es in die symbolische Ordnung eintritt, gilt auch die Zuordnung zu einem Geschlecht als irreversibel abgeschlossen (vgl. Money und Ehrhardt 1975). Dies heißt aber nicht, dass quasi von innen heraus ein sicheres Gefühl, zu einem der beider Geschlechter zu gehören, entstanden wäre, vielmehr dass eine Zuordnung zunächst entlang der symbolischen Ordnung der Zweigeschlechtlichkeit erfolgt ist. Die symbolische Ordnung, die durch die Sprache bestimmt ist, legt fest, was bezeichnet werden kann und was nicht. Das, was nicht bezeichnet, nicht symbolisiert werden kann, wird unbewusst und gelangt nicht mehr ins Bewusstsein, denn es ist aus dem gesellschaftlichen und kulturellen Konsens ausgeschlossen. Aus der Sicht des Kindes, das in die symbolische Ordnung eintritt, lässt sich die Konfrontation mit der Tatsache, dass es zwei Geschlechter gibt, als Konfrontation mit zwei leeren Containern vorstellen, die unterschiedlich markiert sind (Container im umgangssprachlichen, nicht im Bionschen Sinn). Dem Kind fällt die Aufgabe zu, sich einem der beiden Container richtig (im Sinn seiner Körpergeschlechtlichkeit) zuzuordnen und seine bisherigen Erfahrungen gemäß dieser beiden Container, die für die Geschlechterordnung stehen, zu reorganisieren und zu sortieren. Die Erfahrungen, Wünsche, Bestrebungen des Mädchens, die nicht in den Container mit der Markierung „weiblich" passen, müssen als nicht zur eigenen Person gehörend erkannt werden. Das Gefühl einer sicheren und kohärenten Geschlechtsidentität, das in diesem Prozess entsteht, resultiert also aus der Leugnung eines Teils des Selbst. Virginia Goldner (1995) spricht in diesem Zusammenhang von einem universellen falschen Selbstsystem, das in Übereinstimmung mit der Regel des Zwei-Geschlechter-Systems erzeugt wird, dem Erleben des Individuums aber nicht entspricht.

Der Prozess, den ich gerade beschrieben habe, vollzieht sich nun keineswegs auf einen Schlag. Auch nach dem 18. Lebensmonat leben Mädchen wie Jungen mit der Phantasie einer bisexuellen Vollkommenheit. Mädchen wie Jungen wähnen sich im Besitz beider Geschlechtsorgane. Das Mädchen hat die Phantasie, dass sie in ihrem Körperinneren einen Penis hat, das heißt, die innere Repräsentanz ihres Körpers ist bigeschlechtlich. Beim Jungen ist dies, entgegen der Annahme Freuds und Melanie Kleins, keineswegs anders. So zeigte mir ein kleiner Junge von drei Jahren genau die Stelle hinter seinen Hoden, von der er sicher annahm, dort seine „Möse" zu finden. Auch er hatte eine bigeschlechtliche genitale Repräsentanz von seinem Körper. Dies hat sicher etwas damit zu tun, dass das weibliche Geschlechtsorgan heute, zumindest in weiten Kreisen der Mittelschicht, genauso selbstverständlich benannt wird und symbolisch repräsentiert ist wie der Penis. Insofern ist es auch richtig, Penis und Vagina als äquivalente Geschlechtsorgane bei Kindern anzusehen, deren Nichtbesitz gleichermaßen Neid hervorruft. Das hat weit reichende theroretische Implikationen, denn die klassische Psychoanalyse fußt wesentlich auf der Annahme, dass in der kindlichen Entwicklung ausschließlich der Penis als Genitale wahrgenommen und symbolisch repräsentiert werde, während die Vagina erst in der Pubertät entdeckt werden soll (vgl. auch Poluda in Kap. 5). Die Annahme eines solchen frühen phallischen Monismus findet ihren Ausdruck auch in der nach wie vor üblichen Analogisierung von Penisneid und Neid auf die Gebärfähigkeit *der Frau*, durch die implizit wieder nahe gelegt wird, dass *das Mädchen* nichts habe. Der Neid auf die zukünftige Gebärfähigkeit des Mädchens hat jedoch nach meiner Auffassung seine Entsprechung vielmehr in dem Neid auf die muskuläre Überlegenheit des Mannes, die vom Mädchen antizipiert wird.

Auch wenn Jungen und Mädchen wissen, dass sie ein Junge bzw. ein Mädchen sind, heißt dies also nicht, dass sie damit die biologische Eingeschlechtlichkeit anerkannt haben und sich umstandslos in die Geschlechterordnung einfügen. „Ihre Vorstellungen von sich als ‚Junge' oder ‚Mädchen' sind nach wie vor unbegrenzt", schreibt Irene Fast (1991: 110), die aber annimmt, dass Kinder mit zunehmender kognitiver Reifung auch im geschlechtlichen Bereich ihren Narzissmus überwinden und sich von der Vorstellung verabschieden, dass ihnen sämtliche sexuellen und geschlechtlichen Möglichkeiten offen stehen. Diese Sichtweise findet in der neueren Diskussion innerhalb der Psychoanalyse nur noch wenig Zustimmung (vgl. Benjamin 1995); man nimmt vielmehr an, dass vorherige Besetzungen erhalten bleiben, auch wenn neue dazukommen. So schließen die bisexuellen Vollkommenheitsphantasien und die Anerkennung des biologischen Geschlechtsunterschieds einander nicht automatisch aus. Das Schicksal bisexueller Vollkommenheitsphantasien kann sich sowohl unter bestimmten individuellen als auch unter gewandelten kulturellen Bedingungen verändern, dann nämlich, wenn „männlich" und „weiblich" nicht mehr als einander ausschließende Wesenheiten gedacht und empfunden werden. Der dreijährige Junge, von dem ich sprach, würde mit fortschreitendem Entwicklungsprozess nicht mehr seine „Möse" in seinem Körper suchen, könnte diese Vorstellung aber als lustvolle sexuelle Phantasie erhalten und müsste sie nicht (etwa mit der sexuellen Erniedrigung von Frauen) abwehren, weil eine solche Phantasie mit seiner Vorstellung von Männlichkeit unvereinbar wäre.

Der Ödipuskomplex als Matrix von Identifikation und Begehren

Im Verlauf des Ödipuskomplexes soll es zu einer Identifikation mit dem gleichgeschlechtlichen Elternteil kommen, während das Begehren auf den gegengeschlechtlichen Elternteil gelenkt wird. Identifikation und Begehren sind in dieser Vorstellung aneinander gekoppelt: Eine weibliche Geschlechtsidentität kann sich nur herstellen, indem ein Mädchen heterosexuell begehrt. Der Ödipuskomplex beginnt für das Mädchen „negativ", das heißt, sie begehrt wie der Junge als erstes Objekt ihre Mutter. Nach Freud stellt dies aber kein lesbisches Begehren im engeren Sinne dar, da das Mädchen die Mutter aus einer phallischen Position heraus begehrt; in dieser Phase nimmt sie noch an, dass sie einen Penis besitzt. Um weiblich zu werden, muss sie ihre Penislosigkeit, ihre „Kastration", akzeptieren und den geschlechtlich vollkommenen Vater begehren. Dadurch findet sie den Weg zur Identifikation mit der geschlechtslosen, aber gebärfähigen Mutter, an deren Stelle sie treten will (vgl. Poluda in Kap. 5). Auch wenn Freud feststellte, dass eine solche Darstellung zu schematisch ist und der Komplexität des Erlebens nicht gerecht wird, unterwarf er sich letztlich doch dem kulturellen Tabu der Homosexualität: „[...] der Knabe hat nicht nur eine ambivalente Einstellung zum Vater und eine zärtliche Objektwahl für die Mutter, sondern er benimmt sich auch gleichzeitig wie ein Mädchen, er zeigt die zärtliche feminine Einstellung zum Vater und die ihr entsprechende eifersüchtig-feindselige gegen die Mutter" (Freud 1923: 300).

Heute würde man selbstverständlich nicht mehr sagen, dass der Junge sich „wie ein Mädchen benimmt", wenn er den Vater begehrt, oder dass das Mädchen in phallischer Selbstverkennung handelt, wenn sie die Mutter begehrt, sondern postulieren, dass homo- und heterosexuelles Begehren ebenso wie eine geschlechtsübergreifende Identifikation nebeneinander bestehen. Aus dieser Perspektive betrachtet, erscheint es sinnvoller, den Ödipuskomplex als ein „bisexuelles Dreieck" (Deutsch 1948) anzusehen, in dem objektlibidinöse

Strebungen und narzisstisch-identifikatorische Besetzungen in alle geschlechtlichen Richtungen rotieren (vgl. Düring 1993). Wenn dennoch angenommen wird, dass der Ödipuskomplex zur ausschließlich gleichgeschlechtlichen Identifizierung und zum ausschließlich heterosexuellen Begehren führt, so kann dies nur bedeuten, dass das „homosexuelle Tabu" entgegen den ursprünglichen Strebungen des Individuums seine Wirkung entfaltet, wodurch das Individuum seine frühe gegengeschlechtliche Identifizierung und sein homosexuelles Begehren verleugnen muss. Mit Abschluss des Ödipuskomplexes soll die Bisexualität in eine klare Dichotomie Männlichkeit/Weiblichkeit aufgelöst werden, um das Ziel der Geschlechtskonsistenz und der genitalen Hegemonie zu erreichen (vgl. Bassin 1995). Die weibliche wie die männliche Geschlechtsidentität wird wesentlich durch das Befolgen des Homosexualitätstabus mit der heterosexuellen Positionierung hergestellt. Kulturell hat es die Funktion, für die Fusion von polarisierten Geschlechtsrollen und biologischem Geschlecht zu sorgen und die patriarchale Geschlechterordnung, die auf der Polarisierung der Geschlechtsrollen beruht, zu tradieren (vgl. Morgenthaler 1980; Benjamin 1982; Butler 1995).

Für das Mädchen bedeutet dies: Sie wird von einer Mutter, die sich dem Tabu der Homosexualität unterworfen hat, in ihrem Begehren aufgrund ihres Geschlechts zurückgewiesen. Dies muss sie als Entwertung ihres Geschlechts, wenn nicht sogar ihrer Person erleben. Auf diese Weise wird die Entwertung des weiblichen Geschlechts zugunsten des männlichen von der Mutter an die Tochter weitergegeben (vgl. Poluda-Korte 1993). Zugleich soll das Mädchen die Identifikation mit dem Vater aufgeben, mit dem im traditionellen Geschlechterverhältnis Autonomie und Macht verbunden sind, um aus der heterosexuellen Position heraus den Vater begehren zu können.

Das Problem der Kerngeschlechtsidentität

In der neueren psychoanalytischen Literatur (vgl. Benjamin 1995) wird die Geschlechtsidentität als Paradoxon betrachtet: Einerseits brauchen wir eine feste Geschlechtsidentität; hier wird dann häufig auf die „Kerngeschlechtsidentität" (Stoller 1968) im Sinn eines sicheren Wissens um die eigene körperliche Männlichkeit bzw. Weiblichkeit zurückgegriffen. Andererseits brauchen wir eine geschlechtliche Vielfalt, die es uns erlaubt, nicht in starre, normative Geschlechtsrollen zu verfallen, eine Flexibilität, die unseren mannigfaltigen geschlechtsübergreifenden Identifizierungen Rechnung trägt.

Aus klinischer Sicht ist dies sicher richtig, und es entspricht unserer Alltagserfahrung. Wir brauchen ein sicheres Gefühl, wer wir sind, wir brauchen das Gefühl eines kohärenten Selbst, auf das wir als sichere Bastion zurückgreifen können, wenn äußere Reize und innere Affekte uns zu überfluten oder zu zerreißen drohen, um nicht psychisch zu dekompensieren. Dennoch halte ich eine solche klinisch richtige Beobachtung für theoretisch falsch, denn die klinische Erfahrung lehrt lediglich, dass das Gefühl von Identität eine lebensnotwendige Abwehrfunktion hat, ohne die wir nicht leben können. Das heißt aber nicht, dass Identität einen früh gebildeten, sicheren, unveränderbaren Kern hat, sondern sagt lediglich etwas darüber aus, wie verlässlich und sicher die Abwehr funktioniert. Bei der Kerngeschlechtsidentität geht es zudem nicht darum, ein bestimmtes Geschlecht zu haben, sondern es geht um dessen innere, psychische Besetzung. Es reicht nicht aus, abstrakt zu wissen, dass man körperlich eine Frau oder ein Mann ist; dies muss vielmehr subjektiv auch entsprechend empfunden werden, um von einer Kerngeschlechtsidentität sprechen zu können. Wenn eine Kerngeschlechtsidentität zu haben aber von der Fähigkeit zur inneren Besetzung abhängt, kann diese nicht für immer unerschütterlich sein, sondern ist notwendigerweise fragil und von äußerer Anerkennung abhängig.

Insofern halte ich den Terminus „Kerngeschlechtsidentität" für irreführend, da er etwas Wesenhaftes, Unerschütterliches impliziert, das aus dem gesellschaftlichen Produktionsprozess von Geschlechtlichkeit ausgeschlossen ist. Um mich als Frau fühlen zu können, muss ich auch von anderen als Frau erkannt werden. Wer als Frau gesehen wird, hängt wiederum ganz entscheidend von den kulturellen Übereinkünften ab. Um das Gefühl von Geschlechtsidentität erlangen zu können, müssen wir, überspitzt formuliert, die kulturell möglichen Bilder von Frauen imitieren, die kulturelle Differenz zwischen Männern und Frauen in uns aufnehmen und unser Begehren nach Möglichkeit in die „richtige", das heißt heterosexuelle Richtung lenken. Wenn es so etwas wie eine sichere Kerngeschlechtsidentität gäbe, müsste dann die eigene Geschlechtlichkeit immer wieder so auffällig und oftmals aufwendig in Szene gesetzt werden?

Überschreitung der Geschlechtergrenzen

Um das bisher Gesagte zu illustrieren, möchte ich einige Beispiele von Frauen anführen, die ich in einer Untersuchung über die Adoleszenz zu ihren Konflikten mit der kulturellen Form der Zweigeschlechtlichkeit befragt habe (vgl. Düring 1993). Für das Verständnis der psychosexuellen und der Geschlechtsidentitätsentwicklung von besonderem Interesse sind jene Frauen, die ich als „wilde Mädchen" bezeichnet habe.

Die „wilden Mädchen" sagen übereinstimmend, dass sie in ihrer Kindheit „wie ein Junge" bzw. „lieber ein Junge" gewesen wären oder sich „wie ein Junge gefühlt" hätten. Sie wussten, dass sie Mädchen waren, fühlten sich aber wie Jungen oder wollten Jungen sein. Dies setzt die Aneignung der symbolischen Form der Zweigeschlechtlichkeit voraus und bricht sie zugleich. Das Selbstbild der „wilden Mädchen" stimmt nicht mit den vorgefundenen Bildern von Mädchen überein. Sie können ihr Erleben nicht symbolisieren, da es offenbar aus dem kulturellen Konsens über Weiblichkeit ausgeschlossen ist, und müssen deshalb auf die Hilfskonstruktion des Vergleichs mit dem anderen Geschlecht zurückgreifen. Keines der Mädchen schien dies jedoch während der Kindheit als konflikthaft empfunden zu haben; jedenfalls schränkte die Tatsache, dass sie weiblichen Geschlechts sind, ihre Aktivitäten nicht ein. So waren sie häufig Anführerinnen von Kinderbanden oder Mannschaftskapitäninnen, spielten mit Jungen Fußball (womit sie symbolisch die Geschlechtergrenze überschritten), streunten allein zu Fuß oder mit dem Fahrrad durch die Gegend und genossen ihre Freiheit, was das Spielen mit Puppen und den Kontakt mit anderen Mädchen nicht notwendigerweise ausschloss. Die „wilden Mädchen“ durchschritten die geschlechtsgetrennten Räume; die kulturellen Barrieren waren für sie noch unsichtbar. Mit Irene Fast (1991) könnte man sagen, sie lebten noch im Gefühl ihrer bisexuellen Vollkommenheit, denn es schienen ihnen alle Möglichkeiten offen zu stehen.

Wie konnte es dazu kommen, dass diesen Mädchen innerhalb der symbolischen Ordnung der Zweigeschlechtlichkeit so viel Raum blieb? In der Untersuchung wurde deutlich, dass die „wilden Mädchen“ im Vergleich zu anderen Mädchen in ihrer Bewegungsfreiheit sehr viel weniger eingeschränkt wurden. Dies geschah keineswegs aufgrund von hehren Erziehungsidealen, sondern war vielmehr situationsbedingt: Einige Eltern waren so von ihrem eigenen Leid absorbiert, dass sie ihre Kinder kaum wahrnahmen; andere Eltern mussten einfach arbeiten und waren zu beschäftigt, um sich viel um die Kinder kümmern zu können. Gleichzeitig waren die „wilden Mädchen“ aber auch von häuslichen Verpflichtungen weitgehend freigestellt. So mussten sie weder auf kleinere Geschwister aufpassen noch wurden sie übermäßig zur Erledigung von Haushaltsaufgaben herangezogen und so in die Familie eingebunden. Die Kehrseite davon war, dass diese Mädchen so etwas wie Geborgenheit im Schoß der Familie vermissten. Sie waren früh auf sich selbst gestellt, konnten diesen Mangel zum Teil aber in Kindergruppen kompensieren oder die Sehnsucht nach Geborgenheit erfolgreich abwehren – durch ihre Flucht in die Freiheit und durch das Erleben ihrer eigenen Kraft, die in Auseinandersetzung mit Jungen erprobt wird und notwendig ist, um sich in der weiten Welt behaupten zu können: eine Abwehrstrategie regressiver Bedürfnisse, die gemeinhin als typisch männlich angesehen wird (vgl. Hagemann-White 1984; Schmauch 1987). Die Möglichkeit der „wilden Mädchen“, ihre „männlichen“ Identifizierungen aufrechterhalten zu können, ist sowohl Freiheit als auch Notwendigkeit. Aber damit allein ist die Frage nach der Fortschreibung der geschlechtsüberschreitenden Identifikation und der bisexuellen Vollkommenheit im symbolischen Sinn noch nicht beantwortet. Als mindestens ebenso wichtig erweist sich die Beziehungskonstellation im ödipalen Dreieck. Ich möchte die Beziehungsdynamik, das Ineinanderfließen von Identifikation und Begehren, an einer Fallvignette veranschaulichen.

Die „wilden Mädchen“ sind so genannte Vatertöchter. Die Väter nahmen ihre Töchter oft mit in ihre Welt und ließen sie an ihrer Arbeit teilhaben. So erzählte mir eine Patientin im Verlauf einer Behandlung, die sie aufgrund von Ängsten aufsuchte, dass ihr Vater ihr eine kleine Mistforke gebaut hatte, so dass sie mit ihm zusammen, auf dem Misthaufen stehend, Mist schaufeln konnte. Bei der Schilderung dieser Erinnerung war die Patientin sehr berührt. Der Vater, der ebenso wie die Mutter kaum Zeit hatte, machte extra etwas für sie. Er ließ sie an einer Arbeit teilhaben, von der Frauen im Allgemeinen ausgeschlossen sind. Es entstand eine Intimität zwischen Vater und Tochter, von der die Mutter wie alle anderen Frauen ausgeschlossen war. Die Patientin hatte oft erlebt, dass ihr Vater über Frauen im Dorf herzog und sie herabwürdigte, auch die Mutter sparte er nicht aus, die sich gegen ihre Entwürdigung als Frau kaum zur Wehr setzte. Die Patientin grenzte sich innerlich und äußerlich von diesen mit weiblichen Attributen ausgestatteten Frauen ab, die der Vater so offen verachtete. Sie schien ihm ähnlicher und in dieser Ähnlichkeit vom ihm begehrt zu sein.

Grenzen in der Pubertät

Die Pubertät geht für die meisten „wilden Mädchen" mit einer traumatischen Veränderung einher. Nicht nur, dass ihre Freiheiten auf einmal eingeschränkt werden und sie stärker als in der Kindheit überwacht werden; in der Pubertät zerbrechen auch ihre bisexuellen Vollkommenheitsphantasien, denn kulturell wie innerfamiliär wird jetzt auf eine Identifikation mit der weiblichen Geschlechtsrolle gedrungen. Mut, Stärke, Autonomie und Durchsetzungsvermögen gehören von nun an zur männlichen Geschlechtsrolle und scheinen mit der weiblichen zu kollidieren, wenn es um das sexuelle Begehrtwerden geht. Alle „wilden Mädchen", die ich befragte, berichteten, dass sie das Gefühl hatten, sich entscheiden zu müssen: entweder blieben sie in der „Kumpelrolle", was das sexuelle Begehrtwerden ausschloss, oder sie verzichteten auf einen ihnen sehr wichtigen Teil ihrer Persönlichkeit, der jetzt als männlich galt. Einige „wilde Mädchen" verdrängten diesen Teil ihrer Persönlichkeit so vollständig, dass sie später als erwachsene Frauen das Gefühl hatten, auch als Kind schon ängstlich und zurückgezogen gewesen zu sein. Eine der befragten Frauen beschreibt diese Verdrängungsleistung im Nachhinein sehr eindrucksvoll:

„Plötzlich wird mir klar, dass meine Kindheit sehr aktiv war und ich selbst sehr kämpferisch; spielte viel mit Jungs, aber auch mit Freundinnen. Ich war stets eine der Anführerinnen. Interessant finde ich, dass ich mir jetzt erst wieder klar darüber werde. In den letzten Jahren standen andere Erinnerungen (ich hatte es ganz verdrängt, denn es durfte ja nicht sein) im Vordergrund. Ja, vor allem Ängste, Schuldgefühle, Angst vor Autoritäten. Erinnerungen, dass ich sehr viel alleine war. Dies wurde aber erst in der Pubertät zu einem Problem – vorher konnte ich damit umgehen. Ich hatte immer Freunde, plötzlich sollte es anders sein."

Die Erinnerung an diesen Teil ihrer selbst setzte wieder ein, als sie sich an ein Ereignis erinnerte, das der Verdrängung vorausging: Ihr Vater hatte ihr nach einer Auseinandersetzung gedroht, er werde sie umbringen, wenn sie es wagen sollte, ihm weiterhin zu widersprechen. Für sie als Mädchen bedeutete dies, er werde sie umbringen, wenn sie sich nicht, wie sie es bei ihrer Mutter erlebt hatte, seinem Willen unterwarf. Der Vater machte ihr klar, dass sie als pubertierendes Mädchen, das zur Frau wird, nicht mehr länger einen Sonderstatus bei ihm hatte, sondern zu den Frauen gezählt wurde, mit allen Konsequenzen, die daraus erwuchsen.

Während dieser Vater die Identifikation des Mädchens in der Pubertät brutal zurückwies und von seinem Begehren nichts mehr übrig zu bleiben schien, wichen in anderen Fällen die Väter vor ihrem eigenem Begehren zurück, das, von der Pubertät der Tochter an, offenbar als bedrohlich erlebt wurde. Ein „wildes Mädchen" berichtete:

„Das Verhältnis zu meinem Vater war gestört, seit ich Menses bekommen hatte. Vorher hat er mich immer nackt durch die Wohnung getragen. Dann hat er gesagt, ich bin jetzt eine erwachsene Frau und sollte mich an meine Mutter halten. Ich dachte mir, diese blöde Kuh. Da habe ich überhaupt nichts zu suchen."

Sich mit der Mutter zu identifizieren hat etwas sehr Bedrohliches für die „wilden Mädchen", denn sie haben die Beziehung der Eltern in der Regel als sehr hierarchisch erlebt. Der Vater hatte das Sagen, die Mutter war ihm in allem untergeordnet. Sie ließ über sich bestimmen und glich dabei in ihrer

Ohnmacht und in ihrem Ausgeliefertsein eher einem Kind als einer Erwachsenen. Weiblichkeit schien dem kulturellen Konsens gemäß, dem die Mütter entsprochen hatten, mit Unterwerfung, der Aufgabe von eigenen Wünschen und Vorstellungen und mit Passivität verbunden zu sein. Die Identifikation mit dem Vater war somit für die „wilden Mädchen" auch die Identifikation mit dem Aggressor, die sie innerlich davor schützte, wie die Mutter zu seinem Opfer zu werden.

Meiner Erfahrung nach ermöglicht die besondere psychosexuelle Entwicklung der „wilden Mädchen" auch eine lesbische Entwicklung, da es sehr viel später zu einer Trennung von Identifikation und Begehren kommt und eine weibliche Geschlechtsidentität nicht mehr durch eine klare heterosexuelle Positionierung, gegen den Willen der heranwachsenden Mädchen, hergestellt werden kann (vgl. Düring 1994). So zeigten jedenfalls die meisten „wilden Mädchen" erhebliche Widerstände, sich auf heterosexuelle Verhältnisse zu Jungen einzulassen, was für sie bedeutete, sich eindeutig weiblich zu verorten und auf identifikatorische männliche Anteile zu verzichten. An den „wilden Mädchen" lässt sich der Prozess der Verleugnung der gegengeschlechtlichen Identifikation und damit einhergehend die Heterosexualisierung des Begehrens sehr gut nachvollziehen, da dieser Prozess bei ihnen erst in der Pubertät, sozusagen bei vollem Bewusstsein, einsetzt. Andere Mädchen werden sehr viel eher dazu gebracht, ihre als männlich etikettierten Anteile ihrer Persönlichkeit zu verleugnen und eine scheinbar eindeutige Geschlechtsidentität zur Schau zu tragen.

Sexuelle Symptomatik

Während Frauen mit der Persönlichkeitsstruktur eines „wilden Mädchens" ihre Ambivalenz gegenüber heterosexuellen Beziehungen häufig in einen Zusammenhang mit ihrer Angst vor Unterwerfung und mit dem subjektiv erlebten Verlust ihrer Aggressivität und Aktivität bringen können, ist dieser Zusammenhang bei anderen Frauen oftmals verdeckter und kann sich als sexuelle Symptomatik äußern: in der Unlust, sich überhaupt auf den Geschlechtsverkehr einzulassen, in Orgasmusstörungen oder im Vaginismus. Ein Beispiel soll dies veranschaulichen:

Eine 39-jährige Frau kam wegen eines Vaginismus zusammen mit ihrem Partner zu mir in die Praxis. Sie hatte ihren Mann mit 19 Jahren geheiratet und beide besaßen damals keine sexuelle Erfahrung. Das Paar unternahm in den ersten 17 Ehejahren etwa 20-mal den Versuch, miteinander zu schlafen. Die Patientin reagierte mit einem Vaginismus, der den Verkehr unmöglich machte. Der Partner zeigte sich zunehmend in seiner sexuellen Potenz verunsichert und zog sich mit dem Gefühl, seiner Partnerin nicht gewachsen zu sein, zurück. Das Paar vermied in den darauf folgenden Jahren jede sexuelle Begegnung.

Beide Partner schienen sexuell sehr gehemmt zu sein. Sie waren nicht in der Lage, über ihre Probleme zu sprechen. Als das Paar in die Behandlung kam, hatte der Mann eine andere Frau kennen gelernt, mit der er sexuell verkehren konnte. Beide wurden durch dieses Ereignis aufgerüttelt und erneut mit ihren sexuellen Problemen konfrontiert. Aus der Vorgeschichte der Patientin, auf die ich mich in meiner Darstellung beschränken möchte, ergaben sich folgende Anhaltspunkte für die Symptombildung: Der Vater der Patientin war, ihrem Erleben nach, ein geistig beschränkter und psychisch äußerst labiler Mann. Er war in hohem Maß abhängig von seiner Frau. Dies durfte jedoch nicht offen zutage treten, da er, wie auf jede Kritik, mit heftigen Zornesausbrüchen und tiefer Verstimmung reagierte. Die Patientin war ebenso wie die Mutter darauf bedacht, alle Anlässe zu vermeiden oder vorwegzunehmen, die den Vater hätten kränken können. Statt sich aggressiv mit ihm auseinander zu setzen, versuchten Mutter wie Tochter, seine Stimmungen zu kontrollieren.

Der Patientin war es unangenehm, sich ihre Verachtung und ihre Wut auf den Vater einzugestehen. Sie wiederholte mehrfach, dass sie solche Gefühle nicht haben sollte und dass ihr Vater eigentlich ja ein liebenswürdiger Mensch sei. Während die Patientin beruflich sehr erfolgreich ist, dort selbstbewusst, entschieden und durchsetzungsfähig auftritt, verhält sie sich gegenüber ihrem Partner eher zurückhaltend, lässt über sich bestimmen, und es fällt ihr schwer, sich mit ihren Wünschen direkt durchzusetzen; stattdessen versucht sie, ihn indirekt in ihre Richtung zu lenken. Ihr Partner wirkt ihr gegenüber einerseits dominant, kritisch und entwertend, andererseits ist aber auch spürbar, dass er subjektiv aus der unterlegenen Position heraus agiert und sich oftmals wie ein Junge verhält, der sich gegen die Kontrolle seiner Mutter wehrt.

Wie häufig bei vaginistischen Reaktionen wird in dem Symptom die Angst vor den eigenen zerstörerischen Aggressionen gebunden. Die Patientin hat die unbewusste Phantasie, den eindringenden Penis zu zerstören, und schützt ihren Partner mit dem Vaginismus vor dem Zerstörtwerden und sich selbst vor dem Gewahrwerden ihres aggressiven Potenzials. Der Patient teilt diese Phantasie unbewusst, misstraut gewissermaßen zu Recht ihrer Friedfertigkeit, flüchtet vor einer sexuellen Beziehung zu ihr und versucht, seines Gefühls der Bedrohung durch die Entwertung ihrer Person Herr zu werden.

In der Paardynamik spalten sich Aggressivität und Kontrolle nach den Geschlechterklischees auf. Meiner Erfahrung nach ist es nicht sinnvoll, diese Aufspaltung zu perpetuieren, indem man die Patientin vor allem darin unterstützt, ihrem Partner Grenzen zu setzen, wie Margret Hauch (1994) und Carmen Lange (1994) es vorschlugen. Die Patientin sollte ermutigt werden, die Grenze zu überschreiten und in den männlich besetzten Raum konkret wie symbolisch einzutreten, das heißt, ihren Partner lustvoll anzugreifen und mit ihrer Aggressivität zu experimentieren.

Während der Behandlung (einer Paartherapie; vgl. dazu Schmidt in Kap. 13) wurde sich die Patientin ihrer Angst vor der eigenen Aggressivität bewusst. Ich ermutigte sie, sich in den Übungen ihres Partners aggressiv zu bemächtigen und sich der lustvollen Seite daran zu öffnen. Beide Partner erfuhren, dass offen ausgedrückte Aggressivität nicht zerstörerisch sein muss, sondern ebenso wie Zärtlichkeit ein Bestandteil von Lust ist. Die Patientin konnte erleben, dass sie ihren Partner mit ihrer Aggressivität nicht zerstört, wenn sie in der Sexualität ihrer Triebhaftigkeit freien Lauf lässt. Der Patient konnte mit der offenen Aggressivität seiner Partnerin, die sich nicht auf die Sexualität beschränkte, erstaunlich gut umgehen; er erlebte seine Partnerin als weniger bedrohlich, da das, was vermeintlich in ihr schlummerte, offen zutage trat und nicht länger Anlass für monströse Phantasien war.

Wenn es in der Therapie gelingt, die verdrängten Persönlichkeitsanteile neu zu beleben und die Lust an Aggressivität mit dem Bild als Frau zu vereinen, ergeben sich oft erstaunliche Wendungen, die der Klischees von weiblicher Sexualität geradezu spotten.

So inszenierte eine andere Patientin, die auf Drängen ihres Partners wegen ihrer sexuellen Lustlosigkeit zusammen mit ihm bei mir eine Paartherapie machte, gegen Ende der Behandlung ihre sexuellen Zusammenkünfte so, dass sie ihren Mann mal eben kurz unter der Dusche (oder wenn ihre gemeinsamen Kinder im Anmarsch waren) verführte. Sie überrumpelte ihn quasi, behielt auf diese Weise in der Phantasie die Kontrolle und konnte ihre eigene Angst vor Unterwerfung, vor zu viel Intimität und regressiven Wünschen erfolgreich abwehren und die Sexualität mit aggressiver Lust neu besetzen.

Ich behaupte nun keineswegs, dass in solchen Inszenierungen die multigeschlechtlich integrierte Persönlichkeit ihren Ausdruck findet, aber man wird mir wohl darin zustimmen können, dass es *auch* für eine Frau lustbringender ist, ihre Aggressivität in den Dienst ihrer Lust zu stellen und sie zur Abwehr von Ängsten einzusetzen als weiterhin unschuldig und moralisch tadellos in Übereinstimmung mit den vermeintlich weiblichen Tugenden zu leben.

Literatur

Aron, Lewis: Die internalisierte Urszene. In: Benjamin 1995

Bassin, Donna: Jenseits von ER und SIE: Unterwegs zu einer Versöhnung zwischen Männlichkeit und Weiblichkeit in der postödipalen weiblichen Psyche. In: Benjamin 1995

Benhabib, Seyla, Judith Butler, Drucilla Cornell und Nancy Fraser: Der Streit um Differenz. Feminismus und Postmoderne in der Gegenwart. Frankfurt a. M.: Fischer Taschenbuch Verlag 1993

Benjamin, Jessica: Die Antinomien des patriarchalischen Denkens. Kritische Theorie und Psychoanalyse. In: Wolfgang Bonß und Axel Honneth (Hrsg.): Sozialforschung als Kritik. Frankfurt a. M.: Suhrkamp 1982

Benjamin, Jessica (Hrsg.): Unbestimmte Grenzen. Beiträge zur Psychoanalyse der Geschlechter. Frankfurt a. M.: Fischer Taschenbuch Verlag 1995

Butler, Judith: Das Unbehagen der Geschlechter. Frankfurt a. M.: Suhrkamp 1991

Butler, Judith: Melancholisches Geschlecht/ Verweigerte Identifizierung. In: Benjamin 1995

Deutsch, Helene (1948): Psychologie der Frau. Bern: Huber 1988

Düring, Sonja: Wilde und andere Mädchen. Die Pubertät. Freiburg i. Br.: Kore 1993

Düring, Sonja: Über sequentielle Homo- und Heterosexualität. Z. Sexualforsch. 7, 193–202, 1994

Düring, Sonja: Rennen wir offene Türen ein? Zur Funktion des Feminismus in der Sexualforschung. In: Sonja Düring und Margret Hauch (Hrsg.): Heterosexuelle Verhältnisse. Stuttgart: Enke 1995

Fast, Irene: Von der Einheit zur Differenz. Psychoanalyse der Geschlechtsidentität. Berlin u. a.: Springer 1991

Freud, Sigmund (1923): Das Ich und das Es. Studienausgabe, Bd. III. 6. Aufl. Frankfurt a. M.: Fischer 1989

Goldner, Virginia: Gedanken zu einer kritischen Relationstheorie der Geschlechtsidentität. In: Benjamin 1995

Hagemann-White, Carol: Sozialisation: Weiblich - Männlich? Opladen: Westdeutscher Verlag 1984

Hauch, Margret: Gewalt in der Liebe. Erfahrungen mit geschlechtsspezifischer Akzentuierung von Gewaltstrukturen in der Beratung und Behandlung heterosexueller Paare. Z. Sexualforsch. 7, 131–141, 1994

Kaplan, Louise J.: Weibliche Perversionen. Von befleckter Unschuld und verweigerter Unterwerfung. Hamburg: Hoffmann und Campe 1991

Lange, Carmen: Das Gleiche ist nicht dasselbe. Subversive Elemente des Paartherapie-Settings im Hinblick auf das Geschlechterverhältnis am Beispiel „Lustlosigkeit". Z. Sexualforsch. 7, 52–61, 1994

Mitscherlich-Nielsen, Margarete: Theorien und Probleme der psychosexuellen Entwicklung der Frau. In: Sigusch 1980

Money, John und Anke A. Ehrhardt: „Männlich - Weiblich". Die Entstehung der Geschlechtsunterschiede. Reinbek: Rowohlt Taschenbuch Verlag 1975

Morgenthaler, Fritz: Homosexualität. In: Sigusch 1980

Poluda-Korte, Eva S.: Identität im Fluß. Zur Psychoanalyse weiblicher Adoleszenz im Spiegel des Menstruationserlebens. In: Karin Flaake und Vera King (Hrsg.):

Weibliche Adoleszenz. Frankfurt a. M., New York: Campus 1993

Schmauch, Ulrike: Anatomie und Schicksal. Zur Psychoanalyse der frühen Geschlechtersozialisation. Frankfurt a. M.: Fischer Taschenbuch Verlag 1987

Sigusch, Volkmar (Hrsg.): Therapie sexueller Störungen. 2., neubearb. und erweit. Aufl. Stuttgart, New York: Thieme 1980

Stoller, Robert J.: Sex and gender. Vol. I: The development of masculinity and femininity. New York: Science House 1968

Kapitel 4
Probleme der männlichen sexuellen Entwicklung

Von Ulrike Schmauch

Der „normale Mann" hat im Zuge feministischer Kritik seine Unschuld verloren. Viele Aspekte von Männlichkeit und männlicher Sexualität wurden zum Problem - für Frauen, aber inzwischen auch für einen Teil der Männer selbst. Damit wuchs die Aufmerksamkeit für Schwierigkeiten, die strukturell in männlicher sexueller Entwicklung angelegt sind. Die folgenden Überlegungen entspringen einer weiblichen Perspektive, basieren auf eigenen empirischen geschlechtervergleichenden Untersuchungen und beziehen Ergebnisse der neuen rollenkritischen Männerforschung ein.

Männliche sexuelle „Entwicklung" kann nicht getrennt werden von „Sozialisation". Sie wird hier als Prozess verstanden, in dem das Erleben des Körpers und der Objektbeziehungen, die innere Welt des Jungen und sein Interagieren mit der äußeren Realität, die Wirkung patriarchaler Tatsachen und unbewusster Phantasien ineinander verwoben werden. Dabei sind Erfahrungen in der Familie, aber ebenso an vielen anderen sozialen Orten bedeutsam. Nicht nur die ersten Lebensjahre zählen, sondern jede der weiteren Phasen bis weit über die Adoleszenz hinaus hat eigenes sozialisatorisches Gewicht. Etliche frühkindliche und familiale Themen erhalten ihre Durchschlagskraft nur, weil sie auf den Jungen später und in außerfamilialen Bereichen mit der Wucht kollektiver Geschlechterphantasien und dem Druck der Normalität einwirken. Obgleich die Geschlechterordnung zwangsheterosexuell strukturiert ist, gibt es jedoch keine voraussagbare männliche heterosexuelle Entwicklung. Eigensinn, biographische Ereignisse und in der „Anarchie" der Triebe Verborgenes können bisweilen zu überraschenden individuellen Entwicklungen führen.

Soziale Orte

Die Familien, in denen Jungen heute aufwachsen, werden tendenziell immer kleiner und zugleich vielfältiger in den Formen. Sie sind gekennzeichnet durch innere Machtverschiebungen, häufiger werdende Trennungen und ein zunehmendes Maß an Unsicherheit. Die traditionelle Familienform mit klassischer Arbeitsteilung ist jedoch nach wie vor sehr verbreitet. Sie ist stabil um den Preis der Unterordnung der Frau und damit labil in dem Maße, in dem Frauen ihre Verfügbarkeit aufkündigen. Außer der Mutter sind es Erzieherinnen und in der Schule überwiegend Lehrerinnen, die Jungen, dem herrschenden Realitätsprinzip entsprechend, in Sprache, Regeln und Kulturtechniken einführen. Diese Orte der außerfamilialen kindlichen Sozialisation sind *frauendominiert*. Aufgrund der patriarchalen geschlechtshierarchischen Arbeitsteilung sind

Männer im primären Sozialisationsbereich, als Väter wie als Erzieher, nicht oder nur als Ausnahmeerscheinung präsent. Als Lehrer in weiterführenden Schulen kommen sie dann häufiger vor.

Gleichzeitig hat die Freizeit-, Konsum- und Jugendkultur prägende Bedeutung für die psychosexuelle Entwicklung von Jungen. Untersucht man Spielsachen von Jungen, mediale Produkte (Telespiele, Fernseh- und Videofilme, Popmusik), organisierte Strukturen wie Sport, speziell Fußball, und viele unorganisierte Freizeit-Zusammenhänge (Bolzplatz, Spielothek, Jugendclub), so zeigen sich diese Bereiche als überwiegend oder ausschließlich *männlich geprägt*, was Protagonisten (Turtles, Super-Mario, Heman, Superman), Stars, Spielkameraden und erwachsene Bezugspersonen (Karate- oder Fußballtrainer, Pfadfinderführer) betrifft. Insbesondere der Sportbereich kann in der Bedeutung, die er für männliche Körper- und Beziehungserfahrung hat, nicht überschätzt werden.

Im Alltag bewegen sich Jungen zwischen familialen und öffentlichen, weiblich und männlich dominierten Sphären hin und her. Der Umgang mit Körperlichkeit und Sexualität in den teilweise scharf voneinander getrennten Sphären scheint zunächst vor allem unterschiedlich zu sein. Bei näherer Betrachtung zeigt sich aber, dass Erwachsene beiderlei Geschlechts an den verschiedenen sozialen Orten mehr übereinstimmen als differieren in ihrer Idealisierung phallischer Männlichkeit und in dem, was sie männlicher Sexualität zuschreiben an natürlichem Angriffsdrang, an Triebstärke und Omnipotenz. Bei Müttern und Erzieherinnen mischen sich die zur Idealisierung gehörenden Momente von Druck und Überforderung mit der (großenteils entwickelten, wenn auch vermehrt konflikthaft werdenden) Bereitschaft zu Verständnis, Nähe und verlässlicher Fürsorge.

Die meisten Jungen erfahren sich zunächst existenziell und körperlich *via Frau*. Lust und Versagung, Angst und Tröstung sind in der Kindheit überwiegend mit weiblichen Menschen verbunden. Ihre „Sexualität“ erleben und bilden Jungen innerhalb dieser Abhängigkeit und in den Loslösungsschritten aus ihr, in Interaktion mit den genannten feindselig-idealisierenden Männlichkeitsbildern und mit realen Männern, schließlich in ihren eigenen kindlichen Spielen.

Von der Adoleszenz an differenzieren sich die Entwicklungen deutlich, je nach Lage der Familie, nach Bildungs- und Lebensgeschichte der Jungen. Entsprechend bewegen sich die Jugendlichen an sehr unterschiedlichen sozialen Orten: sei es lehrstellen- bzw. erwerbslos „am Rand“ der Gesellschaft oder als Auszubildende und junge Erwerbstätige im Berufssystem; sei es in weiterführenden Schulen und Hochschulen oder in selbständigen „alternativen“ Existenzformen; sei es in der Bundeswehr oder im Zivildienst. In diesen Zusammenhängen und in der Freizeit- und Jugendkultur (oft in fortbestehender, meist geleugneter Abhängigkeit von der weiterhin als Versorgungs- oder Wohnort genutzten Herkunftsfamilie) suchen männliche Jugendliche sexuelle Erlebnisse und Beziehungen, suchen sie ihre sexuelle Orientierung.

Entwicklungsphasen

Bei der Betrachtung der männlichen sexuellen Entwicklung beziehe ich mich auf die ersten 18 Lebensjahre, die ich in drei Phasen untergliedere: frühe Kindheit bis zum Schuleintritt, „Latenz"- und Grundschulzeit, Pubertät und Adoleszenz. Weitere Entwicklungen und Wendepunkte, wie Partnerschaften, mögliche Veränderungen in der sexuellen Orientierung, Vaterschaft oder Älterwerden, an denen sich Probleme zuspitzen oder neue Lösungen gefunden werden können, stelle ich hier nicht dar. Ich betone aber ihre Bedeutung, denn auch nach dem 18. Lebensjahr geschehen noch unvorhergesehene Entwicklungen.

Frühe Kindheit

Die klassischen psychoanalytischen Entwicklungstheorien nahmen an, das Geschlecht des Kindes spiele keine Rolle für die basalen körperlich-seelischen Prozesse – für die Entwicklung der Symbiose und der Individuation, der oralen und analen Triebe, des Ich, des Selbst und der Objekte – und werde erst von der phallischen Phase an wirksam (Erikson 1965; A. Freud 1968; Lorenzer 1972; Mahler 1978; Spitz 1972; Winnicott 1974). Inzwischen ist durch psychoanalytische und andere geschlechtervergleichende Sozialisationsforschungen (Bönisch und Winter 1993; Hagemann-White 1984; Schmauch 1993) deutlich geworden, dass das Geschlecht des Kindes von Geburt an in hohem Maß strukturierend auf die Beziehung der Erwachsenen, auf ihre Gefühle, Phantasien und Handlungen ihm gegenüber wirkt. Bedenkt man die unvermeidliche Ambivalenz, die Frauen als Angehörige des „Geschlechts zweiter Klasse" allem Männlichen gegenüber empfinden müssen, so wird verständlich, dass sie kleine Jungen als Mütter und Erzieherinnen auf spezifische Weise erleben: Ein Kind, das einen Penis hat, kann für die Frau zum „typischen rücksichtslosen Macho" werden. Es kann passager den imaginierten eigenen Penis verkörpern und „phallische Vollkommenheit" verleihen. Im unbewussten Erleben kann es zum beneideten Bruder werden, zum begehrten und enttäuschenden Vater oder zu einem Kind von ihm. Es kann Rachsucht wecken oder Sehnsucht nach Harmonie mit dem gegnerischen, mächtigen Geschlecht. Im Dialog mit diesen und anderen erwachsenen Gefühlen nimmt die psychosexuelle Entwicklung des Jungen in früher Kindheit ihre Gestalt an.

Eine nicht mehr ohne weiteres zutreffende Auffassung war früher, dass der Junge im Vergleich zum Mädchen narzisstisch und libidinös befriedigter aufwachse (S. Freud 1933; Mitscherlich-Nielsen 1975) und sich die „Frühblüte seiner Sexualität" darum ungestörter entfalten könne. Zwar trifft es zu, dass dem Genitale des Jungen von Beginn an, anders als oft noch beim Mädchen, Name, Bedeutung und Erregbarkeit zuerkannt werden. Die Schwierigkeit besteht indessen darin, dass der Junge oft vor allem als phallisches und weniger als kindliches sexuelles Wesen wahrgenommen wird, weniger in seiner sinnlichen Ganzheit als vielmehr zentriert darauf, Träger des Machtsymbols

Penis zu sein, was ihn zugleich erhöht und reduziert. Aus dieser Wahrnehmung und das heißt, aus dem herrschenden kulturellen Umgang mit Männlichkeit ergeben sich psychodynamische Elemente, die für die sexuelle Entwicklung von Jungen problematisch werden können: die *Überbesetzung des Penis* und die Verleugnung der „inneren Genitalität“ (Kestenberg 1968); die Entwicklung von *Kastrationsangst* zum Organisator anderer Ängste und zum Fokus männlicher Sexualmythen; die Gleichsetzung von *Härte* mit Männlichkeit.

Überbesetzung meint die Neigung, alle „erwünschte und phantasierte Größe, Macht und Aggressivität, aber auch Minderwertigkeitsängste, Verlusterfahrungen und die allgemein verbreitete Angst zu versagen, mit dem Penis zu verknüpfen“ (Pohl 1993: 13). Pohl sieht das Zusammenspiel von innerer Überbesetzung und äußerer Überbewertung im Kontext einer phallokratischen Kultur, die die „destruktive Aufladung“ des männlichen Genitales, die austauschbare Gleichung zwischen dem Penis als Waffe und einer Waffe als Penis begünstigt (ebd.: 12; vgl. auch Gilmore 1991). In überzeugender Weise hat Kaplan (1991: 127 f) die psychodynamischen und sexuellen Vorgänge dargelegt, die beim kleinen Jungen zur Überbesetzung des Penis führen können. Zum Verständnis des Pendants, der abgewehrten Innenwahrnehmung, sagte Kestenberg (1968: 463): „Die extreme Verleugnung des ‚Innen‘ macht den Mann unfähig, sich mit Frauen zu identifizieren; sie (...) macht ihn anfälliger für Perversionen, die auf Externalisierung beruhen“.

Die Bedeutung der *Kastrationsangst* für die gestörte und ungestörte männliche Entwicklung wird immer wieder bestätigt, in therapeutischer Arbeit mit Männern und Jungen wie durch direkte Kinderbeobachtung. Auffällig ist in der Tat, wie stark, wie früh (vgl. Roiphe und Galenson 1981) und in wie vielen Variationen Jungen mit dieser Angst kämpfen, sie direkt ausdrücken oder auf vielfältige Weise abwehren. Das im Vergleich zu Mädchen beobachtbar höhere Maß an Verletzungsängsten weist darauf hin, dass die frühen Objektbeziehungen der Jungen ihnen möglicherweise weniger Sicherheit vermitteln, worauf ich später zurückkommen werde. Sinnvoll ist die Anregung von Tyson (1991: 6), Kastrationsangst als „entwicklungsmäßige Metapher“ anzusehen, um die sich „Gefühle einer mangelnden Sicherheit, Ängste vor Hilflosigkeit, Verletzbarkeit oder Mangel an Vertrauen“ organisieren. Wie sehr bleibende Kastrationsangst zu Mythen über „kastrierende“ Frauen und zu Angst vor weiblicher Sexualität beiträgt, zu neurotischen und perversen Sexualstörungen ebenso wie zu einem „normalen“ sexistischen Alltagsverhalten von Männern, braucht hier kaum betont zu werden.

In einer Kultur, in der phallisch-aggressives Mannsein idealisiert wird und „normale Männlichkeit auf den Maximen von *Härte*, Eroberung, Omnipotenz und Optimismus“ basiert (May 1991: 186), war und ist Männlichkeitserziehung ein Abhärtungsprozess, eine Bekämpfung körperlich-seelischer Weichheit. Literarische und wissenschaftliche Texte sind voll von Belegen für das „Hartmachen des kindlichen Jungenkörpers“ und das „Realmachen“ imaginierter männlicher Härte (Davies und Banks 1993: 12), für „Selbstbeherrschung" als eine Art und Weise, „Mann im Verhältnis zu sich selber zu sein" (Foucault 1986: 109; vgl. Brandes 1990), für die Heranbildung des männlichen Körperpanzers (Theweleit 1986).

Einer längerfristigen, direkten Beobachtung zeigt sich der Prozess, in dem männliche Kinder mit Schwäche, depressiven und weichen Gefühlen von Erwachsenen beider Geschlechter allein gelassen werden und wie sie diese Ablehnung umwandeln in verächtliche Härte gegen sich und andere. Befragt man Jungen im Kindergarten- und Grundschulalter danach, was es für sie bedeute, ein Junge zu sein, so dokumentieren ihre Aussagen deutlich die Schritte, in denen sie die ebenso idealisierte wie schmerzhaft erfahrene Härte verinnerlichen, als Körpergefühl sich einverleiben, aber auch konflikthaft erleben (Schmauch 1995).

„Latenz"- und Grundschulzeit

Nach der Libidotheorie ist die Latenzphase, wie schon der Name sagt, von einer relativen Triebruhe geprägt. Folglich müsste der Junge nach „Beendigung" des ödipalen Konfliktes über ausreichend ungebundene Ich-Kräfte verfügen können, um die wachsenden Realitätsanforderungen, insbesondere durch die Schule, zu bewältigen. Tatsächlich aber widersprechen der postulierten Triebruhe eine Reihe von Phänomenen. Im beobachtbaren Verhalten von Jungen, in ihren Witzen, Sprüchen und Raufereien ist das sexuelle Moment ebenso präsent wie in Verliebtheiten, Masturbation und Urethralerotik. Während dies keineswegs Zeichen besonderer Probleme, sondern sexueller Lebendigkeit sind, verweisen andere Elemente darauf, dass es Jungen weniger als Mädchen gelingt, trieb- und konfliktferne Bereiche der Interaktion und des Lernens zu entwickeln. Sie fallen in der Grundschulzeit als das *unruhige* Geschlecht auf. Ungleich häufiger als Mädchen sind sie unkonzentriert, leistungsgestört, hyperaktiv, von Unfällen betroffen und aggressiv verhaltensauffällig (Prengel 1989; Schnack und Neutzling 1990). Das höhere Maß an Anspannung, Getriebenheit und nichtintegrierter, auch sexueller Aggressivität ist als Resultat eines kulturellen Umgangs mit Männlichkeit zu verstehen, der Jungen eine „manische Abwehrstruktur" (May 1991) aufnötigt.

Zu einer „relativen Triebruhe" gelangen Jungen auch deshalb weniger, weil sie einem medialen Strom von Überlegenheitsgeboten, von Bildern sexuell verfügbarer Frauen und sexuell angreifender Männer ausgesetzt sind. Diese große Menge äußerer sexueller Reize verknüpft sich mit der vielfach beobachteten Zunahme von persistierend ödipalen, latent inzestuösen Familienkonstellationen, auf die ich später eingehen werde.

Pubertät und Adoleszenz

Die körperliche Pubertät setzt bei Jungen im Allgemeinen zwei Jahre vor bis zwei Jahre nach dem 13. Lebensjahr ein. Ihr voraus eilt die sexuelle Sozialisation, die Jungen unter einen hohen Druck setzt, sich gerade jetzt immer neu als ausreichend männlich und aktiv zu beweisen. Bönisch und Winter (1993: 82 f) kritisieren zu Recht jugendsoziologische und psychoanalytische Pubertätstheorien (Hornstein et al. 1975; Erdheim 1982), indem sie nachweisen, dass für Jungen oft keine echte zweite Chance der Autonomiegewinnung besteht, vielmehr ein zunehmender Zwang, sich der männlichen „Rollenkonserve", der „Männerhülse" einzupassen. Zentrale Bedeutung hat hier die männliche Gleichaltrigengruppe mit ihrer unerbittlichen sozialen Kontrolle. Tatsächlich erfüllt die vielfach von Jugendsoziologen idealisierte *Peergroup* die Funktion, die traditionelle Form des Mannseins zu festigen.

Autoren der kritischen Männerforschung zeigen, dass für Jungen die Anpassungszwänge während der Pubertät besonders rigide sind. Als „eines ihrer größten Probleme an der Schwelle zur sexuellen Beziehungsfähigkeit" nennen Schnack und Neutzling (1993: 130) „die Spaltung von Innen und Außen", die Spaltung „zwischen ihren Empfindungen und den an sie gerichteten Rollenanforderungen" (vgl. dazu auch Hoffmann 1992; Winter 1993).

Aus psychoanalytischer Perspektive geht es in der Pubertät um die Reaktion des Jugendlichen auf den Umstand, dass sein Körper zur sexuellen Reife gelangt ist (Laufer und Laufer 1989), um die Reaktion auf die damit einhergehende Wiederbelebung regressiver inzestuöser Wünsche, und es geht um seine Fähigkeit, neue gleichaltrige Sexualobjekte zu finden. Laufer und Laufer (ebd.: 46) betonen die entscheidende Bedeutung einer inneren „Wahlmöglichkeit" – ob ein Jugendlicher unbewusst weiß, „dass er in seinem Sexualleben weiterhin wählen kann, das heißt, dass er sich von den inzestuösen Objekten entfernen und auf andere Beziehungen zubewegen kann", oder ob er unbewusst spürt, dass „die Entscheidung bzw. das Ergebnis außerhalb seiner selbst liegen, dass sie in irgend jemandes Macht oder auch in der Macht eines in seinem Körper befindlichen Etwas stehen". Vermutlich wirken starre Rollenzwänge, die Jungen, zumindest während der Pubertät, kaum eine Wahl lassen, und eine teilweise eingeschränkte psychische Entscheidungsfreiheit den inzestuösen Objekten gegenüber im Verlauf der Pubertät wechselseitig aufeinander ein. Gleichzeitig sind männliche Jugendliche durch die Geschlechter- und Gewaltdebatte den Mädchen gegenüber in der Defensive und in ihrem Selbstverständnis verstört. Dies führt zu widersprüchlichen Reaktionen: einerseits zu einer „Pazifizierung" männlicher Sexualität (Schmidt 1993: 11), andererseits zu verstärkter sexueller Aggression. Zwischen äußeren und inneren Zwängen, sexuellen Mythen und pornographischer Überflutung suchen Jugendliche nach Spielräumen für ihre Lust und für ihre Sehnsüchte.

Geschlechterverhältnis und Objektbeziehungen

Für eine gelungene psychosexuelle Entwicklung werden unter anderem zwei Prozesse für nötig gehalten: die *Triangulierung* und die *Auseinandersetzung mit der ödipalen Urszene*.

Zur *Triangulierung* gehört, dass sich das Kind gegen Ende des 2. Lebensjahres in den unterschiedenen Beziehungen zur Mutter und zum Vater erleben kann, weiterhin, dass es die libidinöse Bindung zwischen den Eltern anerkennt (Abelin 1971; Mahler 1978). Dazu müsse eine Brücke zwischen den Eltern bestehen, gegenseitige Empathie und eine vom Vater dem Kind vorgelebte „gefahrlose Trennungsbeziehung" zur Mutter (Rotmann 1978: 1109).

Mit *ödipaler Urszene* wird das aus Phantasien und Realwahrnehmungen verdichtete Bild bezeichnet, das sich ein Kind in der ödipalen Phase vom Geschlechtsverkehr der Eltern und von ihrer Beziehung insgesamt macht. Der männliche Ödipuskomplex besteht, einer einfachen Sicht folgend, aus dem Begehren nach der Mutter, der Identifikation mit der Macht des Vaters sowie Kastrations- und Schuldangst. Darüber hinaus muss der Junge aber das gegenseitige sexuelle Verlangen von Mutter und Vater anerkennen und sein eigenes passives *Ausgeschlossensein aus der ödipalen Urszene* ertragen. Andernfalls verharrt er in der Leugnung der Unterschiede zwischen den Generationen und den Geschlechtern.

Als soziale Voraussetzung für diese beiden psychischen Prozesse wird stillschweigend angenommen, dass die Eltern beständig zusammenleben, einander lieben und sexuell begehren. Diese pauschale Annahme stimmt jedoch mit der Realität immer weniger überein. Neben traditionellen und gleichberechtigteren Formen elterlichen Zusammenlebens gibt es zunehmend mehr Mütter und Väter, die sich trennen, dann allein stehend sind oder neue Liebesbeziehungen hetero- oder auch homosexueller Art eingehen. Der Alltag der Geschlechter ist oft mehr von aggressiver Spannung als von empathischer Verbundenheit geprägt. Unter den Vorzeichen des Aufbruchs der Frauen und des sich verschärfenden gesellschaftlichen Geschlechterkonflikts gibt es in allen Lebensformen Gewalt, Verachtung und Entfremdung, alte Machtkämpfe und neue, notwendige Auseinandersetzungen.

In einem Wirbel zentrifugaler Kräfte löst sich das im Bild der inneren Triangulierung vorausgesetzte äußere Tri-Angel, das stabile, patriarchale Vater-Mutter-Kind-Dreieck, zunehmend auf, was potenziell ebenso befreiend wie bedrohlich ist. In dieser Situation erleben viele Jungen kein väterliches Vorbild für „gefahrlose Loslösung", keine oder eine beschädigte „Brücke" zwischen den Eltern; andererseits auch elterliche Versuche zu neuen, empathischeren Verbindungen und „Brücken".

Jungen wachsen also auf mit relativ häufigem realem Objektverlust, der häufig Vaterverlust ist, mit Verlustangst und starken Harmoniewünschen. Zwei Formen sind in der Verarbeitung der oft als bedrohlich empfundenen Konflikthaftigkeit der elterlichen Beziehung auffällig: Zum einen erscheint im kindlichen Erleben des Jungen häufiger die Mutter als eigentliche Aggressorin, der Vater als gedemütigtes Opfer und darum die „männerbündische" Loyalität gegen „die Frauen" zwingend. Zum anderen wird sein Zugehörigkeitsgefühl zum Vater, so Kaplan (1991: 128), „nur allzuoft dadurch gestärkt, dass er die Furcht des Vaters vor Frauen" und seinen „unausgesprochenen Hass auf die Mutter" übernimmt.

Wenn die Erwachsenen Humor haben und ihnen manchmal auch ein lustvoller Umgang mit Aggression möglich ist, können Jungen erfahren, dass die sich verändernde Machtbalance zwischen den Geschlechtern nicht nur Angst machen, sondern auch auf neue Weise spielerisch und kämpferisch erlebt werden kann.

Der anwachsenden Konfliktspannung zwischen Vätern und Müttern steht oft eine nachlassende sexuelle Spannung gegenüber. Viele Paare erleben mit der Elternschaft in einem langjährig geteilten Familienalltag das Ersterben wechselseitigen Verlangens und aktiver Sexualität. Auch das Liebesleben vieler allein stehender Eltern liegt oft über größere Zeiträume brach. Was bedeutet es, wenn ein Junge das gegenseitige sexuelle Verlangen von Mutter und Vater nicht anerkennen muss, weil es ein solches Verlangen, eine gelebte elterliche Sexualität de facto nicht gibt? Er kann der Mutter gegenüber die Phantasie entwickeln, der „ödipale Sieger" zu sein. Die Generationenschranke scheint übersprungen. Damit korrespondiert eine Bereitschaft mancher Mütter zur erotisierten Verwöhnung, die ich oft beobachtet und mit einem intimen Séparée verglichen habe, das dem Jungen, abseits all der beeindruckenden phallischen Größe und Autonomie, bereitgehalten wird (Schmauch 1988). In solchem Beziehungsverhalten von Frauen sehe ich ihren Versuch, möglichst lange über einen unbedrohlichen männlichen Körper verfügen zu können und über Nähe zu einem (kleinen) Mann.

Neue Partnerschaften der Mutter oder des Vaters konfrontieren den Jungen erneut mit dem Generationsunterschied und können ihn, trotz oft langwieriger Kränkung und Eifersucht, von der Aufgabe entlasten, als Ersatz und Halt zu dienen.

Betrachten wir, unter der Perspektive der Machtverschiebung im Geschlechterverhältnis, die *Mutter-Sohn-Beziehung* gesondert, so lassen sich, neben dem Zugewinn an bereichernden Erfahrungen, folgende Probleme benennen: das bereits erwähnte „Séparée", das tendenziell zu einer passiv-infantilen Fixierung und zum inneren Zwang führt, „draußen" auf feindselig-abwertende Weise das „Gegenteil", eine grandiose Pseudo-Unabhängigkeit zu demonstrieren. Hinzu kommt die auch schon erwähnte strukturelle Ambivalenz, die Frauen als „Geschlecht zweiter Klasse" allem Männlichen, damit auch Söhnen gegenüber von Beginn an empfinden. Diese unvermeidliche Zwiespältigkeit bietet wahrscheinlich *eine* Erklärung dafür, warum kleine Jungen ein relativ geringeres basales Sicherheitsgefühl als Mädchen, deutlich mehr Verletzungsängste und höheren Druck zu hektischem, kontraphobischem Agieren zeigen. Ein weiteres Beziehungselement ist bei Frauen die unbewusste Delegation ungelebter eigener aggressiver Strebungen an den Jungen. Die Zuweisung bewirkt, ebenso wie die genannte Idealisierung von aggressiv-dominanter Männlichkeit, dass viele Jungen sich getrieben fühlen, überlegen, aggressiv und grenzverletzend zu agieren. Weiche Gefühle, Kummer und Schwachsein können sie ungleich weniger als Mädchen zulassen. Diese Elemente finden sich, in Abwandlungen, auch in Beziehungen zwischen Jungen und Erzieherinnen bzw. Lehrerinnen wieder.

Die *Vater-Sohn-Beziehung* unterliegt gegenwärtig einer Ausdifferenzierung. Noch immer wächst eine Mehrheit von Jungen mit Vätern auf, die sich keineswegs ausreichend auf kindliche Bedürfnisse nach Nähe, Auseinandersetzung und geteiltem Alltag einstellen. Ihre Wut über den enttäuschenden Vater richten Jungen selten gegen ihn, der fern und darum kostbar ist, vielmehr gegen die täglich greifbare Mutter. Der Mangel an Vatererfahrung ist von Autoren der kritischen Männerforschung (Brandes 1990; Hollstein 1991; Lenzen 1991), aber ebenso in vielen literarischen Werken eindringlich dargestellt worden. Dieser Mangel ist eine Quelle der fast grenzenlosen Bereitschaft zur Idolisierung männlicher Macht und auch eine Grundlage vieler Schwierigkeiten von Jungen mit Nähe und Selbstvertrauen, Körperlichkeit und Konkurrenz.

Neben emotional oder real fernen Vätern - Wolff (1982: 75) spricht von „väterlicher Desertion" - gibt es eine kleine, inzwischen wachsende Zahl von Männern, die sich den Bedürfnissen ihrer Kinder aktiv zuwenden. Mit dem Sicheinlassen auf intensivere Beziehungen sind unvermeidlich auch mehr offene, zum Teil neuartige Konflikte verbunden. Da die Erforschung der psychodynamischen Dimension neuer Lebens- und Beziehungsformen noch in den Anfängen steckt, können hierzu nur einzelne Beobachtungen und Vermutungen mitgeteilt werden. So scheint eine starke Identifizierung eines versorgenden Vaters mit seinem kleinen Sohn, die von eher narzisstischen und brüderlichen als väterlichen Gefühlen getragen ist, bei dem Jungen zu einer Rollenverwirrung zu führen. Wenn der Junge zärtliche, erregende und tröstende Körpernähe auch mit dem Vater erlebt, erfährt das, was dürftigerweise als „negativer Ödipuskomplex" bezeichnet wird (vgl. dazu Poluda in Kap. 5), eine neue Ausgestaltung. Der genannten Zwiespältigkeit von Frauen dem Männlichen gegenüber entsprechen ambivalente Gefühle von Männern, die sich, mehr oder eher weniger freiwillig, auf konkrete Veränderungen in Alltag und Arbeitsteilung mit ihrer Partnerin einlassen. So wird manchmal, um Gefühle der Kränkung und Depotenzierung zu ertragen, ersatzweise der Sohn zu aggressiver Rivalität und Durchsetzung ermutigt.

Zur männlichen Identität

Einer wissenschaftlich weithin geteilten Vorstellung zufolge hat es der Junge bei seiner Identitätsbildung schwerer als das Mädchen. Dieses erwerbe eine stabilere Geschlechtsidentität, weil es sich mit einem gleichgeschlechtlichen Primärobjekt identifizieren könne. Greenson (1982: 261) schrieb: „Die Weiblichkeit (des Mädchens) ist *praktisch sichergestellt*, wenn es von einer weiblichen Person bemuttert wird". Hingegen müsse der Junge „die Identifizierung mit der Mutter beenden und sich mit einer männlichen Person identifizieren, wenn er eine männliche Geschlechtsidentität erwerben will".

Diese „Beendigung" oder auch „Desidentifizierung" wird als Identitäts*bruch* aufgefasst, als „strukturelles Autonomiedilemma" und zentrale Ursache vieler psychosexueller Folgekonflikte. Der Bruch bedeute eine unausweichliche, tiefe Verletzung, andererseits die notwendige Befreiung aus symbiotischer Bindung und einem „Übermaß" an verinnerlichter Weiblichkeit (Bönisch und Winter 1993; Brandes 1990; Moeller 1981; Reiche 1990; Rotmann 1978; Stoller

1979). Es wird ein universeller Problemzusammenhang behauptet zwischen weiblicher Versorgung, prekärer Männlichkeit und strukturell notwendiger, aggressiver Abgrenzung, Härte und Frauenentwertung.

Hierzu gibt es Einwände soziologischer und psychoanalytischer Art. Zunächst erweist sich, dass die „stabile männliche Identität" als positiver Begriff ebenso eine ideologische Hülse ist wie die populäre Vorstellung vom „richtigen Mann". Weiterhin ist es, wie bereits gesagt, hierzulande inzwischen möglich, in individuellen Lösungen die traditionelle, exklusiv weibliche Versorgung zugunsten eines partnerschaftlich-elterlichen Alltags mit Kindern zu verändern. Somit wachsen in der jetzigen Generation Jungen auf, die Väter *und* Mütter als primäre Liebes- und Identifizierungsobjekte erfahren. Diese Situation belegt schon, dass der oben umrissene Zusammenhang so universell und unvermeidlich nicht sein kann.

Außerdem ermöglicht es die Psychoanalyse, den Jungen als männliches Kind mit einer inneren Welt voller widersprüchlicher Phantasien und Beziehungserfahrungen, mit gegensätzlichen Selbst- und Objektbildern zu sehen. Im Unbewussten des Jungen wie aller Menschen gibt es keine Verneinung, keinen definitiven Bruch. Frühes Trieb- und Selbsterleben, frühe Identifizierungen werden nicht „beendet" – das ist, psychoanalytisch gesehen, eine sinnlose Annahme. Allenfalls ändert sich ihre Besetzung bzw. Gegenbesetzung; sie können dem Bewusstsein weithin entzogen werden, bleiben aber lebendig und psychodynamisch wirksam. Folgt man dieser Sicht, so erscheint das Konstrukt einer „sichergestellten männlichen Identität" als starres Abwehrprodukt (vgl. May 1991).

Ein Junge verinnerlicht tröstende, erregende und bedrohliche Erfahrungen mit der Mutter. Er bildet verschmelzende und zerstörerische, neidisch-räuberische und rivalisierende Phantasien über ihren Körper. Über zahllose identifikatorische Akte eignet er sich Ich-Fähigkeiten von ihr an, Sprache, Weltverstehen, Kulturtechniken. Er sieht und fühlt das Verhältnis zwischen der Mutter und Männern bzw. dem Vater, und dies ist, wie Enid Balint (1973: 123) gezeigt hat, „ein wichtigeres Introjekt als die Funktion jedes Elternteils für sich genommen". All das erfolgt auf jeder Altersstufe in immer neuen Variationen und mit immer neuen Widersprüchen, mit phasenspezifisch jeweils dominanten sexuellen Körpergefühlen, Konflikten und Ruhepunkten.

Das Muster „primäre weibliche Identifizierung/Bruch/männliche Gegen-Identität" lässt Analogien mit ethnologischen Befunden über Männlichkeitsrituale in anderen Kulturen erkennen (Benz 1989; Bettelheim 1982; Bosse 1992; Lidz und Lidz 1991). Diesen Forschungen zufolge liegt vielen Pubertätsriten für Jungen die Vorstellung zugrunde, dass Männlichkeit nicht angeboren sei wie Weiblichkeit, sondern auf komplizierte Weise rituell hergestellt werden müsse. Sie erscheint als knappes Gut (Samen, Hirn), im Gegensatz zu weiblichen Substanzen, die es im Überfluss gebe, wie Milch, Blut, Kinder, sexuelle Unersättlichkeit. Männlichkeit sei labil, jederzeit gefährdet und darum ständig auf Vorsichtsmaßnahmen angewiesen – etwa gegenüber Menstruationsblut, sexuellen und Machtansprüchen von Frauen und gegenüber der eigenen, als

Kind von der Mutter inkorporierten Weiblichkeit. Männlichkeit könne nur ausreichend abgestützt werden durch Herrschaft und Kontrolle über Frauen.

Wenn eine sozialisationstheoretische Denkfigur so auffällige Ähnlichkeit mit kollektiven und kindlichen Körperphantasien zeigt, dann ist zu vermuten, dass sich die Theorie eher an der Bildung von Mythen beteiligt, als dass sie diese analysiert. Die behauptete universelle Zwangsläufigkeit erscheint zunehmend als fraglich und soll im Folgenden mit einigen grundsätzlichen Überlegungen konfrontiert werden.

Männlichkeit muss nicht bewiesen werden; körperlich ist sie in aller Regel sowieso da. Weiblichkeit ist ebenso sehr und ebenso wenig natürlich wie Männlichkeit; weibliche Körpererfahrung und -bedeutung sind in einem psychosozialen und historischen Sinne gleichfalls hergestellt. Weibliche Lust und Fruchtbarkeit sind keineswegs unerschöpflich; sie unterliegen vielfachen Begrenzungen. Nicht dass das Primärobjekt des Jungen weiblich, vielmehr dass es unterdrückt ist, erzeugt Probleme in der männlichen psychosexuellen Entwicklung. Denn dadurch kann sich in die libidinöse Beziehung der Mutter so viel Feindseligkeit gegenüber dem Sohn als Repräsentanten des männlichen Geschlechts mischen und Verachtung für sein Schwachsein, unterwürfige Bewunderung, passiv machende Verwöhnung im heimlich gepflegten Séparée und andere emotionale Elemente, die ich erwähnt habe. Dass weibliche Entwicklung und Identität ungebrochener seien, ist eine Legende. Die Identifizierungen des Mädchens mit Aspekten der Mutter sind immer mehr oder weniger von Konflikten durchzogen, oft aus schmerzhaft widersprüchlichen Anteilen zusammengesetzt und quer durchbrochen von Teilidentifizierungen mit dem Vater und anderen geliebten und gefürchteten Personen. Ein wichtiger Unterschied liegt allerdings darin, dass Mädchen Widersprüche zwar zugemutet werden, aber auch erlaubt sind: Sie müssen nicht nur, sie dürfen Röcke *und* Hosen tragen, was eine ebenso konkrete wie symbolische Bedeutung hat. Es werden Zeiten der Unentschlossenheit, des Schwankens und Quengelns hingenommen: „Mädchen sind halt quengelig". Dies geschieht vielfach unter entwertenden Vorzeichen. Der geringere Polarisierungs- und Entscheidungsdruck ermöglicht es aber, mit Widersprüchen vertraut zu werden.

Jungen brauchten ebensolche Moratorien, sozial anerkannte Übergangsphasen, in denen ihnen ein gewisses inneres Chaos, ein Nebeneinander widersprüchlicher Strebungen und Identifizierungen zugestanden wird. Ich denke an einen Sechsjährigen, der lange Zeit wechselnd Transformer und Soldat, aber auch mit Hingabe Prinzessin spielte, ohne dass seine Mutter panisch befürchtete, er könnte ein „Sissy-boy" werden. Andererseits denke ich an zwölfjährige Wortführer von Jungencliquen, die gnadenlos einzelne Jungen verhöhnen, die sich nicht an die messerscharf polarisierten Männlichkeitsvorgaben halten: „Entweder biste cool oder schwul". Es wäre entlastend, wenn Jungen in dem Gefühl lebten, nicht unmännlich, sondern unterschiedlich männlich sein zu können.

Literatur

Abelin, Ernest L.: The role of the father in the separation-individuation process. In: John B. McDevitt und Calvin F. Settlage (Hrsg.): Separation - individuation. Essays in honor of Margaret S. Mahler. New York: International Universities Press 1971

Balint, Enid: Gerechtigkeit und gegenseitige Anerkennung. Psyche 27, 123–143, 1973

Benz, Andreas: Weibliche Unerschöpflichkeit und männliche Erschöpfbarkeit: Gebärneid der Männer und der Myelos-Mythos. In: Lillian Rotter: Sex-Appeal und männliche Ohnmacht. Hrsg. von Andreas Benz. Freiburg i. Br.: Kore 1989

Bettelheim, Bruno: Die symbolischen Wunden. Pubertätsriten und der Neid des Mannes. Frankfurt a. M.: Fischer Taschenbuch Verlag 1982

Bönisch, Lothar und Reinhard Winter: Männliche Sozialisation. Bewältigungsprobleme männlicher Geschlechtsidentität im Lebenslauf. Weinheim: Juventa 1993

Bosse, Hans: Das Fremde am Mann oder Die Sexualität, die „von außen kommt". Z. Sexualforsch. 5, 144-162, 1992

Brandes, Holger: Die männliche Matrix. Überlegungen zu männlicher Identität, männlichen Beziehungsformen und therapeutischen Männergruppen. In: Holger Brandes und Christa Franke (Hrsg.): Geschlechterverhältnisse in Gesellschaft und Therapie. Münster: Lit Verlag 1990

Davies, Bronwyn und Chas Banks: Zum Mann werden. Die Aneignung männlicher Identitäten - eine Kindheitsperspektive. Psychol. Gesellschaftskrit. 17 (3/4), 5–24, 1993

Erdheim, Mario: Die gesellschaftliche Produktion von Unbewußtheit. Frankfurt a. M.: Suhrkamp 1982

Erikson, Erik H.: Kindheit und Gesellschaft. Stuttgart: Klett 1965

Foucault, Michel: Sexualität und Wahrheit. Bd. 2: Der Gebrauch der Lüste. Frankfurt a. M.: Suhrkamp 1986

Freud, Anna: Wege und und Irrwege der Kinderentwicklung. Bern: Huber 1968

Freud, Sigmund (1933): Neue Folge der Vorlesungen zur Einführung in die Psychoanalyse. Studienausgabe, Bd. 1. Frankfurt a. M.: Fischer 1969

Friedman, Robert M. und Leila Lerner (Hrsg.): Zur Psychoanalyse des Mannes. Berlin u. a.: Springer 1991

Gilmore, David: Mythos Mann. Rollen, Rituale, Leitbilder. München, Zürich: Artemis & Winkler 1991

Greenson, Ralph: Die Beendigung der Identifizierung mit der Mutter und ihre besondere Bedeutung für den Jungen. In: Ders.: Psychoanalytische Erkundungen. Stuttgart: Klett-Cotta 1982

Hagemann-White, Carol: Sozialisation: Weiblich - Männlich? Opladen: Westdeutscher Verlag 1984

Hoffmann, Jochen: Jungen heute. Hinweise zur Sozialisation. Hessische Jugend (Themenheft „Jungenarbeit") 44, 2–4, 1992

Hollstein, Walter: Nicht Herrscher, aber kräftig. Die Zukunft der Männer. Reinbek: Rowohlt 1991

Hornstein, Werner et al.: Lernen im Jugendalter. Stuttgart: Klett 1975

Kaplan, Louise J.: Weibliche Perversionen. Von befleckter Unschuld und verweigerter Unterwerfung. Hamburg: Hoffmann und Campe 1991

Kestenberg, Judith: Outside and inside, male and female. J. Am. Psychoanal. Assoc. 16, 457–519, 1968

Laufer, Moses und M. Eglé Laufer: Adoleszenz und Entwicklungskrise. Stuttgart: Klett-Cotta 1989

Lenzen, Dieter: Vaterschaft. Vom Patriarchat zur Alimentation. Reinbek: Rowohlt Taschenbuch Verlag 1991

Lidz, Ruth W. und Theodore Lidz: Weibliches in Männliches verwandeln. Männlichkeitsrituale in Papua-Guinea. In: Friedman und Lerner 1991

Lorenzer, Alfred: Zur Begründung einer materialistischen Sozialisationstheorie. Frankfurt a. M.: Suhrkamp 1972

Mahler, Margaret S., Fred Pine und Anni Bergman: Die psychische Geburt des Menschen. Frankfurt a. M.: Fischer 1978

May, Robert: Männlichkeit aus psychoanalytischer Sicht. In: Friedman und Lerner 1991

Mitscherlich-Nielsen, Margarete: Psychoanalyse und weibliche Sexualität. Psyche 29, 769–788, 1975

Moeller, M. Lukas: Nachwort zu Barbara Franck: Männer. Hamburg: Hoffmann und Campe 1981

Pohl, Rolf: Geil auf Gewalt. Über Liebe, Haß und Größenwahn bei männlichen Jugendlichen. Pro Familia Magazin 21 (4), 10–13, 1993

Prengel, Annedore: Der Beitrag der Frauenforschung zu einem anderen Blick auf die Erziehung von Jungen. Habilitationsvortrag, Technische Universität Berlin 1989

Reiche, Reimut: Geschlechterspannung. Eine psychoanalytische Untersuchung. Frankfurt a. M.: Fischer Taschenbuch Verlag 1990

Roiphe, Herman und Eleanor Galenson: Infantile origins of sexual identity. New York: International Universities Press 1981

Rotmann, Michael: Über die Bedeutung des Vaters in der „Wiederannäherungs-Phase“. Psyche 32, 1105–1147, 1978

Schmauch, Ulrike: So anders und so lebendig ... Über Mütter und Söhne. In: Carol Hagemann-White und Maria S. Rerrich (Hrsg.): FrauenMännerBilder. Bielefeld: AJZ-Verlag 1988

Schmauch, Ulrike: Kindheit und Geschlecht. Zur Psychoanalyse der frühen Geschlechtersozialisation. Basel, Frankfurt a. M.: Stroemfeld/Nexus 1993

Schmauch, Ulrike: Feminismus, Psychoanalyse und Erziehungsberatung. Psychosozial 17 (1), 95–105, 1994

Schmauch, Ulrike: Was geschieht mit kleinen Jungen? Zur Ambivalenz und Veränderung des weiblichen Blicks auf Männlichkeit. In: Sonja Düring und Margret Hauch (Hrsg.): Heterosexuelle Verhältnisse. Stuttgart: Enke 1995

Schmidt, Gunter (Hrsg.): Jugendsexualität. Sozialer Wandel, Gruppenunterschiede, Konfliktfelder. Stuttgart: Enke 1993

Schnack, Dieter und Rainer Neutzling: Kleine Helden in Not. Reinbek: Rowohlt Taschenbuch Verlag 1990

Schnack, Dieter und Rainer Neutzling: Die Prinzenrolle. Über die männliche Sexualität. Reinbek: Rowohlt 1993

Spitz, René A.: Vom Säugling zum Kleinkind. Stuttgart: Klett 1972

Stoller, Robert J.: Perversion. Die erotische Form von Haß. Reinbek: Rowohlt 1979

Theweleit, Klaus: Männerphantasien. Reinbek: Rowohlt Taschenbuch Verlag 1986

Tyson, Phyllis: Männliche Geschlechtsidentität und ihre Wurzeln in der frühkindlichen Entwicklung. In: Friedman und Lerner 1991

Winnicott, Donald W.: Reifungsprozesse und fördernde Umwelt. München: Kindler 1974

Winter, Reinhard (Hrsg.): Stehversuche. Sexuelle Jungensozialisation und männliche Lebensbewältigung durch Sexualität. Schwäbisch Gmünd, Tübingen: Neuling 1993

Wolff, Reinhart: Kindesmißhandlung als ethnopsychische Störung. In: Angela Bernecker et al. (Hrsg.): Ohnmächtige Gewalt. Reinbek: Rowohlt Taschenbuch Verlag 1982

Kapitel 5
Probleme der weiblichen homosexuellen Entwicklung

Von Eva S. Poluda

Über die Probleme homosexueller Entwicklungen zu schreiben ist ein heikles Unternehmen, da in der Vergangenheit bei diesem Thema durch kulturell bedingte Vorurteile, gerade auch von psychoanalytischer Seite, eine Art „psychologischer Flurschaden“ angerichtet worden ist. Entgegen ihrem aufklärerischen Anspruch haben unbemerkt konformistische Tendenzen in der Psychoanalyse zum Teil dazu geführt, der Homosexualität projektiv jene pathologischen Qualitäten zuzuschreiben, deren das heterosexuelle Gesundheitsmonopol affirmativ bedarf. Um ihrem zentralen Anspruch kontinuierlich nachzukommen, muss Psychoanalyse im Rückblick immer wieder auch auf ihre eigenen Entwicklungen und Theorie-Produktionen angewendet werden. In diesem Zusammenhang sehe ich mich genötigt, die Vorurteilsstrukturen zu reflektieren, die den Blick auf Homosexualität prädeterminierten.

Die traditionelle Perspektive

In ihrer Anfangszeit galt das Bestreben der Psychoanalyse in erster Linie der Rekonstruktion der psychosexuellen Entwicklung des Mannes. Ihr Interesse betraf die Entwicklung der Frau insofern, wie sie als Abweichung von der ersten betrachtet werden konnte. Der grundlegende Begriff „Ödipus-Komplex“, der die sexuelle Liebe des Sohns zur Mutter und seine Rivalität mit dem Vater veranschaulicht, belegt die primäre Bedeutung der heterosexuellen männlichen Entwicklung für die Psychoanalyse und deren Bindung an die kulturellen Evidenzen einer patriarchalen Perspektive. Die Konstellation einer homosexuellen Liebe zum Vater und entsprechender Rivalität mit der Mutter wurde als „negativer Ödipus-Komplex“ begriffen, womit eine Bezeichnung der Inversion bzw. der „Umdrehung“ der Verhältnisse beabsichtigt war, jedoch eine nicht bewusst intendierte Wertung impliziert wurde. Statt dieser umgedrehten Ableitung wäre auch ein eigener Begriff (z. B. Ganymed-Komplex) denkbar gewesen. Zudem wurde das Begehren des männlichen Kindes gegenüber dem Vater-Mann als „feminine Position“ begriffen, was eine Ähnlichkeit von männlicher Homosexualität mit Weiblichkeit suggeriert.

Männliche Homosexualität und Weiblichkeit wurden als Abweichung von der männlichen Heterosexualität konzeptualisiert, die ihrerseits als grundlegende Norm idealtypisch gesetzt und nicht (oder zu wenig) als Resultat einer durch die gesellschaftlichen Machtstrukturen aufgenötigten Identitätsbildung analysiert wurde. Diese Untersuchungsabfolge war natürlich nicht zufällig, sondern entsprach einer impliziten Evidenz der patriarchalen Kultur, die z. B.

Simone de Beauvoir herausgestellt hat: der Mann ist „l'homme", gleichbedeutend mit „der Mensch", die Frau ist das Andere, Zweite, Abweichende.

Die Rekonstruktion der weiblichen Entwicklung als Abweichung von der männlichen führte wiederum dazu, dass der von Jung vorgeschlagene Begriff „Elektra-Komplex", der den Konflikt der Tochter zwischen den Eltern eigenständig veranschaulicht, von Freud nicht akzeptiert wurde, sondern der Ableitung „weiblicher Ödipus-Komplex" weichen musste. Das Resultat war, dass nicht nur die männliche homosexuelle Entwicklung wie eine weibliche begriffen wurde, sondern analog auch die weibliche heterosexuelle wie eine männliche homosexuelle. Entsprechend wurde die frühgenitale Phase einseitig (monistisch) als „phallisch" konzipiert, wobei sich das Phallisch-Männliche von seinem Gegenteil, dem Kastriert-Unmännlichen, abhob, dem die Bedeutung des Weiblichen zugeschrieben wurde. Obwohl für beide Geschlechter ein „positiver" und ein „negativer" (invertierter) Ödipus-Komplex und eine entsprechend bi-sexuelle Konstitution postuliert wurde, realisierte die Theoriebildung keine genitale Äquivalenz zweier einander ergänzender Geschlechter, sondern regredierte auf einen phallischen Monismus, der auf der Basis einer anal konzipierten Vorstellungswelt das Verhältnis der Geschlechter als ein hierarchisches begriff. Das hatte zur Folge, dass eine Lösung des Ödipus-Komplexes, die zur Homosexualität beim Mann führt, als weibliche Unterwerfung galt, die eine symbolische Kastration in Kauf nehme. Entsprechend wurde angenommen, dass die weibliche Lösung, die zur Heterosexualität führt, beim Mädchen damit verbunden sei, dass es seine Kastration akzeptieren und den Penisneid überwinden müsse.

Auf dem mühevollen Weg des Jungen dahin, ein „richtiger" Mann zu werden, der den patriarchalen Idealen entsprechen konnte, musste er sich überwinden, verschiedene in ihm angelegte Positionen und Tendenzen abzulegen, besonders alle, die mit seiner Anlehnung an die Mutter verbunden sind. Diese abgestoßenen, negativ bewerteten und als überwunden definierten Seiten wurden der Weiblichkeit zugeschrieben, egal, ob sie bei einem Mann oder bei einer Frau auftraten. Auf diese Weise wurde die Weiblichkeit zum Container für kindlich-anlehnende, zärtlich-weiche, offenherzige, problematische und „schwache", kurz: sozial unerwünschte Selbstanteile des Mannes, denen sich der korrekt heterosexuelle Mann in der Person seiner Frau wieder zuwenden durfte, mit der er auf diese Weise durch eine projektive Identifizierung verbunden war.

Eine Frau, die sich mit diesem komplementär schwachen (kastrierten) Bild ihres Geschlechts nicht identifizieren wollte, wurde als „phallisch" betrachtet, das heißt, ihr wurde eine Verleugnung ihrer „Kastration" unterstellt. Der patriarchale Blickwinkel, der den Besitz des zum Phallos idealisierten Penis als Basis für den reifen genitalen, das heißt politikfähigen Erwachsenen setzte, dem Stärke, Aktivität, Sexualität, Kreativität, Integrität und Gewissenhaftigkeit eignen, betrachtete die Lesbe als Möchte-gern-Mann-Frau, die ihre Kastration illusionär verkenne (vgl. auch Bubeck 1992). Bei homosexuellen Männern und

Frauen wurde ein Scheitern am Ödipus-Komplex und eine defensive Regression auf den negativen Ödipus-Komplex vermutet.

Freud (1920: 276) kommentiert zwar relativierend: „Man muss sich sagen, dass auch die normale Sexualität auf einer Einschränkung der Objektwahl beruht, und im allgemeinen ist das Unternehmen, einen vollentwickelten Homosexuellen in einen Heterosexuellen zu verwandeln, nicht viel aussichtsreicher als das umgekehrte, nur dass man dies letztere aus guten praktischen Gründen niemals versucht." Dennoch wurde einem Rivalisieren der Tochter mit dem Vater um die begehrte Mutter psychoanalytisch genauso wenig Beachtung geschenkt, wie lesbische Sexualität gesamtgesellschaftlich Beachtung fand. Auch dieser Komplex wurde nicht etwa als z. B. Sappho-Komplex konzeptualisiert, sondern mit dem Begriff „negativer weiblicher Ödipus-Komplex" in die hinterste Reihe einer möglichen Anschaulichkeit gerückt.

Nach dem Behandlungsabbruch seiner jugendlichen Patientin Dora konstatierte Freud (1905), dass er ihren homosexuellen Wünschen nicht genügend Bedeutung beigemessen habe. 1920 berichtete er über die Behandlung einer jugendlichen Homosexuellen, die er selbst abbrach. Diese Patientin hatte mit einem Selbstmordversuch auf eine enttäuschende Dreieckssituation reagiert, die mir wie eine Illustration des klassischen negativen weiblichen Ödipus-Komplexes vorkommt, für den ich inzwischen den Begriff „lesbischer Komplex" verwende (s. u.). Als Freuds Patientin mit der von ihr verehrten Lebedame spazieren ging, begegneten sie dem Vater der Patientin, der beide mit streng empörten Blicken strafte. Die Verehrte teilte ihr daraufhin mit, sie werde sich wohl doch von ihr trennen müssen. Verzweifelt über die Macht des väterlichen Gesetzes, sie von der Geliebten zu trennen, bzw. über deren Zurückweisung, Treulosigkeit und möglichen Verlust, stürzte sich die Patientin (wie Sappho) einen Abhang hinunter. Eine Interpretation dieser Impulshandlung als Ausdruck des negativen Ödipus- (bzw. lesbischen) Komplexes bedeutet, dass der ödipale Sieg des Vaters und die ödipale Treulosigkeit der Geliebten (in der Mutterübertragung) zu einem Gewaltakt der Tochter gegen sich selbst führt. Dadurch möchte sie nicht nur die Unerträglichkeit ihrer Niederlage auslöschen und die ödipalen Eltern bestrafen, sondern sich im Tod in der Tiefe, die das Geschlecht der Freundin symbolisiert, auch mit der Geliebten vereinen.

Freud interpretierte diesen Impuls ebenfalls als Kombination von Strafbedürfnis und Wunscherfüllung, jedoch positiv ödipal: Die Patientin habe sich selbst für ihren Wunsch bestrafen wollen, durch die Schuld des Vaters „niederzukommen" (also vom Vater ein Kind zu bekommen). Entsprechend gesteht Freud hier dem lesbischen Begehren seiner Patientin kein Eigenrecht zu, sondern deutet es als Rache am Vater wegen der Enttäuschung des ödipalen Begehrens ihm gegenüber. Insofern versteht Freud hier die Homosexualität als umgedrehte Heterosexualität/Inversion (jedoch meines Wissens nie als Perversion/Verdrehung, wie einige Analytiker nach ihm).

„Umgedreht" erscheint mir dabei jedoch am ehesten Freuds Deutung, als Ausdruck seiner väterlichen Enttäuschung in der Gegenübertragung. Seine Identifizierung mit dem Vater der Patientin wird deutlich, wenn er schreibt: „Der Vater war ein ernsthafter, respektabler Mann, im Grunde sehr zärtlich, durch seine angenommene Strenge den Kindern etwas entfremdet.

Sein Benehmen gegen die einzige Tochter wurde allzu sehr durch Rücksichten auf seine Frau, ihre Mutter, bestimmt. Als er zuerst von den homosexuellen Neigungen der Tochter Kenntnis bekam, wallte er zornig auf und wollte sie durch Drohungen unterdrücken" (1920: 273). „Die Homosexualität seiner Tochter hatte etwas, was seine vollste Erbitterung weckte" (ebd.: 274). Und weiter: „Durch irgendeinen leisen Eindruck gewarnt, erklärte ich ihr eines Tages, ich glaube diesen Träumen nicht, sie seien lügnerisch oder heuchlerisch, und ihre Absicht sei, mich zu betrügen, wie sie den Vater zu betrügen pflegte. [...] Ich glaube aber doch, neben der Absicht der Irreführung lag auch ein Stück Werbung in diesen Träumen; es war auch ein Versuch, mein Interesse und meine gute Meinung zu gewinnen, vielleicht um mich später desto gründlicher zu enttäuschen" (ebd.: 293). „Ich brach also ab, sobald ich die Einstellung des Mädchens zum Vater erkannt hatte" (ebd.: 292).

Die Schwierigkeit Freuds, die Bedeutung der primären lesbischen Wünsche seiner Patientin anzuerkennen, liegt wohl in der damit verbundenen ödipalen Kränkung des Vaters begründet, die er in der Gegenübertragung nicht hinzunehmen versteht. Nach dem einst bei Dora erlittenen „Bruchstück" re-„agiert" er nun mit einem zornigen Bruch von seiner Seite (vgl. Poluda 1992a). Obgleich er (im Gegensatz zu seiner generell eher liberalen Einstellung zur Homosexualität) hier praktisch daran scheiterte, einer jungen Frau ödipale Rivalität mit ihm als Vater zuzugestehen (eine Konstellation, die vielleicht das Leben seiner Tochter Anna bestimmte), erkannte er später theoretisch die große Bedeutung der sexuellen Wünsche der Tochter gegenüber ihrer Mutter an (vgl. Freud 1931).

Ich selbst gehe davon aus, dass sich das Mädchen während der Dyade des ersten Lebensjahres als Liebespartnerin der Mutter versteht wie der Junge auch, und ziehe deshalb Nancy Chodorows (1978) Begriff „matrisexuelle Phase" dem traditionellen Begriff „orale Phase" vor. Während der Separation, bei der das Kind nacheinander zum Verzicht auf die direkt befriedigenden Modi, *gestillt*, *getragen* und *gewickelt* zu werden, angeleitet wird, entdeckt es, dass der eigentliche Sexualpartner der Mutter der Vater ist. Dadurch wird der frühe Ödipus-Komplex und eine Phase vor dem reifen Ödipus-Komplex eingeleitet, die traditionell „anal" genannt wird, mir jedoch besser durch Fritz Morgenthalers (1980) Begriff „autoerotische Phase" gekennzeichnet zu sein scheint, da das Kind nun während autoerotischer Aktivitäten in „polymorph-perversen" Phantasien mit beiden Eltern beide Geschlechtspositionen durchspielt.

Da das Mädchen, anders als der Junge, den frühen Ödipus-Komplex in der gleichgeschlechtlichen Position betritt, hat es nicht nur wie er die Erkenntnis zu verkraften, dass die Mutter nicht die Sexualpartnerin des Kindes, sondern die des Vaters ist, und damit das Ausgeschlossensein von der Sexualität der Eltern, sondern darüber hinaus das „Homosexualitäts-Tabu" (im Weiteren: homosexuelles Tabu), das ihr weibliche Sexualobjekte ein für allemal verbietet. Um diese Dynamik unmissverständlich zu benennen, bin ich dazu übergegangen, vom „lesbischen Komplex" (Poluda 1993) zu sprechen, anstatt den anschauungsfernen Begriff „negativer weiblicher Ödipus-Komplex" zu verwenden. Die durch das homosexuelle Tabu gebotene heterosexuelle „Verkehrsordnung" erlebt die Tochter als zutiefst kränkende Liebesenttäuschung an der Mutter, als entwertende Zurückweisung und Verrat, durch den ihre Liebe in

Hass sowie ihre sexuellen Wünsche in Mordimpulse und die resultierenden Schuldgefühle in suizidale Tendenzen verkehrt zu werden drohen. Entsprechend kann sich ein ungelöster lesbischer Komplex später z. B. in eine Magersucht auswachsen. Das homosexuelle Tabu bzw. die lesbische Enttäuschung an der Mutter legt der Tochter die Lösung des frühen Ödipus-Konfliktes durch den Objektwechsel zum Vater und seinem Genitale nahe sowie eine teils melancholische, teils sublimiert erotische Identifizierung mit der Mutter, durch die die primäre Homosexualität der Tochter in Mütterlichkeit transformiert wird. So zeigt sich eine Funktion des homosexuellen Tabus darin, Mütterlichkeit zu produzieren. Aus der Liebe zur Mutter wird der Wunsch nach einem Kind, mit dem diese Liebe wiederhergestellt werden soll. Mit diesem Wunsch wendet sich die Tochter an den Vater, den das Kind für die Zerstörung der Dyade verantwortlich macht. Dies soll er dadurch wieder gutmachen, dass er der Tochter das verlorene Liebesglück nicht nur direkt ersetzt, sondern darüber hinaus auch durch die Erzeugung eines Kindes wiederherstellt. In der autoerotischen Phase spielt das Mädchen mit einer weiblichen Puppe, die sowohl die begehrte Mutter als auch das erwünschte Kind als auch das eigene weibliche Genitale repräsentiert. Die mit dem lesbischen Komplex verbundene große narzisstische und ödipale Aggression wird in ein strenges frühes Überich integriert, das die sozial vorgeschriebene Entwicklung der Tochter kontrolliert. Der Wunsch, einen Elternteil auszuschalten, um den anderen exklusiv zu besitzen, wird erst in der frühgenitalen ödipalen Phase wieder zum Thema.

Freud hingegen konstruierte als Movens des Objektwechsels den Penisneid auf den Vater und den narzisstischen Wunsch nach einem Penis-Ersatz in einem Kind vom Vater. Aus dieser Perspektive wäre das Mädchen der geschlagene Rivale, der seinen Neid verwindet, indem er sich dem Stärkeren andient, um nicht ganz leer auszugehen. Ich würde diese Linie nicht von der Hand weisen, betrachte sie jedoch als einen schmalen Ausschnitt aus den breiten Möglichkeiten, den lesbischen Komplex zu verarbeiten und in autoerotischen Phantasien zu gestalten. In Freuds Konzeption entspricht der Objektwechsel des Mädchens zudem einem Geschlechtswechsel: Solange es die Mutter begehrte, hielt sich das Mädchen für männlich; als weiblich versteht es sich erst, wenn es beginnt, den Vater zu begehren. Es tut Letzteres jedoch mit der Vorstellung eines geschlechtslosen Körpers, da es (nach Freud) die Vagina erst in der Adoleszenz entdecken wird.

Nach meiner Einschätzung ist Neid auf das Organ des Vaters, mit dem er die Mutter sexuell befriedigt, ein passageres Phänomen des frühen Ödipus-Komplexes bei beiden Geschlechtern und bleibt ein Thema der Identifizierung mit ihm, betrifft also den Jungen mehr als das Mädchen (vgl. auch Gast 1992). Eine Fixierung an einen starken Penisneid kann bei beiden Geschlechtern nur als Ausdruck einer narzisstischen Störung begriffen werden und keineswegs als ein reguläres Phänomen, erst recht nicht als Spezifikum homosexueller Entwicklungen. Lesbische Entwicklungen können (wie heterosexuelle auch) auf *drei verschiedenen Niveaus* beschrieben werden.

Bei *unneurotischen* Entwicklungen dürfen wir annehmen, dass die Eltern diese Töchter gewähren ließen und genügend förderten, so dass sie in Frieden mit ihren inneren Objekten leben können. Sie akzeptieren das homosexuelle Tabu letztlich nicht und binden die Wut darüber nicht ins Überich, sondern erhalten sie im Ich zur Behauptung ihres Begehrens aufrecht. Diese Entwicklungen scheinen mir häufig durch ein Gewichtungsverhältnis von Objektliebe zur Mutter und Identifizierung mit ihr geprägt zu sein, das eine Mittelstellung zwischen den durchschnittlich weiblichen und den durchschnittlich männlichen Gewichtungsverhältnissen einnimmt. So entwickelt die Lesbe womöglich eine geringere Umwandlung der Objektliebe zur Mutter in Identifizierung als die Hetera (aber stärker als der Junge) und eine stärkere Identifizierung mit der väterlichen Potenz als sie (aber schwächer als der Junge). Dem entspricht der spielerische Rollenwechsel, den unneurotische Lesben oft zwischen Eroberung und Hingabe praktizieren, wie es Fritz Morgenthaler (1980) auch von unneurotisch homosexuellen Männern berichtet.

Neurotische oder frühgestörte Lesben bemühen sich häufig um eine psychoanalytische Behandlung, um ihre traumatische Fixierung an den lesbischen Komplex zu lösen. Bei *neurotischen* Entwicklungen geht es um die Rehabilitierung des weiblichen Geschlechtsteils, das durch die Zurückweisung der Mutter entwertet erscheint, um dessen Akzeptanz und Aneignung. Diese Lesbe ist sexuell stark interessiert und aktiv, sie erlebt die Bestätigung und Erwiderung ihres sexuellen Begehrens als heilsame Validierung ihres Genitales, gerät aber häufig in Ängste, die Partnerin werde ihr doch noch einen Mann vorziehen, oder inszeniert sexuelle Zurückweisungen im Sinne des Wiederholungszwanges. Psychoanalyse kann ihr helfen, ihre heterosexuellen Anteile zu integrieren sowie Minderwertigkeits- und Rivalitätsängste abzulegen.

Bei der *frühgestörten* Lesbe liegt das Trauma in der mangelnden Akzeptanz und Liebe des ganzen Selbst der Frau von Seiten ihrer Mutter. Sie sucht bei der Partnerin vor allem Verschmelzung mit einem bestätigenden Selbstobjekt. Die genitale Sexualität spielt oft für sie eine weniger wichtige Rolle und schläft nicht selten sogar ganz ein. In der psychoanalytischen Behandlung geht es entsprechend um mehr oder weniger tief greifende narzisstische Problematiken.

Die Fixierung an den lesbischen Komplex ist jedoch *keine homosexuelle Spezifität*, sondern spielt bei neurotischen und frühgestörten Heteras eine vergleichbare Rolle (vgl. Poluda 1993): Genitale Minderwertigkeitsgefühle auf neurotischer Basis und Beziehungsprobleme auf der Basis einer Frühstörung qualifizieren ebenso die Schwierigkeiten heterosexueller Frauen.

Die Perspektive der französischen Schule

Freuds Rekonstruktion der weiblichen Entwicklung hat schon früh Kontroversen ausgelöst und die Forderung nach einer alternativen Konzeption laut werden lassen, die der Eigenständigkeit der weiblichen Entwicklung Rechnung trage. Ernest Jones (1928) z. B. lehnte es ab, die Frau als „un homme manqué“ zu betrachten, und bemühte sich auch darum, der weiblichen Homosexualität einen respektableren Stellenwert einzuräumen als z. B. Helene Deutsch (1948), deren Frauenbild sich an Freuds Sichtweise orientierte und die vermutete, die lesbische Frau kompensiere mit ihrer Erotik eine ungelöste und behandlungsbedürftige Hassbindung an die Mutter. In dieser Tradition steht Socarides (1978), der jede Homosexualität als pathologische Erotisierung von Hass hypostasiert. In der jüngeren Vergangenheit haben Janine Chasseguet-Smirgel u. a. eine neue „Psychoanalyse der weiblichen Sexualität" (Chasseguet-Smirgel 1964) konzipiert, mit der sie sich darum bemühen, das psychoanalytische Frauenbild vom „phallozentrischen Vorurteil" zu befreien und die weibliche Entwicklung als eine eigenständige zu rehabilitieren.

Janine Chasseguet-Smirgel

Um sich von der traditionellen Vorstellung zu lösen, das Mädchen entspreche einem misslungenen Mann, verharre in langer präödipaler Bindung an die Mutter, wende sich schließlich aus Penisneid dem Vater zu, von dem es als Penis-Ersatz ein Kind zu bekommen wünsche, und entdecke den vaginalen Teil ihres eigenen Geschlechtsorgans erst in der Adoleszenz, griff Chasseguet-Smirgel auf Melanie Kleins (1928, vgl. auch 1962) Konzeption des frühen Ödipus-Komplexes zurück.

Kleins früher Ödipus-Komplex ist mit den Prozessen der Selbst-Objekt-Differenzierung im ersten Lebensjahr verknüpft, bei denen das Kind die primäre paranoid-schizoide Position zugunsten der depressiven Position überwinden muss – eine Konzeption, die die Verbindung von psychosexueller Entwicklung mit kognitiver und moralischer Reifung hervorhebt. Zuerst unterscheidet das Kind nach dem Lustprinzip eine gute und eine böse Brust-Mutter, betrachtet die gute als einen Teil seiner selbst oder beneidet sie um ihre Güte und projiziert alle unlustvollen Selbstanteile in die böse. Das primäre Erleben ist von der Evidenz getragen: Alles Gute kann nur mir gehören, alles Unangenehme kann nur fremdes Böses sein. In die depressive Position tritt das Kind ein, wenn es die Spaltung überwindet und die Realität seines Getrenntseins und seiner Abhängigkeit von einer Mutter anerkennt, die es ebenso wie sich selbst als sowohl gut als auch böse konzipieren kann. Mit diesem Prozess ist auch die Realisierung des Geschlechtsunterschiedes sowie der sexuellen Paarung der Eltern verbunden, die ödipale Eifersucht auslöst.

Während Klein in Bezug auf die mütterliche Potenz von Brust und „Bauch" spricht, geht Chasseguet-Smirgel in Anlehnung an Karen Horney davon aus, dass vom Kind neben dem väterlichen Penis der mütterliche Bauch mit der Vagina als Eingang, das heißt als Geschlechtsteil, erkannt und repräsentiert (und unter Umständen wieder verdrängt) wird, und wendet sich gegen Freuds Vorstellung, die Vagina werde erst in der Pubertät entdeckt. Durch diese beiden Schritte: die Integration des frühen Ödipus-Komplexes (nach Klein) und einer frühen Repräsentanz der Vagina (nach Horney) erreicht Chasseguet-Smirgel den frühgenitalen Bezug zwischen Tochter und Vater, der ihr für eine eigenständige Rekonstruktion der Weiblichkeit grundlegend erscheint.

Anders als Klein ist Chasseguet-Smirgel (1964a) jedoch der Meinung, dass die frühe Entdeckung des Geschlechtsunterschiedes regelmäßig mit einer Projektion des guten und des bösen Mutteranteils (aus der paranoid-schizoiden Dyade) auf die Geschlechter verbunden sei, so dass die frühe Ödipus-Konstellation beim Mädchen „guter Vater - böse Mutter" bedeute, beim Jungen „gute Mutter - böser Vater". Klein würde eine solche Konstellation als pseudo-ödipal bezeichnen, da durch die Projektion der paranoid-schizoiden Spaltung auf die Eltern die depressive Position abgewehrt und die Existenz des Geschlechtsunterschiedes geleugnet werde. Dies zeigt sich unter anderem daran, dass mit gut asexuell (das heißt den Narzissmus des Kindes schonend) verbunden wird, mit böse sexuell (das heißt die Eifersucht des Kindes provozierend). Vermerkt sei auch, dass Chasseguet-Smirgel die negativ-ödipale Konstellation des Mädchens (die schon bei Freud unterrepräsentiert war) völlig ausblendet und dass folglich in ihren Falldarstellungen homoerotische Übertragungsdeutungen fehlen.

Chasseguet-Smirgel beschreibt die Konstellation „guter Vater - böse Mutter", die auf der Basis einer narzisstischen Grundstörung tatsächlich häufig auftritt, als den „normalen" ödipalen Verlauf beim Mädchen, damit der Objektwechsel in Gang komme (als dessen Movens Freud den Penisneid betrachtet, ich selbst das homosexuelle Tabu annehme). Dabei ist sie sich bewusst, dass diese Entwicklung schädlich ist und schwer auf dem weiblichen Schicksal lastet. In ihrem Aufsatz über die weiblichen Schuldgefühle (1964b) leitet sie daraus die aggressive Hemmung des Mädchens gegenüber dem als gut idealisierten Vater ab sowie eine resultierende Identifizierung mit seinem Penis, die die Frau später zum Anhängsel des Mannes prädestiniere. Von einer Selbst-Objekt-Beziehung zur Mutter ist die Tochter/Frau dann nur zu einer entsprechenden Partial-Objekt-Beziehung zum Vater/Mann gelangt und kein selbständiges bzw. politikfähiges Subjekt mit einer eigenlogischen Sexualität geworden.

Chasseguet-Smirgels Projekt, die psychosexuelle Entwicklung der Frau als eine eigenständige darzustellen, scheint mir vor zwei mächtigen kulturellen Hemmschranken, die unter anderem den frühen Ödipus-Komplex qualifizieren, etwas ratlos auf der Strecke geblieben zu sein (vgl. auch Gast 1992). Dies ist zum einen das homosexuelle Tabu, das eine theoretische Vernachlässigung der erotischen Mutter-Tochter-Bindung bzw. die Ausblendung des lesbischen Komplexes und eine Betonung des aggressiven Mutter-Tochter-Konflikts gebietet. Zum anderen beinhaltet die gesellschaftliche Unterordnung der Frau unter ein phallisches Primat eine kulturelle Verdrängung der primären vaginalen Potenz, eine Verdrängung, die so entschieden und machtvoll internalisiert wird, dass eine vaginale Repräsentanz auch von Chasseguet-Smirgel nicht konsequent in ihre Theorie integriert werden konnte.

Dafür ein kurzes Beispiel: Chasseguet-Smirgel, die die Repräsentanz der Vagina entwicklungspsychologisch fordert, bekam von einer Patientin einen Traum zu hören, in dem diese mit der Mutter in einem Fluss nach Aalreusen sucht. Eine Gelegenheit, so sollte man meinen, die Suche der Patientin mit der

Analytikerin nach ihrem Geschlecht mütterlicher Herkunft zu thematisieren. Chasseguet-Smirgel deutet jedoch, die Patientin sei auf der Suche nach Aalen (Phalloi). Entsprechend wird eine sexuell potente Mutter als phallisch bezeichnet (und nicht als z. B. vaginal/gebärmütterlich), und die Tochter, die sich mit sexuellem Interesse dem Vater zuwendet und mit der Mutter konkurriert, realisiert nicht etwa ihr weibliches Genitale, sondern „gibt sich einen Penis" (1964a/1974: 164). Und so kann ich auf die von Chasseguet-Smirgel (ebd.: 155 f) gestellte Frage: „Wie läßt sich jedoch erklären, dass das Symbol für Wert, Vollkommenheit, Integrität, Macht auf allen Ebenen das männliche Sexualorgan ist?" nur antworten: weil sie es (noch) nicht anders sehen konnte (oder wollte).

Sie schreibt: „Männer wie Frauen werden von einer Frau zur Welt gebracht: wir alle sind in erster Linie Kinder unserer Mutter. Unsere Wünsche scheinen sich in dem Bestreben zu vereinigen, diese Tatsache aufzuheben, so sehr ist sie mit Konflikten beladen und so sehr erinnert sie an unsere ursprüngliche Abhängigkeit" (ebd.: 186). Auch ihre Psychoanalyse der weiblichen Sexualität scheint mir von diesem (zutiefst patriarchalen) Anliegen gekennzeichnet zu sein, die Tatsache aufzuheben, in erster Linie Kind der Mutter zu sein. So wie der Junge kein Mutter-Sohn sein darf, soll nun (in einer Verschärfung patriarchaler Forderungen) auch das Mädchen keine Mutter-Tochter mehr sein. Der mühevolle Weg des Mädchens dahin, eine erwachsene Frau zu werden, scheint sich hier vor allem in der Entwicklungsaufgabe auszudrücken, von der Mutter wegzukommen. Das tut Chasseguet-Smirgels Frau (im Gegensatz zu Freuds Frau) scheinbar mit Beginn des frühen Ödipus-Komplexes, allerdings dann doch, ohne sich wirklich eine vaginale Repräsentanz aneignen zu können.

So wie bei Freuds Entwicklung zum „richtigen" heterosexuellen Mann die Frau als Container für die auf diesem Weg überwundenen Seiten dienen musste, so dient bei Chasseguet-Smirgels Entwicklung zur erwachsenen heterosexuellen Frau die Lesbe als Container für deren zu überwindende Mutterbindung. Ich habe den Eindruck, dass in ihrem Buch „Psychoanalyse der weiblichen Sexualität" das negative Bild der Frau nach hinten durchgereicht wird und in dem letzten Aufsatz von Joyce McDougall über die weibliche Homosexualität wiederkehrt. So wie die Psychoanalyse der Weiblichkeit ursprünglich (und zum Teil auch 1964 noch) wie die Beschreibung einer Krankheit anmutet, so wird nun die Entwicklung zu weiblicher Homosexualität ganz deutlich als Krankheit gezeichnet. Und so wie in der traditionellen Psychoanalyse das Geschlechterverhältnis als ein hierarchisches konstruiert wurde, wird nun eine Rangordnung zwischen Hetero- und Homo-Sexualität hergestellt, die darauf hinausläuft, dass ein kaum halbwegs überwundenes phallozentrisches Vorurteil von einem forciert heterozentrischen Vorurteil abgelöst wird.

Meiner eigenen Einschätzung nach bildet sich eine vaginale Repräsentanz dann aus, wenn Kleins depressive Position erreicht werden kann, was nicht nur bedeutet, dass die Gut-Böse-Spaltung der paranoid-schizoiden Position durch Integration der libidinösen und aggressiven Triebe überwunden wird, sondern auch der sexuelle Monismus der primären Dyade. Die matrisexuelle Beziehung des Säuglings zur Mutter bedeutet, dass nur die Mutter mit einem Geschlechtsteil ausgestattet ist, das Georges Devereux (1981) besonders eindrucksvoll als Baubo, die mythische Vulva, identifiziert hat, einem Emblem über antiken Toreingängen, das die Vulva mit dem vaginalen Eingang zum mütterlichen Uterus darstellt. Das Baby als Ganzes stellt das Komplement zum mütterlichen Organ dar, den „Inhalt" ihrer „Form". Bei der Entdeckung des väterlichen Penis wird dieser häufig probeweise in Analogie mit dem kindlichen Selbst identifiziert und mit dessen Größenvorstellungen zum Phallos erhöht, der über die Mutter triumphiert, wie es dem Wunsch des ohnmächtigen Babys entspricht. (Ich erinnere an die von Freud aufgestellte Gleichung der „Inhalte": Kind = Kotstange = Penis.) In dieser Phantasie hat die Mutter kein eigenes Geschlecht und wird vom Phallos beherrscht wie einst das Baby von der Baubo des mütterlichen Unterleibes. Wenn diese phallisch-narzisstischen Phantasien nicht als Übergangsmodi zur Realisierung der Sexualität der Eltern dienen, sondern persistieren, wandeln sie sich in narzisstische Abwehrformationen gegen die Anerkennung des Getrenntseins sowie der Existenz zweier Geschlechter und ihres Unterschiedes, gegen den frühen Ödipus-Komplex und die depressive Position als Anerkennung des Bösen in uns selbst.

Wir finden diese Abwehrformation in der von Chasseguet-Smirgel beschriebenen Identifizierung der Frau mit dem Penis. Mir scheint, dass diese Abwehr jedoch auch ihre Theorie beeinflusst, wenn sie annimmt, das Mädchen müsse die Macht der Mutter fliehen, um sich zu entwickeln. Dies führt zu einer heterozentrischen Theorie, in der es keine förderliche Homoerotik zwischen Mutter und Tochter gibt. Folglich übersieht Chasseguet-Smirgel in ihren Behandlungen die homoerotischen Übertragungsangebote ihrer Patientinnen, wie z. B. die gemeinsame Suche nach den Reusen im Fluss.

Dagegen möchte ich ins Feld führen, dass eine Integration der Vagina ins Körperschema der Tochter nur durch eine Entwicklung gewährleistet wird, die nicht von Abwehr dominiert wird, sondern eine Beziehung zwischen Mutter und Tochter zulässt, die von Begehren qualifiziert ist. Nur in diesem Rahmen kann eine sexuelle Identifizierung in Gang kommen (bzw. in der psychoanalytischen Behandlung erarbeitet werden), die schließlich eine genügend aggressive Auseinandersetzung zwischen beiden zulässt, bei der die Tochter sich emanzipiert, ohne von der einen in eine andere Abhängigkeit fliehen zu müssen. Dass solche vitalen weiblichen Entwicklungen viel zu selten sind, scheint mir mit der kulturellen Entwertung der Frau zusammenzuhängen, die sowohl das weibliche Baby weniger willkommen heißt als auch die selbstbewusste Lebensfreude der Mutter (als dessen weiblichem Modell) trübt. Dadurch werden die narzisstischen Ressourcen des Mädchens so eingeschränkt, dass es in der Bewältigung der depressiven Position und der Entwicklung einer tragenden Identität behindert wird. Darüber hinaus verhindern allein schon die kulturellen Denkhemmungen die Bildung einer Orientierung gebenden Vorstellung von einem dem Mann äquivalenten weiblichen Subjekt, das sich als erwachsene Frau im Vollbesitz geistiger und sexueller Potenz konstituierte.

Joyce McDougall

Werfen wir nun einen Blick auf das von McDougall (1964) beschriebene Bild weiblicher Homosexualität. Sie schreibt: „Wir bewegen uns nicht mehr im Bereich der klassischen Neurosen. Zwar finden wir hysterisch-phobische Abwehrmechanismen und in der homosexuellen Beziehung selbst eine zwanghafte Form von Beziehung – wo zumindest das Objekt bewahrt wird, obgleich von starker Ambivalenz geprägt. Aber das Ich ist kein neurotisches Ich; man kann tatsächlich von einer Spaltung sprechen: von einer Spaltung der Ichstruktur im Freudschen Sinne, und ebenfalls von einer Spaltung auf der Ebene der Objekte im Sinne Melanie Kleins (das begehrte, gute, idealisierte Objekt wird auf die Frau projiziert, das gefürchtete, böse, verfolgende Objekt wird auf den Mann projiziert). Die Spaltung geht mitten durch die Struktur, die ich hier klarzumachen versuche“ (1964/1974: 289).

Wir können also staunend feststellen, dass McDougall die früh-ödipale Entwicklung der Lesbe mit dem Resultat einer zwanghaften Objektbeziehung fast identisch beschreibt wie Chasseguet-Smirgel die Entwicklung der heterosexuellen Frau. Der einzige Unterschied liegt in der Projektion des guten Objekts auf die Mutter, des schlechten Objekts auf den Vater und in der strengeren Beurteilung der Spaltung durch die Analytikerin. Bei beiden Typen führt die pathologische Lösung der frühen Triangulierung durch die archaische Abwehr von Spaltung und Projektion (als Ausdruck narzisstischer Störung der weiblichen Entwicklungen unter den soziokulturellen Bedingungen patriarchaler Strukturen) zu einer zwanghaften und ambivalenten Beziehungsform, die das Objekt zwar erhält, die Liebe zu einem Geschlecht aber mit einer übertriebenen Idealisierung verbinden und auf dem (selbstschädigenden) Hass dem anderen Geschlecht gegenüber aufbauen muss.

Eine realitätsgerechte Entwicklung hingegen muss das primitive Abwehrniveau von Spaltung und Projektion transzendieren, das zu Zwangsheterosexualität oder Zwangshomosexualität führt. Das Erreichen der depressiven Position bedeutet, durch Trauerarbeit an dem Verlust der Dyade und durch Überwinden der primär-narzisstischen Perspektive dahin zu gelangen, gute und böse Anteile bei beiden Eltern und im eigenen Selbst zu realisieren und integrierte Repräsentanzen zu entwickeln.

Die Parallelen lassen sich fortführen: McDougall sieht die Lesbe ebenso mit dem väterlichen Genitale identifiziert wie Chasseguet-Smirgel die Hetera und dadurch ebenso gefährdet, in der Partnerschaft zum Partialobjekt zu werden. Weiter schreibt sie: „In einer Umkehrung der Mutter-Kind-Beziehung bemüht sie sich, ihre Partnerin auf die Rolle des Partialobjektes zu reduzieren, das nur sie manipulieren kann“ (ebd.: 291). Dieser Beobachtung kann ich nur eine Bemerkung von Freud über die heterosexuelle Frau hinzufügen: „Die Ehe ist nicht eher versichert, als bis es der Frau gelungen ist, ihren Mann auch zu ihrem Kind zu machen“ (zit. nach Chasseguet-Smirgel 1964a/1974: 25).

In der Neubearbeitung ihres Artikels hat McDougall (1978) die 1964 mit Chasseguet-Smirgel vertretene Version des frühen Ödipus-Komplexes nicht wiederholt. Ich nehme an, dass diese Vorstellung allein deshalb nicht haltbar erschien, weil die Projektion des bösen Objekts auf die Mutter in der regulären heterosexuellen Entwicklung theoretisch unvereinbar ist mit einer Identifizierung mit eben jener Mutter, eine Identifizierung, die gleichzeitig als unabdingbar für eine heterosexuelle Entwicklung postuliert wird. 1978 referiert McDougall Freuds Behandlung einer homosexuellen Patientin (s. o.) und schließt sich nun wieder seiner Einschätzung ihrer ödipalen Situation an: „Wie wir gesehen haben, ist das homosexuelle Mädchen angesichts der ödipalen Situation regrediert und hat sein sexuelles Begehren in der Form einer dyadischen Beziehung zur Mutter neu strukturiert. [...] Es kommt zu keiner Auflösung des ödipalen Konflikts“ (1978/1985: 132). Bemerkt sei hierzu, dass Freud auch bei der heterosexuellen Frau keine Auflösung des ödipalen Konfliktes sah, sondern ein „Landen im ödipalen Hafen“.

McDougalls heterozentrisch „negative Diagnostik“ der weiblichen Homosexualität hat sich durch diese Wendung allerdings eher noch vertieft. So fragt sie: „Wie ist es möglich, die Illusion aufrechtzuerhalten, wirklich die Sexualpartnerin einer anderen Frau zu sein?“ und spricht in diesem Zusammenhang von „Ersatzbeziehung“ und „fingierter sexueller Identität“. „Was liegt der fanatischen Idealisierung von Frauen zugrunde?“ fragt sie weiter und führt aus: „Als Konsequenz einer übertriebenen Idealisierung der Partnerin enthalten homosexuelle Beziehungen in größerem Umfang als heterosexuelle eine verborgene Dimension des Neids.“ „Patientinnen dieses Typus suchen für ihre Partnerin eine alles entscheidende und unersätzliche Rolle zu spielen. Das geht zuweilen so weit, dass sie zum Schaden ihrer eigenen Interessen oder ihrer Arbeit zahllose Dinge für die andere Frau tun“ (1978/1985: 86 f, 131, 136).

Liegt es nicht nahe, hierin eine Projektion von heterosexuellem Alltagselend auf die Lesbe zu vermuten? Ich meine damit, ob nicht mit dem gleichen Recht gefragt werden könnte: Wie ist es möglich, dass die Heerscharen heterosexueller Ehefrauen, die die entmutigten Bemühungen ihres Gatten an ihrem wenig interessierten und wenig interessanten Körper mehr oder weniger ertragen, dass diese Frauen die Illusion aufrechterhalten, wirklich die Sexualpartnerin ihres Mannes zu sein? Liegt nicht deren fanatischer Idealisierung von Männern die Misere eines verborgenen Neides (in größerem Umfang als in homosexuellen Beziehungen) auf seine privilegierte Lust zugrunde? Und trifft es nicht den Nagel alltäglicher Ehesymbiosen auf den Kopf, dass die Frauen zum Schaden ihrer eigenen Interessen oder ihrer Arbeit zahllose Dinge für ebendiesen Mann tun?

Ebenso wie ich Freuds Weiblichkeits-Konstruktion auf der Basis eines phallozentrischen Vorurteils als Projektion des Elends männlicher Ohnmacht und „Kastration“ in die Frau als Container verstehe, scheint mir auch McDougalls Tendenz, das neurotische Alltagselend eines erschreckend hohen Anteils heterosexueller Frauen projektiv bei Lesben zu identifizieren, dem gesellschaftlichen Mechanismus auf der Basis eines heterozentrischen Vorurteils zu entsprechen, das alltägliche Unglück, das die sozialen Strukturen erzeugen, in der Homosexualität als (mystifiziertem) Container unterzubringen.

Joyce McDougall gibt jedoch nicht nur ein besonders deutliches Beispiel für die „negative Diagnostik“ der weiblichen Homosexualität im traditionellen psychoanalytischen Diskurs, sondern auch für einen kulturellen Wandel der psychoanalytischen Perspektiven im letzten Jahrzehnt. Schon 1964 erwähnt sie, dass es auch homosexuelle Frauen gibt, deren berufliches und soziales Leben unbelastet scheint und die daher Psychoanalyse nicht in Anspruch nehmen, erweckt jedoch im Weiteren den Eindruck, Lesben seien allgemein „unfähig, ihr Leben zu organisieren“ (1964/1974: 280 f). Beinahe zwanzig Jahre später erwähnt sie ausdrücklich, dass einige Homosexualitäten sich nicht als „Neo-Sexualitäten“ (das heißt als Perversionen) qualifizieren lassen (1982/1988: 275). 1995 schließlich hielt sie auf der Tagung der Europäischen Psychoanalytischen Föderation über Homosexualität (die mir als ausgesprochen heterozentrisch dominiert erschien) einen Vortrag zum Thema weibliche und männliche Homosexualität mit dem Titel „Weibliche und männliche Kreativität“, in dem sie die Bedeutung der menschlichen Bi-Sexualität im Allgemeinen sowie im Besonderen für den Künstler unterstrich und vorschlug, den negativen Ödipus-Komplex als homosexuellen Ödipus-Komplex zu bezeichnen. Sie postulierte, dass jeder innovatorische, schöpferische Akt als eine Grenzüberschreitung gegenüber bisher gültigen Setzungen erlebt wird, die sowohl Schuldgefühle erzeugt als auch Wiedergutmachung anstrebt. Um zu einer entsprechenden Grenzüberschreitung fähig zu sein, müsse es dem Künstler gelingen, die beiden Pole seiner psychischen Bi-Sexualität so zu integrieren, dass er mit seiner inneren Mutter und seinem inneren Vater etwas Neues zeugen könne. Im anschließenden Gespräch versicherte sie mir, dass sie ihre Positionen von früher als überholt und Homosexualität nicht mehr vorrangig als Pathologie betrachte; damals habe sie zu wenige Fälle generalisiert. Dieser Sinneswandel ermutigt mich zu der Annahme, dass Psychoanalytiker, die sich wirklich langfristig und ernsthaft mit der Thematik auseinander setzen, schließlich zu einer Überwindung der Vorurteile gelangen, die ihre Sichtweise zu Beginn noch beeinflussten.

In McDougalls letztem Buch mit dem programmatischen deutschen Titel „Die Couch ist kein Prokrustesbett“ (1995/1997) schließlich distanziert sie sich auch öffentlich von ihrer früheren Ansicht und bekundet eine moderne Sichtweise der Sexualität, mit der ich weitgehend übereinstimmen kann. Im letzten Kapitel setzt sie sich sogar offensiv mit Tendenzen zur theoretischen Schulen- bzw. Sekten-Bildung in der Psychoanalyse auseinander und mit den „normopathischen Anteilen“ im Psychoanalytiker selbst (das bedeutet eben auch: seinen homophobischen). Mit ihrer heutigen These, „dass alle psychischen Symptome Versuche der Selbstheilung sind“ (ebd.: 339) und „es äußerst wahrscheinlich [ist], dass sogar Intelligenz als Symptom zu betrachten ist“ (ebd.: 345) kann ich mich umstandslos identifizieren.

Dennoch muss ich festhalten, dass es seit 1964 keinen mir bekannten neuen und geschlossenen psychoanalytischen Versuch gibt, die Theorie der weiblichen Homo- und Hetero-Sexualität zu reformulieren, und dass die herkömmlichen Annahmen zum großen Teil immer noch unwiderrufen Lehrmeinung darstellen – ein Mangel, der mir an den theoretischen Arbeiten der jüngeren

Analytikergeneration zu Weiblichkeitsthemen immer wieder deutlich wird. Und auch wenn vom phallischen Monismus zunehmend abgerückt wird, bleibt doch der „negative weibliche Ödipus-Komplex“ ein Stiefkind psychoanalytischer Perzeption und Integration.

Eine alternative Perspektive

Die weibliche Individuations-Problematik hat ganz generell mit Mutter-Fixierungen zu kämpfen und dreht sich entsprechend generell um die Lösung und Integration der Mutter-Beziehung, die allzu selten ganz gelingt. Dafür spricht unter anderem die weite Verbreitung weiblicher Sexualstörungen. Freud meinte, dass die häufige weibliche Frigidität damit zusammenhänge, dass der Libido der größte Zwang angetan werde, wenn sie in den Dienst der weiblichen Funktionen gepresst werde. Und wenn sich seit Freuds Zeiten auch vieles zugunsten der Frauen verändert hat, das auch dem Spielraum ihrer psychosexuellen Entwicklung zugute kommt, so scheint doch der vaginale Orgasmus immer noch eine solche Rarität zu sein, dass unlängst allen Ernstes versucht worden ist, ihn als Mythos abzutun.

Mir scheint die Ursache dafür darin zu liegen, dass die gegebenen Entwicklungsprobleme der Frau, die damit zusammenhängen, dass ihr erstes Liebesobjekt ebenfalls eine Frau ist und dass wichtige Teile ihres Genitales im Körperinneren liegen, durch die gesellschaftlichen Bedingungen ihrer Sozialisation zum Teil erheblich erschwert werden. Die herkömmliche Entwertung der Frau (die auf einer unbewussten Überbewertung der mütterlichen Potenz fußt) führt dazu, dass weibliche Babys weniger geschätzt werden als männliche. Das kulturelle Verbot von Homosexualität ist eine weitere Ursache, die die Mutter-Tochter-Liebe schmälert, so dass die narzisstische Stabilität des weiblichen Säuglings schon im ersten Lebensjahr beeinträchtigt wird, was die Chance, den frühen Ödipus-Komplex bzw. den lesbischen Komplex zu bewältigen, verringert. Da die Tochter den frühen Ödipus-Komplex in der gleichgeschlechtlichen Position betritt, hat sie nicht nur wie der Junge die „Untreue“ der Mutter zu verkraften, wenn sie die Sexualität der Eltern realisiert, sondern auch das homosexuelle Tabu, das auf der sexuellen Liebe zwischen Frauen liegt. Dieses Verbot, das von der Tochter als kränkende Zurückweisung ihres Geschlechtes durch die Mutter erlebt wird, bedeutet eine besondere Entmutigung ihrer auf die Mutter gerichteten Sexualität und ihrer Autonomiebestrebungen. Ihre Enttäuschungswut bewirkt masochistische Tendenzen und ein besonders strenges frühes Überich, das ihre normkonforme Entwicklung kontrolliert.

Eine Dekompensation dieser Entwicklung kann sich ereignen, wenn eine (narzisstisch bereits labilisierte) Tochter die sexuelle Zurückweisung zur narzisstischen Katastrophe einer generellen Ablehnung ihrer selbst totalisiert. Wenn sie sich nicht nur in ihrem Geschlecht entwertet, sondern in ihrer ganzen Existenz bedroht fühlt, verfällt sie (wie Chasseguet-Smirgels Frau) darauf, sich als unverzichtbares Partialobjekt anzudienen, um nicht verloren zu gehen, da sie von keinem selbstverständlichen und belastbaren Liebesinteresse eines anderen an ihr ausgehen zu können glaubt. Als Resultat entwickeln sich später homo- oder heterosexuelle Partnerschaften, die nach dem Vorbild der frühen Mutter-Kind-Beziehung von einem starken Gefälle und einer Projektion von Gut und Böse auf die Geschlechter geprägt sind, und dies ist umso wahrscheinlicher, wenn das herrschende Ehemodell diese Verhältnisse bestätigt (z. B. die Frau der Autorität des Mannes unterstellt). Dabei besteht in der psychoanalytischen Tradition die Tendenz, diese infantile Beziehungsstruktur bevorzugt bei lesbischen Partnerschaften festzustellen.

Wenn allerdings die Mutter-Kind-Beziehung „genügend gut" ist bzw. die narzisstische Stabilität der Tochter ausreicht, um den lesbischen Komplex zu bewältigen (bzw. zur depressiven Position zu gelangen), ohne ein allzu strenges frühes Überich auszubilden, so dass ihrem Ich ein hinreichend aggressives Potenzial zur Verfügung bleibt, hat sie gute Aussichten, in der traditionell anal genannten Phase der Autonomiebildung vor dem reifen Ödipus-Komplex mit dem Objektwechsel zu experimentieren und ein psychosexuell komplettes Körperschema zu entwickeln wie der Junge auch. In dieser autoerotischen Phase werden von Mädchen wie Jungen beide Eltern sexuell begehrt, sind beide Eltern auch Identifizierungsmodelle, und die Urszene wird in den die autoerotischen Erkundungen begleitenden Phantasien in verschiedenen Positionen durchgespielt. Wenn die aggressiven Neid- und Raubimpulse, die sich dabei zunehmend auf das Organ des gleichgeschlechtlichen Elternteils richten, von diesem hinreichend toleriert und homoerotisch bestätigt werden, kann das eigene Geschlecht auch für das Mädchen (z. B. als geheimer Schatz) den ihm gebührenden Wert und eine entsprechende psychosexuelle Repräsentanz gewinnen. Der Kastrationsangst des Jungen entspricht die Einbruchsangst (u. a. Penetrationsangst) des Mädchens, zuerst der Mutter, später auch dem Vater gegenüber, die unter Umständen zu einer (verschließenden) Verleugnung der Vagina führen kann. Dies halte ich allerdings dann für eine seltene neurotische Komplikation, wenn der frühe Ödipus-Komplex bewältigt wurde. Eine Fixierung an die autoerotisch-anale Entwicklungsphase führt zu homo- oder heterosexuellen Partnerschaften, die durch eine spielerisch unverbindliche Qualität, narzisstische Empfindlichkeit und Scheu vor weit reichenden Konsequenzen geprägt sind. Dadurch erwecken sie den Eindruck, einer Entscheidung im reifen Ödipus-Komplex und tieferen langfristigen Bindungen auszuweichen. Es besteht in der psychoanalytischen Tradition die Tendenz, diese Struktur bevorzugt bei Bi-Sexuellen und bei männlichen homosexuellen Partnerschaften festzustellen.

Wenn das Mädchen nicht nur eine für ihren Bedarf genügend gute Mutter hatte (im Sinne Winnicotts), sondern auch einen genügend guten Vater, der die Liebe der Tochter (genügend) bestätigen und ihre Aggression (genügend) tolerieren konnte, und wenn die Beziehung der Eltern genügend gut war, um der Tochter als sexuelle Ermutigung zu dienen, dann kann es ihr gelingen, entschieden genitale homo- oder heterosexuelle Bindungen zu verwirklichen. In der psychoanalytischen Tradition besteht die Tendenz, diese Chance bevorzugt bei heterosexuellen Entwicklungen festzustellen.

Problematisch für die Tochter bleibt jedoch die Auflösung der reifen ödipalen Situation, die mit einer Aggression gegenüber dem begehrten Elternteil einhergehen muss, die gesellschaftlich viel mehr dem Sohn gegenüber der Mutter als der Tochter gegenüber dem Vater zugestanden wird. Die Blockierung weiblicher Aggression durch die traditionelle Sozialisation leistet einer ödipalen Fixierung so regelmäßig Vorschub, dass Freud sich zu der Annahme veranlasst sah, die Tochter löse den Ödipus-Komplex überhaupt nicht, sondern lande im ödipalen Hafen. Die zur Lösung von der väterlichen Autorität notwendige Aneignung seiner Definitionsmacht erscheint nicht nur als Missachtung seiner patriarchalen Privilegien, sondern auch als symbolische Kastration des Vaters, ohne die sich eine Tochter aber nicht von der Fixierung an das väterliche Geschlechtsteil lösen bzw. von ihm emanzipieren kann. Bei homo- wie heterosexuellen Entwicklungen verlangt die Auflösung der ödipalen Bindung in jedem Fall eine hinreichend aggressive Potenz für die große Anstrengung der Trennungsarbeit als Entidealisierungsarbeit, die vor allem in der Adoleszenz vertieft wird. Diese Aggression kann die homo- oder heterosexuelle Tochter nur realisieren, wenn sie den Hass nicht abwehrt, den die Enttäuschung ihrer ödipalen Wünsche hervorruft, und die Schuld erträgt, den Vater zu ent-mannen, indem sie ihm die sexuelle Besetzung zugunsten der Peers entzieht und sich selbst als Subjekt ihrer Sexualität autorisiert (vgl. Poluda 1992b).

Zur Funktion der Kategorisierung in Homo- und Hetero-Sexualität

Aus den bisherigen Ausführungen geht hervor, dass ich Homosexualität nicht für eine psychopathologische Kategorie halte, sondern annehme, dass in der Psychoanalyse eine vorbewusste Identifizierung mit der heterozentrischen Norm dazu geführt hat, die Störungen bei Menschen mit gleichgeschlechtlicher Objektwahl verschärft zu diagnostizieren und dadurch dieser Gruppe in unbemerkter Eintracht mit dem gesellschaftlichen Vorurteil die Funktion eines Containers zur projektiven Entlastung von „normalem“, das heißt gesellschaftlich produziertem Alltagselend zuzuschreiben. Wenn wir nun versuchen, diesen großgruppendynamischen Mechanismus der projektiven Entlastung des patriarchalen Alltags durch Pathologisierung von Homosexualität zurückzunehmen, und stattdessen annehmen, dass auf der Basis einer bi-sexuellen humanen Disposition beide Eltern sexuell begehrt werden und verschiedene ödipale Entwicklungen mit äquivalenter struktureller Stabilität nebeneinander möglich sind (je nach individueller Geschichte und gesellschaftlichem Spielraum), in denen Homo- und Heterosexualität in unterschiedlichen Kombinationen und Gewichtungen integriert sind, dann bleibt die Frage, ob Homosexualität, wenn schon keine psychopathologische, dann überhaupt eine einheitliche Kategorie darstellt.

Ich selbst habe dies früher angenommen. Ich hatte ein vorbewusstes Bild davon, wie Lesben sind, und diejenigen, die zu mir in Behandlung kamen, bestätigten mir dieses Bild, bis auf eine Ausnahme, und die hielt ich folglich nicht für eine „richtige" Lesbe, zumal sie keine homoerotische Gegenübertragung in mir erzeugte. Joyce McDougall (1978/1985: 93) schreibt: „Meine homosexuellen Patientinnen hätten alle ein und derselben Familie entstammen können, so sehr glich sich das Bild, das sie von ihren Eltern entwarfen." Das ging mir ähnlich, von meinen Patientinnen hätte jedoch höchstens die nicht „richtige" Lesbe zu McDougalls Patientinnen gepasst. Als ich im Laufe meiner Ausbildung und später im Kreise kollegialer Supervision Patientinnen vorstellte, die ich für typische Lesben hielt, begegnete ich immer wieder Einwendungen, bei diesen Patientinnen handele es sich wohl nicht um „richtige" Lesben. (Auf Nachfragen stellte sich z. B. heraus, dass sich die einen unter einer „richtigen" Lesbe einen „kessen Vater" mit transvestitischem Flair vorstellten, die anderen dagegen eine „Desperada" mit Bauarbeitergang.) Und als ich schließlich einen Aufsatz für eine Anthologie über weibliche Homosexualität (Alves 1993) geschrieben hatte, stellte ich zu meinem Erstaunen fest, dass die Mit-Autorinnen wiederum von ganz anderen Lesben berichteten. So war ich schon weniger überrascht, als ich in Elaine Siegels Buch (1992) über weibliche Homosexualität (bis auf eine Ausnahme) nur Patientinnen begegnete, die ich als typisch bisexuell eingestuft hätte.

Die subjektive Gewissheit der Autorinnen, in ihren lesbischen Patientinnen einem Typus zu begegnen, der sich als Ausdruck spezifischer Komplikationen ihrer psychosexuellen Entwicklung gebildet hat, kontrastiert offensichtlich mit den großen Differenzen zwischen den dargestellten Frauen. Sollte sich dadurch herausstellen, dass die „richtige" Lesbe ein erstaunlich regelmäßiges Konstrukt ist, das ebenso unterschiedlich ausfällt wie ihre heterosexuellen Therapeutinnen? Es lässt sich feststellen, dass zwar jede Autorin eine charakteristische Struktur beschreibt, dass dabei aber von schwerer Frühstörung (auf Borderline-Niveau) über narzisstische Störung, Individuationskonflikt und endlich ödipaler Komplikation mit anschließender Regression nebeneinander alle Ebenen vertreten sind, auf denen entsprechende Pathologien auch bei heterosexuellen Frauen auftreten. Ein Spezifikum für eine homosexuelle Entwicklung oder eine Weichenstellung konnte ich darin kaum ausmachen (vgl. Poluda 2000).

Ebenso müsste uns die Ubiquität homosexueller Phantasien bei heterosexuellen Frauen und Männern (vgl. z. B. die Sammlung von Nancy Friday 1980, 1983) davon überzeugen, dass Homo- und Heterosexualität keine sich gegenseitig ausschließenden Alternativen darstellen, sondern der von Freud postulierten bi-sexuellen Disposition, der sexuellen Liebe zu beiden Eltern und der sich gegenseitig fördernden Dynamik der (positiven und negativen) Ödipus-Komplexe entsprechen. Wie bei der seelischen Polarität „männlich - weiblich" auch geht es bei der Polarität „homosexuell - heterosexuell" auf psychischer Ebene wohl weniger um ein Entweder-Oder als um ein individuelles Mehr-oder-Weniger innerhalb eines polarisierten Kontinuums humaner Potenzialitäten. Daher erscheint es mir am wahrscheinlichsten, dass Homosexualität keiner zu vereinheitlichenden Gruppe von psychischen Strukturen entspricht. Die Wahl des Liebesobjekts nach dem gleichen oder dem anderen Geschlecht ist kein trennscharfes Kriterium, um hinreichend homogene bzw. konsistente oder charakteristische Gruppen voneinander zu unterscheiden. Eher scheint Homosexualität eine Möglichkeit darzustellen innerhalb der Breite eines sexuellen Kontinuums, die von den verschiedensten Menschen in unterschiedlichen Lebensphasen und historischen Situationen zur Gestaltung ihrer Entwicklung und zur Bewältigung der notwendig damit verbundenen Krisen genutzt werden kann – wie Heterosexualität auch und häufig im Wechsel mit ihr. Man denke z. B. an die wechselweise homo- und heterosexuellen Liebschaften der Götter des klassischen Griechenlands oder an Sonja Dürings (1994) Beobachtungen über „sequentielle Homo- und Heterosexualität" bei Frauen heute.

Mit dieser Einschätzung bin ich zu ähnlichen Schlüssen gekommen wie Christa Rohde-Dachser (1994). Auch sie betont, dass Homosexualität als Bestandteil eines reichen sexuellen Potenzials ebenso wie Heterosexualität im Dienst der Progression und nicht der Regression stehe, und schreibt: „Zusammenfassend kann man feststellen, dass es *die* Homosexualität nicht gibt, sondern statt dessen eine Vielfalt von Formen und Erscheinungsweisen homosexuellen Verhaltens mit vermutlich unterschiedlicher Genese. Aus diesem Grund muss auch der Versuch fehlschlagen, eine psychoanalytische Theorie der Homosexualität zu formulieren, so als könnte man vom Symptom unmittelbar Rückschlüsse auf den zugrundeliegenden Konflikt und die Persönlichkeitsstruktur eines Menschen ziehen" (ebd.: 835).

Wir stehen jedoch vor der Frage, was uns veranlasst, naiv von zwei verschiedenen sexuellen Kategorien auszugehen, obgleich wir homosexuelles Verhalten z. B. ständig bei vielen Haustieren beobachten können (Hunde, Katzen, Rinder), ohne auf die Idee zu kommen, vom „homosexuellen Tier" zu sprechen, oder zu denken, dies sei unnatürlich und beeinträchtige deren Fortpflanzungsvermögen. Foucault (1977) weist darauf hin, dass der „homosexuelle Mann" eine Erfindung des 19. Jahrhunderts ist. Vorher war der (kirchlicherseits als „sodomitisch" gebrandmarkte) gleichgeschlechtliche Sexual-Akt, nicht aber ein dadurch charakterisierter Mensch bekannt (vgl. auch Künzler 1992). Auch ich war davon ausgegangen, es gäbe „richtige" Lesben, bis ich darauf stieß, dass diese Typen so verschieden wie ihre Betrachterinnen sind. Meine These ist, dass wir an diesem Sachverhalt unseres Zwei-Kategorien-Bewusstseins beobachten können, *wie* die gesellschaftlich produzierte Kategorie Homosexualität als Container *funktioniert*, in dem wir unterbringen, was wir im Verlauf unserer Sozialisation aus dem zur Verfügung stehenden Kontinuum als unerwünscht auszuschließen gelernt haben. Dass bei den verschiedenen Autorinnen so unterschiedliche Typen resultieren, verweist auf einen recht spezifischen Schatten, den jede individuelle Strukturbildung durch ihre eigenen Ausschließungen wirft.

Ich halte es für möglich, dass sich die lesbischen Patientinnen bei einer bestimmten Analytikerin sammeln, die auf ihren Frauentyp ansprechen und zu denen die Analytikerin über ihren Schatten Zugang findet. Da sich der Frauentyp der Analytikerin, vereinfacht gesagt, durch Identifizierung mit ihrer Mutter gebildet hat und lesbische Patientinnen ihre Analytikerin vermutlich danach aussuchen, ob sie ihre Mutterbeziehung auf sie übertragen können, gibt es womöglich Ähnlichkeiten zwischen der Familienstruktur von Analytikerin und Patientin. So zumindest könnte die erstaunliche Homogenität der Patientinnen einer Analytikerin und die Inhomogenität der Patientinnen der verschiedenen Autorinnen erklärt werden. Ich vermute, dass dabei zwei Faktoren zusammenkommen: Einerseits wählt die Patientin die Analytikerin vorbewusst entsprechend ihrer vorgängigen Übertragungsbereitschaft, und andererseits interpretiert die Analytikerin die Situation entsprechend ihrer eigenen vorgängigen (Gegen-)Übertragungsbereitschaft. Kurz: der lesbische Typ einer Analytikerin ist vermutlich verwandt mit deren nicht realisiertem lesbischen Potenzial und ihrer lebensgeschichtlichen Auseinandersetzung mit der gesellschaftlichen Ordnung.

Generell ist es hilfreich, sich vor Augen zu halten, dass unser Bedürfnis nach Ordnung, Überschaubarkeit und Orientierung bzw. nach Identität und Differenz dazu führt, dass wir der überaus komplexen Verfassung unserer Realität mit Abwehrmechanismen begegnen, die der Simplifizierung im Sinne einer Reduktion von seelischer Integrationsarbeit dienen. Wenn unser Begriffsvermögen, das auf genitalem Niveau seine höchste integrative Leistungsfähigkeit erreicht, sich durch die bi-polaren Dimensionen des Psychosexuellen überfordert fühlt, neigen wir dazu, uns durch Regression auf einen analen Konkretismus zu entlasten, der eine spannungsvoll aufeinander bezogene Dualität auf einen feindlichen Gegensatz reduziert, bei dem es um Sieg bzw. Überordnung der einen Seite über die andere geht. Aus einem (genital organisierten) erforschend auszubalancierenden Mehr-oder-Weniger wird so ein (anal) ausschließendes Entweder-Oder. (In diesem Zusammenhang möchte ich darauf hinweisen, dass auch Libido und Todestrieb nicht als Alternativen, sondern Pole *eines* Triebpotenzials zu verstehen sind, was sich darin ausweist, dass beide Modalitäten nicht nur aufeinander angewiesen sind, sondern auch nie allein bzw. immer in verschiedenen Mischungsverhältnissen, einem Mehr-oder-Weniger, auftreten.)

Psychosexuell entspricht die Tendenz zur Hierarchisierung einer Kapitulation vor dem reifen Ödipus-Komplex (bzw. der Urszene: die genital befriedigende Ergänzung wird aus Eifersucht als sadistische Unterwerfung umgedeutet). Auf dem primitiven Niveau des frühen Ödipus-Komplexes (bzw. der vereinten Elternfigur: der Neid auf die Sexualität der Eltern reißt sie grundsätzlich auseinander) wird die Polarität in noch radikalerer Abwehr gespalten und zur fundamentalistischen Alternative von Gut und Böse ideologisiert (vgl. auch Benjamin 1995).

Wenn wir Freuds Sichtweise einer bi-sexuellen humanen Konstitution ernst nehmen, müssen wir realisieren, dass es keine verschiedenen sexuellen Kategorien gibt, sondern nur *eine* Sexualität mit verschiedenen polarisierten Dimensionen, unter anderem mit einem homo- und einem hetero-sexuellen Pol, und dass sich diese eine Sexualität in den verschiedensten historischen Formen manifestiert. Freud (1915: 215) betont überdies, dass das Objekt unseres Begehrens das Variabelste am Triebe sei und „im Laufe der Lebensschicksale des Triebes beliebig oft gewechselt werden“ könne. Den homo- und hetero-sexuellen Polen hat Freud gelegentlich eine andere Polarität zugeordnet, nämlich den narzisstischen Typ der Objektwahl und den Anlehnungstyp. Morgenthaler (1980) hat in seiner Theorie der männlichen Homosexualität diese Zuordnung aufgegriffen, nach der die homosexuelle Wahl eines Gleichen dem narzisstischen Typ, die heterosexuelle Wahl eines Anderen (bzw. Komplementären) dem Anlehnungstyp entspreche. So überaus plausibel uns dies erscheinen mag, auch diese (glatte) Ordnung entspricht nicht meiner klinischen Erfahrung: So wie es viele heterosexuelle Paare mit narzisstischer Objektwahl gibt, so gibt es viele homosexuelle Paare mit deutlich komplementärer Objektwahl (nach dem Anlehnungstyp).

Dieser Befund ist auch einleuchtend, wenn man dialektisch denkt und in der narzisstischen oder komplementären Objektwahl keine strikte Alternative vermutet, sondern erkennt, dass jede Bindung im Anderen das Fremde und das Gleiche *finden*, *anerkennen* und miteinander *versöhnen* muss. Dem entspricht die Berechtigung der beiden einander scheinbar widersprechenden Volksweisheiten: „Gleich und gleich gesellt sich gern“ und „Gegensätze ziehen sich an“, die jeweils eine Seite unserer Liebeswirklichkeit benennen. So wie jeder Mensch von zwei Eltern stammt und sich mit beiden mehr oder weniger identifiziert, wählt er sein Liebesobjekt mehr oder weniger narzisstisch bzw. komplementär aus und gerät dabei dann am ehesten in Schwierigkeiten, wenn er einen Pol zugunsten des anderen vernachlässigt. Übertriebene Liebe zum Anderen kann eine qualvolle narzisstische Verarmung bedeuten (wie es die Leiden des jungen Werther zeigen), übertriebene Liebe zum Gleichen einen sterilen Mangel an fremder Anregung und Herausforderung (wie wir ihn bei Egozentrikern beobachten). Ebenso ist unsere psychische Geschlechtsidentität nicht wie die physische Geschlechtszugehörigkeit alternativ konstituiert, sondern setzt sich individuell aus einem Mehr-oder-Weniger an männlichen und weiblichen Identifizierungen zusammen. Und auch jede homo- oder heterosexuelle Liebeswahl muss auf ihre Weise den jeweils anderen Pol berücksichtigen, wenn sie der Dialektik unserer psychischen Verfasstheit gerecht werden will, ohne eine genitale Integration in ungesundem Maße regressiv abzuwehren.

Im Verlauf der Entwicklung eines genital organisierten Begriffsvermögens, das mit der Integration von Polaritäten als Risiken und Potenzialitäten in einer Struktur einhergeht, die Spannungen aushalten und produktiv zu gestalten vermag, entstehen verschiedene Differenzierungsstufen als Zwischenschritte. Die verschiedenen gesellschaftlichen Ordnungsversuche können hinsichtlich ihres strukturellen Reifegrades beschrieben werden. Auf dem archaischen Niveau von Spaltung und Projektion wird der abgespaltene und projizierte Anteil einer Dualität mit Vernichtungswillen verfolgt, wie es in fundamentalistischen gesellschaftlichen Kontexten (u. a. mit Homosexuellen) geschieht. Auf mittlerem (analem) Struktur-Niveau werden durch die Verkennung der Polaritäten als Alternativen verschiedene Kategorien geschaffen und in ein hierarchisches Verhältnis gesetzt, um Normales von Abweichendem, Starkes von Schwachem bzw. Wertvolles von Minderwertigem zu unterscheiden und entsprechende Identitäten zu stiften und diese gesellschaftlich zu funktionalisieren. So diente die Entwertung des homosexuellen Mannes unter anderem der Konstruktion und Idealisierung des soldatischen Mannes.

Die unterlegenen Kategorien dienen dabei als Aufbewahrungsort für abgewehrte Anteile, mit denen der dominante Anteil jedoch in projektiver Identifizierung verbunden bleibt. Je mehr dabei die Speicher-Kategorie zur (analen) Müllhalde verkommt, umso mehr tendiert eine (Gesellschafts-)Struktur zur Regression; je mehr dagegen die Container-Kategorie toleriert werden kann, umso mehr gewinnt eine (Gesellschafts-)Struktur die progressive Fähigkeit, ausgelagerte Modalitäten wie die Homosexualität zunächst ansatz- und versuchsweise zu integrieren. Der Container als Symbol des mütterlichen Genitales kann in der Individualentwicklung eine hilfreiche mütterliche Funktion darstellen, die das Kind übergangsweise entlastet und versorgt, bis es reif genug ist, sich den inneren und äußeren Spannungen und Herausforderungen zu stellen. Die Ubiquität der Schuldzuweisung an die Mütter, der Betrachtung der Frau als inferiores Wesen und der Diskriminierung von Homosexuellen verweist jedoch auf eine permanente Tendenz, sich der seelischen Arbeit zu entziehen, das hilfsweise Ausgelagerte zu reintegrieren.

Wenn wir nun zum Schluss feststellen wollen, dass die Kategorie Homosexualität ein Konstrukt ist, das der Abwehr komplizierter Herausforderungen unserer inneren und äußeren Realität dient, so könnte uns diese Erkenntnis dabei helfen, über unseren Schatten zu springen, um ihn uns wieder anzueignen, das heißt, das projektiv Entfremdete als eigene Potenzialität zu reintegrieren und bei Bedarf über die Möglichkeit eines bereicherten sexuellen Kontinuums zu verfügen. Ein solcher Bedarf, z. B. den Partner, den Beruf, den Lebensstil oder die praktizierte Sexualform zu wechseln, kann sowohl durch den Anpassungsdruck sich schnell verändernder Lebensbedingungen entstehen als auch bei der Bewältigung von wiederholten Entwicklungskrisen im Verlauf einer lebenslänglich breit angelegten individuellen Entfaltung, die sich den Luxus der Auslotung des eigenen Potenzials leistet. Auch strukturell funktionstüchtigen Menschen kann es passieren, dass sie sich plötzlich neu verlieben (homo- oder heterosexuell) und darin eine Chance sehen, ihr Leben zu verändern – so wie die Veränderungschance in der Psychoanalyse mit der Übertragungsliebe gegeben ist. Diese Possibilität scheint mir ein Zeichen von Gesundheit unter günstigen, das heißt nichtrepressiven äußeren Bedingungen zu sein.

Für die Arbeit des Klinikers bedeutet die Vorstellung eines sexuellen Kontinuums, das lebenslänglich in Bewegung bleibt, die Freiheit, über seinen Schatten zu verfügen, die eigenen Vorurteile immer wieder mit Interesse und Erkenntnisgewinn zu reflektieren, und die Beweglichkeit, mit seinen homosexuellen Patienten als nichtfremden Menschen mit verstehbaren Problemen in Beziehung zu treten, auch wenn sich diese selbst als „anders“ definieren mögen.

Literatur

Alves, E. M. (Hrsg.): Stumme Liebe. Der „lesbische Komplex“ in der Psychoanalyse. Freiburg i. Br.: Kore 1993

Benjamin, J. (Hrsg.): Unbestimmte Grenzen. Beiträge zur Psychoanalyse der Geschlechter. Frankfurt a. M.: Fischer Taschenbuch Verlag 1995

Bubeck, L.: Die „phallsche“ Frau. Zur narzißtischen Position der Lesbe. Psychol. Diplomarbeit, Freie Universität Berlin 1992

Chasseguet-Smirgel, J. (1964) (Hrsg.): Psychoanalyse der weiblichen Sexualität. Frankfurt a. M.: Suhrkamp 1974

Chasseguet-Smirgel, J. (1964a): Einleitung. Die Freud verwandten psychoanalytischen Ansichten über die weibliche Sexualität. Freud widersprechende psychoanalytische Ansichten über die weibliche Sexualität. In: Chasseguet-Smirgel 1964/1974

Chasseguet-Smirgel, J. (1964b): Die weiblichen Schuldgefühle. In: Chasseguet-Smirgel 1964/1974

Chodorow, N. (1978): Das Erbe der Mütter. Psychoanalyse und Soziologie der Geschlechter. München: Frauenoffensive 1985

Deutsch, H.: Psychologie der Frau. Bern: Huber 1948

Devereux, G.: Baubo. Die mythische Vulva. Frankfurt a. M.: Syndikat 1981

Düring, S.: Sequentielle Homo- und Heterosexualität. Z. Sexualforsch. 7, 193–202, 1994

Foucault, M.: Sexualität und Wahrheit. Bd. 1: Der Wille zum Wissen. Frankfurt a. M.: Suhrkamp 1977

Freud, S. (1905): Bruchstück einer Hysterie-Analyse. Ges. Werke, Bd. V. London: Imago 1942

Freud, S. (1915): Triebe und Triebschicksale. Ges. Werke, Bd. X. London: Imago 1946

Freud, S. (1920): Über die Psychogenese eines Falles von weiblicher Homosexualität. Ges. Werke, Bd. XII. London: Imago 1947

Freud, S. (1931): Über die weibliche Sexualität. Ges. Werke, Bd. XIV. London: Imago 1948

Friday, N.: Die sexuellen Phantasien der Frauen. Reinbek: Rowohlt Taschenbuch Verlag 1980

Friday, N.: Die sexuellen Phantasien der Männer. Reinbek: Rowohlt Taschenbuch Verlag 1983

Gast, L.: Libido und Narzißmus. Vom Verlust des Sexuellen im psychoanalytischen Diskurs. Tübingen: Edition Diskord 1992

Jones, E.: Die erste Entwicklung der weiblichen Sexualität. Int. Z. Psychoanal. 14, 11–25, 1928

Klein, M.: Frühstadien des Ödipuskonfliktes. Int. Z. Psychoanal. 14, 65–77, 1928

Klein, M.: Das Seelenleben des Kleinkindes. Stuttgart: Klett 1962

Künzler, E.: Der homosexuelle Mann in der Psychoanalyse. Forum Psychoanal. 8, 202–216, 1992

McDougall, J.: Über die weibliche Homosexualität. In: Chasseguet-Smirgel 1964/1974

McDougall, J. (1978): Das homosexuelle Dilemma. Eine Untersuchung zur weiblichen Homosexualität. In: Dies.: Plädoyer für eine gewisse Anormalität. Frankfurt a. M.: Suhrkamp 1985

McDougall, J. (1982): Theater der Seele. München, Wien: Verlag Internationale Psychoanalyse 1988

McDougall, J.: Kreativität – männlich, weiblich. Vortrag, 11. Konferenz der Europäischen Psychoanalytischen Föderation, Nizza, 6. bis 9. April 1995

McDougall, J. (1995): Die Couch ist kein Prokrustesbett. Zur Psychoanalyse der menschlichen Sexualität. Stuttgart: Verlag Internationale Psychoanalyse 1997

Morgenthaler, F.: Homosexualität. In: V. Sigusch (Hrsg.): Therapie sexueller Störungen. 2., neubearb. und erweit. Aufl. Stuttgart, New York: Thieme 1980

Poluda(-Korte), E. S.: Freud und die Töchter. Versuch einer Emanzipation von patriarchalen Vorurteilen in der Psychoanalyse. Jahrb. Psychoanal. 29, 92–139, 1992 (a)

Poluda(-Korte), E. S.: Identität im Fluß. Zur Psychoanalyse weiblicher Adoleszenz im Spiegel des Menstruationserlebens. In: K. Flaake und V. King (Hrsg.): Weibliche

Adoleszenz. Frankfurt a. M., New York: Campus 1992 (b)

Poluda(-Korte), E. S.: Der „lesbische Komplex“. Das homosexuelle Tabu und die Weiblichkeit. In: Alves 1993

Poluda, E. S.: Das Bild der lesbischen Frau in der Psychoanalyse. Psyche 54, 322–353, 2000

Rohde-Dachser, C.: Männliche und weibliche Homosexualität. Psyche 48, 827–841, 1994

Siegel, E.: Weibliche Homosexualität. München: Reinhardt 1992

Socarides, C. W.: Homosexuality. New York: Aronson 1978

Kapitel 6
Probleme der männlichen homosexuellen Entwicklung

Von Martin Dannecker

Die Überzeugung, jene Form der Sexualität, die mit bewusst wahrgenommenen gleichgeschlechtlichen Phantasien und einer präferierten oder ausschließlichen Wahl gleichgeschlechtlicher Sexualobjekte einhergeht, sei eine abgegrenzte klinische Entität, hat Ärzten, Psychotherapeuten und Psychoanalytikern über Jahrzehnte hinweg den Blick auf ihre Patienten verstellt. Aber auch auf jene homosexuellen Männer, die wegen ihrer sexuellen Objektwahl nie um therapeutische Hilfe nachsuchten, wirkte sich die mit diesem Konstrukt einhergehende Pathologisierung fatal aus. Weil dieses Konstrukt schon vorzeiten dem engen Bereich der Klinik entsprungen ist und zur allgemeinen Auffassung über Homosexualität avancierte, wurden alle homosexuellen Männer, unabhängig davon, wie sie sich fühlten, wie sie lebten und liebten, als krank angesehen. Sie waren, solange die bloße Präferenz für gleichgeschlechtliche Sexualobjekte als Krankheit oder als Zeichen einer Krankheit galt, gleichsam mit eingespannt in jenen Zirkel, in den die klinische Theorie der Homosexualität über lange Zeit ausweglos verstrickt war.

Der Wille zur Psychopathologisierung

Bis zum Jahr 1973, in dem sich die American Psychiatric Association (APA) zu dem Entschluss durchrang, die Homosexualität zu entpathologisieren und aus dem DSM (Diagnostic and Statistical Manual of Mental Disorders), dem auch hierzulande zu Rate gezogenen psychiatrischen Krankheitsregister, zu streichen, war die Gleichsetzung von Homosexualität mit Krankheit unter Ärzten, Psychotherapeuten und Psychoanalytikern gängige und kaum kritisierte Lehrmeinung. In den Ausschussdebatten, die der Entscheidung der APA vorausgingen, schwang sich die zirkuläre klinische Lehre über Homosexualität noch einmal zu den ihr eigentümlichen Höhen auf. Eine detaillierte Darstellung und kritische Kommentierung der Ausschussdebatten hat Kenneth Lewes (1988) vorgelegt. Vertreten wurde diese Lehre vor allem von Irving Bieber und Charles W. Socarides, zwei prominenten und mit einschlägigen Publikationen hervorgetretenen Psychoanalytikern. Beide haben in dieser Debatte vehement die Auffassung vertreten, die homosexuelle Objektwahl sei Symptom einer schweren psychischen Störung. Socarides, der seit dem Erscheinen seiner Monographie „The overt homosexual“ (1968) neben Bieber als führender psychoanalytischer Theoretiker der Homosexualität galt (vgl. vor allem Bieber et al. 1962), verteidigte seine Überzeugung unter anderem mit seinen jahrzehntelangen klinischen Erfahrungen mit homosexuellen Patienten. Andere als schwer gestörte homosexuelle Männer hat Socarides während dieser Zeit offenbar weder gesehen noch behandelt. Deshalb wollte er auch Sätze wie die folgenden als Essenz seiner klinischen Erfahrung betrachtet haben, Sätze, die aus einer weniger einseitigen klinischen Perspektive freilich nicht anders denn als Verdikt über homosexuelle Männer gelesen werden können: „Die Homosexualität beruht auf der Furcht vor der Mutter und auf dem aggressiven Angriff gegen den Vater; sie ist voll von Aggression, Destruktion und Selbstbetrug. Es ist eine Maskerade des Lebens [...]. Anstelle von Einigkeit, Kooperation, Trost, Anregung, Bereicherung, gesunder Herausforderung und Erfolg finden wir nur Destruktion, wechselseitige Niederlagen, Ausbeutung des Partners wie der eigenen Person, oralsadistische Inkorporation, aggressive Attacken, Versuche, die Angst zu beschwichtigen, sowie eine Scheinlösung für die aggressiven und libidinösen Impulse, die das Individuum beherrschen und quälen" (Socarides 1971: 22).

Schon an der schäumenden Sprache seiner Monographie lässt sich ablesen, welcher Wille zur Pathologisierung Socarides angetrieben haben muss. Einem solchen Willen muss die mehrfache Begrenztheit der klinischen Erfahrung entgehen. Begrenzt ist diese einerseits durch den banalen Umstand, dass Ärzte und Psychoanalytiker nur über solche Homosexuellen sprechen können, die zu Patienten geworden sind, nicht aber über jene, die nie im Zusammenhang mit ihrer Homosexualität um ärztliche oder psychotherapeutische Hilfe nachsuchten. Ausschlaggebender für die Beschränktheit der klinischen Erfahrung ist freilich der individuelle „Bias", der durch die persönlichen Vorlieben und Abneigungen und die theoretischen Vorannahmen des jeweiligen Analytikers gesetzt wird. Die individuelle Zurichtung des Behandlers hat auf die Auswahl der von ihm in Behandlung genommenen Patienten einen entscheidenden Einfluss. Der Auswahl der Patienten durch die Analytiker korrespondiert die keineswegs zufällige Wahl eines bestimmten Analytikers durch die Patienten. Es ist dann auch durchaus wahrscheinlich, dass sich schwer gestörte homosexuelle Patienten solche Psychoanalytiker oder Psychotherapeuten suchen, die psychische Gesundheit mit der Abwesenheit von homosexuellem Verhalten gleichsetzen und es als Ziel einer Behandlung ansehen, die Homosexualität zu beseitigen und den leidenden Homosexuellen zur Heterosexualität zu verhelfen. Die durch solche und andere Voraussetzungen zustande kommende Kanalisierung von Patienten und ihr Einfluss auf die Theoriebildung ist in der bisherigen klinischen Literatur nur sehr unzureichend reflektiert worden.

Es ist aber nicht nur die fehlende Reflexion der Begrenztheit der klinischen Erfahrung, die zu unhaltbaren Generalisierungen führt. Befördert werden solche Generalisierungen durch eine klinische Kultur, in der die Homosexualität als eine substanzielle Kategorie gilt. Weil im Gegensatz dazu die Heterosexualität keine Kategorie darstellt, der irgendetwas Substanzielles anhaftet (vgl. Hirschauer 1992; Dannecker 1994), finden sich auch in der gesamten klinischen Literatur keine entsprechenden Schlüsse aus psychotherapeutischen Behandlungen von heterosexuellen Patienten auf die psychische Verfasstheit heterosexueller Menschen bzw. der Heterosexualität. Würde jemand ernsthaft einen solchen Versuch unternehmen, würde sich im Unterschied zur Homosexualität sogleich das Unhaltbare bzw. im Wortsinne Ver-rückte einer solchen Vorgehensweise zeigen. Jedem würde sofort deutlich werden, dass eine abstrakte Kategorie keine Psyche haben kann. Das gilt selbstverständlich auch für die Homosexualität. Auch sie verfügt nicht über eine Psyche und kann folglich auch nicht mit Aggression, Destruktivität und Selbsttäuschung angefüllt sein. Über solche Eigenschaften können nur Individuen verfügen, und wenn sie das tun, dann stehen diese Eigenschaften nicht in einem unmittelbaren Zusammenhang mit ihrer sexuellen Objektwahl. Da aber die Homosexualität nun einmal als eine substanzielle Kategorie mit fest zugeschriebenen Qualitäten benutzt wird, ist die Auffassung von Socarides nicht als ver-rückt zu bezeichnen. Sie ist Ausdruck eines immer noch nicht abgetragenen inversen Denkens über Homosexualität.

Die Differenz, welche zwischen der Kategorie Homosexualität und der Kategorie Heterosexualität besteht, drückte sich unter der Herrschaft dieses Denkens im klinischen Alltag größerer psychotherapeutischer Einrichtungen darin aus, dass es als ausreichend angesehen wurde, wenn auf die beiläufige, in einer Pause gestellte Frage „Was für einen Patienten hast du gerade gesehen?" als Antwort nicht mehr folgte als ein schlichtes „Einen Homosexuellen". Eine solche Art und Weise der Kommunikation funktioniert nur über das von den Kommunikationspartnern geteilte Vorverständnis über die Substanzialität der Kategorie Homosexualität. Dieses Vorverständnis ermöglicht es ihnen, sich das der Homosexualität an generellen Qualitäten und Eigenschaften Zugeschriebene assoziativ zu vergegenwärtigen. Die vergleichsweise substanzlose Kategorie Heterosexualität verunmöglicht im Falle eines heterosexuellen Patienten eine analoge Verständigung im klinischen Alltag.

Erschwert wurde und wird die Einsicht der Psychoanalyse und der Medizin in die Unhaltbarkeit ihrer generellen Psychopathologisierung der Homosexualität zudem noch durch den diesen wissenschaftlichen Branchen eigentümlichen Blick auf die Menschen, der zugleich ein berufliches Erfordernis und eine „déformation professionelle" darstellt. Dieser Blick ist völlig einseitig auf das Erkennen von psychischen oder physischen Störungen konzentriert. Er folgt der allgemeinen Logik ärztlichen und psychotherapeutischen Handelns, die unter der Herrschaft des Gestörten steht. Zwar ist es das Ziel ärztlichen und psychotherapeutischen Handelns, Gesundheit und Ungestörtheit herzustellen. Es gehört jedoch zu den Paradoxien ärztlichen und psychotherapeutischen Handelns, dass es ganz und gar auf Krankes und Gestörtes bezogen bleibt und sich ihm Gesundes und Ungestörtes entzieht. Der dieser Handlungslogik entsprechende Blick ist, weil er auf Alltägliches und Normales nicht eingestellt ist, als psychopathologischer Blick zu bezeichnen. Kenntlich wird diese Optik auch an dem gegenwärtig ablaufenden Gesunderhaltungsdiskurs. Konstitutiv für diesen Diskurs sind Krankheiten, die vermieden werden sollen. Folglich zielt er darauf ab, bei seinen Adressaten ein Bewusstsein für Krankmachendes zu implantieren. Dass Psychoanalytiker an ihren Patienten, seien sie nun heterosexuell oder homosexuell, vornehmlich Gestörtes wahrnehmen und, wenn sie über diese berichten, deren Störungen in den Vordergrund stellen, ist demnach ein nach den Regeln der ärztlichen Kunst ablaufender Vorgang. Der qualitative Umschlag, der aus Patienten mit einer gleichgeschlechtlichen Objektwahl etwas ganz anderes macht als aus jenen mit einer gegengeschlechtlichen, wird bewerkstelligt durch die vorgängige kategoriale Trennung der sexuellen Formen bzw. Orientierungen.

Wo die strikte kategoriale Trennung zwischen Homo- und Heterosexualität klinisches Handeln und Denken organisiert, ist dem Verblendungszusammenhang, welcher der Homosexualität Krankheit und der Heterosexualität Gesundheit supponiert, nicht zu entgehen. Unter solchen Voraussetzungen wird jeder Bericht über die Behandlung eines homosexuellen Patienten zu einem weiteren Scheinbeweis für die vorweg angenommene generelle Pathologie der Homosexualität. Dass es in der Debatte der APA gelungen ist, diesem Verblendungszusammenhang zu entgehen und dem zirkulären Denken auf die Schliche zu kommen, muss angesichts der bis in die Gegenwart hinein virulenten Ambivalenz gegenüber der Homosexualität überraschen. Denn weder die APA-Entscheidung, die Homosexualität aus der Liste der seelischen Störungen zu streichen, noch die seitherige Diskursivierung der Homosexualität als ein vielfältig zerstreutes sexuelles Normalphänomen durch die Sexualwissenschaft, die Soziologie und die aufgeklärtere Öffentlichkeit haben die Pathologisierung der Homosexualität abzutragen vermocht.

Nicht zuletzt innerhalb der Psychoanalyse wurde und wird die Homosexualität als ein spezifisches Krankheitsbild betrachtet. So hat sie beispielsweise Peter Kutter (1989: 262) in der von Wolfgang Loch herausgegebenen „Krankheitslehre der Psychoanalyse“ unter dem Rubrum „Sonstige psychiatrische Krankheitsbilder“ abgehandelt. Allein diese Systematik tradierte die unhaltbare Pathologisierung der Homosexualität. Daran vermochte auch die der Neuauflage des Jahres 1989 hinzugefügte Vorbemerkung zu dem bisherigen Text nichts zu ändern. Diese wohl als Reflex auf die auch innerhalb der Psychoanalyse vereinzelt vorgetragene Kritik an der Pathologisierung der Homosexualität verfassten Zeilen sind, bringt man sie mit dem Haupttext Kutters zum Thema zusammen, vielmehr beispielhaft für das von Angst, Konventionalität und inkonsistentem Denken gekennzeichnete Verhältnis der Psychoanalyse zur Homosexualität. In der Vorbemerkung wird die generelle Pathologisierung der Homosexualität immer wieder gelockert, allerdings nur, um anschließend erneut bestätigt zu werden. Das in ihr enthaltene Zugeständnis des Autors, „dass es Menschen gibt, die in freier Entscheidung homosexuell leben, dabei aber ebenso wenig gestört sein müssen, wie sich heterosexuell verhaltende Menschen“ (ebd.), erweist sich angesichts der im Hauptteil des Textes aufgestellten Behauptungen und Generalisierungen als bloße Mimikry, mit der unaufmerksame Leser getäuscht werden sollen. In dem seit der dritten Auflage im Wesentlichen unveränderten Haupttext wurde unter anderem Folgendes ausgeführt: „Wenn wir auch nicht, wie in der zweiten Auflage dieses Beitrags, Ich-Störungen und Objektabhängigkeit des Homosexuellen den zu Schizophrenie disponierten Persönlichkeiten gleichsetzen wollen, so sind wir mit C. W.

Socarides der Meinung, dass der Homosexualität zumindest eine narzisstische ‚Persönlichkeits-Struktur' zugrunde liegt" (ebd.: 263; Hervorheb. M. D.). Wenn aber der Homosexualität als solcher eine narzisstische Persönlichkeitsstruktur und anderes mehr zugrunde liegt, das Kutter freilich im Dunkeln lässt, dann ist das für die Psychoanalyse gleichbedeutend mit einer mit der Homosexualität verschwisterten Pathologie. Anders hat Socarides, auf den sich Kutter stützt, auch nicht argumentiert. Wäre das aber so, dann könnte es die ungestörten Homosexuellen, die Kutter sich in seiner Vorbemerkung vom Zeitgeist abringen ließ, nicht geben.

In der neuesten, im Jahr 1999 erschienenen Auflage des von Loch begründeten Lehrbuchs erfährt die Homosexualität einen bemerkenswerten Umschwung. In dem jetzt von Kutter gemeinsam mit Thomas Müller verfassten Kapitel „Psychoanalyse der Psychosen und Persönlichkeitsstörungen" kommt die Homosexualität nicht mehr vor. Allerdings fehlt auch eine Auseinandersetzung mit der bisher von Kutter vertretenen psychopathologisierenden Theorie. Das Problem Homosexualität wurde sozusagen zum Verschwinden gebracht. Gleichzeitig wird durch die fehlende Auseinandersetzung mit der bisher in diesem Kapitel vertretenen Auffassung der Eindruck erweckt, als ob es für Kutter nie eines gewesen wäre, eine Umgangsweise, die dem Abwehrmechanismus des Ungeschehenmachens gleicht. Die obsolete und seit ihren Anfängen mit den gesellschaftlichen Normalitätsvorstellungen paktierende Psychopathologisierung der Homosexualität bleibt der psychoanalytischen Lehre gleichwohl erhalten. Abzulesen ist das an dem in die aktuelle Auflage neu aufgenommenen Kapitel „Die psychoanalytische Krankheitslehre bei Kindern und Jugendlichen" von Alex Holder. In diesem wird die Homosexualität aus der Perspektive von Jugendlichen thematisiert und systematisch und theoretisch in der bis zur vorletzten Auflage des Lochschen Lehrbuchs von Peter Kutter vertretenen Weise abgehandelt.

Angesichts solcher Merkwürdigkeiten stellt sich die Frage, warum sich unter den psychologischen Schulen gerade die Psychoanalyse so schwer damit tut, sich von der Psychopathologisierung der Homosexualität zu verabschieden. Neben vielen anderen Gründen hat das auch einen wissenssoziologischen Grund. Die Psychoanalyse verfügt unter den psychologischen Schulen über den ausgefeiltesten Korpus psychopathologisierender Theorien der Homosexualität. An diesen schließen Autoren und Autorinnen, die wenig oder keine Erfahrung mit der Behandlung homosexueller Patienten haben, immer wieder an und schreiben mehr oder weniger ungebrochen die schlechte psychoanalytische Tradition „Pathologisierung der Homosexualität" fort.

Ein frühes Selbstbild der Homosexuellen

Weiter oben war beiläufig die Rede von der Homosexualität als einem vielfältig zerstreuten sexuellen Normalphänomen. Das könnte so verstanden werden, als ob es unter den gegenwärtigen Bedingungen keinen Unterschied mehr mache, ob einer homosexuell oder heterosexuell ist. Gewiss wird gegenwärtig in nahezu allen gesellschaftlichen Bereichen zwischen einem erwachsenen heterosexuellen und einem erwachsenen homosexuellen Mann weniger scharf unterschieden als noch vor einigen Jahrzehnten. Die weniger scharfe Akzentuierung der Grenzen zwischen heterosexuellen und homosexuellen Lebensformen, zwischen erwachsenen heterosexuellen und erwachsenen homosexuellen Männern kann jedoch nicht über die unterschiedlichen lebensgeschichtlichen Erfahrungen von jemandem, der homosexuell, und jemandem, der heterosexuell geworden ist, hinwegtäuschen. Gemeint sind damit nicht die selbstverständlichen lebensgeschichtlichen Differenzen, die sich aus den jeweils unterschiedlichen Biographien ableiten lassen, sondern Differenzen, die insofern allgemeiner sind, als sie sich nicht von der Entwicklung zur Homosexualität bzw. Heterosexualität und den stereotypen gesellschaftlichen Reaktionen auf diese ablösen lassen.

Im Folgenden möchte ich den Versuch machen, eine Phase in der Entwicklung des homosexuellen Mannes zu beschreiben, die mit differenten Erfahrungen einhergeht und zu einem konflikthaften Selbsterleben führen kann. Diese Phase ist nicht zuletzt deshalb von zentraler Bedeutung, weil sie das Verhältnis der homosexuellen Männer zu ihrer Sexualität und vermittelt darüber zu sich selbst nachhaltig beeinflusst. Die Vorgänge, die ich darstellen möchte, hängen zwar eng mit der homosexuellen Entwicklung und den gesellschaftlichen Reaktionen auf sie zusammen. Schwierigkeiten, sie als spezifisch für die Entwicklung homosexueller Männer nachzuvollziehen, dürften sich jedoch dadurch ergeben, dass sie in der lebensgeschichtlichen Phase, in der sie ablaufen, nicht als mit der homosexuellen Entwicklung im Zusammenhang stehend erlebt werden. Das unterscheidet diese Phase der homosexuellen Entwicklung von jener markanten, frühestens in der Pubertät einsetzenden, als Coming-out bezeichneten Entwicklungsphase. Während des Coming-out, so wurde bisher angenommen, wird die Homosexualität zum ersten Mal bewusstseinsfähig und offenbar. Gleichzeitig kommt es während des Coming-out zur ersten Konfrontation der homosexuellen Triebwünsche mit der sozialen Umgebung, in der der Homosexuelle lebt, und zu ersten gezielten Reaktionen dieser sozialen Umgebung auf seine Homosexualität (vgl. Dannecker und Reiche 1974: 23 ff). In dieser Phase geht es ferner, wie das Fritz Morgenthaler (1980: 359) ausdrückte, um die „direkte Konfrontation der Homosexualität […] mit dem verinnerlichten Bild der eigenen Person".

Um einen prägnanten Teil dieses verinnerlichten Bildes, mit dem der homosexuelle Mann ins Coming-out eintritt, und um die Periode der Konturierung dieses inneren Bildes soll es im Folgenden gehen. Dass es entscheidend von diesem Bild abhängt, wie das Coming-out verläuft und erlebt wird, ist daran abzulesen, dass diese Phase der homosexuellen Entwicklung gegenwärtig kaum weniger konflikthaft erlebt wird, als das Anfang der siebziger Jahre der Fall war. Die Vermutung, dass durch die Veränderungen der gesellschaftlichen Stellung des homosexuellen Mannes und die strukturellen gesellschaftlichen Veränderungen der Sexualität diese als identitätsstiftender Faktor ausgedient habe und sich das Coming-out gleichsam auflöse (vgl. Hegener 1992), lässt sich nach meinen klinischen Erfahrungen und nach eigenen, bisher unveröffentlichten empirischen Resultaten nicht bestätigen. Immer noch fällt es den Homosexuellen im Coming-out schwer, ihre Sexualität ohne Konflikte anzunehmen, und das auch dann, wenn sie meinen oder zu wissen glauben, dass ihre signifikanten Anderen (z. B. ihre Eltern) homosexuelle Männer nicht ablehnen.

Eine Vorahnung über die Konturen des Bildes, mit dem in das Coming-out eingetreten wird, und zugleich über die Periode der Internalisierung dieses Bildes vermitteln die Erzählungen homosexueller Männer über den Anfang ihrer Homosexualität. Sie berichten von lange vor der Pubertät aufgetretenen Schwärmereien für oder gar Verliebtheiten in Männer bzw. ältere oder gleichaltrige Jungen. Und sie erinnern sich häufig an das prägnante Gefühl, „schon immer anders als andere Jungen gewesen zu sein". Solche Erinnerungen reichen normalerweise bis in die ödipale Phase zurück. Referenz für ihr Gefühl des Andersseins ist das jeweils geläufige Stereotyp von Jungenhaftigkeit. Folglich wird dieses Gefühl an ganz handfesten Differenzen zwischen dem Verhalten gleichaltriger Geschlechtsgenossen und ihrem eigenen Verhalten im Kindes- und frühen Jugendalter festgemacht. Während jene vergnügt mit ihren Vätern oder mit anderen Jungen Fussball spielten, ihrem Vater begeistert bei irgendwelchen im Haus anfallenden Reparaturen halfen, mit anderen Jungen rauften und grob mit diesen umgingen, hielt sich der werdende Homosexuelle aus solchen Aktivitäten möglichst heraus. Diese gleichsam negative Referenz zu den kulturellen Manifestationen von Männlichkeit wird nicht selten von einer positiven Referenz zu den kulturellen Manifestationen von Weiblichkeit ergänzt. Nicht dass der prähomosexuelle Junge unbedingt mit Puppen spielte oder dies wünschte, obwohl auch das gar nicht so selten ist. Lieber als an den als typisch männlich geltenden Aktivitäten hat er sich jedoch an dem, was als typisch weiblich gilt, beteiligt und/oder sich in Weibliches hineinphantasiert.

Das Problem mit der Weiblichkeit

Geschichten solchen oder ähnlichen Inhalts, die, in unterschiedlicher Abstufung, zwischen einer reduzierten Begeisterung für typisch Jungenhaftes bzw. Männliches und einer heftigen Abneigung gegen die mit Männlichkeit verknüpften Aktivitäten oszillieren und die zugleich eine Affinität für mit Weiblichkeit verbundene Tätigkeiten und Phantasien erkennen lassen, sind von homosexuellen Männern so oft zu hören, dass sie als typisch für prähomosexuelle Jungen angesehen werden können. Alan P. Bell, Martin S. Weinberg und Sue K. Hammersmith haben in einer empirischen Studie von homosexuellen und heterosexuellen Männern und Frauen die Konformität mit geschlechtsspezifischen Aktivitäten und Wünschen während der Kindheit rekonstruiert. Dabei haben sie den Kindheitsroman der homosexuellen Männer im Wesentlichen wiedergefunden. Zusammenfassend stellen sie fest: „Im allgemeinen bestätigen unsere Ergebnisse die anderer Untersuchungen, dass nämlich prähomosexuelle Jungen weniger ‚maskulin' als präheterosexuelle Jungen sind, zumindest was ihre Selbsteinschätzung anbelangt" (Bell et al. 1981: 93). Zeigen konnten diese Autoren ferner, dass eine „mangelnde Geschlechtskonformität" während des Heranwachsens außerordentlich stark mit der Homosexualität des Erwachsenen verknüpft war (ebd.: 92).

„Mangelnde Geschlechtskonformität" während der frühen Kindheit scheint demnach bei Jungen den Rang eines Prädiktors der späteren Homosexualität zu haben (vgl. hierzu auch die kulturvergleichenden Studien an homosexuellen Männern von Whitam 1980 sowie Whitam und Zent 1984). In diese Richtung deuten auch die von Richard Green (1987) publizierten Ergebnisse einer Follow-up-Studie von im Kindesalter auffällig femininen Jungen. In dieser Studie von 44 Jungen im Alter zwischen vier und 12 Jahren mit „extensivem Crossgender behavior" zeigte sich, „dass drei Viertel nach einem Follow-up von 15 Jahren homosexuell oder bisexuell waren. Dagegen war nur einer der 35 Jungen, deren frühes Verhalten konventionell männlich war, später bisexuell" (Green 1992: 53).

Sowohl die Berichte der homosexuellen Männer als auch die zitierten Daten deuten darauf hin, dass die Homosexualität bereits lange vor der Pubertät so weitgehend strukturiert ist, dass sie sich sowohl für den heranwachsenden Homosexuellen als auch für seine soziale Umgebung in einer wahrnehmbaren Differenz manifestiert. Schon am Ende der präödipalen Entwicklung, also im Alter von etwa vier, fünf Jahren, scheint die Homosexualität so weit ausgeformt zu sein, dass von einer Zentrierung der sexuellen Wünsche auf gleichgeschlechtliche Objekte gesprochen werden kann.

Für eine Theorie der Homosexualität hängt vieles, wenn nicht alles davon ab, zu welchem Zeitpunkt in der Entwicklung das mehr oder weniger strukturierte homosexuelle Begehren verankert wird. Die zeitliche Verankerung der Homosexualität entscheidet mit darüber, ob diese unter dem Topos von Regression oder Progression verhandelt wird. Wichtiger für unseren Zusammenhang ist jedoch, dass das Subjekt von einem strukturierten sexuellen Begehren situiert wird. Denn das strukturierte sexuelle Begehren determiniert die Position des Subjekts, die es zu Vater und Mutter und vermittelt darüber zu Weiblichkeit und Männlichkeit einnimmt. Letztlich determiniert ein strukturiertes sexuelles Begehren auch die Position des Subjekts in der Kultur. Freilich haben wir es dabei allemal mit einer doppelten Determinierung zu tun.

Zwar lässt sich in psychoanalytischer Perspektive die Strukturierung des sexuellen Begehrens ohne die Einflüsse der Elternfiguren und die Interaktionen der realen Eltern mit dem Kind nicht denken. Aber diese Einflüsse sind nur die eine, in der psychoanalytischen Sexualitäts- und Homosexualitätstheorie allerdings fast ausschließlich verhandelte Seite. Die andere, nicht weniger wichtige Seite der Entwicklung betrifft den Einfluss einer im Kind bereits angelegten Struktur des Begehrens und der mit dieser einhergehenden sexuellen Phantasien und Wünsche auf die Interaktionen mit den Eltern. Von Freud wurde die Positionierung des Subjektes während seiner Entwicklung noch mit unhintergehbaren konstitutionellen Faktoren zusammengedacht. Und seine Annahme einer konstitutionellen Bisexualität hat sowohl seinem Konzept der Homosexualität als auch seiner Fassung des Ödipuskomplexes eine ganz bestimmte Kontur verliehen. Entwicklung wurde bei Freud nicht allein durch Entwicklung vorangetrieben, und es waren folglich auch nicht ausschließlich die Beziehungen des Kindes zu seinen Eltern, aus denen heraus die Struktur eines Subjektes abgeleitet wurde. Die sexuelle Struktur eines Subjektes wurde in der Theorie von Freud immer auch von den der Eltern-Kind-Interaktion vorgängigen konstitutionellen Faktoren beeinflusst.

Wie aber verhält es sich nun mit dem Zeitpunkt der Strukturierung des homosexuellen Begehrens? Oder mit anderen Worten: Wann müssen wir den Anfang der Homosexualität setzen? Reimut Reiche hat sich dazu unlängst klar und dezidiert geäußert. Nach seiner Überzeugung werden der Kern „der Geschlechtsidentität *und* der latente Kern der erst viel später manifest werdenden sexuellen Objektwahl (hetero- oder homosexuell [...]) [...] gleichsinnig, in einem Vorgang, etabliert" (Reiche 1997: 937; Hervorheb. M. D.). Homosexualität und Heterosexualität sind demnach gleich ursprünglich. Eine solche Konzeption der Sexualität verbaut die Möglichkeit, die eine Form (die heterosexuelle) als die primäre und die andere (die homosexuelle) als die sekundäre einzusetzen. Zudem kann, unabhängig davon, wie die Entwicklung im einen oder anderen Fall verläuft, diese nicht anders denn als Entwicklung interpretiert werden. Aufgehoben ist damit die psychoanalytische Paradoxie, die darauf beruht, dass in der Psychoanalyse zwar von „homosexueller Entwicklung" die Rede ist, diese Entwicklung jedoch vornehmlich unter dem Topos von Regression verhandelt wird.

Obwohl Reiche nicht von einer Strukturierung des homosexuellen Begehrens in der frühesten Phase der Kindheit spricht, lässt er doch keinen Zweifel daran aufkommen, dass die entscheidende Weichenstellung für eine solche Strukturierung des Begehrens in dieser Phase erfolgt: „Das, was erst sehr viel später als manifeste sexuelle Objektwahl zu beobachten ist, hat demnach schon lange davor eine [...] unumkehrbare Entwicklungsrichtung angenommen [...] – und das schon lange vor dem ödipalen Konflikt. Das würde bedeuten, dass das später homosexuell werdende Subjekt ebenso wie das später heterosexuell werdende Subjekt *mit fertiger* (wenn auch noch latenter) *sexueller Objektwahl in den ödipalen Konflikt eintritt*" (Reiche 1997: 941; Hervorheb. M. D.).

Auf den ersten Blick scheint in dieser Annahme eine gewisse Widersprüchlichkeit zu stecken. Reiche spricht von dem erst später homosexuell werdenden Subjekt, hält aber die homosexuelle Objektwahl schon vorher für abgeschlossen. Offensichtlich ist von ihm mit dem Homosexuellwerden die bewusste Aneignung der latent, aber fertig im Subjekt liegenden homosexuellen Objektwahl gemeint. Zu voller Blüte kommt die im Subjekt angelegte homosexuelle Objektwahl zum ersten Mal während der ödipalen Situation, die nach einem Wort von Lacan (1994: 63) „als eine Art psychologischer Pubertät" zu verstehen ist. In der ödipalen Situation nimmt die in der frühen Kindheit verortete homosexuelle Objektwahl ihre volle Bedeutung im Sinne eines homosexuellen Begehrens an. Durch die Reifung der Sexualität und die sich konturierende sexuelle Differenz wird die vorher latente homosexuelle Objektwahl auch mit allen für den homosexuellen Jungen prekären Bedeutungen aufgeladen. Gleichzeitig gibt die homosexuelle Objektwahl die Richtung des sexuellen Begehrens vor: Das ödipale Begehren eines Jungen mit einer in ihm bereitliegenden homosexuellen Objektwahl wird und kann sich nicht auf die Mutter richten. Ein solcher Junge „wählt“ vielmehr den Vater zu seinem Liebesobjekt.

Gestützt wird diese Auffassung vor allem durch Beobachtungen, die Richard A. Isay gemacht hat. In dessen Psychoanalysen und Psychotherapien mit homosexuellen Patienten tauchten bei diesen immer wieder Erinnerungen an frühe, während der ödipalen Phase auftretende homoerotische Phantasien und Wünsche auf. Isay (1990: 38) schreibt dazu: „Bei der Arbeit mit [...] homosexuellen Männern wurde mir klar, dass homoerotische Phantasien üblicherweise mindestens ab dem Alter von vier oder fünf Jahren präsent sind.“ Bei prähomosexuellen Jungen verläuft die ödipale Phase, gemessen an den Vorgängen, die den einfachen und positiven Ödipuskomplex kennzeichnen, also insofern invers, „als das primäre Sexualobjekt homosexueller Jungen der Vater ist“ (ebd.).

Das Begehren des Vaters

Die Vorstellung, ein Junge begehre seinen Vater und trete in eine ambivalente, rivalisierende Beziehung zu seiner Mutter, ist offenbar so ungeheuerlich, dass in der psychoanalytischen Homosexualitätstheorie davon beharrlich geschwiegen werden muss. Wenn in der Psychoanalyse die Beziehungen der homosexuellen Jungen zu ihren Vätern thematisiert werden, gewinnt man den Eindruck von vollkommen desexualisierten Beziehungen. Und es werden von Psychoanalytikern beträchtliche Anstrengungen unternommen, die vor Sexualität berstenden Erzählungen der homosexuellen Patienten von ihren Vätern in den Wunsch nach Identifizierung mit diesen umzudeuten (vgl. hierzu die Fallberichte der Behandlung homosexueller Männer von Socarides [1971]). Zumeist tauchen die Väter jedoch nur als abwesende auf. Das hat den unschätzbaren Vorteil, dass sie damit auch als Objekte des homosexuellen Begehrens nicht vorhanden sind. Stattdessen werden beständig die Beziehungen der homosexuellen Männer zu ihren frühen Müttern thematisiert. Diese werden dargestellt, als hätte der homosexuelle Junge, der nie aus der primären Identifikation mit seiner Mutter herausgefunden hat, auch nie jemand anderes als seine Mutter begehrt. Dadurch wird die Mutter des homosexuellen Jungen zu einem geradezu monströsen Objekt, das Ursache und Folge der Homosexualität in einem zu sein scheint.

Im Unterschied zur gegenwärtig vorherrschenden psychoanalytischen Rede über die männliche Homosexualität hat Freud dem homosexuellen Begehren einen weitaus höheren Rang eingeräumt. Ja bei ihm gibt es sogar Ansätze, dem homosexuellen Begehren Autonomie zuzugestehen. Folgenreich war das homosexuelle Begehren nicht zuletzt für seine Konzeption des Ödipuskomplexes. In seiner Schrift „Das Ich und das Es“ (1923) bezeichnete Freud den einfachen und positiven Ödipuskomplex, nach dem der Knabe die Mutter begehrt, als eine ungerechtfertigte Vereinfachung und Schematisierung, und er hielt diesen auch nicht für den häufigsten. Und er deckte einen Ödipuskomplex auf, den er als den vollständigeren bezeichnete und durch Kursivierung ausdrücklich hervorhob. Dieser vollständigere Ödipuskomplex ist ein zweifacher, „ein positiver und ein negativer, [...] d. h. der Knabe hat nicht nur eine ambivalente Einstellung zum Vater und eine zärtliche Objektwahl für die Mutter, sondern er benimmt sich auch gleichzeitig wie ein Mädchen, er zeigt die zärtliche feminine Einstellung zum Vater und die ihr entsprechende eifersüchtig-feindselige gegen die Mutter" (ebd.: 261). Offen bleibt, ob diese Erweiterung des Ödipuskomplexes stärker von der klinischen Erfahrung Freuds oder von dem von ihm nie aufgegebenen Konzept der ursprünglichen Bisexualität angestoßen wurde. Wahrscheinlicher ist letzteres. Denn zur Absicherung des von ihm behaupteten häufigen Auftretens dieses positiv-negativen Ödipuskomplexes greift Freud ausschließlich auf die ursprüngliche Bisexualität zurück. Diese, genau gesagt: die in ihr enthaltene homosexuelle Seite formuliert gleichsam den homosexuellen Wunsch des Knaben an den Vater. Das hat allerdings eine bemerkenswerte Konsequenz. Der Preis, den der homosexuell begehrende Knabe bezahlen muss, ist seine teilweise Verweiblichung. Im negativen Ödipuskomplex benimmt sich, wie wir gesehen haben, der Knabe „wie ein Mädchen, er zeigt die zärtliche feminine Einstellung zum Vater".

Auf dem schwankenden Boden des durch die Bisexualität in Gang gesetzten doppelten Ödipuskomplexes ist das nicht weiter problematisch. Im Gegenteil, ein solcher Ödipuskomplex brächte wegen der mit ihm einhergehenden doppelten Liebe und Identifizierung einen heterosexuellen Mann hervor, der nicht nur „männlich", sondern auch „weiblich" ist. Ist der Ödipuskomplex aber „einfach" und „negativ", ist die mit der Behauptung, dass dann „der Vater in femininer Einstellung zum Objekte genommen wird, von dem die direkten Sexualtriebe ihre Befriedigung erwarten" (Freud 1921: 116), implizierte Gleichsetzung des homosexuellen Begehrens mit einer femininen, das heißt passiven Position allerdings sehr viel prekärer. Das vor allem dann, wenn, wie das der Fall war und ist, der homosexuelle Mann in diese Position gerückt und aus ihr die Struktur der männlichen Homosexualität abgeleitet wird. Zwar sind die Kenntnisse, die wir über die ödipalen Wünsche homosexueller Jungen haben, noch recht dürftig (Isay 1989: 38). Es gibt aber keinen plausiblen psychologischen Grund anzunehmen, ein homosexueller Junge, der die phallische Phase durchlaufen hat, hätte seinem Vater gegenüber nur passive Wünsche.

Die Anerkennung des homosexuellen Begehrens durch Freud war daran gebunden, dass dieses sich dem Vater, von dem die Sexualtriebe ihre Befriedigung erwarten, unterwirft. Mit dieser Gleichsetzung des homosexuellen Begehrens mit Passivität, letztlich mit Weiblichkeit, ist dann auch der polare Gegensatz von Mann und Frau, an dem der homosexuelle Wunsch kurz gerüttelt hat, wieder in Kraft gesetzt. Gezähmt ist damit zugleich die Homosexualitätsangst des heterosexuellen Mannes, die in ihrem Kern darin besteht, von einem Mann verführt und anal koitiert zu werden.

Gleichwohl scheint die ödipale Positionierung des prähomosexuellen Jungen einen *Feminitätsschub* in Gang zu setzen. Dieser sollte jedoch nicht als eine Unterwerfung unter den Vater oder gar als eine vollständige Feminisierung des prähomosexuellen Jungen verstanden werden. Mit dem in der ödipalen Phase in Gang gesetzten Feminitätsschub ist gemeint, dass der den Vater begehrende Junge versuchen wird, die Liebe seines Vaters zu erringen, indem er sich in manchen Zügen oder Eigenschaften der Mutter angleicht. Andere Möglichkeiten, als durch die teilweise Übernahme femininer Elemente vom Vater die ersehnte Antwort auf sein erotisches Verlangen zu erhalten, sind ihm verschlossen, weil der Vater ja keine Männer begehrt bzw. das durch die Verführungsversuche seines Sohnes wach gewordene gleichgeschlechtliche Verlangen abwehrt und an diesem bekämpft. Bei homosexuellen Jungen verfestigt sich die auch bei heterosexuellen Jungen auftretende zärtlich-feminine Einstellung zum Vater zu einer mehr oder weniger offensichtlichen, für seine Umgebung jedenfalls wahrnehmbaren Haltung. Auf die persistierenden, sich auf den Vater richtenden erotischen Phantasien und die zu ihrer Akzentuierung eingesetzten Elemente von Weiblichkeit reagiert selbstverständlich die engere und weitere soziale Umgebung. Diese Reaktionen und seine bewusstseinsfähigen gleichgeschlechtlichen erotischen Phantasien konturieren und verfestigen dann in dem heranwachsenden homosexuellen Jungen das Gefühl, anders als andere Jungen zu sein.

Der aus der ödipalen Position des prähomosexuellen Jungen resultierende Feminitätsschub ist freilich kein Zeichen einer Psychopathologie. Dieser Feminitätsschub gehört, so paradox sich das für ein heterosexualitätszentrisches Denken auch anhören mag, vielmehr zur *normalen homosexuellen Entwicklung*. Auch gerät durch dieses Moment der Feminität die Grundüberzeugung des homosexuellen Jungen, dem männlichen Geschlecht anzugehören, nicht wirklich ins Wanken. Die Gewissheit, männlich zu sein, bleibt ihm erhalten. Auch wenn ihn das Gefühl, anders als andere Jungen zu sein, vorübergehend verwirrt, werden der eigene Körper und das eigene Geschlecht auch in dieser Phase grundsätzlich bejaht. Und wenn der homosexuelle Junge in dieser Phase ein Kleidungsstück seiner Mutter anzieht, phantasiert er nicht, eine Frau zu sein, und er fühlt sich auch nicht im falschen Körper. Er möchte vielmehr den Vater in weiblicher Aufmachung als Junge verführen.

Richard C. Friedman, der in seiner über weite Strecken bemerkenswerten psychoanalytischen Monographie von 1988 die geläufige Pathologisierung der Homosexualität und deren Legitimation Schritt für Schritt abträgt, stolpert über das auch bei ihm zentral stehende Phänomen der Feminität prähomosexueller Jungen doch wieder in die Pathologisierung der homosexuellen Männer hinein. Dazu schreibt er die frühe Feminität der heranwachsenden homosexuellen Jungen zu „Unmännlichkeit“ um und interpretiert damit die andere Legierung von Weiblichkeit und Männlichkeit im Homosexuellen und zugleich die Januskopfigkeit der Homosexualität hinweg. In einem weiteren Schritt wird dann die so zur „Unmännlichkeit“ gewordene Feminität zu einer Störung der Geschlechtsidentität umkonstruiert. Dazu beruft sich Friedman unter anderem auf die Studien von Bell et al. und von Whitam und Zent, in denen die vergleichsweise stärkere Feminität der heranwachsenden Homosexuellen zwar thematisiert, aber ausdrücklich nicht in einen psychopathologischen Zusammenhang gestellt wird. Auf diese Weise hat Friedman die Voraussetzungen für seinen psychopathologischen Kurzschluss geschaffen: „Dieser Kindheitsfaktor (die bei ihm Störung der Geschlechtsidentität genannte frühe Feminität) scheint mit der Homosexualität an sich verbunden zu sein und findet sich bei allen psychopathologischen Formenkreisen und auch bei Männern, die psychopathologisch unauffällig sind. Ich glaube, dass dies der einzige Zusammenhang zwischen Psychopathologie und Homosexualität ist, der als erwiesene Tatsache betrachtet werden kann“ (Friedman 1993: 41).

Die von mir unter dem Begriff Feminitätsschub zusammengefassten Vorgänge während der ödipalen Phase müssen sich aber keineswegs in einer auffälligen Feminität oder, mit anderen Worten, in einer frühen Tuntigkeit, für die die Bezeichnung „Unmännlichkeit“ vielleicht zuträfe, niederschlagen. Man muss sich das Resultat dieses Vorgangs eher als Integration weiblicher Anteile in eine ungestörte Männlichkeit vorstellen. Die während der ödipalen Phase integrierten weiblichen Einsprengsel persistieren auch bei erwachsenen homosexuellen Männern, ohne dass die Mehrzahl von ihnen als unmännlich imponiert. Rekonstruiert man die Lebensgeschichte homosexueller Männer jedoch sorgfältig, dann wird hinter einer prima vista männlichen Erscheinungsweise eine Aura von Männlichkeit offenbar, in die Weibliches eingeschlossen ist. Dass von der während der Kindheit und frühen Jugend deutlicheren Feminität bei den meisten erwachsenen homosexuellen Männern kaum mehr etwas wahrnehmbar ist, hat nicht zuletzt damit zu tun, dass sie sich von solchen Elementen defensiv distanzieren und sich regelrecht abtrainieren, was sie selbst an ihrem Gestus für feminin halten. Sie treiben sich damit aus, was dem Vater auf einer früheren Entwicklungsstufe auszutreiben nicht gelungen ist. Dabei handelt es sich jedoch nicht um einen simplen Anpassungsvorgang, mit dem die Homosexualität verborgen werden soll. Erwachsene homosexuelle Männer versuchen ihre weiblichen Elemente auch zum Verschwinden zu bringen, um sich vor der Wiederholung der Verletzungen zu schützen, die ihnen vordem im Namen einer Kultur angetan wurden, der Weiblichkeit als medioker und gefährlich gilt, besonders dann, wenn sie sich beim Manne zeigt (vgl. Düring 1994: 197 ff).

Die Rivalität mit der Mutter

Von dem, was bisher über die ödipale Positionierung des homosexuellen Jungen gesagt wurde, fällt, sofern man das Gesagte nicht für völlig unsinnig hält, ein Schatten auf die angeblich so harmonischen und ambivalenzfreien Beziehungen der homosexuellen Söhne zu ihren Müttern. Schildern homosexuelle Männer ihre Beziehungen zu ihren Müttern, ist von Rivalität und Ambivalenz tatsächlich wenig zu hören. Solche Gefühle scheinen ihnen kaum bewusst zu sein. Thematisiert werden die ambivalenten Gefühle, die homosexuelle Männer ihren Müttern gegenüber haben, gleichwohl auf den unterschiedlichsten Bühnen, in der Literatur, im Film und nicht zuletzt in der Mode. Auf einer dieser Bühnen, auf der die Rivalität des homosexuellen Mannes mit seiner Mutter dargestellt wird, geht es vergleichsweise unmittelbar, derb und trivial zu. Die Rede ist von der in der homosexuellen Subkultur verbreiteten und nicht aus der Mode kommenden Travestie. Betrachtet man das dort Dargestellte aus dem Blickwinkel der ödipalen Konflikte des homosexuellen Jungen, erschliesst sich auch die Begeisterung, die Darsteller und Zuschauer über die formal zumeist kläglichen Inszenierungen mit ihren endlosen Wiederholungen empfinden. Die Begeisterung gilt der latenten Szene, und diese hat die Rivalität mit der Mutter und zugleich ihre triumphierende Verleugnung zum Inhalt. Anwesend ist während der Travestie aber auch der szenisch immer abwesende Vater: Dieser, der von dem homosexuellen Begehren seines Sohnes nichts wissen und fühlen will, wird mit dem Fummel gleichsam geblendet.

Was in der Travestie in Szene gesetzt wird, ist der ödipale Konflikt des homosexuellen Jungen und die diesen Konflikt begleitenden Phantasien. Vergegenwärtigen kann man sich diesen Konflikt etwa so: Die Mutter, so stellt der auf sie eifersüchtige ödipale homosexuelle Junge fest, hat einen privilegierten Zugang zum Vater. Was ist an ihr eigentlich Besonderes? Sie besitzt ja nicht einmal einen Phallus! Um Zugang zum Vater zu bekommen, muss ich offensichtlich meinen Phallus verbergen. Am besten wäre es wohl, ich würde mich in Frauenkleider stecken. In dieser Verkleidung könnte ich den Vater vielleicht täuschen und ihn, nachdem ich die Kleider der Mutter abgelegt habe, aufs Kreuz legen.

Gewöhnlich wird die Travestie homosexueller Männer als Darstellung und phantasierte Überwindung ihrer Kastrationsängste interpretiert. Eine solche einseitige Lesart ist aber zu heterosexualitätszentrisch. Deshalb möchte ich ihr eine exzentrische Lesart entgegensetzen. In der homosexuellen Travestie wird die der Weiblichkeit zugeschriebene Anziehungsmacht gegenüber Männern und das ausschließliche sexuelle Interesse der Männer für Frauen ins Lächerliche gezogen und zugleich die Macht des homosexuellen Begehrens vorgeführt. Es reicht, so wird demonstriert, wenn sich ein Mann als Frau maskiert, um das Geschlechterverhältnis zum Tanzen zu bringen. Seht her, auf so einfache Weise ist aus den Männern (die stellvertretend für den ödipalen Vater stehen) Begehren hervorzulocken. Wobei das auf diese Weise hervorgelockte Begehren in illusionärer Verkennung interpretiert wird, als ob der heterosexuelle Mann (der Vater) sexuelles Verlangen nach einem homosexuellen Mann (dem den Vater begehrenden homosexuellen Jungen) hätte.

Auch hinter auf den ersten Blick so unverdächtigen „häuslichen Verrichtungen“, welche homosexuelle Jungen oft übernehmen, steckt mehr als der Ausdruck der sekundären Identifizierung mit der Mutter. Sie enthalten auch ein gerüttelt Maß an unerkannter und unbewusster Rivalität mit ihr.

Besonders prägnant wird dies an der lebensgeschichtlichen Vignette eines homosexuellen Mannes. Dieser, der die Beziehung zu seiner Mutter als liebevoll und gut und die zu seinem Vater als gespannt und schlecht bezeichnete, begab sich auf dem Höhepunkt seiner Pubertät an seinem Heimatort zu einer Lebensmittelpromotion. Im Saal befanden sich fast ausschließlich

Frauen. Die wenigen Männer, die anwesend waren, begleiteten offensichtlich ihre Ehefrauen. Im Verlauf der Promotionsveranstaltung wurden drei Personen aus dem Saal gebeten, auf die Bühne zu kommen, um jeweils einen Kuchen zu backen. An diesen Kuchen sollte dann die Wirkung eines bestimmten Backmittels demonstriert werden. Ohne auch nur eine Sekunde zu zögern, meldete sich der damals seiner Homosexualität sich noch gar nicht bewusste Junge. Da er von niemandem abgehalten wurde, fand er sich also gemeinsam mit zwei Frauen auf der Bühne wieder. Alle drei bereiteten nun unter Anweisung der Propagandistin einen Kuchenteig. Der aus dem von dem Jungen zubereiteten Teig gebackene Kuchen stellte sich, nach allgemeiner Ansicht, als der schönste heraus. Das verschaffte ihm ein tiefes Gefühl der Befriedigung, an das er sich auch noch nach Jahren erinnerte.

Die in dieser Szene zum Ausdruck kommende Rivalität mit seiner Mutter hat der Junge damals selbstverständlich weder verstanden noch gespürt. Diese Bedeutung hat sich ihm erst sehr viel später erschlossen.

Soziale Reaktionen auf den Feminitätsschub der prähomosexuellen Jungen

In dem Moment, in dem der prähomosexuelle Junge und seine soziale Umgebung sein Anderssein wahrnehmen, ist einer der kritischen Punkte der homosexuellen Entwicklung erreicht. Vom Verlauf dieser Station seiner Entwicklung hängt das spätere Verhältnis des homosexuellen Mannes zu seiner Homosexualität entscheidend ab. Reagieren die Väter und mit ihnen all die anderen, die unter der Herrschaft der patriarchalen Kultur stehen, auf das als ein Stück Weiblichkeit erscheinende frühe Zeichen der Homosexualität mit Geringschätzung, Erniedrigung und Verspottung, wird es dem Homosexuellen im Coming-out und auch später noch schwer fallen, seine Homosexualität ohne größere Konflikte anzunehmen und als einen wertvollen Teil von sich zu betrachten. Solche Reaktionen erschweren überdies ganz allgemein die Ausbildung eines guten Selbstwertgefühls.

Reagieren die Väter auf das in der ödipalen Phase auftretende homoerotische Verlangen und den mit diesem gepaarten Schuss Feminität mit offener Feindseligkeit und Aggressivität, was so selten nicht ist, kann es zu psychischen Störungen kommen, die dem Erscheinungsbild einer traumatischen Neurose gleichen. Eine Forschungsgruppe des Frankfurter Freud-Instituts hat in einer psychoanalytischen Gruppentherapie mit HIV-infizierten homosexuellen Männern bei der Mehrheit der Patienten den Eindruck einer frühen Traumatisierung gewonnen. Überdies wurde von ihr biographisches Material für „sexuellen und/oder aggressiv-sadistischen Missbrauch von seiten ihrer Väter“ zutage gefördert (Ohlmeier 1995: 146). Dabei standen „außerordentlich negative Vaterbeziehungen im Vordergrund, in denen man in der frühen Entwicklung vor massiven destruktiven Erfahrungen nicht geschützt werden konnte“ (Bardé 1995: 182). In dem Bericht der Forschungsgruppe wird zwar nichts darüber gesagt, zu welchem Zeitpunkt der frühen Entwicklung die aggressiv-sadistischen und sexuellen Attacken der Väter stattfanden, die teilweise mit einer „Zerstörung der Kapazität zur Errichtung von Objektbeziehungen“ (Ohlmeier 1995: ebd.) einhergingen. Es scheint mir jedoch außerordentlich wahrscheinlich zu sein, dass sie mit der sich ausfaltenden Homosexualität im Zusammenhang standen, also eine Reaktion der Väter auf die Wahrnehmung des in einem Schuss Feminität sich niederschlagenden Andersseins ihrer Söhne waren.

Dass die Fähigkeit zur Errichtung von Objektbeziehungen im Allgemeinen und zum Eingehen von Liebesbeziehungen im Besonderen durch aggressiv-sadistische Reaktionen des ersten Liebesobjektes zerstört oder nachhaltig beeinträchtigt werden kann, ist unmittelbar einleuchtend. Die viel zitierten Schwierigkeiten homosexueller Männer, stabile Liebesbeziehungen einzugehen, müssen dann auch zusammengedacht werden mit möglichen Traumatisierungen durch inadäquate und nicht selten brutale Reaktionen der Objekte ihrer ersten Liebesversuche, also ihrer Väter.

Zwar sind gewaltsame Reaktionen nicht die Regel, mit denen Väter ihre Söhne zur männlichen Räson bringen möchten und diese manchmal buchstäblich in sie hineinzuprügeln versuchen. Heranwachsende Homosexuelle finden aber nur in Ausnahmefällen familiäre Bedingungen vor, die es ihnen ermöglichen, aus der Homosexualität ein positives Bild zu formen. Die wohl am weitesten verbreitete Umgangsweise mit den frühen Manifestationen der Homosexualität und den Spannungen, die aus den weder vom Sohn noch vom Vater so recht verstandenen Wünschen und Eigenarten entstehen, besteht darin, dass sich beide voneinander distanzieren.

Selbstverständlich reagieren aber nicht nur Väter, sondern auch Mütter auf feminine Elemente an ihren Söhnen. Und auch die Integration der Weiblichkeit in die Psyche des homosexuellen Jungen ist von dem Bild, das seine Mutter von ihrer Weiblichkeit hat, sowie von ihrer Position in der Familie nicht unbeeinflusst. Angriffe auf die „Unmännlichkeit" des prähomosexuellen Jungen gehen jedoch in der Regel von den Vätern aus. Abzulesen ist das auch daran, dass dann, wenn ein erwachsener Homosexueller unbewusste Strafängste wegen seiner Homosexualität projektiv abwehrt, immer heterosexuelle Männer als Exekutoren der Strafphantasien in Erscheinung treten. Die Reaktionen der Mütter auf die frühen Manifestationen der Homosexualität sind nicht zuletzt deshalb vergleichsweise gemäßigter, weil sie im Falle der sich ausfaltenden Homosexualität weniger stark in die ödipalen Vorgänge verstrickt sind als die Väter. Auf die wahrgenommenen femininen Einsprengsel und die in einer aufgeklärten Welt dadurch nicht selten evozierte Vorahnung der Homosexualität antworten Mütter zumeist mit großer und anhaltender Besorgnis, aber nur selten mit offener Feindseligkeit.

In der freundlicheren Reaktion der Mütter auf die sich ausfaltende Homosexualität liegt einer der realen Gründe für die von homosexuellen Männern oft als besonders eng und liebevoll geschilderten Beziehungen zu ihnen. Ihr Liebesgefühl für ihre Mütter enthält ein hohes Maß an Dankbarkeit dafür, dass ihre Mütter sowohl auf die frühen Repräsentationen ihres homosexuellen Begehrens in der Kindheit als auch später auf die manifeste Homosexualität verständnisvoller reagiert haben als ihre Väter. Mutterliebe und Vaterliebe sind indes komplementäre Gefühle, die im besten Fall austariert sind. Wenn ein homosexueller Mann das Gefühl hat, sich mit seiner Mutter besonders gut zu verstehen, verweist das immer auf die Beziehung zu seinem Vater, die sich bei genauerer Betrachtung als schlecht, zumindest als schlechter als die Beziehung zu seiner Mutter erweisen wird.

Eine der wenigen empirischen Studien, welche die Beziehungen der homosexuellen Männer zu ihren Müttern und Vätern untersucht und diese mit den entsprechenden Beziehungen der heterosexuellen Männer verglichen hat, zeigt, wie differenziert man die Verhältnisse betrachten muss, um nicht in die allseits bereitliegenden Fallen des Klischees zu geraten. „Im allgemeinen", so fassen die Autoren ihre Resultate über die Identifikation mit der Mutter zusammen, „stützen unsere Ergebnisse die Behauptung, homosexuelle Männer würden sich stärker mit ihren Müttern identifizieren als heterosexuelle, nicht: Die homosexuellen Männer unterscheiden sich nicht signifikant von den heterosexuellen, weder darin, wie ähnlich sie sich ihren Müttern in Kindheit und Adoleszenz fühlten, noch darin, wie sehr sie sich wünschten, der Mutter zu gleichen" (Bell et al. 1980: 60). Also keine stärkere Identifizierung des homosexuellen Mannes mit seiner Mutter, zumindest nicht beim ersten Hinsehen.

Aus einer klinischen Perspektive könnte gegen eine solche empirische Studie eingewendet werden, sie sei kein geeignetes Mittel zur Untersuchung von Identifizierungen. Dieser Einwand ist nicht einfach von der Hand zu weisen. Erhoben wird er aber vor allem dann, wenn man aufgrund klinischer Erfahrungen die Erwartung ausgebildet hat, homosexuelle Männer wären generell so, wie sie sich als Patienten zeigen. Bevor die klinische Erfahrung mit ihr nicht kongruente empirische Ergebnisse abschmettert, muss sie sich zuerst die Frage vorlegen, ob sie die Homosexualität nicht nach dem Muster des polaren Gegensatzes zwischen Mann und Frau umgeschrieben hat. Es könnte also durchaus sein, dass die Theorie gewordene klinische Erfahrung homosexuelle Männer wegen einiger als feminin imponierender Eigenschaften als stark mit ihren Müttern identifiziert einschätzt, obgleich das Feminine an ihnen eine ganz andere Bedeutung hat. Dieser Einwand wird triftig durch die empirischen Resultate, die Bell und seine Kollegen zur Identifikation mit dem Vater vorgelegt haben. Diese bestätigen sowohl die klinischen Erfahrungen als auch die Rekonstruktion der Lebensgeschichte homosexueller Männer: „Die homosexuellen Männer in unserer Untersuchung identifizieren sich weniger mit ihren Vätern als die heterosexuellen. [...] Auch sagten mehr homosexuelle Männer, sie fühlten sich ihren Müttern ähnlicher als ihren Vätern" (ebd.: 70 f).

Nimmt man diese empirischen Ergebnisse als Ausdruck geronnener Lebensgeschichte, dann lassen sie sich folgendermaßen übersetzen: Der Roman, den homosexuelle Männer über die Liebe zu ihrer Mutter erzählen, unterscheidet sich kaum von den Erzählungen der heterosexuellen, solange sie diesen nicht in Beziehung zu der problematischen Liebe zu ihren Vätern setzen. Bringen die homosexuellen Männer ihre Beziehungsgeschichte mit ihren Müttern aber in einen Zusammenhang mit der Beziehungsgeschichte zu ihren Vätern, verändert sich sowohl das Bild, das sie von sich selbst haben, als auch das Bild der Mutter schlagartig. Das erklärt auch die auf den ersten Blick widersprüchlich erscheinenden empirischen Befunde, nach denen sich die homosexuellen Männer nicht stärker mit ihren Müttern identifizieren als heterosexuelle, sich aber dann, wenn sie die Beziehung zu ihren Vätern und zu ihren Müttern *vergleichen*, den Müttern ähnlicher fühlen als den Vätern. In diesem durch das gleichzeitige In-Beziehung-Setzen zu Vater und Mutter erzeugten Umschlag drückt sich aber nur auf andere Weise das Leitmotiv des Romans aus, den die homosexuellen Männer über ihre Väter erzählen. Ihre Beziehungen zu ihren Vätern scheinen nach diesen Erzählungen aus einem ununterbrochenen wechselseitigen Missverständnis zu bestehen. Häufig berichten sie auch von offen abweisenden und aggressiven Vätern. Unter solchen, gar nicht so seltenen Voraussetzungen „verweigert" der Junge die Identifikation mit seinem Vater, was sich in der bewusstseinsfähigen Vorstellung niederschlägt, auf keinen Fall so wie der Vater werden zu wollen. Wo eine solche Vorstellung auftritt, geht sie immer auf einen realen Vater zurück, der seinen homosexuellen Sohn seit den ersten Repräsentationen seines spezifischen Begehrens ablehnte und bekämpfte; sie ist keine intrinsische Eigenschaft der Homosexualität und auch nicht die notwendige Folge der vom homosexuellen Begehren in Gang gesetzten ödipalen Positionierung. Das gilt gleichermaßen für die stärkere Identifizierung des homosexuellen Jungen mit der Mutter. Ein Vater, der seinen homosexuellen Sohn bekämpft, treibt diesen geradezu in eine Identifizierung mit der Mutter hinein. Dadurch kann sich eine Liebe zur Mutter aufbauen, die zeitweise oder dauerhaft zu einem Gefängnis homosexueller Männlichkeit wird.

Der zweizeitige Aufbau des homosexuellen Konflikts

In unserer Kultur geht die homosexuelle Entwicklung nach wie vor üblicherweise mit einem zweizeitigen Aufbau von Konflikten einher. Der erste Konflikt baut sich dadurch auf, dass heranwachsende Homosexuelle nach der Manifestation ihres Andersseins in der ödipalen Phase und danach nicht nur von ihren Peers marginalisiert werden, sondern sich auch emotional aus ihren Herkunftsfamilien ausgeschlossen fühlen. Dadurch geraten sie in einer radikalen Weise in eine Vereinzelung, die andauert, bis sie als halbwegs Erwachsene Beziehungen zu anderen Homosexuellen finden, mit denen sie sich identifizieren können. Über lange Phasen ihrer Entwicklung befinden sich heranwachsende Homosexuelle also in einer Situation, in der sie nicht nur Fremde in der außerfamiliären Kultur, sondern auch Außenseiter innerhalb ihrer Familien sind. Während der Pubertät, in der die Homosexualität sich prägnanter zeigt und unabweisbar ins Bewusstsein drängt, wiederholen sich in verdichteter Weise die schon vorher stattgehabten Auseinandersetzungen und Konflikte mit Familie und Umwelt. Der Konflikt nimmt auf dieser zweiten, Coming-out genannten Stufe jedoch dadurch eine andere Qualität an, dass der jugendliche Homosexuelle durch das negativ konnotierte verinnerlichte Bild der eigenen Homosexualität zusätzlichen Angriffen von innen ausgesetzt ist. Ist das internalisierte Selbstbild stark negativ eingefärbt, können schon vergleichsweise milde antihomosexuelle Reaktionen schwere psychische Konflikte auslösen.

Dass es den meisten Homosexuellen trotz der spezifischen Probleme, mit denen sie während der ödipalen Phase und später konfrontiert werden, und den daraus erwachsenden Konflikten während des Coming-out schließlich doch gelingt, ihre Homosexualität anzunehmen und ohne schwere Beeinträchtigungen ihrer Persönlichkeit zu leben, spricht deutlich gegen die von einigen Psychoanalytikern vertretene Gleichsetzung der Homosexualität mit einer schweren narzisstischen Störung. Mit einer so gravierenden präödipalen Störung wären das spezifische ödipale Drama und die mit ihm verbundenen Zurückweisungen und Beschämungen nicht in der Weise zu integrieren, wie das den homosexuellen Männern im Allgemeinen gelingt. Ihre durchschnittliche Fähigkeit, mit all den im Zusammenhang mit der Ausfaltung ihrer Homosexualität stehenden Konflikten fertig zu werden, spricht eher dafür, dass ihre präödipale Entwicklung relativ günstig verlaufen ist und sie infolgedessen über ein stabiles Kernselbst verfügen, das es ihnen ermöglicht, den durch die Zurückweisungen des Homosexuellen entstandenen Bruch im Selbstwertgefühl zu überbrücken und relativ ungestört zu leben.

Konsequenzen für Beratung und Psychotherapie

Wegen der anhaltenden gesellschaftlichen Sanktionierung der beschriebenen frühen Manifestationen der Homosexualität fällt es den meisten homosexuellen Jugendlichen schwer, ihre in der Pubertät endgültig bewusst werdende homosexuelle Objektwahl ohne Zögern anzunehmen. In aller Regel entwickelt sich mit der bewussten Aneignung des gleichgeschlechtlichen Sexualobjektes in der Pubertät eine unterschiedlich lang andauernde Phase der Intoleranz gegenüber der Homosexualität. Diese passagere Intoleranz gegenüber der Homosexualität macht dann auch den Kernkonflikt des Coming-out aus. Das Wissen um diesen weit verbreiteten Konflikt hat die Schwulenbewegung dazu veranlasst, Coming-out-Gruppen genannte Selbsthilfegruppen einzurichten. In diesen Gruppen ermutigen sich die Mitglieder gegenseitig, zu dem zu stehen, was sie sind. Darüber hinaus werden aber auch die frühen Beschämungen und Zurückweisungen thematisiert und bearbeitet, wodurch sich die Intoleranz gegenüber der Homosexualität zumindest lockert, unter günstigen Bedingungen auch ganz auflöst. Bewerkstelligt wird das vor allem durch die in diesen Gruppen vorherrschende positive Anerkennung der Homosexualität, die sich über die gegenseitige Erotisierung der Gruppenmitglieder entfaltet. Wenn nicht schwere neurotische Störungen dem entgegenstehen, sollten jüngere Homosexuelle, die wegen Konflikten mit ihrer Sexualität um psychotherapeutische Hilfe oder um Beratung nachsuchen, an die von den homosexuellen Netzwerken angebotenen Selbsthilfegruppen verwiesen werden.

Schwerwiegende krisenhafte Entwicklungen von homosexuellen Männern, zu deren Therapie eine Psychotherapie oder Psychoanalyse angezeigt ist, sollten nur von einem Psychotherapeuten oder Psychoanalytiker behandelt werden, der davon überzeugt ist, dass der Homosexuelle „eine ebenso berechtigte und ernst zu nehmende psychosexuelle Entwicklung durchgemacht hat wie er selbst“ (Morgenthaler 1980: 365). Grundvoraussetzung der Behandlung von Homosexuellen ist der Bruch mit jener von der orthodoxen Psychoanalyse aufgestellten Regel, der zufolge das Ziel der Behandlung erst erreicht ist, wenn die homosexuelle Objektwahl einer heterosexuellen Orientierung Platz gemacht hat. Therapeuten, die auch nur in etwa der Überzeugung sind, hinter der manifesten Homosexualität verberge sich eine latente Heterosexualität, der um des Glückes des Patienten willen gleichsam zur Geburt verholfen werden müsse, sind für die Behandlung von Homosexuellen ungeeignet. Eine solche Haltung verwirrt den homosexuellen Patienten zutiefst, weil er sich in einem wichtigen Teil seiner selbst nicht angenommen fühlt, und schadet ihm letztlich. Eine solche Einstellung des Therapeuten entspricht im Übrigen exakt derjenigen, die von den Vätern der Homosexuellen eingenommen wurde. Wenn aber „die aktuellen Erfahrungen in der analytischen Beziehung gewissermaßen deckungsgleich sind mit den Erfahrungen in der früheren infantilen Entwicklungsgeschichte" (Bardé 1995: 183), dann führt das zu einer Retraumatisierung des homosexuellen Patienten durch die Behandlung.

Aber auch dann, wenn die genannte Grundvoraussetzung gegeben ist, die sich in der Überzeugung ausdrückt, dass man auch als Homosexueller ein halbwegs glückliches Leben mit differenzierten und stabilen Liebesbeziehungen führen kann, ist die Behandlung von homosexuellen Patienten nicht einfach. Weder die Welt der Homosexuellen, aus der die Patienten zum Teil forciert berichten, um ihre Therapeuten auf die Probe zu stellen, noch die Erfahrung der homosexuellen Patienten entspricht dem, was Heterosexuellen geläufig ist. Durch die Konfrontation mit einer ihnen fremden Welt geraten insbesondere die stillschweigend vorausgesetzten Normalitätsvorstellungen der Therapeuten ins Wanken, worauf oft mit vorschnellen Bewertungen des noch gar nicht Verstandenen geantwortet wird. Besonders bei den ersten homosexuellen Patienten taucht in Therapeuten vielfach eine Neigung auf, die derjenigen der Ethnologen des 19. Jahrhunderts gleicht, die, um ihre Verwirrung über die in den von ihnen aufgesuchten Kulturen herrschenden Normalitätsvorstellungen in Grenzen zu halten, diese nach den Maßstäben ihrer Herkunftskulturen interpretierten und dadurch abwerteten. Hinzu kommt, dass die therapeutische Beziehung, vor allem dann, wenn sie gleichgeschlechtlich ist, durch die Übertragung offener homosexueller Anteile in eine schwierige Situation geraten kann. Denn es macht selbstverständlich einen Unterschied für das Übertragungs- und Gegenübertragungsgeschehen, ob homosexuelle Übertragungsphänomene in der Behandlung von manifest heterosexuellen Patienten oder manifest homosexuellen Patienten auftauchen. Homosexuelle Übertragungsepisoden von manifest heterosexuellen Patienten sind für Therapeuten deshalb weniger bedrohlich, weil sie von einer weitaus geringeren offenen Erotisierung begleitet sind.

Es ist, um es kurz zu sagen, für heterosexuelle Psychotherapeuten nicht einfach, ihre homosexuellen Patienten zu verstehen und ihnen jene Sicherheit zu bieten, in deren Schutz neue Erfahrungen gemacht und die negativen Selbstbilder der Patienten aufgelöst werden können. Gleichwohl halte ich die Auffassung, homosexuelle Patienten sollten, eine gleich gute Ausbildung vorausgesetzt, nur von homosexuellen Therapeuten behandelt werden, nicht für produktiv. Eine solche Lösung wäre auch nicht praktikabel, weil es an gut ausgebildeten homosexuellen Psychotherapeuten mangelt und weil es, wegen der skandalösen Ausgrenzung von offen Homosexuellen aus der psychoanalytischen Ausbildung, homosexuelle Psychoanalytiker eigentlich gar nicht geben kann (vgl. Rauchfleisch 1994). Überdies würde durch eine solche therapeutische Separation der Homosexualität das Verstehen des Homosexuellen nicht ausgeweitet, sondern bliebe da, wo es ohnehin schon ist.

Literatur

Bardé, Benjamin: Psychoanalytische Gruppentherapie mit neun HIV-infizierten Männern - Rahmung, Prozessaspekte, Schlussfolgerungen. In: Ohlmeier et al. 1995

Bell, Alan P., Martin S. Weinberg und Sue K. Hammersmith: Sexual preference. A study of its development among men and women. New York: Simon and Schuster 1980 (dtsch.: Der Kinsey Institut Report über sexuelle Orientierung und Partnerwahl. München: Bertelsmann 1981)

Bieber, Irving et al.: Homosexuality: A psychoanalytic study of male homosexuals. New York: Basic Books 1962

Dannecker, Martin: Das Paradigma der „Homosexualität" in der Geschichte der Sexualwissenschaft. Forum Homosexualität und Literatur, Heft 20, 43–53, 1994

Dannecker, Martin und Reimut Reiche: Der gewöhnliche Homosexuelle. Eine soziologische Untersuchung über männliche Homosexuelle in der Bundesrepublik. Frankfurt a. M.: Fischer 1974

Düring, Sonja: Über sequentielle Homo- und Heterosexualität. Z. Sexualforsch. 7, 193–202, 1994

Freud, Sigmund (1905): Drei Abhandlungen zur Sexualtheorie. Ges. Werke, Bd. V. London: Imago 1942

Freud, Sigmund (1921): Massenpsychologie und Ich-Analyse. Ges. Werke, Bd. XIII. London: Imago 1940

Freud, Sigmund (1923): Das Ich und das Es. Ges. Werke, Bd. XIII. London: Imago 1940

Friedman, Richard C.: Male homosexuality. A contemporary psychoanalytic perspective. New Haven, London: Yale University Press 1988 (dtsch.: Männliche Homosexualität. Berlin u. a.: Springer 1993)

Green, Richard: The "sissy boy syndrome" and the development of homosexuality. New Haven, London: Yale University Press 1987

Green, Richard: Sexual science and the law. Cambridge/Mass., London: Harvard University Press 1992

Hegener, Wolfgang: Das Mannequin. Vom sexuellen Subjekt zum geschlechtslosen Selbst. Tübingen: Konkursbuch Verlag Gehrke 1992

Hirschauer, Stefan: Konstruktivismus und Essentialismus. Zur Soziologie des Geschlechtsunterschieds und der Homosexualität. Z. Sexualforsch. 5, 331–345, 1992

Holder, Alex: Die psychoanalytische Krankheitslehre bei Kindern und Jugendlichen. In: Loch 1999

Isay, Richard A.: Being homosexual. Gay men and their development. New York: Farrar, Strauss, Giroux 1989 (dtsch.: Schwul sein. Die Entwicklung des Homosexuellen. München: Piper 1990)

Kutter, Peter: Psychoanalytische Aspekte psychiatrischer Krankheitsbilder. In: Wolfgang Loch (Hrsg.): Die Krankheitslehre der Psychoanalyse. 5., erg. und korr. Aufl. Stuttgart: Hirzel 1989

Kutter, Peter und Thomas Müller: Psychoanalyse der Psychosen und Persönlichkeitsstörungen. In: Loch 1999

Lacan, Jacques: Die Familie. In: Ders.: Schriften, Bd. III. 3., korr. Aufl. Weinheim, Berlin: Quadriga 1994

Lewes, Kenneth: The psychoanalytic theory of male homosexuality. New York u. a.: Simon and Schuster 1988

Loch, Wolfgang: Die Krankheitslehre der Psychoanalyse. 6., vollst. überarb. und erweit. Aufl. Hrsg. von Helmut Hinz. Stuttgart, Leipzig: Hirzel 1999

Morgenthaler, Fritz: Homosexualität. In: Volkmar Sigusch (Hrsg.): Therapie sexueller Störungen. 2., neubearb. und erweit. Aufl. Stuttgart, New York: Thieme 1980

Ohlmeier, Dieter: Eine Zusammenfassung des Verlaufs und einiger Ergebnisse der psychoanalytischen Gruppentherapie mit HIV-positiven Patienten aus der Sicht des Gruppenleiters. In: Ohlmeier et al. 1995

Ohlmeier, Dieter, Martin Dornes und Christel Beier (Hrsg.): Trauma AIDS. Eine psychoanalytische Studie über die Auswirkungen der HIV-Infektion. Opladen: Westdeutscher Verlag 1995

Rauchfleisch, Udo: Die Diskriminierung Homosexueller durch die Psychoanalyse. Z. Sexualforsch. 7, 217–230, 1994

Reiche, Reimut: Gender ohne Sex. Geschichte, Funktion und Funktionswandel des Begriffs „Gender“. Psyche 51, 926–957, 1997

Socarides, Charles W.: The overt homosexual. New York, London: Grune & Stratton 1968 (dtsch.: Der offen Homosexuelle. Frankfurt a. M.: Suhrkamp 1971)

Whitam, Frederick L.: The prehomosexual male child in three societies: The United States, Guatemala, Brazil. Arch. Sex. Behav. 9, 87–99, 1980

Whitam, Frederick L. und Michael Zent: A cross-cultural assessment of early cross-gender behavior and familial factors in male homosexuality. Arch. Sex. Behav. 13, 427–439, 1984

Kapitel 7
Das sexuelle Symptom in der Sprechstunde
Von Herbert Gschwind

Der Sexologe „macht Jagd auf die Dysfunktion. Sein Vorhaben ist die Beseitigung jener zuweilen lächerlichen, aber häufigen Störungen der ‚gewöhnlichen' Sexualität. Bei diesem Vernichtungswerk beweist er eine eindrucksvolle therapeutische Hartnäckigkeit" (Béjin 1984: 227). Dieser provokativen Beschreibung des Sexologen dürfte kaum jemand zustimmen, der professionell mit Patienten zu tun hat, die mit einem sexuellen Symptom in die Sprechstunde kommen. Nicht, weil nur die wenigsten sich als „Sexologen" verstehen, sondern eher, weil unterstellt wird, der „Sexologe" nehme eine gleichsam „apostolische Funktion" (Balint 1980) bei der Wiederherstellung der ungestörten Sexualität für sich in Anspruch.

Bei näherer Betrachtung wird indes jeder Arzt und jeder Therapeut von den Patienten zum „Sexologen" gemacht. Es wird von ihm erwartet, dass er weiß, wie die sexuelle Störung entstanden und wie sie wieder zu beseitigen ist. Nimmt er den Auftrag an, dann hat er sich schon auf die Jagd gemacht. Aber: „Nirgends sind die Schwierigkeiten, denen sich der Arzt gegenübersieht, so groß wie auf sexuellem Gebiet. Sobald er mit irgendeinem damit in Beziehung stehenden Problem zu tun hat, kann er nicht umhin, seine eigenen Ansichten und Überzeugungen darüber zu enthüllen" (Balint, ebd.: 306).

Ohne „Ansichten und Überzeugungen" ist bei sexuellen Problemen in der Tat niemand, weder die professionellen Helfer noch die Patienten. Der Patient aber kommt in der bewussten Annahme, Arzt oder Psychotherapeut wüssten mehr und seien kompetenter. Er präsentiert sein Symptom und erwartet Hilfe. Worin diese Hilfe bestehen könnte, darüber gehen die Ansichten und Überzeugungen oft weit auseinander, sowohl zwischen den „Sexologen" als auch zwischen „Sexologen" und Patienten.

Die folgenden Kasuistiken haben diesen Hintergrund. Sie versuchen darzustellen, wie Patienten sich und ihr Symptom in der Sprechstunde präsentieren und wie sich die Arzt-Patient-Beziehung dadurch strukturiert. Selbstverständlich ist die Darstellung abhängig von der Haltung des Therapeuten gegenüber dem Patienten und dem Symptom, das ihn zu ihm führt. Die subjektive Sicht ist durchaus intendiert, geht es doch nicht darum, „die" Impotenz oder „die" Anorgasmie darzustellen, sondern um die Personen, die an einer sexuellen Störung leiden.

Anorgasmie als Krankheit

„Ich leide an einer Anorgasmie." Mit diesem Satz eröffnete die 18-jährige Patientin das Gespräch, um dann lächelnd ihren Kaugummi weiter zu kauen, ihn aufzublasen und leise knallend zerplatzen zu lassen: „So ist das, und das muss behandelt werden." Ihr Gynäkologe, den sie wegen ihres sexuellen Problems um Rat gefragt hatte, überwies sie an die Sexualmedizinische Ambulanz der Frankfurter Abteilung für Sexualwissenschaft, und nun schaute sie erwartungsvoll, herausfordernd und unsicher zugleich, wie ich auf ihr Symptom und die Aufforderung zur Behandlung reagieren würde.

Mit der Diagnose „Anorgasmie", so scheint es, ist für die junge Frau alles gesagt, was der Therapeut wissen muss, um sie durch seine Behandlung von dem Gefühl zu befreien, sie „funktioniere nicht normal". Das Problem ist drängend. Seit einem Dreivierteljahr hat sie einen festen Freund, und beide haben „schon alles versucht", damit sie beim Geschlechtsverkehr zum Orgasmus kommt. In der Beziehung wird der nicht erreichte Orgasmus zum Konflikt, denn der Freund reagiert auf jeden Versuch mit Enttäuschung, obgleich die Patientin selbst den Geschlechtsverkehr auch ohne Orgasmus als „sehr schön" erlebt. Nach einem halben Jahr kommt die Beziehung in eine Krise und die beiden trennen sich. Nach kurzer Zeit nehmen sie die Beziehung aber wieder auf, doch ist für die Patientin nichts mehr, wie es war. Sie hat nur noch wenig Vertrauen in den Freund, von dem sie am Beginn der Beziehung das Gefühl hatte, er sei der Mann, den sie heiraten „muss". Einmal hat sie mit ihm einen Orgasmus erlebt. Sie hatten beide Haschisch geraucht, und im Rauschzustand „funktionierte" sie nach ihrer Vorstellung normal und enttäuschte ihn nicht. Ihr Wunsch aber ist es, auch ohne Rausch sexuell erlebnisfähig zu sein bis hin zum Orgasmus.

An dem zu scheitern, was in der Sexualität von ihr erwartet wird und sie von sich selbst erwartet, ist für die Patientin kränkend. Sie präsentiert die Anorgasmie als ihre Krankheit. Als solche ist sie gleichsam etwas Objektives, an dem sie leidet und von dem sie geheilt werden will. Die unbefriedigende Beziehung wird nicht in Frage gestellt, und ihre ambivalenten Gefühle und ihr Erleben sind ohne Bedeutung für das sexuelle Problem. Sie wünscht sich eine Behandlung, die wie Haschisch wirkt. Sexuelle Gesundheit als die Fähigkeit, normal zu funktionieren, heißt für die Patientin, ihren Widerstand gegen die Vorstellung, „den Mann heiraten zu müssen", nicht mehr spüren zu wollen. Selbstverständlich ist das sexuelle Symptom nicht allein durch diese Vorstellung determiniert. Im Gespräch jedoch organisiert es sich um die Beziehung, deren Entstehen für die Patientin mit ebendieser Vorstellung verknüpft ist. Erreicht werden kann, den im Symptom sich äußernden Widerstand zu verbalisieren, die „objektive" Diagnose wieder in subjektives Erleben zu verwandeln. Dass auch der Widerstand dagegen massiv sein kann, ist eine der Schwierigkeiten, die das sexuelle Symptom in der Sprechstunde bereitet.

Normal ohne Therapie

Frau A. ist eine 40-jährige Patientin, die ihr mädchenhaftes Aussehen durch ihre Kleidung im Stil einer 15-jährigen Schülerin betont. Sie kommt auf eigenen Wunsch. Durch eine „große Verunsicherung" seien bei ihr Fragen aufgetaucht, die sie mir stellen möchte, da sie niemanden kenne, mit dem sie darüber sprechen könne oder wolle.

Frau A. ist verheiratet und Mutter zweier Kinder. Die Ehe schildert sie als sehr glücklich, obgleich sie seit der Geburt des Sohnes vor acht Jahren keinen Geschlechtsverkehr mehr mit ihrem Mann hat. Ihr Mann drängt sie nicht. Für sie war der Geschlechtsverkehr immer sehr schmerzhaft, und die Hoffnung, ein zweites Kind würde daran etwas ändern, hat sich nicht erfüllt. Sexualität war für sie nie von Bedeutung, und sie hatte sich auch nie vorstellen können, „was sexuelle Empfindungen" eigentlich sind.

Die Irritation begann, als sie wegen einer Operation im Genitalbereich rasiert werden musste und dabei ein ihr unverständliches, starkes Schamgefühl erlebte. Durch ein Gespräch mit einem Arzt wurde sie darauf aufmerksam, wie wenig sie ihren Körper kennt, und sie nahm die Situation zum Anlass, sich ihrem Körper zu nähern, ihn zu entdecken. Eine längere Abwesenheit ihrer Familie benutzte Frau A. dazu, sich selbst zu befriedigen. Dabei erlebte sie ihren ersten Orgasmus. Er war so überwältigend für sie, dass sie Angst bekam, hatte sie doch beim Orgasmus auch die Kontrolle über die Blasenfunktion verloren.

Ihre Fragen, die sie mit Frauen nicht besprechen konnte, weil sie sich ihnen gegenüber „minderwertig und beschämt fühlen könnte", drehten sich darum, ob ihr Erleben „normal" sei, und um die Angst, sie könne das überwältigende Gefühl beim Orgasmus bald wieder verlieren. Sie habe gelesen, es lasse bei Frauen mit dem Älterwerden nach. Ferner wollte sie wissen, ob der Orgasmus „besser" wäre, wenn sie ihn beim Geschlechtsverkehr mit einem Mann erleben würde. Verändern wollte sie in ihrem Leben nichts. Es ging ihr nicht darum, mit ihrem Mann wieder schlafen zu können. Es sollte so bleiben, wie es ist, und sie vergewisserte sich in dem Gespräch lediglich der Möglichkeit, bei neuen Fragen wieder kommen zu können.

Weder Dyspareunie noch Anorgasmie noch ein Paarkonflikt wegen einer der sexuellen Störungen, die bei der Patientin hätten diagnostiziert werden können, führten sie in die Sprechstunde. Es ging um das Erleben dessen, was als normal gilt, und um die Beunruhigung, die es bei ihr auszulösen vermochte. Normal zu sein – das ist der dringendste Wunsch der jungen Frau aus dem ersten Beispiel. Die Beziehung wäre, so glaubt sie, ohne ihre Störung frei von Unsicherheit und Misstrauen, die allein wegen des ausbleibenden Orgasmus aufkommen konnten. Sie kann den Orgasmus nur noch als etwas verstehen, das sie nicht hat, aber haben müsste, kaum jedoch als das überwältigende und beunruhigende Erlebnis des Kontrollverlusts. Fremd bleibt ihr der Gedanke, gerade wegen dieser Qualität den Orgasmus unter „normalen" Umständen nicht erleben zu können. Unter Normalitätskriterien wäre die Ehe von Frau A. unnormal, das Paar schon lange behandlungsbedürftig. Gleichwohl scheint die

Beziehung gut zu sein, weil beide so miteinander leben können. Dieses Miteinander würde ihr Orgasmus womöglich sprengen, weshalb sie ihn für sich behalten muss.

Unumsorgte Potenz

Herr B. ist ein groß gewachsener, breitschultriger Endvierziger, der sich betont lässig und souverän gibt, dabei aber eher etwas ungelenk wirkt. Er eröffnet das Gespräch mit der Feststellung: „Seit zweieinhalb Jahren läuft bei mir sexual überhaupt nichts mehr." Obwohl er auf den Geschlechtsverkehr Lust habe, komme es zu keiner Erektion. „Organisch ist alles abgeklärt, in dieser Hinsicht bin ich gesund." Er hat einige Zeit die von einem Urologen „verordneten Spritzen" angewandt (gemeint ist SKAT; siehe die Ausführungen von Sigusch in Kap. 14), und „dabei funktionierte es mit der Erektion". Er will aber nicht auf Dauer auf die Spritzen angewiesen sein. Da er organisch gesund ist, meint er, müsse es andere Gründe für seine Impotenz geben. Welche, wisse er nicht, aber dafür sei ja nicht er zuständig, sondern ich „als Psychologe". Er habe sich deshalb von seinem Hausarzt überweisen lassen. Nach dieser Vorrede hält er inne und sieht mich herausfordernd an, so als müsse ich die Antwort schon parat haben, mit deren Hilfe er sein Problem „in den Griff" bekommen kann.

Der Beginn der Erektionsschwäche fällt bei Herrn B. in die Zeit einer ernsten beruflichen Krise. Kurze Zeit darauf trennt sich seine Frau von ihm, mit der er 25 Jahre lang verheiratet war. Sie war die erste und einzige Frau, mit der er Geschlechtsverkehr hatte. Nach der Trennung hat er eine Nacht lang „geweint wie ein Kind" und sich dann auf die Suche nach einer neuen Partnerin gemacht. Schwierigkeiten, „eine Dame" kennenzulernen, habe er nicht, doch ist er enttäuscht, dass die „Damen" von ihm „versorgt" werden wollen. Die Impotenz, die er allein verantwortlich macht für das Scheitern seiner Ehe, wird für ihn auch zum einzigen Grund, keine neue Partnerin zu finden. Dass die „Damen", wie er etwas zweideutig seine Bekanntschaften nennt, einen Mann wollen, wie er ihn nach außen darstellt, aber kein verlassenes Kind, das versorgt werden will, wie er es hinter der Fassade verbirgt, zu diesem Problem findet er keinen Zugang. Unbeirrt will er, dass Psychotherapie mit ihm gemacht wird wie zuvor Organotherapie, in der Erwartung, das, was er so heftig abwehrt, seine Versorgungswünsche, doch noch erfüllt zu bekommen.

Homosexuelle oder heterosexuelle Impotenz?

Herr C. scheint das genaue Gegenteil von Herrn B. zu sein. Gehemmt und unterwürfig berichtet er mit leiser und weinerlicher Stimme, er leide „schon immer" an Erektionsstörungen. Er ist Anfang Vierzig und hat sich erst vor wenigen Jahren dazu „durchgerungen", sein Problem abklären zu lassen. Er war in einer urologischen Klinik, wo man ihn für organisch gesund erklärte und ihm bedeutete, es müssten psychische Ursachen für sein Problem vorhanden sein. Zur Behebung seiner Erektionsschwäche machte man ihn mit der so genannten Schwellkörper-Autoinjektionstherapie (SKAT) vertraut, die er seither auch anwendet. Er ist jedoch besorgt, es könnte langfristig zu Verwachsungen und Durchblutungsstörungen an seinem Penis kommen. Immer wieder, so betont er, habe er andere, auch Ärzte, um Rat gefragt, wie er sein Problem lösen könne. Niemand jedoch habe sich um die richtige Therapie für ihn gekümmert. Den Termin in unserer Ambulanz habe ein befreundeter Arzt für ihn vereinbart. Er selbst wisse nicht, was ihn hier erwarte, und er habe auch keine Vorstellung, wie psychische Probleme behandelt werden könnten.

Den ersten sexuellen Kontakt mit einer Frau hatte Herr C. mit 20 Jahren, den letzten mit 23. Diese Erfahrungen waren für ihn deprimierend, weil die Frauen ihm das Gefühl gegeben hätten, ein Versager zu sein. Er hat danach sexuelle Beziehungen zu Männern aufgenommen, die, wie er sagt, mehr Verständnis für sein Problem hatten. Seine homosexuellen Beziehungen stellt er als eine Folge seiner schlechten Erfahrungen mit Frauen dar, und nach 20 Jahren homosexueller Praxis will er immer noch nicht wissen, ob er homo- oder heterosexuell ist. Nur zögernd spricht er von seinen homosexuellen Phantasien in der Pubertät und von seinen Ängsten, die ihn selbst beim Onanieren impotent sein lassen. Als homosexueller Mann in dem Dorf, aus dem er kommt, zu leben, traut er sich nicht zu, und das Dorf zu verlassen, ist ihm wegen der engen Bindung an seine Mutter nicht vorstellbar. Schon zweimal hat er seinen Plan aufgegeben, in eine Großstadt zu ziehen, weil er befürchtete, alleine nicht zurechtzukommen. Sein Wunsch ist es, einen älteren Freund zu finden, der ihm die Entscheidung abnimmt.

Die Unfähigkeit, sich zu entscheiden, wie er leben will, ist der eigentliche Grund für sein Kommen. Er steht nämlich vor der Wahl, das Arbeitsangebot in einer Großstadt anzunehmen oder aber eine Beförderung am Heimatort. Mit seiner Hilflosigkeit und Ambivalenz versucht er immer wieder, den Therapeuten dazu zu verführen, der ältere Freund zu sein, der für ihn entscheidet. Doch kein noch so gut gemeinter Ratschlag wäre für ihn eine Hilfe. Beratung kann ihn nur damit konfrontieren, dass jede Entscheidung Konflikte mit sich bringt und dass kein Freund ihn davor bewahren kann. Bestenfalls könnte sie ein Freund mit ihm zusammen durchstehen.

Bei aller Unterschiedenheit der Patienten B. und C. ist ein Auftrag an den Therapeuten gleich: Sie wollen versorgt werden mit etwas, das gut funktioniert wie die Spritze und keine Abhängigkeit bewirkt oder Nebenwirkungen zeigt.

Wie es sich hier zeigt, wird der Ausschluss organischer Ursachen einer Impotenz von Urologen nicht unbedingt als eine Kontraindikation für die pharmakologische Manipulation des Geschlechtsorgans angesehen. Arzt und Patient ersparen sich dadurch die oft mühevolle Arbeit, die Psychogenese der Impotenz zu verstehen. Die „Autonomie" beim Herstellen einer Erektion macht indes nicht alle Patienten zufrieden. Ihre auf die Potenzspritze verschobenen Ängste sind deshalb für das Verständnis der Impotenz besonders aufschlussreich. Die Angst vor Abhängigkeit oder die Angst um die Integrität des Geschlechtsorgans tritt an die Stelle der Versagensangst, die vorher meist allein bewusst war und durch SKAT in den Hintergrund gedrängt worden ist. Dadurch wird zwar die Kastrationsangst in der Psychogenese der Impotenz evident, sie kann jedoch sogleich mit Verweis auf die tatsächlichen Risiken der Autoinjektionstechnik wieder abgewehrt werden. Die Frustration der Patienten infolge einer Erektion ohne Potenz erleichtert deshalb nicht unbedingt den Zugang zu den psychischen Konflikten, die die Impotenz verursachen.

Tiefe Untersuchung

Bei den sexuellen Störungen von Frauen ist der Ausschluss organischer Ursachen durch eine aufwendige Apparatediagnostik noch kein fester Bestandteil der medizinischen Praxis. Die folgende Kasuistik ist deshalb eher die Ausnahme denn die Regel.

Frau D. ist Anfang Zwanzig und lässt in ihrem Auftreten keinen Zweifel daran, dass sie „ihre Frau steht". Seit vier Jahren leidet sie unter heftigen Schmerzen beim Geschlechtsverkehr, einem Brennen „wie von einem Bunsenbrenner". Die Schmerzen waren über Nacht da, und sie kann sich überhaupt nicht denken, dass so etwas „psychisch" sein soll. Sie kommt dennoch auf Empfehlung ihres Gynäkologen und ihres Hautarztes, „weil wir", die Ärzte und sie, „nicht weiter wissen". „Man will ja keine Möglichkeit ungenutzt lassen." Eigentlich hatte sie den Wunsch, noch einmal von Kopf bis Fuß untersucht zu werden, weil noch niemand „wirklich tiefer nachgesehen hat". Sie versteht darunter eine sonographische Untersuchung der inneren Geschlechtsorgane. Ihre Enttäuschung darüber unterdrückt sie und meint, „verrückt bin ich nicht, auch wenn ich nach vier Jahren Schmerzen sicher einen Knacks davongetragen habe".

Frau D. hat alle möglichen Untersuchungen hinter sich gebracht, bis hin zur allergologischen Austestung des Spermas ihres Freundes. Alles blieb „ohne Befund". Als besonders „lächerliches" Ergebnis der Untersuchungen erwähnt sie, dass sie keine Abstoßungsreaktion gegen das Sperma des Freundes habe und folglich von ihm schwanger werden könne. Auch therapeutisch hat sie nichts unversucht gelassen, vom Wechsel der Waschmittel und Duschlotionen bis hin zur Bachblütentherapie. Dennoch ist sie unzufrieden wegen der noch fehlenden Sonographie und Hormonbestimmungen.

Die Patientin hatte nicht immer Schmerzen beim Geschlechtsverkehr. Erstmals traten sie auf, als eine Beziehung nicht dadurch zu Ende ging, dass sie verlassen und enttäuscht wurde, sondern dadurch, dass eine rasche Heirat geplant war. Ihr Freund kam aber bei einem Unfall ums Leben und, wie um zu verhindern, darin einen Zusammenhang mit ihrem Problem zu sehen, betont sie, zu diesem Zeitpunkt hätte sie die Schmerzen schon lange gehabt. Mit ihrem neuen Freund wird sie gleichfalls schnell einig, bald zu heiraten. Sie fragt sich allerdings, wie lange er es so noch mit ihr aushalten werde. Diese Frage ist auch an mich gerichtet. Immer wieder versucht sie, mich im Gespräch dazu zu verführen, mit Fragen „tiefer in sie einzudringen", um sagen zu können, was keinesfalls die Ursache ist. Als ich ihr deute, dass sie erreicht hat, dass alle Ärzte und ihr Freund „nicht mehr weiter wissen“, und ich wohl die gleiche Erfahrung machen soll, ist Frau D. erstmals in dem Gespräch verunsichert und nachdenklich, und als sie dann von ihrem älteren Bruder spricht, werden erstmals auch Gefühle lebendig. Sie ist von einer heftigen Eifersucht geplagt auf seine Freundin, weil die es erreicht habe, dass er kaum noch für sie da sei „wie früher“. Dass sie mit ihrem Freund zusammenlebt wie „mit einem Bruder“, ist für sie „bei diesen Schmerzen“ normal. Doch wie um zusammenzuhalten, was ihr für den Augenblick als getrennt erscheint, fragt sie, ob nicht eine Paartherapie das Richtige für sie sei.

Alle bisherigen Beratungen und Behandlungsversuche mussten bei dieser Patientin erfolglos bleiben, weil sie es unbewusst so wollte und ihre Therapeuten sich an der Inszenierung der Erfolglosigkeit ihrer Bemühungen unbewusst beteiligten. Gelingt es im Gespräch, der Patientin etwas von dieser Dynamik bewusst zu machen, kann das zum Anstoß werden, das Symptom anders als vordem zu verstehen oder verstehen zu wollen. Aus dem „Wir wissen nicht mehr weiter“ kann dann ein „Ich weiß nicht mehr weiter“ werden, aus dem die Motivation folgt, nach anderen Gründen für das „Brennen“ zu suchen. Ohne ein solches Stück Einsicht in die unbewusste Dynamik des Symptoms ist das Empfehlen einer Psychotherapie zwecklos.

Gestörtes Arrangement

Herr E., ein korrekt gekleideter, dynamisch auftretender 60-jähriger Mann, erscheint mit einer Aktentasche zum Gespräch, aus der er einige Unterlagen hervorholt, um sie vor mir auf dem Tisch auszubreiten, so als seien wir zu einer geschäftlichen Besprechung verabredet. Sein Problem sind eine Erektionsschwäche und ein vorzeitiger Samenerguss. Aus diesem Grund war er bereits in einer Klinik, um sich über die Implantation einer Penisprothese zu informieren. Ein vereinbarter Operationstermin musste jedoch wegen einer Erkrankung verschoben werden. Zwischenzeitlich hat er den Prospekt der Klinik studiert und äußert Bedenken gegen die Operation wegen der Risiken, die sie berge. Von mir erwartet er eine Stellungnahme zu seinen Operationsplänen und Informationen darüber, welche anderen Behandlungsmethoden für ihn in Frage kämen.

Das sexuelle Problem besteht schon seit den ersten sexuellen Beziehungen. Seit 16 Jahren ist Herr E. in zweiter Ehe verheiratet. Seine Frau und er hätten sich „arrangiert“, so dass seine Symptome nicht zu einer Belastung für die Beziehung geworden seien. Er ging ganz in seinem Beruf auf, war Tag und Nacht beschäftigt. Seine Ehefrau war sexuell „nicht sehr erwartungs- und anspruchsvoll“.

Vor einem Jahr musste Herr E. seine Arbeit wegen gravierender Gesundheitsstörungen aufgeben. Er habe danach „Bilanz gezogen“ und entschieden, dass er nun seiner Frau „noch etwas bieten“ wolle. Er fühlt sich noch zu jung, um sich mit dem Zustand, wie er ist, auszusöhnen. Seine Frau weiß nichts von seinen Plänen: „Ich wollte sie damit überraschen.“

Ob ihm diese Überraschung gelungen wäre, muss offen bleiben. Im Gespräch kam er zu der Einsicht, mit der Prothese die Kränkung kompensieren zu wollen, die das vorzeitige Ausscheiden aus dem Beruf für ihn bedeutete. Erst in zweiter Linie ging es darum, seine Frau für „die Entbehrungen zu entschädigen". Er wollte aber nicht wissen, was sie davon hielte, und war überrascht, als er auf die Idee kam, dass er mit ihr darüber reden könnte. Die Krankheit, die die Operation verhinderte, eine Mittelohrentzündung, verstand er jetzt als ein Moratorium, das es erlaubt, die Pläne noch einmal zu überdenken. Wie das Gespräch begann, so endete es auch. Das Ergebnis reichte ihm. Er schloss die Besprechung, indem er seine Unterlagen wieder einpackte und sich freundlich verabschiedete, obgleich noch Zeit vorhanden gewesen wäre, das Gespräch fortzusetzen.

Maskierte Erregung

Auf den ersten Blick erscheint der etwa 50-jährige Herr F. etwas verwahrlost. Sein Händedruck ist kaum spürbar. Das Einzige, was an ihm hervorsticht, sind seine hinter starken Brillengläsern „versteckten" Augen, die mich von Anfang an fixieren. Näselnd und mit klagsamem Unterton berichtet er von seinem Erektionsproblem. Meist habe er überhaupt keine Lust, mit seiner Frau zu schlafen, und wenn, dann sei die Erektion nur schwach und von kurzer Dauer. Depressiv, antriebs- und lustlos, so erlebe er sich. Oft wisse er nichts mit sich anzufangen. Wegen verschiedener Leiden sei er vor sechs Jahren berentet worden. Seine Frau sei noch berufstätig und sehr aktiv. Unüberhörbar sind seine Wünsche nach mehr Versorgung und sein Gefühl, vernachlässigt zu werden. Der letzte „problemlose" Geschlechtsverkehr sei vor neun Jahren gewesen.

Alles, was Herr F. weitschweifig erzählt, weckt in mir nur ein Gefühl von Langeweile. Ich kann ihn aber nicht einfach wegschicken, muss die Stunde zu Ende bringen, die immer länger zu werden scheint. Noch bevor ich meine Hemmungen zu benennen vermag, verändert sich die Haltung des Patienten. Er wird immer lebendiger und „erregter" und berichtet, gelegentlich Prostituierte aufzusuchen, bei denen er keine Potenzprobleme habe. Auch beschäftige er eine junge Frau als Hauslehrerin, bei der er Fremdsprachen lerne. In glühenden Farben schildert er mir seine Gefühle, wenn sie neben ihm sitze, seine Phantasie, sie zu verführen. Seine Erregung wird überdeutlich, seine anfänglichen Hemmungen weichen einer Hemmungslosigkeit: „Hier geht es doch um Sex, wie schon der Name sagt." Immer stärker habe ich das Gefühl, benutzt zu werden, ihm etwas erlauben zu sollen oder geben zu müssen, worauf er meint einen Anspruch zu haben. Der Krankenschein wird zur Bezahlung, die Ambulanz zum Bordell, und ich werde zur „Prostituierten".

Erst mit dem nahen Ende der Stunde fällt er wieder in seine „Antriebslosigkeit" zurück. Seine Frau weiß von seinen Abenteuern nichts. Sie ist es gewesen, die ihn gedrängt hat, wegen seiner „Impotenz" etwas zu unternehmen. Ohne diesen Druck, aus eigenem Antrieb, wäre er nicht gekommen. Jetzt aber wartet sie auf ein Ergebnis und das sollte ich liefern. Zur Beruhigung seiner Frau will er unbedingt, dass ich ihn „in Behandlung" nehme, so wie er wegen seiner anderen Erkrankungen in Behandlung ist.

Ejaculatio praecox als Beziehungskitt

Herr G. ist Anfang Dreißig und offenbar von heiter freundlichem Gemüt. Nur mit geringer Scheu berichtet er, einen vorzeitigen Samenerguss beim Geschlechtsverkehr zu haben, seit er sexuell aktiv sei. Das habe ihn jedoch nicht so gestört, dass er sich um therapeutische Hilfe hätte bemühen müssen. Seit sieben Jahren sei er nun verheiratet und seine Frau erwarte ihr zweites Kind. Sie habe sich bisher nie darüber beklagt, dass er „so schnell komme". Im Gegenteil. Seine Frau sei selbst sehr schnell erregbar und „orgasmusfreudig" und komme auch „auf ihre Kosten". Unzufrieden mit sich sei allein er. Jetzt wolle er es „besser machen können".

Herr G. ist der Älteste von drei Geschwistern. Zu seinen jüngeren Schwestern hat er eine gute Beziehung. Die Mutter wird als liebevoll, der Vater als Freund dargestellt. Ohne Probleme arbeitet er im väterlichen Geschäft, das er bald übernehmen wird. Er ist der nette Junge, dem alle Schwierigkeiten aus dem Wege geräumt werden, so dass ihm seine Unzufriedenheit selbst kaum verständlich ist. Man kommt ihm entgegen, seine „Schwächen" werden ihm nicht angekreidet.

Nur ganz verhalten lässt er anklingen, wie angebunden er sich in seiner Ehe erlebt. In der Phantasie hat er außereheliche Beziehungen, möchte sexuell mehr erleben, Wünsche, die er sich aber wegen seiner „Störung" versagt. Außerhalb seiner Ehe würde er als „Versager" dastehen. Der Wunsch, es „besser machen zu können", wird ihm verstehbar als ein Versuch, aus den geordneten Verhältnissen auszubrechen, das Symptom hingegen als der „Kitt", der die Beziehung zusammenhält. Seine Ehefrau weiß nicht, dass er sich Gedanken darüber macht, das Symptom loszuwerden. Auf die Konfrontation mit der Funktion, die seine Dysfunktion für ihn hat, antwortet er mit einer depressiven Reaktion. Die Störung lässt sich nicht einfach aus dem Weg räumen. Veränderung würde für ihn bedeuten, Auseinandersetzungen zu riskieren, die er aber gegenwärtig nicht eingehen will. Sein anfänglicher Wunsch nach einer Therapie weicht im Gespräch immer mehr dem Gefühl, so unzufrieden doch nicht zu sein, dass er etwas ändern müsste.

Leistungsschwäche

Unzufrieden mit sich selbst ist auch Herr H., ein sportlicher, selbstbewusster Mann Ende Dreißig. Sein „Sexualproblem" sei, dass er seit einem Jahr „in der zweiten Runde" nicht mehr könne. Er erlebt sich deshalb als impotent, denn zweimal hintereinander sei es immer gegangen und solle es auch wieder gehen, so wie er auch zweimal die Woche seine 5 000 Meter laufe.

Über seine Frau spricht er kaum. Sie vermisst auch nichts, wenn er nur einmal kann, und ist deshalb für sein Gefühl der Schwäche ohne Bedeutung. Er ist seit 20 Jahren mit ihr verheiratet und sie haben einen nun volljährigen Sohn. Ihn beneidet er, weil er noch alles vor sich habe, und rät ihm, sich nur ja nicht so früh zu binden wie er selbst. Nach seinem Gefühl hat er zu früh geheiratet, die Ehe ist für ihn zum Hindernis geworden. Beruflich ist er erfolgreich und seit einigen Jahren unabhängiger, so dass er über seine Zeit freier verfügen kann. Hier erlebt er sich auf dem Höhepunkt seiner Leistungsfähigkeit.

In seiner Phantasie würde er mit einer anderen Frau seine „sexuelle Leistungsfähigkeit" ohne jeden Zweifel unter Beweis stellen. Er hat jedoch Hemmungen, sich diesen Beweis zu liefern. Wo diese Hemmungen liegen und wie sie beschaffen sind, ist im Gespräch nicht herauszuarbeiten. Er erwartet jedoch einen „Hinweis oder Verhaltenstip", so wie sie einem Sportler zur Steigerung seiner Potenz gegeben werden. Dass der Tip offenbar die Empfehlung des Therapeuten sein soll, seine Phantasie endlich zu realisieren – diese Intervention quittiert er mit einem breiten Lachen.

Lustlosigkeit

Frau I. ist eine attraktive und selbstbewusste Frau Mitte Dreißig, die mit überlegener Haltung meint, es sei vielleicht „etwas banal", weswegen sie komme, aber sie habe zeitlebens nie Interesse am Geschlechtsverkehr gehabt, und das sei auch überhaupt kein Problem für sie: „Manche mögen keine Nudeln, und ich mag eben keinen Geschlechtsverkehr." Ein Problem indes sei ihre „Lustlosigkeit" für ihren Ehemann. Er sei unzufrieden, weil sie von sich aus nie den Geschlechtsverkehr wolle und nur mitmache, wenn er ihn wünsche. Ihr Mann habe gewusst, worauf er sich mit ihr einlasse, denn sie habe vor der Heirat offen mit ihm darüber gesprochen. Er habe sich vorgenommen, ihr Lust zu machen, und seither, seit zehn Jahren, versuche er, sie zu verführen, doch ohne Erfolg, wie sie nicht ohne den Unterton eines leisen Triumphes feststellt. Vielleicht müsse sie jetzt „die Sache in die Hand nehmen" und ihrem Mann zuliebe etwas ändern.

Die Ehe sei glücklich, die beiden Kinder seien ihr ganzer Stolz. Daran hält sie fest, obgleich sie auch darüber spricht, wie verletzend sich ihr Mann verhalte, wenn er sich vor Freunden über ihre „Lustlosigkeit" lustig mache und sie dann „gute Miene zum bösen Spiel".

Frau I. ist als Einzelkind aufgewachsen. Ihr Verhältnis zu ihren Eltern bezeichnet sie als gut, zu jedem der beiden. Die Eltern ließen sich scheiden, als sie 15 Jahre alt war, weil der Vater immer Freundinnen hatte. Sie habe ihn dafür aber nicht „verachtet", es sei überhaupt kein Problem für sie gewesen.

Das Gespräch führt zu keiner Klärung, obgleich sich Konflikte benennen lassen. Möglicherweise ging es nur um die „banale" Tatsache, das Gespräch überhaupt zu führen und die Bestätigung zu bekommen, dass es nicht möglich sei, nur ihrem Mann zuliebe Lust am Geschlechtsverkehr zu bekommen. Vielleicht zögerte sie deshalb, ihn zu einem zweiten Gespräch mitzubringen.

Vorzeitigkeit

Herr J. bringt zum Gesprächstermin, den er für sich alleine vereinbart hatte, seine Lebensgefährtin Frau K. mit, die auf ihr Drängen hin mit seinem Einverständnis an dem so entstehenden Paargespräch teilnimmt. Obgleich der vorzeitige Samenerguss „sein Problem" ist, spricht vornehmlich Frau K. Zum vorzeitigen Samenerguss komme es jetzt nur noch phasenweise. Etwa vierzehn Tage lang sei der Sex zwischen ihnen ungestört, dann aber sei er die nächsten vierzehn Tage wieder unbefriedigend - wegen seiner „Vorzeitigkeit". Am Anfang der Beziehung sei es sehr viel schlimmer und sie deshalb oft frustiert gewesen. Sie habe dann ihre Einstellung geändert. Anstatt zu klagen, habe sie sich verständnisvoll und unterstützend ihrem Freund zugewandt. Jetzt komme sie aber damit nicht mehr weiter.

Das Paar kennt sich seit einem Dreivierteljahr, fand sich sehr bald, nachdem Herr J. sich hatte scheiden lassen. Seit zwei Monaten leben sie zusammen in der Wohnung von Frau K., die keinen Zweifel daran lässt, dass sie die Beziehung um jeden Preis will. Herr J. ist zurückhaltender, und es entsteht der Eindruck, ihm gehe das alles zu schnell. In seiner Ehe gab es für ihn das Problem der Ejaculatio praecox nicht.

In dem Maße, wie es ihm gelingt, das Symptom als Widerstand gegen die zu enge und vereinnahmende Beziehung zu verstehen, wird Herr J. aktiver. Er äußert seinen Unmut, dass er kaum zu Wort komme, und das Gefühl, dass sich seine Freundin zu sehr in seine Angelegenheiten einmische, ihm zum Beispiel Vorschriften mache, wie er sich seinem Kind aus erster Ehe gegenüber zu verhalten habe. Frau K. kann jetzt ihre Angst zulassen, für ihren Freund nicht so wichtig zu sein, dass er sie an seinem Leben voll teilnehmen ließe. Beiden wurde etwas von der Funktion des Symptoms für ihre noch unsichere Beziehung deutlich.

Ein Symptom hinter dem Symptom

Herr L. ist der Typ des jungen Managers, der jedoch bei genauerer Betrachtung eher unsicher wirkt. Obwohl modisch und teuer gekleidet, fällt an ihm auf, dass alles etwas schmutzig und schäbig ist und nicht von legerer Eleganz. Sein Blick hat etwas Zwingendes, was dazu verführt, sehr genau hinzusehen und das widersprüchliche Bild von ihm aufzunehmen. Er kommt wegen „mangelnder Libido" und vorzeitigem Samenerguss und hat schon mehrere Untersuchungen hinter sich, die keine organischen Befunde ergaben, welche sein Symptom hätten erklären können. Er hat Angst, seine gegenwärtige Beziehung könnte scheitern und er wieder als der „Schlappschwanz" dastehen, der er auch in früheren Beziehungen gewesen sei.

Herr L. ist Mitte Dreißig und verwitwet. Seit etwa einem Jahr lebt er mit einer zehn Jahre jüngeren Freundin und seiner fünf Jahre alten Tochter zusammen. Was er will, ist eine „Mammi" für die Tochter und eine Geliebte für sich. Die Freundin aber sei mit dem, was er „biete", wenig zufrieden und beklage sich, neben seiner Tochter bei ihm nur die „zweite Geige“ zu spielen. Das „instrumentelle“ Verhältnis zu seiner Lebensgefährtin ist offensichtlich. Von Liebe oder Zuneigung wird kaum etwas spürbar. Wenn es mit ihr nicht gehe, dann müsse er halt eine andere Frau suchen. Wäre er aber sexuell leistungsfähiger, dann wäre die Freundin zufriedener, und die Beziehung hätte eine Zukunft.

Auf Nachfrage berichtet er, sehr häufig zu onanieren. Er trägt dabei Lederkleidung. Besonders erregend für ihn sind Stiefel, in denen Wasser steht. Schon seit der Pubertät habe er diese Vorliebe, und er wünsche sich, seine Partnerin würde sie mit ihm teilen. Sie lehne es jedoch entschieden ab, wie auch seine Frau oder frühere Freundinnen es abgelehnt hätten. Er könne verstehen, dass seine Wünsche abgelehnt würden, sei darüber nicht enttäuscht.

Herr L. sucht keine Therapie, sondern einen Rat, wie er sexuell potent werden kann. Er kommt, weil er mit der Frage überwiesen wurde, ob sein Symptom vielleicht psychogener Natur sei. Die fetischistischen Wünsche waren bisher nicht bekannt.

Ein Drama im Symptom

Frau M. kommt in Begleitung ihres Freundes, der aber, ganz selbstverständlich, nicht an dem Gespräch beteiligt sein soll. Die junge Frau wirkt eher kindlich, ihr Gesicht ist von einer fast durchscheinenden Blässe, und doch entsteht gleichzeitig der Eindruck von gespannter Aggressivität. Ihr Problem seien Schmerzen beim Geschlechtsverkehr, die dazu geführt hätten, dass sie seit einem halben Jahr nicht mehr mit ihrem Freund schlafe. Der sei darüber sehr verärgert, und die Spannungen in der Beziehung seien der Grund dafür, jetzt zu kommen. Ihre erste Beziehung sei nach fünf Jahren aus dem gleichen Grund gescheitert.

Die Art und Weise, wie sie von ihren Beziehungen und ihren Schmerzen spricht, die immer erst auftraten, wenn die Beziehung schon länger bestanden hatte, drängen den Gedanken auf, es ginge um Zurückweisung und Bestrafung der Partner durch die Verweigerung des Geschlechtsverkehrs. Und unvermittelt wechselt Frau M. auch das Thema und spricht, sichtlich bemüht, nicht allzu verletzt zu erscheinen, darüber, wie ihr Vater versuchte, sie als Vierzehnjährige zu missbrauchen. Er sei betrunken gewesen, und sie habe sich noch wehren können, so dass es nicht zum vollendeten Geschlechtsverkehr gekommen sei. Ihrer Mutter sei das völlig gleichgültig gewesen. Sie habe sich mehr um ihre Katzen als um sie, die Tochter, gekümmert. Die Situation im Elternhaus, die sie nun schildert, ist geprägt von einem tyrannischen, immer wieder übergriffigen Vater, der die Tochter und seine Frau für seine sexuellen Bedürfnisse benutzte. „Heute kann ich mich wehren“, äußert sie dazu und ist enttäuscht, dass ihr Freund von ihrer Geschichte nichts wissen will. Für den sei das Vergangenheit, und es sei schon viel für sie gewesen, ihn dazu zu bringen, sie wenigstens zu begleiten.

Spürbar war es für Frau M. erleichternd, dass jemand ihrer Geschichte zuhörte. Sie entspannte sich, ihr Sprachgestus verlor die distanzierende Härte. Nun schien sie eher ratlos zu sein wie ein Kind, das sich fragt, ob jede neue Beziehung von der Angst begleitet sein wird, doch nur benutzt zu werden. Sie konnte aber auch sehen, dass sie Männer sucht, die ihrem Vater ähnlich sind, Männer, an denen sie sich dafür „rächen" kann.

Entwurzelung

Herr N. ist ein freundlicher, etwas schüchterner junger Mann Anfang Zwanzig. Er kommt aus einem osteuropäischen Land und spricht recht gut deutsch. Sein Problem sei eine schwache Erektion, und sein Hausarzt habe ihn an uns überwiesen, weil er meine, es gehe um psychische Konflikte.

Herr N. lebt seit zwei Jahren in der Bundesrepublik und ist als Asylbewerber in einem Wohnheim untergebracht. Arbeiten darf er nicht, und so besteht sein Alltag aus Fernsehen und Spazierengehen. Er leidet unter diesen äußeren Umständen, vor allem aber unter dem Gefühl, als Ausländer nichts wert zu sein. Kontakte außerhalb des Wohnheims hat er kaum. Frauen behandelten Männer wie ihn „wie den letzten Dreck", sie wollten nichts mit ihm zu tun haben, schon gar nicht sexuell.

Am Anfang seines Aufenthaltes in Deutschland seien die Erektionen noch kräftig gewesen, wenn er morgens aufwachte. Jetzt sei dies kaum noch so, nur nachts wache er manchmal mit einer Erektion auf. Selbstbefriedigung mache er nur selten, weil man zu Hause gesagt habe, dies sei für die Potenz schädlich. Etwa vier- bis fünfmal im Jahr habe er Geschlechtsverkehr mit Prostituierten, doch auch dabei sei die Erektion nicht mehr so wie früher. Würde er jetzt eine Frau treffen, die ihn akzeptierte, dann würde sie ihn bestimmt wegen seiner Erektionsschwäche verlassen. Heimweh kommt bei ihm auf und die Erinnerung, dass zu Hause „alles in Ordnung" gewesen sei. Der Grund für seine Flucht bleibt unbestimmt. Er habe hier nur arbeiten und sein Glück machen wollen.

Das Gespräch macht die Hilflosigkeit des Patienten so deutlich wie die des Therapeuten. Weder „organisch" noch „psychisch" ist das Problem zu nennen, und es geht auch nicht um „Impotenz", sondern um die psychosomatische Verarbeitung eines sozialen Elends. Ich denke an Ben Jellouns „tiefste der Einsamkeiten". Die sozialen Umstände sind therapeutisch nicht zu verändern und guter Rat ist zu billig. Denn es gibt auch keine Gewähr dafür, dass wieder „alles in Ordnung" wäre, wenn er in seine Heimat zurückkehrte, bevor ihm das vielleicht befohlen wird.

*

Die „subjektive" Sicht auf die Frauen und Männer, die mit einer sexuellen Funktionsstörung in die Sprechstunde kommen, ist, wie die Kasuistiken zeigen, nicht dazu angetan, Symptome rasch zu beseitigen, wie es die Patienten als Hilfe erwarten und wie es Ärzte und Therapeuten gerne versprechen (würden). Im Gegenteil, die Vorstellung, alles müsse schnell gehen, erfährt eine Irritation.

Mit der gestörten sexuellen Funktion werden unbewusste Konflikte in Szene gesetzt, die im Symptom abgewehrt sind. Darin liegt die Funktion der Dysfunktion, die einerseits zwar stört, andererseits aber auch das psychische Gleichgewicht stabilisiert. Der primäre, insbesondere jedoch der sekundäre Krankheitsgewinn der sexuellen Funktionsstörung wird nur allzu leicht übersehen. Fokussiert aber die Wahrnehmung in der Beziehung zu den Patienten nicht einseitig auf das Symptom und seine exakte Beschreibung, sondern in gleicher Weise auf die Präsentation, dann ist der Krankheitsgewinn, die psychische und soziale Funktion der Störung, nicht zu übersehen. Es sei denn, man verbündet sich mit der Abwehr des Patienten, der sagt: „Wäre die Störung nicht, dann wäre alles in Ordnung." Gerade die Manipulation mit SKAT und die Unzufriedenheit damit macht davon etwas deutlich. Dies gilt auch dann, wenn die Unzufriedenheit nicht von dem Mann selbst, sondern von seiner Partnerin geäußert wird. Denn die sexuellen Funktionsstörungen sind nicht ohne Beziehungen und Beziehungswünsche zu erleben und zu verstehen.

Szenisches Verstehen ermöglicht es, beide Seiten, Funktion und Dysfunktion, zu sehen und die Patienten damit zu konfrontieren. Dass der Widerstand dagegen oft massiv ist, zeigen im Extrem die Mittel, die angewandt werden, um ihn zu brechen, von der Dehnung der Vagina in Vollnarkose bis hin zur Implantation einer Penisprothese. Einfach jedenfalls lassen sich die sexuellen Symptome nicht beseitigen. Eine therapeutische Haltung, die sich auf die Beziehung mit dem Patienten einlässt, schafft aber die Voraussetzung dafür, etwas von der psycho-sozialen Bedeutung des Symptoms zu verstehen und verstehbar zu machen. Das bedeutet, reales Leiden am Symptom und dessen unbewusste Funktion in Berührung zu bringen und der Störung eine andere Bedeutung zu geben, als sie vorher hatte. Danach erst stellt sich die Frage der Psychotherapie.

Literatur

Balint, M.: Der Arzt, sein Patient und die Krankheit. 5. Aufl. Stuttgart: Klett-Cotta 1980

Béjin, A: Niedergang der Psychoanalytiker, Aufstieg der Sexologen. In: Ph. Ariès und A. Béjin (Hrsg.): Die Masken des Begehrens und die Metamorphosen der Sinnlichkeit. Zur Geschichte der Sexualität im Abendland. Frankfurt a. M.: Fischer 1984

Ben Jelloun, T.: Die tiefste der Einsamkeiten. Das emotionale und sexuelle Elend nordafrikanischer Emigranten. Basel, Frankfurt a. M.: Stroemfeld/Roter Stern 1986

Kapitel 8
Grundzüge der Sexualberatung

Von Christiane Schrader und Silvia Heyer

Obwohl die Tradition der Sexualberatung bis an den Anfang des 20. Jahrhunderts zurückreicht, erscheint hiermit in diesem Standardwerk erstmals ein gesonderter Beitrag zum Thema Sexualberatung. Warum? Wir denken, weil sich Konzepte und Methoden der Sexualberatung differenziert haben und im medizinischen wie sozialen Feld eine breite Palette von entsprechenden Beratungsangeboten entstanden ist, die nicht mehr als Verlegenheitslösung begriffen werden, wie Schoof noch 1975 mit deutlichem Vorbehalt vermerkte. Heute macht Sexualberatung einen eigenständigen Bereich in der psychosozialen und gesundheitlichen Versorgung aus, der das Spektrum medizinischer, psychotherapeutischer und sexualtherapeutischer Behandlungen insgesamt ergänzt und zu einer Komponente der „sexuellen Kultur" (Thoss 1999) unserer Gesellschaft geworden ist. Sexualberatung in diesem Sinn macht offene und niederschwellige Angebote für Klienten aus allen sozialen Schichten. Sie schließt Aufklärung und Informationsvermittlung bis hin zur Sexualpädagogik mit ein und macht zeitlich und thematisch begrenzte, spezifische Angebote für diejenigen Rat Suchenden, die ihr sexuelles Erleben oder Verhalten selbst als problematisch empfinden und nach Alternativen suchen.

Sexualität wird hierbei nicht auf Genitalität reduziert, sondern als in der lebenslangen psychosexuellen Entwicklung verwurzelter Erfahrungsbereich begriffen, der in seinem Variantenreichtum wie in seiner Konflikt- und Störanfälligkeit dynamisch in das individuelle Erleben und Verhalten sowie in die Partnerschaft und in die Familie hineinwirkt. Dabei ist das individuelle, bewusste wie unbewusste geschlechtlich-sexuelle Selbsterleben weder von den biologischen noch von den kulturellen Bedingungen zu lösen. Die psychosexuelle Entwicklung zwischen Trieb und Objekt bildet als Triebschicksal und durch verinnerlichte Objektbeziehungen die Matrix für tief sitzende Muster von Körpererleben und Körperkontakt, erotischer Spannung und Entspannung, Begehren, Erregung, Befriedigung und Versagung.

In der gesellschaftlichen Entwicklung hat sich Sexualberatung auf verschiedene Institutionen im medizinischen und sozialen Feld mit unterschiedlicher Schwerpunktsetzung verteilt: Sie wird praktiziert in ärztlichen, aber auch in psychologischen und psychotherapeutischen Praxen, in Krankenhäusern, in sexualmedizinischen Ambulanzen und in allen Beratungsstellen, in denen sich Beraterinnen entsprechend qualifiziert haben – speziell in denen von Pro Familia – Deutsche Gesellschaft für Familienplanung, Sexualpädagogik und Sexualberatung. Diejenigen, die Sexualberatungsaufgaben wahrnehmen, haben verschiedene Grundberufe, sie sind z. B. Ärztinnen, Psychologen, (Sozial-)

Pädagoginnen, Soziologen oder Theologinnen und verfügen zumindest über eine entsprechende beraterische Zusatzqualifikation oder über sexualmedizinische, sexualtherapeutische und psychotherapeutische Fort- und Weiterbildungen, mit denen sie sich auf dieses Arbeitsgebiet hin spezialisiert haben.

Sexualberatung wurde zum großen Teil von engagierten Pionieren und sozialen Bewegungen initiiert und getragen (z. B. von der Sexualreformbewegung in der Weimarer Republik, die sich wesentlich auf Laien stützte, sowie von der ersten und zweiten Frauenbewegung; vgl. z. B. von Soden 1988). In den letzten Jahrzehnten hat sie vielfältige Anregungen aus Soziologie, Sexualforschung, Medizin, Pädagogik, Psychologie und Psychoanalyse aufgenommen. Im Zuge dieser Entwicklung hat auch in der Sexualberatung der Weg von ursprünglich eher ziel- und wertorientierten Vorstellungen und Haltungen weg- und zu einer stärker methodisch und konzeptionell durchdrungenen Praxis hingeführt. In der ärztlichen Fortbildung wird sie in der psychosomatischen Grundversorgung und durch spezielle Curricula berücksichtigt (vgl. dazu Sigusch in Kap. 28). Im Rahmen der institutionellen Beratung hat sich das „bewegte Engagement" inzwischen professionalisiert. Denn viele, die Berater in psychosozialen Institutionen wurden und werden, waren und sind in gesellschaftlichen Bewegungen engagiert oder an Fragen der gesellschaftlich-kulturellen Einflüsse auf die zwischenmenschlichen, partnerschaftlichen und sexuellen Beziehungen besonders interessiert.

Die immer wieder neu aufgelegte Diskussion, inwiefern sich Psychotherapie und psychosoziale Sexualberatung unterscheiden, überschneiden und ergänzen, wirft theoretische, praktische, aber auch berufspolitische Fragen und Konflikte auf. Zuletzt hat das Psychotherapeutengesetz auch in den Beratungsinstitutionen zur erneuten Reflexion beraterischer und therapeutischer Aufgaben geführt. Dabei bleiben Bedeutung und Notwendigkeit beraterischer wie sexualberaterischer Angebote fachlich unbestritten, und die Nachfrage ist konstant, auch wenn sich die Beratungsanlässe mit dem „kulturellen Wandel der Sexualität" und der Lebensformen und mit der Verfügbarkeit sicherer Verhütungsmittel verändert haben (vgl. dazu die ersten Kapitel dieses Buches). Wir werden deshalb Sexualberatung zu Beginn als eigenständigen Bereich in der psychosozialen und gesundheitlichen Versorgung skizzieren und auf ihre methodisch-konzeptionelle Differenzierung aufmerksam machen, um uns danach der Praxis der Sexualberatung zuzuwenden. Unsere Darstellung der Einzel- und Paarberatung wird sich dabei nicht an den sexuellen Symptomen orientieren, sondern an unseren Erfahrungen und Überlegungen zur Indikation, weil diese in der Beratungsarbeit eine zentrale Orientierungshilfe darstellen.

Sexualberatung – zur Einführung

Die *Anlässe*, die zur Sexualberatung führen, sind sehr unterschiedlich:

- Eltern und interessierte Pädagogen suchen das Gespräch über die sexuelle Entwicklung in der Kindheit, über Aufklärungsfragen, aber auch über sie irritierende Beobachtungen.

- Jugendliche interessieren sich für Informationen über Liebe, Sex und Verhütung – und nicht selten auch für eine persönliche Beratung und Unterstützung bei der Ablösung von den Eltern.
- Frauen, Männern oder Paaren geht es um Aufklärung hinsichtlich der Wahl eines medizinisch wie psychologisch geeigneten Verhütungsmittels.
- Paare sind mit ihrer gelebten Sexualität unzufrieden, weil sie noch nicht oder nicht mehr ihren Wünschen und Phantasien entspricht.
- Andere Paare konnten bisher keine Kinder bekommen; sie haben den langen Weg der medizinisch-technischen Insemination vor oder bereits hinter sich.
- Mehr Frauen als Männer kommen mit Problemen und Ängsten angesichts neuer Lebensphasen – wie z. B. Schwangerschaft und Menopause.
- Zunehmend fragen auch ältere Klienten Sexual- und Partnerschaftsberatung nach.
- Eltern mit dem ersten Kind sehen sich nicht selten mit unerwarteten, weil vorher nicht gekannten sexuellen Problemen konfrontiert, nachdem der oder die „Dritte im Bunde" Gefühle, Konflikte und Ängste aktiviert hat.
- Klientinnen fühlen sich in ihrer geschlechtlichen Identität unsicher oder sind sicher, eigentlich dem anderen Geschlecht anzugehören.
- Homosexuelle und Lesben kommen mit spezifischen Problemen und Konflikten zur Beratung.
- Auswirkungen körperlicher oder psychischer Erkrankungen oder Behinderungen auf das sexuelle Erleben und Verhalten führen in die Beratungsstellen.
- Es kommen Opfer von sexueller Ausbeutung, von Missbrauch und Gewalt, oder es kommen auch die Täter.

Ähnlich unterschiedlich wie die Menschen, die zur Beratung kommen, und ihre Themen sind die *individuellen Erwartungen*. Für manche ist es ein vorsichtiger Versuch, erstmals überhaupt über ihre Sexualität zu sprechen. Andere sind mit der Frage beschäftigt, ob sie eine psychologische Beratung oder Psychotherapie wollen und brauchen, und wenn ja, welche. Manche suchen den Arzt auf, weil sie körperliche Ursachen ihrer sexuellen Probleme vermuten oder an solchen festhalten wollen, andere wenden sich an eine Beratungsstelle, weil sie sich unwohl oder unzufrieden fühlen und unter ihrer sexuellen Problematik leiden. Wie auch immer Fachleute das akute Leiden beurteilen mögen, *die meisten Ratsuchenden erleben sich nicht als „psychisch krank"*. Sie fühlen sich vielleicht in einer Sackgasse und hilflos angesichts einer „schwierigen aktuellen Lebenssituation" (Vogt 1980: 27), die sexuelle Probleme einschließt. Sie hoffen auf Entlastung, Verständnis, Unterstützung und Problemlösungen.

Insgesamt werden Sexualberaterinnen mit einer enormen Bandbreite an Fragestellungen und Erwartungen konfrontiert, da sowohl die unterschiedlichen Beratungsanlässe wie ein „Ich-bin-doch-nicht-psychisch-krank"-Selbstbild mit grundverschiedenen Persönlichkeitsstrukturen und Konflikten einhergehen können. Hier reicht die Palette von gesunden Menschen, die im Durchleben eines Konfliktes die Gelegenheit zum Sexualberatungsgespräch ergreifen, bis hin zu Menschen mit schweren Persönlichkeitsstörungen, für die das Gespräch angesichts eines drohenden oder schon eingetretenen psychischen Zusammenbruches zum Rettungsanker werden soll. *Beratungsspezifische Diagnostik und Intervention* setzen deshalb nicht nur eine systematische Ausbildung, Selbsterfahrung und kontinuierliche Fortbildung sowie Supervision voraus. Sie beinhalten auch eine „intelligente, geschulte Zuwendung“, wie Springer-Kremser prägnant formulierte (1990: 11). Es gehört zur hohen Kunst der Berater, zusammen mit den Rat Suchenden Erwartung und Auftrag zu klären, die Bedeutung von Informations- und/oder Veränderungswünschen zu sehen und ggf. den aktuellen Konflikt hinter dem sexuellen Problem möglichst genau zu erkennen. Weiter gilt es, die Motivation und die Möglichkeiten der Rat Suchenden sowie die Bedeutung des aktuellen Themas im Lebenslauf einzuschätzen und aufgrund dieses Verständnisses ein spezifisches Beratungsangebot zu machen.

Unsere Auffassung von Sexualberatung ist im Wesentlichen von dem Konzept geprägt, mit dem wir bei und für Pro Familia arbeiten. Es hat sich für die sehr unterschiedlichen Anliegen der dort Rat Suchenden, die über aufklärende Informationsvermittlung zumeist hinausgehen, als besonders brauchbar erwiesen. Im Folgenden vernachlässigen wir die aufklärende zugunsten der konfliktorientierten Beratung bei sexuellen und partnerschaftlichen Problemen, weil diese im Spektrum der Beratungsaufgaben zwischen Aufklärung und sexualtherapeutischer Intervention einen zentralen Platz einnimmt.

Die *Unterschiede zur Psychotherapie*, in der längerfristige und weiterreichende Prozesse eingeleitet werden und bei der Motivation und Ziel different sind, bleiben deutlich, wenn der Psychotherapiebegriff nicht inflationär ausgedehnt wird, wie es insbesondere aus berufspolitischen Interessen heraus zur Zeit verstärkt geschieht. Die *Abgrenzung der Sexualberatung von der Sexualtherapie*, wie sie sich im Anschluss an die Konzeption von Masters und Johnson entwickelt hat, liegt angesichts der unterschiedlichen Indikationen, Settings, Interventionen und Prozesse auf der Hand (vgl. dazu Schmidt in Kap. 13). Viele, die als Berater tätig sind, haben sich zusätzlich als Sexualtherapeuten qualifiziert und führen Sexualtherapie für Paare durch, wenn sie indiziert ist. Allerdings zeigen unsere Erfahrungen, ähnlich denen von Röbbeling und Clement (1983) sowie von Lange und Zamel (1991), dass sich viele der an die Beraterinnen herangetragenen Paarprobleme diesem Ansatz nicht zuordnen lassen.

Indikationen zur Sexualberatung

Trotz der beschriebenen Differenzierung wird der Schwerpunkt sexualberaterischer Tätigkeit zumeist noch in der vorbereitenden und akuten Aufklärung über psychosomatische, geschlechtstypische und partnerschaftliche Aspekte der Sexualität gesehen, im Abbau von unzutreffenden oder unrealistischen Vorstellungen und in der Entlastung von bewusstseinsnahen Ängsten und Hemmungen. Dies geschieht in einem oder wenigen Gesprächen, die allein ausreichend sein können oder einer Psychotherapie vorausgehen. Wir teilen die häufig vertretene Auffassung nicht, dass Sexualberatung nur die „unmittelbaren, relativ oberflächlichen Gründe“ für sexuelle Funktionsstörungen beeinflussen kann (Buddeberg 1996: 22). Wir meinen, dass diese traditionelle Auffassung durch die Entwicklungen der Beratungsarbeit in den letzten Jahren in Frage gestellt worden ist.

Ordnet man sexuellen Funktionsstörungen, die auf intrapsychischen Konflikten beruhen, die Psychotherapie zu und dyadisch-kollusiven Konflikten die Paartherapie - so z. B. Buddeberg (1996: 22) -, resultiert ein scheinbar klares Indikationsschema. An den inneren und äußeren Realitäten institutioneller Sexualberatung geht dieses Schema jedoch in verschiedener Hinsicht vorbei.

- In Beratungsstellen müsste man nach dieser Logik einen Großteil, vermutlich den überwiegenden Teil der Klienten wegschicken bzw. gleich weiter überweisen. Das entspricht jedoch nicht dem Wunsch Rat Suchender, die auch angesichts tief in die Lebensgeschichte zurückreichender Konflikte, die sich krisenhaft zugespitzt haben, aktuell nach Entlastung, Entscheidungshilfen oder Problemlösungen suchen.
- So viele Therapieplätze überhaupt und dazu noch rasch zu finden, dürfte schier unmöglich sein, zumal in ländlichen und psychotherapeutisch unterversorgten Regionen Beratungsstellen noch heute Versorgungslücken kompensieren.
- Weiter würde eine solche Zuweisung den spezifischen Auftrag institutioneller Beratung unterlaufen, in Krisen rasch und ohne viele Voraussetzungen die möglichen Hilfen zumindest im Sinn eines „ersten Schrittes“ (Klüwer 1995) anzubieten.
- Und schließlich entspricht dies nicht den Möglichkeiten zeitgenössischer Sexualberatung, die durchaus auch tief reichende intraindividuelle oder dyadische Konflikte zumindest so weit mildern kann, dass die Klienten befriedigende Lösungsmöglichkeiten finden, wie auch Buddeberg selbst betont.

Es zeigt sich aber erst in den Vorgesprächen und häufig sogar erst im Beratungsverlauf, wie „oberflächlich“ ein Konflikt ist oder wie „tief“ er reicht oder in welchem Maße sich Verhaltensweisen und Einstellungen verfestigt haben. Obwohl sich unsere diagnostischen Möglichkeiten in der Beratung deutlich verbessert haben, heißt das auch, dass wir oft erst im Verlauf oder nach Abschluss einer Sexualberatung auf die Tiefe, Reichweite oder Verfestigung eines Konfliktbereiches schließen können. Was im Einzelfall als „erster Schritt“ in einer Beratung realisiert werden kann, wird „je nach inneren Verständnismöglichkeiten des Beraters und je vorliegender Problematik“ recht verschieden sein (Scharff 1996: 714). Wir vermuten, dass diese geteilte Erfahrung die Experten letztlich zu der übereinstimmenden, aber über den obigen Indikationskatalog hinausgehenden Empfehlung veranlasst, erst einmal den Versuch einer Sexualberatung zu unternehmen - so Buddeberg (1996), Strauß (1998) und im Rahmen eines gestuften sexualtherapeutischen Vorgehens im Grunde auch Langer (1989).

Die vorliegenden Erfahrungen mit der Sexualberatung zeigen, dass nicht selten schon in ein bis drei Gesprächen aktuelle und bisweilen auch länger bestehende Probleme gelöst oder gemildert werden können (vgl. z. B. Langer 1989; Reiche in Kap. 20). Buddeberg (1996: 91, 156) schätzt, dass dies auch für „etwa ein Drittel der sexuellen Probleme" gilt, die in der ärztlichen Praxis von Patienten vorgebracht werden, und dass auch bei einer „komplexen Konfliktproblematik" Sexualberatung brauchbar und „nicht immer eine eingehende Psychotherapie notwendig, möglich oder sinnvoll" ist.

Bei fixierten sexuellen Symptomen, die sich verselbständigt haben, oder bei Funktionsstörungen, die Bestandteil einer grundlegenden neurotischen oder psychosomatischen Störung sind, erreicht der „erste Schritt", der in der Sexualberatung möglich wird, nicht unbedingt die sexuelle Symptomatik selbst. Oft rückt hier erst einmal der Umgang mit dem Problem ins Blickfeld, die Bewältigungsversuche und/oder die Enttäuschungen über bisherige Behandlungen. Aber nur so können überhaupt die Voraussetzungen für eine weiterführende Sexual- oder Psychotherapie geschaffen werden oder aber für eigene Versuche, auf der Basis des bis dahin Verstandenen nach neuen Lösungen zu suchen.

Über die ein- bis etwa fünfstündigen offenen Beratungsgespräche hinaus, bei denen das nächste Gespräch von Mal zu Mal verabredet wird, hat sich auch ein Kurzzeit-Setting etabliert. Dabei hat sich gezeigt, dass konfliktorientierte Sexualberatung in einem Kurzzeit-Setting auch intrapsychische und Paarkonflikte bei vielen Klienten lösen oder mildern kann (vgl. z. B. Pfeffer 1980; Scharff 1994). Es können psychodynamisch bedeutsame Veränderungen in der Konfliktbewältigung ermöglicht oder eingeleitet werden, die sich auf die Symptomatik auswirken. In einem solchen Beratungsprozess, wie wir ihn später darstellen werden, zählt zusammen mit der „persönlichen Gleichung" auf Seiten der Beraterinnen deren Talent und Schulung im Umgang mit dynamischen Prozessen, seitens der Rat Suchenden ihre Konfliktstruktur und die Eingrenzbarkeit des aktuellen Problems. Voraussetzung für das produktive Wirksamwerden der Beratungsbeziehung ist dabei die Motivation der Klientinnen zur Beratung angesichts eines situativen Veränderungswunsches, das anfängliche Herausarbeiten eines Beratungssthemas und -zieles und ein methodisch orientiertes Vorgehen in einem verabredeten Setting.

Die Möglichkeiten der heutigen Sexualberatung sollten zu einem *Überdenken tradierter Indikationskriterien und -bereiche* führen. Wir möchten aufgrund unserer Erfahrungen zur Diskussion stellen, nicht die „Tiefe", „Oberflächlichkeit" oder „Bewusstseinsnähe" eines im Hintergrund einer sexuellen Funktionsstörung stehenden Konfliktes als Indikationskriterium festzuhalten, sondern die Aufmerksamkeit auf die *Eingrenzbarkeit und Struktur eines aktualisierten*, wenn auch möglicherweise in seiner „Vernetzung" tief reichenden *Konfliktgeschehens* zu verlagern. Hier hat sich gezeigt, dass Klientinnen mit triangulären und ödipalen Konflikten häufig mehr von der Beratung profitieren als solche mit aktuell gewordenen dyadischen Konflikten. Oft können in der beratungsspezifischen Diagnostik Schwerpunkte ausgemacht werden, auch wenn dyadische und trianguläre Konflikte in der aktuellen Beratungsthematik zumeist miteinander verwoben sind. Ferner ist die *Motivation* entscheidend. Auf Seiten des Beraters zählen die *Verständnis- und Interventionsmöglichkeiten*, die seine Persönlichkeit, seine Erfahrung und die Situation in der Beratungsbeziehung zulassen (vgl. Vogt 1980). Diese *Kombination intra- und interindividueller Kriterien* nimmt nicht nur die Entwicklung von der „Ein-Personen-Psychologie" zur „Zwei-Personen-Psychologie" (Balint) für die Sexualberatung ernst. Sie trägt auch der klinischen Beobachtung Rechnung, dass selbst tief in der individuellen psychischen Struktur und Lebensgeschichte verankerte und bisher unbewusste Konflikte, die in einer Krise aufbrechen, fokussiert und gemildert werden können. Denn jede krisenhafte Zuspitzung eines Konfliktes beinhaltet auch ein Entwicklungspotenzial, das in der Beratung genutzt werden kann. Andererseits können auch bewusstseinsnahe Konflikte derart große Ängste und Affekte mobilisieren, dass die Klientinnen an Schweigen, Abwehr und Gegenbesetzung festhalten. Wenn wir diese Kriterien berücksichtigen, begünstigt die methodisch orientierte Beratung in einem Kurzzeit-Setting nach unserer Erfahrung die Festigung eines Arbeitsbündnisses und die beiderseitige Konzentration auf das aktualisierte und aktuelle Konfliktgeschehen, das mit dem sexuellen Problem verbunden ist. Sie stellt deshalb keine Einengung beraterischer Intuition dar, sondern erfüllt eine wichtige „Arbeits- und Haltefunktion" (Scharff 1996: 715). Das gilt umso mehr, als das dynamische Geschehen, das sich zwischen Klient und Beraterin entfaltet, bei beiden starke innere Bewegungen und Spannungen auslösen kann – wie in der späteren Schilderung eines Beratungsverlaufes deutlich werden wird.

Da unsere Überlegungen unseren Erfahrungen mit der psychoanalytisch orientierten Beratung in Sexual- und Partnerschaftskonflikten entstammen, möchten wir uns auf diesen Ansatz konzentrieren. Das *Beratungskonzept* gründet auf dem, was Argelander sowie Vogt und Mitarbeiter Ende der 70er Jahre am Institut für Psychoanalyse der Universität Frankfurt am Main als „Beratung unter Supervision" entwickelt und durchgeführt haben (Argelander 1980; Vogt 1980; vgl. Schrader und Colditz 2000). Dieses Konzept wuchs alsbald in den damals schon länger existierenden Sexualberaterkurs der Pro Familia hinein (Scharff 1994, 1996). Laimböck (1995) hat gezeigt, wie das Konzept auf die Paarberatung übertragen werden kann. Aber natürlich haben uns auch andere Ideen angeregt, insbesondere Balint et al. (1973), Balint und Balint (1995), Bauriedl (1985, 1994), Junker (1973); Kernberg (1998), Klüwer (1995), Sigusch (1996, d. h. die erste Auflage des vorliegenden Buches). Wir schildern im Folgenden die Grundzüge der psychoanalytisch orientierten Sexualberatung, wobei die Darstellung der Beratungstechnik in diesem Rahmen kursorisch bleiben muss.

Psychoanalytisch orientierte Einzelberatung bei Sexual- und Partnerschaftskonflikten

Das *sexuelle Symptom* steht hier nicht unbedingt im Mittelpunkt der Beratung. Es ist auch nicht das vorrangige Beratungsziel, es zum Verschwinden zu bringen (vgl. dazu auch Gschwind in Kap. 7). Vielmehr geht es darum, seine Bedeutung zu klären und die bisherigen Bewältigungsstrategien in den Blick zu nehmen, so dass in den Klienten neue Erlebens- und Handlungsspielräume im Umgang mit sich, anderen und ihrer Sexualität entstehen. Es geht um die Aufklärung unbewusster Sinn- und Bedeutungsaspekte der Symptomatik und damit ihrer Funktion, um die „Funktion der Dysfunktion" (Sigusch, Kap. 1, S. 9 f). Wir verstehen das sexuelle Symptom - jenseits organischer Ursachen - als Kompromissbildung aus Verdrängtem und der Wiederkehr des Verdrängten, als Ausdruck eines inneren, wenngleich nicht unbedingt symptomspezifischen Konfliktes. Sexuelle Probleme und Funktionsstörungen sind überdeterminiert, können also mehrere Motive haben und Funktionen erfüllen und beinhalten in diesem Sinn auch Muster innerer Objektbeziehungen. Sie stellen die jeweils gelungensten Bewältigungen und Integrationsleistungen des Ichs dar, die unbewusst in der Persönlichkeit verankert sind. Das gilt unabhängig davon, ob eine Symptomatik eher als Triebhemmung und Rückzug vom Objekt imponiert oder ob ein Triebanspruch unter spezifischer Einbeziehung eines anderen auf Realisierung drängt, wie in der perversen Szene. Symptome bringen Leiden, aber auch Entlastung und Stabilisierung mit sich. Sie gründen in individuellen oder Beziehungskonflikten, wirken aber auch beständig auf das Selbstbild und die Beziehungsdynamik eines Paares oder einer Familie zurück. Die bisher untersuchten psychodynamischen Hintergründe einzelner sexueller Störungen, ihrer sich wandelnden Erscheinungsbilder und ihrer verschiedenen Bedeutungsfacetten, die sie für den Einzelnen und in einer Paarbeziehung annehmen können, stellen in der Beratung fachliche Hintergrundinformationen dar. *In der beratungsspezifischen Diagnostik kommt es jedoch darauf an, möglichst genau zu eruieren, um welche subjektiven und unbewussten Konflikt- und Bedeutungsanteile es aktuell geht.*

Zur Methode und Konzeption

Nach unserem Verständnis setzen *aktuelle Anlässe und damit aktualisierte Konflikte* die Entscheidung in Gang, zur Beratung zu kommen. Anlässe, die bisher „ruhende" oder auf spezifische Weise „gelöste" innere Konflikte aktualisieren und zu Spannungszuständen, Gefühlsausbrüchen, Unzufriedenheit, Unsicherheit, Hilflosigkeit und Angst oder zu Symptomen führen, die Affekte binden. Die Klientinnen haben etwa das Gefühl, „so kann das nicht mehr weitergehen", halten aber eine psychotherapeutische Behandlung nicht für angebracht oder notwendig. Balint et al. (1973) wiesen auf die dynamische Bedeutung dieser aktuellen Anlässe mit der Frage hin: „Warum kommt der Patient gerade jetzt?" Auch wenn dieser aktuelle Konflikt in seiner unbewussten Dynamik weit in die Vergangenheit zurückreichen mag und mit anderen Konflikten verbunden ist, kommt es in der Beratung gerade auf die Konzentration auf dieses aktualisierte Konfliktgeschehen an. Diese *schwierige aktuelle Lebenssituation* wird im Erstinterview bzw. in den Vorgesprächen herausgearbeitet. Sie geht über den Beratungsanlass hinaus und grenzt zunächst den äußeren Beziehungskonflikt ein. Die unbewusste Bedeutung wird anhand der

„szenischen Mitteilungen" (Argelander 1970) und der Lebensgeschichte erschlossen. Denn es geht immer auch um die Frage, welche unbewussten Konflikte, Phantasien und Affekte im Kompromiss des sexuellen Symptoms wie in der Beziehung zwischen Berater und Klient aktualisiert werden.

Am Beginn der Beratung stehen ein Erstgespräch und zumeist ein oder zwei weitere Vorgespräche, in denen die objektiven, subjektiven und szenischen Informationen, die auch die sexualanamnestischen und -explorativen Informationen beinhalten, zu einer Gestalt zusammengeführt werden (siehe auch Richter-Appelt in Kap. 12 und Sigusch in Kap. 9). Die schwierige aktuelle Lebenssituation umreißt das Beratungsthema, wie es in den Vorgesprächen herausgearbeitet werden kann. Um diese aktuelle Lebenssituation des Rat Suchenden oder des Paares im Zusammenspiel der bewussten und unbewussten Tendenzen zu verstehen, untersucht psychoanalytisch orientierte Beratung, wie sich das aktualisierte Konfliktgeschehen

- in der aktuellen Beratungsbeziehung in Szene setzt,
- wie es die Beziehungen zum Ehe- oder Lebenspartner und zu anderen prägt und sich im Verhalten und im Erleben des sexuellen Problems zeigt
- und in welchen lebensgeschichtlichen Erfahrungen es wurzelt und erkennbar wird.

Dies ist der Kern beratungsspezifischer Diagnostik, die möglichst dicht am aktualisierten Geschehen zu bleiben sucht. Neben der aktuellen Dynamik der bewussten und unbewussten triebhaften Beziehung stellt damit die Einordnung des Konfliktes in Lebenslauf und lebenslange psychische Entwicklung eine wesentliche Orientierung dar. *Wenn Erfahrungen dieser drei Ebenen im Beratungsprozess erlebt, aufgeklärt, erinnert und zusammengeführt werden können, werden erlebnisnahe Verstehensprozesse und Handlungsentwürfe angeregt und neue Erfahrungen ermöglicht.*

Wir möchten diese Zusammenhänge am Beispiel von Frau D. verdeutlichen, die ihren mit ihrem Selbstwertgefühl als Frau verbundenen Ambivalenzkonflikt und ihren Konflikt mit der generationellen (ödipalen) Abgrenzung sowohl mit ihren Eltern wie mit ihrer Tochter und dem jetzigen Partner erlebte. Ähnlich inszenierte sie ihn mit der Beraterin. Symptomorientiert betrachtet, meldete sie sich wegen einer sekundären sexuellen Funktionsstörung an, das heißt, es ging um Schmerzen und Anorgasmie beim Geschlechtsverkehr, während sie einen Orgasmus hatte, wenn sie sich selbst befriedigte.

Frau D., 38 Jahre alt, geschieden, eine Tochter, berufstätig, meldete sich zur Beratung, nachdem die Ärzte ihre postoperativ aufgetretenen Unterleibsschmerzen nicht hatten aufklären können.

Die Klientin kommt zu früh. Die Beraterin, als einzige in der Beratungsstelle, ist gerade auf dem Weg zur Toilette, als Frau D. ihren Weg kreuzt, um ins Wartezimmer zu gehen. Die Beraterin begrüßt sie und bittet sie, noch etwas zu warten. Da die Klientin ihrerseits nach der Toilette fragt, gibt ihr die Beraterin Auskunft. Als sie dann beide dieselbe Richtung einschlagen und Frau D. das bemerkt, meint sie: „Ich schließe mich gleich an." Die Beraterin fühlt sich „überfallen, peinlich berührt" und zugleich „unfähig zu reagieren, so dass ich sie mitnehme". Auch im Beratungszimmer wählt Frau D. den dicht neben der Beraterin stehenden Stuhl. Erst da kann die Beraterin die äußere Erscheinung der Klientin richtig wahrnehmen, die ebenso in Kontrast wie in Übereinstimmung zu ihrer kindlich und wenig abgegrenzt wirkenden

Inszenierung steht, die die Beraterin sofort in eine Mutter-Tochter-Situation hineinzieht: Frau D. wirkt traurig und streng.

Frau D. schildert eine schwierige aktuelle Lebenssituation: „Womit soll ich anfangen, es ist ganz schön schwierig." Sie beginnt, ausführlich körperliche Beschwerden zu schildern, berichtet von einer Bandscheibenoperation vor einigen Monaten. Seither habe sie Schmerzen beim Gechlechtsverkehr. Mit Tränen in den Augen fügt sie hinzu, dass die Ärzte jetzt seelische Probleme vermuteten. Sie sei geschieden und könne weder mit der pubertierenden Tochter noch mit ihrem Partner richtig umgehen. Der könne sich nicht entscheiden, mit ihr zusammenzuziehen. Ihre sexuellen Bedürfnisse seien unterschiedlich, sie wolle öfters als er. Ohne Pause beginnt sie über die Mutter zu klagen: „Die mischt sich immer ein, auch in die Kindererziehung. Aber ich finde, dass Kinder Grenzen brauchen." Der Beraterin fällt auf, dass die Klientin aufkommende Tränen und Gefühle rasch beiseite wischt, indem sie entweder anderen die Schuld gibt oder aber ohne Unterbrechung das Thema wechselt.

Zur lebensgeschichtlichen Bedeutung: Zur Zeit unterstützen die Eltern sie. Aber dabei fühlt sie sich so abhängig. Dann klagt sie über den Partner, den sie als abhängig darstellt, auch beim Sex, bei dem sie aktiv sei, während er mit sich machen lasse. Die Beraterin, innerlich noch mit der Frage beschäftigt, was die beiden bindet, bemerkt: „Manchmal ist die Angst vor Einsamkeit sehr groß." Frau D. schweigt nachdenklich. Sie erinnert sich, dass Sex bei den Eltern tabu war. Die Badetür sei stets verschlossen gewesen, und sie wäre von sich aus nie auf die Idee gekommen, zur Mutter ins Bad zu gehen. Die Beraterin erinnert die Anfangsszene. Heute sei die Beziehung zum Vater besser als zur Mutter, die selbst in psychotherapeutischer Behandlung sei: „Deshalb ihr Psychogequatsche!" Über diese abfällige Bemerkung ärgert sich die Beraterin. Sie fragt sich, ob Frau D. ihr zwar schnell nahe kommt, sie aber auch gleich wieder entwerten muss. Wieder fühlt sich die Beraterin überrumpelt, so dass sie erst einmal nicht direkt reagiert, sondern nach der Tochter fragt. In der Antwort der Klientin schwingt die Übertragungsbedeutung weiter mit. Die sei so abwartend: „Das regt mich auf. Kann sie mir nicht von sich aus einen Kuss geben?"

Die Beraterin fühlte sich auch unter diejenigen eingereiht, von denen Frau D. drängend etwas will, die es ihr aber zugleich nur schwer recht machen können.

Bis zum nächsten Vorgespräch hatte sich die Klientin mit ihrer Angst vor der Einsamkeit beschäftigt: Noch mehr Angst hat sie davor, niemand anderen mehr kennen zu lernen. Falls doch, wie soll sie dem alles beibringen? Sie fühlt sich unvollkommen ... Sie schildert die im Streit gescheiterte Ehe. Auch hier gab ihr die Mutter die Schuld ... Dem Partner falle es schwer, Gefühle zu zeigen. Sie wundert sich darüber, dass sie mit der Tochter zärtlicher ist, wenn sie mit ihm Streit hat - und umgekehrt. „Meine Tochter ist wohl eifersüchtig." Sie stichelt, wenn Frau D. mit ihm telefoniert: „Du rufst wohl deinen Liebling an." Frau D.: „Nein, hier sitzt mein Liebling." Die Beraterin wirft die Frage auf, ob sie nicht zwei Lieblinge haben darf. Aber die Klientin bezweifelt, dass die Tochter das akzeptieren würde. Beraterin: „Das scheint auch für Sie nicht leicht." Frau D. spricht daraufhin über die erste Menstruation der Tochter. Wenn die Tochter menstruiere, habe sie am ersten Tag große Schmerzen. „Deshalb behalte ich sie dann zu Hause." Sie hat der Tochter ein Armband zur Erinnerung an die Menarche machen lassen. An ihre eigene erste Regel hat sie keine Erinnerung.

Die Beraterin diagnostizierte, dass die Klientin auf eine zugleich kindliche und übergriffige Weise nach Nähe sucht und damit Gefahr läuft, zurückgewiesen zu werden. Sie agiert, als sei sie die Tochter, die der Mutter immer noch neugierig ins früher immer verschlossene Bad folgen möchte. Sie scheint in der negativ-ödipalen Beziehung zur Mutter wie zur Tochter erneut Zuneigung und Anerkennung zu suchen. Es gelingt ihr als erwachsene Frau offenbar nicht, eine enge Zweierbeziehung auf eine für sie befriedigende Art zu gestalten - was sie der Beraterin inszenierend zeigt. Einerseits will sie etwas, klagt Behandlung, Zuneigung, Sexualität ein, andererseits scheint das zu wenig oder nicht das Richtige zu sein, so dass sie entwertet, was sie bekommt, und selbst aktiv wird. Diese Ambivalenz macht es ihr schwer, zu nehmen und gemeinsam zu gestalten. Die Beraterin bemerkte bei sich eine ähnliche Reaktion, wie sie Frau D. von anderen schilderte: „Ich ziehe mich im Gespräch mehrmals zurück, aber wenn ich auf sie zukomme, scheint sie sich zurückzuziehen. Jetzt kann ich verstehen, dass sie sich in

Beziehungen einsam fühlt." Zugleich wird deutlich, dass nicht nur die wünschende und sexuelle Annäherung an den anderen konflikthaft ist, sondern auch die Abgrenzung, was sie als Problem der Tochter dargestellt hat („Kinder brauchen Grenzen"). Durch die Menarche der Tochter werden Ängste vor Loslösung und Konkurrenz aktualisiert: „Die Tochter wird zur Frau, und sie legt sie an die Kette."

Im Verlauf der Beratung milderten sich der Neid und der Ambivalenzkonflikt der Klientin, und sie realisierte ihre Wünsche wie die generationelle Abgrenzung sowohl der Tochter wie der Mutter gegenüber, indem sie sich mit ihren Gefühlen und Phantasien beiden gegenüber befasste sowie mit der Stellung des Partners zu ihr und der Tochter. Damit gelang es ihr besser, die Beziehung zu dritt innerlich und äußerlich zu strukturieren, z. B. die Tochter nicht mehr nach Belieben ins Schlafzimmer zu lassen. Daraufhin engagierte sich auch ihr Partner mehr, und die Konkurrenzphantasien zwischen ihr und der Tochter traten in den Vordergrund. Ihr Wunsch nach sexueller Befriedigung und ihre Angst, vom Partner dabei nicht das Richtige zu bekommen bzw. selbst die Kontrolle beim Sex zu verlieren, wurden verständlicher: Beim Galern mit der Tochter, die sie an den Füßen kitzelte, sei sie plötzlich über die Maßen wütend geworden. Da sei ihr eingefallen, wie der Vater sie früher öfters gekitzelt habe. Ganz leise fügte sie hinzu, dass sie dabei sogar ein paarmal einnässte. Der Vater habe einfach nicht darauf gehört, wenn sie gesagt habe, er solle aufhören. Sie habe sich total ausgeliefert und erniedrigt gefühlt. Erst sei es schön gewesen, mit dem Vater zu toben. Aber dann habe der Vater dafür gesorgt, dass sie die Kontrolle über sich verloren habe. Sogleich klagte Frau D. über ihren Partner, der beim Sex nicht auf sie eingehe, dem es zu lange dauere. Die Beraterin vermutet, dass sie dann keinen Orgasmus mit ihm habe. Frau D. bestätigt, dass sie sich selbst befriedigt, wenn er dabei ist. „Aber da hat man nur im Moment ein schönes Gefühl, dann ist man alleine." In einer späteren Stunde, in der es um ihre Angst geht, ihre Wünsche zu zeigen, stellte sie sich vor, wie es wäre, wenn sie gemeinsam zum Orgasmus kämen. In der letzten Stunde schilderte sie, wie sie die Hand des Partners geführt hat, um ihm zu zeigen, was sie schön findet, und um es zusammen mit ihm zu erleben. Erfreut erzählte sie der Beraterin, dass er sehr gestaunt hat, weil er sowas von ihr gar nicht kennt.

Auf eindrucksvolle Weise enthält die „Szene" vielfältige und hoch verdichtete Anspielungen auf die unbewusste Konflikt- und Beziehungsdynamik. Im Beratungsprozess greifen die Beraterinnen speziell die mit dem szenisch vermittelten aktuellen Konflikt verbundenen Erlebnisse, Einfälle und Übertragungsangebote auf. Sie entwickeln den von den Klienten angebotenen Dialog, indem sie sich ihrem Erleben öffnen, es benennen, auf wichtige Momente oder Widersprüche hinweisen, damit diese sich entfalten können. Sie zeigen Motive und Bedeutungszusammenhänge zwischen der schwierigen aktuellen Lebenssituation, den lebensgeschichtlichen Szenen und den Übertragungsangeboten auf. Lebensgeschichtliche Erinnerungen sind insoweit relevant, als sie zum Verständnis des aktuellen Konfliktes beitragen – wie diese Beratung veranschaulicht: Nachdem die negativ-ödipalen Konflikte klarer erkennbar geworden waren, ließ Frau D. die mit lustvollen wie beschämenden Empfindungen verbundene Erinnerung an die verdrängte Szene mit dem Vater zu. Ihr wurde damit eine weitere Determinante ihres Rückzugs- und Kontrollbedürfnisses spürbar einsichtig, nämlich ihre Angst, in der Überwältigung durch das lustvoll-triebhafte Geschehen wie in der damit verbundenen Abhängigkeit vom anderen beschämt zu werden. Daraufhin ließen Angst und Abwehr nach, und die Klientin ging in der Gestaltung ihrer sexuellen Beziehung zum Freund weiter. Hier zeigt sich, wie im aktualisierten Konfliktgeschehen signifikante Konfliktanteile „gebündelt" werden, die in der Dynamik des Beratungsprozesses auf erlebnisnahe Weise erinnert, verstanden und integriert werden können.

In diesem Sinn zielt psychoanalytisch orientierte Sexualberatung auf „erlebnisnahe, also keinesfalls nur kognitive Vermittlung von Einsicht in bisher vom Bewusstsein ferngehaltene, für die aktuelle Problematik aber relevante (Konflikt-) Anteile" (Scharff 1996: 711). Dieses vertiefte Selbstverständnis bildet die Grundlage für veränderte Erlebens- und Verhaltensweisen, für Entscheidungen und Veränderungen, die die Rat Suchenden spüren oder vornehmen oder von denen sie gerade Abstand nehmen wollen. *Wegen der notwendigen zeitlich-thematischen Begrenzung von Beratung liegt die Betonung auf der Integration von Konfliktanteilen in der Erwartung, dass hierdurch mehr psychische Freiheit und Flexibilität im weiteren Umgang mit den Konflikten entstehen.* Wie rasch Beratung und ihre Nachwirkung hierbei an innere und äußere Grenzen stoßen, ist im Einzelfall oft kaum vorherzusagen. Von der Erfahrung ausgehend, dass jede Krise auch ein Stück Entwicklungspotenzial freisetzt und dass psychische Entwicklung und Konfliktbewältigung als Abfolge einzelner Schritte gedacht werden können, verstehen wir Beratung als den jeweils „ersten Schritt" (Klüwer 1995), der angesichts eines aktualisierten Konfliktes möglich ist.

Die Indikation zur Beratung wird unabhängig von der Persönlichkeitsstruktur der Klienten gestellt und davon abhängig gemacht, ob die schwierige aktuelle Lebenssituation samt ihrer unbewussten Dimension formuliert und eingegrenzt werden kann und ob sich daraus ein dynamisches Beratungsziel ergibt. Dabei bietet es sich häufig an, die schwierige aktuelle Lebenssituation als *Entscheidungskonflikt* zu formulieren, bei dem die Entscheidungsfähigkeit des Rat Suchenden durch unbewusste, lebensgeschichtlich verankerte Phantasien, Einstellungen und Konfliktlösungsmuster blockiert ist. Wird dieser Entscheidungskonflikt in seiner Bedeutung verstanden, eröffnen sich alternative Ideen und Handlungsentwürfe. Außerdem ist die Motivation entscheidend, also das Interesse der Klienten, ihren Anteil am aktuellen Geschehen zu untersuchen. Ob ein solches Interesse besteht oder in den Vorgesprächen geweckt werden kann, entscheidet wesentlich über das notwendige Arbeitsbündnis.

Als grundlegend sehen wir die *Haltung der Beraterinnen* an. Aus der psychoanalytischen Perspektive ist sie durch ein Minimum an Vorgaben gekennzeichnet, so dass für die Rat Suchenden Raum für die Gestaltung ihrer inneren Konfliktneigungen entsteht. Verhaltensweisen und Erlebnismodi, die so deutlich werden, sind Ausdruck verinnerlichter Beziehungs- und Konfliktmuster, die in den Rat Suchenden schon bei der phantasierten Annäherung an die Beratung und bei der Anmeldung Gestalt annehmen. So werden etwa auf bestimmende Weise Forderungen mit dem Gespräch verknüpft oder aber noch offene Entscheidungen, z. B. alleine oder mit dem Partner zu kommen, dem Gegenüber zugespielt. Die Haltung der Berater beinhaltet eine zugewandte, aufgeschlossene, nicht wertende Aufnahme der Themen und Beziehungsangebote der Rat Suchenden in ihren konflikthaften und nicht konflikthaften Anteilen. Abstinenz in der Beratung meint den „weitmöglichsten Verzicht auf manipulative und autoritative Verhaltensweisen" (Pro Familia 1998: 7). Das ist keine distanzierte, wohl aber eine *unkonventionelle Haltung*, die das Ziel verfolgt, den nicht alltäglichen Charakter des Beratungsgesprächs zu betonen, innere Bewegungen und Spannungen nicht mittels konventioneller Reaktionen zu überspielen oder zu entschärfen und damit einen Raum entstehen zu lassen, in dem sich das dynamisch aktuelle Thema gestalten kann.

In dieser zugewandten und inneren Raum schaffenden Haltung sind die Beraterinnen dem Druck aus verschiedenen Richtungen ausgesetzt. Bewusste und unbewusste Erwartungen wirken seitens der Rat Suchenden, der Institutionsvertreter und ggf. der überweisenden Kollegen auf sie ein, so dass sie sich dieser Haltung immer wieder aufs Neue reflektierend rückversichern müssen. Zugleich müssen sie bereit sein, die Rat Suchenden da „abzuholen“, wo sie zum Zeitpunkt des ersten Kontaktes stehen, müssen sich im Winnicottschen Sinn „gebrauchen lassen“ und Weg und Ziel einer möglichen Beratung aushandeln. Dieser spürbare Druck kann den Beratern zugleich wichtige Hinweise auf dynamisch abgewehrte Gefühle und Ängste geben, die mit der Beratungssituation in Verbindung stehen. Unsere Erfahrung zeigt z. B., dass die Dynamik von Frustration und Befriedigung, die angesichts sexueller Probleme und der Entscheidung, zur Sexualberatung zu gehen, virulent wird, auch die Beraterinnen häufig unter Befriedigungsdruck bringt. Es soll ihnen direkt oder unbewusst die Aufgabe übertragen werden, die Klienten oder Paare zufrieden zu stellen, indem sie ihnen zu einer funktionierenden und befriedigenden Sexualität verhelfen. Solche oft drängenden Erwartungen müssen in der Beratung zwar als Wünsche aufgenommen, aber auch in Frage gestellt und irritiert werden, damit der Beratungsprozess trotz der Abwehrfunktion zeitgenössischer Konventionen und Funktionsnormen zum Eigenen und zum individuellen Kern der gelebten Sexualität gelangen kann.

Beratung in Sexual- und Partnerschaftskonflikten bewegt sich in einem *zeitlich begrenzten Umfang* von etwa ein bis drei Vorgesprächen (Interviewphase) und zehn Beratungsstunden. Bei diesem Zeitrahmen geht es um die notwendige Abstimmung auf die praktischen Erfordernisse institutioneller Beratungsarbeit und um einen zeitlich hinreichenden Raum. Es geht aber auch um die Bedeutung, Gestaltung und Nutzung eines *Settings* überhaupt, das eine wichtige *„Arbeits- und Haltefunktion“* (Scharff 1996) erfüllt. Die nicht selten vertretene Auffassung, dass es ja „nur“ um Beratung gehe und der Rahmen sich „von selbst“ ergebe, teilen wir nicht. Der gemeinsam zu findende Konsens über den Rahmen gestaltet vielmehr für die beiden Beteiligten die dritte Position deutlicher. Bei der Beratung im Kurzzeit-Setting geht es nicht darum, an einer Beratungsstundenzahl festzuhalten – praktisch ist es ohnehin oft günstiger, das Beratungsende mit prägnanten Daten wie z. B. dem Jahresende oder den Sommerferien zu verknüpfen als mit einem errechneten Datum. Setting-Absprachen hinsichtlich Dauer, vorhersehbarer (Urlaubs-)Unterbrechungen, Ausfallregelungen und Bezahlungen schaffen aber Struktur und Spielraum zugleich, da sich hieran Themen, Widerstände und Konflikte entfalten können. Es etablieren sich oft schon spezifische „Handlungsdialoge“ (Klüwer 1995), wenn z. B. die Terminsuche nach einem sehr einvernehmlichen Gespräch auf einmal schwierig ist. Die inneren und äußeren Bewegungen beider Beteiligter, besonderes Entgegenkommen oder außergewöhnlicher Ärger bei Absagen oder Verspätungen z. B., können angesichts klarer Absprachen wichtige Hinweise zum Konfliktverständnis beinhalten. Auch die inhaltliche Übereinkunft über Thematik und Ziel der Beratung, die in der Interviewphase erarbeitet wird, gehört in den Rahmen dieser Absprachen. Das zu Beginn festgelegte Ende konfrontiert Beraterinnen wie Klienten schließlich mit dem *Wagnis der Autonomie*.

Natürlich gibt es Rat Suchende, denen ein Beratungsgespräch ausreicht oder die Beratungsgespräche nur dann wahrnehmen, wenn sie „nach Bedarf" Dauer, Intensität und Häufigkeit der Kontakte regulieren können (vgl. Reiche in Kap. 20). In diesem Fall muss der Berater die „Arbeits- und Haltefunktion" als Teil seiner inneren professionellen Haltung vertreten.

Ein Beratungsverlauf

In welchem Maße das Setting als abgesprochener Rahmen benutzt werden kann, an dem sich die inneren Konflikte und die Bedeutung der Sexualität konturieren, macht die folgende Beratung deutlich. Wir werden den Beratungsverlauf ausführlicher schildern und Pars pro Toto an diesem Beispiel auch Aspekte der Beratungstechnik verdeutlichen. Die Klientin lebte in einer festen lesbischen Beziehung und kam wegen sekundärer sexueller Lustlosigkeit.

Frau E., 26 Jahre alt, ledig, meldet sich wegen „sexueller Probleme" zur Beratung an. Im Wartezimmer trifft die Beraterin, die älter ist als Frau E., auf eine junge, sehr hübsche Frau, elegant-korrekt gekleidet mit schwarzem Rock und Kostümjacke, unter deren Ausschnitt schwarze Spitze hervorblitzt. Mit hohen Absätzen, einer Pagenkopf-Frisur und etwas maskenhaft geschminktem Gesicht wirkt sie auf die Beraterin wie eine Mischung aus „kühler Intellektueller" und „Cancan-Tänzerin". Die Beraterin spürt „getarnte Unsicherheit", einen festen Händedruck, aber eine verschwitzte Hand und fühlt sich sehr interessiert, ja fasziniert und neugierig dieser Frau gegenüber. Sie denkt nicht ohne eine Spur Bewunderung, dass die Klientin es gewohnt ist, hohe Schuhe zu tragen und sich zu zeigen, und fühlt sich in ihrem T-Shirt „so underdressed wie sonst kaum einmal". Im Beratungszimmer, auf dem Weg zu ihrem Sessel, fühlt sich die Beraterin ihrerseits von der Klientin kritisch-sympathisch gemustert. Die Dynamik von Sich-Zeigen und schützend Verbergen angesichts weiblicher Fürsorge bis Konkurrenz, von „under"(dressed) bis „over"(dressed) setzt sich fort: Die Klientin wählt den „geschütztesten" Sessel im Raum, stellt sich schüchtern lächelnd vor, vermutet aber etwas spitz, es sei wohl das „Vorrecht" der Beraterin zu beginnen.

Sie schildert ihr aktuelles Problem. „Na also, ich lebe mit einer Frau zusammen und habe keine Lust mehr, mit ihr zu schlafen. Ich habe mich schon gefragt, ob ich doch nicht lesbisch bin ... Ich hatte früher auch Männerbeziehungen, aber seit fünf Jahren ist da nichts mehr." Sie berichtet, dass sie und die Freundin P. sich seit 2½ Jahren kennen und seit einem Jahr zusammenwohnen. Seither gebe es immer Streit, bei dem sich Frau E. verletzt und gekränkt fühle. P. werde dabei extrem, sie sei überhaupt so gefühlvoll. „Erst macht sie ein Riesengeschrei, dann fliegen die Gläser, dann verhärte ich mich."

Beratungsanlass war ein heftiger Streit, der aufkam, nachdem Frau E. mit einer dritten Frau ausgegangen war. Als sie diesem Streit „ganz cool" ausweichen wollte, habe die Freundin sie in ihr Zimmer eingesperrt, worauf die Klientin „fast einen hysterischen Nervenzusammenbruch" hatte, an Auszug dachte - am nächsten Morgen aber in der Beratungsstelle anrief.

Frau E. meint, sie bevormunde die Freundin oft, nörgele an ihr herum. „Manchmal denke ich, wir haben eine richtige Mutter-Kind-Beziehung." Die Beraterin stellt eine Verbindung zwischen Freundin und Mutter her. Zwischen ihr und ihrer Mutter gebe es viele Parallelen, antwortet Frau E., nur sei die Mutter noch hübscher; sie bewundere sie sehr. (Hier findet die Szene, in der sich rasch eine wechselweise sehr idealisierende, aber auch von Konkurrenz und Entwertung leise durchzogene Mikrodynamik gestaltet, ihre lebensgeschichtliche Resonanz.) Nach dieser Idealisierung erscheint die andere Seite der Mutter. Die habe „viel sexuellen Mist" gemacht. Die Klientin und ihre drei Jahre jüngere Schwester kennen ihre Väter nicht. Sie wuchsen bei der Oma auf. In der Pubertät wurden sie, ohne Vorankündigung, in die neue Familie geholt, die die Mutter inzwischen gegründet hatte. Aber damit, den „Schandfleck der Vergangenheit" in ihr Leben zu integrieren, schien die Mutter überfordert zu sein. Die Klientin und ihre Schwester kamen ins Internat. In der Adoleszenz kam es zu heftigen Wutausbrüchen, wenn sich die Klientin gekränkt und gedemütigt fühlte. „Ich habe die Mutter gehasst bis aufs Messer und ihr tausend schmerzhafte Tode gewünscht." Die Beraterin bringt diese Gefühle mit den Streitigkeiten mit der Freundin in Verbindung ... Frau E. betont, dass es mit der Mutter inzwischen besser gehe, dass sie sie oft besuche, sie sich aber auch fremd seien. Zu Hause fühle sie sich hässlich und ungenügend, auch ihre beruflichen Erfolge machten das nicht wett ... Die Beraterin hält die heftigen und mächtigen Gefühle der Klientin gegenüber ihrer Mutter fest, ihren Hass, aber auch die Sehnsucht nach ihr. Frau E. ist überrascht, wie viel sie über ihre Mutter gesprochen hat, mit der sie ihre Probleme noch nie zusammenbrachte.

Auf dieses Erstgespräch reagiert die Klientin heftig. Sie war „aufgewühlt", es ging ihr zeitweise schlecht. In Erinnerung an die Mutter weinte sie heftig und dachte über vieles nach. „Ich habe zwischen dem Problem mit meiner Mutter und meiner Lust noch nie einen Zusammenhang gesehen." Sie war ganz entsetzt, dass es schon so lange geht. „Es war schrecklich, daran erinnert zu werden." Dann dachte sie, „es sind nur 10 Stunden, da muss ich was tun, damit es zu schaffen ist". Sie bemerkt, dass mit ihren Beziehungen „etwas nicht stimmt". Früher schob sie das auf die Männer. Aber eigentlich hat sie mit Frauen die gleichen Probleme: Ihr ist aufgefallen, dass sie immer ähnliche Beziehungen herstellt, egal ob zu Männern oder Frauen: entweder unerotische, aber Rahmen gebende und so, dass sie damit im Leben weiterkommt (wie bei der Großmutter, denkt die Beraterin), oder erotisch-leidenschaftliche, mit denen sie nicht weiterkommt (wie bei der Mutter). „Erst kommt die große Leidenschaft, dann der Streit, schließlich reicht es mir, ich haue ab. So kann das doch nicht weitergehen."

Druck und Ungeduld werden zwischen Klientin und Beraterin spürbar und werden benannt. Ihr Lesbisch-Sein erlebt Frau E. als zwiespältig. So toll sei die Verführung nicht gewesen. Sie empfand lange körperliche Schwierigkeiten mit Frauen, hätte sich „total umgewöhnen müssen". Aber: „Die Männer waren es nicht mehr." Als Lesbe entspreche sie nur halb den Vorstellungen der Mutter. Sie möchte ihr imponieren, meint das aber nur als Frau mit Mann und Kindern zu können. Zu Hause kommt die Schwester hinzu – und damit der Krach. Die sei sehr gefühlsbetont, weine stundenlang, wenn sie sich schlecht behandelt fühlt, was Frau E. nicht leiden kann. Sie liebe und hasse sie gleichzeitig: „Wie bei P. – bei A. (der Schwester) habe ich auch immer das Gefühl, ich müsste sie retten." Die Beraterin fragt, ob sie sich damit auch selbst hilft? „Schon, ich kann es nicht ausstehen, wenn ich mich hilflos fühle." Gemeinsames Arbeiten mit der Freundin macht Spaß, aber beim Sex fühlt sie sich schnell überfordert, wird müde. „Ich frage mich, ob ich genüge oder ob P. nicht lieber mit einem Mann schlafen würde. Der Gedanke kotzt mich an. Dann lasse ich es lieber gleich." Beraterin: „Sind die Männer gefährliche Rivalen?" „Ja und doch nicht", antwortet die Klientin und lacht die Beraterin dabei rückversichernd-gewinnend an ... „Das ist meine Frage, ob ich als Frau genüge."

Bei der Festlegung der zehn Beratungsstunden wird klar, dass einmal eine achttägige und einmal eine vierwöchige Pause auf Seiten der Beraterin entstehen wird.

Die schwierige aktuelle Lebenssituation zeigt sich darin, dass die Klientin keine Lust mehr hat, mit der Freundin zu schlafen, weil sich ein Macht- und Entwertungskampf in der fester gewordenen Beziehung entfaltet hat. Statt sich dem durch Flucht und Suche nach einer neuen erregenden Beziehung zu entziehen, sucht die Klientin Hilfe bei einer Beraterin, mit der sie rasch eine idealisierende Beziehung konstelliert, die anklingende Gefühle von Hass, Neid, Konkurrenz und Entwertung in Schach halten soll. Die unbewusste Bedeutung wird im zweiten Vorgespräch vertieft: Genüge ich der Mutter/Freundin (als Frau) oder wendet sie sich wieder von mir ab und den bevorzugten anderen/den Männern/der Schwester zu? Im Versuch, sich vor diesen bis in die frühesten Erfahrungen zurückreichenden Gefühlen und Erinnerungen zu schützen, versucht die Klientin, mit der Freundin diese Rollen umzukehren, was aber nur bedingt gelingt. Sie erlebt eine Krise, als die Freundin sie einsperrt, ihr die Kontrolle des Objekts aufkündigt und die abgewehrten Gefühle „aufzwingt".

Die Beraterin kommentierte: In der Beziehung zur Klientin hatte sich rasch eine positive homosexuelle Beziehung hergestellt, in der es um gegenseitige grandiose Bestätigung und darum ging, eine zerstörerische Mutter gemeinsam zu bewältigen. In den Vorgesprächen und in den ersten Beratungsstunden wurden Hassgefühle nicht direkt spürbar, sondern im unterhaltend-spritzigen Erzählduktus auf Distanz gehalten oder in Ironie und subtile Entwertung verpackt.

Als aktualisierten Kernkonflikt diagnostizierte die Beraterin einen massiven Ambivalenzkonflikt mit der Mutter, aus dem sich die nicht gefestigte Geschlechtsidentität ableiten lässt. Ein ungelöster negativer Ödipuskonflikt stellt ihren Wert als Frau in Frage. Gleichzeitig muss sie ihren Impuls, einem Mann zu gefallen, ihn zu begehren und sich ihm hinzugeben, wegen ihrer ambivalenten Bindung an die Mutter abwehren. Sie hasst die Mutter, weil sie sich von ihr abgelehnt, verlassen und wertlos gemacht fühlte. Zugleich ist sie in ihrem Bestreben, immer noch ihre Liebe zu erlangen, an sie gebunden. Indem sie eine Frau liebt, bleibt sie der Mutter treu. Erinnert sie die Freundin aber durch ihre aggressiven Attacken an die mütterlich-weibliche Entwertung (auch des weiblichen Genitales), so rächt sie sich durch Gegenentwertung (Nörgeln). Auch die Freundin darf sich und ihr Genitale nicht mehr begehrt und wertvoll finden. Zugleich gibt es das Bedürfnis, sich sicher und geborgen zu fühlen, zu verschmelzen, als Frau begehrt zu werden und sich mit der Freundin/Frau zu identifizieren.

Das dynamische Beratungsziel: der Klientin Sinn und Genese der Vermeidung ihrer Emotionen deutlich zu machen, sie darin zu festigen, sie durchstehen zu können, damit sie ihre genitalen und autonomen Bedürfnisse gestalten kann.

1. Sitzung: Die Klientin ist sauer und wütend auf die Beraterin, weil „so viele schwache Seiten" von ihr sichtbar geworden sind und damit nur die eine Hälfte von ihr. Die Beraterin bringt dies mit der möglichen Angst der Klientin vor Abhängigkeit von der Beraterin in Verbindung. Frau E. macht deutlich, dass sie „kein Grundvertrauen" hat und die Distanzierung der anderen kaum ertragen kann. Sie vertraut der Beraterin an, wie sie sich vor dieser Angst durch die verführende Beherrschung anderer zu schützen sucht(e): Wenn sie Alkohol trinkt, fühlt sie sich als faszinierende und sexy Frau, der keine(r) widerstehen kann. Früher arbeitete sie eine Zeit lang als Hostess in einem renommierten Club und fühlte sich toll. Es ging nicht um die Männerkörper, sondern um etwas Drittes: Geld oder Geschenke. „Es war ein tolles Gefühl, weil mein Körper so wertvoll wurde ... da fühlte ich mich besonders mächtig, vielleicht, weil ich das Gefühl hatte, die brauchen mich besonders." Sie hatte das Gefühl, die anderen hüpfen zu lassen, wurde von Männern wie Frauen bewundert und konnte den anderen

Neid vorwerfen. Die Beraterin stellt einen Zusammenhang mit dem Beratungsthema her: „Aber je näher Sie die Menschen kennen lernen und je verbundener Sie sich mit ihnen fühlen, desto mehr bleibt die Lust weg?" Darüber müsse sie nachdenken. Aber erst einmal spürt die Klientin Scham und den Wunsch wegzukommen, weil sie so viel von sich und ihrer Geschichte gezeigt hat, an die sie sonst nicht denken mag.

2. Sitzung: Nach ihrem Geständnis fühlt sie sich angreifbar und hässlich, wenig perfekt und zeigt ihren Schutz. „Wenn ich gut aussehe, habe ich meinen Platz in der Welt, aber so?" Beraterin: „Fürchten Sie, dass ich Sie hässlich finde, nach dem, was Sie mir das letzte Mal von sich gezeigt haben?" Frau E. befasst sich mit dem, was sie mit „hässlich" verbindet: unehelich und ohne Vater, dafür habe sie sich geschämt. Sie schämt sich auch für die Mutter. Die Oma war für sie die richtige Mutter, die sie später aber nie besuchen durfte. Andererseits war sie auch wütend auf die Oma, weil die sie weggehen ließ. Bei und neben der Mutter war sie „niemand". Deshalb erlebte sie das Internat als Befreiung und versuchte sich in den Ferien unauffällig zu verhalten. Unter ihrer Erinnerung beginnt sie zu weinen. Das tut ihr „irgendwie gut", zugleich fürchtet sie, von der Beraterin zu einer „Heulsuse" gemacht zu werden. Die Beraterin ist erleichtert, dass die Oma eine schwerere Störung verhindert zu haben scheint. Sie notiert sich: Frau E. zeigt in berührender Weise eine narzisstische Eisprinzessin, die allmählich zu tauen beginnt.

3. Sitzung: Es gehe ihr gut. Mit der Freundin ist es friedlich, zärtlich, aber asexuell. Sie befriedigt sich auch nicht selbst, seit sie zur Beratung kommt. Sie hat das Gefühl, eine bestimmte Sexualität abzulegen, bei der sie sich überlegen fühlen musste, das geht nicht mehr. Sie denkt an eine platonische, sie fördernde Freundin, die sie an die Oma erinnert, an deren großem Busen sie sich geborgen fühlte. Die Mutter mag sie nicht anfassen; „die ist körperlich ein Fisch". Sie fürchtet, von ihr zurückgestoßen zu werden. (Die Beraterin sieht die beiden Richtungen der Übertragung.) Der Vater erfüllt alle Wünsche der Mutter, statt mal auf den Tisch zu hauen. Die Mutter will aber sexuell von ihm nichts wissen, sie könne keine Zärtlichkeiten geben. Stattdessen beauftragt sie die Klientin, mit dem Vater auszugehen und dazu noch ihre Kleider zu tragen. „Dann sieht sie mich, als ob ich sie wäre." Das ärgert sie zwar, aber damit gebe es keine Rivalität mehr mit der Mutter. „Wenn da aber wirklich was wäre", überlegt Frau E. Beraterin: „Was wäre dann?" ... Beide lachen gemeinsam. Die Beraterin gewinnt den Eindruck, dass sich in diesem Moment beide in der ödipalen Phantasie verbünden, den Vater zu verführen und damit die vernichtende Mutter auszuschließen und zu besiegen. Die Klientin erinnert sich, dass sie am Ende der Zeit im Club träumte, sie verführe den Vater. Sie sei erregt, aber bei weitem mehr erschrocken als triumphierend aus diesem Traum erwacht. Sie schiebt nach: P. sei eifersüchtig auf die Beraterin und neidisch auf die Klientin.

4. Sitzung: Es geht ihr nicht gut. Alles laufe wunderbar, außer beim Sex. P. ertrage es nicht, dass die Klientin zur Beraterin kommt und alles erzählt. Es habe keinen Zweck ... Es hat sich zwar viel geändert, aber nicht in der Sexualität. Die Klientin erzählt von Streiten, an denen nur P. schuld sei, und von der Arbeit. Die Beraterin fragt sich, was nicht in den Raum kommen soll: „Vielleicht sind Sie unzufrieden mit mir, weil ich jetzt acht Tage nicht da bin?" „Nein, mir fällt sowieso nichts ein." Die Beraterin fühlt sich inkompetent und unzufrieden. Sie hat den Eindruck, die Beratung sei an einem „toten Punkt" angelangt, und sie erwartet eine krisenhafte Zuspitzung.

5. Sitzung: Frau E. ist erleichtert, dass die Beraterin wieder da ist. Sie hat sich mit zwei Träumen, nach der letzten Sitzung und am Tag der ausgefallenen Stunde, über die Unterbrechung kreativ hinweggeholfen. Zuerst hat sie geträumt, „dass meine Mutter mich umbringen bzw. von Männern umbringen lassen wollte." ... „Ich musste mit diesem Mann kämpfen. Ich habe gebrüllt, jetzt helft mir doch – aber die kamen alle nicht. Ich habe dann gekämpft mit dem Mann, der war ziemlich stark, aber es war so, dass wir gleich stark waren, ich habe gewonnen und konnte abhauen ... Ich war fix und fertig und hatte hinterher ganz fest das Gefühl, dass meine Mutter mich wirklich umbringen wollte, als ich ein Kind war. Ich habe mich dann aber wieder beruhigt, indem ich mir sagte, dass ich als Kind mit ihr zusammen wahrscheinlich Angst hatte. Das fühlt sich dann so an, als ob sie mich nicht haben will." Dazu fiel ihr ein, wie die Mutter sie öfters in Begleitung von Männern bei der Oma abgeholt hatte.

Wenn sie dann mal „genervt" hat, drohte der Mann, sie einfach draußen auf der Straße stehen zu lassen. Das hatte ihr eine Wahnsinnsangst gemacht, denn sie traute der Mutter das zu ... Sie erinnert den kalten, medusenhaften Blick der Mutter, die keine wirkliche Freude an der Klientin gehabt habe ... „Ich glaube, ich habe sie schon immer gehasst, nicht erst in der Pubertät." Heute findet sie ihren Hass ganz in Ordnung, aber in den ersten Tagen der letzten Woche sei es schlimm gewesen. Die Beraterin beginnt einen Zusammenhang mit ihrem Weggehen herzustellen und auf die noch bevorstehende Unterbrechung hinzuweisen: „Habe ich auch etwas von dieser Mutter, die Sie nicht leben lässt?" Frau E. reagiert erst rational, dann räumt sie ein, dass sie es nicht leiden kann, wenn sie etwas nicht beeinflussen könne. Der zweite, am Tag der ausgefallenen Beratungsstunde geträumte Traum lässt sie dann aber über den Bezug zur Beraterin nachdenken: Sie träumte, dass sie die Mutter rüttelt und schüttelt, richtig mit Gewalt und aggressiv, dass sie sie anschrie, dass sie sich bei der Beraterin Hilfe holt. „Es war ein richtiges Triumphgefühl, so aggressiv und körperlich zu sein." Beraterin: „Werfen Sie mir damit auch vor, wie können Sie mich nur alleine lassen?" „Schon möglich. Es war gut, sich endlich gegen die Mutter durchzusetzen." Sonst kennt sie aggressive Träume nur mit Männern. Aber da gibt es jetzt keine Toten mehr wie in früheren Träumen. (Erst nach dieser krisenhaften Zuspitzung wurden die Hassgefühle der Klientin direkt spürbar, und die Verbindung mit einer vernichtend-entwertenden verinnerlichten Mutterimago begann sich zu lockern.)

6. Sitzung: Nach der letzten Stunde und vor der erneuten Unterbrechung spürt Frau E., dass es ihr doch etwas ausmacht, dass die Beraterin wegfährt. Sie wehrt sich gegen Trauer, Wut und Abhängigkeit, indem sie erneut phallisch-verführerisch wird und sich von der „Einschränkung durch die Frauen" zu befreien sucht: Sie habe nach der letzten Sitzung bemerkt, wie sehr sie sich durch Frauen eingeschränkt fühle, durch Mutter und Schwester. (Die Beraterin wird geschützt.) „Da hat sich ein Knoten gelöst." Sie fühlte sich frei und potent - und verführte sofort die Freundin. Sie hatte jeden Tag Sex, „auch mit P." Beraterin: „Auch? Mit wem noch?" Frau E. berichtet, dass sie von der Beraterin geträumt habe. Im Traum hatte sie die Beraterin in einem Sportwagen entführt. Es war gefährlich, ein Dorfweg, wie bei der Oma, dann Wald, Dunkelheit, „dann waren Sie wieder weg". Beraterin: „Wie jetzt, wenn ich Urlaub mache?" Ja, aber wenn sie deswegen traurig sei, wird P. eifersüchtig, und sie fürchtet, „dass das mit der Lust nicht anhält". Da hat sie sich stark gefühlt und bemerkt, dass sie vorher immer Ängste hatte, zu versagen, nicht zu genügen ... Sie überlegt, ob sie der Beraterin ihre Potenz zeigen will im Sinn von: „Ätsch, du kannst ruhig fahren, ich brauche dich nicht mehr ... Ich fühle mich durch diese Lust irgendwie freier und unabhängiger, so als könnte ich P. mehr loslassen, ohne sie verlassen zu müssen." Aber dieses Gefühl der Unabhängigkeit und Stärke macht zugleich Angst. „Das klingt zwar verrückt, aber ich glaube, ich darf meiner Mutter nicht überlegen sein." ... Am Ende der Stunde überrascht sie die Beraterin mit einem Geschenk, „damit Sie wiederkommen".

7. Sitzung: Das Geschenk waren Tolstois „Meistererzählungen". Ein Blick ins Inhaltsverzeichnis ließ die Beraterin frösteln: „Drei Tode, Der Tod des Iwan Iljitsch, Der Teufel, Herr und Knecht." Die Titel riefen in der Beraterin das Gefühl wach, die Klientin mit der Trennung sehr verunsichert und mit ihren archaischen Hassgefühlen in Berührung gebracht zu haben. Selbst verunsichert, legte sie das Buch auf den Tisch im Beratungszimmer. Frau E. kommt verspätet, begrüßt die Beraterin kühl. Sie berichtet von der neuen Wohnung mit P. und lässt einfließen, dass die Beratung für sie eigentlich schon beendet ist. Erst im letzten Moment sei ihr der Termin noch eingefallen und sie habe wenigstens noch Bescheid sagen wollen. Die Beraterin fühlt sich kalt abserviert, aber zugleich gelähmt, das auszusprechen. Frau E. erzählt vom Besuch der Eltern bei ihr und scheint die Familie erstmals in ihrem emotionalen Elend wahrzunehmen. Da sie damit stellvertretend auch ihr eigenes emotionales Elend schildern, aber zugleich auf Abstand halten kann, erlebt die Beraterin sie jetzt wieder als sehr nah. Es gibt eine lange Pause. Dann wendet sich die Klientin dem vor ihr liegenden Buch zu und befürchtet, es bedeute nicht Gutes, dass es da liegt. Ob die Beraterin es zurückgeben wolle? Angesichts des Inhaltsverzeichnisses, das ihr die Beraterin zeigt, wird sie unruhig und blass. Sie findet Zugang zu ihren versteckt-aggressiven Wünschen in der Erinnerung an eine Szene mit ihrer Mutter, in der es auch um ein Geschenk ging. Dann kommt sie auf sich zurück. „Am

Anfang habe ich mich sehr verlassen gefühlt. Zuerst habe ich jeden Tag an Sie gedacht, aber dann waren Sie weit weg." Beraterin: „Um keine Verlassenheit zu spüren, haben Sie mich nicht mehr existieren lassen." Wie zur Wiedergutmachung erzählt Frau E. von besonders guten beruflichen Leistungen. Die Beraterin: „Da sind beide Seiten von Ihnen. Sie können prima arbeiten und Sie haben wütende und zerstörerische Wünsche in sich, wenn Sie sich verlassen fühlen."

8. Sitzung: Angesichts der nahenden Trennung bekommt die Klientin das Gefühl, ausgestoßen zu werden. Deshalb möchte sie lieber selbst gehen. Den erinnerten Abschied im Internat mit Liedern am Lagerfeuer entwertet sie als kitschig, um sich vor ihren Gefühlen zu schützen. „Ich bin nicht gerne traurig, da fühle ich mich so verloren." Sie fragt sich und die Beraterin, ob sie je das Gefühl haben wird und haben will, wirklich dazu zu gehören.

9. Sitzung: Frau E. versucht ihren Ärger wegzuschieben. „Der schwere Abschied ... Aber heute habe ich zum ersten Mal das Gefühl, dass man mich nicht wegschickt, sondern mich ziehen lässt mit meinem großen Stock ... wie Hänschen klein ... an dem ich mich festhalten kann, wenn es zu gefährlich wird." Ihr fehle das Selbstverständnis der anderen, z. B. bei der Arbeit. Das Thema Neid und der daraus folgenden Entwertung wird an dem Verhältnis der Klientin zu ihrem Vorgesetzten deutlich. Sie fürchtet, bloßgestellt zu werden und schmutzig dazustehen und deshalb besonders toll sein zu müssen, wenn sie bei der Arbeit (und nicht bei einer Party) das Interesse eines ihr sympathischen Mannes bemerkt.

10. Sitzung: Frau E. kommt mit einem Blumenstrauß. „Ich habe Ihnen zum Abschied Pfingstrosen mitgebracht. Ich finde, die passen so zu Ihrer Art. Die hatte Oma auch immer im Garten. Leider welken sie so schnell." Die Beraterin greift das Welken, Ende, Kälte, Tod auf. Frau E. sucht diese Endgültigkeit zu relativieren: Abschied. Sie habe heute ein feierliches Gefühl: Konfirmation, nicht Beerdigung. Die Konfirmation hatte ihr gut gefallen ... neuer Lebensabschnitt, erwachsener sein. „Man ist stolz und man hat auch ein bisschen Angst." Der dauernde Streit mit P. hat sich zwar gelegt, trotzdem hegt sie Zweifel, ob P. die Frau ist, mit der sie ihre Zukunft verbringen will. „Die Sexualität klappt, aber mit P. persönlich ...?" Sie will mit Frauen leben, bei denen sie sich viel erregter und mehr bei sich selbst fühlt. Mit Männern ist es immer wieder das alte Machtspiel. „Da zeige ich es der Mutter und den anderen. Das geht gegen mich selbst." Sie bemerkt, dass es P.'s Persönlichkeit ist, die sie unsicher macht, z. B. ihre ganz anderen Interessen – und die Frage, welche „wertvoller" sind. Sie schiebt dies mit der Bemerkung beiseite, sich nicht für alle Ewigkeit festlegen zu müssen. Die Beraterin hält fest, dass dieses Thema hier wohl nicht abgeschlossen werden kann ... Frau E. besänftigt: „Es gibt immer wieder ungelöste Sachen, das gehört zum Leben." Aber sie hat ihre Lust wieder entdeckt, „wenn auch auf eine ganz andere Weise. Irgendwie liegen in dem Wort Sex gar keine Gefühle mehr drin." Seit sie das mit dem Neid weiß, fühlt sie sich bei der Arbeit viel entspannter. „Es ist komisch, wenn einem was bewusst wird, wie sich die Situation dann plötzlich ändern und entspannen kann." Die Beraterin spricht den Neid zwischen ihnen beiden an. „Und wie", bemerkt Frau E., „es tut gut, das zu sagen." Sie hat auch bemerkt, wie neidisch sie auf ihre Schwester ist, wenn die sich mit der Mutter zusammen schöne Kleider kauft. „Ich werde einfach mitgehen." Beraterin: „Aber lieber hätten Sie die Mutter für sich alleine?" „Ja, und Sie auch. Aber ich kann Sie jetzt auch lassen und werde Sie nicht entführen."

Drei Jahre später kommt Frau E. zu einer zweiten 10-Stunden-Beratung, in der sie sich mit der Trennung von ihrer Freundin auseinander setzt und durch einen Traum entdeckt, dass sie sich durch ihre beiden lesbischen Beziehungen von ihrer Hostessen-Zeit zu „reinigen" suchte. Sie nimmt vorsichtig Kontakt mit einem Mann auf. Nach weiteren drei Jahren erhält die Beraterin eine Karte, auf der Frau E. ihr glücklich die Geburt ihrer Tochter mitteilt.

Es ist interessant zu sehen, wie die Klientin ihr sexuelles Begehren wieder fand, wie sich aber durch das in der Beratung spezifisch vertiefte Verständnis ihrer Motive und der Bedeutung ihrer Sexualität ihre Gefühle auf eine offenbar für sie selbst noch nicht ganz fassbare Weise verändert hatten. Sie realisierte, dass sie sich durch ihr aktives, phallisches Begehren sowohl von der Beraterin/ Mutter unabhängig zu machen suchte als auch die Freundin/das eigene Selbst begehrte und band, um damit Gefühle der Trauer, Abhängigkeit und Eifersucht auf Abstand zu halten. Es scheint, dass sie sich vor dem mit der Trennung verbundenen Selbstwertverlust schützte, indem sie sexuell aktiv wurde und sich ihres Wertes für die Freundin vergewisserte; ferner, indem sie die Freundin so behandelte, wie sie selbst angesichts der drohenden Trennung von der Mutter gerne behandelt und begehrt worden wäre. Indem die inneren Objekt- und Selbstaspekte in der Beratung differenziert wurden, erkannte sie sich selbst und ihre Gefühle klarer - und auch die Mutter und die Freundin als von ihr unabhängige Personen mit ihren Eigenheiten. Vielleicht beinhaltet das Wort „Sex" deshalb keine Gefühle mehr für die Klientin, jedenfalls nicht mehr ihre früheren Impulse und Affekte, die ihr bewusster geworden sind. „Der beängstigende Knoten konnte auf tieferer Ebene gelockert werden", schließt die Beraterin.

In dieser Beratung wurden keine oberflächlichen, sondern die ganz zentralen Konflikte der Klientin berührt, wobei dyadische im Vordergrund standen, die mit triadischen eng verstrickt waren. Das Konfliktgeschehen war nicht leicht eingrenzbar, ebenso wenig das Beratungsziel. Aber mit Hilfe der szenischen Informationen, der „selektiven" Beratungstechnik und des Settings konnte der Beratungsprozess so strukturiert werden, dass die sehr motivierte und kreative Klientin dieses Angebot gut für sich zu nutzen vermochte. Sie fand zudem eine Beraterin, auf die sie rasch das innere Bild der Halt gebenden Großmutter projizieren konnte - und die dennoch den Hass im Übertragungsgeschehen nicht vermied. Die Konfrontation mit dem Buchgeschenk und den damit verbundenen Gefühlen erlebte auch die Beraterin als Wagnis. Insbesondere in solchen krisenhaften Zuspitzungen, die in vielen Beratungsverläufen vorkommen, verdichten sich sowohl die Chancen der Veränderung als auch die Gefahren des Scheiterns. Trotz eigener Unsicherheit sah die Beraterin hier keine andere sinnvolle Möglichkeit als die der Konfrontation, um ihre Gegenübertragungsgefühle und die hochambivalenten Gefühle der Klientin ernst zu nehmen und zu verhandeln. Das kann bei Klienten, die sich damit überfordert, geängstigt, gekränkt oder missverstanden fühlen, zum inneren Rückzug, zu heftigen Vorwürfen oder zum Abbruch der Beratung führen. Bei ihren Interventionen sind die Beraterinnen in solchen Situationen deshalb in besonderer Weise auf ihr Einfühlungsvermögen und auf die Wahrnehmung ihrer Gegenübertragung angewiesen.

Klienten mit strukturellen „Grundstörungen"

Die Indikation zur Sexualberatung wird, wie bereits erwähnt, unabhängig von der Persönlichkeitsstruktur der Klienten gestellt. Selbstverständlich aber wirkt die Persönlichkeitsstruktur, die auf der Konstellation der verinnerlichten dyadischen und triadischen Konflikte fußt, dynamisch in den Beratungsprozess hinein. *Unsere Erfahrungen sprechen jedoch dafür, die psychische Flexibilität der durch eine Krise bewegten Rat Suchenden in einer konfliktorientierten Beratung empirisch, das heißt in der Beratungsbeziehung und -situation auszuloten.* Klienten mit Persönlichkeits- oder ich-strukturellen Störungen und sexueller Symptomatik stellen auch eine Herausforderung dar, die Angebote und Ziele der Sexualberatung auf ihre Möglichkeiten abzustimmen. Hier wird die Frage der Indikation, praktisch gesehen, oft durch den Versuch der Beraterinnen überholt, das Beste aus einer schwierigen Situation zu machen und das eigene Augenmerk darauf zu richten, wie die Klientin den „Gebrauch des Objektes" gestaltet. Auch wenn eine Stabilisierung hier häufig als Ziel in den Vordergrund tritt, erschöpft sich Beratung nicht unbedingt darin. Im günstigen Fall kann etwa eine partielle affektive Differenzierung angestoßen werden; oder es kann z. B. etwas von der „hintergründigen Angst, Verzweiflung", von der „nie ausgesprochenen Sehnsucht oder Wut" in der Beratung und der Beziehung zum Berater gespürt und gehalten werden – auch und insbesondere, weil Dauer und äußere Verlässlichkeit der Beratungsbeziehung feststehen (Scharff 1996: 714).

Die Möglichkeit, dass Klienten mit ich-strukturellen Störungen in der Beratung einen „ersten Schritt" für sich realisieren, erfordert nach unseren Erfahrungen ein sehr konsequentes Eingehen auf das aktuelle Problem. So bildete sich die aktuelle Konfliktthematik eines Klienten mit perverser Symptomatik in der Beratungsbeziehung gerade in seinem Entscheidungskonflikt zwischen Beratung und empfohlener Psychotherapie ab. Der Klient hatte den drängenden Wunsch, seine Frau in seine perverse Szene mit einzubeziehen, fürchtete aber ihre Ablehnung, wenn er ihr dies zeigen würde. In der Beratung hatte er rasch den Wunsch, bei der Beraterin zu bleiben, und empfand ihre Empfehlung einer langfristigen Psychotherapie als drohende Veröffentlichung seiner „Labilität" und als Weggeschickt-Werden. Auch tief in der Persönlichkeit verankerte Konflikte werden, wie in diesem Beispiel, häufig in den Entscheidungskonflikten um die Art der Behandlung gebündelt. Diese Ebene der Aktualisierung sollte deshalb nicht stillschweigend als zum Vorfeld der eigentlichen Beratung oder Therapie gehörend betrachtet, sondern in ihrer Bedeutung besonders ernst genommen werden. Es kann z. B. bei Männern mit funktionellen Sexualstörungen und ich-strukturellen Störungen, die erst nach längerer medizinischer Vorbehandlung mit unbefriedigenden Ergebnissen und entsprechend enttäuscht und zugleich erwartungsvoll zur Beratung kommen, geradezu unverzichtbar sein, erst einmal ihren diesbezüglichen Konflikt aufzugreifen. Das bedeutet, ernst zu nehmen, was es für sie bewusst und unbewusst bedeutet, körperlich oder psychisch nicht wunschgemäß „zu funktionieren" und zur medizinischen oder psychologischen Beratung zu kommen. Oft kann erst so, indem (hoch-)ambivalente Einstellungen und Gefühle nicht konventionell überspielt, beseitigt oder vermieden werden, eine „dritte Position" erarbeitet und etabliert werden. Von da aus kann sich ein Erlebnisraum in der Beratung entfalten, der die (Rück-)Besinnung auf den eigenen Wunsch (wieder) frei macht, auch wenn dies die Erwartungen der Klienten nach schneller und zugleich umfassender Hilfe irritiert.

Insgesamt gilt für überwiesene Rat Suchende, die Bedeutung der Überweisung im Rahmen der beratungsspezifischen Diagnostik zu klären, um verschobene Aufträge und Erwartungen frühzeitig zu erkennen. Hierbei fällt den Beratern die Rolle des „Dritten“ zu, der auch die Realität und Begrenzung repräsentieren muss.

Angesichts der Bandbreite von Problemen und Strukturen orientieren wir uns in der Sexual- und Partnerschaftsberatung an einem gedachten bipolaren Kontinuum, das von Klienten mit „normaler“ neurotischer Struktur bis hin zu solchen mit einer „Grundstörung“ (Balint) bzw. einer ich-strukturellen oder Persönlichkeitsstörung reicht. Am „normal“-neurotischen Pol dieses Kontinuums rechnen wir vorrangig mit Klienten, bei denen das sexuelle Problem oder Symptom mit triadischen und ödipalen Konflikten verbunden ist, die sich gut eingrenzen lassen. Diese Konstellation finden wir in vielen Fällen sekundärer, psychogen bedingter sexueller Funktionsstörungen bei Männern wie Frauen; aber auch bei Klientinnen, bei denen somatische, z. B. alters- oder krankheitsbedingte Faktoren mit hineinspielen. Kommen eine gute Motivation und ein Verständnis der „Szene“ bei einem tragfähigen Arbeitsbündnis hinzu, hat Beratung häufig gute Chancen, den Klienten einen Erfahrungsraum für ein tieferes Begreifen ihrer gelebten Sexualität und für alternative Konfliktlösungen und Handlungsentwürfe bereitzustellen.

Am anderen Ende des gedachten Kontinuums rechnen wir mit „Grundstörungen“ und Persönlichkeitsstörungen, die mit verschiedenen sexuellen Beschwerden und Symptomen verbunden sind. Hier sind die Möglichkeiten des „ersten Schrittes“ in der Beratung sehr unterschiedlich, je nach der Art der Problematik und den Verständnismöglichkeiten der Berater und Klientinnen: Die Beratung kann scheitern, und eine Überweisung kann als sinnvoller angesehen werden. Nach unserer Erfahrung lassen sich aber gerade diese Klienten besser und häufig erst überhaupt aufgrund einer Beratung weiter überweisen, da sie sich sonst in unverständlicher Weise abgewiesen und gekränkt fühlen. Klientinnen, deren Selbstunsicherheit, Scham und prekäres Selbstwertgefühl bisher dazu beigetragen haben, dass sie meinten, alles mit sich alleine ausmachen zu müssen, können in einer Beratung erstmals die Erfahrung machen, dass die Beraterin an ihrer Person und Lebensgeschichte interessiert ist und dass Gefühle der Hemmung und Ängste vor Beschämung nicht unüberwindbar sind. Rat Suchende mit undifferenzierten Affekten, denen es schwer fällt, ihre eigenen Gefühle im Zusammensein mit anderen wahr- und ernst zu nehmen, können erleben, dass nicht nur ihre Ratlosigkeit und Unsicherheit, sondern auch ihre lustvollen, angriffslustigen und trennenden Gefühle wahr- und ernst genommen und ohne Wertung oder Verurteilung begriffen werden können. Oder die Möglichkeit einer Psychotherapie wird in in einer Beratung erprobt. Auch in Beratungsstellen nehmen Klienten mit schweren Persönlichkeits- und Identitätsstörungen und z. B. perverser Symptomatik „Beratung nach Bedarf“ (Reiche, Kap. 20, S. 444) wahr, bei der der Berater und die Institution ein erreichbares, verlässliches (Teil-)Objekt im Hintergrund bilden, das in Abständen aufgesucht wird und dann der Stabilisierung dient.

Psychoanalytisch orientierte Paarberatung

Das wachsende Interesse an der Konflikt- und Beziehungsdynamik in Ehe und Partnerschaft hat in den drei letzten Jahrzehnten nicht nur kollusive Beziehungsmuster deutlich gemacht, sondern auch die projektiv-identifikatorischen „Vernetzungen“ und Selbstverstärkungszirkel, die zur Aufrechterhaltung sexueller Funktionsstörungen beitragen. Mit der Einsicht in die Paardynamik hat sich die Idee, auch in der Beratung stets möglichst beide Partner zu sehen, als oft schon regelhaft anmutende Überzeugung etabliert (vgl. z. B. Buddeberg 1996: 58; Lange und Zamel 1991: 13). Auch wenn wir die Auffassung teilen, dass immer beide Partner in ein gemeinsames Konfliktgeschehen verwickelt sind, *möchten wir dieser „Paar-Regel“ in der Sexualberatung ein flexibleres Vorgehen an die Seite stellen, das den Rat Suchenden den Gestaltungsraum ihrer aktuellen Konfliktneigungen und ihrer Szene auch darin überlässt, alleine oder gemeinsam zur Beratung zu kommen, während es erst einmal unsere Aufgabe ist, die Bedeutung dieser Botschaft zu verstehen.* Das heißt, dass Einzel-Sexualberatung bei einem Paarproblem durchaus nicht unangebracht oder zweite Wahl ist. Die Erfahrung zeigt, dass die Veränderung der Paardynamik und der gelebten Sexualität nicht notwendig an die faktische Beteiligung beider Partner in der Beratung gebunden ist. Durch die Rücknahme von Projektionen und die Lockerung eines dyadisch polarisierten Konfliktes, durch Verstehen und erlebnisnahe Einsicht wird der physisch abwesende Partner in seiner Eigenheit sichtbar und kommt seinerseits im Verlauf der Beratung zumeist ebenfalls in Bewegung. Dafür sorgt das feine Gespinst projektiver Identifikationen und kollusiver Konflikte, das Paare verbindet und auf Abstand hält. Außerdem gibt es nicht selten Klienten, die sich vielleicht der fachlichen Empfehlung, den Partner mit einzubeziehen, beugen würden, die im Grunde aber – erst einmal – einen Raum für sich in der Beratung suchen, gerade wenn es um akute Entlastung, Individuationsprobleme und Autonomiekonflikte geht und um die Ablösung von innerlich noch übermachtigen ödipalen Objekten. Die Idee, der Partner müsste auf jeden Fall mit dabei sein, sollte aus unserer Sicht deshalb *nicht zur Regel verfestigt,* sondern auch auf ihren Gegenübertragungsgehalt hin untersucht werden.

Paarkonflikte suchen wir als schwierige aktuelle Lebenssituation des Paares mit ihren unbewussten Bedeutungsfacetten zu verstehen. Die Haltung der Berater entspricht der in der Einzelberatung. Ihre Position wird jedoch durch das Paar als Gegenüber verändert, sie werden in das dynamische Kräftespiel der Triade mit einbezogen. Für die Beraterinnen geht es nicht nur darum, die „Allparteilichkeit“ und die „dritte Position“ zu wahren und durch ihre Einfühlung, Reflexion und Intervention ihren Teil dazu beizutragen, *dass das „Dreieck“ nicht zu einem „Zweieck“ zusammenrutscht oder polarisiert wird,* wie Bauriedl so prägnant formulierte (1985, 1994). Wesentliche Informationen erhalten die Berater auch in diesem Setting aus der Wahrnehmung der Rollen, in die sie das Paar in dem durch die Beratung eröffneten Erfahrungsraum zu bringen sucht – und dabei durch ihre Gegenübertragung. Auch hier entscheiden die Eingrenzbarkeit von aktuellem Konflikt und dynamischem Beratungsziel, die Motivation und die trianguläre oder dyadische Struktur des aktuellen, kollusiven Konfliktgeschehens auf der Seite des Paares wesentlich darüber, inwieweit erlebnisnahe Einsichten, gegenseitige Verständigung und eine Klärung des Beratungsthemas möglich werden. Ferner zählt, inwieweit *alle Beteiligten* an der szenischen Entfaltung der schwierigen aktuellen Lebenssituation in der Beratungsbeziehung teilnehmen und sie für das Verständnis nutzen können.

Wie „haltend" die methodisch orientierte Arbeit in einem Kurzzeit-Setting im stetigen Rückbezug auf diese Teilnahme an der Szene und die Reflexion der Gegenübertragung sein kann, zeigt das folgende Beispiel eines Paares, das sich mit dem Älterwerden konfrontiert sah.

Herr und Frau F., sie 52, er 59 Jahre alt, drei erwachsene Kinder, zwei Töchter, die nicht mehr zu Hause leben, ein im Ausland studierender Sohn, kommen auf Empfehlung von Freunden.

Frau F. schildert, zur Beraterin gewandt, wie sie sich, beim gemeinsamen Essen am Wochenende, zu dem sich die Familie häufig zusammenfindet, über ihren Mann ärgerte: „Ich hatte ein prima Essen gekocht, aber alle unterhielten sich, ohne überhaupt Notitz von mir zu nehmen. Ich war stinksauer, bin raus und habe die Tür hinter mir zugeknallt." Sie sieht ihren Mann mit funkelnden Augen an: „Du stellst dich immer in den Mittelpunkt ... Als ob das nur deine Kinder wären. Dabei habe ich mir die ganze Arbeit gemacht." Herr F. nimmt seit kurzem Altersteilzeit und damit die Möglichkeit wahr, mehr Zeit für das Leben zu haben. „Aber meine Frau ist kaum noch zu Hause, seit die Kinder weg sind und sie ihre ‚Selbstverwirklichung' entdeckt hat. Sie verbringt ihre Zeit mit allen möglichen Leuten, aber ohne mich. Manchmal fürchte ich, sie hasst mich." Frau F. hat sich vor einigen Wochen ein eigenes Zimmer eingerichtet und ist aus dem ehelichen Schlafzimmer ausgezogen.

Der Beraterin fällt auf, dass sich im Beratungszimmer eine ähnliche Situation herzustellen scheint wie beim familiären Mittagessen. Herr F. wendet sich Verständnis suchend an die Beraterin, während seine Frau ihn mit funkelnden Augen angreift, die Beraterin einerseits ignorierend, andererseits Frauensolidarität einfordernd. Die Beraterin fühlt sich in die Rolle einer Tochter versetzt, die dazu Stellung nehmen soll, wer von beiden „Recht hat". Blickkontakt mit beiden haltend fragt sie deshalb: „Und nun soll ich sagen, auf welcher Seite ich stehe?" Frau F. darauf sofort: „Nein, natürlich nicht." Sie lächelt der Beraterin einvernehmlich zu: „Sie sind doch eine Frau in meinem Alter. Sind die Männer nicht entsetzliche Machos?" Beraterin: „Ich kann den Macho hier nicht sehen, sondern ich nehme einen verletzten Mann wahr, der sich hilflos fühlt, weil er seine Frau nicht erreichen kann. Und ich erlebe Sie ebenfalls als verletzt. Sie kämpfen, manchmal wütend, darum, mehr wahrgenommen zu werden." Daraufhin sehen sich beide wieder an.

Frau F. beginnt zu schildern, wie sie sich kennengelernt haben, dass damals ihre Eltern gegen die Beziehung waren und sie selbst noch unsicher war, ob sie schon heiraten wollte. Aber ihr Mann habe sie so sehr umworben, dass sie dann doch ja gesagt hat. Auch Herr F. erinnert sich noch gut, wie sehr er gekämpft hat, bis sie heiraten konnten. Die ersten Jahre waren prima. Als die Kinder kamen, wurde es schwieriger. Frau F. beklagt, dass ihr Mann sich zunehmend seinem Hobby widmete. Er bestätigt, dass er sich zurückzog, weil er das Gefühl hatte, nichts richtig zu machen.

Das Paar vereinbart eine 10-Stunden-Beratung. Herr F. kündigt an, in dieser Zeit vermutlich für drei Wochen mit einem Freund eine schon lange geplante Fahrradtour zu machen. In der zweiten Sitzung rücken beider Beziehungen zu ihren Eltern in den Vordergrund: Der Vater von Frau F. erscheint dabei als fleißiger, aber sehr verschlossener Mann, dem seine Tochter nicht wichtig war und der sich zu Hause von seiner Frau bedienen ließ. Herr F. klagt über seine bestimmende Mutter, der er – zusammen mit dem Vater – auswich, indem er zum Sport ging.

In der dritten Sitzung bemerkt die Beraterin sofort eine veränderte Stimmung bei Frau F. Sie wirkt besorgniserregend aufgeregt, irritiert, ängstlich. Sie will ihrem Mann etwas sagen, was sie in den letzten Jahren immer wieder innerlich bewegte, was zu sagen ihr aber sehr schwer fällt: „Ich habe dich an einem Sommer-Wochenende mit den Töchtern im Garten beobachtet, wie du A. in eine Decke eingerollt, dich dann auf sie gelegt und sie geküsst hast. Da wusste ich plötzlich, dass du sie begehrst. Und ich habe mich immer gefragt, ob du sie missbrauchst. Es gab noch andere Situationen, bei Besuchen bei Freunden oder Verwandten, wo du manchmal mit allen Kindern, aber manchmal nur mit A. losgegangen bist, und ihr wolltet ein Stück laufen oder ihr wolltet euch was ansehen. Wenn andere dann fragten, wo ihr seid, habe ich mich so geschämt. Aber ich wusste nie, wie ich mit dir darüber sprechen sollte." Herr F. sagt mit blassem Gesicht: „Wie kannst du so etwas von mir denken, ich erinnere mich nicht einmal mehr an die Situation, die du wohl meinst." Er sieht erst seine Frau, dann die Beraterin verzweifelt an. Es ist eine Weile angespannter Stille, in der auch die Beraterin sich innerlich hin- und hergerissen fühlt. Bei Frau F. spürt sie eine irritierende Unsicherheit und schwer greifbare Gefühle von Schuld und Geheimnis. Zugleich distanziert sie sich abwartend von Herrn F. und denkt, man kann aus verschiedenen Gründen blass werden.

In diese Spannung hinein erzählt Herr F., dass er immer sehr stolz auf die Kinder war. Aber gerade als die Töchter in die Pubertät kamen, hatte er das Gefühl, dass die alten Tobespiele, die alle liebten, jetzt wohl nicht mehr angebracht seien, und er habe damit aufgehört. Er fand es schwierig, ein guter Vater zu sein, weil seine Frau zwar Unterstützung suchte, aber zugleich fürchtete, dass er die Kinder auf seine Seite ziehen wollte. „Wegen deiner ewigen Nörgelei habe ich mich dann immer mehr alleine beschäftigt." Frau F. hat unterdessen zu weinen begonnen. „Vielleicht war es wirklich so. Ich habe mir immer so einen Vater gewünscht wie meinen Mann. Und ich war auf die Töchter schon eifersüchtig." Von ihrem Vater hatte sie sich nie beachtet und gemocht, sondern streng und verbietend behandelt gefühlt. Alles, was Spaß machte, war verboten. Sie hatte als Mädchen nicht studieren dürfen. Jetzt, wo die Kinder aus dem Haus sind, möchte sie mehr Zeit für sich haben und nicht nur die fürsorgliche Mutter sein.

Die Beraterin spürt, dass die Verdächtigungen wie die Unabhängigkeitsbestrebungen seiner Frau Herrn F. sehr ängstigen. Er befürchtet, seine Frau könnte sich ganz von ihm trennen wollen, während er mit ihr alt werden will. Vom Altwerden will Frau F. dagegen noch nichts hören. Sie will das Leben ohne Kinder jetzt für sich nutzen. Als Herr F. in der fünften Sitzung ankündigt, dass es bei der Fahrradreise bleibt, fragt seine Frau, ob sie in dieser Zeit alleine zur Beratung kommen könne. Die erfahrene Beraterin, die sonst konsequent beim verabredeten Paarsetting bleibt, lässt sich zum Mitagieren bewegen, weil sie das Gefühl hat, die Klientin wolle ihr etwas vorerst alleine mitteilen. Herr F. unterstützt den Wunsch seiner Frau, auch weil er seine Reise als Rache für ihre Verselbständigung empfindet. In diesen Einzelsitzungen berichtet Frau F. von ihrem Geheimnis. Sie hatte sich in einen jüngeren Seminarleiter verliebt und mit ihm geschlafen. Erst war es für sie sehr schmeichelhaft, ihn zu kriegen, noch einmal von einem jungen Mann begehrt zu werden. Dann hatte sie ihn aber mit einer jungen Frau eng umschlungen in der Stadt gesehen. Beraterin: „Das klingt, als ob doch auch Sie mit dem Älterwerden beschäftigt sind und nicht nur ihr Mann. Und auch so, als ob für Sie die jungen Männerkörper reizvoll sind, so wie Sie dies von ihrem Mann mit den Töchtern vermuten?" Frau F. antwortet, dass sie vor einiger Zeit ihren Mann zufällig in der Badewanne liegen sah und wie sie sich – „wir schlafen ja nicht mehr miteinander" – vor seinem Körper geekelt und den Plan gefasst hatte, sich ein eigenes Zimmer einzurichten. Beraterin: „Um vielleicht dem Älterwerden auszuweichen und bisher Versäumtes nachzuholen?" „Nein, ich kann ja nicht jung bleiben, aber ich hatte immer den Wunsch, aus meinem Leben noch was zu machen, wenn die Kinder groß sind. Dafür war ja früher nie Zeit." In den Einzelsitzungen befasst sich Frau F. mit ihrem bisherigen Schweigen und ihren Schuldgefühlen ihrem Mann gegenüber. Sie ist froh, die Beraterin eine Weile für sich zu haben, denn sie werde auch in der Beratung oft eifersüchtig, sobald es um ihrem Mann geht. Trotzdem will sie zusammen und mit ihm reden. Sie habe die Schwierigkeiten immer bei ihm gesehen und nicht bedacht, wie sehr sie daran teilhatte. „Ich glaube, ich wollte mich vergewissern, dass Sie mich auch so ernst nehmen wie meinen Mann."

Zur nächsten Sitzung kommen beide gut gelaunt und erzählen von einem gemeinsamen Ausflug übers Wochenende, den Frau F. nach der Rückkehr ihres Mannes vorgeschlagen hatte. Sie haben unterwegs übernachtet, lange miteinander gesprochen, und Frau F. erzählte von der Liäson mit dem Seminarleiter. Ihr Mann hat nicht böse reagiert, wie sie befürchtet hatte, sondern traurig. Als sie gemeinsam im Bett lagen und sie sich nach körperlicher Nähe sehnte, dachte sie daran, wie ihr Mann erzählt hat, dass er mit seinem Freund einen sehr vergnügten Abend gehabt hat – zusammen mit zwei jungen Frauen, die sie zufällig in einem Lokal getroffen hatten. Frau F.: „Ich habe mich so alt gefühlt und habe geweint. Es ging nichts." Herr F. fühlte sich seiner Frau sehr nahe, aber zugleich hilflos und abgelehnt. „Es war wirklich nur ein vergnüglicher Abend. Aber wenigstens konnten wir uns am nächsten Morgen in die Augen schauen und zusammen frühstücken." Die Beraterin gewinnt den Eindruck, dass in dieser Sitzung zum ersten Mal bei beiden die Trauer wegen des Älterwerdens und das Gefühl, an erotischer Attraktivität verloren zu haben, in den Raum kommen und ausgehalten werden kann.

In der folgenden, vorletzten Stunde wirkt Frau F. jünger auf die Beraterin. Sie schildert, wie sie es „doch gewagt" hat, wieder mit ihrem Mann zu schlafen – und zwar in ihrem neuen Zimmer. Dass sich beide, mit einer Mischung aus Erleichterung und ein wenig Scham mit dem eigenen wie dem Körper des anderen konfrontierten, erlebten sie als Gefühl einer tiefen Verbundenheit, „als hätten wir uns erst jetzt erkannt". In der letzten Sitzung ist die Ambivalenz angesichts des Abschieds spürbar. Es geht um die weitere Form des gemeinsamen Zusammenlebens. Frau F. hält an ihren Wünschen nach mehr Verselbständigung fest, aber auch am Zusammensein mit ihrem Mann. Sie ist froh, „dass wir uns auf den Weg gemacht haben", und meint, sie hätte sich früher ein Zimmer nehmen können, statt ihren Mann zu bestrafen. Beide haben das Gefühl, wieder miteinander sprechen zu können „und dass wir auch unsere Körper nicht nur respektieren, obwohl wir alt werden". Im Abschied legen beide ihr Konfliktmuster erneut auf: Herr F. zögert den Abschied von der Beraterin hinaus und seine Frau reagiert eifersüchtig, was beide mit einer Mischung aus Bedauern über das Ende und selbstironisch-nachsichtig gemildertem Selbsterkennen bemerken.

Die schwierige aktuelle Lebenssituation ließ sich bei diesem Paar gut eingrenzen, obwohl sie eine Art Schnittmenge zusammenhängender, überwiegend triadisch-ödipaler und lebensgeschichtlich zentraler, tief reichender Konflikte erfasste. Motivation und Arbeitsbündnis waren stabil, und das Paar war beweglich und für seine Inszenierung sensibel, so dass einige zentrale Konfliktanteile der schwierigen aktuellen Lebenssituation geklärt und verstanden werden konnten. Auf dieser Basis fand das Paar zu mehr als seiner Sexualität zurück.

Das Festhalten am verabredeten Paarsetting bewahrt eine Dimension des „Dreiecks" sensu Bauriedl, weshalb wir hierfür nachhaltig plädieren. Eine Abänderung und ein Mitagieren (wie seitens der Beraterin in diesem Fall) kann z. B. auch zu der Situation führen, dass eine durch unbewusste, subtile Manipulationen schwer zu übersehende Dynamik entsteht oder Geheimnisse beim Berater deponiert werden. Im obigen Fall scheint es, dass sich das Paar mit Hilfe des Mitagierens der Beraterin vor der Heftigkeit ödipaler Konflikte zu schützen suchte, nämlich vor Wünschen, Kränkungen, Rache- und Schuldgefühlen. Denn die Tendenzen, dem Ehepartner resp. der Ehepartnerin die Maske des jeweils frustrierenden Elternteils aufzusetzen, sind hier ebenso eindrucksvoll zu sehen wie der dynamische Wechsel zwischen positiver und negativer ödipaler Konstellation.

Schließlich wird auch in diesem Beratungsverlauf die Beendigungskrise deutlich. Während die Erfahrung zeigt, dass spürbare Krisen in der Mitte des Beratungsprozesses, die beide Beteiligten unter großen inneren Druck bringen, nicht immer auftreten oder weniger spektakulär und spürbar verlaufen können, provoziert das bevorstehende Ende der Beratung immer eine krisenhafte Situation, eine „weiteren Schnitt- bzw. Projektionsfläche“ (Scharff 1996: 728), an der sich die aktuelle Thematik noch einmal brechen kann. Die Anzeichen dieser Beendigungskrise machen sich meist etwa von der Mitte der Beratung an bemerkbar. Für die Beraterinnen ist es oft nicht leicht, diese Hinweise auf das Erleben des Endes frühzeitig aufzunehmen, weil sie hierdurch selbst mit der Begrenztheit des Beratungsprozesses konfrontiert werden. Gelingt das jedoch, bietet sich damit auch eine letzte Chance, das Erleben der Trennung mit dem aktualisierten Übertragungskonflikt und seiner lebensgeschichtlichen Bedeutung zu verknüpfen (wie bei dieser Paarberatung). Wir betonen hier besonders den qualitativen Aspekt, nämlich die Konfrontation mit dem stets Unvollkommenen, Unabgeschlossenen am Ende einer Beratung wie einer Therapie, die Klienten und Beraterinnen unter Druck bringt und zu Abwehr- und Vermeidungsbewegungen in vielfältiger Gestalt veranlassen kann. Gelingt es jedoch beiden, sich den Emotionen und Tatsachen der Begrenzung und der Beendigungskrise zu stellen, kann „die Feuerprobe der Ambivalenz, der Entwertung und der Trennungsangst“ (Scharff 1996: 730) genutzt werden, um den in der Beratung erlebten Verstehens- und Erkenntnisprozess innerlich verfügbar zu halten.

Auch wenn Sexual- und Partnerschaftsberatung die Beziehungskonflikte und sexuellen Symptome, die mit dem aktualisierten Konfliktgeschehen verbunden sind, nicht zum Verschwinden bringt, sondern „Teillösungen“ bewirkt oder in Gang setzt, wird im Gespräch mit dem Partner und in der Erinnerung an die Beratung „ein innerer Dialog aktivierbar, der hilft, den Konflikt alleine weiterzubearbeiten“ (Scharff 1996: 730). Mit Ratschlägen, um die es in der Sexualberatung am allerwenigsten geht, ist das nicht zu erreichen.

Wir danken allen Kolleginnen und Kollegen, die uns bei der Entstehung dieser Arbeit unterstützt und uns durch kritische Ideen angeregt haben.

Literatur

Argelander, H.: Das Erstinterview in der Psychotherapie. Darmstadt: Wissenschaftliche Buchgesellschaft 1970

Argelander, H.: Die Struktur der „Beratung unter Supervision“. Psyche 34, 54–77, 1980

Balint, M. und E. Balint: Psychotherapeutische Techniken in der Medizin. 5. Aufl. Stuttgart: Klett-Cotta 1995

Balint, M., P. H. Ornstein und E. Balint: Fokaltherapie. Frankfurt a. M.: Suhrkamp 1973

Bauriedl, T.: Psychoanalyse ohne Couch. München u. a.: Urban & Schwarzenberg 1985

Bauriedl, T.: Auch ohne Couch. Stuttgart: Verlag Internationale Psychoanalyse 1994

Buddeberg, C.: Sexualberatung. 3., überarb. und erweit. Aufl. Stuttgart: Enke 1996

Junker, H.: Das Beratungsgespräch. München: Juventa 1973

Kernberg, O. F.: Liebesbeziehungen. Stuttgart: Klett-Cotta 1998

Klüwer, R.: Studien zur Fokaltherapie. Frankfurt a. M.: Suhrkamp 1995

Laimböck, A.: Situationsbezogene psychoanalytische Kurztherapie mit einem Paar. Z. psychoanal. Theorie Prax. 10, 82–92, 1995

Lange, C. und G. Zamel: Paar-Beratung bei sexuellen Problemen. Pro Familia Magazin 18 (3), 13–15, 1991

Langer, D.: Sexualberatung ist Therapie! Sexualmed. 18, 520–524, 1989

Pfeffer, R.: Die Unberührbare. Psyche 34, 78–93, 1980

Pro Familia: Psychoanalytische Beratung in Sexual- und Partnerschaftskonflikten. Konzept der Zusatzausbildung. Frankfurt a. M. 1998

Röbbeling, G. und U. Clement: Sexualberatung in der klinisch-psychologischen Praxis. Psychiat. Prax. 10, 153–157, 1983

Scharff, J. M.: Pragmatismus oder Methodik? Psychoanalytisch orientierte 10-Stunden-Beratung im Spiegel der Supervision. Psyche 48, 324–360, 1994

Scharff, J. M.: Die psychoanalytisch orientierte Beratung im Spannungsfeld zwischen Pragmatismus und Methodik. In: W. G. Baumann und J. M. Scharff: Psychoanalyse und Beratung. In: T. Plänkers et al. (Hrsg.): Psychoanalyse in Frankfurt am Main. Tübingen: Edition Diskord 1996

Schoof, W.: Ein Jahr sexologische Poliklinik. In: E. Schorsch und G. Schmidt (Hrsg.): Ergebnisse zur Sexualforschung. Köln: Kiepenheuer & Witsch 1975

Schrader, C. und K. Colditz: Beratung als Anwendung der psychoanalytischen Methode. In: S. Drews (Hrsg.): Zum „Szenischen Verstehen in der Psychoanalyse“. Herrmann Argelander zum 80. Geburtstag. Frankfurt a. M.: Brandes & Apsel 2000

Soden, K. von: Die Sexualberatungsstellen in der Weimarer Republik 1919–1933. Berlin: Edition Hentrich 1988

Springer-Kremser, M.: Ärztinnen und Ärzte in der Sexualberatung. Pro Familia Magazin 17 (3), 11–12, 1990

Strauß, B.: Ansätze zur Psychotherapie sexueller Störungen. In: B. Strauß (Hrsg.): Psychotherapie der Sexualstörungen. Stuttgart, New York: Thieme 1998

Thoss, E.: Familienplanung im Kontext sexueller und reproduktiver Gesundheit und Rechte. Pro Familia Magazin 26 (4), 2–5, 1999

Vogt, R.: Organisation, Theorie und Technik eines psychoanalytischen Beratungsprojekts zur Ausbildung von Psychologiestudenten. Psyche 34, 24–53, 1980

Kapitel 9

Diagnostik und Differenzialdiagnostik sexueller Störungen

Von Volkmar Sigusch

In diesem Kapitel sollen einige Fragen mit dem Ziel diskutiert werden, disziplinäre Grenzen nicht nur deutlich zu machen, sondern gelegentlich vielleicht auch als falsch erscheinen zu lassen. Die Fragen sind: Welche Methoden der psychologischen Untersuchung unterscheiden wir? Welche Methoden der körpermedizinischen Untersuchung werden heute angewandt? Wie ist das Verhältnis von Organo- und Psychogenese beschaffen? Wann ist in der Praxis an eine Organogenese zu denken? Was ist eine Symptomdiagnose? Was ist eine Strukturdiagnose? Welchen Sinn macht eine differenzielle Symptomatologie?

Psychologische Untersuchung

Die disziplinären Grenzen, von denen gerade die Rede war, trennen die Fächer, die überlegt oder unüberlegt bewusstseinspsychologisch orientiert sind wie die Schulpsychiatrie, die Körpermedizin und die behavioristische Sexuologie, von den Fächern, die einer Psychologie des Unbewussten und des Konflikts verpflichtet sind wie die Psychoanalyse und die kritische Sexualwissenschaft.

Die zuerst genannten Disziplinen gehen *deskriptiv-phänomenologisch* vor, die anderen *verstehend-psychodynamisch*. Für die bewusstseinspsychologisch orientierten Fächer sind tatsächliche Handlungen, äußerliche Beziehungen, greifbare Reaktionen und sichtbare Symptome von Bedeutung, für die konfliktpsychologisch orientierten Fächer sind innere Objektbeziehungen, frühe Traumatisierungen, unbewusste Konfliktkonstellationen, Symbolisierungen, Persönlichkeitsstrukturen, unbewusste Trieb- und Abwehranteile eines Symptoms von Bedeutung, nicht so sehr aber das Symptom selbst. Mit anderen Worten: Die Bewusstseinspsychologen schwören auf manifeste Handlungen wie die Juristen im Gerichtssaal, die Konfliktpsychologen dagegen auf unbewusstes, nicht oder noch nicht manifestiertes Erleben. Sie leben folglich in getrennten Welten, sehen sehr unterschiedliche Dinge, interpretieren denselben äußerlichen Sachverhalt manchmal geradezu konträr und schätzen einander leider Gottes zu wenig. Hier verlängert sich die Unvereinbarkeit, die die Somatiker von den Psychikern in unserer Medizin trennt, in den psychologisch-psychiatrischen Bereich hinein. Das ist bedauerlich, weil Manifestationen und Phantasien ebenso zusammengehören wie Bewusstes und Unbewusstes. Denn ohne das eine könnte vom anderen gar nicht gesprochen werden. Es wäre also schön, wenn ein Untersucher ebenso bewusstseinspsychologisch versiert wie psychodynamisch trainiert wäre, wie es ein großer Gewinn sein kann, wenn ein Untersucher nicht nur den psychologischen, sondern auch den organologischen Bereich wenigstens grundsätzlich überblickt.

Aus der differenten theoretischen Orientierung der genannten Disziplinen und ihrer Schulen folgt eine *Methodendifferenz* von wesentlicher Relevanz. Viele Psychiater und Psychologen wenden bei der Untersuchung eines Patienten oder Klienten die direktive Exploration an, Psychoanalytiker und entsprechend orientierte Psychotherapeuten wenden dagegen das psychodynamisch orientierte Interview an, das nicht mit den empirischen Interviewmethoden der sozialwissenschaftlichen Umfrageforscher verwechselt werden sollte, denen es auch auf bewusste Reaktionen ankommt. Die Vertreter beider Untersuchungsmethoden blicken auf eine lange klinisch-wissenschaftliche Tradition zurück, was sie zusätzlich auf Distanz hält.

Direktive Exploration

Sie ist nach wie vor die einzige nicht somatologische Untersuchungsmethode, die bei uns das Gros der Psychiater und, in etwas kruderer Form, der Allgemeinärzte, Internisten, Gynäkologen, Dermatologen usw. anwendet. Bei dieser Methode geht der Untersucher aktiv, aufsuchend, faktenorientiert vor. Die emotional-affektiven Reaktionen in der Untersucher-Patient-Beziehung, die Gefühle gegenüber dem Patienten, die von der psychodynamischen Schule Gegenübertragung genannt werden, sollen möglichst aus der Untersuchung herausgehalten werden. Eine direkte diagnostisch-therapeutische Bedeutung wird ihnen nicht zugemessen. Der Patient bleibt passiv, er wird befragt. Die Diagnose wird beim Aufsteigen von der Anamnese über den deskriptiven Befund gewonnen. Sie ist nosologisch, das heißt an einer vorausgegebenen Systematik der Erkrankungen orientiert und wird mit einer Wortmarke ausgedrückt. Mögliche Therapievorschläge bilden das Ende der ärztlichen oder psychologischen Intervention.

Psychodynamisch orientiertes Interview

Diese Methode ist in vielem das Gegenstück zur Exploration. Der Untersucher hält sich zunächst zurück, hört dem Patienten aufmerksam zu, nimmt mit dem „dritten Ohr" dessen unbewusste Angebote auf, registriert, was ihm der Patient averbal und szenisch mitteilt, und arbeitet damit in der Beziehung zum Patienten. Er betrachtet seine eigenen spontanen emotionalen Reaktionen auf die Person des Patienten und seine Störung („Gegenübertragung") ebenso wie die Wiederholung von Gefühlseinstellungen und Konflikten aus einer Beziehung des Patienten zu Primärobjekten an ihm, dem Untersucher selbst („Übertragung"), als für die Diagnostik und Therapie entscheidende Vorgänge und entscheidende Mittel. Da diese Methode interaktions- und konfliktzentriert ist, treten die in der Medizin üblichen Fragen nach einem Anamnesenschema, nach der nosologischen Einordnung einer Störung, überhaupt nach Zahlen und

Daten zurück. Andere, auf den ersten Blick merkwürdige Fragen drängen sich auf: Welche unbewussten Mitteilungen über sein Problem machte der Patient? Welche diagnostisch bedeutsamen unbewussten „Angebote" machte er? Wie waren die Gefühle des Untersuchers beim Gespräch und was haben sie mit den Konflikten des Patienten zu tun? Wie behandelte der Patient den Arzt? Wer behandelte eigentlich wen? Wessen Bedürfnisse, beispielsweise narzisstische, wurden befriedigt? Undsoweiter (vgl. insbesondere Balint 1965). Großes Faktenwissen ist, so gesehen, keine Garantie dafür, das Problem des Patienten auch tatsächlich zu erkennen.

Das psychodynamisch orientierte bzw. psychoanalytische Interview nimmt eine andere Position zur Subjekt-Objekt-Problematik des ärztlichen oder psychologischen Gesprächs ein als die Exploration, indem Patient und Untersucher im Verlauf der Begegnung beides sind, Subjekt und Objekt, aktiv und passiv, indem sie wechselseitig aufeinander reagieren. Bei dieser Methode ist der Untersucher selbst das einzige Untersuchungsinstrument, über das er verfügt. Das ist im Allgemeinen natürlich anstrengender und aufwendiger, als wenn der Blutdruck gemessen wird. Diese Methode berücksichtigt, dass ärztliche Gespräche wie interpersonale Beziehungen überhaupt sowohl bewusste als auch vor- und unbewusste Anteile haben. Am Ende steht eine dynamische, so genannte erweiterte Diagnose, die nicht durch das von vornherein festgelegte Aufsteigen von der Anamnese über den Symptombefund gewonnen wurde, sondern durch das ständige Vermitteln der bekannt gewordenen Tatsachen und seelischen Inhalte, wobei vorausgesetzt wird, dass Fakten und Daten gerade bei seelischen Konflikten ihre Bedeutung oft erst aus dem psychosozialen Zusammenhang heraus erhalten, aus dem sie ursprünglich abgehoben worden sind (vgl. z. B. Balint und Balint 1962; Argelander 1970; Redlich und Freedman 1970; Metzler-Raschig et al. 1979; Kap. 7 und 8 in diesem Buch).

Strukturdiagnose versus Symptomdiagnose

Wird die psychoanalytische Methode über eine längere Zeit angewandt, kann der Untersucher eine Strukturdiagnose stellen, die sich auf das Innenleben der gesamten Person bezieht. Demgegenüber beschreibt die Symptomdiagnose des Psychiaters oder Verhaltenssexuologen einen im Moment hervorstechenden Aspekt des Außenlebens des Patienten. Hält sich der Untersucher nicht an die Antworten, die auf direkte Fragen gegeben werden, und auch nicht an Symptomregister, sondern an die Äußerungen des Unbewussten, wie sie zunächst einmal im so genannten Übertragungs-Gegenübertragungs-Geschehen zu erleben sind, können im Verlauf mehrerer diagnostisch-therapeutischer Sitzungen sehr differente Konflikte, Störungen und Persönlichkeitsstrukturen hinter einem Symptom zutage treten. Wichtig ist, dass das Beschreiben von Gefühlen oder Handlungen noch nichts über deren Genese, Dynamik und seelische Bedeutung aussagt. Im Kapitel 7 hat Herbert Gschwind gezeigt, wie sinnvoll und notwendig es ist, sich in der Praxis von Symptomkatalogen und Klassifikationen frei zu machen. Die äußere Ordnung der Dinge steht dann immer wieder auf dem

Kopf: Die körperlich-sexuelle Dysfunktion hat eine seelische Funktion; die mit Hilfe von Arzneimitteln fabrizierte Erektion ist nicht mit sexueller Potenz verbunden; das Ausbleiben der Erektion muss nicht sexuelle Impotenz bedeuten usw.

Ist der Untersucher nicht auf eine Symptomdiagnose, sondern auf eine Strukturdiagnose eingestellt, kann sich beispielsweise ergeben, dass einer Orgasmusstörung, über die eine Patientin im Erstgespräch geklagt hatte, eine Depression oder ein Paarkonflikt oder eine lesbische Entwicklung oder eine anorektische Entwicklung oder aber eine Geschlechtsidentitätsstörung zugrunde liegt. Oder dass hinter einer gewöhnlich erscheinenden sexuell-aggressiven Attacke eine ungewöhnliche Perversion und hinter dieser eine schwere Persönlichkeitsstörung verborgen ist. Im Kapitel 20 hat Reimut Reiche darauf hingewiesen, dass sich eine perverse Symptomatik in struktureller Hinsicht auf einem höchst differenten Boden entwickeln kann. Soll das erkannt werden, muss allerdings die Methode des psychoanalytischen Interviews angewandt werden.

Auf die nicht selten verblüffenden Differenzen, völlig neuen Einsichten und konträren diagnostisch-therapeutischen Schlussfolgerungen, die sich ergeben, wenn zunächst nur die direktiv-deskriptive Methode, dann aber *beide Methoden abwechselnd* angewandt werden, ist in der Fachliteratur wiederholt hingewiesen worden (vgl. z. B. Lickint 1968; Schumacher 1969). Ich selbst habe einmal ein Beispiel anhand eines Gerichtsgutachtens über einen der Vergewaltigung von Frauen angeklagten Mann gegeben (Sigusch 1981), bei dem symptomdiagnostisch eine polymorphe Perversion mit voyeuristischen, fetischistischen, homosexuellen und sadistischen Manifestationen, phänomenologisch-psychiatrisch ein süchtig-perverser Verlauf im Sinne von v. Gebsattel (1932) und Giese (1962) und strukturdiagnostisch eine Borderline-Persönlichkeitsstörung vorlag, bei der es nicht selten in Krisensituationen zu passageren psychotischen Zusammenbrüchen kommt. Dass die Differenzen von schulpsychiatrischer, psychologischer oder psychoanalytischer Sichtweise und damit verbunden von Symptom- und Strukturdiagnose bis zur Stunde im gesamten *forensischen* Bereich eine enorme Rolle spielen, sei wenigstens erwähnt (vgl. z. B. Rasch 1980, 1992; Maisch und Schorsch 1983; Schorsch und Maisch 1984; Schorsch 1992, 1993; Kröber und Dahle 1998).

Selbstverständlich bleiben auch die nosologischen Einordnungen, die am Ende einer psychoanalytischen Untersuchung vorgenommen werden, aus Gründen, die bereits im Kapitel 1 erörtert worden sind, durchaus problematisch. Sie sind zwar nicht ganz so reduktionistisch wie die Symptomkataloge, unterliegen aber auch dem nosomorphen Blick, der ebenso kulturell wie individuell geformt ist. Dass der Boden, auf dem wir operieren, immer schwankt, nehmen manche sehr sensibel wahr, andere kaum. Unabhängig davon aber, ob sich Psychotherapeutinnen und Psychotherapeuten an Krankheitslehren und Symptomregistern orientieren oder nicht, haben alle *sehr persönliche Vorstellungen* von einer Sexualität, die gestört oder ungestört ist. Diese Vorstellungen sind lebensgeschichtlich gebildet. Sie korrespondieren aufs engste mit den eigenen Wünschen nach sexueller Erfüllung, nach Harmonie und Erregung, nach bestimmten Partnern und Fetischen, nach einer Kohärenz dessen, was wir seit einiger Zeit Identität nennen. In ihnen sind individuell spezifische somatische, seelische und soziale Voraussetzungen ebenso enthalten wie spezifisch kulturell allgemeine. Wir sprechen ja nicht über China. Deshalb werden die

Leserinnen und Leser dieses Buches jenseits der Gemeinsamkeiten in der Sache immer wieder mit durchaus differenten Auffassungen konfrontiert werden, die ebenfalls in der Sache selbst liegen. Eva S. Poluda hat im Kapitel 5 eindrücklich dargelegt, wie es dazu kommt, dass es so viele typische lesbische Entwicklungen gibt, wie es (typische) Psychoanalytikerinnen gibt, die diese Entwicklung beschrieben haben.

Notwendigkeit einer differenziellen Symptomatologie

Wird das, was ein Patient tatsächlich getan hat, als wichtig angesehen, beispielsweise in pathognomonischer, therapieprognostischer oder forensischer Hinsicht, kann es keinem Zweifel unterliegen, dass Exploration und Symptomdiagnostik in vielen Fällen unverzichtbar sind. Das ergibt sich übrigens bei jenen Störungen aus der Sache selbst, die nicht wie die klassischen Psychoneurosen zu einer so genannten intrapsychischen Symptombildung neigen, sondern wie die klassischen Perversionen zu einer so genannten *extrapsychischen Symptombildung*, das heißt, innerpsychische Impulse, Spannungen, Ängste oder Konflikte unterliegen einem Zwang zur Manifestation, oder sie werden wie bei verschiedenen Formen der Kriminalität in Symptomform zunächst gegen andere Menschen ausagiert und nicht gegen die eigene Person.

Folglich sind auch Psychoanalytiker gut beraten, wenn sie die Dimension des faktischen Verhaltens nicht ausblenden. Sie ersparen sich dann die Peinlichkeit, erst nach der Veröffentlichung eines Behandlungsberichts mit weit reichenden theoretischen Schlussfolgerungen von dritter Seite erfahren zu müssen, dass ihr Patient sie nach Strich und Faden belogen hat, beispielsweise, um zwei Fälle herauszugreifen, dass er weiterhin Frauen vergewaltigte oder dass er während der Analyse konträrgeschlechtliche Hormone einnahm, die er sich auf dem schwarzen Markt besorgt hatte.

Auch bei den sexuellen Funktionsstörungen kann die klinische Semiotik, das heißt eine Betrachtung nach Leitsymptomen, diagnostisch und therapeutisch durchaus sinnvoll oder sogar notwendig sein. Sie ergibt sich prinzipiell aus der Tatsache, dass die Funktionen an bestimmte anatomische Strukturen und biochemische Prozesse gebunden sind, die durch äußere Noxen oder organische Erkrankungen spezifisch lädiert oder unterbunden sein können, so dass es die Symptomatik zumindest gelegentlich erlaubt, an eine bestimmte Ätiopathogenese zu denken. Als Beispiel sei das Ausbleiben der Ejakulation genannt, ein Leitsymptom, das durch direktive Exploration oder körpermedizinische Untersuchung symptomatologisch erst noch differenziert werden muss, weil sich dahinter eine organisch bedingte Ejaculatio retrograda (mit Orgasmus), eine psychisch bedingte Ejaculatio deficiens (ohne Orgasmus) oder eine organisch bedingte Ejaculatio deficiens (mit Orgasmus) verbergen kann.

Eine differenzielle Symptomatologie ist also nicht nur eine Spielerei, die globale Forscher, wie wir noch hören werden, exzessiv betreiben, um sich nicht dem ganzen Menschen zuwenden zu müssen. Sie kann in die Lage versetzen, die einzig sinnvolle Therapie auszuwählen, wie ich am Beispiel der medikamentösen Behandlung der Ejaculatio retrograda etwas ausführlicher im Kapitel 14 dargelegt habe. Mit ihrer Hilfe können organpathologische Prozesse früh erkannt werden, wenn man zum Beispiel weiß, dass Appetenzstörungen bei Frauen mit hypothalamisch-hypophysären Erkrankungen das erste Symptom sind (vgl. z. B. Hulter und Lundberg 1994). Mit ihrer Hilfe können auch sexuelle Reaktionen, die zu Krankheiten umgedeutet werden, als solche erkannt werden.

So wurden mir wiederholt Mädchen im Vorschulalter mit der Verdachtsdiagnose „epileptische Anfälle“ vorgestellt, bei denen Onanie bis hin zum sexuellen Höhepunkt mit den entsprechenden physischen Zeichen vorlag, auch weil sich noch nicht herumgesprochen hat, dass schon Säuglinge Orgasmen haben, wie Medizinern seit über einhundert Jahren eigentlich bekannt ist (vgl. Sigusch 1974). So teilte Günther (1988) den Fall eines 20-jährigen „Patienten“ mit, bei dem eine „sekundäre Enuresis“ diagnostiziert und fünf Jahre lang erfolglos von Fachärzten behandelt worden war, obgleich es sich um nächtliche Pollutionen handelte.

Die differenzielle Symptomatologie kann andererseits auch in die Lage versetzen, eine vermeintlich bestehende sexuelle Funktionsstörung nach einer Exploration auszuschließen. So wurde mir eine Patientin mit der Diagnose „primäre Anorgasmie“ geschickt, die sehr wohl orgastisch reagiert hatte, allerdings unter dem äußeren Augenschein nach nichtsexuellen Umständen, so dass sie davon überzeugt war, „frigide“ zu sein. So klagte ein junger Mann über vorzeitige Ejakulation, bei der es sich, wie die Exploration ergab, jedoch um die allerdings reichlich abgesonderten „Sehnsuchtstropfen“ handelte, die eine der Ejakulation vorausgehende physiologische Reaktion darstellen, die ich, weil sie keinen ordentlichen medizinischen Namen hatte, vor einigen Jahrzehnten „präejakulatorische Sekretion“ genannt habe. Unvergessen ist mir auch ein Paar mit unerfülltem Kinderwunsch, dessen direktive Exploration ans Licht brachte, dass die beiden bisher gar nicht vaginal, sondern immer anal verkehrt hatten.

Natürlich werfen solche Widerlegungen einer „Symptomdiagnose“ (wie auch das vorher geschilderte Maskieren eigentlich physiologischer sexueller Reaktionen als Krankheit) Fragen auf, die nicht mehr bewusstseinspsychologisch beantwortet werden können. Bei Patienten aber, die aus eher äußeren Gründen in sexuellen Dingen unaufgeklärt sind, kann der Ausschluss der vermeintlichen Funktionsstörung Ängste und Befürchtungen so sehr reduzieren, dass sie sich innerlich freier erstmalig dem Sexualleben hingeben können. Es empfiehlt sich also, immer wieder die disziplinären Grenzen, von denen einleitend die Rede war, in Frage zu stellen. *Wer psychoanalytisch arbeitet, sollte den somatischen Anteil sexueller Funktionsstörungen ernst nehmen.* Vielleicht kommt er dann auf den Gedanken, dass ein gravierendes sexuelles Symptom im Verlauf der Psychotherapie nicht verschwindet, weil es einer organischen Läsion entspringt. *Wer direktiv-psychiatrisch oder organologisch arbeitet, sollte sich der psychodynamisch-verstehenden Psychologie zuwenden, vielleicht zunächst mit Hilfe einer Balint-Gruppe.* Er braucht sich dann eines Tages nicht mehr zu wundern, warum Patienten, deren Genitale nach den körpermedizinischen Untersuchungen von der Blutversorgung praktisch abgeschnitten ist, trotzdem nicht impotent sind.

Allen, die sexuelle Störungen behandeln, sei nebenbei empfohlen, ab und an zur Kenntnis zu nehmen, was die therapieferne Forschung nach Masters und Johnson (1967) über die Anatomie und Physiologie des Sexualkörpers und damit auch über die so genannten, irgendwie messbaren sexuellen Reaktionen und Funktionen in Erfahrung gebracht hat (z. B. Bohlen et al. 1982; Strassberg et al. 1987; Rosen und Beck 1988; Batra und Lue 1990; Levin 1992; Laan und Everaerd 1995; Andersson und Wagner 1995; McKenna 1999; vgl. auch Kap. 14 und 15 in diesem Buch), von zerebralen Aktivitäten (z. B. Stoléru et al. 1999) bis hin zum wieder entdeckten vomeronasalen Organ (z. B. Garcia-Velasco und Mondragon 1991; Monti-Bloch et al. 1994; Jahnke und Merker 1998), vom Oxytocin (z. B. Carter 1992; Carmichael et al. 1994) bis hin zu den Pheromonen (z. B. Cohn 1994; Cutler et al. 1998; Weller 1998), von der weiblichen Ejakulation (z. B. zur Nieden 1994) bis hin zur Regulierung der Menstruation (z. B. Stern und McClintock 1998; McClintock 1998).

Zum Verhältnis von Organo- und Psychogenese (I): Die Prävalenz des organomorphen Blicks

Die körperliche Untersuchung wird in vielen Büchern und Artikeln im Detail dargestellt (vgl. z. B. Bähren und Altwein 1988; Buvat et al. 1990; Jonas et al. 1991; Scherb 1991; Schürmeyer und Hesch 1991; Langer und Hartmann 1992; O'Donohue und Geer 1993; Hashmat und Das 1993; Hartmann 1994; Stief et al. 1997, 1999; Porst 2000). Ich werde auch deshalb nur kurz darauf eingehen.

Entscheidender aber ist für mich ein anderer Grund. Auf gar keinen Fall möchte ich dazu beitragen, dass immer mehr Patienten körpermedizinisch auf den Kopf gestellt werden, ohne dass das für sie in eine vertretbare Therapie einmünden könnte, wie ich im Einzelnen im Kapitel 14 darlege. Wie Schorsch (1988) stehe ich der Somatisierung und Medizinalisierung der Sexualität, die seit den 80er Jahren ein ungeheueres Ausmaß angenommen hat, sehr skeptisch gegenüber. Während Masters und Johnson (1973) zum Beispiel nur bei sieben ihrer 213 sekundär erektionsgestörten Patienten, also bei 3 %, eine organische Ursache diagnostizierten und psychosozial orientierte Sexualmediziner wie Gnirss-Bormet et al. (1995) nach wie vor selbst bei Erektionsstörungen nur relativ selten (8 %) eine organische Ursache annehmen, werden in der gegenwärtigen somatologischen Literatur extreme Prozentsätze angegeben, bis hin zu 80 % oder gar 90 % einer Stichprobe. Dass das so scheint, scheint mir mit mehreren Sachverhalten zusammenzuhängen.

- Ein Sachverhalt betrifft die *Methodologie* im engsten Sinne. Das reicht von der Operationalisierung des sich systematisch entziehenden Forschungsgegenstandes Sexualität und dem Selbstverständnis der untersuchten Probanden über die Stichprobentechnik und die Erhebungsinstrumente bis hin zur Interpretation. Keiner Begründung bedarf die Annahme, dass in der Stichprobe eines Psychotherapeuten gemeinhin weniger organisch kranke Probanden enthalten sein dürften als in der Stichprobe eines Urologen. Sind die Probanden der einen Stichprobe im Durchschnitt 40 Jahre alt, der anderen aber 70 Jahre, lassen sich die Daten schon nicht mehr gegeneinander ausspielen, weil das Alter von den untersuchten Merkmalen dasjenige ist, mit dem die Prävalenz sexueller Dysfunktionen am höchsten korreliert, wie gerade wieder eine große Studie an 1 290 Nichtpatienten überzeugend belegt hat (Feldman et al. 1994).

Im ersten Fall lag bei 5 %, im zweiten bei 15 % der Männer eine „complete impotence“ vor. Werden nicht Fragebogen versandt, sondern persönliche Interviews gemacht, klaffen die Prozentsätze zum Teil extrem auseinander (Solstad und Hertoft 1993): Im ersten Fall gaben 4 % von 439 Männern, die alle 51 Jahre alt waren, Erektionsstörungen an, im zweiten Fall berichteten etwa 40 % über „irgendeine sexuelle Dysfunktion“. Kein Wunder also, wenn in der Literatur, nur leicht übertrieben, die Prozentsätze von 0 % (keine Organogenese) bis 100 % (immer Organogenese) reichen.

• Ein anderer Sachverhalt ergibt sich aus der *Verfeinerung der organologischen Untersuchungsmethoden* in den letzten zwei Jahrzehnten. So litten plötzlich alle Männer zwischen 50 und 70 Jahren in einer Kleinstadt in Connecticut an Schilddrüsenkrebs, nicht, weil sie sich krank fühlten, sondern weil die Gerätediagnose übergenau war (Gesierich 1993). Je tiefer die Somatologen eindringen und je genauer sie messen, desto mehr organisch bedingte Impotenzen werden zwangsläufig produziert. Von einem bestimmten Alter an dürften beinahe alle Männer und Frauen endokrine, metabolische, vaskuläre, ja sogar nervale Veränderungen aufweisen, die als ätiologisch bedeutsam interpretiert werden können. Ich neige zu der These, dass im statistischen Durchschnitt bei älteren Männern vergleichbare organpathologische Befunde erhoben werden können, unabhängig davon, ob ihre Störung vorher als psychogen oder organogen angesehen worden ist. Solange kontrollierte Studien fehlen, die es ermöglichen, Befunde miteinander zu vergleichen, die einmal an funktionell gestörten, andermal an ungestörten Männern und Frauen erhoben worden sind, spricht nichts gegen diese These.

• Ein weiterer Sachverhalt ist sicher, dass Psychotherapeuten und Sexualwissenschaftler wie wir die organische Seite der Funktionsstörungen in der Vergangenheit nicht so ernst genommen haben, wie es eigentlich selbstverständlich sein sollte, weil unser *psychomorpher Blick* prinzipiell nicht weniger präformiert und borniert als der organomorphe. Kein Wunder, dass diese „Prävalenz“ sich als hohe Prävalenz psychogener Störungen niederschlägt. Ein Beispiel, das ich im Kapitel 11 gebe, sind die arzneimittelinduzierten sexuellen Dysfunktionen, die erst heute nennenswert erforscht und therapeutisch bedacht werden.

• Ein vierter Sachverhalt ergibt sich aus dem *Desinteresse der meisten Psychotherapeuten an sexuellen Störungen* und der Ineffizienz oder Langatmigkeit ihrer Verfahren. Die Verhaltenstherapie hat nach einem Aufbruch in den 70er Jahren (vgl. z. B. Kockott 1975; Marks 1975) recht bald das Problem gehabt, keine Erfolge mehr vermelden zu können (vgl. Kockott 1993; Fliegel 1998), und die Psychoanalyse ist seit dieser Zeit unübersehbar so weit vom Sexuellen abgerückt, dass es einem selbst in einer ihrer Hochburgen wie Frankfurt am Main kaum gelingt, einen sexuell gestörten Patienten bei ihr unterzubringen. Außerdem mag sich die Psychoanalyse nicht mit der Behandlung einzelner Symptome als solcher befassen (vgl. dazu Hertha Richter-Appelt in Kap. 12). Wer das nicht glaubt, nehme einmal das Gesamtregister der führenden psychoanalytischen Zeitschrift „Psyche“ zur Hand und suche Arbeiten, die sich mit funktionellen Sexualstörungen befassen, theoretisch oder therapeutisch. Die Ausbeute wird bei Null liegen. Wir sollten uns also nicht wundern, wenn sich Körpermediziner für zuständig erklärt haben.

- Ein weiterer Sachverhalt hängt gewiss damit zusammen, dass die Menschen bei uns *immer älter werden*, die mit dem Alterungsprozess verbundenen Einschränkungen aber, jedenfalls als Privilegierte, nicht mehr so gottgegeben hinnehmen wie noch vor ein oder zwei Generationen. Man hat den Alten eingeredet, dass sie natürlich Sex haben können und sollten, mit allem Drumherum und allen Schikanen bis ins höchste Alter. Grenzen akzeptieren wir ja sowieso nicht mehr. Kein Wunder also, dass ein „Andropen" (Thon 1991a: 236), mit dem mann sich einfach in den Penis sticht, wenn er steif werden soll, und neuerdings die noch einfacher zu handhabende Potenzpille Viagra® bei nicht wenigen mit einem unerbittlichen Willen zum Sex harmoniert.
- Ein grundsätzlicher Sachverhalt schließlich ist gewiss der *Wille aller zum Somatisieren* und Verstofflichen, uns selbst natürlich eingeschlossen. Seitdem der Seele in unserer Kultur eine eigene Existenz versagt worden ist, haust sie unbehaust im Körper, der, wenn er nicht zum lebenden Leichnam gemacht wird, Schau- und Kampfplatz aller existenziellen Regungen zu sein hat. Wird eine fassbare Noxe gefunden, sind nicht nur die Patienten, sondern auch die Psychotherapeuten eher beruhigt als beunruhigt, weil es vielleicht ein neues Mittel oder eine neue Methode gibt, die Noxe auszutreiben oder zu neutralisieren, was bei verfestigten Persönlichkeitsstörungen, tief reichenden, sich immer wieder aktualisierenden Konfliktkonstellationen und deletären Lebensumständen entweder gar nicht geht, jedenfalls nicht im Schnell- und Selbstverfahren und vor allem nicht ohne affektive Beteiligung. Wer nicht glaubt, durch Hormone, Viagra oder operative Eingriffe wieder potent zu werden, sondern sich zu einer Psychotherapie entschließt, muss bereit sein, sich mit seinen eigenen Verletzungen und Charakterfehlern, mit den Kränkungen der Eigenliebe und der Liebe seiner Partner zu konfrontieren. Ein Sonntagnachmittagsspaziergang ist das nicht.

Zum Verhältnis von Organo- und Psychogenese (II): Eine getrennte Einheit

Vielleicht ist es gerade in einem medizinischen Zusammenhang notwendig, daran zu erinnern, dass wir zwar Geist und Materie, Körper und Seele oder Organo- und Psychogenese theoretisch trennen können, dass das aber streng genommen Abstraktionen vom Konkreten sind, weil sie in Wirklichkeit untrennbar ineinander liegen. Der „Geist" formt die „Materie", und die „Materie" formt den „Geist". Ohne „Seele" erführen wir vom „Körper" gar nichts, und ohne „Körper" wäre „Seele" im doppelten Sinn des Wortes metaphysisch. Was wir Körper nennen, ist auch das, was wir Seele nennen: eine spezifische Ansammlung von Empfindungs- und Erfahrungsniederschlägen, die unhintergehbar ist. Ein Körper, der nicht in der Seele niedergeschlagen ist, ist ein totes Ding. Eine Seele, die nicht im Körper repräsentiert ist, ist ätherisch, hat, wenn es auf andere Weise mystisch zugeht, höchstens einen Astralleib aus Himmelsluft. Unsere professionelle Mystik ist, Biotisches von Psychischem zu trennen und dieses von Gesellschaftlichem, als klafften die Bestandteile und Dimensionen des kulturellen Individualprozesses immer und überall auseinander, als bestünden die Menschen nur aus Hiatus.

Die Trennung von Geist und Materie, von Körper und Seele haben Philosophie und Wissenschaft in unserer Neuzeit von Platon übernommen. Den erkenntnistheoretischen Schnitt zwischen res cogitans („Geist") und res extensa („Materie") legte Descartes bekanntlich so, dass die Moderne beginnen konnte. Unsere eigenartige Rationalität wurde errichtet, unsere glückliche Empirie wurde „objektiv", und unsere Naturwissenschaften konnten von Erfolg zu Erfolg taumeln, uns alle im Schlepptau. Es kam zu Erhellungen, die wir nicht missen möchten, und zu Verdunkelungen, die uns den Schlaf rauben. Als erkannt wurde, dass der kartesianische Schnitt vordem Verbundenes trennte wie alle Schnitte, setzte in Philosophie und Wissenschaft eine Gegenbewegung ein. Heute versuchen Diskursanalyse, Konstruktivismus oder Dekonstruktivismus noch einmal zu beweisen, was die kritische Philosophie spätestens seit Nietzsche schon erkannte: dass die erste Natur der Kartesianer ihrem Wirklichkeitsgrad nach die zweite ist.

Das Gros der Mediziner aber hat immer noch den kartesianischen Schnitt im Kopf, weil - und das ist beinahe pathognomonisch - am Beginn des Studiums Leichen mit dem Messer und am Ende Organe mit dem Computertomographen zerlegt werden. Dazwischen schnappen die Studenten (heute noch) auf, dass körperliche Krankheiten psychisch „überlagert" sein können. In der praktischen Arbeit gerät ihnen das dann zum verunsichernden subjektiven Beiwerk der studierten, Sicherheit spendenden Objektivität. Sie erleben zwar tagtäglich, dass die klassische Physik in die Irre ging, als sie postulierte, gleiche Ursachen hätten gleiche Wirkungen. Da sie aber während ihres Studiums von der modernen (Chaos-)Physik, die solche Gleichungen längst widerlegt hat, allenfalls am Rande etwas gehört haben, halten sie sich lieber an die molekulargenetischen Hypothesen der letzten Kartesianer. Wäre es nicht objektiv beruhigend, wenn Schizophrenie und Xenophobie, Alkoholismus und Autismus, Geschlechtsidentität, Trans- und Homosexualität organgenetisch bedingt wären? Könnten sie dann nicht epistemologisch leichter begriffen und technologisch besser gemanagt werden, als wenn sie auf eine undurchschaubare Weise irgendwie kulturell konstruiert und psychosozial vermittelt sind?

Doch zurück zu unserem isolierten Gegenstand, der gleichwohl und offenbar mit der Welt verknüpft ist. Wie sollen wir angesichts dieser Lage die Störungen aufteilen in organisch bedingte einerseits und psychisch bedingte andererseits? Im Grunde sind alle sowohl organisch als psychisch und damit auch kulturell bedingt. Es geht also nur pragmatisch oder mechanisch. *Mechanisch*, weil der Ausfall bestimmter körperlicher Strukturen den Ausfall bestimmter körperlicher Prozesse blind zur Folge hat. *Pragmatisch*, weil weder epistemologisch noch disziplinär noch diskursiv die Weichen in Richtung auf ein Denken in Einheiten gestellt sind. *Vergessen wir aber nicht, dass alle körperlichen Störungen seelisch und alle seelischen Störungen körperlich verarbeitet werden.* Widersprechen wir also der Körperversessenheit der Somatologen, die sagen, 90 % der Störungen seien organisch bedingt, ebenso wie der Seelenversessenheit der Psychologen, die davon überzeugt sind, 90 % der Störungen seien psychisch bedingt.

Unseren Widerspruch können wir sogar mit empirischen Ergebnissen untermauern. Dafür einige Beispiele, die unsere Distinktionen organogen versus psychogen und objektiv versus subjektiv zum Tanzen bringen und den Parallelismus von Ursache und Wirkung als mechanistisch entlarven:

- Erfahrene Kliniker wissen, dass körperlich-sexuelle Reaktionen und natürlich sexuelles Erleben da sein können, wenn die Keimdrüsen fehlen (z. B. durch Kastration), wenn die äußeren Genitalien ganz oder teilweise fehlen (z. B. durch Entmannung, bei Penisaplasie, durch Verletzungen oder nach Klitoridektomie), wenn die Androgene kompetitiv gehemmt werden (z. B. durch eine Antiandrogentherapie), wenn die hormonelle Sensibilisierung ganz fehlt (z. B. beim Apituitarismus) oder wenn die zentralnervösen Areale, die als „Mating" oder „Sex center" angesehen werden, zerstört sind (z. B. durch eine stereotaktische Hypothalamotomie).
- Auch der Orgasmus, somatologisch gesehen eine einzigartige Entladung neuromuskulärer Spannungen (wenn vom Niesen einmal abgesehen wird), ist nicht an das Vorhandensein oder das Funktionieren einzelner Organe oder Organsysteme gebunden, schon gar nicht an die Genitalien. Verschiedenste somato- und psychosexuelle Reize können ihn auslösen: reine Phantasietätigkeit ohne körperliche Berührung, das Waschen oder Fönen der Haare durch den Friseur (wie bei einer Patientin von mir, die mit der Klage kam, keinen Orgasmus erreichen zu können), das alleinige Stimulieren eines Ohrläppchens (wie es schon Kinsey beschrieben hat) usw. Erinnert sei auch daran, dass es sexuelle Höhepunkte im Traum gibt oder als Phantomerlebnis nach dem Ausfall spezieller nervaler Strukturen.
- Organischer als das Geschlecht kann in unserem Fall eigentlich nichts sein: Chromosomen, Determinationsfaktoren, Gonaden, Hormone, Genitalien usw. Und doch ist das psychosoziale Geschlecht, auf das es ankommt, durch und durch kulturell bestimmt, von der Geschlechtsrolle bis hin zur Geschlechtsidentität. Wie weit „Körpergeschlecht" und „Seelengeschlecht" auseinander fallen können, lehren uns die Trans-Sexuellen.
- Erlebte Erregung und physische Reaktion stehen mehr oder weniger in einem Verhältnis der Diskontinuität zueinander. In Momenten stärkster körperlicher Reaktion kann das Gefühl der Erregung fehlen, und in Momenten höchster Erregung können die physischen Zeichen ausbleiben. Das eine ist, beispielsweise, Reflex, das andere sein Widerpart. Laan et al. (1994) berichteten, dass bei gesunden Frauen die Korrelationen zwischen dem subjektiven Erleben von sexueller Erregung beim Betrachten „erotischer" Filme und der photoplethysmographisch gemessenen vaginalen Vasokongestion nicht signifikant waren. Wincze et al. (1993) stellten fest, dass an Diabetes mellitus erkrankte Frauen in einer vergleichbaren Experimentalsituation zwar „objektiv" eine signifikant geringere körperliche Reaktion zeigten als gesunde Kontrollpersonen, subjektiv aber nicht weniger erregt waren.

- Erfahrenen Ärzten und Therapeuten fallen bei solchen Daten jene Patienten ein, die dem objektiven Befund nach eigentlich hätten impotent sein müssen, die es aber nicht waren. Auch die Forschung hat erkannt, dass der Befund das eine ist und die Potenz das andere. So hatten nach Sakheim et al. (1987) 30 % bis 40 % der Männer, bei denen eine organogene Impotenz sicher diagnostiziert worden war, Erektionen, die einen „adäquaten" Koitus erlaubten. So sind an Diabetes mellitus erkrankte Männer mit schweren Obstruktionen der Penisarterien beschrieben worden, die keine Erektionsschwierigkeiten hatten (Buvat et al. 1990).
- Aus Platzgründen gestatte ich mir nur noch einige Beispiele für die Borniertheit unserer disziplinären Trennungen. Nach Gellman und Gellman Barroux (1986) zeigten 65 % der Männer, die eine vaskulär bedingte Impotenz haben sollten, angstneurotische Symptome. Nach Kockott (1981) verstärkten Versagensängste bei Männern mit Diabetes mellitus die organogenen Erektionsstörungen. Das ist ebenso wenig überraschend wie die Mitteilung von Buvat-Herbaut et al. (1984), dass sie sieben von 16 impotenten Männern mit schweren arteriellen Verschlüssen allein durch Sexualberatung von der Symptomatik befreien oder diese deutlich reduzieren konnten.

Körperliche Untersuchung

Doch zurück zu unseren organologischen Kollegen. Welche Untersuchungen nehmen sie heute vor? Nach BCR oder CC-EMG denken sie an VSS und CIS, um dann vielleicht ganz invasiv eine AE herbeizuführen ... Mit anderen Worten: Man muss sich erst in ihre Kürzelsprache einlesen. Weil mir das gar nicht so leicht von der Hand gegangen ist, als ich es zum ersten Mal machte, habe ich in der Tabelle 1 einige ihrer immer wieder auftauchenden Abkürzungen zusammengestellt.

Einen heute üblichen Untersuchungsgang (vgl. z. B. O'Donohue und Geer 1993; Stief et al. 1997, 1999; Porst 2000) zeigt die Tabelle 2, wobei die Methoden im Fortgang für den Patienten lästiger, schmerzhafter und am Ende riskant werden. Während die Basisuntersuchung von allen Ärzten vorgenommen werden kann, werden für die zusätzlichen Untersuchungen spezielle Apparaturen, standardisierte Verfahren sowie besondere Einrichtungen und Erfahrungen benötigt, ob es sich nun um das Elektromyogramm der Corpora cavernosa (CC-EMG) oder den intrakavernösen Schwellkörper-Injektionstest (SKIT) handelt. So kann es beispielsweise bei der diagnostischen intrakavernösen Injektion vasoaktiver Substanzen zu einer prolongierten Erektion oder zu einem Priapismus kommen, die sofort behandelt werden müssen, notfalls sogar operativ.

Ziel der speziellen Untersuchungen ist es, mittels der verschiedenen Methoden vor allem zwischen einer neurogen bedingten Dysfunktion (z. B. gemäß SKIT, BCR-Latenzzeit, SSEP-Messung, CC-EMG, speziellen neurophysiologischen und urodynamischen Untersuchungen) und einer vaskulär bedingten zu

Tabelle 1 Akronyme der Körpermedizin

AE	Artefizielle Erektion
AVK	Arterielle Verschluß-Krankheit
BCR	Bulbocavernosus-Reflex
cAMP	Zyklisches Adenosinmonophospat
CAT	Corpus cavernosum autoinjection therapy
CC	Corpus cavernosum
CC-EMG	Corpus-cavernosum-Elektromyogramm
CCK	Cholecystokinin
cGMP	Zyklisches Guanosinmonophosphat
CGRP	Calcitonin gene-related peptide
CIS	Combined intracavernous injection and stimulation
CS	Corpus spongiosum
CV	Cavernous veins
DDV	Deep dorsal veins
DHT	Dihydrotestosteron
DNP	Dorsal nerve of the penis
DSA	Digitale Subtraktions-Angiographie
EACC	Electrical activity of the corpus cavernosum
ED	Erektile Dysfunktion
EDRF	Endothelium-derived relaxing factor
FEMCC	Funktionelle Elektromyostimulation des Corpus cavernosum
GEQ	Global efficacy question
GTP	Guanosintriphosphat
HPG	Hypothalamic-pituitary-gonadal (axis)
ICIP	Intrakavernöse Injektion von Papaverin
IIEF	International Index of Erectile Function
IPP	Induratio penis plastica
L-ENK	Leucine-enkephalin
MIS	Müllerian inhibiting substance
NDP	Nervus dorsalis penis
NO	Stickstoffmonoxid
NPT	Nächtliche penile Tumeszenz
NPTR	Nocturnal penile tumescence rigidity
NPY	Neuropeptid Y
PBI	Penil-brachialer (Blutdruck-)Index
PBPI	Penile-brachial pressure index
PDA	Periduralanästhesie
PDE	Phosphodiesterase
PFI	Peniler Flow-Index
PG	Prostaglandin
PSHA	Penile sympathische Hautantwort
PSS	Pelvic-steal-Syndrom
SEP	Sensibel evozierte Potenziale
SHBG	Sex hormone-binding globulin
SKAT	Schwellkörper-Autoinjektions-Therapie
SKIT	Schwellkörper-Injektions-Test
SPACE	Single potential analysis of cavernous electric activity
SS	Somatostatin
SSEP	Somatosensibel evozierte Potenziale
TBM	Topographic brain mapping
VIP	Vasoaktives intestinales Polypeptid
VSS	Visuelle sexuelle Stimulation

unterscheiden, wobei bei den vaskulär bedingten Dysfunktionen wiederum zwischen arteriell bedingten mit einem pathologischen „Inflow" (z. B. gemäß Doppler-Sonographie, Arteriographie) und venös bedingten mit einem pathologischen „Outflow" (z. B. gemäß SKIT, Duplex-Sonographie, Kavernosometrie) zu differenzieren ist. Wie kompliziert die Interpretation der Ergebnisse ist und vor allem auch, wie sehr sich die Hypothesen in den letzten Jahren geändert haben, kann bei Stief et al. (1997, 1999) nachgelesen werden, die eine gründliche Darstellung der somatologischen Untersuchungsverfahren vorgelegt haben. Die Hinfälligkeit der Annahmen, so Stief und Hartmann (1997: 103, 25), sei hier nur an zwei eindrucksvollen Beispielen illustriert: Die SKIT erlaube heute keine Aussage mehr „über die penile Arterialisation", und nur bei einem „kleinen Teil" der Patienten mit venösem Leck liege eine „echte venöse Abflussstörung" vor, weswegen besser von „kavernös-venöser Okklusionsstörung" gesprochen werde, bei der sich eine glattmuskuläre Degeneration nachweisen lasse, differenzialdiagnostisch durch CC-EMG oder Biopsie. Bemerkenswert ist diese Beurteilung auch, weil natürlich nur eine „echte venöse Abflussstörung" venenchirurgisch mittels Resektion oder Ligatur behandelt werden könnte (vgl. dazu Kap. 14).

Tabelle 2 Gegenwärtig praktizierte körpermedizinische Untersuchungen, insbesondere bei chronischen Erektionsstörungen

I. Basisuntersuchung
Allgemeine Anamnese
Gezielte Anamnese (relevante Krankheiten, Operationen, Unfälle, Medikamente, Nikotin, Alkohol, Rauschdrogen, Kontakt mit Chemikalien usw.)
Allgemeine körperliche Untersuchung mit Inspektion der sekundären Geschlechtsmerkmale, Blutdruckmessung und Abdomen-Becken-Sonographie
Untersuchung der Genitalien mit Ano-Rektalbefund
Labordiagnostik (Blutbild, Elektrolyte, Blutzuckerprofil bzw. Glukosetoleranztest, Blutfette, Leberwerte, Nierenwerte, Gerinnungsstatus usw.)
Hormonstatus (Testosteron; bei erniedrigtem Wert zweite Bestimmung, danach evtl. erweiterte Diagnostik mit freiem und gebundenem Testosteron, Prolaktin, LH, FSH, Östradiol usw.)
II. Spezielle Untersuchungen
Penis-Doppler- bzw. Duplex-Sonographie
Intrakavernöser Schwellkörper-Injektionstest (SKIT, auch Pharmakotestung oder SKAT-Test genannt) mit vasoaktiven Substanzen wie PGE-1 in ansteigender Dosis, evtl. kombiniert mit Visueller sexueller Stimulation (VSS)
Elektromyogramm der Corpora cavernosa (CC-EMG)
Messung der Bulbocavernosusreflex(BCR)-Latenzzeit
Somatosensibel evozierte Potenziale (SSEP) des Nervus pudendus
Urethrozystometrie und Urethrozystographie
Kavernosometrie und Kavernosographie, z. B. „Dynamische" Kavernosographie mit Röntgenkontrastmittel
Angiographie, z. B. selektive Pharmako-Penis-Arteriographie der A. dorsalis penis und der A. profunda penis

Zum Verhältnis von Organo- und Psychogenese (III): Goldene Untersuchungsmethoden oder Silberne Erfahrungssätze?

Angesichts der Unwägbarkeit und der Invasivität der meisten speziellen und neueren Verfahren und einer gleich noch zu nennenden Gefahr ergibt sich die Frage, wie weit körperdiagnostisch gegangen werden soll.

Ich denke, wenn weder die Anamnese oder die direktive Exploration noch die orientierende körperliche Untersuchung einen Verdacht auf eine Organogenese erbracht hat und dann noch die Psychogenese plausibel scheint, sollte auf invasive Untersuchungen verzichtet werden. Diese kommen aus meiner Sicht ohnehin nur in Frage, wenn sich eine vom Patienten angestrebte oder von ihm akzeptierte therapeutische Möglichkeit ergeben wird. Eine medizinische Unsitte ist es, ins Blaue hinein (oder aus Gründen des fachlichen Konkurrierens) immer mehr und immer invasivere Untersuchungen durchzuführen. Währenddessen wird aus unserer Sicht ein akutes sexuelles Symptom chronifiziert, seelisch „organisiert“, wie wir sagen. Am Ende einer hingezogenen, immer wieder probierten körperlichen Diagnostik und Behandlung ist das Symptom fixiert. Einige Behandlungsmethoden sind als solche geradezu Methoden der Fixierung einer Sexualstörung auf Dauer, beispielsweise die Penisprothesenimplantation, wie ich im Kapitel 14 erörtere.

Ein Goldstandard?

Bleibt die Frage, wann der Untersucher, ob nun Allgemeinarzt oder Psychotherapeut, den Verdacht auf eine Organogenese haben sollte, dem dann nachgegangen werden müsste, und wie er ihn schöpft. Für mich kommt es auch in dieser Hinsicht vor allem auf das anamnestische Gespräch an, das vielleicht am ergiebigsten ist, wenn die beiden Methoden, die ich kurz beschrieben habe, angewandt werden: einmal die direktive Exploration, andermal das psychodynamisch orientierte Interview. Auf diese Weise kann sich der Verdacht aus der allgemeinen und besonderen Anamnese ergeben oder aus der Art und Weise der Symptomatik einschließlich ihrer Präsentation und der Umstände ihres Erscheinens. Während für mich also die Anamnese im weiteren Sinn der Königsweg der Differenzialdiagnostik ist, hoffen oder schwören Körpermediziner auf einen *Goldstandard*, eine Goldene Methode, mit der sie organogene von psychogenen Sexualstörungen sicher unterscheiden können.

Verschiedene Verfahren sind in den letzten Jahrzehnten als eine solche Methode inseriert worden, von standardisierten psychologischen Testverfahren wie MMPI und FPI (vgl. Hartmann 1991) über spezielle Fragebogen wie DSFI (vgl. Derogatis et al. 1976; R. T. Segraves et al. 1981), die nächtliche Messung der penilen Tumeszenz und Rigidität (NPTR; vgl. Thon 1991b) bis hin zu SKIT bzw. SKAT, die wie gerade erwähnt mit erheblichen Risiken behaftet sind (vgl. dazu Kap. 14). Alle gelten jedoch inzwischen als silbern oder bronzen, um nicht zu sagen blechern, weil sich, wie wir schon hörten, organogene von psychogenen Funktionsstörungen ebenso wenig verlässlich und reproduzierbar trennen lassen wie die Körper von den Seelen. Selbst jene sexuellen Funktionsstörungen, die zweifelsfrei mechanisch oder organisch verursacht sind, haben ein „Psychom", das heißt, der von ihnen betroffene Mensch muss sie verarbeiten, psychisch und sozial, ob ihm das nun bewusst ist oder nicht, und das geschieht individuell höchst different, abhängig vom bisherigen Lebensweg, von der Persönlichkeitsstruktur, von den vorherrschenden Abwehrmechanismen, von den sozialen Lebensbedingungen usw. Nur so ist auch zu erklären, warum der eine Patient, immer etwas sexuell asthenisch, auf eine organische Läsion massiv reagiert, der andere aber bei vergleichbarem „objektiven" Befund äußerlich erkennbar überhaupt nicht.

Halten wir also fest: Die Körpermedizin verfügt über keine Goldene Methode. Auch in Zukunft wird sie keine haben, weil das gar nicht möglich ist. So klagen Bähren et al. (1989: 228) durchaus selbstkritisch, dass trotz erheblicher Fortschritte, insbesondere bei der Diagnostik der arteriogenen Erektionsstörung, „in weitem Umfang noch valide Referenzmethoden oder sogenannte Gold-Standards" fehlten.

Stief und Hartmann (1997: 101) haben später methodenkritisch hinzugefügt, dass Verfahren wie die SKAT-Testung und die Doppler-Sonographie „ein funktionelles Organ beurteilen. Um die Rate falsch-positiver Ergebnisse möglichst niedrig zu halten, muss auf eine entspannte Atmosphäre während der Untersuchungen geachtet werden; Aufregung oder Stress des Patienten gehen mit einer Erhöhung des Sympathikotonus einher, was eine Kontraktion der kavernösen glatten Muskeln nach sich zieht. Diese Kontraktion äußert sich dann (trotz ggf. normaler Verhältnisse) z. B. in einer negativen SKAT-Testung, einer pathologischen Dopplerkurve oder [...] einer kavernösen Okklusionsstörung (venöse Lecks) in der Kavernosometrie". Montague und Lakin (1992) sowie Dahms et al. (1996) haben auf falsch-positive Befunde hingewiesen, die bei der dynamischen Pharmakokavernosometrie auftreten. Ferner können die NPTR-Messungen bei Patienten mit einer Schlafstörung oder einer Depression pathologische Werte ergeben, obgleich im Wachzustand keine Erektionsstörung vorliegt (Nofzinger et al. 1993). Und schließlich wurden bei nervalen Grunderkrankungen unauffällige NPTR-Werte gemessen, obgleich die Erektionsfähigkeit im wachen Zustand reduziert war (van Nuyten et al. 1992). Porst (2000: 135) kommt nach einer Diskussion weiterer Fehlerquellen anhand neuester Literatur zu dem Schluss, dass die nächtlichen Tumeszenz-Messungen „keine praktische Bedeutung in der Routinediagnostik" mehr hätten. Auch seien die Apparatekosten (mehr als DM 30 000) und der Zeitaufwand (mindestens zwei aufeinander folgende, ganze Nächte) zu groß.

Zehn Silberne Erfahrungssätze

Da es keine Goldene Untersuchungsmethode geben wird, sollten wir uns an das erinnern, was uns Sexualberatung und Klinik, Psycho- und Sexualtherapie gelehrt haben:

• *Satz 1:* Hat die direktive Exploration ergeben, dass bei dem Patienten oder der Patientin Krankheiten (z. B. metabolische), Traumen (z. B. im Beckenbereich) oder Operationen (z. B. gynäkologische) vorliegen, von denen bekannt ist, dass sie nicht selten eine sexuelle Dysfunktion zur Folge haben (vgl. im Einzelnen die Kap. 11, 16 und 17), sollte durch nichtinvasive körperliche Untersuchungen (einschließlich Labor und gegebenenfalls Hormonstatus) eine Abklärung erfolgen, damit eine kausale Therapie nicht versäumt wird und die Beschwerden hinsichtlich ihrer mechanisch-somatischen Fixiertheit besser eingeschätzt werden können.

• *Satz 2:* Hat die direktive Exploration ergeben, dass sich der Patient oder die Patientin Drogen (Medikamente, Alkohol, Rauschdrogen, Chemikalien) aussetzt oder ihnen ausgesetzt ist, die mit sexuellen Störungen einhergehen (vgl. Kap. 11), sollte überlegt werden, ob diese Noxen abgesetzt oder (im Falle einer notwendigen Medikation) durch andere Substanzen ersetzt werden können. Bei Suchtkrankheiten muss selbstverständlich die Behandlung der Sucht im Vordergrund stehen und nicht die des sexuellen Symptoms. Das gilt generell für psychiatrische Erkrankungen.

• *Satz 3:* Hat sich der Verdacht auf eine genitale Erkrankung oder Fehlbildung ergeben, sollten entsprechende Befunde, infektiologische, gynäkologische oder urologisch-andrologische, gezielt und konsiliarisch eingeholt werden, das heißt, der Patient sollte wieder zu dem erstkonsultierten Arzt oder Therapeuten zurückkehren können, damit die professionelle Verantwortung nicht verzettelt wird, wie Balint so treffend sagt, und damit nicht Spezialisten animiert werden, ihre Netze breiter und tiefer als notwendig auszuwerfen.

• *Satz 4:* Wenn relevante, aber weiter zurückliegende Krankheiten oder Auffälligkeiten anamnestisch berichtet worden sind (Hodenentzündung, Infertilität, stark verspätete Pubertät usw.), muss überlegt werden, ob eine körpermedizinische Abklärung geboten ist.

• *Satz 5:* Wenn eine Schmerzstörung vorliegt, insbesondere eine Algopareunie, die nicht selten organisch oder traumatisch bedingt ist, kann eine körpermedizinische Abklärung notwendig sein.

• *Satz 6:* Wenn der Patient oder die Patientin sehr besorgt ist, die Genitalien könnten „unnormal" sein (zu kleiner oder zu großer Penis, Penisdeviation, zu dickes Hymen, Makroklitoris, Labiendeformation, Vaginalagenesie usw.), muss überlegt werden, ob eine körpermedizinische Abklärung nicht schon deshalb sinnvoll ist, weil danach der eigentliche psychotherapeutische Prozess im Vordergrund stehen kann.

• *Satz 7:* Alle Männer, die älter als 50 Jahre sind, und alle Frauen, die sich kurz vor der, in der oder nach der Menopause befinden, körperlich zu untersuchen, wie Bancroft (1985) empfiehlt, finde ich etwas zu forciert, weil die Gefahr besteht, dass selbst leichte pathologische Abweichungen, die wohl immer zu finden sind, dazu dienen, die Sexualstörung zu somatisieren. In der Regel wird das Beachten der Sätze 1 bis 5 auch bei älteren Patienten ausreichen.

- *Satz 8:* Klagt der Patient oder die Patientin darüber, dass die sexuelle Störung akut aufgetreten sei, ohne dass eine akute körperliche Erkrankung vorliegt oder ein bestimmtes Medikament zum ersten Mal eingenommen worden ist, berichtet er oder sie außerdem über gravierende Veränderungen im Leben oder konfliktträchtige Situationen (Trennung, Scheidung, Flucht, Arbeitslosigkeit, Schwangerschaft der Frau, Tod eines Nahestehenden, Untreue, vorher nicht praktizierte sexuelle Vorlieben usw.) und gibt an, dass die Funktionsstörung hinsichtlich ihres Ausmaßes recht variabel sei, insbesondere abhängig von bestimmten Situationen und Praktiken, spricht alles dafür, dass sie überwiegend psychogener Natur ist.
- *Satz 9:* Klagt der Patient insbesondere über eine Erektionsstörung beim Koitus (und beim Petting), hat aber nach seinem eigenen Eindruck nach wie vor rigide morgendliche Erektionen, ist eine organisch bedingte Dysfunktion unwahrscheinlich. Nach K. A. Segraves et al. (1987) zum Beispiel hatten von 14 psychogen impotenten Männern am Morgen 12 eine „adäquate" und zwei eine „inadäquate" Erektion, während von 18 organogen impotenten Männern kein einziger eine „adäquate" Erektion hatte.
- *Satz 10:* Klagt der Patient oder die Patientin darüber, dass er oder sie beim Koitus versage, weil das Verlangen fehle, die Lubrikation oder die Erektion zu schwach sei, sich der Orgasmus oder die Ejakulation nicht einstelle usw., während bei der Masturbation eigentlich „alles" funktioniere, liegt eher eine psychogene als eine organogene Störung vor. Allerdings sind nach K. A. Segraves et al. (1987) die Differenzen nicht ganz so eindeutig wie bei den morgendlichen Erektionen. Beide zusammen aber, rigide spontane und außerhalb der Koitussituation, insbesondere bei der Masturbation auftretende Erektionen, sprechen jedenfalls beim Mann eindeutig gegen eine wesentliche Organogenese (vgl. dazu Kockott et al. 1980; Abel et al. 1982; Buvat et al. 1990). Für Frauen liegen wie so oft keine speziellen Studien vor; es spricht aber nichts dagegen, analoge Überlegungen anzustellen.

Werden diese „silbernen" Erfahrungssätze bedacht, können den meisten Patienten aufwendige, lästige oder gar gefährliche körperliche Untersuchungen erspart werden. Um mit sexuellen Störungen wirklich schonend und kompetent umgehen zu können, müssen allerdings noch ganz andere Voraussetzungen auf der Seite des Untersuchers erfüllt sein. Er muss nicht nur über das relevante organmedizinische und sexualwissenschaftliche Faktenwissen verfügen; er muss vor allem auch eine „diagnostische" Sensibilität für die Psychodynamik entwickelt haben, die sich immer zwischen Untersucher und Patient ereignet. Nur dann können die im Willen zum Verstofflichen kulturell-kollektiv zur Verleugnung individueller und sozialer pathogener Bedingungen miteinander basal verschworenen Ärzte und Patienten daran gehindert werden, so lange nach einer organischen Ursache zu fahnden, bis das sexuelle Symptom endlich unwiderruflich fixiert ist.

Voraussetzungen der Sexualberatung

Da Christiane Schrader und Silvia Heyer die Grundzüge der Sexualberatung im Kapitel 8 ausführlich darlegen, nenne ich hier nur einige Essentials, die nach meiner Erfahrung (Metzler-Raschig et al. 1979; Sigusch 1986, 1995) vor allem Ärztinnen und Ärzten, die sich für Sexualmedizin und Sexualtherapie interessieren, immer wieder genannt und erläutert werden müssen. Was also muss der Arzt (oder Psychologe) können oder beherzigen, wenn er auch als Sexualberater tätig sein will?

- *Erstens* muss sich der Arzt als Berater Zeit nehmen. Am besten wird es sein, wenn er für diese Tätigkeit eine bestimmte Zeit pro Woche freihält von anderen Verpflichtungen.
- *Zweitens* muss der Arzt als Berater über Sexualität sprechen können, dem Patienten zuhören und das Sexuelle in das Gespräch so integrieren, dass es seiner falschen Sonderstellung beraubt wird. Dass Arzt und Patient miteinander über Sexualität sprechen können sollen, scheint eine bescheidene Bedingung zu sein, ist aber alles andere als eine Selbstverständlichkeit. Noch immer ist das Sexuelle in unserer Kultur mit Angst, Scham und Ekel legiert, so dass es Ärzte wie Patienten vermeiden, sich diesen Affekten auszusetzen. Nach mehreren Studien zu dieser Frage sprechen selbst Psychiater das Sexualleben ihrer Patienten oft nicht von sich aus an. Und Psychoanalytiker, die immer noch als geborene Sexualforscher angesehen werden, ignorieren manchmal jahrelang auf verblüffende Weise, dass ihr Analysand oder Patient an einer sexuellen Funktionsstörung oder an einer perversen Symptomatik leidet. Keiner ist also davor gefeit, vor den Untiefen des Sexus die Augen zuzumachen. Das gilt umso mehr, wenn schon geahnt wird, wie peinlich die Enthüllungen für den Rat Suchenden oder für den Berater selbst werden können.
- *Drittens* sollte der Arzt als Berater im Wahrnehmen der Äußerungen des Unbewussten trainiert sein und immer wieder seine Beratungen von einer Fachfrau oder einem Fachmann supervidieren lassen. Grundsätzlich geht es, wie in diesem Kapitel einleitend beschrieben, darum, die Fähigkeit zu entwickeln, die Interaktion zwischen Arzt und Patient in ihrer Bedeutung für die Diagnostik und Therapie erkennen zu können. Alte Fragen nach der „Führung des ärztlichen Gesprächs", nach anamnestischen Schemata, überhaupt nach Fakten und Zahlen treten, wenn das gelingt, in ihrer Bedeutung zurück. Eine ganz neue Sichtweise wird gewonnen. Der Arzt, der den dynamischen Aspekt der Arzt-Patient-Beziehung, das, was wir Übertragung und Gegenübertragung nennen, erleben lernt, kann seinen Patienten besser verstehen, kann besser entscheiden, wann es richtig und notwendig ist, sich Zeit zu nehmen und mit dem Patienten zusammen ein Stück weit an dessen Problem zu arbeiten – und wann es nicht richtig ist, weil das Problem zu kompliziert oder eigene Hindernisse zu groß sind. Auch wenn ein Arzt ohne Ausbildung über Empathie und Introspektionsfähigkeit verfügt, sollte grundsätzlich auf dem Wahrnehmungstraining der dem Alltagsverstand entzogenen Äußerungen des Unbewussten bestanden werden, weil Warmherzigkeit allein, vom „gesunden" Empfinden ganz zu schweigen, im Allgemeinen nicht ausreicht, sobald es um

die Unwägbarkeiten des Seelenlebens geht, die sich auch dem sozialen Mitgefühl entziehen. Das Wahrnehmen der Äußerungen des Unbewussten kann in einer Selbsterfahrungs- oder Balintgruppe und selbstverständlich durch eine spezielle Ausbildung trainiert werden (vgl. dazu auch Kap. 28).

• *Viertens* darf der Arzt als Berater nicht sein eigenes Sexualleben zum Maßstab für seine Patienten machen. Relativ entspannt wird der Arzt mit seinem Patienten über Sexualität nur dann sprechen können, wenn er seine eigenen Ängste, Hemmungen, Vorlieben, Urteile und Vorurteile reflektiert hat. Hat es das nicht getan, ist er dem Strudel der mit hoher Wahrscheinlichkeit mobilisierten Affekte hilflos ausgeliefert. Unvorbereitet wird er beispielsweise von dem Patienten mit einer emotional aufgeladenen Paardynamik konfrontiert, die jener gleicht, in die er selbst in seiner Ehe verstrickt ist. Oder er wird mit einer ebenso ungewöhnlichen wie erregenden sexuellen Inszenierung konfrontiert, die bisher zu den Geheimnissen seiner Seele gehörte. Dass er unter solchen Umständen weder entspannt noch dezent auf die Mitteilungen seines Patienten wird reagieren können, versteht sich von selbst. Dezent aber sollte der Arzt gerade bei einer Sexualberatung sein. Unangebracht ist jenes forsche, scheinbar aufgeschlossene und informierte Vorprellen, das manchem Arzt geboten schien, als die Krankheit AIDS einbrach. Wenn schon im Fernsehen von Analverkehr die Rede war, dann musste er doch wenigstens von „Kaviar“ und „Natursekt“ sprechen, womit „in der Szene“ Fäces und Urin bezeichnet werden. Falsch ist es immer, wenn sich der Arzt informierter und schamloser gibt, als er ist. Jeder Patient merkt, ob der Arzt wahrhaftig ist. Ist er es nicht, nimmt die Beratung immer ein schlechtes Ende.

• *Fünftens* sollte folglich der Arzt als Berater die eigenen Begrenzungen, die persönlichen und die fachlichen, reflektieren und wissen, für welche Probleme oder Störungen er als Berater ungeeignet ist.

• *Sechstens* sollte der Arzt als Berater zu dem Kunststück bereit sein, trotz aller Gefühle und Ressentiments, die immer da sind, in der Dirne die gute Mutter und in der biederen Hausfrau die Dirne, im Devianten den Biedermann und im Normalen den Devianten zu sehen, weil nun einmal unlogischerweise im Unbewussten alles zusammenhängt und logischerweise vom einen ohne das andere nicht einmal gesprochen werden könnte. Haben die Patienten das Gefühl, mit ihren Nöten und Sonderbarkeiten ernst genommen zu werden, braucht der Berater seine persönliche Haltung nicht zu verschweigen. Über häufigen Partnerwechsel oder eine bestimmte Praktik kann er dann problemlos sagen, was er wirklich denkt, nicht nur unter dem Aspekt des gesundheitlichen Risikos – weil er den Rat Suchenden nicht als Person in Frage stellt. Experten, die so tun, als könnte sie keine Perversion der Welt erschüttern, sind unaufrichtig liberal. Wer Patienten mit sonderbaren Vorlieben ekelhaft oder hinreißend findet, ist für eine Beratung gleichermaßen ungeeignet, weil die eigenen Ängste oder deren unbewusste Abwehr undurchschaut sind. In beiden Fällen, die auch trainierten Beratern gewissermaßen unterlaufen können, sollte der Arzt mit einigen erklärenden Worten, die den Patienten nicht verletzen, eine Sexualberatung ablehnen. Denn sie kann nur gelingen, wenn weder positive noch negative Affekte das Problem, dessentwegen der Patient gekommen ist, überblenden.

- *Siebtens* muss der Arzt als Berater über ein ausreichendes medizinisches und sexualwissenschaftliches Faktenwissen verfügen. Ohne das erwähnte Wahrnehmungstrainung wird aber auch der Arzt mit großem Faktenwissen nicht in der Lage sein, so genannte Fakten-Fragen des Patienten angemessen zu beantworten. Denn Fragen nach einer Hormonbehandlung oder nach einer Zeugungsverhütungsmethode sind fast immer auf mehr gerichtet als auf medizinische Daten. Und Fakten erhalten gerade bei sexuellen Störungen, wie wir bereits mehrfach betont haben, ihre Bedeutung erst aus dem psychosozialen Zusammenhang heraus, aus dem sie ursprünglich abgehoben worden sind. Der Zusammenhang aber ist immer individuell und erschließt sich nur in der Interaktion zwischen Patient und Arzt.
- *Achtens* schließlich sollte der Arzt als Berater, wenn er an seine Grenzen gestoßen ist, seriöse Expertinnen und Experten empfehlen können, die dafür bekannt sind, dass sie sich nicht scheuen, ihrerseits Nichtwissen und Machtlosigkeit einzugestehen. Denn es ist sehr viel besser, wenn Ärzte und Ärztinnen, die ihre Grenzen reflektiert haben, die Hände von Sexualberatung lassen, als wenn Alleskönner den letzten medizinischen Schrei oder das, was sie in zweifelhaften Gazetten aufgeschnappt haben, an ihren Patienten exekutieren.

Sexualberatung ist so schwierig, weil wir nicht in Hand- und Lehrbüchern nachlesen können, wie das gesunde und normale, das ungestörte und natürliche Liebesleben beschaffen ist. Wie das gesunde Herz natürlicherweise funktioniert, wissen wir einigermaßen. Unser Sexualleben aber folgt nicht den Gesetzen der Physiologie. Es verändert sich von Epoche zu Epoche, in einigen Bereichen sehr langsam, in anderen rasant.

Literatur

Abel, G. G. et al.: Differential diagnosis of impotence in diabetics. Neurol. Urodyn. 1, 57–69, 1982

Andersson, K.-E. und G. Wagner: Physiology of penile erection. Physiol. Rev. 75, 192–236, 1995

Argelander, H.: Das Erstinterview in der Psychotherapie. Darmstadt: Wissenschaftliche Buchgesellschaft 1970

Bähren, W. und J. E. Altwein (Hrsg.): Impotenz. Diagnostik und Therapie in Klinik und Praxis. Stuttgart, New York: Thieme 1988

Bähren, W. et al.: Diagnostik nach Stufenplan. Vorgehen bei chronischer erektiler Dysfunktion. Sexualmed. 18, 228–233, 1989

Balint, M.: Der Arzt, sein Patient und die Krankheit. Stuttgart: Klett 1965

Balint, M. und E. Balint: Psychotherapeutische Techniken in der Medizin. Bern, Stuttgart: Gemeinschaftsverlag Huber/ Klett, o. J. [1962]

Bancroft, J.: Grundlagen und Probleme menschlicher Sexualität. Stuttgart: Enke 1985

Batra, A. K. und T. F. Lue: Physiology and pathology of penile erection. Ann. Rev. Sex Res. 1, 251–263, 1990

Bohlen, J. G. et al.: The female orgasm: Pelvic contractions. Arch. Sex. Behav. 11, 367–386, 1982

Buvat, J. et al.: Recent developments in the clinical assessment and diagnosis of erectile dysfunction. Ann. Rev. Sex Res. 1, 265–308, 1990

Buvat-Herbaut, M. et al.: Résultats du traitement non chirurgical d'impuissances érectiles associées à des anomalies sévères des artères sexuelles. Contracept. Fertil. Sexual. 12, 501–506, 1984

Carmichael, M. S. et al.: Relationships among cardiovascular, muscular, and oxytocin responses during human sexual activity. Arch. Sex. Behav. 23, 59–79, 1994

Carter, C. S.: Oxytocin and sexual behavior. Neurosci. Biobehav. Rev. 16, 131–144, 1992

Cohn, B. A.: In search of human skin pheromones (a review). Arch. Dermatol. 130, 1048–1051, 1994

Cutler, W. B. et al.: Pheromonal influences on sociosexual behavior in men. Arch. Sex. Behav. 27, 1–13, 1998

Dahms, S. et al.: Quantifizierung der venösen Insuffizienz bei erektiler Dysfunktion. Akt. Urol. 27, 20–25, 1996

Derogatis, L. R. et al.: Discrimination of organic versus psychogenic impotence with the DSFI. J. Sex Marital Ther. 2, 229–240, 1976

Feldman, H. A. et al.: Impotence and its medical and psychosocial correlates: Results of the Massachusetts male aging study. J. Urol. 151, 54–61, 1994

Fliegel, S.: Verhaltenstherapie bei sexuellen Störungen. In: B. Strauß (Hrsg.): Psychotherapie der Sexualstörungen. Krankheitsmodelle und Therapiepraxis – störungsspezifisch und schulenübergreifend. Stuttgart, New York: Thieme 1998

Garcia-Velasco, J. und M. Mondragon: The incidence of the vomeronasal organ in 1000 human subjects and its possible clinical significance. J. Steroid Biochem. Molec. Biol. 39, 561–563, 1991

Gebsattel, V. E. v.: Süchtiges Verhalten im Gebiet sexueller Verirrungen. Monatsschr. Psychiat. Neurol. 82, 113–177, 1932

Gellman, R. und C. Gellman Barroux: Réflexions critiques sur les impuissances d'origine vasculaire. Psychol. méd. 18, 399–401, 1986

Gesierich, U.: Werden wir zu Opfern von Bildern? Frankfurter Rundschau vom 12. November 1993, S. 8

Giese, H.: Psychopathologie der Sexualität. Stuttgart: Enke 1962

Gnirss-Bormet, R. et al.: Sexualmedizinische Diagnostik und Therapie von Erektionsstörungen in einer Spezialsprechstunde. Z. Sexualforsch. 8, 12–23, 1995

Günther, E.: Warum bei Enuresis weder Psychotherapie noch Medikamente halfen. Sexualmed. 17, 634–635, 1988

Hartmann, U.: Psychological evaluation and psychometry. In: Jonas et al. 1991

Hartmann, U.: Diagnostik und Therapie der erektilen Dysfunktion. Frankfurt a. M. u. a.: Lang 1994

Hashmat, A. I. und S. Das (Hrsg.): The penis. Philadelphia, London: Lea & Febiger 1993

Hulter, B. und P. O. Lundberg: Sexual function in women with hypothalamo-pituitary disorders. Arch. Sex. Behav. 23, 171–183, 1994

Jahnke, V. und H.-J. Merker: Elektronenmikroskopische Untersuchungen des menschlichen vomeronasalen Organs. HNO 46, 502–506, 1998

Jonas, U. et al. (Hrsg.): Erectile dysfunction. Berlin u. a. : Springer 1991

Kockott, G.: Verhaltenstherapie sexueller Störungen. In: Sigusch 1975

Kockott, G.: Sexuelle Funktionsstörungen des Mannes. Eine vergleichende Untersuchung aus psychologischer, psychophysiologischer und neuroendokrinologischer Sicht. Stuttgart: Enke 1981

Kockott, G.: Therapie von Sexualstörungen. In: H.-J. Möller (Hrsg.): Therapie psychiatrischer Erkrankungen. Stuttgart: Enke 1993

Kockott, G. et al.: Symptomatology and psychological aspects of male sexual inadequacy: Results of an experimental study. Arch. Sex. Behav. 9, 457–475, 1980

Kröber, H.-L. und K.-P. Dahle (Hrsg.): Sexualstraftaten und Gewaltdelinquenz. Verlauf, Behandlung, Opferschutz. Heidelberg: Kriminalistik-Verlag 1998

Laan, E. und W. Everaerd: Determinants of female sexual arousal: Psychophysiological theory and data. Ann. Rev. Sex Res. 6, 32–76, 1995

Laan, E. et al.: Women's sexual and emotional responses to male- and female-produced erotica. Arch. Sex. Behav. 23, 153–169, 1994

Langer, D. und U. Hartmann: Psychosomatik der Impotenz. Bestandsaufnahme und integratives Konzept. Stuttgart: Enke 1992

Levin, R. J.: The mechanisms of human female sexual arousal. Ann. Rev. Sex Res. 3, 1–48, 1992

Lickint, K.: Der Empfang des Patienten und das Erstinterview in der psychiatrischen Klinik. Nervenarzt 39, 451–456, 1968

Maisch, H. und E. Schorsch: Zur Problematik der Kompetenz-Abgrenzung von psychologischen und psychiatrischen Sachverständigen bei Schuldfähigkeitsfragen. Strafverteidiger 3, 32–38, 1983

Marks, I.: Neuere Entwicklungen in der Verhaltenstherapie sexueller Störungen. In: Sigusch 1975

Masters, W. H. und V. E. Johnson: Die sexuelle Reaktion. Frankfurt a. M.: Akademische Verlagsgesellschaft 1967

Masters, W. H. und V. E. Johnson: Impotenz und Anorgasmie. Zur Therapie funktioneller Sexualstörungen. Frankfurt a. M.: Goverts Krüger Stahlberg 1973

McClintock, M. K.: Whither menstrual synchrony? Ann. Rev. Sex Res. 9, 77–95, 1998

McKenna, K. E.: Central nervous system pathways involved in the control of penile erection. Ann. Rev. Sex Res. 10, 157–183, 1999

Metzler-Raschig, M. et al.: Sexualmedizinische Fortbildung für Ärzte. Ergebnisse eines viersemestrigen Seminars. In: V. Sigusch (Hrsg.): Sexualität und Medizin. Köln: Kiepenheuer & Witsch 1979

Montague, D. K. und M. M. Lakin: False diagnoses of venous leak impotence. J. Urol. 148, 148–149, 1992

Monti-Bloch, L. et al.: The human vomeronasal system. Psychoneuroendocrinology 19, 673–686, 1994

Nofzinger, E. A. et al.: Sexual function in depressed men. Arch. Gen. Psychiatry 50, 24–30, 1993

O'Donohue, W. und J. H. Geer (Hrsg.): Handbook of sexual dysfunctions: Assessment and treatment. Boston u. a.: Allyn and Bacon 1993

Porst, H.: Manual der Impotenz. Bremen: Uni-Med 2000

Rasch, W.: Die psychologisch-psychiatrische Beurteilung von Affektdelikten. Neue Jur. Wochenschr. (NJW) 33, 1309–1316, 1980

Rasch, W.: Die Auswahl des richtigen Psycho-Sachverständigen im Strafverfahren. Neue Z. Strafrecht 12, 257–264, 1992

Redlich, F. C. und D. X. Freedman: Theorie und Praxis der Psychiatrie. Frankfurt a. M.: Suhrkamp 1970

Rosen, R. C. und J. G. Beck: Patterns of sexual arousal. Psychophysiological processes and clinical applications. New York: Guilford 1988

Sakheim, D. K. et al.: Distinguishing between organogenic and psychogenic erectile dysfunction. Behav. Res. Ther. 25, 379–390, 1987

Scherb, W. H.: Neurophysiological evaluation of erectile dysfunction. In: Jonas et al. 1991

Schorsch, E.: Die Medikalisierung der Sexualität. Über Entwicklungen in der Sexualmedizin. Z. Sexualforsch. 1, 95–112, 1988

Schorsch, E.: Psychoanalyse und Justiz. Z. Sexualforsch. 5, 1–10, 1992

Schorsch, E.: Perversion, Liebe, Gewalt. Aufsätze zur Psychopathologie und Sozialpsychologie der Sexualität 1967–1991. Stuttgart: Enke 1993

Schorsch, E. und H. Maisch: Trieb und Täter. Sexualwissenschaft im Strafprozeß. In: V. Sigusch et al. (Hrsg.): Sexualität konkret. Frankfurt a. M.: Zweitausendeins 1984

Schürmeyer, T. H. und R. D. Hesch: Endocrinology of impotence. In: Jonas et al. 1991

Schumacher, W.: Über verschiedene Techniken der psychiatrischen Exploration und ihre Anwendungsbereiche. Dyn. Psychiat. 2, 50–62, 1969

Segraves, K. A. et al.: Use of sexual history to differentiate organic from psychogenic impotence. Arch. Sex. Behav. 16, 125–137, 1987

Segraves, R. T. et al.: Discrimination of organic versus psychological impotence with the DSFI: A failure to replicate. J. Sex Marital Ther. 7, 230–238, 1981

Sigusch, V.: Säuglingsorgasmus. Sexualmed. 3, 30–31, 1974

Sigusch, V. (Hrsg.): Therapie sexueller Störungen. Stuttgart, New York: Thieme 1975

Sigusch, V.: Über die methodische Armut der Schulpsychiatrie und ihren unverstellten Blick auf die Dinge. Monatsschr. Krim. 64, 229–234, 1981

Sigusch, V.: AIDS aus der Sicht des Sexualforschers. Dtsch. Ärztebl. 83, A-2853–A-2857, 1986

Sigusch, V.: Sprechen, zuhören und wahrnehmen können. Voraussetzungen der Sexualberatung. Prax. Med. 5 (12), 54–55, 1995

Solstad, K. und P. Hertoft: Frequency of sexual problems and sexual dysfunction in middle-aged Danish men. Arch. Sex. Behav. 22, 51–58, 1993

Stern, K. und M. K. McClintock: Regulation of ovulation by human pheromones. Nature 392, 177–179, 1998

Stief, C. G. und U. Hartmann: Praktisches Vorgehen und kritische Wertung. In: Stief et al. 1997

Stief, C.-G. et al.: Erektile Dysfunktion. Diagnostik und Therapie. Berlin u. a.: Springer-Verlag 1997

Stief, C. G. et al. (Hrsg.): Zeitgemäße Therapie der erektilen Dysfunktion. Diagnostik und Therapie. Berlin u. a.: Springer 1999

Stoléru, S. et al.: Neuroanatomical correlates of visually evoked sexual arousal in human males. Arch. Sex. Behav. 28, 1–21, 1999

Strassberg, D. S. et al.: The psychophysiological nature of premature ejaculation. Arch. Sex. Behav. 16, 327–336, 1987

Thon, W. F.: Andropen. Intracavernous self-injection pen for pharmacotherapy in erectile dysfunction. In: Jonas et al. 1991 (zit. als 1991a)

Thon, W. F.: Monitoring of penile tumescence and rigidity. In: Jonas et al. 1991 (zit. als 1991b)

van Nuyten, J. et al.: Role of nocturnal tumescence and rigidity measurement in the diagnosis of erectile impotence. Eur. Urol. 22, 119–122, 1992

Weller, A.: Communication through body odour. Nature 392, 126–127, 1998

Wincze, J. P. et al.: Sexual arousal in diabetic females: Physiological and self-reported measures. Arch. Sex. Behav. 22, 587–601, 1993

zur Nieden, S.: Weibliche Ejakulation. Variationen zu einem uralten Streit der Geschlechter. Stuttgart: Enke 1994

Kapitel 10
Symptomatologie, Klassifikation und Epidemiologie sexueller Störungen

Von Volkmar Sigusch

Wie sehr sich unser Verständnis sexueller Entwicklungen, Probleme und Störungen in den letzten Jahrzehnten geändert hat, wurde in den ersten Kapiteln des Buches erörtert. Im Kapitel 7 hat Herbert Gschwind beschrieben, wie different ein sexuelles Symptom in der Erstkonsultation in Erscheinung treten kann. Im letzten Kapitel habe ich das Verhältnis von Symptomdiagnose und Strukturdiagnose sowie von Organo- und Psychogenese diskutiert und begründet, warum eine differenzielle Symptomatologie notwendig ist. Jetzt soll erörtert werden, welche Symptome und Störungen wir unterscheiden, wie wir sie nennen, wie oft sie vorkommen und wie die Funktionsstörungen, Perversionen und Geschlechtsidentitätsstörungen in den internationalen Verzeichnissen DSM-IV und ICD-10 klassifiziert werden.

Leitsymptome sexueller Funktionsstörungen

In der Tabelle 1 sind zunächst die Leitsymptome sexueller Funktionsstörungen aufgeführt, wie ich sie mir zurechtgelegt habe. Dabei ist sogleich einschränkend anzumerken, dass eine Gliederung *weder widerspruchsfrei noch erschöpfend möglich* ist, wie manfrau es auch drehe und wende, weil es nicht gelingen kann, anhand so genannter sexueller Funktionen das Sexualleben zu beschreiben, weil die Funktionen, von sehr umschriebenen organischen Läsionen abgesehen, im Leben nicht so isoliert „funktionieren" und weil die „Funktionsstörungen" nach unserem heutigen Verständnis *Erlebensstörungen* sind, nicht nur bei Frauen, sondern auch bei jenen Männern, die sie eher als mechanische Defekte präsentieren (vgl. zu einem erweiterten Symptomverständnis Hertha Richter-Appelt in Kap. 12 und Gunter Schmidt in Kap. 13).

Die Gliederung basiert also ziemlich gewaltsam und auf jeden Fall reduktionistisch für beide Geschlechter auf der Unterscheidung der „Funktionen" sexuelle *Appetenz* (oder sexuelles Verlangen), sexuelle *Erregung* (oder Exzitation), *Orgasmus* (oder sexueller Höhepunkt) und *Befriedigung* (oder Satisfaktion). Hinzu kommt beim Mann die *Ejakulation*, die streng genommen nur bei der Ejaculatio retrograda, das heißt beim rückwärts in die Blase erfolgenden Samenerguss, bei der organisch bedingten Ejaculatio deficiens, das heißt beim Ausfall der Ejakulation trotz Orgasmus (die psychogene Ejaculatio deficiens geht dagegen in der Regel mit einer Anorgasmie einher), und bei der Spermatorrhoe, das heißt beim Herausfließen des Samens ohne sexuelle Erregung, isoliert gestört ist, während die anderen so genannten Ejakulationsstörungen wie der „vorzeitige“ (Ejaculatio praecox), der „verzögerte“ (Ejaculatio retardata) und der tagsüber „spontan“ erfolgende Samenerguss (Ejaculatio diurna spontana) ebenso gut als Orgasmusstörungen angesehen werden können (zur komplizierten Einteilung z. B. unter Berücksichtigung der der Ejakulation vorausgehenden Emission und zur komplizierten Benennung der Ejakulationsstörungen vgl. Sigusch und Maack 1976; Dekker 1993; speziell zur Ejaculatio praecox vgl. Rowland und Slob 1997).

Tabelle 1 Leitsymptome sexueller Funktionsstörungen

Männer	Frauen
Appetenzstörung	**Appetenzstörung**
Exzitationsstörung Erektionsstörung – Priapismus	**Exzitationsstörung** Lubrikationsstörung – Hypersekretion
Schmerzstörung Algopareunie Cephalgia sexualis Glansschmerz Analsphinkterkrämpfe u. a.	**Schmerzstörung** Algopareunie Vaginismus Klitorisschmerz Pelipathia spastica u. a.
Orgasmusstörung Anorgasmie ohne Ejakulation (Ejaculatio deficiens sine orgasmo) Anorgasmie mit Ejakulation (Ejaculatio sine orgasmo) u. a.	**Orgasmusstörung**
Ejakulationsstörung Ejaculatio praecox Ejaculatio retardata Ejaculatio deficiens cum orgasmo Ejaculatio retrograda Ejaculatio diurna spontana u. a. – Spermatorrhoe	
Satisfaktionsstörung	**Satisfaktionsstörung**

Grundsätzlich können alle Funktionen *ausfallen* (z. B. Inappetenz, Lubricatio deficiens, Ejaculatio deficiens), *störend geschwächt* (z. B. Hypappetenz, Erektionsschwäche, Orgasmusschwierigkeiten), *störend oder krankhaft gesteigert* (z. B. Hypersekretion, prolongierte Erektion, prolongierte Klitorisschwellung, Priapismus, Spermatorrhoe) oder auf andere Weise *atypisch oder krankhaft verändert* sein (z. B. Ejaculatio retrograda).

Die *Satisfaktionsstörungen* fallen insofern aus der ohnehin brüchigen Systematik heraus, als bei ihnen alle sexuellen Funktionen einschließlich des Orgasmus während der sexuellen Aktivität unauffällig sein können, ohne dass sich ein Gefühl der Befriedigung einstellt. Sie werden deshalb auch Befriedigungsstörungen oder nachorgastische Störungen genannt. Typisch sind Gefühle der Gereiztheit und inneren Unruhe, Weinkrämpfe, Schlafstörungen und depressive Verstimmungen nach dem Verkehr. Im Vordergrund stehen oft andere psychoneurotische oder psychosomatische Symptome als eine so genannte nachorgastische Störung. Zu denken ist vor allem an eine Persönlichkeitsstörung und nicht an eine monosymptomatische Sexualstörung.

Eine informative und praxisnahe Beschreibung der sexuellen Funktionsstörungen, bezogen auf Stadien einer *heterosexuellen Interaktion* (siehe Tab. 2), bieten Arentewicz und Schmidt (1993). Eine Kritik des *androzentristischen Verständnisses* weiblicher „Funktionsstörungen", vor allem auch bezogen auf den von Masters und Johnson (1967) am Modell Mann formulierten „sexuellen

Tabelle 2 Sexuelle Probleme in den verschiedenen Abschnitten der sexuellen Interaktion (nach Arentewicz und Schmidt 1993: 22)

Abschnitt	Probleme beim Mann	Probleme bei der Frau
Sexuelle Annäherung	**Sexuelle Lustlosigkeit, sexuelle Aversion**: sexuelles Verlangen nie oder selten gespürt; Gleichgültigkeit gegenüber Sexualität, passiver Widerstand, Sich-belästigt-Fühlen, Widerwillen, Ekel, Furcht zu „versagen" usw.; Vermeidungsverhalten	
Sexuelle Stimulation	**Erektionsstörungen**: Erektion im Hinblick auf Dauer oder Stärke nicht ausreichend für Geschlechtsverkehr	**Erregungsstörungen**: Erregung im Hinblick auf Dauer oder Stärke nicht ausreichend für Geschlechtsverkehr
Einführung des Penis, Koitus		**Vaginismus (Scheidenkrampf)**: Einführen des Penis durch krampfartige Verengung des Scheideneingangs gar nicht oder nur unter Schmerzen möglich
	Schmerzhafter Geschlechtsverkehr (Dyspareunie): Brennen, Stechen, Jucken im Genitalbereich	
Orgasmus	**Vorzeitige Ejakulation**: Samenerguss schon vor dem Einführen des Penis in die Scheide, beim Einführen oder unmittelbar danach	**Orgasmusschwierigkeiten**: Orgasmus nie oder selten
	Ausbleibende Ejakulation: trotz voller Erektion und intensiver Reizung kein Samenerguss	
	Ejakulation ohne Befriedigung: Samenerguss ohne Lust- und Orgasmusgefühl	**Orgasmus ohne Befriedigung**: „physiologischer" Orgasmus ohne Lustgefühl und Orgasmuserleben
Nachorgastische Reaktion	**Nachorgastische Verstimmungen**: Gereiztheit, innere Unruhe, Schlafstörungen, Depressionen, Weinanfälle, Missempfindungen im Genitalbereich usw.	

Reaktionszyklus", hat Tiefer (1988, 1991) vorgelegt. Zur gegenwärtigen, durch die Markteinführung von Viagra® ausgelösten Debatte um weibliche Sexualstörungen verweise ich auf die Beiträge von Bancroft (2000), Richter-Appelt (2000) und Tiefer (2000) in der „Zeitschrift für Sexualforschung".

Exkurs: Schmerzstörungen

In der nordamerikanischen Literatur wird seit einiger Zeit diskutiert, ob insbesondere die Dyspareunie und der Vaginismus überhaupt sexuelle Dysfunktionen seien, ob sie nicht eher als Schmerzstörungen verstanden werden sollten (Meana et al. 1997; Bergeron et al. 1997; Reissing et al. 1999, 2000). Angesichts fragwürdiger, empirisch kaum belegter und zur Differenzierung kaum geeigneter Konzeptionen stellten Reissing et al. (1999) im Titel einer Arbeit etwas zugespitzt die Frage: „Does vaginismus exist?" Und wie es gegenwärtig nordamerikanische Art ist, waren sie davon überzeugt, dieses Problem als erste erkannt zu haben. Ja, sie geben sogar korrekterweise an, nur Literatur in englischer Sprache zu berücksichtigen.

Tatsächlich jedoch handelt es sich um eine alte Diskussion. Uns selbst scheint es seit vielen Jahren sinnvoll zu sein, die vor allem mit Schmerzen oder Missempfindungen verbundenen Störungen gesondert als *Schmerzstörungen* zu betrachten, wie wir es auch in der ersten Auflage des vorliegenden Buches getan haben. Die Schmerzen können einen brennenden, stechenden, dumpfen, ziehenden oder konvulsiven Charakter haben; die Missempfindungen können vom Gefühl der Taubheit bis zum Juckreiz reichen. Schmerzstörungen kommen häufiger bei Frauen als bei Männern vor. Nicht selten sind sie organisch zumindest mitbedingt (vgl. z. B. Sigusch 1970a; Masters und Johnson 1973; Eicher 1977, 1988; Moors und Bruinsma 1980; Krause 1981; Bancroft 1985; Hertoft 1989; Meana et al. 1997; Wesselmann et al. 1997 sowie Tab. 3). Bei Frauen können vorliegen: anatomische Fehlbildungen, Vulvovestibulitis, Bartholinitis, Urethritis, Trigonitis, Vaginalatrophie, Kolpitis, allergische Reaktionen auf kontrazeptive Mittel, Endometriosis, Salpingitis, Retroflexio uteri, Zustände nach Operationen oder Bestrahlungen, Risse im uterinen Halteapparat durch Geburt (Allen-Masters-Syndrom) usw. Bei Männern können vorliegen: Phimose, Paraphimose, Balanitis, Balanoposthitis, Urethritis, Frenulumeinrisse, allergische Reaktionen auf Kondommaterial, Prostata-Erkrankungen, Hämorrhoiden, Hodentumoren, Geschlechtskrankheiten, Induratio penis plastica usw.

Nicht nur bei Frauen, sondern auch bei Männern (vgl. z. B. Kockott 1981) können natürlich Schmerzstörungen primär psychogen sein und nicht erst sekundär. Missempfindungen und Schmerzen im Zusammenhang mit der sexuellen Aktivität führen ohnehin nach einiger Zeit beinahe zwangsläufig zu sexuellen „Funktionsstörungen" bis hin zur reaktiven Inappetenz.

Die alte Gynäkologie hat die überaus vielfältigen Sensationen und Beschwerden von Frauen in der Urogenital- resp. Beckenregion unter zahllosen Bezeich-

Tabelle 3 Medizinische Befunde, erhoben an 99 bis 110 Frauen, die an Dyspareunie litten (nach Meana et al. 1997: 566)

Standard gynecological exam (N = 110)		Ultrasound (N = 110)		Colposcopy (N = 108)		Cultures (N = 99)	
Vulvar vestibulitis	45%	No findings	70%	Vulvar vestibulitis	33%	Gardnerella	18%
No findings	29%	Fibroids	15%	No findings	32%	Ureaplasma	16%
Vulvar atrophy	11%	Ovarian cyst	8%	Vulvar erosion/derm. prob.	12%	Yeast infection	5%
Tender bladder/urethra	6%	Uterine/ovarian atrophy	7%	Cervical eversion	9%	Urine infection	4%
Erythema	5%	Tender bladder	1%	Vaginal atrophy	7%	Atypical PAP	4%
Muscle contraction	4%	Tender utero-sacral ligaments	1%	Cervical inflammation	5%	Mycoplasma	1%
Vulvar erosion	2%	Tender ovaries	1%	Cervical polyp	3%	Chlamydia	1%
Fibroid (very large)	1%			Monolilial vaginitis	2%		
Tender utero-sacral ligaments	2%			Erythema	2%		
Tender uterus	1%			Prolapsed uterus	2%		
Ovarian cyst (very large)	1%			Endometriosis	2%		
Scarring	1%			Congenital anomaly	1%		
				Fibroid (very large)	1%		
				Condyloma	1%		
				Squamous metaplasia	1%		
				Tender bladder	1%		
				Tender uterus	1%		
				Tender utero-sacral ligaments	1%		

nungen wie Pelvipathia vegetativa und Pelipathia spastica zusammengefasst (vgl. im Einzelnen Sigusch 1970a), Beschwerden, die in unserem Zusammenhang ohne weiteres auch als assoziierte psychosomatische Symptome verstanden werden könnten. In der jüngeren Literatur wurden die Schmerzstörungen unter vielen Namen einzeln beschrieben, von denen hier nur erwähnt seien: Cephalgia sexualis (Kopfschmerzen kurz vor dem oder beim Orgasmus), Dyspareunie oder Algopareunie (Schmerzen beim oder nach dem Geschlechtsverkehr), Vaginismus (die Immissio penis unmöglich machende Verkrampfung der Scheiden- resp. Beckenbodenmuskulatur), Analsphinkterkrämpfe, genitale Hyperästhesie, genitaler Pruritus, schmerzhafte Ejakulationen, Hodenziehen sowie Klitoris- oder Glansschmerz. In der jüngsten Literatur werden einzeln erörtert: „vulvodynia, orchialgia, urethral syndrome, penile pain, prostatodynia, coccygodynia, perineal pain, proctodynia and proctalgia fugax" (Wesselmann et al. 1997: 269).

Erfreulich an der gegenwärtigen Diskussion ist, dass mehr oder weniger lesenswerte Übersichtsarbeiten verfasst (z. B. Meana und Binik 1994; Bergeron et al. 1997; Wesselmann et al. 1997; Reissing et al. 1999, 2000) und an größeren Stichproben mehr oder weniger relevante Daten erhoben werden (vgl. Tab. 3 und 4). Interessant ist, dass sich bei erweitertem psychosomatisch-sexuologi-

Tabelle 4 Symptomatologische Daten, erhoben an 112 Frauen im mittleren Alter von 37,5 Jahren, die an Dyspareunie litten (nach Meana et al. 1997: 565)

Historical		**Temporal pattern**	
Lifelong	35%	Onset of pain	
Acquired	65%	• before penile entry	2%
		• at moment of penile entry	72%
Generalized/situational		• once penis fully entered	25%
Generalized	70%	• after penis withdrawal	1%
Situational	30%	Duration of pain	
Pain with all partners	76%	• before, during and after exit	2%
No pain with some	24%	• during penile thrusting only	38%
Mean % of attempts that are painful	88%	• during penile thrusting and after	60%
Pain with			
• friction of clothing	21%	**Interference**	
• urination	18%	Interference with intercourse	
• tampon insertion	33%	(1-mild/2-moderate/3-severe)	
• finger insertion	45%	• mild	12%
• manual stimulation	21%	• moderate	35%
• gynecological exam	66%	• severe	53%
Location		**Intercourse frequency**	
• introitus only	29%	median 1.5 times per month	
• inside vagina only	22%		
• pelvic area only	6%		
• introitus and inside vagina	31%		
• introitus and pelvic area	1%		
• inside vagina and pelvic area	5%		
• introitus, vagina and pelvic area	4%		

schem Studium die Schmerzstörungen Vaginismus, Dyspareunie und „mixed sexual pain disorder“ kaum voneinander unterscheiden lassen (van Lankveld et al. 1995) und dass die Vulvovestibulitis (VVS) „the most frequent cause of dyspareunia in premenopausal women“ (Bergeron et al. 1997: 27) sein soll. Bemerkenswert ist, dass „vestibulectomy has been the most frequently investigated treatment for VVS“ (ebd.: 32).

Formale Deskription sexueller Funktionsstörungen

Unter eher formalen Gesichtspunkten können die Funktionsstörungen so beschrieben werden, wie es in Tabelle 5 aufgeführt ist. Die formale Deskription ist insofern ätiopathogenetisch und prognostisch wichtig, als beispielsweise zwischen erstmalig aufgetretenen und bereits chronifizierten Störungen unterschieden werden kann sowie zwischen solchen, die situationsabhängig, und solchen, die situationsunabhängig sind. Tritt eine Funktionsstörung nur unter bestimmten psychosozialen Umständen, nicht aber bei der Selbstbefriedigung auf, kann, wie im letzten Kapitel ausgeführt, mit einiger Sicherheit angenommen werden, dass sie nicht organisch bedingt ist.

Tabelle 5 Deskription sexueller Funktionsstörungen nach formalen Kriterien

Kriterium	Deskription
Beginn	**initial**: nur am Beginn des Sexuallebens **primär**: vom Beginn des Sexuallebens an **sekundär**: nach einer Phase ohne Funktionsstörung
Verlauf	**akut**: plötzlich auftretend, nicht chronifiziert **chronisch**: allmählich auftretend, chronifiziert
Kontinuität	**fakultativ**: nicht immer auftretend **obligatorisch**: immer auftretend
Ausmaß	**partiell**: Funktion beeinträchtigt **total**: Funktion ausgefallen
Praktik	**praktikabhängig**: z. B. nicht bei der Masturbation **praktikunabhängig**: bei allen Praktiken
Partner/Partnerin	**partnerabhängig**: z. B. nur bei Gelegenheitspartnern **partnerunabhängig**: bei allen Partnern
Situation	**situationsabhängig**: z. B. nicht im Urlaub **situationsunabhängig**: unter allen Umständen

Zum Zusammenhang von Symptomatik und Psychodynamik

Einen interessanten Versuch, funktionelle Sexualstörungen unter psychodynamischen Gesichtspunkten zu differenzieren, hat der Psychoanalytiker Janssen (1986) unternommen, obgleich in der Psychoanalyse eine derartige Klassifizierung im Allgemeinen abgelehnt wird, weil den deskriptiv zu unterscheidenden

Symptomen keine „Spezifität" zukomme, das heißt, weil psychogenetisch, psychodynamisch oder psychostrukturell keine spezifischen Konfliktbereiche, Abwehrvorgänge oder Persönlichkeitsstrukturen zugeordnet werden könnten. Allerdings hat sich die Psychoanalyse bisher nicht die Mühe gemacht, diese Auffassung an größeren Patientengruppen zu belegen. Janssen hat meines Wissens als einziger eine größere Patientengruppe (N=74) mit psychogenen „Potenzstörungen" unter diesem Aspekt untersucht. Dabei stieß er auf Zusammenhänge von Symptomatik, Alter der Patienten und zentraler pathogener Psychodynamik, die in der Tabelle 6 studiert werden können (vgl. dazu auch Kap. 12).

Tabelle 6 Differenzierung sexueller Funktionsstörungen von Männern nach Alter, Symptomatik und Psychodynamik (modifiziert nach Janssen 1986)

Alter (Jahre)	Symptomatik	Zentrale pathogene Psychodynamik
20 bis 30	primäre Erektionsstörung primäre Ejaculatio praecox Sexualphobie	aktualisierte ödipale Konfliktkonstellationen
ab 20	primäre Ejaculatio deficiens (Anorgasmie)	anal-retentive Abwehr von Ängsten auf präödipalem Niveau (zwangsneurotisch, Borderline)
30 bis 40	sekundäre (selten primäre) Erektionsstörung sekundäre (selten primäre) Ejaculatio praecox Sexualphobie	„organisierte" Persönlichkeitsstörungen (zwangsneurotisch, depressiv, narzisstisch)
30 bis 40	Appetenzstörung sekundäre Erektionsstörung sekundäre Ejaculatio praecox	Partnerschaftskonflikte, insbesondere auf depressivem Niveau
45 bis 55	sekundäre Erektionsstörung Appetenzstörung	Krisen im mittleren Lebensalter bei narzisstischen Persönlichkeitsstörungen, Objektverlust-Erleben, Depressivität

Spektrum sexueller Leitsymptome in der Frankfurter Spezialambulanz

Die so genannten sexuellen Funktionsstörungen stellen nur einen Teil aller Sexualstörungen dar, wenngleich in der Allgemeinpraxis den größten. Welche Störungen unterscheiden wir außerdem?

In den Beratungseinrichtungen, Kliniken und Forschungsabteilungen, die sexualtherapeutisch oder sexualmedizinisch ausgerichtet sind, existiert in der Regel ein Tableau sexueller Störungen, auf das sich die Mitarbeiterinnen und Mitarbeiter direkt oder indirekt verständigt haben, auch aus grobstatistischen

Gründen. Welche Leitsymptome auf der Tafel der psychotherapeutisch arbeitenden Sexualmedizinischen Ambulanz des Frankfurter Instituts für Sexualwissenschaft stehen, zeigt Tabelle 7.

Der kulturelle Wandel der Sexualität, der sexuellen Symptome und unserer Vorstellungen, von dem bereits in den vorstehenden Kapiteln die Rede war, setzt uns dem Zwang aus, die Tafeln, auf denen die Störungen stehen, immer wieder zu überdenken und neu zu beschreiben, Tafeln, ohne die es in einer geordneten Welt nun einmal nicht geht. Das Tableau, das in der Tabelle 7 aufgeführt ist, verrät, welche Leitsymptome wir unterscheiden, welche Symptome uns so oft präsentiert wurden, dass sie eine eigene Ziffer erhalten haben, welche Symptome wir sehen wollen, sehen können und überhaupt sehen, darunter Symptome, die an uns durch den Einbruch einer neuen Krankheit (AIDS), einer neuen Symptomatik (Lustlosigkeit) oder im Gefolge von Diskursen (Traumatisierung, Gewalt) herangetragen wurden.

Bemerkungen zur Terminologie

Hinsichtlich der Wortwahl fällt an unserer Liste auf, dass einerseits recht betagte und durchaus problematische Ausdrücke weiter verwandt werden wie „Funktionsstörung", andererseits recht akute aufgenommen worden sind wie „sexuelle Gewaltanwendung", die eigentlich keinen nosologischen Status haben, von der Problemlage außerhalb der medizinisch-psychologischen Krankheitslehre aber diktiert werden.

Im Folgenden gestatte ich mir einige Bemerkungen zu einigen Ausdrücken, die problematisch sind wie alle, die die sexuelle Sphäre durchgeistern. Ich sage also nicht, es sei egal, welche Ausdrücke wir benutzen. Ich sage aber, alle Ausdrücke, die überhaupt in Frage kommen, sind problematisch. Das gilt für Bezeichnungen wie „Dyspareunie" ebenso wie für Bezeichnungen wie „Transsexualität". Warum das so ist, wird in diesem Buch beinahe durchgehend dargelegt, willkürlich und unwillkürlich.

Sexuelle Dysfunktion/Sexualstörung/sexuelle Funktionsstörung

Vor Jahren habe ich in pragmatischer Hinsicht vorgeschlagen, eine primär organisch-mechanisch bedingte Funktionsstörung „sexuelle Dysfunktion" und eine primär psychosozial bedingte „funktionelle Sexualstörung" zu nennen. Unter der Bezeichnung „sexuelle Funktionsstörung" sollten beide zusammengefasst werden (Sigusch 1979, 1980b). Wenn die Ausdrücke in Kurzform benutzt werden, wird noch deutlicher, was ich meinte: *Dysfunktion versus Sexualstörung*. Auch heute noch spreche ich von Dysfunktion, wenn die Organogenese betont werden soll, von Sexualstörung, wenn die Psychogenese im Vordergrund steht.

Tabelle 7 Tableau der Leitsymptome der Sexualmedizinischen Ambulanz des Frankfurter Instituts für Sexualwissenschaft

1.	**Sexuelle Funktionsstörung**
1.1.	Erektionsstörung
1.2.	Vorzeitige Ejakulation
1.3.	Erektionsstörung und vorzeitige Ejakulation
1.4.	Andere Ejakulationsstörung
1.5.	Dyspareunie/Vaginismus
1.6.1.	Orgasmusstörung (Frau)
1.6.2.	Orgasmusstörung (Mann)
1.7.1.	Andere sexuelle Funktionsstörung (Frau)
1.7.2.	Andere sexuelle Funktionsstörung (Mann)
2.	**Lustlosigkeit**
2.0.1.	Lustlosigkeit (Frau)
2.0.2.	Lustlosigkeit (Mann)
3.	**Perverse Symptomatik**
3.1.	Exhibitionismus
3.2.	Fetischismus
3.3.	Transvestitismus
3.4.	Pädophilie
3.5.1.	Sadomasochismus mit sadistischer Akzentuierung (Frau)
3.5.2.	Sadomasochismus mit sadistischer Akzentuierung (Mann)
3.6.1.	Sadomasochismus mit masochistischer Akzentuierung (Frau)
3.6.2.	Sadomasochismus mit masochistischer Akzentuierung (Mann)
3.7.	Voyeurismus
3.8.1.	Andere perverse Symptomatik (Frau)
3.8.2.	Andere perverse Symptomatik (Mann)
4.	**Sexuelle Traumatisierung**
4.0.1.	Sexuelle Traumatisierung (Frau)
4.0.2.	Sexuelle Traumatisierung (Mann)
5.	**Sexuelle Gewaltanwendung**
5.0.1.	Sexuelle Gewaltanwendung (Frau)
5.0.2.	Sexuelle Gewaltanwendung (Mann)
6.	**Sexuelle Störung bei körperlicher Erkrankung**
6.0.1.	Sexuelle Störung bei körperlicher Erkrankung (Frau)
6.0.2.	Sexuelle Störung bei körperlicher Erkrankung (Mann)
7.	**HIV und AIDS**
7.1.1.	HIV (Frau)
7.1.2.	HIV (Mann)
7.2.1.	AIDS (Frau)
7.2.2.	AIDS (Mann)
8.	**Konflikt mit Homosexualität**
8.1.1.	Coming-out-Konflikt (Frau)
8.1.2.	Coming-out-Konflikt (Mann)
8.2.	Konflikt unter spezifischen Lebensbedingungen (insbesondere Bundeswehr)
8.3.1.	Anderer Konflikt (Frau)
8.3.2.	Anderer Konflikt (Mann)
9.	**Geschlechtsidentitätsstörung**
9.0.1.	Geschlechtsidentitätsstörung (Frau)
9.0.2.	Geschlechtsidentitätsstörung (Mann)
10.	**Transsexuelle Entwicklung**
10.0.1.	Transsexuelle Entwicklung (Frau-zu-Mann)
10.0.2.	Transsexuelle Entwicklung (Mann-zu-Frau)
11.	**Sexuelle Störung eines Partners/ Angehörigen**
11.0.1.	Sexuelle Störung eines Partners/ Angehörigen (Frau)
11.0.2.	Sexuelle Störung eines Partners/ Angehörigen (Mann)
12.	**Konflikt wegen außerpartnerschaftlicher sexueller Kontakte**
12.0.1.	Konflikt wegen außerpartnerschaftlicher sexueller Kontakte (Frau)
12.0.2.	Konflikt wegen außerpartnerschaftlicher sexueller Kontakte (Mann)
13.	**Partnerschaftskonflikt ohne sexuelle Leitsymptomatik**
13.0.1.	Partnerschaftskonflikt ohne sexuelle Leitsymptomatik (Frau)
13.0.2.	Partnerschaftskonflikt ohne sexuelle Leitsymptomatik (Mann)
14.	**Sonstige Störung** (z. B. Bulimie)
14.0.1.	Sonstige Störung (Frau)
14.0.2.	Sonstige Störung (Mann)

Erektile Dysfunktion

Diese Bezeichnung hat inzwischen international das Rennen gemacht. Sie prangt auf beinahe allen medizinischen Fachbüchern. Ich halte sie aus semantischen Gründen für sinnlos, weil sie bedeutet: schwellfähige Fehlfunktion.

Impotenz/Potenzstörung

Diese Ausdrücke sind ebenso nichts- wie vielsagend. Die einen verstehen darunter ausschließlich Erektionsstörungen, die anderen allerlei, beispielsweise auch Ejakulations- oder Satisfaktionsstörungen. Werden alle Beeinträchtigungen des sexuellen Erlebens und Reagierens unabhängig von abgrenzbaren Funktionsstörungen gemeint, kann natürlich weiterhin von „Impotenz" gesprochen werden, wie wir es auch gelegentlich tun. Bedacht aber werden sollte, dass viele Menschen diesen Ausdruck als herabsetzend erleben. In der alten und zum Teil auch in der gegenwärtigen Literatur werden die Leitsymptome Appetenzstörung *(Impotentia concupiscentiae)*, Erektionsstörung *(Impotentia erectionis)*, Ejakulationsstörung *(Impotentia ejaculationis)* und Satisfaktionsstörung *(Impotentia satisfactionis* oder *Impotentia emotionalis)* als spezielle Impotenzen bezeichnet. Dem medizinischen Hang zum Latinisieren frönend, könnte die Erregungsstörung *Impotentia excitationis* und die Lubrikations-Schwell-Störung *Impotentia lubricationis* genannt werden; die Schmerzstörung müsste wohl aber *Turbatio sensationis* heißen.

Frigidität/Gefühlskälte

Diese Ausdrücke benutzen wir überhaupt nicht, weil sie nicht nur verwaschen, sondern auch unrevidierbar diskriminierend und sexistisch sind. Früher unterstellte der Ausdruck Frigidität Frauen androzentristisch Gefühlskälte, sprach ihnen als Genus die Fähigkeit der „geschlechtlichen Hingabe" ab. Heute sollte er, um einmal mit der Jugend zu sprechen, megaout sein. Wer ihn weiterhin benutzt, setzt sich dem Soupçon des Patriarchalismus aus und ignoriert die Geschichte der Austreibung der weiblichen Lüste, die in ihm zusammenschießt wie in kaum einem anderen Terminus der alten Sexuologie.

Lustlosigkeit

Das ist ein Ausdruck, der erst in jüngerer Zeit von Sexuologen aufgegriffen worden ist. Seither wird vor allem bei Patientinnen zunehmend „Lustlosigkeit" dort diagnostiziert, wo früher Appetenz-, Erregungs- oder Orgasmusstörungen angenommen worden waren (vgl. Schmidt in Kap. 13). Bei kritischer Verwendung soll der Ausdruck der androzentrischen Parallelisierung des so genannten sexuellen Reaktionszyklus von Männern mit dem von Frauen, wie seit Masters und Johnson (1967) üblich, widersprechen und die Geschlechterdifferenz beachten, die sich beispielsweise insofern niederschlägt, als Frauen sich nicht selten dann als „lustlos“ bezeichnen, wenn sie andere Bedürfnisse haben als der Partner oder seltener Geschlechtsverkehr haben möchten als er. Problematisch an dem Ausdruck ist, dass er „sowohl das handelnde Subjekt als auch den Beziehungsaspekt“ verneint: „Er konstatiert ein Fehlen von Lust dort, wo eigentlich welche sein *sollte*, sagt aber nichts über das, was *ist*“ (Lange 1994: 54 f). Sein kann, dass bei Frauen nur dann von „Lustlosigkeit“ im Sinne einer Sexualstörung gesprochen werden kann, wenn die Wünsche und Vorstellungen der männlichen Partner, die definieren, was sexuell, intim und ungestört ist, *der* Maßstab sind. Wird deren Definitionsmacht hinterfragt, können die andersartigen Wünsche, Vorstellungen und missachteten lustvollen Äußerungen von Frauen gesehen werden (vgl. dazu Valverde 1989; Brückner 1990; Schenk 1991; Hauch 1992; Tiefer 1995). „Lustlosigkeit“ ist also ein Etappenbegriff, der mehr mit der gegenwärtigen Phase der kulturellen Interpretation und individuellen Erfahrung der Geschlechterdifferenz sowie, wenn wir die immer häufiger beschriebenen „lustlosen“ Männer einbeziehen (vgl. Linsenhoff 1995), mit dem allgemeinen Umkodieren der alten, scheinbar natürlich und stets sprudelnden, endogen-trieblich vorausgegebenen Sexualität zu tun hat als mit fachdisziplinär umschriebenen Sexualstörungen.

Libidostörung

Dieser Ausdruck wird vor allem von Medizinern synonym zu Appetenzstörung benutzt. Ich finde ihn aus zwei theoretischen Gründen falsch. Zum einen bezeichnet „Libido“ insbesondere in der psychoanalytischen Theorie etwas vollkommen Abstraktes, zum anderen wird insinuiert, es läge so etwas wie eine endogene „Triebstörung“ vor. Unsinn ist es, bei der Frau einen Libido-Quotienten, genannt LQ, bestimmen zu wollen, wie vor kurzem zu lesen war.

Perversion/Paraphilie/Deviation

Die meisten Menschen finden zweifelsohne den Ausdruck Perversion herabsetzend. Mit ihm wurden und werden tatsächlich im öffentlichen Gerede die Abscheulichkeiten schlechthin belegt, von der Apartheid über die Neutronenbombe bis hin zum Holocaust. Dass wir ihn trotzdem weiterhin benutzen, hat mit differenten Überlegungen zu tun (vgl. auch Sigusch 1978). Zum einen wäre seine Aufgabe mit einer Distanzierung von der bisherigen Perversionslehre verbunden. Dafür könnten zwar etliche Argumente ins Feld geführt werden, wenn wir daran denken, wie niederträchtig einige Psychoanalytikerinnen und Psychoanalytiker über perverse Menschen gesprochen haben. Ich erwähne nur Chasseguet-Smirgel (1989), die den Perversen alles Unheil dieser Welt anzulasten sucht. Andererseits haben solche Analytiker auch niederträchtig über Homosexuelle gesprochen, ohne dass dieser Ausdruck, der die von ihm getroffenen Personen stigmatisierend reduziert, aufgegeben worden wäre. Im Gegenteil, die Homosexuellen selbst haben das ihn noch übertrumpfende Schimpfwort „schwul“ ins Kämpferisch-Stolze gewendet – ein Wort, das heute zu den „Wörtern des Jahrhunderts" gezählt wird (Sigusch 1999). Ähnliches ereignet sich zur Zeit mit dem Ausdruck „pervers", jedenfalls in den USA und Großbritannien. Zum anderen verfügen wir über kein Wort, das gerade im klinischen und therapeutischen Bereich weder verlogen noch verharmlosend wäre. Dort geht es nicht um soziologisch definierte Abweichungen im Sinne einer *Deviation* und auch nicht um Harmlosigkeiten, wie sie der Ausdruck *Paraphilie* insinuiert. Päd*ophilie* heißt beispielsweise Zuneigung, Hinwendung, Liebe zum Kind. Das gibt es auch bei „Pädophilen"; verschwiegen aber werden die Risiken und Katastrophen, von denen Dannecker im Kapitel 21 nicht unter dem euphemistischen Ausdruck Philie, sondern unter der Bezeichnung Pädo*sexualität* spricht. Bemerkenswert ist, dass nicht selten gerade jene Experten von Deviation oder Paraphilie sprechen, die die Perversionen durch Prävention oder Kastration beseitigen wollen. Bemerkenswert ist auch, dass Berner im Kapitel 24 von „Paraphilie" dann spricht, wenn eine schwerere Störung vorliegt als bei einer „Perversion". Ein Wechsel der Wortmarken allein schafft also nichts aus der Welt. Nach meinem Gefühl entspricht der Ausdruck Perversion mit seiner Affekt- und Stereotypnähe nach wie vor der psychosozialen Situation, in der sich Menschen befinden, deren Sexualleben von Zwängen und Süchtigkeiten bestimmt wird, wie Reiches Beispiele im Kapitel 20 zeigen.

Internationale Klassifikation von sexuellen Funktionsstörungen, sexuellen Perversionen und Geschlechtsidentitätsstörungen

Klassifikationen sexueller Störungen blenden mehr aus, als sie zu beleuchten vermögen. Sie trennen zwangsläufig Lebensbereiche und Lebensäußerungen voneinander ab, die miteinander verschmolzen sind. Sie müssen sich an Erscheinungen halten, die nach Möglichkeit von vielen Untersuchern dingfest gemacht werden können. Bei den Funktionsstörungen sind das die so genannten sexuellen Funktionen, bei den Perversionen sind das vom üblichen Sexualobjekt oder Sexualziel quantitativ oder qualitativ abweichende Verhaltensweisen, bei den Delinquenzen sind das Straftaten, bei den Geschlechtsidentitätsstörungen sind das Abweichungen vom üblichen Rollenverhalten oder erwarteten geschlechtlichen Empfinden. In den ersten Kapiteln dieses Buches habe ich zu zeigen versucht, wie sehr die scheinbaren Naturkonstanten Sexualität, Liebe und Geschlecht einem allgemeinen Wandel unterliegen, so dass für uns nicht mehr alles, was unsere Vorgänger als Störung oder Krankheit angesehen haben, auch heute noch gestört oder krank ist und wir mit Sicherheit annehmen können, dass unsere Nachfolgerinnen und Nachfolger mit unseren Krankheitsregistern so verfahren werden wie wir mit den auf uns gekommenen.

International sind zur Zeit auf dem psychiatrisch-sexuologischen Gebiet zwei Klassifikationen tonangebend: Das „Diagnostic and Statistical Manual of Mental Disorders, Fourth edition" der American Psychiatric Association (APA 1994), kurz *DSM-IV* genannt, und die „Internationale Klassifikation psychischer Störungen, 10. Ausgabe" (WHO 1991, 1993), kurz *ICD-10* genannt. Beide Verzeichnisse werden im Folgenden vorgestellt und miteinander verglichen.

Seit dem 1. Januar 2000 müssen Vertragsärzte und Krankenhäuser gemäß §§ 295 und 301 Sozialgesetzbuch V (SGB V) die Diagnosen dann nach der ICD-10 *verschlüsseln*, wenn es sich um Abrechnungen oder Arbeitsunfähigkeitsbescheinigungen handelt, nicht jedoch in allen anderen Fällen (Überweisungen, Arztbriefe, Krankenhauseinweisungen usw.) wie in basal-kulturellem Furor reificationis und vorausgaloppierendem Gehorsam zunehmend praktiziert wird.

Eine Verfassungsbeschwerde des Vorsitzenden der „Klagegemeinschaft Ärzte gegen ICD-10" hat das Bundesverfassungsgericht nicht zur Entscheidung angenommen (1 BvR 422/00). Für die Zwecke des Fünften Buches des Sozialgesetzbuches hat die Bundesregierung im Juli 1999 die *ICD-10-SGBV* in Kraft gesetzt, eine Überarbeitung der ICD-10, die die Spitzenverbände der Krankenkassen, die Kassenärztliche Bundesvereinigung und die Deutsche Krankenhausgesellschaft vorgenommen haben (vgl. DIMDI 1999). Zu den wichtigsten Änderungen gehören: Hausärzte, Ärzte im Notfalldienst sowie Fachärzte, die Diagnosen außerhalb ihres Fachgebietes verschlüsseln, dürfen einen so genannten Minimalstandard anwenden, dessen Nummern im Verzeichnis typografisch gekennzeichnet sind. Um die Diagnosen sicherer zu machen, sind Zusatzkennzeichen eingeführt worden (z. B. V = Verdacht; R = rechts). Diagnosen, die in Deutschland kaum gestellt werden, wurden ausgegliedert (vgl. DIMDI 1999: 713 ff).

Im Anhang dieses Kapitels (S. 218) sind die sexualwissenschaftlich relevanten Schlüsselnummern des ICD-10-SGBV wiedergegeben, deren Aufbau und Inhalt gelegentlich noch unbrauchbarer ist als ohnehin im ICD-10, wenn beispielsweise unter F52.1 „sexuelle Aversion und mangelnde sexuelle Befriedigung", also so etwas wie eine Exzitations- und eine Satisfaktionsstörung, in einen Topf geworfen werden. Die inhaltlichen Erläuterungen sind zu einem erheblichen Teil so diffus bis falsch wie in der ICD, die vor allem geändert werden müsste, sollen die gröbsten Ungereimtheiten in den deutschen Versionen beseitigt werden.

„Sexuelle Funktionsstörungen"/„Sexual dysfunctions"

Wie die sexuellen Funktionsstörungen im DSM-IV und in der ICD-10 klassifiziert werden, kann der Tabelle 8 im Einzelnen auf einen Blick im Vergleich entnommen werden. Beide Manuale sind weder formal noch inhaltlich befriedigend, wobei das DSM-IV solider gearbeitet ist als die ICD-10. Beide Manuale sind ganz überwiegend symptomatologisch-deskriptiv aufgebaut, enthalten vermeidbare sprachliche und formale Schludrigkeiten, nosologische Ein- und Ausblendungen, die problematisch sind, sowie Brüche ihrer eigenen Systematik.

So werden, wie wir es vor 20 Jahren mit der Unterscheidung „Sexualstörung" versus „sexuelle Dysfunktion" bereits getan hatten, die psychogenen Sexualstörungen zwar zutreffend *disorders* genannt und die somatogenen *dysfunctions*; beide zusammen firmieren aber unter der Überschrift „Sexual dysfunctions", ohne dass eine Erläuterung gegeben würde. So heißt es in der ICD-10 mal „lack", mal „loss", mal „failure" und entsprechend in der anspruchslosen deutschsprachigen Version „Mangel", „Verlust", „Versagen", „Unfähigkeit" usw., als sei die Sprache vollends zerstreut und nicht mehr in der Lage, die Ereignisse und Dinge zu bezeichnen. Erstmalig werden mit dem DSM-IV, was wir auch schon vor 20 Jahren getan hatten (Sigusch 1979, 1980b), sexuelle Dysfunktionen, die auf eine Grunderkrankung oder auf die Wirkung bestimmter Substanzen zurückgehen, getrennt genannt - zwei von insgesamt nur 13 neuen Diagnosen. Dafür muss jedoch ein nicht unerheblicher Bruch mit der eigenen (nichtätiologischen) Systematik in Kauf genommen werden. Die ICD-10 ignoriert diese in der Praxis außerordentlich wichtigen Dysfunktionen systematisch, tischt stattdessen die theoretisch höchst problematische (vgl. Schorsch 1984), beispielsweise bei der Behandlung mit Antiandrogenen unter den „Diagnosen" Hypersexualität und exzessive Onanie missbrauchte (vgl. Petri 1980), jedenfalls vor Jahr und Tag als durch und durch ideologisch entlarvte „klinische" Entität „F52.7 *Excessive sexual drive*" auf, kann aber keine „research criteria" nennen (WHO 1993: 120). Die deutsche Version (WHO 1991: 204) meint dagegen nosomorphisierend und sprachlich verschwommen: „Männer und Frauen (meist Teenager oder junge Erwachsene) klagen gelegentlich über ein gesteigertes sexuelles Verlangen als eigenständiges Problem" und nennt als „dazugehörige Begriffe" - ja, die vegetieren noch: Nymphomanie und Satyriasis.

Dem DSM-IV (APA 1994: 493) zufolge sind „Sexual dysfunctions" charakterisiert durch „disturbance in sexual desire and in the psychophysiological changes that characterize the sexual response cycle" (Kriterium A) und „cause marked distress and interpersonal difficulty" (Kriterium B). Die diagnostischen *Kriterien* sind wie selbstverständlich an dem von Masters und Johnson (1967) postulierten Reaktionszyklus orientiert, dessen naturalistische Konstruktion weder einer physiologischen und sexualwissenschaftlichen (Sigusch 1970a, 1970b) noch einer feministischen Kritik (Tiefer 1988, 1991, 1995) standhält. Das DSM-IV unterscheidet „desire", „arousal", „orgasm" sowie „pain", kennt aber keine Befriedigung. Diese kommt zwar im ICD-10 unter F52.11 vor, wird jedoch dummerweise mit der *sexuellen Aversion* (vgl. Gold und Gold 1993) zusammengesperrt, die in beiden Manualen ohnehin aus der Systematik springt.

Insgesamt sind die Klassifikationen, obgleich inhaltlich beinahe leer, höchst problematisch, weil sie der Fiktion erliegen, es ließe sich über die Kulturen und Gesellschaften hinweg so etwas wie eine Weltsexualität samt ihrer Störungen definieren und erfassen. Tatsächlich gibt es aber das, was wir (immer noch) Sexualität nennen, nur in Europa und Nordamerika - als ein sehr spezifisch Konstruiertes und (nirgendwo anders) allgemein Durchgesetztes. Umso bornierter und roher sind Weltregister; sie können gar nicht anders, als auf einer präkulturellen und damit auch präpsychischen Ebene der bloßen Deskription zu verharren, die eigentlich nur den kleinsten gemeinsamen Nenner erfasst: psychophysische Grundreaktionen, um nicht zu sagen: Geschlechtsreflexe. Im Besitz der finanziellen, insbesondere der medienindustriellen Mittel kommen die Reichen auch bei bestem Willen nicht umhin, ihre Vorstellungen von Sexualität und sexuellen Störungen jenen Ländern aufzuzwingen, die ganz andere Probleme als erotisch-sexuelle haben.

Welche ungenießbaren „Klassifikationen" sich aus solchen Widersprüchen und Machtgefällen ergeben, kann am Beispiel der bei uns in dieser Form, Eigenart und Dramatik unbekannten Störungen *Koro* und *Dhat* sofort erkannt

Tabelle 8 Synopse der Klassifikationen der sexuellen Funktionsstörungen in DSM-IV und ICD-10

DSM-IV Sexual dysfunctions	ICD-10	Sexuelle Funktionsstörungen, nicht verursacht durch eine organische Störung oder Erkrankung
Sexual desire disorders		
302.71 Hypoactive sexual desire disorder	F52.0	Mangel oder Verlust von sexuellem Verlangen
302.79 Sexual aversion disorder	F52.10	sexuelle Aversion
Nicht klassifiziert	F52.11	mangelnde sexuelle Befriedigung
Sexual arousal disorders		
302.72 Female sexual arousal disorder 302.72 Male erectile disorder	F52.2	Versagen genitaler Reaktionen (Männer: Erektionsstörung; Frauen: Mangel oder Ausfall der vaginalen Lubrikation)
Orgasmic disorders		
302.73 Female orgasmic disorder 302.74 Male orgasmic disorder	F52.3	Orgasmusstörung
302.75 Premature ejaculation	F52.4	Ejaculatio praecox
Sexual pain disorders		
302.76 Dyspareunia	F52.6	nicht-organische Dyspareunie
306.51 Vaginism	F52.5	nicht-organischer Vaginismus
Nicht klassifiziert	F52.7	gesteigertes sexuelles Verlangen
Sexual dysfunction due to a general medical condition	Nicht klassifiziert (siehe Codes N48.4, N50.8, N94.1, N94.8)	
625.8 Female hypoactive sexual desire disorder		
608.89 Male hypoactive sexual desire disorder		
607.84 Male erectile disorder		
625.0 Female dyspareunia		
608.89 Male dyspareunia		
625.8 Other female sexual dysfunction		
608.89 Other male sexual dysfunction		
Substance-induced sexual dysfunction (siehe Codes 291.8 Alcohol; 292.89 Amphetamine or amphetamine-like substance; 292.89 Cocaine; 292.89 Opioid; 292.89 Sedative, hypnotic or anxiolytic; 292.89 Other or unknown substance)	Nicht klassifiziert	
302.70 Sexual dysfunction not otherwise specified	F52.9	nicht näher bezeichnete sexuelle Funktionsstörung
	F52.8	andere sexuelle Funktionsstörung

werden (vgl. WHO 1991: 182; zu Koro-Epidemien auf Hainan vgl. Gerlach 1995). Die ICD-10 hat (in Frontstellung zur Psychoanalyse) den Begriff *Neurose* ganz aufgegeben, kennt aber noch neurotische Störungen, die mit so genannten Belastungs- und somatoformen Störungen zusammengefasst sind.

Doch nicht genug der Verrücktigkeit. Ausgerechnet Koro („Überzeugung von der Schrumpfung des Penis"; die Verfasser wissen offenbar nicht, dass auch Frauen an Koro leiden) und Dhat („ungerechtfertigte Sorge um die schwächenden Wirkungen des Samenergusses") werden als „neurotische Störungen" (F48.8) klassifiziert, obgleich der moderne euroamerikanische Begriff Neurose nun wirklich nicht auf, beispielsweise, asiatische Kulturen übertragen werden sollte, die andere Ordnungen der Welt und ihrer Dinge, andere Distinktionen und damit auch andere Befürchtungen und Symptome hervorgebracht haben – und, im Gegensatz zu uns, eine Ars erotica, nicht aber Scientia sexualis und Psycho-Analyse.

„Störungen der Sexualpräferenz"/„Paraphilias"

Die Klassifikation sexueller Perversionen oder Paraphilien oder Deviationen ist noch zeit- und kulturgebundener als die Klassifikation sexueller Funktionsstörungen. Jede Zeit, jede Kultur bezeichnet andere Begierden, Fetischisierungen und Eigenheiten als verdreht, verrückt, abnorm oder krank. Manchmal ereignet sich der Vorstellungs- und Bewertungswandel sehr schnell.

So kommt mir eine Klassifikation, die Eberhard Schorsch (1980: 122 f) vorgelegt hat, heute schon streckenweise merkwürdig antiquiert vor. Da gibt es „Perversionen", die heute kaum noch einer so nennt oder so sieht (z. B. Gerontophilie) oder die klinisch keine Rolle spielen (z. B. Pseudolie), und da werden noch Synonyme und Unterformen genannt, die seit langem verschüttet sind: Mixoskopie (für Voyeurismus), Dipoldismus und Flagellantismus (beim Sadismus), Passiophilie, Metatropismus, Servilismus und Pagismus (beim Masochismus), Zopfabschneider, Monumentophilie und Skythenwahnsinn (beim Fetischismus) usw.

Anderen Autoren ist es offenbar ein großes Vergnügen, irgendeine Vorliebe oder einen „Komplex" mit einem möglichst der griechischen Antike entlehnten Ausdruck zu belegen und in die Weltliteratur einzuführen: ein wenig strapaziöser Versuch, unsterblich zu werden. Vollkommen überzogen ist die Auflistung, die der Sexualwissenschaftler John Money (1986: 257–273) in seinen „Lovemaps" präsentiert hat. Da gibt es Akrotomophilie, Adoleszentilismus, Agalmatophilie, Andromimesis, Andromimetophilie, Apotemnophilie, Asphyxiophilie, Autagonistophilie, Autassassinophilie, Autonepiophilie und so weiter, was immer das sei, durch das ganze Alphabet hindurch. Wüsste ich nicht, dass er es ernst meint, hielte ich es für eine gelungene Verhohnepipelung unseres Dranges, das Ängstigende ungewöhnlicher Begierden durchs Benennen zu bannen. Denkt man den Moneyschen Willen zum Klassifizieren logisch zu Ende, müssten so viele Paraphilien aufgelistet werden, wie es so genannte Triebschicksale gibt, und die Neoperversen wären dann die, denen keine Paraphilie attestiert werden könnte.

Angesichts solcher Obsessionen, die selbst die der alten Sexuologen in den Schatten stellen und unwillkürlich in der totalen Zerstreuung enden, imponieren die internationalen Verzeichnisse (vgl. Tab. 9) als zurückhaltend. Zu gebrauchen sind sie jedoch aus den angedeuteten Gründen allenfalls in Europa und Nordamerika. In beiden Manualen kommt der Begriff Perversion nicht vor. Die ICD-10 spricht, merkwürdig genug, von *Disorders of sexual preference*. Das DSM-IV wählt den Ausdruck *Paraphilias*, von denen erst gesprochen werden sollte, wenn folgende diagnostische *Kriterien* zutreffen (APA 1994: 522 f): Über eine Periode von mindestens sechs Monaten „recurrent, intense sexually arousing fantasies, sexual urges, or behaviors generally involving 1) nonhuman objects, 2) the suffering or humiliation of oneself or one's partner, or 3) children or other nonconsenting persons" (Kriterium A), die „clinically significant distress or impairment in social, occupational, or other important areas of functioning" verursachen (Kriterium B).

Tabelle 9 Synopse der Klassifikationen sexueller Perversionen in DSM-IV und ICD-10

DSM-IV Paraphilias		ICD-10 Störungen der Sexualpräferenz	
302.4	Exhibitionism	F65.2	Exhibitionismus
302.81	Fetishism	F65.0	Fetischismus
302.89	Frotteurism	Nicht klassifiziert	
302.2	Pedophilia	F65.4	Pädophilie
302.83	Sexual masochism	F65.5	Sadomasochismus
302.84	Sexual sadism		
302.82	Voyeurism	F65.3	Voyeurismus
302.3	Transvestic fetishism	F65.1	fetischistischer Transvestitismus
		F65.6	multiple Störungen der Sexualpräferenz
302.9	Paraphilia not otherwise specified	F65.8	andere Störungen der Sexualpräferenz
		F65.9	nicht näher bezeichnete Störungen der Sexualpräferenz

In beiden Verzeichnissen gibt es Homosexualität, Sodomie, Gerontophilie usw. als nosologische Einheiten nicht oder nicht mehr. Im DSM-IV gehört zur Diagnose Pädophilie eindeutig, dass sich die Kinder noch nicht in der Pubertät befinden, das heißt im Allgemeinen 13 Jahre oder jünger sind (Kriterium A), dass der „Pädophile" mindestens 16 Jahre alt ist und der Altersabstand zwischen ihm und den Kindern mindestens fünf Jahre beträgt (Kriterium C). Die ICD-10 bleibt auch hier unklarer, eine Verschwommenheit, die die diagnostischen Erläuterungen der deutschen Version noch verstärken, indem Patienten beschrieben werden, bei denen mit Sicherheit keine Pädophilie vorliegt, weder im Sinne des DSM-IV noch in unserem. Die Definition der ICD-10-SGBV ist demgegenüber sehr viel klarer und zutreffender (siehe Anhang).

Insgesamt kennt das DSM-IV noch sieben bis acht, die ICD-10 noch sechs Paraphilien von nosologischem Rang. Ich denke, in einigen Jahrzehnten werden es entweder noch weniger sein, weil man sich nicht mehr wird vorstellen können, dass Voyeurismus oder Fetischismus Krankheiten sind, oder es werden sehr viel mehr sein, weil im Zuge von Diskursen, wie den gegenwärtig um Geschlechterdifferenz, sexuelle Gewalt und sexuellen Missbrauch zentrierten, neue Paraphilien auftauchen werden, die man dann vielleicht wieder Perversionen nennen, Medizin und Psychologie überantworten und damit zu behandlungsbedürftigen Krankheiten erklären wird. Passieren könnte natürlich auch, dass Perversionen, wie es im Augenblick Mode ist, entsexualisiert und entfetischisiert werden, so dass in dieser Rubrik Auffälligkeiten versammelt werden können, die mit Partialisierung, Entwertung, Selbstzerstörung, Fremdschädigung usw. einhergehen, ohne dass es zu sexuellen Manifestationen kommt.

Auffällig an der Klassifikation des DSM-IV ist, dass der Frotteurismus, der bei uns klinisch keine eigene Rolle spielt, als Entität geführt wird. US-amerikanische Kollegen konnten mir nicht erklären, warum. Es wird also wohl ein Verzeichnisverfasser ein besonderer Experte gewesen sein. Sinnvoll an der Einteilung der ICD-10 ist, dass an *multiple Störungen* gedacht worden ist. Sie kommen nämlich nicht nur „in manchen Fällen" (WHO 1991: 231) vor, wie kommentiert wird, sondern bereits klinisch-phänomenologisch im Querschnitt sehr oft und prinzipiell im Längsschnitt immer, wie Reiche im Kapitel 20 anhand seines 5. klinischen Kriteriums erläutert.

Wird mit den genannten Verzeichnissen gearbeitet, müssen alle *seltenen Paraphilien* in Sammelkategorien untergebracht werden. Die ICD-10 (WHO 1991: 232) erinnert an obszöne Telefonanrufe, Nekrophilie, Sodomie, Frotteurismus, Selbststrangulationen mit Anoxie, „eine Vorliebe für Partner mit bestimmten anatomischen Abnormitäten" sowie „verschiedene Masturbationsrituale", insbesondere mit Insertionen. Das DSM-IV (APA 1994: 532) nennt als Beispiele die ersten drei, außerdem „partialism (exclusive focus on part of body)" und „klismaphilia (enemas)" und schließlich Kopro- und Urophilie, die die ICD-10-Verfasser dem Sadomasochismus zuschlagen. Wir sehen also, es hängt nicht nur von den allgemeinen Dispositiven oder Objektiven ab, welche sexuellen Vorlieben und Praktiken als klinische Entitäten betrachtet werden. Jede Expertin und jeder Experte hat, je nach Ausbildung, Erfahrung und eigener Verfassung, eine andere Vorstellung davon, was überhaupt pervers oder paraphil sei und wie bestimmte Praktiken zuzuordnen wären. Ich selbst würde die meisten genannten Vorlieben der Hetero- und der Homosexualität, dem Fetischismus und dem Sadomasochismus zuordnen, womit auch gesagt ist, dass es sich bei den großen Sexualformen nicht um monolithische Gebilde handelt.

Der Information halber sei schließlich noch gesagt, dass *sexueller Missbrauch* eines Kindes oder eines Erwachsenen an anderen Stellen des DSM-IV (V61.21 bzw. V61.1) und der ICD-10 (T74.2) erwähnt wird. Die ICD-10 enthält im Anschluss an die Abschnitte F64 (Störungen der Geschlechtsidentität) und F65 (Störungen der Sexualpräferenz) noch einen Abschnitt F66 (Psychische und Verhaltensstörungen in Verbindung mit der sexuellen Entwicklung und Orientierung) mit den Diagnosen F66.0 (Sexuelle Reifungskrise), F66.1 (Ichdystone Sexualorientierung) und F66.2 (Sexuelle Beziehungsstörung), die hier übergangen werden können (siehe Anhang). Bemerkenswert ist aber, dass in diesem Abschnitt erläutert wird, wie die sexuelle Orientierung mit der fünften Stelle verschlüsselt werden kann: 0 = heterosexuell, 1 = homosexuell, 2 = bisexuell, 3 = andere, einschließlich „präpubertär". In der ICD-10-SGBV ist dagegen der Hinweis angebracht: „Die Richtung der sexuellen Orientierung selbst ist nicht als Störung anzusehen" (DIMDI 1999: 187).

„Störungen der Geschlechtsidentität"/„Gender identity disorders"

Die Geschlechtsidentitätsstörungen sind erstmalig 1980 im DSM-III als Krankheiten in Erscheinung getreten. Im DSM-III-R von 1987 wurden sie dann der Kinder- und Jugendpsychiatrie zugeordnet, so dass die so genannte sekundäre transsexuelle Entwicklung, die erst in einem späteren Lebensalter zu erkennen ist, diagnostisch nicht leicht unterzubringen war. Das DSM-IV von 1994 handelt die diagnostischen Kriterien für alle Altersstufen zusammen ab, sieht aber noch eine Verschlüsselung getrennt nach Kindheit einerseits und Jugend- sowie Erwachsenenalter andererseits vor (vgl. Tab. 10). Von „Gender identity disorder" wird gesprochen, wenn folgende *Kriterien* zutreffen (APA 1994: 537 f): „A strong and persistent cross-gender identification" (Kriterium A). „Persistent discomfort with his or her sex or sense of inappropriateness in the gender role of that sex" (Kriterium B). „The disturbance is not concurrent with a physical intersex condition" (Kriterium C). „The disturbance causes clinically significant distress or impairment in social, occupational, or other important areas of functioning" (Kriterium D).

Bemerkenswert ist, dass jugendliche Patienten den erwachsenen zugeordnet werden, dass *die Diagnose „Transsexualism"* des DSM-III und DSM-III-R *aufgegeben* wurde (insgesamt sind nur acht bisherige „Krankheiten“ entfallen) und dass die bisherige Kategorie „Gender identity disorder of adolescence or adulthood, nontranssexual type (GIDAANT)“ in der neuen Großkategorie aufgegangen ist. Patienten sollen, so ist aus Formulierkreisen zu hören, nicht mehr durch die Diagnose (irreversibler) Transsexualismus (mit dem Wunsch nach hormonellen oder chirurgischen Behandlungen) „gelabelt“ werden.

Tabelle 10 Synopse der Klassifikationen von Geschlechtsidentitätsstörungen in DSM-IV und ICD-10

DSM-IV Gender identity disorders		ICD-10 Störungen der Geschlechtsidentität	
302.6	Gender identity disorder in children	F64.2	Störung der Geschlechtsidentität des Kindesalters
302.85	Gender identity disorder in adolescents or adults	F64.0	Transsexualismus
Nicht klassifiziert (vgl. 302.3 in Tab. 9)		F64.1	Transvestitismus unter Beibehaltung beider Geschlechtsrollen
302.6	Gender identity disorder not otherwise specified	F64.8	andere Störungen der Geschlechtsidentität
		F64.9	nicht näher bezeichnete Störung der Geschlechtsidentität

Dass die Verfasser des DSM-IV aber den Transsexualismus nach wie vor als eine Krankheit und nicht als eine Geschlechtsdeviation ohne Krankheitswert ansehen, ergibt sich aus den Diskussionen der DSM-Experten (vgl. Bradley et al. 1991; Pauly 1992), die den Transsexuellen im Gegensatz zu den Homosexuellen einen hohen Grad an Pathologie in verschiedener Hinsicht bescheinigen, ohne zu merken, dass das früher die Experten auch für die Homosexuellen getan haben, die ja wohl sonst nicht zu Kranken im Sinne des DSM gemacht worden wären. Und es ergibt sich auch aus dem DSM-IV selbst, das an anderer Stelle den Transsexualismus als „severe gender dysphoria“ (S. 771) definiert.

Zu den unspezifischen Geschlechtsidentitätsstörungen, die wie die Störungen im Kindesalter unter 302.6 rangieren, zählt das DSM-IV beispielhaft (1) Intersexualismus, verbunden mit Geschlechtsdysphorie, (2) transitorisches, „stress-related cross-dressing behavior“ und (3) persistierende „preoccupation with castration or penectomy“ ohne Wunsch nach Geschlechtswechsel (S. 538).

Die ICD-10 trennt die „Störung der Geschlechtsidentität des (gemeint ist: im) Kindesalters“ von vornherein vom Transsexualismus, der weiterhin existiert, dem aber jetzt bereits jugendliche Patienten zugeordnet werden. Von Transsexualismus wird gesprochen, wenn die „transsexual identity“ mindestens zwei Jahre lang durchgehend bestanden hat (WHO 1993: 134). Als dritte Diagnose sieht die ICD-10 „Dual-role transvestism“ vor (F64.1). Gedacht wird an „Patienten“, die gegengeschlechtliche Kleidung trügen, „um zeitweilig die Erfahrung der Zugehörigkeit zum anderen Geschlecht zu erleben“ (WHO 1991: 226). Ein Wunsch nach Geschlechtsumwandlung bestehe ebenso wenig wie eine sexuelle Erregung beim Cross-dressing. An welche „anderen Störungen der Geschlechtsidentität“ (F64.8) gedacht worden ist, verrät weder die englische noch die deutsche Fassung des ICD-10.

Wie wir die Geschlechtsidentitätsstörungen im Kindes- und Jugendalter sowie die transsexuellen Entwicklungen bei Erwachsenen sehen, kann den Kapiteln 26 und 27 entnommen werden.

Epidemiologie sexueller Störungen

Schließlich noch einige Bemerkungen zur Prävalenz und Inzidenz sexueller und geschlechtlicher Störungen. Aus Gründen, die im Kapitel 9 genannt worden sind, ist es beinahe unmöglich, vergleichbare Daten zu nennen. Die Verfasser des DSM-IV halten sich auch entsprechend zurück. Im Abschnitt über die Geschlechtsidentitätsstörungen meinen sie, es gäbe keine neuen Studien (vgl. dazu Kap. 26 und 27). Im Abschnitt über die Paraphilien meinen sie, diese würden selten in allgemeinen klinischen Zusammenhängen diagnostiziert, kämen aber wohl angesichts des kommerziellen Marktes häufiger vor. In Spezialeinrichtungen würden am ehesten Pädophilie, Voyeurismus und Exhibitionismus gesehen, was wir, vom Voyeurismus abgesehen, bestätigen können. Im Abschnitt über die sexuellen Funktionsstörungen sprechen sie davon, dass es sehr wenige „systematic epidemiological data" gäbe und dass diese eine „extremely wide variability" zeigten, die möglicherweise auf differente Untersuchungsmethoden, Definitionen und Stichproben zurückgehe (APA 1994: 495).

Ich denke, so ist es tatsächlich. Je nach Definition (z. B. eine ganz bestimmte Störung von einer bestimmten Dauer versus „sexuelle Unzufriedenheit"), Stichprobenzusammensetzung (z. B. Patientinnen eines Urologen versus Patientinnen eines Gynäkologen) oder Erhebungstechnik (z. B. postversandter Fragebogen versus persönliches Interview) schwanken die ermittelten Werte um mehr als eine Zehnerpotenz (vgl. die Übersichten von Bancroft 1985; Spector und Carey 1990; Feldman et al. 1994; Benet und Melman 1995; zum Problem vgl. z. B. Gribble et al. 1999). Es ist also ohne weiteres möglich, sexuelle „Dysfunktionen" als Volkskrankheiten anzusehen, die häufiger vorkommen als Diabetes mellitus und Koronare Herzkrankheit. Nach Angaben des National Center for Health Statistics (1987) suchten in einem Jahr (1985) in den USA allein wegen Erektionsstörungen etwa 400 000 Männer einen Arzt auf, und etwa 30 000 wurden stationär behandelt. Nach einer Bedarfsanalyse von Kuhnhenn et al. (1987) suchten in einer Woche des Jahres 1984 minimal 3 000 und maximal 11 000 Männer und Frauen einen in West-Berlin niedergelassenen Arzt wegen eines sexuellen Problems auf (vgl. auch die vorausgegangene Bedarfsanalyse von Schorsch et al. 1977). Bis auf wenige Prozente wurde das „sexuelle Problem" als „Funktionsstörung" klassifiziert.

Das sieht natürlich in den Spezialambulanzen der Hamburger und der Frankfurter Universitätsabteilung für Sexualforschung etwas anders aus. Dort brachten, nur orientierend gesagt, in den letzten Jahren etwas mehr als 50 % der Männer und etwas mehr als 30 % der Frauen ein anderes Problem zur Sprache: eine perverse Symptomatik, eine transsexuelle Entwicklung, eine sexuelle Gewalterfahrung usw. (vgl. dazu Tab. 7). Welche Funktionsstörungen im Vergleich der letzten zwei Jahrzehnte in der Poliklinik und in der Sexualberatungsstelle der Hamburger Abteilung diagnostiziert worden sind, gibt Gunter Schmidt in der Tabelle 1 des Kapitels 13 an. Welche Diagnosen bei 190 Patienten gestellt worden sind, die in den Jahren 1988 bis

1990 die Sexualmedizinische Sprechstunde am Universitätsspital Zürich aufgesucht haben, kann im Einzelnen einer Arbeit von Gnirss-Bormet et al. (1995) entnommen werden. Hier sei nur gesagt, dass die meisten Patienten, die im Durchschnitt 42 Jahre alt waren, über Erektionsstörungen (gut 46 %) und Ejaculatio praecox (knapp 34 %) klagten. Bei rund 10 % wurde „sexuelle Lustlosigkeit" als Hauptsymptom angesehen, und nur bei etwa 7 % lag eine Geschlechtsidentitätsstörung oder eine perverse Symptomatik vor.

Verlässliche Angaben zur Prävalenz von Erektionsstörungen in der so genannten Wohnbevölkerung können der breit angelegten „Massachusetts Male Aging Study" (MMAS) entnommen werden, die von 1987 bis 1989 in Boston und Umgebung durchgeführt worden ist (Feldman et al. 1994), also vor dem Kampf um Viagra. Auch deshalb ist sie nach meinem Eindruck verlässlich. Denn im Augenblick kursieren allerlei epidemiologische Daten. Sie werden von „Sexualmedizinern" in die Öffentlichkeit lanciert, die ihren spezifischen Sachverstand erst dank Viagra entdeckt haben, jetzt aber, großzügig von Pfizer oder konkurrierenden Potenzmittelherstellern unterstützt, schlagartig in der Lage sind, alle sexualmedizinischen und sexualtherapeutischen Fragen per Te-

Tabelle 11 Komplette Impotentia erectionis bei Männern im Alter von 40 bis 70 Jahren in Abhängigkeit von bestimmten Merkmalen (zusammengestellt nach der „Massachusetts Male Aging Study" von Feldman et al. 1994)

Merkmal	Komplette Impotentia erectionis (%)
Alle (N = 1290)	9,6
40-Jährige	5,1
70-Jährige	15,0
Männer mit behandelter Herzkrankheit	39,0
Raucher (Zigaretten) mit behandelter Herzkrankheit	56,0
Nichtraucher mit behandelter Herzkrankheit	21,0
Männer unter Medikation mit Kardiaka	28,0
Raucher unter Medikation mit Kardiaka	41,0
Nichtraucher unter Medikation mit Kardiaka	14,0
Männer mit behandelter Hypertonie	15,0
Raucher mit behandelter Hypertonie	20,0
Nichtraucher mit behandelter Hypertonie	8,5
Männer unter Medikation mit Antihypertensiva	14,0
Raucher unter Medikation mit Antihypertensiva	21,0
Nichtraucher unter Medikation mit Antihypertensiva	7,5
Männer unter Medikation mit Vasodilatatoren	36,0
Raucher unter Medikation mit Vasodilatatoren	52,0
Nichtraucher unter Medikation mit Vasodilatatoren	21,0
Männer mit behandeltem Diabetes mellitus	28,0
Männer unter Medikation mit Antidiabetika	26,0
Männer mit unbehandelter Arthritis	15,0
Raucher mit unbehandelter Arthritis	20,0
Nichtraucher mit unbehandelter Arthritis	9,4

lefon oder Presseerklärung verbindlich zu beantworten. Ich denke, angesichts dieser Lage ist es sinnvoll, sich bis auf weiteres an Studien zu halten, die vor der Markteinführung von Viagra konzipiert und durchgeführt worden sind.

In der inzwischen berühmten MMAS äußerten sich 1 290 von insgesamt 1 709 Probanden, das sind 75 %, mittels eines Fragebogens mit 9 Items, den sie selbst ausfüllten, zu ihrer sexuellen Aktivität (z. B. durchschnittliche sexuelle Frequenz in einer gewöhnlichen Woche; volle Erektionen innerhalb eines durchschnittlichen 24-Stunden-Tages; Schwierigkeiten, eine Erektion zu bekommen, bevor der Geschlechtsverkehr begann, in den letzten 6 Monaten; Schwierigkeiten, eine Erektion zu behalten, wenn der Geschlechtsverkehr begonnen hatte, in den letzten 6 Monaten; Häufigkeit morgendlicher voller Erektionen usw.). Die Probanden waren 40 bis 70, im Durchschnitt knapp 54 Jahre alt. Nur 48 % gaben keine Erektionsschwierigkeiten an. 9,6 % bezeichneten die Autoren, die auch eine spezielle Kalibrationsstudie vornahmen, als vollständig („completely"), 25,2 % als mittelgradig („moderately") und 17,2 % als geringgradig („minimally") „impotent". Da das Vorkommen von Erektionsstörungen aller Grade 52 % betrug, rechneten die Autoren hoch, dass 18 Millionen US-Amerikaner im Jahr 1990 davon betroffen waren. Im Kapitel 15 (S. 371 f) werde ich aufgrund dieser Daten hochrechnen, wie viele Männer in Deutschland an einer Erektionsstörung leiden dürften.

Von vielen Merkmalen, die in der MMAS untersucht worden sind, stellte sich das Lebensalter durchgehend als das statistisch bedeutsamste heraus. Während die 40-jährigen nur zu etwa 5 % komplett und zu 17 % mittelgradig „impotent" waren, stiegen die Prozentsätze bei den 70-jährigen auf 15 % resp. 34 %. Neben dem Alter hatten bestimmte Krankheiten und Medikationen einen signifikanten Einfluss auf die Rate der Erektionsimpotenz. Wie groß dieser Einfluss ist, wenn das Merkmal Alter statistisch kontrolliert wird, kann der Tabelle 11 entnommen werden. Dort ist auch angegeben, in welchem Ausmaß das Zigarettenrauchen die Impotenzrate erhöht, sofern bereits bestimmte Krankheiten bestehen oder bestimmte Präparate eingenommen werden. Während das Rauchen unter diesen Umständen von erheblichem Einfluss ist, korrelierte exzessiver Alkoholkonsum nur schwach. Überhaupt keine Korrelation ergab sich mit vorhandener Fettsucht und mit beinahe allen analysierten Hormonen: „Of the 17 hormones measured in MMAS subjects, only the adrenal androgen metabolite dehydroepiandrosterone sulfate showed a strong correlation with impotence" (Feldman et al. 1994: 56; siehe dazu auch Kap. 11 und 14).

Wird in großen, die erwachsene Bevölkerung eines ganzen Landes repräsentativ oder annähernd repräsentativ erfassenden Surveys nach sexuellen Störungen gefragt und ist zudem noch ein erfahrener Sexualforscher an der Konzeption beteiligt, sind die Daten in unserem Zusammenhang besonders interessant. Erfreulicherweise sind Anfang der 90er Jahre im Zuge der HIV-Epidemiologie große Erhebungen vorgenommen worden, die hinsichtlich der Stichprobenqualität solider sind als die bekannten Kinsey-Untersuchungen und von denen die US-amerikanische sogar die genannten Kriterien erfüllt. Für die Interessierten seien die drei wichtigsten Surveys kurz vorgestellt:

• In Großbritannien wurde 1990/91 das Sexualleben von insgesamt 18 876 Männern und Frauen im Alter von 16 bis zu 59 Jahren mittels eines 40- bis 60-minütigen, persönlichen strukturierten Interviews sowie eines ergänzenden Fragebogens studiert (Johnson et al. 1994).

• In Frankreich wurde 1991/92 das Sexualleben von insgesamt 20 055 Männern und Frauen im Alter von 18 bis zu 69 Jahren mittels eines 15-minütigen

Tabelle 12 Sexuelles Verhalten nach den jüngsten nationalen Erhebungen (nach Schmidt 1996; zu den Stichproben siehe Text; alle Angaben in Prozent)

	USA		Großbritannien		Frankreich	
	Männer	Frauen	Männer	Frauen	Männer	Frauen
Gegengeschlechtliche Sexualität						
Frequenz weniger als zweimal/Woche	63[1]	67[1]	~75[2]	~75[2]	k.A.	k.A.
Fellatio, jemals	79	68			76	66
			75	69		
Cunnilingus, jemals	77	73			79	75
Fellatio beim letzten Koitus	28	19	k.A.	k.A.	34	31
Cunnilingus beim letzten Koitus	27	20	k.A.	k.A.	34	29
Analverkehr, jemals	26	20	14	13	30	24
Analverkehr in den letzten 12 Monaten	10	9	7	6	k.A.	k.A.
Kondomgebrauch beim letzten Koitus	23	18	18	15	18	11
zwei und mehr Partner in den letzten 12 Monaten	23	12	16	17	12	5
zwei und mehr Partner in den letzten 5 Jahren	47	32	35	24	32	18
außereheliche Sexualität in den letzten 12 Monaten	6	2,4	4,5	1,9	6,4	2,7
Sex. mit Prostituierten in den letzten 5 Jahren	k.A.	–	1,8	–	k.A.	–
Sex. mit Prostituierten, jemals	k.A.	–	6,8	–	3,3	–
Gleichgeschlechtliche Sexualität						
jemals	4,9	4,1	3,5	1,7	4,1	2,6
in den letzten 5 Jahren	4,1	2,2	1,4	0,6	1,4	0,4
im letzten Jahr	2,7	1,3	1,1	0,4	1,1	0,3
homo-/bisexuelle „Identität"	2,8	1,4	k.A.	k.A.	k.A.	k.A.

[1]in den letzten 12 Monaten; [2] in den letzten 4 Wochen; k.A.: keine Angaben

Telefoninterview global und von 4 820 Männern und Frauen mittels eines 30-minütigen Telefoninterviews differenzierter studiert (Spira et al. 1993).

- In den USA wurde 1992 das Sexualleben von insgesamt 3 432 Männern und Frauen im Alter von 18 bis zu 59 Jahren mittels eines 90-minütigen, persönlichen strukturierten Interviews sowie eines ergänzenden Fragebogens studiert (Laumann et al. 1994).

An der US-amerikanischen Studie, „National Health and Social Life Survey" (NHSLS) genannt, war der angesehene Sexualforscher John H. Gagnon beteiligt. Sie ist vielleicht auch deshalb in unserem Zusammenhang besonders interessant. Die Stichprobe kann als annähernd repräsentativ für die Zielpopulation bezeichnet werden, das heißt für „those individuals who live in households and speak English" (Laumann et al. 1994: 555). Aussagen über Personen, die in Institutionen oder Gruppenquartieren wie Gefängnis, Internat und Armee leben, können also nicht gemacht werden (übrigens auch nicht in der MMAS). Die Interviews wurden von 220 trainierten Männern und Frauen durchgeführt. Die Teilnahme-Rate ist mit aufgerundet 79 % sehr hoch. In der Tabelle 12, die einer vergleichenden Besprechung der drei „neuen" Sex Surveys von Gunter Schmidt (1996) in der „Zeitschrift für Sexualforschung" entnommen ist, sind einige Ergebnisse zusammengestellt, die allgemein interessieren dürften.

Tabelle 13 Sexuelle Probleme und Störungen von Frauen in den letzten 12 Monaten vor der Erhebung (modifiziert nach Laumann et al.1994: 371, 660; alle Angaben in Prozent)*

Alter	Lacked interest in sex	Anxiety about performance	Had trouble lubricating	Climax too early	Unable to orgasm	Sex not pleasurable	Pain during intercourse
Alle (N = 1622)	33,4	11,5	18,8	10,3	24,1	21,2	14,4
18–24	32,0	18,4	19,3	14,0	26,0	26,6	21,5
25–29	32,3	13,0	18,2	12,8	24,4	26,2	18,8
30–34	29,5	12,0	16,2	10,3	27,7	26,5	14,2
35–39	37,6	9,5	18,1	10,7	26,9	18,3	13,0
40–44	36,0	10,9	15,9	6,9	20,8	15,7	12,5
45–49	33,7	8,8	22,6	7,1	18,8	15,4	10,3
50–54	30,2	7,8	21,4	9,6	20,2	15,3	7,4
55–59	37,0	4,4	24,8	7,6	21,8	16,4	8,7

* Anworten auf die Ja/Nein-Frage „Sometimes people go through periods in which they are not interested in sex or are having trouble achieving sexual gratification. I have just a few questions about whether you have experienced this in the past 12 months: During the last 12 months has there ever been a period of several months or more when you ...
A. lacked interest in having sex?
B. were unable to come to a climax (experience an orgasm)?
C. come to a climax (experience an orgasm) too quickly?
D. experienced physical pain *during* intercourse?
E. did not find sex pleasurable (even if it was not painful)?
F. felt anxious just before having sex about your ability to perform sexually?
Male responders only: G. had trouble achieving or maintaining an erection?
Female responders only: H. had trouble lubricating?"

Tabelle 14 Sexuelle Probleme und Störungen von Männern in den letzten 12 Monaten vor der Erhebung (modifiziert nach Laumann et al. 1994: 371, 660; alle Angaben in Prozent)*

Alter	Lacked interest in Sex	Anxiety about performance	Unable to keep an erection	Climax too early	Unable to orgasm	Sex not pleasurable	Pain during intercourse
Alle (N = 1346)	15,8	17,0	10,4	28,5	8,3	8,1	3,0
18–24	13,6	21,3	5,6	26,6	4,6	8,4	5,7
25–29	15,2	14,8	9,1	29,5	9,1	9,7	1,9
30–34	16,1	13,8	10,0	29,2	9,1	9,2	1,9
35–39	11,9	18,2	7,5	30,6	6,0	5,6	2,0
40–44	19,0	19,3	9,9	26,1	11,0	8,9	3,3
45–49	11,7	15,8	10,4	27,3	5,9	6,9	3,0
50–54	20,4	19,4	21,5	25,2	14,2	7,5	1,9
55–59	24,2	11,4	20,2	35,2	9,0	7,0	4,6

* Anworten auf die Ja/Nein-Frage „Sometimes people go through periods in which they are not interested in sex or are having trouble achieving sexual gratification. I have just a few questions about whether you have experienced this in the past 12 months: During the last 12 months has there ever been a period of several months or more when you ...
A. lacked interest in having sex?
B. were unable to come to a climax (experience an orgasm)?
C. come to a climax (experience an orgasm) too quickly?
D. experienced physical pain *during* intercourse?
E. did not find sex pleasurable (even if it was not painful)?
F. felt anxious just before having sex about your ability to perform sexually?
Male responders only: G. had trouble achieving or maintaining an erection?
Female responders only: H. had trouble lubricating?"

Von speziellem Interesse ist jedoch, dass die Forscher der US-amerikanischen Studie auch nach sexuellen Befindlichkeiten und Störungen gefragt haben. In den Tabellen 13 und 14 sind die Frage, die sie stellten, und die nach dem Lebensalter geordneten Ergebnisse wiedergegeben. Bemerkenswert ist, dass jede dritte Frau aller Altersstufen ein „lacked interest in having sex" angibt. Natürlich kann sich hinter dieser Aussage sehr Differentes verbergen, von der klassischen Appetenzstörung mit einem Leidensgefühl über partner schaftliche und generische Unvereinbarkeiten bis hin zur bewussten, „ich-syntonen" Nonsexualität ohne Gestörtheits- oder Krankheitswert, was die im Kapitel 2 beschriebenen soziokulturellen Transformationen der alten Sexualformen plausibel machen können. Während Frauen am zweithäufigsten (etwa 24 %) eine Anorgasmie angeben, berichten Männer am häufigsten (etwa 29 %) über einen zu frühen Höhepunkt, den immerhin rund 10 % der Frauen ebenfalls zu Protokoll geben. Leistungsängste nennen 17 % der Männer und rund 12 % der Frauen, womit bewiesen wäre, dass die Geschlechter in dieser Hinsicht heutzutage beinahe unter einen gleich starken Druck gesetzt sind. Eine

Lubrikationsstörung scheint bei etwa 19 % der Frauen vorzuliegen. Beinahe 16 % der Männer scheinen kein Interesse an oder Verlangen nach sexueller Betätigung zu haben. An einer Erektionsstörung leiden offenbar rund 10 % der Männer zwischen 18 und 59 Jahren. Für etwa 21 % der Frauen und etwa 8 % der Männer ist die sexuelle Aktivität nicht angenehm, nicht lustvoll oder nicht befriedigend, genauer: „not pleasurable". Für gut 14 % der Frauen und 3 % der Männer ist der Geschlechtsverkehr schmerzhaft - auch dieses Ergebnis ist deutlich geschlechtsdifferent.

Demgegenüber scheint das Alter weniger Einfluss zu haben, als wir gerade gehört haben und allgemein angenommen wird. Bei den Frauen ist vor allem der Rückgang einer Schmerzstörung mit dem Älterwerden korreliert. Leiden etwa 20 % der 18- bis 29-Jährigen unter Schmerzen beim Verkehr, sind es bei den 50- bis 59-Jährigen beinahe dreimal weniger, rund 8 %. Bei den Männern ist die Fähigkeit zur Erektion besonders altersabhängig. Während von den 18- bis 29-Jährigen nur etwa 7 % eine Erektionsstörung angeben, sind es bei den 50- bis 59-Jährigen immerhin rund 21 %, also dreimal so viele. Die englische Studie von Johnson et al. (1994) hat übrigens anhand einer komplexen statistischen Analyse, bei der der Einfluss von Geschlecht, Alter und Dauer der Partnerschaft *simultan* untersucht wurde, nachweisen können, dass die Dauer der Partnerschaft die sexuelle Aktivität erheblich stärker reduziert als das Lebensalter, statistisch jedenfalls mindestens bis zum Alter von 45 Jahren. Schmidt (1996: 159) hat angesichts dieses Resultates die von Kinsey und seinen Mitarbeitern berichtete starke Abnahme heterosexueller Aktivität zwischen dem 3. und 6. Lebensjahrzehnt „als statistisches Artefakt" bezeichnet, das durch die ebenso triviale wie hohe Korrelation der Merkmale Alter und Dauer der Partnerschaft zustande komme.

Mermale wie den Grad der Bildung, die ethnische und religiöse Zugehörigkeit oder das finanzielle Einkommen konnten Edward O. Laumann und Kollegen wegen der relativ kleinen Stichprobe in der Regel nur zweidimensional in ihrem Einfluss statistisch kontrollieren, was - wie gerade berichtet - durchaus problematisch ist. Deshalb seien hierzu nur wenige Ergebnisse genannt (vgl. auch Laumann et al. 1999): Frauen geben umso seltener Schmerzen beim Verkehr, ein Ausbleiben des Orgasmus sowie ein sexuelles Desinteresse an, je höher ihr Bildungsgrad und je größer ihr Einkommen ist. Schwarze Frauen berichten über einen vorzeitigen Höhepunkt zu gut 20 %, weiße dagegen nur zu knapp 8 %. Weiße Frauen finden zu rund 20 % den Sex „not pleasurable", schwarze dagegen zu 30 %. Etwa 15 % der armen und der ungebildeten Männer finden den Sex „not pleasurable", reiche dagegen nur zu 9 % und sehr gut ausgebildete zu 5 %. Eine Ejaculatio praecox schließlich haben in dem Jahr vor der Erhebung einige Monate lang oder länger von den Männern mit dem geringsten Bildungsgrad 36 % erlebt, von den Männern mit dem höchsten Grad dagegen nur 24 %. Der Tendenz nach ähnlich sind die Ergebnisse, die sich auf eine Erektionsstörung beziehen: gut 15 % versus gut 9 %.

Zum Abschluss seien einige Ergebnisse der Studie von Laumann, Gagnon, Robert T. Michael und Stuart Michaels mitgeteilt, die sexuelle Probleme und

Störungen in einen ganz anderen Zusammenhang bringen und deshalb zum Grübeln und Nachdenken anregen. In der Tabelle 15 sind Männer und Frauen, die in der Kindheit sexuelle Erlebnisse der verschiedensten Art mit Jugendlichen oder Erwachsenen hatten, mit Männern und Frauen verglichen, bei denen es nicht zu solchen Kontakten gekommen war. Schenkt manfrau den Resultaten Glauben, sind die früh Erweckten oder Attackierten als Erwachsene „sexueller" als die anderen, haben aber zugleich mehr sexuelle Probleme.

Tabelle 15 Vergleich von Erwachsenen mit oder ohne sexuelle Erlebnisse mit Jugendlichen oder Erwachsenen in der Kindheit (nach Johnson et al. 1994: 345; alle Angaben in Prozent)

	Men		Women	
	Not touched sexually (N = 1166)	Touched sexually (N = 145)	Not touched sexually (N = 1361)	Touched sexually (N = 247)
Not healthy last year	9,7	11,3*	12,2	14,2*
Not happy last year	10,8	23,2	12,9	19,6
> 10 sex partners ever	30,5	48,9	7,1	20,8
Homosexual/bisexual identification	2,0	7,4	0,8	3,1
Ever performed oral sex	70,9	79,5	61,8	77,9
Ever received oral sex	73,1	78,8	67,0	82,4
Ever had anal sex with member of opposite gender	22,2	37,1	17,2	31,1
Ever had group sex	13,1	26,2	3,0	9,2
Often think about sex, last year	51,5	72,2	18,2	24,4
Lacked interest in sex, last year	15,1	21,2*	32,1	40,1
Unable to experience orgasm, last year	7,6	13,4	22,2	34,4
Experienced orgasm too soon, last year	27,8	34,3*	10,5	9,6*
Experienced pain during sex, last year	2,7	5,5*	12,4	2,5
Sex was not pleasurable, last year	7,8	10,3*	19,1	32,3
Was anxious about sexual performance, last year	15,6	27,9	10,7	15,6
Experienced difficulty lubricating, last year	–	–	17,0	28,9
Masturbated, last year	61,3	78,8	38,9	55,8
Emotional problems interfered with sex, last year	33,4	49,7	40,2	59,2
Ever forced sexually by a man	1,2	10,4	16,0	47,1
Erection difficulties, last year	9,3	18,9	–	–
Ever forced a woman sexually	2,6	6,1	–	–

* These differences between the touched and not touched are not significant at the .05 level.

Anhang

Sexuelle und geschlechtliche Störungen gem. ICD-10-SGBV, 10. Revision, Version 1.3, Stand Juli 1999 (siehe zur Erläuterung S. 203)

V. Psychische und Verhaltensstörungen (F00–F99)

Verhaltensauffälligkeiten mit körperlichen Störungen und Faktoren (F50–F59)

F52.– Sexuelle Funktionsstörungen, nicht verursacht durch eine organische Störung oder Krankheit

Sexuelle Funktionsstörungen verhindern die von der betreffenden Person gewünschte sexuelle Beziehung. Die sexuellen Reaktionen sind psychosomatische Prozesse, d. h. bei der Enstehung von sexuellen Funktionsstörungen sind gewöhnlich sowohl psychologische als auch somatische Prozesse beteiligt.

Exkl.: Dhat-Syndrom (F48.8)

F52.0 Mangel oder Verlust von sexuellem Verlangen

Der Verlust des sexuellen Verlangens ist das Grundproblem und beruht nicht auf anderen sexuellen Störungen wie Erektionsstörungen oder Dyspareunie.

Frigidität
Sexuelle Hypoaktivität

F52.1 Sexuelle Aversion und mangelnde sexuelle Befriedigung

Entweder ist der Bereich sexueller Partnerbeziehungen mit so großer Furcht oder Angst verbunden, daß sexuelle Aktivitäten vermieden werden (sexuelle Aversion) oder sexuelle Reaktionen verlaufen normal und ein Orgasmus wird erlebt, aber ohne die entsprechende Lust daran (Mangel an sexueller Befriedigung).

Anhedonie (sexuelle)

F52.2 Versagen genitaler Reaktionen

Das Hauptproblem ist bei Männern die Erektionsstörung (Schwierigkeit, eine für einen befriedigenden Geschlechtsverkehr notwendige Erektion zu erlangen oder aufrecht zu erhalten). Bei Frauen ist das Hauptproblem mangelnde oder fehlende vaginale Lubrikation.

Erektionsstörung (beim Mann)
Psychogene Impotenz
Störung der sexuellen Erregung bei der Frau

Exkl.: Impotenz organischen Ursprungs (N48.4)

F52.3 Orgasmusstörung

Der Orgasmus tritt nicht oder nur stark verzögert ein.

Gehemmter Orgasmus (weiblich) (männlich)
Psychogene Anorgasmie

F52.4 Ejaculatio praecox

Unfähigkeit, die Ejakulation ausreichend zu kontrollieren, damit der Geschlechtsverkehr für beide Partner befriedigend ist.

F52.5 Nichtorganischer Vaginismus

Spasmus der die Vagina umgebenden Beckenbodenmuskulatur, wodurch der Introitus vaginae verschlossen wird. Die Immission des Penis ist unmöglich oder schmerzhaft.

Psychogener Vaginismus

Exkl.: Vaginismus (organisch) (N94.2)

F52.6 Nichtorganische Dyspareunie

Eine Dyspareunie (Schmerzen während des Sexualverkehrs) tritt sowohl bei Frauen als auch bei Männern auf. Sie kann häufig einem lokalen krankhaften Geschehen zugeordnet werden und sollte dann unter der entsprechenden Störung klassifiziert werden. Diese Kategorie sollte nur dann verwendet werden, wenn keine andere primäre nichtorganische Sexualstörung vorliegt (z. B. Vaginismus oder mangelnde/fehlende vaginale Lubrikation).

Psychogene Dyspareunie

Exkl.: Dyspareunie (organisch) (N94.1)

F52.7 Gesteigertes sexuelles Verlangen
Nymphomanie
Satyriasis

F52.8 Sonstige sexuelle Funktionsstörungen, nicht verursacht durch eine organische Störung oder Krankheit

F52.9 Nicht näher bezeichnete sexuelle Funktionsstörung, nicht verursacht durch eine organische Störung oder Krankheit

F64.– Störungen der Geschlechtsidentität

F64.0 Transsexualismus
Der Wunsch, als Angehöriger des anderen Geschlechtes zu leben und anerkannt zu werden. Dieser geht meist mit Unbehagen oder dem Gefühl der Nichtzugehörigkeit zum eigenen anatomischen Geschlecht einher. Es besteht der Wunsch nach chirurgischer und hormoneller Behandlung, um den eigenen Körper dem bevorzugten Geschlecht soweit wie möglich anzugleichen.

F64.1 Transvestitismus unter Beibehaltung beider Geschlechtsrollen
Tragen gegengeschlechtlicher Kleidung, um die zeitweilige Erfahrung der Zugehörigkeit zum anderen Geschlecht zu erleben. Der Wunsch nach dauerhafter Geschlechtsumwandlung oder chirurgischer Korrektur besteht nicht; der Kleiderwechsel ist nicht von sexueller Erregung begleitet.

Störung der Geschlechtsidentität in der Adoleszenz oder im Erwachsenenalter, nicht transsexueller Typus

Exkl.: Fetischistischer Transvestitismus (F65.1)

F64.2 Störung der Geschlechsidentität des Kindesalters
Diese Störung zeigt sich während der frühen Kindheit, immer lange vor der Pubertät. Sie ist durch ein anhaltendes und starkes Unbehagen über das zugefallene Geschlecht gekennzeichnet, zusammen mit dem Wunsch oder der ständigen Beteuerung, zum anderen Geschlecht zu gehören. Es besteht eine andauernde Beschäftigung mit der Kleidung oder den Aktivitäten des anderen Geschlechtes und eine Ablehnung des eigenen Geschlechtes. Die Diagnose erfordert eine tiefgreifende Störung der normalen Geschlechtsidentität; eine bloße Knabenhaftigkeit bei Mädchen und ein mädchenhaftes Verhalten bei Jungen sind nicht ausreichend. Geschlechtsidentitätsstörungen bei Personen, welche die Pubertät erreicht haben oder gerade erreichen, sind nicht hier, sondern unter F66.– zu klassifizieren.

Exkl.: Ichdystone Sexualorientierung (F66.1)
Sexuelle Reifungskrise (F66.0)

F64.8 Sonstige Störungen der Geschlechtsidentität

F64.9 Störung der Geschlechtsidentität, nicht näher bezeichnet
Störung der Geschlechtsrolle o. n. A.

F65.– Störungen der Sexualpräferenz

Inkl.: Paraphilie

F65.0 Fetischismus
Gebrauch toter Objekte als Stimuli für die sexuelle Erregung und Befriedigung. Viele Fetische stellen eine Erweiterung des menschlichen Körpers dar, z. B. Kleidungsstücke oder Schuhwerk. Andere gebräuchliche Beispiele sind Gegenstände aus Gummi, Plastik oder Leder. Die Fetischobjekte haben individuell wechselnde Bedeutung. In einigen Fällen dienen sie ledidglich der Verstärkung der auf üblichem Weg erreichten sexuellen Erregung (z. B. wenn der Partner ein bestimmtes Kleidungsstück tragen soll).

F65.1 Fetischistischer Transvestitismus
Zur Erreichung sexueller Erregung wird Kleidung des anderen Geschlechts getragen; damit wird der Anschein erweckt, daß es sich um eine Person des anderen Geschlechts handelt. Fetischistischer Transvestitismus unterscheidet sich vom transsexuellen Transvestitismus durch die deutliche Kopplung an sexuelle Erregung und das starke Verlangen, die Kleidung nach dem eingetretenen Orgasmus und dem Nachlassen der sexuellen Erregung abzulegen. Er kann als eine frühere Phase in der Entwicklung eines Transsexualismus auftreten.

Transvestitischer Fetischismus

F65.2 Exhibitionismus
Die wiederkehrende oder anhaltende Neigung, die eigenen Genitalien vor meist gegengeschlechtlichen Fremden in der Öffentlichkeit zu entblößen, ohne zu einem näheren Kontakt aufzufordern oder diesen zu wünschen. Meist wird das Zeigen von sexueller Erregung begleitet und im allgemeinen kommt es zu nachfolgender Masturbation.

F65.3 Voyeurismus
Wiederkehrender oder anhaltender Drang, anderen Menschen bei sexuellen Aktivitäten oder intimen Tätigkeiten, z. B. Entkleiden, zuzusehen ohne Wissen der beobachteten Person. Zumeist führt dies beim Beobachtenden zu sexueller Erregung und Masturbation.

F65.4 Pädophilie
Sexuelle Präferenz für Kinder, Jungen oder Mädchen oder Kinder beiderlei Geschlechts, die sich meist in der Vorpubertät oder in einem frühen Stadium der Pubertät befinden.

F65.5 Sadomasochismus
Es werden sexuelle Aktivitäten mit Zufügung von Schmerzen, Erniedrigung oder Fesseln bevorzugt. Wenn die betroffene Person diese Art der Stimulation erleidet, handelt es sich um Masochismus; wenn sie sie jemand anderem zufügt, um Sadismus. Oft empfindet die betroffene Person sowohl bei masochistischen als auch sadistischen Aktivitäten sexuelle Erregung.

Masochismus
Sadismus

F65.6 Multiple Störungen der Sexualpräferenz
In manchen Fällen bestehen bei einer Person mehrere abnorme sexuelle Präferenzen, ohne daß eine im Vordergrund steht. Die häufigste Kombination ist Fetischismus, Transvestitismus und Sadomasochismus.

F65.8 Sonstige Störungen der Sexualpräferenz
Hier sind eine Vielzahl anderer sexueller Präferenzen und Aktivitäten zu klassifizieren wie obszöne Telefonanrufe, Pressen des eigenen Körpers an andere Menschen zur sexuellen Stimulation in Menschenansammlungen, sexuelle Handlungen an Tieren, Strangulieren und Nutzung der Anoxie zur Steigerung der sexuellen Erregung.

Frotteurismus
Nekrophilie

F65.9 Störung der Sexualpräferenz, nicht näher bezeichnet
Sexuelle Deviation o. n. A.

F66.– Psychische und Verhaltensstörungen in Verbindung mit der sexuellen Entwicklung und Orientierung
Hinw.: Die Richtung der sexuellen Orientierung selbst ist nicht als Störung anzusehen.

F66.0 Sexuelle Reifungskrise
Die betroffene Person leidet unter einer Unsicherheit hinsichtlich ihrer Geschlechtsidentität oder sexuellen Orientierung, mit Ängsten oder Depressionen. Meist kommt dies bei Heranwachsenden vor, die sich hinsichtlich ihrer homo-, hetero- oder bisexuellen Orientierung nicht sicher sind; oder bei Menschen, die nach einer Zeit scheinbar stabiler sexueller Orientierung, oftmals in einer lange dauernden Beziehung, die Erfahrung machen, daß sich ihre sexuelle Orientierung ändert.

F66.1 Ichdystone Sexualorientierung
Die Geschlechtsidentität oder sexuelle Ausrichtung (heterosexuell, homosexuell, bisexuell oder präpubertär) ist eindeutig, aber die betroffene Person hat den Wunsch, daß diese wegen begleitender psychischer oder Verhaltensstörungen anders wäre und unterzieht sich möglicherweise einer Behandlung, um diese zu ändern.

F66.2 Sexuelle Beziehungsstörung
Die Geschlechtsidentität oder sexuelle Orientierung (heterosexuell, homosexuell oder bisexuell) bereitet bei der Aufnahme oder Aufrechterhaltung einer Beziehung mit einem Sexualpartner Probleme.

F66.8 Sonstige psychische und Verhaltensstörungen in Verbindung mit der sexuellen Entwicklung und Orientierung

F66.9 Psychische und Verhaltensstörung in Verbindung mit der sexuellen Entwicklung und Orientierung, nicht näher bezeichnet

Literatur

APA (American Psychiatric Association): Diagnostic and statistical manual of mental disorders. 4th ed. (DSM-IV). Washington: American Psychiatric Association 1994

Arentewicz, G. und G. Schmidt (Hrsg.): Sexuell gestörte Beziehungen. Konzept und Technik der Paartherapie. 3., bearb. Aufl. Stuttgart: Enke 1993

Bancroft, J.: Grundlagen und Probleme menschlicher Sexualität. Stuttgart: Enke 1985

Bancroft, J.: Die Medikalisierung sexueller Probleme von Frauen. Z. Sexualforsch. 13, 69–76, 2000

Benet, A. E. und A. Melman: The epidemiology of erectile dysfunction. Urol. Clin. North Am. 22, 699–709, 1995

Bergeron, S. et al: Vulvar vestibulitis syndrome: A critical review. Clin. J. Pain 13, 27–42, 1997

Bradley, S. et al.: Interim report of the DSM-IV subcommittee on gender identity disorders. Arch. Sex. Behav. 20, 333–343, 1991

Brückner, M.: Zwischen Kühnheit und Selbstbeschränkung. Von der Schwierigkeit weiblichen Begehrens. Z. Sexualforsch. 3, 195–217, 1990

Chasseguet-Smirgel, J.: Anatomie der menschlichen Perversion. Stuttgart: Deutsche Verlags-Anstalt 1989

Dekker, J.: Inhibited male orgasm. In: O'Donohue und Geer 1993

DIMDI (Hrsg.): ICD-10-SGBV. Internationale statistische Klassifikation der Krankheiten und verwandter Gesundheitsprobleme. 10. Revision. Ausgabe für die Zwecke des Fünften Buches Sozialgesetzbuch (SGB V). Hrsg. vom Deutschen Institut für medizinische Dokumentation und Information (DIMDI). Systematisches Verzeichnis. Version 1.3 – Stand Juli 1999. Köln: Deutscher Ärzte-Verlag 1999

Eicher, W.: Die sexuelle Erlebnisfähigkeit und die Sexualstörungen der Frau. 2. Aufl. Stuttgart: Fischer 1977

Eicher, W.: Sexuelle Störungen. In: G. Martius (Hrsg.): Therapie in Geburtshilfe und Gynäkologie. Bd. II: Gynäkologie. Stuttgart, New York: Thieme 1988

Feldman, H. A. et al.: Impotence and its medical and psychosocial correlates: Results of the Massachusetts male aging study. J. Urol. 151, 54–61, 1994

Gerlach, A.: Kastrationsangst und oraler Neid im Geschlechterverhältnis. Analytisches Arbeiten mit einer ethnologischen Beobachtung. Psyche 49, 965–988, 1995

Gnirss-Bormet, R. et al.: Sexualmedizinische Diagnostik und Therapie von Erektionsstörungen in einer Spezialsprechstunde. Z. Sexualforsch. 8, 12–23, 1995

Gold, S. R. und R. G. Gold: Sexual aversions: A hidden disorder. In: O'Donohue und Geer 1993

Gribble, J. N. et al.: Interview mode and measurement of sexual behaviors: Methodological issues. J. Sex Res. 36, 16–24, 1999

Hauch, M.: Meine Lust, deine Lust, keine Lust. Überlegungen zu Lust und Sexualität im Kontext geschlechtsspezifischer „Arbeitsteilung". In: Pro Familia (Hrsg.): Fachtagung „Zwischen Lust und Technik: UnSicherheiten mit dem Sexuellen" vom 26. bis 28. November 1992 in Göttingen. Frankfurt a. M. 1992

Hertoft, P.: Klinische Sexologie. Köln: Deutscher Ärzte-Verlag 1989

Janssen, P. L.: Zur Differenzierung und Spezifität der Psychodynamik funkioneller Sexualstörungen bei Männern. Z. psychosom. Med. 32, 27–43, 1986

Johnson, A. M. et al.: Sexual attitudes and lifestyles. Oxford u. a.: Blackwell 1994

Kockott, G.: Der Kohabitationsschmerz des Mannes. Sexualmed. 10, 55–59, 1981

Krause, W.: Dermato-andrologische Ursachen der Algopareunie. Sexualmed. 10, 175–177, 1981

Kuhnhenn, C. et al.: Analyse über den Bedarf an sexualmedizinischer Versorgung in Berlin. In: Für ein neues Berliner Institut für Sexualwissenschaft. Eine Denkschrift. Hrsg. von der Magnus-Hirschfeld-Gesellschaft. Berlin: Edition Sigma Bohn 1987

Lange, C.: Das Gleiche ist nicht dasselbe. Subversive Elemente des Paartherapie-Settings im Hinblick auf das Geschlechterverhältnis am Beispiel „Lustlosigkeit". Z. Sexualforsch. 7, 52–61, 1994

Lankveld, J. J. D. M. van et al.: Difficulties in the differential diagnosis of vaginismus, dyspareunia and mixed sexual pain disorder. J. Psychosom. Obstet. Gynecol. 16, 201–209, 1995

Laumann, E. O. et al.: The social organization of sexuality. Sexual practices in the United States. Chicago, London: University of Chicago Press 1994

Laumann, E. O. et al.: Sexual dysfunction in the United States. Prevalence, predictors and outcomes. J. Am. Med. Assoc. (JAMA) 281, 537–545, 1999

Linsenhoff, A.: Kritische Bemerkungen zum therapeutischen Umgang mit der „sexuel-

len Lustlosigkeit" von Frauen. Z. Sexualforsch. 8, 353–358, 1995
Masters, W. H. und V. E. Johnson: Die sexuelle Reaktion. Frankfurt a. M.: Akademische Verlagsgesellschaft 1967
Masters, W. H. und V. E. Johnson: Impotenz und Anorgasmie. Zur Therapie funktioneller Sexualstörungen. Frankfurt a. M.: Goverts Krüger Stahlberg 1973
Meana, M. und Y. M. Binik: Painful coitus: A review of female dyspareunia. J. Nerv. Ment. Dis. 182, 264–272, 1994
Meana, M. et al.: Dyspareunia: Sexual dysfunction or pain syndrome? J. Nerv. Ment. Dis. 185, 561–569, 1997
Money, J.: Lovemaps. New York: Irvington 1986
Moors, J. P. C. und F. Bruinsma: Der schmerzhafte Koitus. Sexualmed. 9, 57–60, 1980
National Center for Health Statistics: Detailed diagnoses and procedures for patients discharged from short-stay hospitals: United States, 1985. U. S. Dep. Health Hum. Serv. Publ., No. PHS 87-1751, 1987
O'Donohue, W. und J. H. Geer (Hrsg.): Handbook of sexual dysfunctions: Assessment and treatment. Boston u. a.: Allyn and Bacon 1993
Pauly, I. B.: Terminology and classification of gender identity disorders. J. Psychol. Hum. Sex. 5, 1–14, 1992
Petri, H.: Analytische Kurztherapie bei sexuellen Perversionen. Mit Bemerkungen zur Antiandrogentherapie. In: Sigusch 1980a
Reissing, E. D. et al.: Does vaginismus exist? A critical review of the literature. J. Nerv. Ment. Dis. 187, 261–274, 1999
Reissing, E. D. et al.: Überlegungen zur Diagnose „Vaginismus". Z. Sexualforsch. 13, 194–202, 2000
Richter-Appelt, H.: Sexuelle Funktionsstörungen und weibliche Sexualität. Anmerkungen zur aktuellen Debatte. Z. Sexualforsch. 13, 243–251, 2000
Rowland, D. L. und K. Slob: Premature ejaculation: Psychophysiological considerations in theory, research, and treatment. Ann. Rev. Sex Res. 8, 224–253, 1997
Schenk, H.: Die Befreiung des weiblichen Begehrens. Köln: Kiepenheuer & Witsch 1991
Schmidt, G.: Die neuen Sex Surveys. Z. Sexualforsch. 9, 158–165, 1996
Schorsch, E.: Sexuelle Perversionen: Ideologie, Klinik, Kritik. In: Sigusch 1980a
Schorsch, E.: Sexualität als Dampfkessel? In: V. Sigusch et al. (Hrsg.): Sexualität konkret. Frankfurt a. M.: Zweitausendeins 1984
Schorsch, E. et al.: Zur Versorgung von Patienten mit sexuellen Störungen. Bedarfsanalyse und Entwicklung eines Versorgungsmodells für das Land Hamburg. Sexualmed. 6, 585–590, 1977
Sigusch, V.: Exzitation und Orgasmus bei der Frau. Stuttgart: Enke 1970 (a)
Sigusch, V.: Sexualphysiologie: Einmaleins der Lust. Vorwort zu: W. H. Masters und V. E. Johnson: Die sexuelle Reaktion. Reinbek: Rowohlt Taschenbuch Verlag 1970 (b)
Sigusch, V.: Bemerkungen über Begriffe wie „abweichendes Sexualverhalten", „sexuelle Deviation", „Perversion" usw. In: G. Fülgraff und I. Barbey (Hrsg.): Stereotaktische Hirnoperationen bei abweichendem Sexualverhalten. Berlin: Reimer 1978
Sigusch, V.: Sexuelle Funktionsstörungen. Sexualmed. 8, 415–420, 462–466, 516–521, 1979
Sigusch, V. (Hrsg.): Therapie sexueller Störungen. 2., neubearb. und erweit. Aufl. Stuttgart, New York: Thieme 1980 (a)
Sigusch, V.: Sexuelle Funktionsstörungen: Somatischer Anteil und somatische Behandlungsversuche. In: Sigusch 1980a (zit. als 1980b)
Sigusch, V.: Schwul. In: 100 Wörter des Jahrhunderts. Frankfurt am Main: Suhrkamp 1999
Sigusch, V. und T. Maack: Ejakulationsstörungen. Ein Überblick. Sexualmed. 5, 23–32, 136–137, 220–221, 302–303, 1976
Spector, I. P. und M. P. Carey: Incidence and prevalence of the sexual dysfunctions: A critical review of the empirical literature. Arch. Sex. Behav. 19, 389–408, 1990
Spira, A. et al.: Les comportements sexuels en France. Paris: La Documentation Française 1993 (engl. Ausg.: Sexual behaviour and AIDS. Aldershot/Hants u. a.: Avebury 1994)

Tiefer, L.: A feminist critique of the sexual dysfunction nomenclature. Women and Therapy 7, 5–21, 1988

Tiefer, L.: Historical, scientific, clinical und feminist criticisms of "The human sexual response cycle" model. Ann. Rev. Sex Res. 2, 1–23, 1991

Tiefer, L.: Sex is not a natural act and other essays. Boulder u. a.: Westview 1995

Tiefer, L.: Die Kommerzialisierung der weiblichen Sexualstörungen. Z. Sexualforsch. 13, 66–68, 2000

Valverde, M.: Sex, Macht und Lust. Berlin: Orlanda Frauenverlag 1989

Wesselmann, U. et al.: The urogenital and rectal pain syndromes. Pain 73, 269–294, 1997

WHO: Internationale Klassifikation psychischer Störungen. ICD-10 Kapitel V (F). Klinisch-diagnostische Leitlinien. Hrsg. von H. Dilling et al. Bern u. a.: Huber 1991

WHO: The ICD-10 classification of mental and behavioral disorders. Diagnostic criteria for research. Genf: WHO 1993

Kapitel 11
Organogenese sexueller Funktionsstörungen

Von Volkmar Sigusch

Weil sich körperliche Krankheiten seelisch und seelische Krankheiten körperlich niederschlagen, können sexuelle Störungen im emphatischen Sinn streng genommen nicht in psychogene einerseits und organogene andererseits aufgeteilt werden. Diese Einsicht haben wir bereits im vorletzten Kapitel gewonnen, in dem das Verhältnis von Organo- und Psychogenese diskutiert wird. Auch empirisch ist die bisherige Distinktion körperlich versus psychisch bedingte Störung so unscharf geworden, dass wir sie theoretisch endgültig aufgeben könnten und therapeutisch aufgeben müssten, wenn nicht die Heilkünste in unserer Kultur nach Soma und Psyche differenziert wären.

Dimensionen einer allgemeinen Ätiopathogenese

Aus Gründen der unabweisbaren Pragmatik oder aus Gründen der blinden Mechanik sind wir also gezwungen, das, was eigentlich zusammengehört, getrennt zu betrachten und zu behandeln. Umso ausdrücklicher sei daran erinnert, dass in Wirklichkeit jede ätiopathogenetische Gleichung *die Unbekannten* enthält, die dem Untersucher wegen seines eingeengten krankheitstheoretischen oder persönlichen Blicks oder aus prinzipiellen Gründen verschlossen bleiben. Erwähnen wir also wenigstens die epistemologisch denkbaren Dimensionen, die bei einem erweiterten ätiologischen Blick von unübersehbarer Bedeutung sind.

In der Tabelle 1 sind einige Dimensionen genannt. Da wir uns ohne weiteres nur mit Hilfe von Teilansichten verständigen können, scheinen sie getrennt zu sein. In Wirklichkeit aber liegen sie ineinander. In pragmatischer Hinsicht ist wichtig, dass, beispielsweise, die existenzielle Dimension selbstverständlich Körper und Seele und damit auch so genannte Organo- und Psychogenese einschließt, dass sie aber über den klinischen Horizont hinausweist und die Grenzen jeder Therapie aufzeigt. Die Problematik des jungen Mannes, den Herbert Gschwind als letzten Patienten im Kapitel 7 vorstellt, gehört dimensional hierher.

Sexuelle Störungen sind nicht nur symptomatologisch, sondern auch ätiologisch betrachtet *sehr heterogen*. Nur dem reduzierenden Zugriff gelingt es, sie als Entitäten anzusehen. Jede therapeutische Schule mit einer bestimmten ätiopathogenetischen Grundauffassung greift eine, höchstens zwei Dimensionen heraus: die unbewusst-psychische, die bewusst-psychische, die mikrosoziale, die funktional-mechanische usw. In erweiterter pragmatischer Hinsicht könnten

Tabelle 1 Ätiopathogenetische Dimensionen sexueller Störungen

Kulturelle Dimension Symbolische und nichtsymbolische Bedeutung von Normalität und Normativität, Privatheit und Öffentlichkeit, Intimität und Sexualität usw., Struktur von Generationen-, Geschlechter- und Sexualverhältnissen, Definition von Abweichungen usw.
Disziplinäre Dimension Verwissenschaftlichung und Disziplinierung von Geschlecht, Sexualität usw., offenes oder verdecktes Bild vom Menschen, Schulenbildung, Regelung der fachlichen Zuständigkeiten, Methoden-Bias usw.
Therapeutische Dimension Art und Ziel der verschiedenen Therapien, Ökonomie des Therapiemarktes, Versorgungsangebote, Ein- oder Ausschluss von Auffälligkeiten als Krankheit, iatrogene Störungen, Therapeuten-Bias usw.
Existenzielle Dimension Krieg und Vertreibung, Flucht und Heimatlosigkeit, Folter und Todesurteil, maligne Erkrankung und Todesdrohung
Soziale Dimension Einkommens-, Wohn-, Arbeits- und Freizeitverhältnisse, familiäre, partnerschaftliche oder freundschaftliche Einbindung, Erwartungshorizonte, Kommunikationsstrukturen, Informations- und Lerndefizite usw.
Körperliche Dimension Somatisches Entgegenkommen und Körper-Selbst im psychoanalytischen Sinn, Labilisierung durch Fehlbildungen und Vorschädigungen, auslösende Traumen, Krankheiten und Substanzen usw.
Bewusst-psychische Dimension Angst vor Schwangerschaft, Sanktionen der Herkunftsfamilie, Geschlechtskrankheiten usw., Traumatisierung durch Übergriffe, persönliche und soziale Einbrüche, Leistungsanforderungen, Selbstbeobachtung und -kontrolle, Vermeidungsverhalten usw.
Unbewusst-psychische Dimension Biographische Weichenstellungen, Traumen, Konflikte, Ängste usw., individuelles Trieb- und Abwehrgeschehen, Selbstverstärkungsmechanismen, unbewusste Partnerwahl und Partnerschaftskonflikte usw.

wir uns die getrennt gehaltenen Dimensionen als *Konstellationen benennbarer pathogenetischer Faktoren unterschiedlichen Gewichts* konkret vorstellen. Welches Gewicht wir einem Faktor oder einem Faktorenbündel beimessen, hängt allerdings wiederum von unserer disziplinären und persönlichen Orientierung ab. Die einen werden sich auf die frühe Geschichte des Individuums beziehen. Die anderen werden die Störung am besten lerntheoretisch verstehen können. Wieder andere werden den Blick vor allem auf die Geschichte eines Paares und seine Dynamik richten. Noch andere werden an die soziale Lage des Patienten und des Paares oder gar an die allgemeine kulturelle Entwicklung denken. Dabei werden einige auf der Differenz von Männern und Frauen insistieren. Ganz andere werden ihr Augenmerk auf den Körper richten, eher im Sinne früher Expositionen durch Beeinträchtigungen, Traumen oder Erkrankungen oder ganz direkt. So different die Perspektiven auch sind und so unvereinbar die Schlüsse der Pathogenetiker der verschiedenen Schulen und Richtungen auch sein mögen, sie gehören zusammen. *Alle* genannten Faktoren der wissenschaftstheoretisch getrennten Dimensionen können von pathogenetischer Bedeutung sein, und *alle* angedeuteten Konzepte sind geeignet, Erhellendes beizutragen, wie Gunter Schmidt am Beispiel der so genannten Lustlosigkeit im Kapitel 13 illustriert. Nur wenn ein Faktor sehr stark ausgeprägt ist, treten die anderen zwangsläufig oder auch notwendigerweise in den Hintergrund. Das gilt für existenzielle Bedingungen ebenso wie für körperliche.

Körperliche Faktoren sind als solche blind. Das meint die Rede von den „Gründen der Mechanik". Die Furie des Somatischen, die die Rationalisten aller Lager so sehr fasziniert, kommt erst dann zum durchschlagenden Erfolg, wenn die Prozesse des Lebendigen entflochten oder stillgestellt sind. Werden die Nervi erigentes durchtrennt, ist eine Erektion nicht mehr möglich. Solche Eingriffe folgen den Gesetzen der Mechanik und nicht den Bedeutungs- und Bedingungszusammenhängen des Lebendigen. Der chirurgische Eingriff, durch den die Genitalien entfernt werden, „beweist" nicht mehr, als dass nur das entfernt werden kann, was da ist. Ein Ungedanke ist es, sich den Menschen ohne Blut und ohne Hände vorzustellen. Ein naturalistisch-affirmativer Gedanke ist es, sich das „Radikal" der Sexualität anatomisch oder hormonell vorzustellen. Naturalistisch und affirmativ, weil das Subjekthafte im somatoformen Denken überhaupt keinen Ort hat und weil menschliche Sexualität erst an jenem Punkt beginnt, an dem die sexuell genannten Körperreaktionen mehr sind als Reflexe und als mehr genommen werden. *Auf die Arbeit der Körpermediziner prinzipiell herabsehen aber kann nur der, dem das sexuelle Geschehen körperlos zu sein scheint.*

Doch genug der Vorrede. Konzentrieren wir uns jetzt auf die körperliche Dimension, deren Faktoren durchschlagen können oder auch nicht. Welche somatischen Faktoren und Erkrankungen sexuelle Dysfunktionen bedingen oder funktionelle Sexualstörungen mitbedingen können, ist in der Tabelle 2 zusammengestellt. Die Beeinträchtigungen und Defekte, um die es geht, können angeboren oder erworben sein, traumatisch oder nichttraumatisch bedingt, zentral oder peripher lokalisiert, endogenen oder exogenen Ursprungs usw. Wegen der vielen Überlappungen wird auf derartige Unterteilungen verzichtet. Gesagt sei nur, dass nicht wenige Dysfunktionen iatrogener Natur sind, vor allem die durch Medikamente, Operationen und Bestrahlungen erzeugten.

Sexuelle Funktionsstörungen als Begleitsymptome schwerer Allgemeinerkrankungen

Viele körperliche „Ursachen" sexueller Funktionsstörungen, die in der Literatur im Einzelnen aufgeführt werden, sind insofern keine, als es nicht um eine Sexualstörung geht, sondern um eine lebensbedrohliche, beispielsweise kardiorespiratorische Allgemeinerkrankung. Liegt eine solche Erkrankung vor, werden die Sexualfunktionen, die nun einmal in physiologischer Hinsicht nicht vital sind, im Allgemeinen stillgestellt, versiegt die Sexualität. Unter solchen Umständen eine Appetenz- oder Erregungsstörung zu diagnostizieren, ist jedenfalls dann unangemessen, wenn die Patientin oder der Patient nicht von sich aus das Versiegen der Sexualität zur Sprache bringt. Selbstverständlich ist, dass auch bei der Behandlung lebensbedrohender Erkrankungen nach Möglichkeit alles vermieden wird, was nach der Gesundung die sexuellen Funktionen oder das Sexualleben beeinträchtigen könnte. Schließlich ist heute bekannt, dass die Rehabilitation nicht zuletzt dann gelingt, wenn der Patient oder die Patientin sicher ist, das Leben auch sexuell wieder genießen und ohne physische Einschränkungen wieder lieben zu können.

Bei akut das Leben bedrohenden Erkrankungen geht es grundsätzlich um Affekte wie Verzweiflung, Hilflosigkeit und Hoffnungslosigkeit, um seelische Komplexe wie „giving up/given up“ (Engel und Schmale 1969), um eine besondere Art des Objektverlustes, um archaische Ängste bis hin zu Todesängsten. Im Vordergrund steht das Bündeln der seelischen Kräfte, das Mobilisieren von Ich-Reserven und eine spezifische Verleugnungsarbeit, nicht das sexuelle Verlangen und die sexuelle Aktivität. Freyberger und Speidel (1976) haben diese „somatopsychische Korrelation“ herausgearbeitet und die „sekundärpsychischen Manifestationen“, die bei einer schweren Erkrankung in engem zeitlichem Zusammenhang mit dem Wahrnehmen der Beeinträchtigung auftreten können, psychodynamisch im Einzelnen studiert. Auf sie wird sich eine stützende Psychotherapie konzentrieren (vgl. Speidel et al. 1983).

Auch funktionelle und andere Sexualstörungen, die im Gefolge von Geschlechtsidentitätsstörungen und sexuellen Perversionen auftreten, stellen Begleitsymptome dar. Entsprechendes gilt für die klassischen *psychiatrischen Erkrankungen* (vgl. z. B. Schorsch 1967; Erichsen 1975; Strauß und Gross 1986; Lilleleht und Leiblum 1993; Baldwin 1996; Kockott und Pfeiffer 1996; Miller 1997; Kockott 1998; zum sexuellen Erleben und Verhalten psychotischer Patienten sowie zu den negativen Effekten einer Behandlung mit Psychopharmaka siehe in diesem Kapitel weiter unten). Therapeutisch werden die Grundkonflikte oder Grunderkrankungen im Vordergrund stehen. Diagnostisch kann jedoch die sexuelle Störung von pathognomonischer Bedeutung sein, wenn sie das erste Zeichen ist oder auf die Grundstörung verweist.

Krankheitsbedingte sexuelle Funktionsstörungen

Viele Erkrankungen, die nicht lebensbedrohlich sind, den Sexualkörper oder die Sexualfunktionen aber beeinträchtigen, können eine sexuelle Dysfunktion bedingen oder eine Sexualstörung mitbedingen. Im Einzelnen handelt es sich um nervale, endokrine, metabolische, vaskuläre und urogenitale Störungen oder Krankheiten (vgl. Tab. 2).

Im Gegensatz zu den anderen genannten Störungen sind die vaskulären erstmalig im Verlauf der 80er Jahre konzentriert studiert worden. War früher, etwas übertrieben formuliert, nur das 1923 erstmalig beschriebene Leriche-Syndrom, eine Stenose im Bifurkationsbereich der abdominalen Aorta, mit Erektionsstörungen zusammengedacht worden, explodierte in den letzten

Tabelle 2 Organische Faktoren und Erkrankungen, die beim Mann und/oder bei der Frau sexuelle Dysfunktionen bedingen und/oder eine Sexualstörung mitbedingen können

Schwere Allgemeinerkrankungen
Nervale Erkrankungen und Traumen Temporallappenerkrankungen, Schädel-Hirn-Traumen, Zustand nach Hirntumoroperation, Schlaganfall, M. Parkinson, Tabes dorsalis, Multiple Sklerose, Spina bifida, Rückenmarkserkrankungen, Querschnittslähmungen, Bandscheibenvorfall, Conus-Cauda-Syndrom, Polyradikulitis, Polyneuropathie, Läsionen des autonomen oder somatischen Nervensystems u. a.
Endokrine und metabolische Erkrankungen Diabetes mellitus, chronische Hepatopathien, chronische Niereninsuffizienzen, primärer hypergonadotroper Hypogonadismus (z. B. Klinefelter-Syndrom), sekundärer hypogonadotroper Hypogonadismus (z. B. Hypophysenerkrankungen), Hyperprolaktinämie, Hypothyreose, Hyperthyreose, M. Cushing, M. Addison, feminisierende oder maskulinisierende Tumoren u. a.
Kardiovaskuläre Erkrankungen Koronare Herzkrankheit, Myokardinfarkt, Hypertonie, atherosklerotische, thrombotische und posttraumatische Prozesse sowie kongenitale Gefäßanomalien im Bereich der Becken- und Genitalarterien, aorto-iliakale Verschlusskrankheit, Pelvic steal syndrome, Störungen des veno-okklusiven Schwellkörpermechanismus u. a.
Urogenitale Fehlbildungen, Erkrankungen und Traumen *Beim Mann*: Phimose, Paraphimose, Penisdeviationen, Hypospadie, Epispadie, Hydrozele, Induratio penis plastica, Entzündungen, Neoplasmen, Beckenfraktur, Penisfraktur, Zustand nach Priapismus u. a.; *bei der Frau*: vaginale Fehlbildungen, Entzündungen, Endometriose, Narbenbildungen, Neoplasmen u. a.
Operative Eingriffe im Abdominal-, Becken- und Urogenitalbereich *Beim Mann*: abdominale Aortenoperationen, lumbale Sympathektomien, retroperitoneale Lymphadenektomien, Prostatektomien, Blasen-, Kolon- und Rektumoperationen, Zustand nach Nierentransplantation, Zustand nach Penisprothesenoperation, Zustand nach Impotenz-Revaskularisationsoperation u. a.; *bei der Frau*: Episiotomien, Vulvektomien, Hysterektomien, Ovarektomien, Scheiden-, Blasen-, Kolon- und Rektumoperationen, Operationen bei Neoplasmen u. a.
Arzneimittel (siehe im Einzelnen Tab. 5)
Alkohol
Straßendrogen Amphetamine, Methaqualon, Heroin, Kokain u. a.
Chemikalien Blei, Arsen, Tetrachlorkohlenstoff, Xylol u. a.

zwanzig Jahren die angiologisch-urologische Forschung und etablierte so etwas wie eine Gefäßsexologie, die die zuvor dominierende Hormonsexologie zurückdrängte (vgl. dazu Kap. 14). Seither wird in zahllosen Aufsätzen und Büchern behauptet, die meisten Erektionsstörungen seien vaskulär bedingt. Werden jedoch die Primärquellen unter methodologischen Aspekten angesehen, ergibt sich: Der wissenschaftliche Nachweis fehlt allein schon deshalb, weil bisher fast durchweg versäumt wurde, die Resultate zu kontrollieren. Nicht bestritten werden soll, dass sich bei vielen, insbesondere älteren Männern (und gewiss auch Frauen) mit immer exakteren Methoden immer mehr und immer detailliertere pathologische Veränderungen im arteriellen und venösen Gefäßsystem finden lassen, nicht zuletzt im Bereich der Schwellkörper. Solange aber keine methodologisch überzeugenden kontrollierten Studien vorliegen, weiß niemand, bei wie vielen Männern, die über keine sexuelle Beeinträchtigung klagen, genau die Gefäßveränderungen vorliegen, die von den Körpermedizinern als Ursache einer sexuellen Dysfunktion angesehen werden. Meine These ist, dass bei vielen Männern (und Frauen) erhebliche Gefäßveränderungen vorliegen, ohne dass die sexuellen Funktionen und Reaktionen subjektiv beeinträchtigt wären. Die nichtklinische Klinik, die wir betreiben, lehrt immer wieder, dass Männer mit gravierenden und relevanten Gefäßerkrankungen „klinisch" keine sexuelle Dysfunktion zeigen. Das gilt sogar für das berühmte Leriche-Syndrom, bei dem nach Zeugnis erfahrener Angiologen in der Regel Kollateralen ausgebildet sind, die offenbar vorrangig die Fortpflanzungsorgane arteriell versorgen. Außerdem gibt es mittlerweile einige Studien, die unseren Eindruck stützen (vgl. dazu Kap. 9). Unbestritten aber bleibt, dass die im Hinblick auf die Ätiologie und die Therapie sexueller Funktionsstörungen kritisch zu sehende Gefäßsexologie unsere Kenntnisse insofern vermehrt hat, als wir jetzt die vaskulären Prozesse, die mit den sexuellen Körperreaktionen einhergehen, differenzierter diskutieren können.

Natürlich sind sich die Fachleute oft nicht einig, ob nun vaskuläre, endokrine, muskuläre oder nervale, zentrale oder periphere Prozesse ätiologisch von ausschlaggebender Bedeutung sind. Wie schwierig es ist, die pathogenetischen Faktoren allein entlang der in der Medizin *üblicherweise* bedachten Dimensionen voneinander zu trennen, hat Kockott (1988) am Beispiel einer sexuellen Störung erörtert, die mit einer Hypertonie einhergeht:

- Die sexuelle Störung kann psychisch bedingt sein und nur zufällig mit der Hypertonie zusammen auftreten.
- Sie kann körperlich durch eine neben der Hypertonie bestehende Krankheit bedingt sein.
- Sie kann durch die Hypertonie selbst hervorgerufen sein.
- Sie kann durch die verabreichten Antihypertensiva induziert sein.
- Sie kann durch eine Begleitmedikation, beispielsweise Sedativa oder Psychopharmaka im engeren Sinn, bedingt sein.

Da die Literatur im Verlauf der letzten zwanzig Jahre gewaltig angeschwollen ist, können die wesentlichen Befunde und Forschungsergebnisse nicht mehr, wie im Vorläufer dieses Buches noch versucht (Sigusch 1980), in einem Aufsatz, der alle relevanten Krankheiten berücksichtigen soll, einigermaßen befriedigend referiert werden. Die überwiegend pauschale Benennung, für die ich mich hier entschieden habe, ist, anders als immer noch bei den arzneimittelbedingten Dysfunktionen, auch insofern zu vertreten, als nicht nur in vielen Aufsätzen, sondern auch in leichter zugänglichen Lehrbüchern das nachgelesen werden kann, was heute bekannt ist. Vor allem aber erörtern erfreulicherweise in dieser wesentlich erweiterten Auflage des vorliegenden Buches Wolf Eicher gynäkologische Erkrankungen (siehe Kap. 16) und Bernhard Strauß chronische Erkrankungen wie den Diabetes mellitus, Herz-Kreislauf-Krankheiten, die

Niereninsuffizienz, die Multiple Sklerose und Neoplasmen (siehe Kap. 17). Ich kann mich also darauf beschränken, einige Übersichtsarbeiten sowie Einzelstudien zu nennen, aus denen ich einiges gelernt habe.

Allgemein

Als Übersichtsarbeiten seien genannt: Bancroft (1985); Bähren und Altwein (1988); Schover und Jensen (1988); Buvat et al. (1990); Jonas et al. (1991); Langer und Hartmann (1992); Hashmat und Das (1993); Jockenhövel (1993); O'Donohue und Geer (1993); Sipski und Alexander (1997); Stief et al. 1997, 1999; Zettl und Hartlapp (1997) sowie Porst (2000).

Kardiovaskuläre Erkrankungen

Die Bedeutung von Herz-Kreislauf-Erkrankungen sowie von generalisierten oder peripheren vaskulären Erkrankungen (KHK, Myokardinfarkt, Hypertonie, Hirninfarkt, AVK usw.) diskutieren neben vielen anderen Wabrek und Burchell (1980), Buvat-Herbaut et al. (1984), Gellman und Gellman Barroux (1986), Bähren (1988), Zemel (1988), Buvat et al. (1990), Cyran und Halhuber (1990), Weizman et al. (1991) sowie Porst (2000). Das Risiko der körperlichen Anstrengung, die mit einer sexuellen Aktivität einhergeht, wird in Kapitel 15 (S. 362 ff) erörtert. – Michal et al. (1978), Virag (1981) und Goldstein (1987) beschreiben als eine „new clinical entity" (Virag 1981: 307) ein so genanntes *Pelvic steal syndrome (PSS)*, bei dem der arterielle Blutfluss im Beckenbereich obstruiert oder umgeleitet werde. Erstes Zeichen dieses „Syndroms" sei der Verlust der Steife des Penis, verbunden mit krampfartigen Schmerzen im Gesäß oder in den Oberschenkeln. – Lundberg (1992) diskutiert speziell das Symptom der *Cephalgia sexualis* (Brechreiz, steifer Nacken, Kopfschmerzen usw. bei sexueller Erregung), das mit einer vaskulären oder nervalen Erkrankung (arterielles Aneurysma, subarachnoidale Blutung, Apoplexie) oder mit einer Migräne einhergehen kann oder mit beidem auch nicht.

Endokrin-metabolische Erkrankungen

Ältere Arbeiten zu den Sexualstörungen bei endokrin-metabolischen Erkrankungen, insbesondere beim Diabetes mellitus sowie bei chronischen Leber- und Niereninsuffizienzen, stammen z. B. von Neubauer (1977) und Kolodny et al. (1979). Neuere Aspekte diskutieren z. B. Speidel et al. (1983), Weizman et al. (1983), Gall und Bähren (1988), Zemel (1988), Money und Higham (1989), Rowland et al. (1989), Saenz de Tejada et al. (1989), Buvat et al. (1990), Hirshkowitz et al. (1990), Schiavi (1990a), Schürmeyer und Hesch (1991), Segraves und Segraves (1993) sowie Hulter und Lundberg (1994). – Jockenhövel (1993) hat darauf hingewiesen, dass viele Erkrankungen sowie Medikamente, Drogen, Umweltgifte und ionisierende Strahlen beim Mann zu einem Hypogonadismus führen können und damit auch zu einer Beeinträchtigung der reproduktiven und der sexuellen Sphäre bis hin zur Impotentia generandi et coeundi (siehe Tab. 3). – Sehr widersprüchlich sind die Angaben zum Vorkommen von Sexualstörungen bei Frauen mit *Diabetes mellitus* (vgl. z. B. Kolodny 1971; Ellenberg 1977; Jensen 1985, 1986; Schreiner-Engel et al. 1987; Wincze et al. 1993; LeMon 1996; Enzlin et al. 1998). Nach Hulter et al. (1998) und Hulter (1999), die 42 Frauen mit einem insulinabhängigen Diabetes mellitus (Typ I, IDDM) untersucht haben (Median-Alter 36 Jahre, Median-Dauer der Krankheit 20 Jahre), litten 26 % der Diabetikerinnen (versus 2 % einer Kontrollgruppe) an einer Appetenzstörung, 22 % (versus 2 %) an einer Lubrikationsstörung und 10 % (versus 2 %) an einer Orgasmusstörung. Insgesamt lag bei 40 % der Diabetikerinnen, aber nur bei 7 % der Frauen der Kontrollgruppe eine sexuelle Störung vor. Männer mit behandlungsbedürftigem Diabetes mellitus leiden gehäuft an Appetenz- und Erektionsstörungen sowie an einer Ejaculatio retrograda. Die (geschätzte) Prävalenz der Impotentia erectionis reicht in der

Literatur von unter 30 % bis zu über 80 %, wobei vor allem eine Altersabhängigkeit postuliert wird. In der umfangreichen Studie von Feldman et al. (1994), die bereits beschrieben worden ist (vgl. Kap. 10), hatten Männer mit einem (behandelten) Diabetes nach statistischem Ausschluss der Einflussvariable Alter dreimal häufiger eine „komplette" Erektionsimpotenz als die Männer ihrer (nichtklinischen) Stichprobe insgesamt: 28 % versus 9,6 %. In neueren Abhandlungen zum Diabetes mellitus Typ I und Typ II wird die Pathogenese bei Männern und Frauen als sehr komplex beschrieben (vgl. z. B. Nofzinger 1997; Ertekin 1998), von der Mikroangiopathie über die Polyneuropathie bis hin zur Störung der Neurotransmittersynthese und -transmission sowie der NO-Synthese, selbst „psychological mechanisms" eingeschlossen (Jensen 1986). Eine gute Übersicht zum Stand dieser Forschung, die Männer betreffend, gibt Thon 1999. Nicht mehr strittig ist, dass von allen Merkmalen, die statistisch mit dem Auftreten sexueller Störungen bei Diabetikern und Diabetikerinnen korrelieren, die Dauer der Erkrankung und vor allem die Blutzucker-Einstellung, gemessen am HbA_{1c}, entscheidend sind. Ist die Einstellung sehr gut, muss es nicht zu einer Funktionsstörung kommen. Wie sinnvoll eine entsprechende ärztliche, speziell medizinpsychologische und verhaltensmedizinische Praxis ist, an der es weithin mangelt, erörtert dankenswerterweise Kulzer (1997).

Nervale Erkrankungen

Speziell den Zusammenhang von nervalen Erkrankungen und sexuellen Dysfunktionen erörtern z. B. Bors und Comarr (1960), Scherb (1988, 1991), Biedert et al. (1989), Batra und Lue (1990), Buvat et al. (1990), Steers (1990), Lundberg (1992), Segraves und Segraves (1993) sowie Hulter (1999). – Auf *Rückenmarkserkrankungen und Querschnittslähmungen* gehen z. B. Munro et al. (1948), Talbot (1955), Schneider (1974), Mooney et al. (1975), Fitting et al. (1978), Murray (1978), Higgins (1979), Ver Voort (1987), Willmuth (1987), Kennedy und Over (1990), Alexander et al. (1993) sowie Sipski und Alexander (1995) gesondert ein, wobei immer wieder belegt wird, dass das Ausmaß der sexuellen Beeinträchtigung, das bereits auf der Ebene der Dysfunktion i. e. S. sehr different ist, wesentlich vom Vorhandensein eines Partners und dessen Verhalten abhängt. – Nach wie vor lesenswert sind ältere Arbeiten zum Zusammenhang von *Hirntumoren, Hirntumoroperationen oder Hirnverletzungen* einerseits und Sexualstörungen andererseits (vgl. z. B. Meyer 1955; Fischer 1963; Lindqvist 1971; zum Forschungsstand vgl. Hulter 1999). – Jensen et al. (1990) und Morrell (1991) gehen speziell auf die *Epilepsie* ein. – Lilius et al. (1976), Lundberg (1978), Segraves und Segraves (1993), Hulter und Lundberg (1995) sowie Hulter (1999) erörtern gesondert den Zusammenhang von *Multipler Sklerose* und Sexualstörung.

Urogenitale Erkrankungen

Den Zusammenhang von sexuellen Symptomen, insbesondere Schmerzstörungen (Algo- bzw. Dyspareunie, Vaginismus usw.), und urogenitalen Erkrankungen beim Mann und/oder bei der Frau diskutieren z. B. Eicher (1980), Bancroft (1985), Frohneberg (1988), Hesseldahl (1989), Beck (1993), Graber (1993), Hashmat und Das (1993), Quevillon (1993), Reid und Lininger (1993) sowie Porst (2000). – Pohlemann (1997) stellt die Auswirkungen von *Beckenfrakturen* dar. – Becker und Machtens (1997) erörtern die Folgen einer *Niereninsuffizienz* und einer *Nierentransplantation*.

HIV-Infektion und AIDS

Das HI-Virus kann zu Läsionen der verschiedensten Organe und Organsysteme führen, darunter auch der endokrinen Drüsen einschließlich der Keimdrüsen. Da nicht nur das Retrovirus selbst, sondern auch die so genannten opportunistischen Infektionen, Neoplasien und die

Medikamente, die gegen die unter der Bezeichnung AIDS zusammengefassten Krankheiten gerichtet sind, zu einer Beschädigung des Fortpflanzungs- und Sexualkörpers führen können, sind die Auswirkungen einer HIV-Infektion sehr different. So soll bei 50 % bis 70 % der Männer mit dem AIDS-Vollbild ein Androgenmangel vorliegen, der sich als Appetenzverlust, als sexuelle Funktionsstörung oder als Muskelatrophie manifestieren kann (Dobs et al. 1988; Croxson et al. 1989). Durch das Virus selbst, durch Infektionen wie Toxoplasmose, Zytomegalie und Tuberkulose sowie durch Fieberschübe und die Polychemotherapie wird die Spermatogenese oft hochgradig gestört (Dalton und Harcourt-Webster 1991; Krieger et al. 1991). Der sekundäre Hypogonadismus bei Patienten mit erniedrigtem Serumtestosteron und Serum-LH wird von Jockenhövel (1993) vor allem als eine hypothalamische Störung angesehen, da im GnRH-Test meist ein ausreichender Anstieg des LH erfolgt. Pathogenetisch werden neben den opportunistischen Erkrankungen der Gewichtsverlust und die Kachexie diskutiert, da beide auch bei anderen schweren Allgemeinerkrankungen einen hypogonadotropen Hypogonadismus zur Folge haben. Dass HIV-Infektion und AIDS als solche, unabhängig von den somatischen Läsionen, mit sexuellen Störungen assoziiert sein können, liegt angesichts des Charakters dieser Einbrüche (vgl. dazu Dannecker in Kap. 18) eigentlich auf der Hand. Trotzdem sind Forschungsarbeiten notwendig, die nicht zuletzt die Auswirkungen der verschiedenen antiretroviralen Präparate (siehe dazu Tab. 5) untersuchen sollten, die nach klinischen Erfahrungen ihrerseits zu sexuellen Dysfunktionen führen.

Tabelle 3 Typische Veränderungen der basalen Hormonwerte, der Spermatogenese und der Fertilität bei Männern mit allgemeinen Erkrankungen (modifiziert nach Jockenhövel 1993)

	Testosteron	Östradiol	LH	FSH	SHBG	Prolaktin	Spermatogenese	Fertilität
Leberzirrhose	↓	↑	n.o.↓	n.o.↓	↑	↑	↓	↓
Diabetes mellitus	n.o.↓	n.	n.	n.	n.	n.	n.	↓
Niereninsuffizienz	↓	n.	↑	n.o.↑	n.	↑	↓	↓
Hyperthyreose	n.o. ↓	n.	n.o.↑	–	↑	–	–	–
Hypothyreose	(↓)	–	(↓)	–	–	–	–	–
Hämochromatose	↓	–	↓	↓	–	–	(↓)	(↓)
Sichelzellanämie	↓	–	↑o.↓	↑o.↓	–	–	↓	↓
Glutenenteropathie	↑	–	↑	–	↑	–	–	(n.)
Zystische Fibrose	n.	n.	n.	n.	n.	n.	n.	↓
Hypercortisolismus	↓	n.	↓	n.o.↓	n.	n.	–	–
Myotonia dystrophica	↓	n.	↑	↑	n.o.↑	n.	↓	↓
Paraplegie	n.	n.	n.	n.	n.	n.	↓	↓
Virale Orchitis	n.	n.	n.	n.o.↑	n.	n.	↓	↓
Lepra	↓	n.	↑	↑	n.	n.	↓	↓
HIV-Infektion	n.o.↓	n.	↑o.↓	↑o.↓	n.	n.	n.o.↓	n.o.↓

↑ erhöht, ↓ erniedrigt, n. normal, o. oder, – nicht bekannt

Operationsbedingte sexuelle Funktionsstörungen

Beispiele für operative Eingriffe, die eine sexuelle Dysfunktion zur Folge haben können, sind in der Tabelle 2 genannt. Da diese Dysfunktionen iatrogener Natur sind, muss ihre Prävention im Vordergrund stehen. Diese sollte sowohl eine psychotherapeutische „Vorsorge“ als auch eine psychotherapeutische „Nachsorge“ beinhalten und natürlich das Entwickeln und Anwenden schonender Operationstechniken.

Psychologische Prävention und Entwicklung schonender Operationstechniken

Zur psychologischen Vorsorge gehört, dass die behandelnden Ärzte Killerphrasen und Killerpraktiken unterlassen, die den Patienten zusätzlich traumatisieren können. So wurde ein Patient von mir, der wegen eines malignen Hodentumors operiert worden war, nach der Kastration und der retroperitonealen Lymphadenektomie mit der Phrase in eine Badewanne gesetzt: „Versuchen Sie jetzt, das Glied steif zu machen. Wenn das nicht geht, haben wir die Nerven durchschnitten.“ Wie notwendig und sinnvoll die Kooperation von Psychosomatikern und Operateuren ist, haben vor vielen Jahren der Psychoanalytiker Janssen und der Urologe Weißbach (1978) gezeigt. Sie studierten, wie Patienten mit einem malignen Hodentumor, die einer Semikastration und einer Lymphadenektomie unterzogen worden waren, die Organ- und Funktionsverluste bewältigen. Die sekundärpsychischen Manifestationen teilten sie zwei Stadien zu. Zum Zeitpunkt der Diagnosestellung und Operation unterschieden sie unter dem Aspekt der Regression, der Mobilisation frühkindlicher Triebbedürfnisse und der Abwehrkonstellationen drei verschiedene Zustände während der akuten Krise: Verleugnung, Hilflosigkeit und Kampf. Im zweiten Stadium, der Rehabilitationsphase, stellten sie verschiedene Konfliktbewältigungsstrategien fest, die persönlichkeitsspezifisch und mehr oder weniger dauerhaft waren: so genannte normale Konfliktbewältigung; so genannte problemlose Konfliktbewältigung durch Verleugnung und Vermeidung; Konfliktlösungen durch verschiedene Kompensationsmechanismen wie oral-symbiotische Abhängigkeiten, Potenzsteigerung im Sinne narzisstischer Größenideen, verstärkte Leistungshaltung und religiöse Idealbildung sowie sekundär-hypochondrische Konfliktverarbeitung.

Ohne Zweifel kann durch entängstigende Beratungen vor der Operation, wie Nelson (1978) am Beispiel der Prostataeingriffe auch schon vor mehr als zwanzig Jahren zeigte, und durch psychotherapeutische Beratungen und Behandlungen nach der Operation zumindest eine Chronifizierung psychogener Sexualstörungen verhindert werden. Ohne solche Beratungen und Behandlungen kann übrigens gar nicht gesagt werden, ob die sexuelle Problematik, über die der Patient klagt, eine irreversible Folge des chirurgischen Eingriffs ist oder aber in erster Linie eine zumindest eine Zeit lang reversible, psychosozial zu verstehende Auswirkung.

Eingriffe im aorto-iliakalen Gefäßbereich

Wie das postoperative Vorkommen sexueller Funktionsstörungen durch topographisch-anatomisch und physiologisch überlegte sowie schonende chirurgische Techniken drastisch reduziert werden kann, ist im Verlauf der 70er Jahre insbesondere an rekonstruktiven Eingriffen im aorto-iliakalen Gefäßbereich nachgewiesen worden. Nahmen die Operateure und offenbar auch die Patienten die postoperative „Impotenz" vordem stillschweigend hin – in der Studie von May et al. (1969) erwähnten nur drei von 70 Patienten von sich aus die sexuelle Störung –, wandelten sich jetzt die Einstellungen und Erwartungen. Die Patienten wurden in einem immer jüngeren Lebensalter operiert, und einige Chirurgen scheuten sich nicht mehr, nach dem Sexualleben etwas genauer zu fragen. Seither wird die „Impotenz" differenziert in Erektions-, Ejakulations- und Orgasmusstörungen. Es stellte sich heraus, dass nach den genannten Eingriffen vornehmlich Ejakulations- und nicht Erektionsstörungen auftraten. Man schaute sich noch einmal die älteren Berichte an und stieß auf Merkwürdigkeiten wie die, dass ein erheblicher Prozentsatz der Männer mit Leriche-Syndrom erst nach dem Eingriff über „Impotenz" klagte, obwohl die Blutversorgung wiederhergestellt war. Von ersten Mitteilungen ausgehend (vgl. z. B. May et al. 1969; Sabri und Cotton 1971; Weinstein und Machleder 1975), entwickelten neben anderen van Vroonhoven (1977), DePalma et al. (1978), Pircher et al. (1978), DePalma (1980), Flanigan et al. (1982), Thetter et al. (1982, 1984) sowie Pellegrino (1985) schonende Operationsverfahren.

Besonders eindrucksvoll sind die topographisch-anatomischen Darlegungen von v. Hochstetter, mit denen er einen retromesenterialen Zugang zur Aorta vorgeschlagen hat, den Thetter und van Dongen chirurgisch angewandt haben (Thetter et al. 1982, 1984). Dieser Zugang ermöglicht es, die untere Aorta und die Iliakalgefäße freizulegen, ohne dass der präaortal liegende sympathische Plexus hypogastricus superior mit seinen Varianten, der für eine ungestörte Ejakulation essenziell ist, geschädigt wird. Gleichzeitig wird darauf geachtet, dass im Bereich der A. iliaca interna eine ausreichende Durchblutung erhalten oder wiederhergestellt wird, weil möglicherweise intra- und perioperative hämodynamische Veränderungen Erektionsstörungen bedingen. Um neurogene Erektionsstörungen kann es sich jedenfalls nicht handeln, weil bei diesen Eingriffen im aorto-iliakalen Bereich die für die Erektion essenziellen, aus dem Sakralmark stammenden parasympathischen Nervi erigentes nicht tangiert werden. Sie verlaufen vor dem Kreuzbein und seitlich der Rektumampulle in der Tiefe des kleinen Beckens. Für Thetter et al. (1984: 208) sind deshalb „hämodynamisch bedingte Ursachen, die zu einer Minderdurchblutung des Corpus cavernosum führen", am wahrscheinlichsten. Wir würden natürlich auch noch an psychosoziale Ursachen denken. Auf jeden Fall aber konnten Thetter, v. Hochstetter und van Dongen durch die schonende Operationsmethode bei ihren Patienten die Ejakulationsstörungen von früher 81 % (N=1199) auf 20 % (N=570) senken und die Erektionsstörungen von früher 17 % auf 12 %. Da die postoperativen Ejakulationsstörungen auf das Durchtrennen oder Zerstören der nervalen Plexus zurückgehen, sind sie im Gegensatz zu den Erektionsstörungen irreversibel.

Wie die Anatomie des autonomen Nervensystems im Bereich des Beckens heute gesehen wird, stellt Raab (1997) dar. Auf die gegenwärtigen Standards eines schonenden Operierens im Bereich der großen Bauch- und Beckengefäße geht Schäfers (1997) ein. Ohne die Arbeiten von van Dongen, Thetter und v. Hochstetter zu erwähnen, kommt er zu ganz ähnlichen Schlussfolgerungen. Da die klassische Thrombendarteriektomie, die mit einer totalen Mobilisation der Gefäße verbunden ist, weitgehend aufgegeben worden sei, könne heute die Präparation auf bestimmte Gefäßsegmente begrenzt werden. In Kenntnis der anatomischen Verhältnisse sehe das gegenwärtige „operative Standardprinzip zur Darstellung der infrarenalen Aorta unter weitgehender Schonung der autonomen Nervenbahnen“ wie folgt aus: „Das paraaortale Bindegewebe wird an der rechtslateralen Zirkumferenz der Aorta inzidiert und durch gezielte chirurgische Dissektion von der Adventitia der Aorta und Beckenarterien mobilisiert. Durch Beiseitehalten des retroperitonealen Gewebes gewinnt man so einen ausreichenden Zugang für gefäßchirurgische Eingriffe unter Erhalt der wesentlichen autonomen Strukturen“ (ebd.: 267). Neben der vorsichtigen Mobilisation der Gefäße ist auch nach Schäfers von wesentlicher Bedeutung, ob auf eine ausreichende Durchblutung der A. iliaca interna und ein sorgfältiges Ausspülen von thrombotisch-atherosklerotischem Material, das durch die operativen Eingriffe gelöst worden ist, geachtet wird. Würden auf diese Weise Erektionsstörungen verhindert, komme es in deutlich weniger als 10 % der Fälle zu dieser Komplikation.

Retroperitoneale Lymphadenektomie

Wie für die Eingriffe an den großen Abdominal- und Beckengefäßen sind auch für die beim Hodenkarzinom notwendige retroperitoneale Lymphadenektomie inzwischen nervenschonende Verfahren entwickelt worden (vgl. z. B. Donohue et al. 1990; Doerr et al. 1993; Hofmann et al. 1994). Entscheidend waren mehrere Schritte. Intakte lumbale sympathische Ganglien (L2 bis L4) mussten für eine antegrade Ejakulation als notwendig angesehen werden. Die anatomischen Felder der lymphogenen Metastasierung mussten erforscht und als differente umschriebene Bereiche bei rechts- resp. linksseitigem Tumor akzeptiert werden. Patienten, die nervenschonend operiert worden waren, durften nicht häufiger als radikal Operierte ein Tumorrezidiv erleiden.

Eingriffe an der Prostata

Diagnostik und Therapie des Prostatakarzinoms und der benignen Prostatahyperplasie (BPH) unterlagen im letzten Jahrzehnt einem erheblichen Wandel. In der Diagnostik des Karzinoms wurden neben der rektalen Palpation das prostataspezifische Antigen (PSA) und der transrektale Ultraschall (TRUS) zum Standard (Schmid et al. 1999). Wie treffsicher diese Verfahren sind, kann der

Tabelle 4 entnommen werden. In der Therapie, insbesondere der BPH, traten neben die klassischen operativen Verfahren instrumentelle Eingriffe wie die visuelle laserassistierte Prostatektomie (VLAP) und die interstitielle Laserkoagulation (ILK), die inzwischen durchaus als Alternativen zur so genannten TUR-P, der transurethralen Resektion der Prostata, angesehen werden (Hartung und Barba 2000). Geblieben aber ist das grundsätzliche Problem, dass das relativ oft vorkommende, aber oft langsam wachsende Prostatakarzinom nur durch ein schmales diagnostisch-therapeutisches Fenster gesehen und behandelt werden kann. Oft sind Karzinome entweder zu klein, „um während des Lebens eines Mannes klinisch relevant zu werden", oder sie sind so weit fortgeschritten, dass „ein kurativer Therapieansatz bereits nicht mehr möglich ist" (Schmid et al. 1999: A-772).

Tabelle 4 Prostatakarzinom: Sensitivität, Spezifität und positiver Vorhersagewert (PPV) von Screeningmethoden in größeren Serien (zusammengestellt von Schmid et al. 1999)

	Sensitivität (%)	Spezifität (%)	PPV (%)
Rektale Palpation	56 (50–74)	94 (84–96)	33 (28–39)
TRUS	77 (60–91)	81 (77–89)	29 (15–54)
PSA (> 4 ng/ml)	82 (77–88)	87 (82–96)	40 (24–50)

TRUS: transrektaler Ultraschall; PSA: prostataspezifisches Antigen

Traditionell werden die Prostatektomien nach dem operativen Zugang unterschieden: transurethral (über die Harnröhre), suprapubisch (über die Harnblase), perineal (durch den Damm) oder retropubisch (zwischen Schambein und Harnblase). Am häufigsten wird heute der transurethrale Zugang gewählt. Er hat bei nichtradikalem Vorgehen am seltensten Erektionsstörungen zur Folge (0 % bis etwa 5 %), oft jedoch Ejakulationsstörungen, insbesondere eine Ejaculatio retrograda (bis zu etwa 50 %). Demgegenüber hat der perineale Eingriff sehr oft eine Impotentia erectionis zur Folge (etwa 30 % bis 90 %), nicht aber eine Impotentia ejaculationis. Die verbleibenden Zugänge liegen nach den vorhandenen Studien dazwischen (Erektionsstörungen zu etwa 10 % bis 30 %, Ejakulationsstörungen zu etwa 30 % bis 90 %).

Sollen postoperative sexuelle Dysfunktionen vermieden werden, kommt es entscheidend darauf an,

- ob der Chirurg die anatomischen Verhältnisse im Detail kennt und schonend zu operieren versteht,
- ob dieses die Nerven und Gefäße schonende Vorgehen angesichts der Krankheit (Hyperplasie oder Karzinom) zu vertreten ist,
- ob die psychotherapeutische Vor- und Nachsorge, von der einleitend die Rede war, gewährleistet ist,
- wie riskant der operative oder instrumentelle Eingriff selbst direkt oder indirekt ist und

• welche Begleit- oder Nachfolgebehandlungen (Medikamente, Bestrahlungen usw.) vorgenommen werden.

Jiaan et al. (1996: 142) haben an einer großen Stichprobe von 1 351 Männern, die sich einer TUR-P wegen BPH hatten unterziehen müssen, nachgewiesen, dass „urologists under training“ und „small adenoma“, bei denen die Kapsel eher perforiert wird, hinsichtlich das Auftretens sexueller Dysfunktionen besonders riskant sind. Höfner und Stief (1997) erinnern in einer Literaturübersicht daran, dass eine intraoperative Perforation der dorsolateralen Prostatakapsel, an der den Penis versorgende Bündel aus Gefäßen und parasympathischen autonomen Nerven dicht vorbeiziehen, signifikant mit dem Vorkommen einer Erektionsstörung nach der Operation korreliert. Perforationen außerhalb dieses Bereichs blieben dagegen folgenlos. Nach ihren Recherchen kommt eine Erektionsstörung nach einer TUR-P in 0 % bis 40 % der Fälle vor. Fowler et al. (1995) fanden durch eine Befragung von 1 072 Medicare-Patienten heraus, dass eine Harninkontinenz nach einer radikalen Prostatektomie, die bisher in etwa 4 % bis über 30 % beschrieben wurde, die Lebensqualität der Operierten signifikant stärker reduziert als der Verlust der sexuellen Potenz, insbesondere dann, wenn nach dem Eingriff eine Vorlage getragen werden muss.

Bedauerlicherweise haben sich die Hoffnungen, die an die neuen Verfahren geheftet worden sind – darunter auch die wieder erinnerte kryochirurgische Ablation der Prostata (CSAP) und die ebenfalls seit langem bekannte interstitielle Radiotherapie (IR) –, bisher nicht erfüllt (vgl. z. B. Chaikin et al. 1996). Der Hauptgrund ist wohl, dass Läsionen nicht nur direkt (wie bei der Operation), sondern auch indirekt (wie bei der Vaporesektion, den Lasertherapien oder der Hyperthermie) gesetzt werden, beispielsweise durch Überhitzung des sensiblen Kapselbereiches oder durch degenerative und regenerative Prozesse. Grundsätzlich muss leider festgestellt werden, dass „sämtliche apparativen BPH-Verfahren mit dem Risiko der behandlungsinduzierten erektilen Dysfunktion behaftet sind“ (Höfner und Stief 1997: 299). Umso merkwürdiger finden es die Autoren, dass diese Tatsache in den verbreiteten Lehrbüchern der Urologie mit keinem Wort erwähnt werde. Dabei sollte es selbstverständlich sein, Patienten vor einer Operation über die erwähnten Risiken aufzuklären.

Sind beim Prostatakarzinom Metastasen nachgewiesen worden, wird versucht, das überwiegend androgenabhängige Wachstum der Krebszellen durch das Ausschalten der gonadalen und adrenalen Androgene zu verlangsamen, was das Leben des Kranken im günstigen Fall um einige Jahre verlängern kann. In Fage kommen neben der Orchitomie und der chemischen Kastration durch LHRH-Agonisten antiandrogene Substanzen wie Cyproteronacetat und Flutamid (siehe dazu auch Kap. 25). Dass unter einer derartigen Therapie, die durch eine vermehrte Prolaktinausschüttung auch zu einer schmerzhaften Gynäkomastie führen kann, und in dieser deletären Lebenslage insgesamt jener Rest des sexuellen Erlebens und Reagierens, den die radikale Prostatektomie womöglich belassen hat, verloren geht, muss nicht durch Surveys bewiesen werden.

Strahlentherapien

Nicht mehr strittig ist, ob es so etwas wie eine radiogene sexuelle Dysfunktion gibt, das heißt, ob Strahlenbehandlungen als solche bei Männern und Frauen, die an einem Karzinom erkrankt sind, tatsächlich wie früher beschrieben zu sexuellen Störungen führen, die vor dieser Art der Behandlung nicht bestanden haben (vgl. z. B. Picha 1957; Decker und Schwartzman 1962; Vincent et al. 1975; Andersen 1987; Schover et al. 1989; Segraves und Segraves 1993; Flay et al. 1995). Zelefsky et al. (1999: 775) kommen in einer Zusammenschau der jüngeren Literatur zu dem Resultat: „The reported incidence of post-treatment permanent erectile dysfunction for patients who were potent before external beam irradiation and brachytherapy has ranged from 15 % to 60 %".

Andere operative Eingriffe

Über die sehr differenten Auswirkungen anderer operativer Eingriffe bei Männern und Frauen, insbesondere auch bei Krebserkrankungen, liegt eine umfangreiche Literatur vor (vgl. z. B. Decker und Schwartzman 1962; Nelson 1978; Spengler und Kleber 1982; Schover und Jensen 1988; Hesseldahl 1989; Schofield et al. 1991; Buddeberg 1992; Weijmar Schultz 1992; Bellerose und Binik 1993; Graber 1993; Segraves und Segraves 1993; Eicher 1994 und in diesem Buch Kap. 16; Flay et al. 1995; Raab 1997; Zettl und Hartlapp 1997). Nach wie vor erstaunt allerdings eine „minimal information concerning the impact of most surgical procedures on female sexuality" (Segraves und Segraves 1993: 233), werden doch bei vielen Eingriffen im Bereich der Harnblase, des Kolons, des Rektums usw., wenn sie auch noch verbunden sind mit einer Sympathektomie oder Lymphadenektomie, Nervengeflechte und Gefäße lädiert oder zerstört. Dass Eingriffe, die nach heutigem morphologischem Wissen keine Erektionsstörung oder Lubrikationsstörung zur Folge haben dürften, trotzdem dazu führen, ist weniger erstaunlich, weil die sexuelle und partnerschaftliche Sphäre insgesamt tangiert wird oder die Fruchtbarkeit verloren geht wie bei der Hysterektomie oder auch der Prostataoperation mit nachfolgender Ejakulationsstörung. Andere Eingriffe wie Brustoperationen verändern außerdem die (sichtbare) Integrität des Körpers. Die Frage nach den Auswirkungen dieser Eingriffe kann also nicht kurz und bündig beantwortet werden.

Wie sexuelle Dysfunktionen bei Männern und Frauen, die wegen eines Kolon-, Sigma- oder Rektumkarzinoms im Bereich des kleinen Beckens operiert werden, durch nervenschonende Operationstechniken verhindert werden können, legt Raab (1997) detailliert und überzeugend dar.

Arzneimittelbedingte sexuelle Funktionsstörungen

Während wir Ende der 70er Jahre mit großem Aufwand die internationale Literatur nach Hinweisen auf diese Störungen selbst durchpflügen mussten (vgl. Sigusch 1979, 1980), liegen heute mehrere Zusammenstellungen (z. B.

Medical Letter 1987, 1992; Zettl und Hartlapp 1997) und mehr oder weniger eingehend kommentierte Übersichtsarbeiten vor (z. B. Przybilla und Schill 1981; Buffum 1982, 1986, 1992; Schill und Przybilla 1983; Strauß und Gross 1984a; Lauritzen 1985/86; Buffum et al. 1988; Sitsen 1988a, 1988b; Rosen 1991; Graber 1993; Jockenhövel 1993; Kresin 1993; Segraves und Segraves 1993; Benet und Melman 1995; Porst 2000), auf die wir uns beziehen können.

Im Verlauf der 80er Jahre sind die akuten und chronischen Wirkungen von rezeptpflichtigen und illegalen Drogen auf die sexuelle Sphäre im Verhältnis zur vorherigen Ignoranz von der Sexualforschung so sehr beachtet worden, dass davon gesprochen wurde, es müsse jetzt eine „Pharmakosexologie" (Buffum 1982) etabliert werden. Offenbar ließ sich nicht mehr übersehen, dass viele Arzneimittel, die in den reichen Ländern von Millionen Patienten regelmäßig eingenommen werden, zugleich so etwas wie *kontrasexuelle Gifte* sind. Die Hinweise aus der ärztlichen Praxis und insbesondere aus der psychiatrisch-sexualwissenschaftlichen Forschung wurden so drängend und überzeugend, dass sich, wie bereits im Kapitel 10 berichtet, im DSM-IV (1994) *erstmalig die nosologische Entität „Substance-induced sexual dysfunction"* findet. Kritisch ist jedoch anzumerken, dass das Arzneimittelverzeichnis des Bundesverbandes der Pharmazeutischen Industrie, genannt „Rote Liste", bis zur Stunde diese „Nebenwirkung" oft selbst dann verschweigt, wenn sie in der Fachliteratur häufig beschrieben worden ist. Das US-amerikanische Pendant „Physicians' Desk Reference" ist demgegenüber, wohl nicht zuletzt wegen der befürchteten Schadensersatzklagen, seit Jahrzehnten sehr viel offener.

Die Verfasser des DSM-IV setzen voraus, dass zwischen dem Auftreten einer sexuellen Dysfunktion und der Einnahme eines bestimmten Arzneistoffes nicht nur gelegentlich ein linearer Zusammenhang im Sinne einer monokausalen Ätiopathogenese angenommen oder bewiesen werden könne. Studien dagegen, die mehr als zwei Parameter erfasst haben, weisen zunächst einmal darauf hin, wie instabil der Zusammenhang und wie variabel die Symptomatik bei nicht wenigen Medikationen ist. Im Extrem zeigt der eine Patient überhaupt keine Beeinträchtigung der sexuellen Funktionen, während der andere eine Vielzahl sexueller Symptome angibt. Unter Forschungsaspekten sind *die Haltung des Untersuchers und damit die Art und Weise der Untersuchung* entscheidend. Blendet der behandelnde Arzt die sexuelle Sphäre aus, wird er sehr viel seltener Dysfunktionen sehen, als wenn er entsprechend exploriert. Eine Befragung von 178 Internisten und Allgemeinärzten ergab, dass nur 6 % bis 8 % immer die sexuelle Sphäre ihrer Patienten ansprechen (Strauß et al. 1988). Die meisten Ärzte wollen nach wie vor sich und die Patienten nicht mit solchen Dingen behelligen. Wird demgegenüber gezielt exploriert anhand eines speziellen Fragebogens, schnellen die Prozentsätze in die Höhe. So ergibt sich, dass beispielsweise Thioridazin nach Berichten aus der Allgemeinpraxis überhaupt keine sexuellen Dysfunktionen hervorrufen soll, während spezielle Studien sie bei 60 % der Probanden nachweisen (Sitsen 1988b). Andererseits sind die Berichte behandelnder Ärzte, die sich nicht scheuen, über Sexualität zu sprechen, für die Forschung von großer Bedeutung, weil natürlich auch die Forscher ihre blinden Flecken haben. Auch dazu ein Beispiel: Die Forschung weist bei den β-Rezeptoren-Blockern fast ausschließlich auf Erektionsstörungen hin, während in der Praxis außerdem Appetenz-, Erregungs- und Orgasmusstörungen bekannt sind (Strauß et al. 1988).

Oft lässt sich *nicht* entscheiden, ob das Pharmakon, beispielsweise ein Antidepressivum oder ein Antihypertonikum, oder ob die Grunderkrankung, in diesem Beispiel eine Depression oder ein Bluthochdruck, ätiologisch von entscheidender Bedeutung ist. Außerdem sind nicht nur die Art der körperlichen oder seelischen Grunderkrankung, die Dosis und die Dauer der Medikation sowie die bisher gar nicht berücksichtigten und kaum zu untersuchenden Interferenzen bei der Applikation von Kombinationspräparaten von großer Bedeutung, sondern natürlich auch *die individuellen psychischen und sozialen Umstände*. Die empirische Sexualforschung auf diesem Gebiet hat jetzt immerhin erkannt, dass zu den Wirkmechanismen, die zu berücksichtigen und zu studieren sind, nicht zuletzt die suggestiven oder Placebowirkungen einer Droge, die negativen oder positiven Erwartungen gegenüber der Medikation und die sekundären psychischen Wirkungen der Therapie insgesamt gehören.

Trotz der angedeuteten Relativierungen und Unsicherheiten sollten Ärzte, Psychologen und Psychotherapeuten daran denken, dass eine sexuelle Funktionsstörung zumindest mitbedingt sein kann durch Arzneimittel, Rauschdrogen, Chemikalien oder sonstige Gifte. Ist eine sexuelle Dysfunktion medikamentös bedingt, beispielsweise eine Ejaculatio deficiens durch Psychopharmaka, *kann das Symptom im Verlauf der Psychotherapie nicht verschwinden*. Andererseits sind die meisten arzneimittelinduzierten sexuellen Dysfunktionen *reversibel*, das heißt, sie verschwinden nach dem Absetzen des Medikaments. Es wäre also ein Kunstfehler, das schädigende Präparat nicht abzusetzen, vorausgesetzt, Art und Schwere der Grunderkrankung lassen das zu und ein verträglicheres Medikament ist bekannt (vgl. dazu S. 249 in diesem Kap.). Falsch ist es aber, darauf zu vertrauen, dass die Reversibilität immer gegeben sei. Das ist dann nicht mehr der Fall, wenn sich das ursprünglich arzneimittelinduzierte sexuelle Symptom seelisch organisiert und damit unabhängig von der medikamentösen Behandlung *fixiert* hat. Leider wird auf diesen Verlauf viel zu wenig geachtet.

Symptomatologisch gesehen, ruft *dieselbe Substanz* oft recht *unterschiedliche Störungen* hervor. So kann beispielsweise ein Neuroleptikum beim Mann zu Appetenz-, Ejakulations- und Orgasmusstörungen, zu Hodenschwellungen und Gynäkomastie führen und bei der Frau zu Appetenz-, Menstruations- und Laktationsstörungen, zu Brustvergrößerungen und Galactorrhoe. Von differenzialätiologischer Bedeutung ist, dass viele medikamentös hervorgerufene Funktionsstörungen zwar dosisabhängig und variabel sind, andererseits aber *unabhängig von der soziosexuellen Situation und der Sexualpraktik*. So kommt es beispielsweise bei einer Thioridazin-Behandlung mit steigender Dosis nacheinander zur Ejaculatio retardata, zur Ejaculatio deficiens und zum Ausbleiben von Pollutionen. Diese Störungen sind von Anfang an verbunden mit unterschiedlichen und inkonstanten Beeinträchtigungen sexueller Funktionen, oft aber nicht mit einer Anorgasmie. Im Gegensatz dazu ist die *psychogene*

Ejaculatio retardata oder deficiens im Auftreten oft abhängig von der Praktik (z. B. charakteristische Unfähigkeit, intravaginal ejakulieren zu können), von der Partnerin und von der Situation. Diese psychogene Ejakulationsstörung geht regelmäßig mit einer Anorgasmie einher, nicht aber von Anfang an mit anderen Funktionsstörungen. Auch können Pollutionen vorkommen. Das Beispiel mag darüber hinaus zeigen, welche Bedeutung eine sorgfältige Symptomdiagnostik haben kann (vgl. dazu Kap. 9).

Vieles spricht dafür, dass die meisten Substanzen bei beiden Geschlechtern sexuelle Dysfunktionen bedingen oder mitbedingen können. Untersucht wurden aber bisher, dem kulturellen Phallozentrismus folgend, ganz überwiegend *männliche Patienten oder Probanden*. So scheint es beim gegenwärtigen Forschungsstand, als ob etliche Arzneimittel nur beim Mann sexuelle Dysfunktionen auslösten. Ohne Übertreibung kann gesagt werden, dass wir das Ausmaß und die Qualität arzneimittel- und drogeninduzierter sexueller Dysfunktionen bei der Frau gegenwärtig nur ahnen können, wenn zum Beispiel daran gedacht wird, wie selten Lubrikationsstörungen oder schmerzhafte Klitorisschwellungen in der Fachliteratur erwähnt werden. Nicht versäumt hat es die androzentrische Medizin demgegenüber, einzelne Fälle von Aspermatismus oder Penispriapismus in ihren feinsten Journalen zu publizieren. Weil der „State of the art" so ist wie er ist, hat auch unsere Darstellung einen kräftigen *geschlechtlichen Bias*.

Noch viel zu wenig beachtet und erforscht ist auch die Tatsache, dass viele der hier problematisierten Arzneistoffe nicht nur sexuelle, sondern auch *reproduktive Dysfunktionen* auslösen können. Bei der Frau sind das vor allem Zyklusstörungen einschließlich Amenorrhoe, uterine Blutungen, verzögerte Ovulation, Brustvergrößerungen, Mastodynie, abnorme Laktationen und Galactorrhoe sowie falsch positive Schwangerschaftstests. Beim Mann sind das vor allem Beeinträchtigungen der Spermatogenese und der Spermaqualität, Hodenschwellungen und Gynäkomastie. „Grundsätzlich", schreibt Schill (1989: 1247) in einer Übersichtsarbeit (vgl. auch Schill und Przybilla 1983, 1985; Jockenhövel 1993), sei jedes Medikament „in der Lage, die Spermaqualität negativ zu beeinflussen". Umso erstaunlicher, dass nach wie vor „meist nur kasuistische Mitteilungen" vorliegen. Viel zu wenig untersucht sind auch viele *toxisch und mutagen wirkende Stoffe*. Erst allmählich wird bekannt, welche Substanzen, die Chromosomen verändern und das Keimepithel schädigen, mit der Nahrung aufgenommen oder inhaliert werden (vgl. z. B. Trapp et al. 1986).

Hervorgehoben sei, dass viele Medikamente und andere Drogen eine *Gynäkomastie* zur Folge haben können, weil sie in den Hormonhaushalt eingreifen. Wiederholt beschrieben wurden Gynäkomastien, gelegentlich mit Galactorrhoe, unter Einwirkung folgender Substanzen: Hormone (Androgene, Anabolika, Östrogene, Antiandrogene, Antiöstrogene, Gestagene, Kortikoide u. a.); Antihypertensiva (Clonidin, Methyldopa, Reserpin u. a.); Digitalis; Kalzium-Antagonisten (Nifedipin u. a.); Diuretika (Spironolacton, Thiazide u. a.); H_2-Rezeptor-Antagonisten (Cimetidin, Ranitidin u. a.); Antiemetika (Domperidon, Metoclopramid); Tuberkulostatika (Ethionamid, Isoniazid, Protionamid); Antimykotika (Griseofulvin, Ketoconazol); Neuroleptika (Butyrophenone, Phenothiazine, Sulpirid u. a.); Antidepressiva (Imipramin u. a.); Tranquilizer (Benzodiazepine, Meprobamat); Psychostimulantia (Amphetamine); Zytostatika (Busulfan, Chlorambucil u. a.); Vitamin E; Alkohol; Morphine; Cannabis; Marihuana; Methadon.

Gelegentlich scheint es in der ärztlichen Praxis zu merkwürdigen Verdrehungen zu kommen. So sahen wir in unserer Poliklinik einen Mann mit zaghaften Wünschen nach Weiblichkeit, dem sein Hausarzt wegen der „Nebenwirkung Gynäkomastie" Spironolacton verordnet hatte. Allein wegen der massiven „Hauptwirkung" dieses Stoffes war diese „Therapie" natürlich ein Kunstfehler.

Aber zurück zu den sexuellen Dysfunktionen im engeren Sinn. *Welche Arzneimittel sind in der Praxis von Bedeutung?* Eine Zusammenstellung, geordnet nach den ärztlichen Hauptanwendungsgebieten, findet sich in Tabelle 5. Wegen ihrer Verbreitung von praktischer Bedeutung sind vor allem Herz-Kreislauf-Mittel, insbesondere Antihypertensiva und Diuretika, sowie Psychopharmaka, insbesondere Antidepressiva und Neuroleptika.

Tabelle 5 Arzneimittel, die beim Mann und/oder bei der Frau sexuelle Dysfunktionen bedingen und/oder eine Sexualstörung mitbedingen können; geordnet nach Hauptanwendungsgebieten

1.	**Herz-Kreislauf-Mittel, insbesondere Antihypertensiva**
1.1.	β-Rezeptoren-Blocker (z. B. Propranolol, Atenolol)
1.2.	Diuretika (z. B. Thiazide, Chlortalidon, Spironolacton)
1.3.	Methyldopa und Clonidin
1.4.	Digoxin
1.5.	Reserpin
1.6.	Guanethidin und Analoga (z. B. Guanoxan)
1.7.	Vasodilatatoren (z.B. Hydralazin, Prazosin, Phenoxybenzamin)
1.8.	α-/β-Rezeptoren-Blocker (z. B. Labetalol)
1.9.	Antiarrhythmika (z. B. Amiodaron, Disopyramid)
1.10.	Angiotensin-Converting-Enzym-Hemmer (z. B. Captopril)
1.11.	Calcium-Antagonisten (z. B. Verapamil, Nifedipin)
2.	**Psychopharmaka**
2.1.	Antidepressiva
2.1.1.	Trizyklische und „Second Generation"-Antidepressiva (z. B. Imipramin, Desipramin, Amitriptylin, Trimipramin, Clomipramin, Trazodon, Maprotilin)
2.1.2.	MAO-Hemmer (z. B. Phenelzin, Tranylcypromin, Pargylin)
2.1.3.	Selektive Serotonin-Wiederaufnahme-Hemmer (z. B. Fluoxetin, Sertralin)
2.2.	Neuroleptika
2.2.1.	Phenothiazine (z.B. Thioridazin, Fluphenazin, Perphenazin)
2.2.2.	Butyrophenone und Diphenylbutylpiperidine (z. B. Haloperidol, Benperidol, Pimozid)
2.2.3.	Andere Neuroleptika (z. B. Chlorprothixen, Clopenthixol, Sulpirid)
2.3.	Lithiumsalze
2.4.	Tranquillantia und Anxiolytika
2.4.1.	Benzodiazepine (z.B. Chlordiazepoxid, Diazepam, Alprazolam)
2.4.2.	Meprobamat
2.5.	Sedativa und Hypnotika
2.5.1.	Barbiturate
2.6.	Antiepileptika (Phenytoin, Carbamazepin, Primidon)
2.7.	Appetitzügler (Mazindol, Fenfluramin)
3.	**Hormone und Antihormone**
3.1.	Androgene und Anabolika
3.2.	Antiandrogene (z. B. Cyproteronacetat)
3.3.	Gestagene
3.4.	Östrogene
3.5.	Antiöstrogene
3.6.	GnRH und Analoga (z. B. Buserelin)
3.7.	Kortikoide
4.	**Magen-Darm-Mittel**
4.1.	H_2-Rezeptor-Antagonisten (z. B. Cimetidin, Ranitidin, Famotidin, Nizatidin)
4.2.	Dopamin-2-Antagonisten (z. B. Metoclopramid)

Tabelle 5 Arzneimittel, die sexuelle Dysfunktionen bedingen und/oder eine Sexualstörung mitbedingen können (Fortsetzung)

5.	**Parkinson-Mittel**
5.1.	Anticholinergika (z. B. Benzatropin, Trihexyphenidyl)
5.2.	Levodopa
5.3.	Dopamin-2-Agonisten (z. B. Bromocriptin)
6.	**Antiretrovirale Mittel**
6.1	Nukleosidanaloge Reverse-Transkriptase-Hemmer (z. B. Zidovudin, Lamivudin)
6.2	Nicht-nukleosidanaloge Reverse-Transkriptase-Hemmer (z. B. Nevirapin, Delavirdin)
6.3	Proteasehemmer (z. B. Saquinavir, Indinavir, Ritonavir, Amprenavir)
7.	**Sonstige**
7.1.	Alkoholentwöhnungsmittel (Disulfiram)
7.2.	Antilipämika (Clofibrat)
7.3.	Antimykotika (Ketoconazol)
7.4.	Antirheumatika (Naproxen)
7.5.	Muskelrelaxantia (Baclofen)
7.6.	Ophthalmika (Acetazolamid, Timolol)
7.7.	Spasmolytika (Papaverin)
7.8.	Tuberkulostatika (z. B. Etionamid, Protionamid)
7.9.	Zytostatika (z. B. Methotrexat, Vincristin, Interferon alfa)

Antihypertensiva

Wegen ihrer enormen therapeutischen Bedeutung in den reichen Ländern und wegen ihrer unabweisbaren kontrasexuellen Potenz sind insbesondere Antihypertensiva (und Diuretika) eingehender untersucht worden als andere Pharmaka, wenngleich keineswegs in genügendem Maße und schon gar nicht auf die methodologisch gebotene Weise. In der Literatur schwankt das Vorkommen sexueller Dysfunktionen unter einer Therapie mit „klassischen" Anti-Hochdruckmitteln zwischen etwa 10 % und etwa 60 %. Allerdings ist zu bedenken, dass bei Hochdruckpatienten, die nicht mit diesen Mitteln behandelt werden, in 10 % bis 20 % der Fälle eine sexuelle Funktionsstörung bereits vorliegt. In der umfangreichen Studie von Feldman et al. (1994), die im Kapitel 10 beschrieben worden ist (siehe auch Tab. 11, S. 211), waren Männer mit einer behandelten Herzkrankheit zu 39 % und Männer mit einer behandelten Hypertonie zu 15 % total erektionsimpotent, wobei das einflussreiche Merkmal Alter statistisch kontrolliert worden ist. In der Gesamtstichprobe 40 bis 70 Jahre alter Männer aus Stadt und Region Boston waren insgesamt 9,6 % vollkommen impotent.

Nach bisherigem Forschungsstand führt offensichtlich die Kombinationstherapie mit alten β-Rezeptoren-Blockern, besonders Propranolol, und Diuretika am ehesten zu einer sexuellen Dysfunktion (Hogan et al. 1980; Poloniecki und Hamilton 1985; Bansal 1988; Croog et al. 1988; Strauß et al. 1988; Rosen 1991). ACE-Hemmer (z. B. Captopril, Enalapril, Lisinopril) und Calcium-

Channel-Blocker (z. B. Verapamil, Nifedipin, Diltiazem) scheinen seltener eine Dysfunktion zu bedingen (Ohman und Karlberg 1984; Croog et al. 1988; Fogelman 1988; Suzuki et al. 1988; Marley 1989; Morrissette et al. 1993, Rosen et al. 1994). Als günstig erwiesen sich in kontrollierten Studien bisher insbesondere Captopril, „slow-release"-Nifedipin, aber auch der β-Rezeptoren-Blocker Atenolol. Erwähnt sei auch, dass nach unseren Recherchen die direkten Vasodilatatoren (vgl. Tab. 5) offenbar selten eine Dysfunktion auslösen, was mit den Beobachtungen praktizierender Ärzte übereinstimmt, die diese Gruppe der Antihypertensiva in der Studie von Strauß et al. (1988) als einzige nicht als Verursacher sexueller Beeinträchtigungen genannt haben.

Werden Mittel recht positiv beurteilt, muss natürlich gefragt werden, wie lange sie schon auf dem Markt sind und ob bisher überhaupt spezifische und zudem noch kontrollierte Studien zur sexuellen Verträglichkeit veröffentlicht worden sind. Denn das positive Urteil kann damit zusammenhängen, dass sie nicht ausreichend untersucht wurden. So ist die Wirkung aller neueren Antihypertensiva auf die sexuellen Funktionen der Frau unseres Wissens bis zur Stunde praktisch unbekannt. Und für die neuesten ACE-Hemmer (z. B. Perindopril) und die neue Generation der Angiotensin-Rezeptor-Antagonisten (z. B. Telmisartan) liegen weder für Männer noch für Frauen einigermaßen verlässliche Daten vor (vgl. z. B. Medical Letter 1999). Umso lebhafter ist die Hoffnung, diese Mittel könnten statt kontrasexuell vielleicht sogar sexoprotektiv sein.

Psychopharmaka

Neben den Antihypertensiva sind die in den reichen Ländern ebenfalls weit verbreiteten Psychopharmaka praktisch von herausragender Bedeutung. Um deren Wirkung einschätzen zu können, *müssen das sexuelle Erleben, Reagieren und Verhalten psychotischer Patienten* reflektiert werden. Kockott (1998: 78) hat seine umfangreichen klinischen und wissenschaftlichen Erfahrungen wie folgt zusammengefasst:

> „Die Wahn- und Wahrnehmungsstörungen psychotischer Patienten haben oft sexuelle Themen zum Inhalt. Sexuelle Verhaltensänderungen im Sinne ungewöhnlicher, bizarrer sexueller Praktiken sind dagegen selten, wie auch sexuell deviante Verhaltensweisen. Ebenso scheint keine deutliche Häufung psychotischer Patienten unter Sexualstraftätern vorzuliegen. Homosexuelles Verhalten und homosexuelle Wünsche sind wahrscheinlich bei psychiatrischen Patienten nicht häufiger als in der Normalbevölkerung. Ein Zusammenhang zwischen paranoiden Syndromen und einer homosexuellen Partnerorientierung ist bisher nicht nachgewiesen worden. Die sexuelle Aktivität psychotischer Patienten ist häufig verändert, meistens im Sinne einer Reduktion; oft bestehen sexuelle Funktionsstörungen (bis zu 50 %). Allerdings muss nach diesen Veränderungen gefragt werden, Spontanmitteilungen sind selten. Die sexuellen Funktionsbeeinträchtigungen sind vorwiegend multipel bedingt. Neben der Erkrankung, die bei Schizophrenen sicher einen Einfluss hat, dürfte die psychopharmakologische Behandlung eine ursächliche Rolle spielen, so dass eine Reduktion der Psychopharmaka oder ein Medikamentenwechsel durchaus zur Diskussion stehen können. Es trifft jedoch nicht zu, dass die antipsychotische Medikation die alleinige Ursache sexueller Veränderungen bei psychotischen Patienten ist."

Nach wie vor relevant sind demnach die Ergebnisse einer schriftlichen Befragung von 68 Nervenärzten, die Strauß und Gross (1984b) vorgenommen haben: Die allermeisten Patienten erwähnten sexuelle Veränderungen und Störungen nicht sofort, sondern erst nach einiger Zeit, manchmal erst nach dem Absetzen des Präparates. Die allermeisten Ärzte fragten nicht direkt nach sexuellen Veränderungen (vgl. dazu Kunz et al. 1998). Beinahe zwei Drittel der Ärzte fanden, die (negativen) Auswirkungen auf die Sexualität seien zumindest gelegentlich von Nutzen für die Gesundung des Patienten. Viele setzten sie dementsprechend gezielt ein, insbesondere bei manisch-depressiv Erkrankten und bei sexuell Devianten, was Strauß und Gross zu Recht kritisieren. Am häufigsten beobachtet wurden von den Nervenärzten Appetenzstörungen bei beiden Geschlechtern sowie Erektionsstörungen. (Psychoparmakabedingte Ejakulationsstörungen, die nach vielen Studien häufig sind, kamen offenbar in der Praxis noch seltener zur Sprache als andere Dysfunktionen, jedenfalls in den 80er Jahren.) Neuroleptika, insbesondere Phenothiazin- und Butyrophenonderivate, sollen, so schätzten die Nervenärzte, am häufigsten sexuelle Störungen bewirken, und zwar bei knapp einem Drittel der Patienten. Im Gegensatz zu den meisten anderen Psychopharmaka sollen Neuroleptika während der gesamten Behandlung und nicht nur am Beginn oder vorübergehend sexuelle Störungen hervorrufen.

Nach einer Metaanalyse von mehr als 300 Arbeiten in den 80er Jahren waren von allen damals in der Psychiatrie gebräuchlichen Substanzen, offensichtlich weitgehend dosisunabhängig, Auswirkungen auf die Sexualität zu erwarten, insbesondere Funktionsstörungen (Strauß und Gross 1984a). Die Angaben zur Inzidenz dieser Störungen schwankten in der Literatur erheblich: zwischen 15 % und 71 %. Nach dieser deprimierenden Übersichtsarbeit, deren Einschätzungen von nachfolgenden Reviewern grosso modo geteilt wurden (vgl. z. B. Sitsen 1988b; Rosen 1991; Baier und Philipp 1994), ist in den 90er Jahren nur das Antidepressivum *Bupropion* unter unserem Aspekt positiv beurteilt worden – eine Einschätzung, die Segraves (1998) zuletzt bestätigt hat. Dieses Mittel, das im Jahr 2000 unter dem Namen Zyban® zur nikotinfreien Raucherentwöhnung auf den deutschen Markt gekommen ist, soll keine sexuelle Dysfunktion auslösen (Gardner und Johnston 1985) und nicht nur indirekt wie viele Psychopharmaka, die die Stimmung aufhellen, die Angst reduzieren usw., sondern direkt eine günstige Wirkung auf die sexuelle Sphäre von Männern wie Frauen entfalten (Crenshaw et al. 1987). Daneben schnitten damals nach unseren Recherchen nur einzelne Substanzen etwas besser ab, beispielsweise das Neuroleptikum Clozapin, während vor Mitteln wie Thioridazin, die ganz offensichtlich diverse sexuelle Dysfunktionen auslösten, gewarnt werden musste. Einzelbeobachtungen sprachen damals dafür, dass die cholinerge Substanz Bethanechol bei Männern jene sexuellen Dysfunktionen wieder beseitigen kann, die anticholinerge Antidepressiva wie Imipramin oder MAO-Hemmer wie Phenelzin hervorgerufen haben (vgl. Rosen und Ashton 1993). Baier und Philipp (1994) haben andere, mehr oder weniger problematische Versuche der symptomatischen Behandlung sexueller Dysfunktionen unter einer antidepressiven Grundtherapie mit Cyproheptadin, Amantadin und Yohimbin zusammengestellt. Die seinerzeit dem Trazodon nachgesagte appetenzsteigende und erektionsfördernde Wirkung konnte später in einer Doppelblindstudie nicht bestätigt werden (Meinhardt et al. 1997).

In letzter Zeit sind vor allem Arbeiten veröffentlicht worden, die die Wirkungen von Antidepressiva auf die sexuelle Sphäre erforschen (vgl. z. B. Montejo-Gonzales et al. 1997; Piazza et al. 1997; Waldinger et al. 1998; Übersichten bei Baldwin 1996; Götzmann 1998; Segraves 1998). Dabei stellte sich heraus, dass die *Antidepressiva vom SSRI-Typ* (Selektive Serotonin-Reuptake-Inhibitoren) offenbar häufiger als ihre pharmakologischen Vorgänger sexuelle Dysfunktionen bedingen, vor allem Appetenz- und Orgasmusstörungen und speziell eine Ejaculatio retardata oder deficiens. Das hatte übrigens bereits die methodenkritische Übersicht von Baier und Philipp (1994) nahe gelegt. Während die trizyklischen Antidepressiva (TCA) und die alten irreversiblen MAO-Hemmer alle sexuellen Funktionen beinträchtigen können und im Zweifel als kontrasexuell gelten, beschädigen die SSRI die Orgasmusfunktion und können zu Veränderungen führen, die manche Patienten positiv erleben, beispielsweise eine Verlangsamung der Reaktionsabläufe bei der sexuellen Aktion. Csef (1997) hat darauf hingewiesen, dass die SSRI-Gabe bei Psychotherapie-Patienten sogar die sexuelle Appetenz steigern kann.

Damit ist bereits gesagt, wie komplex die Wirkung dieser neuen Präparate ist, die in den 90er Jahren auch in der allgemeinen Öffentlichkeit Furore machten. Unter dem Handelsnamen Prozac™ (in Deutschland Fluctin®) wurde die Pioniersubstanz Fluoxetin geradezu als „Glücksbringer“ gefeiert. Inzwischen gehören SSRIs zu den am häufigsten verordneten Psychopharmaka. Die anfängliche Indikation (Depressionen, Angst- und Zwangsstörungen) wird ständig erweitert: psychosomatische Störungen, sexuelle Funktionsstörungen, perverse und delinquente Entwicklungen, Schmerzzustände, Bulimia nervosa, prämenstruelles Syndrom usw. Auch die Inzidenz sexueller Dysfunktionen wird peu à peu nach oben korrigiert. So wurden für Fluoxetin erst 8 % (Herman et al. 1990), dann 75 % (Patterson 1993) mitgeteilt. Heute werden für Paroxetin rund 65 %, für Fluvoxamin rund 58 %, für Sertralin rund 56 % und für Fluoxetin rund 54 % genannt, wobei unter Fluvoxamin Ejakulationsstörungen relativ am seltensten auftreten sollen (Montejo-Gonzales et al. 1997; Waldinger et al. 1998).

Pharmakologisch leuchtet die dämpfende Wirkung der SSRI auf die sexuelle Sphäre ein, weil dieser Effekt serotonerger Substanzen aus präklinischen Studien bekannt ist. Therapeutisch wird dieser Effekt gegenwärtig in verschiedener Hinsicht ausgenutzt (vgl. die Kap. 14, 24 und 25). Balon (1998), Gupta et al. (1999) sowie Hargreave et al. (1999) haben über die erfolgreiche Behandlung von Dysfunktionen, speziell Erektionsstörungen, mit Sildenafil (Viagra®) berichtet, die SSRIs resp. Phenelzin induziert hatten (siehe dazu Kap. 15).

Übereinstimmend positiv erwähnt werden zur Zeit die Psychopharmaka Moclobemid und Nefazodon:

- Der neue reversible MAO-Hemmer *Moclobemid* soll deutlich seltener Dysfunktionen bedingen als die irreversiblen MAO-Hemmer, vielleicht sogar bereits bestehende beseitigen (Philipp et al. 1993; Montejo-Gonzales et al. 1997).
- Das dual-serotonerge Antidepressivum *Nefazodon* soll ebenfalls sehr selten (Segraves 1998) oder gar nicht (Feiger et al. 1996) „sexual side effects“

haben. Das pharmakologisch Besondere dieser Substanz ist, dass sie auf beiden Seiten der Synapse wirkt: Nefazodon hemmt präsynaptisch wie die anderen SSRIs die Wiederaufnahme von Serotonin, blockiert aber postsynaptisch die 5-HT[Hydroxytryptamin]2-Rezeptoren.

Da sich gerade bei psychiatrischen Erkrankungen oft nicht sagen lässt, welche Bedeutung in der Pathogenese der Grunderkrankung, den psychosozialen Umständen oder dem Pharmakon zukommt, müsste sich *die Therapie immer auf alle Bereiche beziehen*. Auf jeden Fall aber sollten Patienten „im Rahmen der allgemeinen Aufklärung über Nebenwirkungen von Psychopharmaka auch auf die Sexualität angesprochen werden. Treten dann sexuelle Störungen auf, kommen sie nicht mehr überraschend, ihre Ursachen sind besser zu klären und therapeutisch leichter zu beeinflussen" (Pfeiffer und Kockott 1992: 111). Besonders wichtig ist es, die psychische Organisierung und damit Fixierung der Sexualstörung nach Möglichkeit zu vermeiden (siehe dazu weiter unten die „Hinweise für die Praxis").

Wirkebenen

Zu der Frage, wie ein bestimmter Arzneistoff oder eine andere Droge eine sexuelle oder reproduktive Dysfunktion bewirkt, sind mittlerweile umfangreiche Abhandlungen verfasst worden (z. B. Sitsen 1988a). Dabei wundern sich Pharmakologen immer wieder, dass ein Stoff eine Wirkung in der sexuellen Sphäre entfaltet, die er eigentlich bei naturwissenschaftlicher Betrachtung gar nicht haben kann (vgl. z. B. Sitsen 1988b: 427). In einer Übersichtsarbeit kommt Rosen (1991: 120) zu dem Schluss, dass viele Substanzen „have complex pharmacological actions, affecting multiple neurotransmitter systems or hypothalamic-pituitary-gonadal mechanisms". Unser gegenwärtiges Verständnis dieser Zusammenhänge sei „largely incomplete".

So wollen wir uns damit zufrieden geben, schematisch vier Wirkebenen zu erwähnen: (1) die psychische, (2) die zentralnervöse, (3) die endokrine und (4) die periphere. Auf der psychischen Ebene wirken, wie bereits erwähnt, alle Stoffe. Körperlich wirken viele der hier behandelten Stoffe auf mehr als einer Ebene. So sedieren die Psychopharmaka unter anderem zentral, interferieren mit zentralnervösen Transmittern, stimulieren die Prolaktinsekretion, hemmen Testosteron und entfalten peripher anticholinerge und antiadrenerge Wirkungen. Pathophysiologisch gesehen, *ist mit Beeinträchtigungen der sexuellen Funktionen insbesondere dann zu rechnen:*

- wenn das Medikament oder die Droge zentralnervös auf Neocortex, limbischen Cortex, Hypothalamus usw. einwirkt (wie Psychopharmaka und Antihypertensiva);
- wenn das Medikament oder die Droge mit den zentralnervösen Transmittern, insbesondere Dopamin und/oder Serotonin, interferiert (wie Neuroleptika und Parkinsonmittel), wobei angenommen wird, dass eine Reduktion der Dopaminaktivität und eine Zunahme der Serotoninaktivität auf die sexuellen Funktionen dämpfend wirkt (und vice versa);

- wenn das Medikament oder die Droge den hormonellen Regelkreis Hypothalamus-Hypophysenvorderlappen-Gonaden stört, östrogene, gestagene oder androgene Potenzen hat, mit der Biosynthese von Androgenen interferiert und den Testosteronspiegel verändert oder durch die Blockade von Hormonrezeptoren die Wirkung körpereigener Hormone verhindert (wie Sexualhormone, Cyproteronacetat, Cimetidin, Spironolacton, Amilorid, Clofibrat);
- wenn das Medikament oder die Droge die Prolaktinsekretion stimuliert (wie Neuroleptika, Opiate, Östrogene, Reserpin, Methyldopa, Sulpirid) oder hemmt (wie Apomorphin, Schilddrüsenhormon, Glukokortikosteroide, Bromocriptin, Levodopa), wobei angenommen wird, dass ein erhöhter Prolaktinspiegel auf einige sexuelle Funktionen dämpfend wirkt;
- wenn das Medikament oder die Droge am peripheren vegetativen Nervensystem angreift (wie Guanethidin, das eine „chemische Sympathektomie" bewirken soll), wobei bekannt ist, dass die Erektion des Penis durch sympathische (Th11–L2, vielleicht auch Th10–L3) und parasympathische (S2–S4) Nervenimpulse ausgelöst wird und die Emission des Spermas in die hintere Harnröhre durch sympathische Impulse (die Ausschleuderung des Spermas erfolgt reflektorisch infolge des Druckanstiegs; damit das Ejakulat nicht retrograd in die Blase gespritzt wird, muss die Kontraktion des Blasenhalses durch α-adrenerge Impulse funktionieren);
- wenn das Medikament oder die Droge die periphere Durchblutung, die für die Lubrikation und die Schwellreaktionen wichtig ist, verändert (wie Antihypertensiva).

Wird gefragt, wie ein bestimmtes Medikament üblicherweise biochemisch und pharmakologisch eingeordnet ist, ergibt sich oft bereits ein erster Hinweis auf die befürchtete kontra- oder auch prosexuelle Wirkung. So sind einige Substanzen Dopamin-Antagonisten (wie das Antipsychotikum Haloperidol) oder Dopamin-Agonisten (wie das Parkinsonmittel Bromocriptin), Serotonin-Antagonisten (wie der Appetitzügler Fenfluramin) oder Serotonin-Agonisten (wie das Anxiolytikum Buspiron). Andere Substanzen blockieren α-adrenerge (wie der Vasodilatator Phenoxybenzamin), β-adrenerge (wie das Ophthalmikum Timolol oder das Hochdruckmittel Propranolol) oder sowohl α- wie β-adrenerge Rezeptoren (wie das Antihypertonikum Labetalol). Wieder andere Substanzen sind Sympathomimetika (wie die Hochdruckmittel Clonidin und Methyldopa), Parasympatholytika (wie das Parkinsonmittel Methanthelin), Ganglienblocker (wie das Dermatikum Propanthelin), Anticholinergika (wie das Parkinsonmittel Benzatropin), Histamin-Rezeptor-Antagonisten (wie das Ulkusmittel Cimetidin), Carboanhydrasehemmer (wie das Ophthalmikum Acetazolamid), Aldosteron-Antagonisten (wie das Diuretikum Spironolacton) oder LHRH-Agonisten (wie das Zytostatikum Buserelin).

Hinweise für die Praxis

Angesichts der enormen Bedeutung der arzneimittelinduzierten sexuellen Funktionsstörungen in der Praxis sei zusammenfassend gesagt, unter welchen Bedingungen einem *möglichen Zusammenhang* von medikamentöser Behandlung und sexueller Dysfunktion nachgegangen werden muss:

- Es besteht ein zeitlicher Zusammenhang zwischen der Medikation und der sexuellen Dysfunktion.

- Es ist aus Forschung oder Klinik bekannt, dass die Dysfunktion von dem verordneten Medikament nicht selten hervorgerufen wird.
- Die bekannten biochemischen Wirkmechanismen des Medikamentes könnten das Auftreten der Dysfunktion erklären.
- Die Dysfunktion verschwindet nach dem Absetzen des Medikamentes (und tritt nach erneuter Verordnung wieder auf).
- Die psychologische und anamnestische Untersuchung hat weder einen Anhalt für eine akute Psychogenese der Symptomatik ergeben noch für das Vorkommen von Sexualstörungen in der Vorgeschichte.

Ist ein Zusammenhang zwischen einem bestimmten Medikament und dem Auftreten einer sexuellen Dysfunktion wahrscheinlich, kommen folgende *Überlegungen bzw. Interventionen* in Frage:

- Patient und Arzt beobachten den weiteren Verlauf und warten ab, ob die sexuelle Beeinträchtigung wieder verschwindet oder auch, ob sie zu ertragen ist.
- Die Dosis das Medikaments wird reduziert, wobei der Patient selbst herausfinden muss, welche Dosis (oder Kombination von Präparaten) sowohl die erwünschte Wirkung gegen die Grundkrankheit hat als auch gerade noch mit ihrer kontrasexuellen Wirkung zu ertragen ist.
- Partialantagonisten des Medikaments werden zusätzlich appliziert.
- Prosexuelle Substanzen werden zusätzlich appliziert.
- Der Patient nimmt „Drug Holidays", sofern das die Art der Erkrankung erlaubt.
- Das Medikament wird abgesetzt und durch ein anderes ersetzt.

Immer kann nur *individuell* in der Zusammenarbeit von Arzt und Patient herausgefunden werden, welches Medikament allgemein verträglich ist und welche Dosis nicht allzu kontrasexuelle Wirkungen hat. Letztlich muss der Patient allein entscheiden, welche negativen Effekte er ertragen kann und will. Nur wenn er *selbst* diese Entscheidungen getroffen hat, wird er das Medikament regelmäßig einnehmen. Zusammenstellungen von der Art, wie wir sie hier präsentieren, können immer nur grobe Hinweise geben, auch weil mittlerweile allgemein bekannt ist, wie unterschiedlich Menschen, zum Teil sicher genetisch bedingt, auf *dieselbe* Substanz reagieren. An die Gefahr der seelischen Fixierung einer arneimittelinduzierten sexuellen Dysfunktion muss der Arzt in den ersten Wochen und Monaten der Behandlung denken. Sie zu vermeiden sollte ein *Hauptanliegen* jeder in dieser Hinsicht riskanten Therapie sein. Gelingen kann das natürlich nur, wenn der Arzt kompetent ist, über Sexualität angemessen sprechen kann und das Vertrauen des Patienten besitzt.

Alhoholbedingte sexuelle Funktionsstörungen

Alkoholmissbrauch verursacht nicht nur sexuelle und reproduktive Dysfunktionen; er zerrüttet und vernichtet das soziale und damit auch sexuelle Leben generell. Seine spezifische ätiopathogenetische Bedeutung kann angesichts

Millionen alkoholkranker Männer und Frauen und angesichts der kontrasexuellen Potenz dieses Stoffes gar nicht überschätzt werden. Trotzdem belegen Studien, dass Ärzte oft Symptome eines Alkoholabusus bei Patienten mit sexuellen Störungen übersehen (Fagan et al. 1988). Das hängt gewiss damit zusammen, dass der Genuss dieser Rauschdroge bei uns eine positiv sanktionierte Kulturtechnik ist, der manfrau nur mit Mühe entgehen kann. Hinzu kommt die ebenso alte wie verbreitete Vorstellung, der Alkohol sei in erotisch-sexueller Hinsicht ein Zweideutler. So ließ schon Shakespeare den Pförtner zu Macduff sagen: „Buhlerei befördert und dämpft er zugleich; er befördert das Verlangen und dämpft das Tun. Darum kann man sagen, dass vieles Trinken ein Zweideutler gegen die Buhlerei ist“ (Macbeth, 2. Akt, 2. Szene).

Tatsächlich belegen experimentelle Studien, dass geringe Dosen zu einer vermehrten Durchblutung des Penis und zu einer Appetenzsteigerung führen können. Entscheidender als direkt sexuell stimulierende Wirkungen sind wahrscheinlich aber die zentralnervösen Effekte, die auch bei Psychopharmaka und Straßendrogen angenommen werden, Effekte, die letztlich subjektive Hemmungen reduzieren. Diese Wirkung mag auch erklären, warum Frauen, bei denen wie bei Männern unter höheren Dosen Alkohol die genitale Durchblutung abnimmt, trotzdem, im Gegensatz zu Männern, subjektiv einen höheren Grad sexueller Erregtheit angeben.

Während die Forschungsergebnisse, die Frauen betreffen, widersprüchlich sind, kann an der kontrasexuellen Wirkung höherer Alkoholdosen beim Mann kein Zweifel bestehen (Klassen und Wilnack 1986; Buffum 1988; Schuster 1988; van Thiel et al. 1988; Schiavi 1990b; Rosen 1991). In der Literatur wird eine Beeinträchtigung der Erektionsfähigkeit ab 40 mg/dl (0,4 Promille) beschrieben. Ab 100 mg/dl (1 Promille) soll oft eine komplette Impotenz vorliegen. Die Frage, wie oft sexuelle Dysfunktionen beim chronischen Alkoholmissbrauch vorkommen, wird in der Literatur, je nach Art der Untersuchung, sehr unterschiedlich beantwortet. Die Sätze reichen von weniger als 10 % bis zu beinahe 90 %. Symptomatologisch gesehen, treten beim Konsum höherer Dosen und beim chronischen Abusus bei beiden Geschlechtern Appetenz-, Erregungs-, Orgasmus- und Satisfaktionsstörungen auf, die sich beim Mann insbesondere als Erektions- und Ejakulationsstörungen manifestieren, wobei die Beeinträchtigung der ejakulativen Funktion sowohl als vorzeitige als auch als verzögerte oder ausbleibende Ejakulation erscheinen kann.

Sehr schädlich ist Alkohol auch für das Reproduktionssystem. Er hemmt die Aktivität des Enzyms 3-β-Hydroxysteroiddehydrogenase, so dass die Leydigzellen weniger Testosteron produzieren. „Akuter Alkoholkonsum gesunder Männer bewirkt mit einer Latenz von einigen Stunden einen reversiblen Abfall des Serumtestosterons“ (Jockenvövel 1993: 749). Klinisch ist bekannt, dass Alkoholabusus beim Mann zu zentralen und peripheren Neuropathien, zu Leberfunktionsstörungen und einem Vitamin B_1-Mangel, zu einer Erhöhung des Östrogen/Testosteron-Quotienten und einer Hyperprolaktinämie führt. Die Folge ist eine Schädigung der Spermatogenese, nicht selten sogar eine Hodenatrophie und außerdem eine Gynäkomastie, die nur als das sichtbarste Zeichen eines „Alkohol-Feminisierungssyndroms“ anzusehen ist.

Dass die psychotherapeutische Behandlung alhoholbedingter Dysfunktionen erfolgreich sein kann, hat zum Beispiel Fahrner (1987) nachgewiesen. Erwähnt sei schließlich, dass das Entwöhnungsmittel Disulfiram (Antabus®) seinerseits sexuelle Dysfunktionen auslösen kann.

Nikotinbedingte sexuelle Funktionsstörungen

Seit einigen Jahren wird das Zigarettenrauchen als ein „risk factor“ angesehen, vor allem bezogen auf vaskulogene sexuelle Dysfunktionen beim Mann. Zuvor waren wiederholt Ergebnisse mitgeteilt worden, nach denen Nikotin bei höherer Dosierung die Tumeszenz des Penis verringert (vgl. z. B. Gilbert et al. 1986). Tierexperimentell sind die negativen Wirkungen des Nikotins auf das Gefäßendothel und das periphere Nervensystem nachgewiesen (z. B. Juenemann et al. 1987; Xie et al. 1997). Der Sympathikotonus wird erhöht, die NO-Synthetase wird inhibiert, die NO-Konzentration im Schwellkörpergewebe wird reduziert und die Relaxationsfähigkeit der Schwellkörpermuskelzelle nimmt ab. Die Folgen sind Gefäßwandläsionen und Gefäßspasmen, arterielle Hypertonie und Erektionsstörung. Nach den alterskontrollierten Ergebnissen der umfangreichen epidemiologischen Studie von Feldman et al. (1994) ist das Zigarettenrauchen nicht als solches mit dem Vorkommen sexueller Dysfunktionen statistisch korreliert, sondern erst dann, wenn es zu einer riskanten Krankheit oder Behandlung hinzukommt. Dann aber hat das Rauchen auch statistisch einen ganz erheblich negativen Effekt (vgl. dazu Kap. 10, Tab. 11).

Rauschdrogenbedingte sexuelle Funktionsstörungen

Bei den Rauschdrogen kann noch weniger als bei den Medizindrogen und der Allerweltsdroge Alkohol unterschieden werden zwischen den Wirkungen, die auf die Droge zurückgehen, und jenen, die in der allgemeinen Geschichte, dem Lebensstil, den sexuellen Vorerfahrungen, den speziellen Erwartungen und der aktuellen psychosozialen Verfassung des Benutzers sowie in den Bedeutungen und Verbindlichkeiten der jeweiligen Subkultur liegen. Hinzu kommt, dass sich die meisten Angaben in der Fachliteratur auf nachträgliche Schilderungen von Drogenbenutzern stützen, die in der Regel different wirkende Stoffe gleichzeitig oder in kurzen Abständen zu sich genommen haben, wobei auch noch die immer relevante Applikationsform variierte, so dass eigentlich, zum Beispiel beim Kokain, verschiedene Applikationsgruppen miteinander verglichen werden müssten: Snorters/Sniffers versus Freebasers/Smokers versus Shooters/Injectors.

Auch die Resultate kontrollierter Studien, die es mittlerweile gibt, müssen mit großer Zurückhaltung interpretiert werden, weil klinische oder sonstwie künstliche Bedingungen diese Drogen gewissermaßen um die Prämisse ihrer rauschhaften Wirkung bringen. Feldstudien mit einem nichtklinischen, dafür aber sozialwissenschaftlichen Ansatz wie die inzwischen klassische von Günter Amendt (1974) sind nach wie vor selten. Angesichts der vielen Variablen und der Bedeutung des subkulturellen Settings überrascht es kaum, wenn ein und dieselbe Rauschdroge bei dem einen Individuum diese, bei dem anderen aber jene und bei ein und demselben Individuum zu verschiedenen Zeiten und unter verschiedenen Umständen sehr differente Wirkungen auf das Sexualleben haben soll.

Prinzipiell können alle Straßendrogen sowohl pro- als auch kontrasexuelle Effekte haben. Alle sind als Aphrodisiaka benutzt worden, und alle können bei Männern und Frauen zu sexuellen Dysfunktionen und Sexualstörungen im weiteren Sinn führen (vgl. die Übersichten von Buffum et al. 1988; Money et al. 1988; Rosen 1991).

Der Tendenz nach werden Haschisch, Marihuana, Kokain, bestimmten Psychodelika, insbesondere LSD, sowie Amphetaminen und Methaqualon in geringen Dosen *eher aphrodisische Wirkungen* zugeschrieben (vgl. z. B. Rosen und Hall 1984; Abel 1985; MacDonald et al. 1988). So waren nach einer Studie von Halikas et al. (1982) mehr als 70 % der Männer und Frauen, die Marihuana benutzten, von dessen prosexuellen Wirkungen überzeugt. Von den positiven Effekten des Kokains war schon Freud (1884, 1974) beeindruckt (vgl. vom Scheidt 1973), der dieser Droge mehrere wissenschaftliche Abhandlungen widmete und sie in den 80er Jahren des 19. Jahrhunderts vorübergehend selbst einnahm. Das sedativ-hypnotisch wirkende Methaqualon wurde als „love drug" oder „heroin for lovers" (vgl. Abel 1985) gerühmt und intravenös applizierte Amphetamine wegen eines überwältigenden „total body orgasmic 'flash' or 'rush'" (Gay und Sheppard 1973: 134). Amylnitrit schließlich, das Gefäße erweitert und glatte Muskulatur relaxiert und deshalb in der Medizin zur Behandlung der Angina pectoris benutzt wird, haben sexuelle, insbesondere schwule Subkulturen unter der Bezeichnung Poppers als Aphrodisiakum in die Welt gesetzt, weil es auch das Empfinden genitaler Sensationen und das Erleben des Orgasmus intensiviert, übrigens bei Männern wie bei Frauen (vgl. Everett 1975; Gay et al. 1982).

Barbiturate, Methaqualon und Amphetamine in größeren Dosen sowie Narkotika und Opiate, einschließlich Morphin, Heroin und Methadon, werden der Tendenz nach *eher als anaphrodisisch wirkend* angesehen, das heißt, wie ich es verständlicher gerne nenne, als kontrasexuell (vgl. z. B. Gay und Sheppard 1973; Gay et al. 1982; Smith et al. 1982; Buffum 1983, 1988). Zu den kontrasexuellen und kontrareproduktiven Effekten gehören vor allem eine Reduktion des sexuellen Verlangens und der sexuellen Reaktionsfähigkeit sowie die Suppression von LH und die Senkung des Testosteron-Spiegels im Serum.

Ähnliche Wirkungen wurden inzwischen auch für die eher als prosexuell eingeordneten Drogen beschrieben, sofern sie über eine längere Zeit eingenommen worden sind. Kokain soll dann zu Appetenz-, Erektions- und Orgasmusstörungen führen (Washton und Gold 1984), Marihuana zu einer Suppression der Testosteron- und Spermaproduktion (National Academy of Sciences 1982; Jockenhövel 1993).

Chemikalienbedingte sexuelle Funktionsstörungen

Auf sexuelle und reproduktive Dysfunktionen, die von Substanzen wie Schwefelkohlenstoff (CS_2), Dibromochloropropan (DBCP), Blei, Arsen, Benzol, Xylol, Tetrachlorkohlenstoff, Polystyrol, Quecksilber oder Vinylchlorid, von Pestiziden, Insektiziden, Herbiziden usw. bei Männern und Frauen hervorgerufen werden können, Chemikalien, mit denen Menschen bei der Arbeit oder generell im Alltag in Berührung kommen, wird nach wie vor nur sehr selten geachtet. Bemerkenswert ist, dass die Sexualwissenschaft dieses Problem schon vor vielen Jahren, wenngleich selten, erörtert hat (vgl. z. B. Baader 1928). Weil dieses Thema noch gar nicht in die Köpfe der Forscherinnen und Forscher gelangt ist, sei erneut wenigstens auf das hingewiesen, was bereits zusammengetragen worden ist (vgl. z. B. Espir et al. 1970; Sigusch 1980; Schrag und Dixon 1985; Potashnik und Yanai-Inbar 1987; Jockenhövel 1993; Kresin 1993).

Literatur

Abel, E. L.: Psychoactive drugs and sex. New York, London: Plenum 1985

Alexander, C. J. et al.: Sexual activities, desire, and satisfaction in males pre- and post-spinal cord injury. Arch. Sex. Behav. 22, 217–228, 1993

Amendt, G.: Haschisch und Sexualität. Eine empirische Untersuchung über die Sexualität Jugendlicher in der Drogensubkultur. Beiträge zur Sexualforschung, Bd. 53. Stuttgart: Enke 1974

Andersen, B. L.: Sexual functioning complications in women with gynecologic cancer. Cancer 60, 2123–2128, 1987

Baader, E.: Berufsarbeit mit Blei, Quecksilber, Phosphor und Arsen in ihrer Wirkung auf die Sexualhormone. In: M. Marcuse (Red.): Verhandlungen des I. Internationalen Kongresses für Sexualforschung. Bd. 2. Berlin, Köln: Marcus & Weber 1928

Bähren, W.: Vaskuläre Ursachen der erektilen Dysfunktion. In: Bähren und Altwein 1988

Bähren, W. und J. E. Altwein (Hrsg.): Impotenz. Diagnostik und Therapie in Klinik und Praxis. Stuttgart, New York: Thieme 1988

Baier, D. und M. Philipp: Die Beeinflussung sexueller Funktionen durch Antidepressiva. Fortschr. Neurol. Psychiat. 62, 14–21, 1994

Baldwin, D. S.: Depression and sexual function. J. Psychopharmacol. 10 (Suppl. 1), 30–34, 1996

Balon, R.: Fluvoxamine-induced erectile dysfunction responding to sildenafil. J. Sex Marital Ther. 24, 313–317, 1998

Bancroft, J.: Grundlagen und Probleme menschlicher Sexualität. Stuttgart: Enke 1985

Bansal, S.: Sexual dysfunction in hypertensive men: A critical review of the literature. Hypertension 12, 1–10, 1988

Batra, A. K. und T. F. Lue: Physiology and pathology of penile erection. Ann. Rev. Sex Res. 1, 251–263, 1990

Beck, J. G.: Vaginism. In: O'Donohue und Geer 1993

Becker, A. J. und S. A. Machtens: Niereninsuffizienz und Nierentransplantation. In: Stief et al. 1997

Bellerose, S. B. und Y. M. Binik: Body image and sexuality in oophorectomized women. Arch. Sex. Behav. 22, 435–459, 1993

Benet, A. E. und A. Melman: The epidemiology of erectile dysfunction. Urol. Clin. North Am. 22, 699–709, 1995

Biedert, S. et al.: Neurogene Impotenz. Nervenarzt 60, 661–669, 1989

Bors, E. und A. E. Comarr: Neurological disturbances of sexual function with special reference to 529 patients with spinal cord injury. Urol. Surv. 10, 191–222, 1960

Buddeberg, C.: Brustkrebs. Psychische Verarbeitung und somatischer Verlauf. Stuttgart, New York: Schattauer 1992

Buffum, J.: Pharmacosexology: The effects of drugs on sexual function. A review. J. Psychoact. Drugs 14, 5–44, 1982

Buffum, J.: Pharmacosexology update: Heroin and sexual function. J. Psychoact. Drugs 15, 317–318, 1983

Buffum, J.: Pharmacosexology update: Prescription drugs and sexual function. J. Psychoact. Drugs 18, 97–106, 1986

Buffum, J.: Substance abuse and high-risk sexual behavior. J. Psychoact. Drugs 20, 165–168, 1988

Buffum, J.: Prescription drugs and sexual function. Psychiat. Med. 10, 181–198, 1992

Buffum, J. et al.: Street drugs and sexual function. In: Sitsen 1988a

Buvat, J. et al.: Recent developments in the clinical assessment and diagnosis of erectile dysfunction. Ann. Rev. Sex Res. 1, 265–308, 1990

Buvat-Herbaut, M. et al.: Résultats du traitement non chirurgical d'impuissances érectiles associées à des anomalies sévères des artères sexuelles. Contracept. Fertil. Sexual. 12, 501–506, 1984

Chaikin, D. C. et al.: Erectile dysfunction following minimally invasive treatments for prostate cancer. Urology 48, 100–104, 1996

Crenshaw, T. L. et al.: Pharmacologic modification of psychosexual dysfunction. J. Sex Marital Ther. 13, 239–250, 1987

Croog, S. H. et al.: Sexual symptoms in hypertensive patients: A clinical trial of antihypertensive medications. Arch. Intern. Med. 148, 788–794, 1988

Croxson, T. S. et al.: Change in the hypothalamic-pituitary-gonadal axis in human immunodeficiency virus-infected homosexual men. J. Clin. Endocrinol. Metab. 69, 317–321, 1989

Csef, H.: Selektive Serotonin-Wiederaufnahmehemmer (SSRI) und die Sexualfunktion. Sexualmed. (Basel) 19, 230–232, 1997

Cyran, W. und M. J. Halhuber: Der ältere Patient und seine Sexualität. Köln: Echo 1990

Dalton, A. D. A. und J. N. Harcourt-Webster: The histopathology of the testis and epididymis in AIDS – a post mortem study. J. Pathol. 163, 47–50, 1991

Decker, W. H. und E. Schwartzman: Sexual function following treatment for carcinoma of the cervix. Am. J. Obstet. Gynecol. 83, 401–405, 1962

DePalma, R. G.: Impotence as a complication of aortic reconstruction. In: V. Bernhard und J. Towne (Hrsg.): Complications in vascular surgery. New York: Grune & Stratton 1980

DePalma, R. G. et al.: Preservation of erectile function after aortoiliac reconstruction. Arch. Surg. 113, 958–962, 1978

Dobs, A. S. et al.: Endocrine disorders in men infected with human immunodeficiency virus. Am. J. Med. 84, 611–613, 1988

Doerr, A. et al.: Preservation of ejaculation through a modified retroperitoneal lymph node dissection in low stage testis cancer. J. Urol. 149, 1472–1474, 1993

Donohue, J. P. et al.: Nerve-sparing retroperitoneal lymphadenectomy with preservation of ejaculation. J. Urol. 144, 287–292, 1990

Eicher, W. (Hrsg.): Sexualmedizin in der Praxis. Ein kurzes Handbuch. Stuttgart: Fischer 1980

Eicher, W.: Hysterektomie und Sexualität. Teil I und II. Eine Standortbestimmung. Sexualmed. (Basel) 16, 144–148, 176–180, 1994

Ellenberg, M.: Sexual aspects of the female diabetic. Mount Sinai J. Med. 44, 495–500, 1977

Engel, G. L. und A. H. Schmale: Eine psychoanalytische Theorie der somatischen Störung. Psyche 23, 241–261, 1969

Enzlin, P. et al.: Diabetes mellitus and female sexuality. A review of 25 years of research. Diabetes Med. 15, 809–815, 1998

Erichsen, F.: Schizophrenie und Sexualität. Am Beispiel von Perversion, Scham, Eifersuchts- und Liebeswahn. Bern u. a.: Huber 1975

Ertekin, C.: Diabetes mellitus and sexual dysfunction. Scand. J. Sexol. 1, 3-21, 1998

Espir, M. L. E. et al.: Impotence in farm workers using toxic chemicals. Brit. Med. J. 1, 423–425, 1970

Everett, G. M.: Amyl nitrite ("poppers") as an aphrodisiac. In: M. Sandler und G. L. Gessa (Hrsg.): Sexual behavior: Pharmacology and biochemistry. New York: Raven 1975

Fagan, P. J. et al.: Alcoholism in patients with sexual disorders. J. Sex Marital Ther. 14, 245–252, 1988

Fahrner, E.: Sexual dysfunction in male alcohol addicts: Prevalence and treatment. Arch. Sex. Behav. 16, 247–257, 1987

Feiger, A. et al.: Nefazodone versus sertraline in outpatients with major depression: Focus on efficacy, tolerability, and effects on sexual function and satisfaction. J. Clin. Psychiat. 57 (Suppl. 2), 53–62, 1996

Feldman, H. A. et al.: Impotence and its medical and psychosocial correlates: Results of the Massachusetts male aging study. J. Urol. 151, 54–61, 1994

Fischer, P.-A.: Hypophysenadenome. Stuttgart: Enke 1963

Fitting, M. D. et al.: Self-concept and sexuality of spinal cord injured women. Arch. Sex. Behav. 7, 143–156, 1978

Flanigan, D. P. et al.: Elimination of iatrogenic impotence and improvement of sexual function after aortoiliac revascularization. Arch. Surg. 117, 544–550, 1982

Flay, L. D. et al.: The effects of radiotherapy and surgery on the sexual function of women treated for cervical cancer. Int. J. Radiat. Oncol. Biol. Phys. 31, 399–404, 1995

Fogelman, J.: Verapamil caused depression, confusion and impotence. Am. J. Psychiat. 145, 380, 1988

Fowler, F. J. et al.: Effect of radical prostatectomy for prostate cancer on patient quality of life: Results from a medicare survey. Urology 45, 1007–1015, 1995

Freud, S.: Über Coca. Heitlers Centralbl. ges. Ther. 2, 289–314, 1884 (Nachdruck: Psyche 27, 487–511, 1973)

Freud, S.: Cocaine papers. Hrsg. von R. Byck. New York: Stonehill 1974

Freyberger, H. und H. Speidel: Die supportive Psychotherapie in der klinischen Medizin. Bibl. psychiat. 152, 141–169, 1976

Frohneberg, D.: Lokal penile Ursachen der erektilen Dysfunktion. In: Bähren und Altwein 1988

Gall, H. und W. Bähren: Endokrinologische Ursachen der erektilen Dysfunktion. In: Bähren und Altwein 1988

Gardner, E. A. und J. A. Johnston: Bupropion: An antidepressant without sexual pathophysiological action. J. Clin. Psychopharm. 5, 24–29, 1985

Gay, G. R. und C. W. Sheppard: Sex-crazed dope fiends – myths or reality? Drug For. 2, 125–140, 1973

Gay, G. R. et al.: Love and Haight: The sensuous hippie revisited. J. Psychoact. Drugs 14, 111–123, 1982

Gellman, R. und C. Gellman Barroux: Réflexions critiques sur les impuissances d'origine vasculaire. Psychol. méd. 18, 399–401, 1986

Gilbert, D. G. et al.: The effects of cigarette smoking on human sexual potency. Addict. Behav. 11, 431–434, 1986

Götzmann, L.: Antidepressiva-induzierte sexuelle Dysfunktionen. Sexualmed. (Basel) 20, 305–310, 1998

Goldstein, I.: Vasculogenic impotence: Its diagnosis and treatment. In: R. M. de Vere White (Hrsg.): Problems in urology: Sexual function. Philadelphia: Lippincott 1987

Graber, B.: Medical aspects of sexual arousal disorders. In: O'Donohue und Geer 1993

Gupta, S. et al.: Phenelzine-induced sexual dysfunction treated with sildenafil. J. Sex Marital Ther. 25, 131–135, 1999

Halikas, J. et al.: Effects of regular marijuana use on sexual performance. J. Psychoact. Drugs 14, 59–70, 1982

Hargreave, T. et al.: Efficacy of Viagra® (sildenafil citrate) for the treatment of sexual dysfunction in men taking selective serotonin reuptake inhibitors. Poster, 1st International Consultation on Erectile Dysfunction, Paris, 1. bis 3. Juli 1999

Hartung, R. und M. Barba: Instrumentelle Therapie der benignen Prostatahyperplasie. Dtsch. Ärztebl. 97, C-762–769, 2000

Hashmat, A. I. und S. Das (Hrsg.): The penis. Philadelphia, London: Lea & Febiger 1993

Herman, J. B. et al.: Fluoxetine-induced sexual dysfunction. J. Clin. Psychiat. 51, 25–27, 1990

Hesseldahl, H.: Somatische Ursachen sexueller Dysfunktionen bei Frauen. In: P. Hertoft: Klinische Sexologie. Köln: Deutscher Ärzte-Verlag 1989

Higgins, G. E.: Sexual response in spinal cord injured adults: A review of the literature. Arch. Sex. Behav. 8, 173–196, 1979

Hirshkowitz, M. et al.: Diabetes, erectile dysfunction, and sleep-related erections. Sleep 13, 53–68, 1990

Höfner, K. und C. G. Stief: Eingriffe an der Prostata. In: Stief et al. 1997

Hofmann, R. et al.: Nerverhaltende retroperitoneale Lymphadenektomie beim nichtseminomatösen Hodentumor. Urologe (A) 33, 38–43, 1994

Hogan, M. J. et al.: Antihypertensive therapy and male sexual dysfunction. Psychosomatics 21, 235–237, 1980

Hulter, B.: Sexual function in women with neurological disorders. Uppsala: Acta Universitatis Upsaliensis 1999

Hulter, B. und P. O. Lundberg: Sexual function in women with hypothalamo-pituitary disorders. Arch. Sex. Behav. 23, 171–183, 1994 (auch in: Hulter 1999)

Hulter, B. M. und P. O. Lundberg: Sexual function in women with advanced multiple sclerosis. J. Neurol. Neurosurg. Psychiat. 59, 83–86, 1995 (auch in: Hulter 1999)

Hulter, B. et al.: Sexual function in women with insulin dependent diabetes mellitus. Scand. J. Sexol. 1, 43–50, 1998 (auch in: Hulter 1999)

Janssen, P. L. und L. Weißbach: Zur Psychosomatik behandelter Hodentumor-Patienten. Z. psychosom. Med. Psychoanal. 24, 70–86, 1978

Jensen, S. B.: Sexual dysfunction in younger insulin-treated diabetic females: A comparative study. Diab. Metabol. 11, 278–282, 1985

Jensen, S. B.: The natural history of sexual dysfunction in diabetic women: A 6-year follow-up study. Acta Med. Scand. 219, 73–78, 1986

Jensen, P. et al.: Sexual dysfunction in male and female patients with epilepsy: A study of 86 outpatients. Arch. Sex. Behav. 19, 1–14, 1990

Jiaan, D. B. et al.: Incidence and risk factors of impotence after transurethral resection of prostate. Int. J. Impot. Res. 8, 142 (Abstract D79), 1996

Jockenhövel, F.: Hypogonadismus und Infertilität als Folge von allgemeinen Erkrankungen und Toxinen. Internist 34, 741–755, 1993

Jonas, U. et al. (Hrsg.): Erectile dysfunction. Berlin u. a. : Springer 1991

Juenemann, K. P. et al.: The effect of cigarette smoking on penile erection. J. Urol. 138, 438–440, 1987

Kennedy, S. und R. Over: Psychophysiological assessment of male sexual arousal following spinal cord injury. Arch. Sex. Behav. 19, 15–27, 1990

Klassen, A. D. und S. C. Wilnack: Sexual experience and drinking among women in a U. S. national survey. Arch. Sex. Behav. 15, 363–392, 1986

Kockott, G.: Männliche Sexualität. Funktionsstörungen. Stuttgart: Hippokrates 1988

Kockott, G.: Sexuelles Erleben und Verhalten psychotisch Erkrankter. Psycho 24 (Sonderausg. II), 78–83, 1998

Kockott, G. und W. Pfeiffer: Sexual disorders in nonacute psychiatric outpatients. Compr. Psychiat. 37, 56–61, 1996

Kolodny, R. C.: Sexual dysfunction in diabetic females. Diabetes 20, 557–559, 1971

Kolodny, R. C. et al.: Textbook of sexual medicine. Boston: Little, Brown 1979

Kresin, D.: Medical aspects of inhibited sexual desire disorders. In: O'Donohue und Geer 1993

Krieger, J. N. et al.: Fertility parameters in men infected with human immunodeficiency virus. J. Infect. Dis. 164, 464–468, 1991

Kulzer, B.: Verhaltensherapie bei Diabetes mellitus. In: Stief et al. 1997

Kunz, R. et al.: Sexuelle Dysfunktion unter Antidepressiva. Ergebnisse einer Ärztebefragung. Praxis (Bern) 87, 610–616, 1998

Langer, D. und U. Hartmann: Psychosomatik der Impotenz. Bestandsaufnahme und integratives Konzept. Stuttgart: Enke 1992

Lauritzen, C.: Wirkungen und Nebenwirkungen von Medikamenten auf die Sexualität. Teil I und II. Fertilität 1, 76–83, 1985 und 2, 24–30, 1986

LeMon, P.: The physical effects of diabetes on sexuality in women. Diabetes Educ. 22, 361–366, 1996

Leriche, R.: Des oblitérations artérielles hautes (oblitération de la termination de l'aorte) comme causes des insuffisances circulatoires des membres inferieurs. Bull. Med. Soc. Chir. 49, 1404–1406, 1923

Lilius, H. G. et al.: Sexual problems in patients suffering from multiple sclerosis. Scand. J. Soc. Med. 4, 41–44, 1976

Lilleleht, E. und S. Leiblum: Schizophrenia and sexuality: A critical review of the literature. Ann. Rev. Sex Res. 4, 247–276, 1993

Lindqvist, G.: Über Sexualverhalten und Psychosexualität nach Hypophysektomie beim Menschen. Neurovisc. Rel., Suppl. 10, 671–676, 1971

Lundberg, P. O.: Sexual dysfunction in patients with multiple sclerosis. Sexual. Disabil. 1, 218–222, 1978

Lundberg, P. O.: Sexual dysfunction in patients with neurological disorders. Ann. Rev. Sex Res. 3, 121–150, 1992

MacDonald, P. T. et al.: Heavy cocaine use and sexual behavior. J. Drug Iss. 18, 437–455, 1988

Marley, J. E.: Safety and efficacy of nifedipine tablets in hypertension. J. Royal Soc. Med. 82, 272–275, 1989

May, A. G. et al.: Changes in sexual function following operation of the abdominal aorta. Surg. 65, 41–47, 1969

[Medical Letter:] Drugs that cause sexual dysfunction. Med. Lett. Drugs Ther. 29 (744), 65–70, 1987

[Medical Letter:] Drugs that cause sexual dysfunction: An update. Med. Lett. Drugs Ther. 34 (876), 73–78, 1992

[Medical Letter:] A new ACE inhibitor and two new angiotensin receptor blockers for hypertension. Med. Lett. Drugs Ther. 41 (1065), 105–106, 1999

Meinhardt, W. et al.: Trazodone, a double blind trial for treatment of erectile dysfunction. Int. J. Impot. Res. 9, 163–165, 1997

Meyer, J.-E.: Die sexuellen Störungen der Hirnverletzten. Arch. Psychiat. u. Z. Neurol. 193, 449–469, 1955

Michal, V. et al.: External iliac "steal syndrome". J. Cardiovasc. Surg. 19, 355–357, 1978

Miller, L. J.: Sexuality, reproduction and family planning in women with schizophrenia. Schizophr. Bull. 23, 623–635, 1997

Money, J. und E. Higham: Sexual behavior and endocrinology (normal and abnormal). In: L. J. DeGroot (Hrsg.): Endocrinology. Philadelphia: Saunders 1989

Money, J. et al.: Aphrodisiology: history, folklore and efficacy. In: Sitsen 1988a

Montejo-Gonzales, A. L. et al.: SSRI-induced sexual dysfunction: Fluoxetine, paroxetine, sertraline, and fluvoxamine in a prospective, multicenter, and descriptive clinical study of 344 patients. J. Sex Marital Ther. 23, 176–194, 1997

Mooney, T. O. et al.: Sexual options for paraplegics and quadriplegics. Boston: Little, Brown 1975

Morrell, M. J.: Sexual dysfunction in epilepsy. Epilepsia 32, 38–45, 1991

Morrissette, D. L. et al.: Effects of antihypertensive drugs atenolol and nifedipine on sexual function in older men: A placebo-controlled, crossover study. Arch. Sex. Behav. 22, 99–109, 1993

Munro, D. et al.: The effect of injury to the spinal cord and cauda equina on the sexual potency of men. N. Engl. J. Med. 239, 903–911, 1948

Murray, L.: Sex rehabilitation: New hope for the spinal injured. Sex. Med. Today 2, 4–9 und 23, 1978

National Academy of Sciences: Marihuana and health. Washington: National Academy Press 1982

Nelson, B. J.: How to prevent impotence after prostatectomy. Sex. Med. Today 2, 6–11 und 41, 1978

Neubauer, M.: Über die sexuellen Störungen und die Veränderungen im Bereich des Funktionskreises von Hypothalamus, Hypophyse und Gonaden bei Männern mit chronischen inneren Erkrankungen. Med. Habil.-Schrift, Frankfurt a. M. 1977

Nofzinger, E. A.: Sexual dysfunction in patients with diabetes mellitus: The role of a "central" neuropathy. Semin. Clin. Neuropsychiat. 2, 31–39, 1997

O'Donohue, W. und J. H. Geer (Hrsg.): Handbook of sexual dysfunctions: Assessment and treatment. Boston u. a.: Allyn and Bacon 1993

Ohman, K. P. und B. E. Karlberg: Enalapril and atenolol in primary hypertension. Scand. J. Urol. Nephrol. 79 (Suppl.), 93–97, 1984
Patterson, W. M.: Fluoxetine-induced sexual dysfunction (letter). J. Clin. Psychiat. 54, 71, 1993
Pellegrino, F.: Chirurgia dell'aorta e funzione sessuale. Minerva Med. 76, 533–542, 1985
Pfeiffer, W. und G. Kockott: Sexualität unter Psychopharmaka. Sexualmed. 21, 108–116, 1992
Philipp, M. et al.: A comparison study of moclobemide and doxepine in major depression with special reference to effects on sexual dysfunction. Int. Clin. Psychopharmacol. 7, 123–132, 1993
Piazza, L. A. et al.: Sexual functioning in chronically depressed patients treated with SSRI antidepressants: A pilot study. Am. J. Psychiat. 154, 1757–1759, 1997
Picha, E.: Über das Sexualleben von Frauen nach Radiumbehandlung gynäkologischer Erkrankungen. Geburtsh. Frauenheilk. 17, 81-90, 1957
Pircher, W. et al.: Potenz nach aorto-femoralem Bypass. Sexualmed. 7, 570–572, 1978
Pohlemann, T.: Beckenfrakturen. In: Stief et al. 1997
Poloniecki, J. und M. Hamilton: Subjective costs of antihypertensive treatment. Hum. Toxicol. 4, 287–291, 1985
Porst, H.: Manual der Impotenz. Bremen: Uni-Med 2000
Potashnik, G. und I. Yanai-Inbar: Dibromochloropropane (DBCP): An 8-year reevaluation of testicular function and reproductive performance. Fertil. Steril. 47, 317, 1987
Przybilla, B. und W.-B. Schill: Nebenwirkungen von Medikamenten auf die Sexualität des Mannes. Teil I und II. Ther. Gegenw. 120, 923–940, 1078–1094, 1981
Quevillon, R. P.: Dyspareunia. In: O'Donohue und Geer 1993
Raab. R.: Tumorchirurgische Eingriffe im kleinen Becken. In: Stief et al. 1997
Reid, R. und T. Lininger: Sexual pain disorders in the female. In: O'Donohue und Geer 1993
Rosen, R. C.: Alcohol and drug effects on sexual response: Human experimental and clinical studies. Ann. Rev. Sex Res. 2, 119–179, 1991
Rosen, R. C. und A. K. Ashton: Prosexual drugs: Empirical status of the "New aphrodisiacs". Arch. Sex. Behav. 22, 521–543, 1993
Rosen, R. C. und E. Hall: Sexuality. New York: Random House 1984
Rosen, R. C. et al.: Sexual sequelae of antihypertensive drugs: Treatment effects on self-report and physiological measures in middle-aged male hypertensives. Arch. Sex. Behav. 23, 135–152, 1994
Rowland, D. L. et al.: Penile and finger sensory thresholds in young, aging, and diabetic males. Arch. Sex. Behav. 18, 1–12, 1989
Sabri, S. und L. T. Cotton: Sexual function following aortoiliac reconstruction. Lancet II, 1218–1219, 1971
Saenz de Tejada, I. et al.: Impaired neurogenic and endothelium-mediated relaxation of penile smooth muscle from diabetic men with impotence. N. Engl. J. Med. 320, 1025–1030, 1989
Schäfers, H.-J.: Operationen an den großen Gefäßen. In: Stief et al. 1997
Scheidt, J. vom: Sigmund Freud und das Kokain. Psyche 27, 385–430, 1973
Scherb, W. H.: Aspekte neurogener Ursachen der erektilen Dysfunktion. In: Bähren und Altwein 1988
Scherb, W. H.: Neurophysiological evaluation of erectile dysfunction. In: Jonas et al. 1991
Schiavi, R. C.: Sexuality and aging in men. Ann. Rev. Sex Res. 1, 227–249, 1990 (a)
Schiavi, R. C.: Chronic alcoholism and male sexual dysfunction. J. Sex Marital Ther. 16, 23–33, 1990 (b)
Schill, W.-B.: Medikamentöse Einflüsse auf die männliche Fertilität. Med. Welt 40, 1247–1251, 1989
Schill, W.-B. und B. Przybilla: Arzneimittelnebenwirkungen auf Sexualverhalten und Fertilität des Mannes. Internist 24, 346–355, 1983
Schill, W.-B. und B. Przybilla: Arzneimittel-Nebenwirkungen auf die männliche Fertilität. Z. Hautkr. 60, 1066–1082, 1985
Schmid, H.-P. et al.: Screening und Früherkennung des Prostatakarzinoms. Dtsch. Ärztebl. 96, A-772–777, 1999

Schneider, E.: Störungen der Sexualfunktion bei nichttraumatischen Rückenmarkserkrankungen. Fortschr. Neurol. Psychiat. 42, 562–576, 1974
Schofield, M. J. et al.: Self-reported long-term outcomes of hysterectomy. Brit. J. Obstet. Gynaecol. 98, 1129–1136, 1991
Schorsch, E.: Die Sexualität in den endogenphasischen Psychosen. Stuttgart: Enke 1967
Schover, L. R. und S. B. Jensen: Sexuality and chronic illness. A comprehensive approach. New York: Guilford 1988
Schover, L. R. et al.: Sexual dysfunction and treatment for early stage cervical cancer. Cancer 63, 204–212, 1989
Schrag, S. D. und R. L. Dixon: Occupational exposures associated with male reproductive dysfunction. Ann. Rev. Pharmacol. Toxicol. 25, 567, 1985
Schreiner-Engel, P. et al.: The differential impact of diabetes type on female sexuality. J. Psychosom. Res. 31, 23–33, 1987
Schürmeyer, T. H. und R. D. Hesch: Endocrinology of impotence In: Jonas et al. 1991
Schuster, C. L.: Alcohol and sexuality. New York: Praeger 1988
Segraves, R. T.: Antidepressant-induced sexual dysfunction. J. Clin. Psychiat. 59 (Suppl. 4), 48–54, 1998
Segraves, R. T. und K. B. Segraves: Medical aspects of orgasm disorders. In: O'Donohue und Geer 1993
Sigusch, V.: Sexuelle Funktionsstörungen. Sexualmed. 8, 415–420, 462–466, 516–521, 1979
Sigusch, V.: Sexuelle Funktionsstörungen: Somatischer Anteil und somatische Behandlungsversuche. In: Ders. (Hrsg.): Therapie sexueller Störungen. 2., neubearb. und erweit. Aufl. Stuttgart, New York: Thieme 1980
Sipski, M. L. und C. J. Alexander: Spinal cord injury and female sexuality. Ann. Rev. Sex Res. 6, 224–244, 1995
Sipski, M. L. und C. J. Alexander: Sexual function in people with disability and chronic illness. Gaithersburg: Aspen Publishers 1997
Sitsen, J. M. A. (Hrsg.): The pharmacology and endocrinology of sexual function. Handbook of sexology, vol. VI. Amsterdam u. a.: Elsevier 1988 (a)
Sitsen, J. M. A.: Prescription drugs and sexual function. In: Sitsen 1988a (zit. als 1988b)
Smith, D. E. et al.: A clinical guide to the diagnosis and treatment of heroin-related sexual dysfunction. J. Psychoact. Drugs 14, 91–99, 1982
Speidel, H. et al.: Patienten mit schweren Nierenleiden. Teil I bis III. Sexualmed. 12, 100–101, 150–154, 203–204, 1983
Spengler, A. und R. Kleber: Psychische und sexuelle Situation von Patienten nach radikaler Prostatektomie. Münch. Med. Wochenschr. 124, 221–225, 1982
Steers, W. D.: Neural control of penile erection. Sem. Urol. 8, 66–79, 1990
Stief, C. G. et al. (Hrsg.): Erektile Dysfunktion. Diagnostik und Therapie. Berlin u. a.: Springer 1997
Stief, C. G. et al. (Hrsg.): Zeitgemäße Therapie der erektilen Dysfunktion. Diagnostik und Therapie. Berlin u. a.: Springer 1999
Strauß, B. und J. Gross: Auswirkungen psychopharmakologischer Behandlung auf die sexuellen Funktionen. Fortschr. Neurol. Psychiat. 52, 293–301, 1984 (a)
Strauß, B. und J. Gross: Psychopharmakologische Veränderungen der Sexualität. Häufigkeit und Stellenwert in der psychiatrischen Praxis. Psychiat. Prax. 11, 49–55, 1984 (b)
Strauß, B. und J. Gross: Empirische Untersuchungen zum Sexualverhalten psychotischer Patienten – ein Überblick. Fortschr. Neurol. Psychiat. 54, 248–258, 1986
Strauß, B. et al.: Arzneimittelbedingte Hemmungen sexueller Funktionen. Fortschr. Med. 106, 61–63, 1988
Suzuki, H. et al.: Effects of first-line antihypertensive agents on sexual function and sex hormones. J. Hypertension 6 (Suppl. 14), 649–651, 1988
Talbot, H. S.: The sexual function in paraplegia. J. Urol. 73, 91–100, 1955
Thetter, O. et al.: Neurogene Störungen der männlichen Sexualfunktion nach Eingriffen im aorto-iliacalen Bereich und deren Vermeidung durch den retromesenterialen Zugang. Angio 4, 171–177, 1982
Thetter, O. et al.: Sexualfunktion nach gefäßchirurgischen Eingriffen im aorto-iliacalen Bereich – Ursachen und Vermeidung

von Potenzstörungen. Langenbecks Arch. Chir. 362, 205–219, 1984
Thiel, D. H. van et al.: The effects of alcohol on sexual behavior and function. In: Sitsen 1988a
Thon, W. F.: Erektile Impotenz und Diabetes mellitus. In: Stief et al. 1999
Trapp, M. et al.: Environmental toxins in sera and follicular fluid from patients of middle European countries. Hum. Reprod. (Suppl. I), A 39–40, 1986
Ver Voort, S. M.: Ejaculatory function in spinal cord injured men. Urol. 29, 282–289, 1987
Vincent, C. E. et al.: Some marital sexual concomitants of carcinoma of the cervix. Southern Med. J. 68, 552–558, 1975
Virag, R.: Pelvic steal syndrome. Vasa 10, 304–307, 1981
Vroonhoven, T. J. M. V. van: Sexual dysfunction after aorto-iliac surgery. Vasa 6, 226–229, 1977
Wabrek, A. J. und R. C. Burchell: Male sexual dysfunction associated with coronary heart disease. Arch. Sex. Behav. 9, 69–75, 1980
Waldinger, M. D. et al.: The effect of SSRI antidepressant on ejaculation: A double-blind, randomised, placebo-controlled study with fluoxetine, fluvoxamine, paroxetine, and sertraline. Symposium Sexual Dysfunction & Depression, Bern, März 1998
Washton, A. M. und M. S. Gold: Chronic cocaine abuse: Evidence for adverse effects on health and functioning. Psychiat. Ann. 14, 733–743, 1984
Weijmar Schultz, W. C. M. et al.: Sexuality and cancer in women. Ann. Rev. Sex Res. 3, 151–200, 1992
Weinstein, M. H. und H. I. Machleder: Sexual function after aorto-iliac surgery. Ann. Surg. 181, 787–790, 1975
Weizman, R. et al.: Sexual dysfunction associated with hyperprolactinemia in males and females undergoing hemodialysis. Psychosom. Med. 45, 259–269, 1983
Weizman, R. et al.: Effects of uncomplicated acute myocardial infarction on biochemical parameters of stress and sexual function. Psychosomatics 32, 275–279, 1991
Willmuth, M. E.: Sexuality after spinal cord injury: A critical review. Clin. Psychol. Rev. 7, 389–412, 1987
Wincze, J. P. et al.: Sexual arousal in diabetic females: Physiological and self-reported measures. Arch. Sex. Behav. 22, 587–601, 1993
Xie, Y. et al.: Effects of long-term passive smoking on erectile function and penile nitric oxide synthase in the rat. J. Urol. 157, 1121–1126, 1997
Zelefsky, M. J. et al.: Efficacy of oral sildenafil in patients with erectile dysfunction after radiotherapy for carcinoma of the prostate. Urology 53, 775–778, 1999
Zemel, P.: Sexual dysfunction in the diabetic patient with hypertension. Am. J. Cardiol. 61, 27–33, 1988
Zettl, S. und J. Hartlapp: Sexualstörungen durch Krankheit und Therapie. Ein Kompendium für die ärztliche Praxis. Berlin u. a.: Springer 1997

Kapitel 12

Psychoanalyse und sexuelle Funktionsstörungen

Von Hertha Richter-Appelt

In den frühen psychoanalytischen Arbeiten spielten sexuelle Funktionsstörungen eine nicht unbedeutende Rolle (Abraham 1917, 1921; Deutsch 1925; Ferenczi 1908, 1925; Freud 1912; Horney 1923 u. a.). In der modernen Psychoanalyse fehlt dagegen eine Auseinandersetzung mit diesen Problemen fast völlig. Die häufig genannte Rechtfertigung, bei sexuellen Funktionsstörungen handle es sich um Symptome, in der psychoanalytischen Behandlung hingegen gehe es um Übertragung, Widerstand, die Bearbeitung unbewusster Konflikte, die Bedeutung von Objektbeziehungen etc., kann man nicht gelten lassen, da zu allen möglichen Symptomen (Essstörungen, Zwangserkrankungen, Alkoholmissbrauch etc.) Veröffentlichungen aus psychoanalytischer Sicht vorliegen. Auch findet man über Störungen der sexuellen Präferenz und der Geschlechtsidentität umfangreiche neuere Arbeiten vor. Parin (1996) meinte, dass Analytiker sich in den letzten Jahren nur für unbewusste libidinöse Prozesse von Angst, Zwang und Hysterie interessiert hätten, nicht jedoch für unbewusste Prozesse von manifester Sexualität. So finden etwa in dem kürzlich erschienenen Buch von McDougall zur Psychoanalyse der menschlichen Sexualität (1995/1997) die sexuellen Funktionsstörungen, aber auch der Orgasmus keine nennenswerte Erwähnung.

Galten die psychoanalytischen Auffassungen zur Sexualität und ihren Störungen am Beginn des letzten Jahrhunderts als besonders fortschrittlich, so müssen diese Auffassungen in der zweiten Hälfte des 20. Jahrhunderts oft als überholt und eher weltfremd angesehen werden. Dies veranlasste Stoller zu einer sehr kritischen Äußerung: „Die meisten psychoanalytischen Theorien zum Sadismus und Masochismus kommen mir vor wie abgekochtes Wasser, das als Delikatesse ausgegeben wird [...]. Wir müssen uns hüten (und das gilt insbesondere für diejenigen unter uns, die sich ihres Einfühlungsvermögens rühmen) zu glauben, dass wir bestimmte Erfahrungen verstehen, die über unseren Horizont hinausgehen. Besonders aber müssen wir dann auf der Hut sein, wenn wir uns in unseren Überzeugungen durch allgemeinen Konsens bestätigt sehen“ (Stoller 1985: 29). Die Erkenntnisse der Sexualforschung, aber auch gesellschaftliche Veränderungen der letzten Jahrzehnte wurden von psychoanalytisch orientierten Autoren kaum zur Kenntnis genommen. Die Vorstellungen der frühen Psychoanalyse über die Sexualität der Frau und deren Störungen mussten allerdings grundlegend revidiert werden. Feministisch orientierte Psychoanalytikerinnen haben hier einen wichtigen Beitrag geleistet (vgl. zusammenfassend Mitscherlich und Rohde-Dachser 1996).

Die Betrachtung der Sexualität im letzten Jahrhundert wurde verändert durch eine Entkriminalisierung und Entpathologisierung bestimmter sexueller Verhaltens- und Erlebensweisen, eine Verminderung der sexuellen Unterdrückung, Erkenntnisse der Sexualphysiologie und Erfolge der Sexualtherapie in der Behandlung sexueller Funktionsstörungen. Person (1999), eine der wenigen Psychoanalytikerinnen, die sich mit diesen Veränderungen beschäftigt hat, nennt in ihrer jüngsten Arbeit zur Sexualität im letzten Jahrhundert folgende von der Psychoanalyse vernachlässigte Aspekte:

- die Vielfalt sexueller Verhaltensweisen, inklusive der weiten Verbreitung homosexueller Verhaltensweisen;
- die weite Verbreitung der Masturbation und die Anerkennung, dass sie ohne negative psychische oder körperliche Folgen ist;
- die „Befreiung" der weiblichen Sexualität durch neue Erkenntnisse über Erregbarkeit und Orgasmus;
- die Verbreitung einer sicheren Empfängnisverhütung;
- die Diskussion der Begriffe Männlichkeit und Weiblichkeit.

Person erwähnt aber auch neue Probleme, die in den letzten Jahrzehnten dazukamen:

- Die utopische Phantasie sexuellen Glücks erwies sich als illusorisch.
- Eine neue, oft negative Bewertung männlicher Sexualität wurde durch die Diskussion der Frauenbewegung über die Gefahr männlicher Aggression (Vergewaltigung, sexueller Missbrauch, sexuelle Belästigung) ausgelöst.
- AIDS führte zum Auftauchen neuer Ängste und dadurch zu Veränderungen des Sexualverhaltens vor allem bei Jugendlichen.
- Die moderne Reproduktionsmedizin hat enorme Auswirkungen auf die Sexualität.

Ergänzend muss erwähnt werden, dass die Zunahme der durchschnittlichen Lebenserwartung um mehr als drei Jahrzehnte neue Erwartungen und Enttäuschungen hinsichtlich der Sexualität in lang andauernden Beziehungen, aber auch in der zweiten Lebenshälfte mit sich brachte. All diese Aspekte müssen bei der Betrachtung der Sexualität und auch der sexuellen Funktionsstörungen berücksichtigt werden. Nur wenige Psychoanalytiker haben sie jedoch in ihre theoretischen Überlegungen einbezogen.

Viele Patientinnen und Patienten, die eine psychoanalytische Behandlung beginnen, leiden unter einer sexuellen Funktionsstörung, oft ohne dass diese bereits im Erstgespräch zur Sprache kommt und ohne dass diese der primäre Grund für das Aufsuchen eines Therapeuten wäre. Im Laufe der Behandlung werden zugrunde liegende Konflikte bearbeitet, die Beziehungsfähigkeit und -gestaltung wird sich verbessern und im günstigen Fall wird dies zu einer Reduktion oder gar zum Verschwinden der sexuellen Symptomatik führen.

Es darf aber nicht unerwähnt bleiben, dass in manchen Fällen eine bereits zu Beginn der Behandlung vorliegende sexuelle Funktionsstörung keineswegs behoben wird. Entweder (so unglaublich das klingen mag), weil über Sexualität gar nicht gesprochen wird oder auch, weil es die Auffassungen des Analytikers oder der Analytikerin der Patientin oder dem Patienten erschweren, darüber zu reden. Oft wären aber auch direkte Aufforderungen, vielleicht sogar Anweisungen für reale Erfahrungen im Alltag nötig (z. B. Betrachten und Betasten des eigenen Körpers), was jedoch nicht Bestandteil der psychoanalytischen Methode ist. Nicht zuletzt kann es sein, dass im Laufe einer psychoanalytischen Behandlung eine sexuelle Funktionsstörung erst auftritt, die psychisch oder auch organisch bedingt sein kann (vgl. z. B. Kernberg 1998).

Nicht selten werden Patientinnen oder Patienten, wenn sie in der Therapie über ihre sexuellen Schwierigkeiten sprechen oder aber nach Abschluss einer Psychotherapie an Sexualtherapeuten überwiesen. Dies gilt keineswegs nur für Patienten in psychoanalytischer Behandlung, sondern ebenso für Patienten in Verhaltenstherapie oder Therapien anderer Richtungen. 1996 waren es an der Hamburger Abteilung für Sexualforschung in einer Stichprobe von 700 Patientinnen und Patienten insgesamt 23,4 Prozent. Gerade da in den letzten Jahren sexuelle Funktionsstörungen beim Mann oft als eher organisch bedingt angesehen wurden und diese Diskussion sich zur Zeit auch auf die weibliche Sexualität ausweitet (Richter-Appelt 2000c), erscheint es wichtig, dass auch Psychoanalytiker sich intensiver mit den psychologischen und vor allem auch den physiologischen Grundlagen sexueller Funktionsstörungen auseinander setzen. Ebenso wünschenswert wäre es, dass sich die verhaltenstherapeutisch orientierten Sexualtherapeuten mit Theorien der Männlichkeit und Weiblichkeit beschäftigen.

Frühe Einsichten

In seiner bahnbrechenden, viel zu wenig beachteten Arbeit aus dem Jahr 1908 vertritt Ferenczi den heute in der Psychoanalyse noch geltenden Standpunkt, dass sexuelle Störungen durch „unbewusste Komplexe" konstelliert sind, deren Ursachen in der Kindheit zu suchen seien, und „dass gerade dem von solchen Komplexen auf die aktuelle Reaktion übertragenen Affekt (Freud) die übertrieben lange oder intensive, das heißt pathologische Wirkung der gegenwärtigen Schädlichkeit zuzuschreiben ist" (ebd.: 217 f). Bei einer „oberflächlichen" Behandlung, bei der nur die Angst vor sexuellem Versagen behandelt würde, meint Ferenczi, dass, „wenn nach Zerstreuung der aktuellen ängstlichen Vorstellungen die Potenz zurückkehrt, dies noch nicht beweist, dass diese Angst die ausschließliche Ursache der Hemmung gewesen ist; viel wahrscheinlicher ist, dass [...] die vorbewusste Angst nur einen ‚übertragenen Wirkungskreis' hat, während die ursprüngliche Krankheitsquelle im Unbewussten versteckt ist" (ebd.: 219). Abschließend fasst Ferenczi folgende Punkte zur Impotenz zusammen, die den Optimismus, sexuelle Symptome mittels der psychoanalytischen Methode heilen zu können, deutlich machen (ebd.: 220 f):

- Die psychosexuelle Impotenz ist immer die symbolische Manifestation von verdrängten Erinnerungsspuren infantiler sexueller Erlebnisse, von unbewussten, nach Wiederholung strebenden Wünschen und den hierdurch provozierten seelischen Konflikten. Diese Erinnerungsspuren sind mit dem bewussten Denken des erwachsenen Kulturmenschen unverträglich.

- Die Hemmung kann durch Psychotraumen in der Kindheit, aber auch bei Vorliegen einer bestimmten Disposition durch scheinbar harmlose Kindheitseindrücke hervorgerufen werden.
- Besondere Bedeutung kommt der inzestuösen Fixierung und der sexuellen Beschämung im Kindesalter zu.
- Die Impotenz kann bereits bei den ersten Kohabitationsversuchen, aber auch erst später unter besonderen psychischen Belastungen auftreten. Dabei spielen verdrängte Sexualerlebnisse und damit verknüpfte unbewusste Phantasien eine Rolle.
- Psychosexuelle Impotenz ist nur mit Hilfe der Freudschen Psychoanalyse verstehbar. Die Heilung des Symptoms und die Prophylaxe seiner Wiederkehr ist manchmal auch in schweren, scheinbar unheilbaren Fällen mittels dieser Methode erreichbar.
- Die sexuelle Hemmung, die Teil einer Psychoneurose ist, ist meist mit einer Aktualneurose gekoppelt.

Kurze Zeit danach schreibt Freud (1912), dass die nicht überwundene inzestuöse Fixierung an Mutter und Schwester für eine Erektionsstörung des Mannes verantwortlich sei. Er meint, dass hier die zärtliche und die sinnliche Strömung nicht zusammenkommen könnten, „deren Vereinigung erst ein völlig normales Liebesverhalten sichert“ (ebd.: 79). Die zärtliche Strömung spiele in der frühen Kindheit eine wichtige Rolle und habe durchaus erotischen Charakter; die sinnliche komme erst ab der Pubertät hinzu. Sie beginne „die früheren Wege zu gehen und nun mit weit stärkeren Libidobeträgen die Objekte der primären infantilen Wahl zu besetzen“ (ebd.: 80). Allerdings treffe sie nun auf die Inzestschranke und müsse den Übergang zu fremden Objekten finden, die nach dem Vorbild der infantilen Imago gewählt würden.

In seiner Arbeit über die libidinösen Typen beim Mann führt Freud (1931a) schließlich aus, dass man verschiedene Typen unterscheiden müsse, den erotischen, für den es das Wichtigste sei, zu lieben, den narzisstischen, für den die Selbsterhaltung im Vordergrund stehe, und den Zwangstypus, bei dem man die Vorherrschaft des Überichs beobachten könne. Diese Unterscheidung spielt in der psychodynamischen Diagnostik sexueller Funktionsstörungen immer noch eine Rolle.

Man kann sagen, dass bereits in diesen frühen Arbeiten die wichtigsten psychoanalytischen Gedanken zur sexuellen Impotenz beim Mann zusammengefasst sind, die später um Gesichtspunkte der Objektbeziehungstheorie erweitert wurden (z. B. Amati Mehler 1994). Die Hoffnung allerdings, durch die Bearbeitung unbewusster Konflikte sexuelle Funktionsstörungen heilen zu können, wurde in vielen Fällen enttäuscht. Die mehrfache Determiniertheit durch psychische und körperliche Erfahrungen wird heute auch für sexuelle Störungen allgemein anerkannt.

Ganz anders ist die Situation hinsichtlich der Sexualität der Frau, auch wenn sicherlich grundlegende theoretische Annahmen (wie etwa die Bedeutung frühkindlicher Konflikte) für beide Geschlechter gelten. Freud meint in den „Drei Abhandlungen zur Sexualtheorie“ (1905) über die Sexualität des Mannes gut Bescheid zu wissen, wenn er schreibt, dass allein das Liebesleben des Mannes der Forschung zugänglich geworden sei, „während das des Weibes zum Teil infolge der Kulturverkümmerung, zum anderen Teil durch die konventionelle Verschwiegenheit und Unaufrichtigkeit der Frauen in ein noch undurchdringliches Dunkel gehüllt ist“ (Freud 1905: 50).

Die frühkindliche psychosexuelle Entwicklung

Die psychosexuelle Entwicklung des Kindes aus psychoanalytischer Sicht sowie Freuds Konzept der Psychosexualität wurde wiederholt ausführlich beschrieben (z. B. Mertens 1992, 1994). Die klassische psychoanalytische Phasenlehre der frühkindlichen Entwicklung wird im Folgenden vorausgesetzt. Hier sollen nur einige wenige Aspekte herausgegriffen werden, die für die Entwicklung der sexuellen Funktionsfähigkeit von Bedeutung sind. Eine kritische Auseinandersetzung mit dem Konzept der Funktionsfähigkeit folgt weiter unten.

Aus psychoanalytischer Sicht spielen bewusste und unbewusste Konflikte, die auf die früheste Kindheit zurückzuführen sind, eine zentrale Rolle. Von Anfang an wurde dem Erleben von Traumata eine besondere Bedeutung beigemessen. McDougall formuliert dies pointiert, indem sie ihr Buch zur Psychoanalyse der menschlichen Sexualität mit dem Satz beginnt: „Die Sexualität ist zutiefst traumatisch“ (McDougall 1997: 9). Auf der Suche nach Liebe und Befriedigung erlebt das Kleinkind den Widerstreit der Innenwelt seiner primitiven Antriebe mit Zwängen der Außenwelt. In den ersten Lebensjahren sind dabei das Erleben der Unterscheidung zwischen dem Selbst und dem Anderen, das Erleben der Unterschiede der Geschlechter und schließlich der Wunsch, den Anderen zu besitzen bzw. wie der Andere zu sein, von grundlegender Bedeutung. Dies geht mit dem Erleben von Schuldgefühlen und Depressionen einher. Nach dem Entdecken der homosexuellen und der heterosexuellen Dimension in der Beziehung zu dem gleichgeschlechtlichen bzw. andersgeschlechtlichen Elternteil stellt nach McDougall die geforderte Monosexualität angesichts der kindlichen Größenphantasie eine der schwerwiegendsten Kränkungen dar.

Bemerkungen zur Entwicklung des Knaben

Im Laufe des ersten Lebensjahres verfügt das Kind zwar noch nicht über eine psychische Repräsentanz seiner Geschlechtsteile, entdeckt aber durch Stimulation durch die Pflegeperson und Selbststimulation die Genitalien als einen Lust spendenden Körperteil. Hier konnten große Unterschiede hinsichtlich Ausdruck, Intensität und Dauer beobachtet werden, die durch den Umgang der Erziehungsperson mit dem nackten Körper, aber auch durch konstitutionelle Faktoren bestimmt sind (Richter-Appelt 2000b). Im Gegensatz zu Freud, der annahm, dass erst die Entdeckung des anatomischen Geschlechtsunterschieds zu einer Auseinandersetzung mit dem Genitale führe, gilt heute als sicher, dass die Geschlechtsteile, lange bevor sie die primäre erogene Zone in der phallischen Phase werden, eine Quelle des Interesses, der Freude, aber auch der Angst sind. Aufgrund der leichteren Betastbarkeit beginnen Jungen sich einige Wochen früher mit ihren Genitalien spielerisch zu beschäftigen als Mädchen.

Im zweiten Lebensjahr entwickelt der Junge ein Gefühl für körperliches Funktionieren, vor allem für Kontrolle über Körperfunktionen, das mit Stolz verbunden sein kann. Der Spaß, der beim Urinieren in dieser Phase beobachtet werden kann, führte dazu, dass von Urethralerotik gesprochen wurde (Abraham 1917; Roiphe und Galenson 1981). Im Umgang mit dem Urinieren (auch im Wettkampf mit anderen) und durch kindliche Masturbation differenziert sich das Gefühl der Kontrolle über den Körper.

Das Kind wird sich nun seiner Getrenntheit von der Mutter bewusst und muss lernen zu realisieren und zu akzeptieren, dass Mutter und Vater eine Beziehung zueinander haben, von der es ausgeschlossen ist. Es kommt dadurch zwangsläufig zu einer stärkeren Abgrenzung von der primären Bezugsperson. Es entsteht ein besonderes Interesse an den Körpervorgängen und der Sexualität der Eltern.

Bei der Konstituierung des Körperschemas spielt die optische Wahrnehmung von Körperteilen eine wichtige Rolle. Mit Stolz zeigt der kleine Knabe in diesem Alter seine Genitalen, was als phallischer Exhibitionismus bezeichnet werden kann. In dieser Phase soll es zu einer Konsolidierung des narzisstisch bewerteten Körperbildes kommen. Gleichzeitig müssen aggressive und sexuelle Impulse integriert werden. Überstimulierung, aber auch Unterdrückung sexueller Regungen in dieser Zeit können weit reichende Konsequenzen für die Erwachsenensexualität haben (Richter-Appelt 2000b).

In der klassischen psychoanalytischen Theorie wird immer wieder hervorgehoben, wie viel Angst die Entdeckung des anatomischen Geschlechtsunterschieds im 3. Lebensjahr hervorruft. Viel zu wenig Beachtung wird dem Aspekt geschenkt, dass die Entdeckung der Andersartigkeit des primären Liebesobjekts Interesse und Neugier hervorruft, die in den bald einsetzenden Doktorspielen (vgl. Sies 1996) zum Ausdruck kommen. Auch wird dem Erstaunen beim Anblick des erwachsenen männlichen Genitales vergleichsweise wenig Beachtung geschenkt (vgl. Tyson 1991). McDougall (1997) meint, man könne den Penisneid in diesem Alter bei beiden Geschlechtern beobachten, beim kleinen Jungen wie beim kleinen Mädchen. Dieser Neid richte sich auf das große, potente Genitale des Vaters und rufe bei beiden ein Gefühl der Unterlegenheit, der Minderwertigkeit hervor.

Fehlt die Identifikationsfigur des Vaters, mag es leicht zu einer verlängerten intensiven Bindung an die Mutter kommen, die eine Störung der Entwicklung des Körpergefühls bedingen kann. Die in der Loslösung notwendigerweise zum Ausdruck gebrachte Aggression darf aus Angst, die Mutter zu verlieren, nicht ausgelebt werden.

In der phallisch-narzisstischen Phase kommt es zu einer weiteren Differenzierung des Körperbildes und zur bewussten Übernahme der männlichen Geschlechtsrolle. Die Kastrationsangst muss bewältigt werden, damit andere Menschen nicht zur narzisstischen Befriedigung von Bedürfnissen durch Bewunderung, Kampf oder Entwertung missbraucht werden. Die Verbindung von sexueller Erregung mit Kastrationsängsten kann zu zwanghafter Masturbation führen. Die Befürchtung, der Penis könnte verletzt worden sein, wird durch wiederholtes Masturbieren vorübergehend abgemildert.

In der ödipalen Phase ist der Junge stark mit dem Vater identifiziert, möchte wie er die Mutter besitzen. Dabei muss er noch intensiver lernen, das Ausgeschlossensein zu akzeptieren. Wichtig für die Entwicklung der Männlichkeit ist hier, dass die Rivalität mit dem Vater in der Phantasie und in der Realität ausgelebt und getestet werden kann, ohne dass der Vater ernsthaft gekränkt ist oder gar real verschwindet durch Krankheit, Tod oder Trennung der Eltern.

Soweit eine kurze Beschreibung einiger Aspekte der Entwicklung des kleinen Knaben aus psychoanalytischer Sicht. Diese Entwicklungspsychologie setzt eine intakte Drei-Personen-Familie voraus, die heute immer seltener geworden ist. Die fehlende Erfahrung des Ausgeschlossenseins aus einer Beziehung zwischen zwei geliebten Personen wird sicherlich die Beziehungsfähigkeit von erwachsenen Liebespartnern weit reichend beeinflussen und kann die häufig vorkommenden großen Schwierigkeiten erklären, die bei der Geburt eines Kindes (eines Dritten) auftreten. Nicht selten kommt es gerade dann zum Auftreten sexueller Funktionsstörungen.

Im Vergleich zur frühen Kindheit spielen bei Freud Pubertät, Jugend und Erwachsenenalter eine erstaunlich geringe Rolle. Die modernen Traumatheorien haben dagegen die Bedeutung kritischer Erfahrungen in späteren Lebensphasen besonders hervorgehoben.

Revision der Betrachtung der psychosexuellen Entwicklung der Frau

In den letzten Jahrzehnten fand innerhalb der Psychoanalyse eine ausführliche Diskussion über Weiblichkeit statt, die zu einer Revision von Freuds Auffassungen der Weiblichkeit führte (vgl. vor allem Freud 1905, 1931b). Weibliche Sexualität, vor allem partnerschaftliche Sexualität stand dabei nicht unbedingt im Mittelpunkt, vielmehr ging es immer wieder darum, Weiblichkeit als etwas Eigenständiges und nicht nur in Reaktion auf Männlichkeit zu beschreiben (vgl. z. B. Rohde-Dachser 1991). Will man moderne psychoanalytische Theorien der weiblichen Sexualität verstehen, erscheint es unerlässlich, kurz auf die Auffassungen Freuds einzugehen (vgl. auch Chehrazi 1988).

Im Unterschied zum Knaben muss nach Freud das kleine Mädchen sowohl das erste Liebesobjekt (von der Mutter zum Vater) wie auch die erogene Zone, das heißt das Organ der sexuellen Lust (von der Klitoris zur Vagina) wechseln, um zu einer reifen Frau zu werden.

- Freud nahm an, beim Mädchen entwickele sich eine Geschlechtsidentität erst nach der Verarbeitung des anatomischen Geschlechtsunterschieds in der ödipalen Phase, die durch die Feststellung des Fehlens eines Penis ausgelöst wird. Davor fühle sich das kleine Mädchen als kleiner Junge mit defizitärer Anatomie. Heute wird jedoch allgemein angenommen, dass das kleine Mädchen schon viel früher eine weibliche Identität besitzt, das heißt, dass sich die Geschlechtsidentität bereits präödipal entwickelt.

- Die Beobachtung des anatomischen Geschlechtsunterschieds führt nach Freud beim Mädchen unweigerlich zum Penisneid, an dem Frauen Zeit ihres Lebens mehr oder minder litten, da sie sich als anatomisch minderwertig erlebten. Moderne Psychoanalytiker hingegen nehmen an, dass in der psychosexuellen Entwicklung bei Mädchen *und* Jungen sowohl Angst vor Verletzung als auch Neid hinsichtlich der Geschlechtsteile bzw. der körperlichen Funktionen des anderen Geschlechts beobachtet werden können. Mädchen *und* Jungen haben Angst vor Zerstörung, Mädchen vor Zerstörung der inneren Organe zum Beispiel durch Vergewaltigung (vgl. Kestenberg 1993), Jungen vor Kastration.

- Die psychoanalytische Theorie hat lange die Auffassung vertreten, Mädchen schämten sich ihrer Genitalien. Jede spätere Assoziation, in der sich das Mädchen seiner Benachteiligung bewusst werde und diese auf den anatomischen Geschlechtsunterschied zurückführe, würde den Schmerz jenes kindlichen Affekts auslösen. Der depressive Ton, mit dem Mädchen auf den anatomischen Geschlechtsunterschied reagierten, sei von grundlegender Bedeutung für die weibliche Entwicklung und Ausdruck des erlebten Mangels (vgl. z. B. Roiphe und Galenson 1981). Dieser Auffassung widersprechen neuere Studien. Mayer (1991) zum Beispiel untersuchte das unterschiedliche Bauverhalten von kleinen Kindern. Danach bevorzugen es Mädchen, abgeschlossene Räume, Jungen dagegen, Türme zu bauen. Bei fast allen Mädchen, die sie interviewt hat, sei der affektive Ton, mit dem Mädchen ihre abgeschlossenen Räume beschreiben, keineswegs depressiv, sondern durchwegs positiv gewesen. Sie assoziierten den abgeschlossenen Raum mit Lust und Attraktivität, aber auch mit Weiblichkeit. Voller Begeisterung würden sie Hinweisen auf Zusammenhänge zwischen weiblichen Dingen und ihren Gedanken über geschlossene Räume folgen. Die Autorin fragt sich daher zu Recht, ob diese Freude nur einer defensiven oder kompensatorischen Strategie im Umgang mit der früheren depressiven Reaktion auf die Entdeckung des Geschlechtsunterschieds entspringt oder ob sie auf eine mögliche Entwicklung verweist, in der das Mädchen das schätzt, was es an Weiblichkeit hat. Mädchen seien unter einer Perspektive betrachtet worden, in der sie vorrangig mit dem Mangel beschäftigt seien, den Jungen als beängstigend erleben. Es handelt sich somit beim Penisneid in erster Linie um eine Projektion von Männern auf die Frauen. Dies mag auch eine Erklärung dafür sein, warum es für Männer oft besonders bedrohlich ist, wenn Frauen nicht neidisch auf sie sind, sondern autonom handeln, selbst wenn sie Männer idealisieren, sich mit ihnen identifizieren können.

- Freud hatte angenommen, das Mädchen wisse vor der Pubertät nicht, dass es eine Vagina hat. Heute ist jedoch aufgrund von entwicklungspsychologischen Studien bekannt, dass Mädchen in der Regel zwischen dem 14. und 24. Lebensmonat ihre Vagina entdecken. Inwieweit dieses Wissen verdrängt wird, hängt sicherlich mit dem Umgang mit dem Körper in der Erziehung zusammen. Der Klitoris wird jedoch auch im Erwachsenenalter der Frau eine grundlegende Bedeutung für die Erregung beigemessen. Diese erogene Zone muss in der Entwicklung keineswegs „aufgegeben" werden.

- Freud nahm an, die Klitoris sei ein männliches Organ, so wie Masturbation eine männliche Betätigung sei. Er unterschied zwischen einem reifen und einem unreifen Orgasmus bei der Frau. Der reife werde durch vaginale Stimulation durch einen männlichen Sexualpartner, das heißt durch Penetration provoziert. Durch klitoridale Reizung ausgelöste Orgasmen seien dagegen unreif, Reste aus der Kindheit. Sexualwissenschaftliche Untersuchungen, vor allem von Masters und Johnson (1970), haben gezeigt, dass die Klitoris für die Erregbarkeit von Frauen wesentlich ist. Man findet jedoch immer noch Analytiker und Analytikerinnen, die der Auffassung Freuds sind, auch wenn sie sie modifizieren, indem sie wie zum Beispiel Dolto (2000) verschiedene Orgasmen unterscheiden, die bestimmten psychischen Zuständen der Reife bzw. Pathologie zugeordnet sind.
- Sexualwissenschaftliche Untersuchungen der letzten Jahre (z. B. Schmidt 1993) haben ferner deutlich gemacht, dass Masturbation auch bei Frauen in zunehmendem Maße eine eigenständige Form der Sexualität im Erwachsenenalter ist, die keineswegs die partnerschaftliche Sexualität ersetzt, sondern eine zusätzliche Erscheinungsform ist. Das Argument, Erwachsene würden nur so lange masturbieren, solange sie keinen Partner haben, gilt nicht mehr. Auch wenn Männer nach wie vor früher und häufiger masturbieren als Frauen, nähern sich die Verhaltensweisen der Geschlechter an.
- Freud hatte die Vorstellung, der Wunsch nach einem Kind stehe beim Mädchen stellvertretend für den Wunsch nach einem Penis und sei daher Ausdruck des Penisneids. Heute wird der Wunsch nach einem Kind als präödipaler Anteil der Identifikation mit der Mutter verstanden. Diese Feststellung Freuds ist auch unglaublich, setzt sie doch ein Organ mit dem Entstehen eines Individuums gleich.

Die Ursachen psychischer Störungen wurden von der psychoanalytischen Theorie in immer frühere Entwicklungsphasen zurückverlegt; an die Stelle des ödipalen trat der präödipale Konflikt. Nicht die Hinwendung zum Vater, sondern die Loslösung von der Mutter wird heute als wichtigster Entwicklungsschritt des Mädchens angesehen. Das beinhaltet die Gefahr, dass Frauen als Opfer der allmächtigen Mutter und des abwesenden Vaters dargestellt werden (z. B. Olivier 1987). An die Stelle des Penismangels tritt dann ein anderer Defekt. Was als ein progressiver Schritt in der psychoanalytischen Theoriebildung gewertet wird, könnte sich als eine neue Form reduktionistischen Denkens entpuppen (Kerz-Rühling 1991).

Zur Psychodynamik bei sexuellen Funktionsstörungen

Der Psychoanalytiker Janssen (1986) untersuchte 74 Männer mit sexuellen Funktionsstörungen und meinte zu seinen Ergebnissen, dass sie nur zum Teil die bisherige Auffassung über die Psychodynamik sexueller Störungen widerspiegelten. Nach der klassischen Auffassung würde man bei Erektionsstörungen insbesondere ödipale Konflikte mit phallisch-aggressiven Impulsen, Kastrationsangst und inzestuöser Objektwahl finden, bei Ejaculatio praecox dagegen präödipale Konflikte auf depressivem und zwangsneurotischem Niveau mit Angst vor Kontroll- und Ich-Verlust. Auch wenn Janssens Zuordnung sehr viel komplexer ist als die trivial-psychoanalytischen Erklärungen sexueller Störungen und zwischen primären und sekundären Störungen unterschieden sowie das differente Alter berücksichtigt wird (vgl. dazu Kap. 10, Tab. 6), basiert diese Klassifizierung immer noch weit gehend auf einer Ein-Personen-Psychologie und weniger auf der Objektbeziehungstheorie.

Eine systematische Untersuchung zur Psychodynamik bei Frauen mit sexuellen Funktionsstörungen ist uns nicht bekannt. Angermann (1980) beschreibt eine Klassifikation der Störungen der weiblichen Sexualität, allerdings handelt es sich dabei um einen klinischen Eindruck. Die Autorin geht bei ihrer Einteilung nach der psychoanalytischen Phasenlehre vor, nicht nach den sexuellen Störungsbildern. Die meisten weiblichen Sexualstörungen seien auf eine gestörte orale Phase zurückzuführen. Zwischen Mutter und Tochter gebe es keine befriedigende Beziehung wie zwischen Mutter und Sohn. Die daraus resultierenden Frustrationserlebnisse sollen bedingen, dass das Mädchen von der Mutter abhängig bleibt in der Hoffnung, die unerfüllten Wünsche doch noch erfüllt zu bekommen. Diese Abhängigkeit werde später auf den Ehemann übertragen. Sie führe zum Steckenbleiben in einer Entwicklungsphase, in der das Primat der Genitalität noch nicht erreicht sei, so dass es zu einer Vielfalt sexueller Störungen kommen könne. Die Zärtlichkeit des Partners erkaufe die Frau sich, indem sie sich sexuell zur Verfügung stelle, obwohl sie nichts empfinde. Die fehlende Hingabefähigkeit der Frau resultiere aus der Abwehr eines intensiven Symbiosewunsches. Manchmal sei bei diesen Frauen ein Vaginismus zu beobachten.

Anal gestörte Frauen empfänden Sexualität als etwas Schmutziges und lehnten sie deshalb ab. Sie erlebten den Genitalbereich und vor allem auch die Menstruation als ekelig. Der Kontakt mit dem männlichen Sperma stelle für sie ein Problem dar. Es müsse daher möglichst schnell entfernt werden, oft werde der Sexualkontakt überhaupt abgelehnt. Diese Frauen würden, da die Ablösung von der primären Bezugsperson nicht gelungen sei, besondere Unabhängigkeit demonstrieren. So fände man bei vaginistischen Frauen, die während des Pettings meist voll orgasmusfähig seien, die unbewusste Befürchtung, vom Mann abhängig zu werden, wenn der Mann in sie eindringe.

Eine ungelöste ödipale Problematik führe zu einer Idealisierung nicht nur des Vaters, sondern aller Männer, meist einhergehend mit einer Verachtung der Mutter und anderer „Rivalinnen“. Um nicht mit dem übermächtigen idealisierten Vaterbild in Konflikt zu geraten, wählten diese Frauen oft schwache, feminine Männer, von denen sie sich nach einer Zeit enttäuscht zurückzögen. Diese Frauen würden sich dem Mann passiv zur Verfügung stellen, sie seien zärtlich, aber frigide. Es komme zur Spaltung von Zärtlichkeit und Sinnlichkeit. Unter den „mütterlichen“ Frauen fände man Frauen, die sich mit der Mütterlichkeit ihrer Mutter identifiziert hätten, nicht aber mit deren Sexualität. Auch in der Partnerbeziehung seien sie die mütterlich gebenden, diejenigen, die den Partner als eines ihrer Kinder ansähen. Sie schenkten dem Mann den Geschlechtsakt, ohne dabei sexuell erlebnisfähig zu sein. Das Gegenteil der „mütterlichen“ Frau sei die „Kindsfrau“, die nach ihrem Vater Ausschau halte, psychisch infantil bleibe und im Sexuellen durch das Inzesttabu blockiert sei.

Diese Ausführungen Angermanns basieren auf einem klassisch-analytischen Verständnis weiblicher Entwicklung. Das Wissen um Machtverhältnisse in unserer Gesellschaft macht es jedoch besonders schwierig, sexuelle Probleme der Frau ausschließlich unter dem Gesichtspunkt innerpsychischer Konflikte zu betrachten. Die beeindruckende Zunahme der Diagnose sexuelle Lustlosigkeit bei Frauen (vgl. Kap. 10, S. 200 f, und Kap. 13, S. 282) hat sicherlich damit etwas zu tun, dass Frauen sich in zunehmendem Maße dagegen wehren, die Rolle der masochistisch-duldenden Partnerin einzunehmen. Insgesamt aber muss der Versuch, bestimmten sexuellen Störungen bestimmte frühkindliche Prozesse zuzuordnen, als gescheitert angesehen werden, auch wenn bei bestimmten Störungsbildern bestimmte Konflikte vermehrt beobachtet werden konnten (vgl. S. Becker und Gschwind 1996). Dies ist allerdings nur der Ausdruck der Komplexität menschlicher Sexualität.

In den letzten Jahren wurde traumatheoretischen Ansätzen eine besondere Beachtung geschenkt. Sie sollten zusätzlich zu den hier erwähnten Aspekten eine Rolle spielen. Außerdem kommen in der oben beschriebenen Darstellung Erfahrungen aus der Pubertät gar nicht vor. Auch wenn dies für die Psychoanalyse nicht untypisch ist, scheinen mir der Prozess der sexuellen Aufklärung und erste Erfahrungen im Bereich der Sexualität mit dem anderen oder auch mit dem gleichen Geschlecht nach Eintreten der Geschlechtsreife weit reichende Auswirkungen auf die Entwicklung sexueller Störungen zu haben. Diese Erfahrungen nur als Neuauflagen von Objektbeziehungserfahrungen in der Kindheit zu sehen halte ich für eine zu eingeschränkte Betrachtungsweise.

Zur Psychodynamik der Partnerbeziehung

In seinem Kollusionsmodell geht Willi (1975) davon aus, dass die Partnerin oder der Partner ein latent oder manifest vorhandenes Symptom des/der Anderen unterstützt oder toleriert. Die Entwicklung eines sexuellen Symptoms während der Partnerschaft werde von den psychodynamischen Konflikten beider Partner mitbestimmt.

Kernberg (1992, 1993, 1998 u. a.) hat sich ausgiebig mit der Sexualität in der Paarbeziehung, vor allem auch mit der Bedeutung der Aggression in der partnerschaftlichen Sexualität auseinander gesetzt. Er meint, dass Sadomasochismus zur „normalen“ Sexualität gehöre, und weist auf die universelle Natur der Aggression bei der sexuellen Erregung hin. Um die Psychodynamik des „normalen“ Sadomasochismus näher zu erklären, grenzt Kernberg die sexuelle Erregung vom erotischen Begehren ab. Für ihn ist sexuelle Erregung „ein grundlegender Affekt [...], der es ermöglicht, die primitive Spaltung von Liebe und Hass zu überwinden und Ambivalenz zu ertragen“ (1993: 325). Sexuelle Erregung ziele auf ein primitives Teilobjekt wie die Brust oder den Penis, das unbewusst die Verschmelzungserlebnisse der Symbiose und die Verschmelzungswünsche der Individuationsphase widerspiegele. Sie komme jedoch nie ohne eine implizite bewusste oder unbewusste Objektbeziehung aus. Das erotische Begehren sei auf ein Objekt gerichtet, das penetriert, also im Inneren besetzt werden soll. Kernberg interpretiert das erotische Begehren als ein Verlangen nach Nähe, Verschmelzung oder Vereinigung.

Die Befriedigung des sexuellen Aktes versteht Kernberg als Identifizierung mit dem anderen Geschlecht, als Komplementierung der eigenen Unvollkommenheit (da man nur eine Seite besitzt) im „Verschmelzungsakt der Ekstase“. Damit kann sie auch als Abwehr oder besser als Form der Bewältigung von Neid auf das andere Geschlecht verstanden werden. Angesichts der Erfahrung, trotz der gegenseitigen Identifikation man selbst bleiben zu dürfen, spricht Kernberg von einem Gefühl der „intersubjektiven Transzendenz“. Schließlich hebt er die Überwindung von Verboten im sexuellen Akt hervor, die eng mit ödipalen Konflikten verknüpft sind. Die Übertretung moralischer Grenzen (Entkleiden, Berühren, Eindringen etc.) soll einen aggressiven Akt dem Partner gegenüber ausdrücken, der mit der Fähigkeit einhergehen sollte, diesen aggressiven Akt mit sexueller Lust zu verbinden, also Lust im Schmerz zu empfinden und diese Fähigkeit auf das Objekt zu projizieren. Er bezeichnet dies als die Inkorporation der Aggression in Liebe und die Garantie von Sicherheit angesichts unvermeidlicher Ambivalenz. Ein zentraler Bestandteil des erotischen Begehrens ist für Kernberg, dass sich in der kindlichen Entwicklung die Idealisierung der Mutter auf deren Körperoberfläche beziehe, während die abgespaltenen Aggressionen auf das Innere der Mutter gerichtet seien. Ferner spiele der Wunsch, „aufzureizen“ bzw. „aufgereizt zu werden“, in der Entwicklung der Sexualität eine zentrale Rolle. In beiden Phänomenen sei das Überwinden von moralischen Verbotsschranken wirksam, da das Sexualobjekt im tieferen Sinn immer ein ödipales und damit verbotenes Objekt bleibe.

Geschlechtsspezifische Betrachtung sexueller Störungen

In der psychoanalytischen Diskussion um Weiblichkeit wurde den sexuellen Funktionsstörungen der Frau erstaunlicherweise nur wenig Beachtung geschenkt. Und Vertreter der funktionalistischen Betrachtung des Sexualverhaltens beschäftigten sich bisher kaum mit den Phänomenen der Männlichkeit oder Weiblichkeit. Dies mag daran liegen, dass schon der Ausdruck „Funktionsstörung“ ein eher dem männlichen Denken entsprechender Begriff ist. Sexuelle „Befriedigungsstörung“ würde eher dem Denken von Frauen entsprechen. Sigusch (vgl. Kap. 10, S. 190) schlug in der ersten Auflage dieses Buches vor, die Funktionsstörungen als Erlebensstörungen zu bezeichnen. Auf jeden Fall muss deutlich gemacht werden, dass ein sexuelles Funktionieren nicht unbedingt mit einer sexuellen Befriedigung einhergeht. Auch wenn in die Diagnostik der Leidensdruck des Betroffenen aufgenommen wird (vgl. Richter-Appelt 2000c), lässt sich nicht verleugnen, dass in vielen Fällen die Diagnose sexuelle Funktionsstörung gestellt wird, wenn der Partner darunter leidet und nicht der oder die Betroffene selbst (z. B. bei der Lustlosigkeit des Mannes, unter der seine Partnerin leidet, oder bei der Funktionsstörung der Frau, unter der ihr Partner leidet). Immer wieder wurde ein enger Zusammenhang zwischen partnerschaftlicher und sexueller Zufriedenheit beschrieben. Das heißt jedoch nicht, dass ein positiver Zusammenhang besteht zwischen der Häufigkeit sexueller Aktivitäten und der Zufriedenheit mit der Partnerschaft. Darunter kann auch verstanden werden, dass beide Partner mit wenig Sexualität zufrieden sind und dies ihre Partnerbeziehung nicht stört, oder umgekehrt, dass eine Frau unter dem häufigen Bedürfnis ihres Mannes nach Sexualverkehr leidet.

Bei der psychoanalytischen Betrachtung männlicher Sexualität geht es in erster Linie um ein Funktionieren, um einen mächtigen, potenten Penis (das heißt, theoretisch gesprochen, um den Phallus). Immer wieder wurde das Selbstwertgefühl von Männern mit ihrer Potenz (Erektionsfähigkeit) in Zusammenhang gebracht. Der Mann soll die Macht und Kontrolle über seinen und den Körper der Frau haben, eine möglichst gute Leistung erbringen, eine möglichst lang anhaltende Erektion haben, seine Frau möglichst gut stimulieren und möglichst zum Orgasmus bringen. Dabei braucht die Frau sich nur auszuliefern, die Kontrolle aufzugeben, um aus der Sicht des Mannes zu einer guten Sexualität in der Lage zu sein. Ein Ursprung dieser Sichtweise mag sein, dass vor allem Männer mit Erektions- und Orgasmusstörungen sich durch sexuell aktive Frauen verunsichert fühlen, wie immer wieder beschrieben wurde (Cranston-Cuebas und Barlow 1991; Fahrner und Kockott 1998). Welcher Mann kennt nicht die Angst, in einer sexuellen Situation zu versagen. Entsprechend finden wir bei Frauen die Befürchtung, einen Mann nicht erregen zu können (vgl. Rotter 1934), nicht genügend attraktiv für ihn zu sein, wenn er sexuelle Schwierigkeiten hat. Dahinter verbirgt sich aber auch die Vorstellung, der Mann wisse über Sexualität Bescheid, vor allem auch über die weibliche. Diese Phantasien konnten als Illusion aufrechterhalten werden, solange Frauen keine konkreten Vorstellungen von ihren sexuellen Wünschen hatten. Viele Frauen wissen heute jedoch durchaus über ihren Körper und auch über die Sexualität des Mannes Bescheid, da sie sehr viel mehr Erfahrungen mit verschiedenen Männern machen als früher. Dieses zusätzliche Wissen kann zu einer Bereicherung der partnerschaftlichen Sexualität führen. Fühlt sich der Mann jedoch durch das Wissen der Frau verunsichert, werden unbewusste Phantasien an die Zeit mit der übermächtigen Mutter hervorgerufen, wird er mit sexuellen Schwierigkeiten reagieren oder sich, was häufig der Fall ist, eine viel jüngere, unerfahrene Partnerin suchen. Die Kehrseite dieser Entwicklung sind neue Anforderungen an Frauen. Sie müssen heute über Sexualität informiert sein, und sie dürfen sich nicht mehr vom Mann führen, in die Sexualität einweisen lassen, selbst wenn dieser erfahrener ist.

Vielen Frauen geht es in der sexuellen Situation, sofern sie nicht unter einer Selbstwertproblematik im Bereich der Sexualität leiden, nicht so sehr um das Erbringen einer Leistung, sondern viel mehr darum, sich psychisch und körperlich mit dem Partner verbunden zu fühlen, was mit einem Orgasmus einhergehen kann, nicht aber muss. Dabei spielen, wie berichtet, Harmonie und Aggression eine zentrale Rolle (Kernberg 1993). Dieser Gesichtspunkt wurde immer wieder mit den Gleichungen aktiv = männlich und passiv = weiblich in Verbindung gebracht. Zeugen des Mannes sei aktiv, Empfangen der Frau passiv. Übersehen wird dabei, dass Lusterleben keineswegs ein passiver Zustand ist, und schon gar nicht das Nähren eines Embryos, das Gebähren und Großziehen von Kindern. Diese unterschiedliche Betrachtungsweise führt nicht selten zu Differenzen bei Paaren, die nicht darüber kommunizieren. Manchmal werden dann Verhaltensweisen als Funktionsstörungen bezeichnet, obgleich sie es gar nicht sind. Außerdem kann das Nicht-Funktionieren eine durchaus angemessene Reaktion auf eine Situation sein, die man keineswegs als Störung bezeichnen sollte (z. B. die sexuelle Lustlosigkeit nach dem Verlust eines ungeborenen Kindes).

Sowohl die Beschreibung der Frau als passiv wie auch die so genannte Gleichberechtigung im Phasenmodell des sexuellen Reaktionszyklus von Masters und Johnson (1970) basieren auf einer Diskriminierung weiblicher Sexualität. Hier wird die Frau nicht in ihrer Andersartigkeit betrachtet, sondern einem Modell sexueller Verhaltensweisen beim Mann unterworfen. Diese männliche Sichtweise von Sexualität wird allerdings keineswegs nur von Männern vertreten. Viele Frauen stellen genau diese Leistungsanforderung an ihren Partner und an sich selbst und tragen damit zur Entstehung und Aufrechterhaltung einer sexuellen Funktionsstörung bei.

Psychische Gesundheit und sexuelle Funktion

Für sich genommen ist sexuelles Funktionieren noch kein Zeichen von seelischer Gesundheit. Und Beeinträchtigungen der sexuellen Funktion, selbst wenn sie nicht organisch bedingt sind, stellen kein Zeichen von seelischer Krankheit dar. Dennoch sind sie von Konflikten begleitet, die jedoch oft kein Ausdruck von Krankheit, sondern eine realitätsgerechte Antwort auf Lebensereignisse sind.

Die Auffassung, eine Beeinträchtigung der sexuellen Funktion habe Krankheitswert, findet man auch relativ häufig in psychoanalytischen Texten. Nikolaus Becker (1996: 166) etwa stellte seiner Arbeit zur Psychogenese und psychoanalytischen Therapie sexueller Funktionsstörungen den Satz voran: „Die sexuellen Störungen [...] sind aus psychoanalytischer Sicht neurotisch begründet.“ Damit ist vor allem gemeint, dass frühkindliche unbewusste Konflikte zwischen Triebwünschen und Ich- bzw. Überich-Interessen die Grundlage der

Störung darstellen. Der Autor stimmt damit zwar mit Ferenczi (1908) überein; die Aussage ist jedoch in dieser allgemeinen Form nicht mehr gültig. Beim Auftreten sexueller Probleme spielen prädispositionelle Faktoren, frühkindliche Konflikte, vor allem aber auch spätere und darunter insbesondere aktuelle Faktoren zusammen.

Dolto (2000) meint, man sollte nicht zu schnell von einer Neurose reden, wenn eine „frigide" Frau von einem Psychoanalytiker Hilfe erbittet, sofern kein anderes Symptom dafür spricht, und vor allem, wenn die Frau an ihrem Partner und ihrer gemeinsamen Beziehung hängt, die ihrer Existenz einen Sinn gibt. Erstens müssten vor allem beim Mann organisch bedingte Funktionsstörungen ausgeschlossen werden und außerdem gelte, dass das Vorhandensein einer ungestörten Sexualfunktion noch nichts über eine Person und deren Beziehungsfähigkeit besagt. Ich stimme mit Dolto überein, dass viele narzisstische Frauen, die phobisch, zwanghaft, offen homosexuell, hysterisch oder sogar psychotisch sind, durchaus Orgasmen erleben können. Gleiches gilt auch für Männer. Lustvolle Empfindungen in heterosexuellen Beziehungen zu haben oder erotische Spiele erwidern zu können ist für sich allein genommen gewiss kein Zeichen für ein psychisches Gleichgewicht.

Wenn ein Mann das Problem hat, mit seiner Frau eine Erektion aufrechtzuerhalten, können dabei sicherlich innerpsychische (frühkindliche) Konflikte eine Rolle spielen; es kann sich aber auch um eine Störung der sexuellen Interaktion bzw. Kommunikation handeln. Kritisiert die Partnerin etwa jeden Geschlechtsverkehr, macht sie allein den Mann für ihr Unbefriedigtsein verantwortlich, so kann sich das im wahrsten Sinn des Wortes kastrierend auf den Mann auswirken und unbewusste, aber auch bewusste Ängste zu versagen mobilisieren. Natürlich muss man sich dann auch fragen, warum *dieser* Mann mit *dieser* Partnerin zusammen ist – und damit ist man wieder bei der Bedeutung kindlicher Erfahrungen für das aktuelle Erleben angelangt.

Differenzierung der so genannten sexuellen Funktionsstörungen

Sexualität stellt nicht nur eine Erlebens- und Verhaltenswelt einer Person dar; sie ist vor allem auch eine Form menschlicher Kommunikation. Indem die Psychoanalyse Sexualität nicht auf das Sexualverhalten reduziert, sondern als eine Befriedigungsmöglichkeit in menschlichen Beziehungen ansieht, wird sie dieser Feststellung eher gerecht als ein behaviorales Modell. Während Personen mit Perversionen und Problemen der Geschlechtsidentität Therapeuten aufsuchen, weil sie mit sich und der Umwelt in Schwierigkeit geraten, ist für Patienten mit sexuellen Funktionsstörungen fast immer die nicht vorhandene, aber erwünschte Partnerschaft oder die real existierende Partnerschaft von Bedeutung. Nur selten suchen etwa Männer einen Therapeuten wegen einer sexuellen Funktionsstörung auf, wenn sie nicht zumindest die Intention haben, sexuell zu verkehren. Eine Diagnostik der sexuellen Funktionsstörungen, die sich allein oder vor allem auf das Sexualverhalten einer Person bezieht, aber auch die Ein-Personen-Psychodynamik übersieht wichtige Aspekte der sexuellen Kommunikation.

Ich schlage daher vor zu unterscheiden, ob eine Störung der sexuellen Funktion bei einer Person, bei beiden Partnern oder in einer je spezifischen Interaktion auftritt. Im Einzelnen sehe ich folgende Konstellationen:

- *Störungen der psychosexuellen Entwicklung einer Person in Kindheit, Jugend und Erwachsenenalter.* Ursache können unbewusste Konflikte aus der Kindheit sein, aber ebenso traumatische Erfahrungen in der Vergangenheit und Gegenwart, wie etwa der Tod eines nahen Angehörigen, Belastungen am Arbeitsplatz etc. Hier muss vor allem betont werden, dass nicht hinter jeder sexuellen Funktionsstörung in einer Partnerschaft ein Partnerkonflikt lauert, sondern dass oft auch Belastungen außerhalb der Partnerschaft, wie z. B. starke berufliche Beanspruchungen und Krankheiten, zu einer Beeinträchtigung der Sexualität führen können. Auch wenn die Funktionsstörung beide Partner betrifft, muss sie nicht immer Ausdruck einer gestörten Partnerbeziehung sein. Dieses Störungsbild sollte nicht mit primären Funktionsstörungen verwechselt werden, die vom Beginn der sexuellen Aktivitäten an bestehen. Ferner sind hier keine organischen Beeinträchtigungen der Sexualfunktionen gemeint. Von psychonalytischer Seite besteht die Gefahr, die frühe Kindheit überzubewerten, vor allem aber auch fehlende oder gestörte Körperfahrungen nicht konkret zu benennen und sie ausschließlich in ihrem Symbolgehalt zu betrachten. So kann es dazu kommen, dass jemand im Verlauf oder nach einer psychoanalytischen Therapie zwar erstmals in der Lage ist, eine Partnerbeziehung einzugehen, eine Beeinträchtigung der sexuellen Funktion jedoch nur verstanden wird, nicht aber behoben ist.
- *Störungen der sexuellen Interaktion.* Sind Partner nicht in der Lage, Wünsche aneinander zu richten, entweder weil sie ihnen selbst nicht bewusst sind oder weil sie zu große Hemmungen haben, so wird es zu einem gestörten Sexualverhalten kommen, obwohl nicht wirklich eine sexuelle Funktionsstörung vorliegt. Diese Paare profitieren am meisten von einer so genannten Sexualtherapie, in der die Wahrnehmung und Kommunikation von Wünschen und Ängsten wesentlich ist.
- *Störungen infolge einer bestimmten Partnerwahl.* Die psychoanalytische Theorie besagt, dass jede Partnerwahl (Objektwahl) im Erwachsenenalter durch die Erfahrungen der frühen Mutter-Kind-Beziehung geprägt ist. Die Ablösung von der Mutter (bzw. vom Vater) stellt die Voraussetzung für die Fähigkeit dar, einen Partner als Sexualpartner zu wählen. Nicht selten werden Partner danach ausgewählt, dass sie unerfüllte Wünsche der frühen Kindheit erfüllen sollen. Enttäuschungen über die Eltern werden in der aktuellen Beziehung wiederbelebt. Eine fehlende Loslösung vom gegengeschlechtlichen Elternteil kann Inzestängste mobilisieren, die die Entwicklung einer ungestörten sexuellen Partnerbeziehung unmöglich machen.
- *Störungen der sexuellen Entwicklung innerhalb einer Partnerschaft.* Die Fähigkeit, den Anderen in seinem Anderssein zu akzeptieren, der Respekt vor den Wünschen und Eigenheiten des Anderen in seinem anderen Geschlecht,

vor allem aber auch der Umgang mit Ausgeschlossensein und Trennung werden die Gestaltung der Partnerbeziehung bestimmen. Die psychoanalytische Theorie der psychosexuellen Entwicklung hört meist mit der Wahl des Objektes im Erwachsenenalter auf. Es fehlt somit eine theoretische Reflexion der Fähigkeit, die partnerschaftliche Sexualität auch über längere Zeit aufrechtzuerhalten bzw. sich entfalten zu lassen. Der Übergang von der Verliebtheit, die mit Idealisierung und der Verleugnung negativer Eigenschaften des Partners einhergeht, zu einer sich stabilisierenden Partnerbeziehung stellt nicht selten den Zeitraum dar, in dem sexuelle Funktionsstörungen sich entwickeln.

Schlussbemerkung

Ein Verdienst der Psychoanalyse ist die Entwicklung theoretischer Modelle für Männlichkeit und Weiblichkeit in ihrer Komplexität. Es ist gar keine Frage, dass moderne Klassifikationssysteme sexueller Funktionsstörungen diesen komplexen Modellen nicht das Wasser reichen können, da sie sich auf Sexualverhalten beschränken und unbewusste Phantasien und Konflikte völlig außer Acht lassen. Aufgabe der Psychoanalyse muss es jedoch sein, sich wieder offensiv sich mit der Behandlung sexueller Funktionsstörungen auseinander zu setzen, Therapieerfolge in der Behandlung sexueller Funktionsstörungen zu benennen und sie nicht als einen unwichtigen Effekt einer langwierigen Therapie anzusehen. Der Ruf der psychoanalytischen Behandlung sexueller Störungen ist sicherlich schlechter als ihr Erfolg. Mag die psychoanalytische Methode allein bei der Therapie mancher Funktionsstörungen wie des Vaginismus auch nicht so erfolgreich sein, so konnte doch vielen Frauen und Männern durch die Behandlung ihrer sexuellen Hemmungen mit tiefenpsychologischen Ansätzen geholfen werden. Denn zu einer zufrieden stellenden Sexualität gehört nicht nur ein sexuelles Funktionieren, sondern auch eine Beziehungsfähigkeit, und diese lässt sich durch eine Sexualtherapie nicht erlernen. Es sollte daher genauer differenziert werden, für welche sexuelle Störung welche Therapieform die geeignete ist. Eine Öffnung für sexualwissenschaftliche Erkenntnisse und eine Auseinandersetzung mit gesellschaftlichen Veränderungen muss Bestandteil dieser offensiven Fortentwicklung der psychoanalytischen Theorie sein.

Literatur

Abraham, K. (1917): Über Ejaculatio praecox. In: Ders.: Gesammelte Schriften, Bd. I. Frankfurt a. M.: Fischer 1982

Abraham, K. (1921): Äußerungen des weiblichen Kastrationskomplexes. In: Ders.: Gesammelte Schriften, Bd. I. Frankfurt a. M.: Fischer 1982

Amati Mehler, J.: Liebe und Impotenz beim Mann. Psyche 48, 842–865, 1994

Angermann, I.: Psychodynamik und Psychotherapie der gestörten Sexualität. In: W. Eicher (Hrsg.): Sexualmedizin der Praxis. Stuttgart, New York: Fischer 1980

Becker, N.: Psychogenese und psychoanalytische Therapie sexueller Störungen. In: V. Sigusch (Hrsg.): Sexuelle Störungen und ihre Behandlung. Stuttgart, New

York: Thieme; Göttingen: Vandenhoeck und Ruprecht 1996
Becker, S. und H. Gschwind: Sexuelle Störungen. In: T. von Uexküll (Hrsg.): Psychosomatische Medizin. 5., neubearb. und erweit. Aufl. München u. a.: Urban & Schwarzenberg 1996
Chehrazi, S.: Zur Psychologie der Weiblichkeit. Ein kritischer Überblick. Psyche 42, 307–327, 1988
Cranston-Cuebas, M. A. und D. H. Barlow: Cognitive and affective contributions to sexual functioning. Ann. Rev. Sex Res. 1, 119–161, 1991
Deutsch, H.: Psychoanalyse der weiblichen Sexualfunktionen. Leipzig, Wien, Zürich: Internationaler Psychoanalytischer Verlag 1925
Dolto, F.: Weibliche Sexualität. Die Libido und ihr weibliches Schicksal. Stuttgart: Klett-Cotta 2000
Fahrner, E.-M. und G. Kochott: Funktionelle Sexualstörungen. In: H. Reinecker (Hrsg.): Lehrbuch der Klinischen Psychologie. 3., überarb. und erg. Aufl. Göttingen u. a.: Hogrefe 1998
Ferenczi, S. (1908): Analytische Deutung und Behandlung der psychosexuellen Impotenz beim Manne. In: Ders.: Bausteine zur Psychoanalyse. Bd. II: Praxis. 2., unveränd. Aufl. Bern, Stuttgart: Huber 1964
Ferenczi, S. (1925): Zur Psychoanalyse von Sexualgewohnheiten (mit Beiträgen zur therapeutischen Technik). In: Ders.: Bausteine zur Psychoanalyse. Bd. III: Arbeiten aus den Jahren 1908–1933. 2., unveränd. Aufl. Bern, Stuttgart: Huber 1964
Freud, S. (1905): Drei Abhandlungen zur Sexualtheorie. Ges. Werke, Bd. V. London: Imago 1942
Freud, S. (1912): Beiträge zur Psychologie des Liebeslebens. I: Über einen besonderen Typus der Objektwahl beim Manne. Ges. Werke, Bd. VIII. London: Imago 1943
Freud, S. (1931a): Über libidinöse Typen. Ges. Werke, Bd. XIV. London: Imago 1948
Freud, S. (1931b): Über die weibliche Sexualität. Ges. Werke, Bd. XIV. London: Imago 1948
Horney, K. (1923): Zur Genese des weiblichen Kastrationskomplexes. Int. Z. Psychoanal. 9, 12–26, 1923 (auch in: K. Horney: Die Psychologie der Frau. Frankfurt a. M.: Fischer 1984)
Janssen, P.: Zur Differenzierung und Spezifität der Psychodynamik funktioneller Sexualstörungen bei Männern. Z. Psychosom. Med. 32, 27–43, 1986
Kernberg, O. F.: Aggression und Liebe in Zweierbeziehungen. Psyche 46, 795–820, 1992
Kernberg, O. F.: Sadomasochismus, sexuelle Erregung und Perversion. Z. psychoanal. Theorie Prax. 8, 319–341, 1993
Kernberg, O. F.: Eine schwere sexuelle Hemmung im Laufe der psychoanalytischen Behandlung eines Patienten mit narzißtischer Persönlichkeitsstörung. Psyche 52, 1147–1162, 1998
Kerz-Rühling, I.: Psychoanalyse und Weiblichkeit. Eine Studie zum Wandel psychoanalytischer Konzepte. Z. psychoanal. Theorie Prax. 6, 293–316, 1991
Kestenberg, J. S.: Außen und Innen, Männlich und Weiblich (Teil I). Jahrb. Psychoanal. 31, 151–188, 1993
Masters, W. und V. Johnson: Die sexuelle Reaktion. Reinbek: Rowohlt 1970
Mayer, E.: Towers and enclosed spaces: A preliminary report on gender differences in childrens's reactions to block structures. Psychoanal. Inquiry 11, 480–510, 1991
McDougall, J. (1995): Die Couch ist kein Prokrustesbett. Zur Psychoanalyse der menschlichen Sexualität. Stuttgart: Verlag Internationale Psychoanalyse 1997
Mertens, W.: Entwicklung der Psychosexualität und der Geschlechtsidentität. Stuttgart: Kohlhammer 1992 (Bd. 1) und 1994 (Bd. 2)
Mitscherlich, M. und C. Rohde-Dachser (Hrsg.): Psychoanalytische Diskurse über die Weiblichkeit von Freud bis heute. Stuttgart: Verlag Internationale Psychoanalyse 1996
Olivier, C.: Jokastes Kinder. Die Psyche der Frau im Schatten der Mutter. Düsseldorf: Claassen 1987
Parin, P.: Die Verflüchtigung des Sexuellen in der Psychoanalyse. In: Psychoanalytisches Seminar Zürich (Hrsg): Sexualität. Frankfurt a. M.: Syndikat 1996
Person, E. S.: The sexual century. New Haven, London: Yale University Press 1999

Richter-Appelt, H.: Sexuelle Störungen: Psychoanalytische Psychotherapie. In: W. Senf und M. Broda (Hrsg.): Praxis der Psychotherapie. Ein integratives Lehrbuch: Psychoanalyse, Verhaltenstherapie, systemische Therapie. 2., neu bearb. und erweit. Aufl. Stuttgart, New York: Thieme 2000 (a)

Richter-Appelt, H.: Frühkindliche Körpererfahrungen und Erwachsenensexualität. In: M. Dannecker und R. Reiche (Hrsg.): Sexualität und Gesellschaft. Frankfurt a. M., New York: Campus 2000 (b)

Richter-Appelt, H.: Sexuelle Funktionsstörungen und weibliche Sexualität. Anmerkungen zur aktuellen Debatte. Z. Sexualforsch. 13, 243–251, 2000 (c)

Rohde-Dachser, C.: Expedition in den dunklen Kontinent. Weiblichkeit im Diskurs der Psychoanalyse. Heidelberg u. a.: Springer 1991

Roiphe, H. und E. Galenson: Infantile origins of sexual identity. New York: International Universities Press 1981

Rotter, L. (1934): Zur Psychologie der weiblichen Sexualität. In: Mitscherlich und Rohde-Dachser 1996

Schmidt, G. (Hrsg.): Jugendsexualität. Sozialer Wandel, Gruppenunterschiede, Konfliktfelder. Stuttgart: Enke 1993

Sies, C.: Doktorspiele. In: P. Buchheim, M. Cierpka und T. Seifert (Hrsg.): Spiel und Zusammenspiel in der Psychotherapie. Lindauer Texte. Berlin u. a.: Springer 1996

Stoller, R. J.: Observing the erotic imagination. New Haven, London: Yale University Press 1985

Tyson, Ph.: Männliche Geschlechtsidentität und ihre Wurzeln in der frühkindlichen Entwicklung. In: R. M. Friedman und L. Lerner (Hrsg.): Zur Psychoanalyse des Mannes. Berlin u. a.: Springer 1991

Willi, J.: Die Zweierbeziehung. Reinbek: Rowohlt 1975

Kapitel 13
Paartherapie bei sexuellen Funktionsstörungen
Von Gunter Schmidt

Unter diesem Titel fasse ich hier alle Ansätze zusammen, die auf das von William H. Masters und Virginia E. Johnson (1970) entwickelte psychotherapeutische Verfahren zurückgehen und zwei Grundzüge dieses Konzepts übernehmen: (1) Das *Paar* wird behandelt, also nicht nur derjenige oder diejenige, bei dem oder bei der sich das sexuelle Symptom manifestiert; (2) die Therapie ist *erfahrungsorientiert*, umfasst also Übungen, die das Paar zu Hause durchführt und die in den Sitzungen besprochen werden. Der psychotherapeutische Umgang mit den Erfahrungen, die die Partner während der Übungen machen, variiert beträchtlich: Beschränkten sich Masters und Johnson weitgehend auf die edukative, aufklärerische und verhaltenstherapeutische Seite ihres Programms, so hat sich seit Kaplan (1974) ein psycho- und partnerdynamisches und neuerdings auch ein systemisches (Schnarch 1991, 1998; LoPiccolo 1992; Brandenburg 1998; Clement 1998) Verständnis der Übungen durchgesetzt. In letzter Zeit ist allerdings auch eine Rückkehr zu edukativen Ansätzen zu beobachten, diesmal im Sinne eines „korrekten" Umgangs der Geschlechter miteinander, vor allem der Männer mit den Frauen (zur Kritik dieser Entwicklung vgl. Schmidt 1994).

Die Paartherapie ist für heterosexuelle Paare konzipiert worden, grundsätzlich aber auch zur Behandlung homosexueller und lesbischer Paare mit sexuellen Funktionsstörungen geeignet. Hierüber liegen allerdings nur wenige Erfahrungen und Berichte vor (McWhirter und Mattison 1978; Masters und Johnson 1979).

Übersicht

Masters und Johnson (1970) beschrieben ihr therapeutisches Vorgehen als sehr wirkungsvoll. Bei über 500 behandelten Paaren betrug die „Misserfolgsrate" zum Zeitpunkt des Therapieabschlusses 19 %, das heißt, bei gut 80 % waren die sexuellen Funktionsstörungen behoben oder gelindert. Ihre Nachuntersuchungen an mehr als 300 erfolgreich behandelten Paaren nach fünf Jahren ergaben eine geringe Rückfallquote von etwa 5 %. Bis Mitte der 80er Jahre gehörte die Paartherapie zu den am intensivsten beforschten Psychotherapien (vgl. Übersichten von Hawton 1992, Schover und Leiblum 1994 sowie Wiederman 1998). Die Ergebnisse bei Therapieabschluss (wieder definiert als Symptombehebung oder -linderung) waren aber bei keiner Arbeitsgruppe so gut wie bei Masters und Johnson; sie lagen bei zwei Dritteln bis drei Vierteln geheilter oder gebesserter Fälle. Als Gründe für die geringere Wirksamkeit wurden diskutiert: (1) methodische Schwächen der Untersuchung von Masters und Johnson, insbesondere ihre vage Definition des Erfolgskriteriums (Zilbergeld und Evans 1980; Evans und Zilbergeld 1983); (2) die Besonderheit der von ihnen behandelten Paare: es waren vor allem als sexuell prüde geltende US-Amerikaner aus dem Mittleren Westen der späten 50er und 60er Jahre, für die die edukativ-aufklärerische Seite des Konzepts offenbar besonders hilfreich war (vgl. Clement und Schmidt 1986: 76); sowie (3) die Zunahme der schwer zu behandelnden sexuellen Lustlosigkeit (siehe weiter unten).

Die Langzeit-Nachuntersuchungen (Intervalle von zwei und mehr Jahren) aus den Niederlanden (Dekker und Everaerd 1983), den USA (De Amicis et al. 1984, 1985), England (Hawton et al. 1986) und Deutschland (Clement und Schmidt 1986) zeigen im Einklang mit den Befunden von Masters und Johnson recht stabile längerfristige Verläufe, die Schover und Leiblum (1994: 19) so kommentieren: „Am auffälligsten ist dieses Ergebnis: Es kam nur in bescheidenem Ausmaß zur Wiederkehr der Funktionsstörungen, und die Patienten aller Untersuchungsgruppen bewahrten ihre insgesamt befriedigendere Sexualität."

Die Therapieergebnisse sind offenbar weitgehend unabhängig vom formalen Setting der Behandlung. Die „*massierte*" oder „*intensive*" Form der Therapie, das heißt das „klassische" Masters-und-Johnson-Setting (tägliche Sitzungen zwei bis drei Wochen lang mit einem männlich-weiblichen Therapeutenteam), und die ein- oder zweimal wöchentlich stattfindende „*verteilte*" Behandlung (20 bis 40 Sitzungen) mit einem Therapeuten*team* oder *einem* Therapeuten bzw. *einer* Therapeutin sind in etwa gleichermaßen wirksam (Clement und Schmidt 1986; vgl. auch die Übersicht von Hawton 1992). Weiterhin sind *Paargruppen* mit einem Therapeutenteam nicht weniger effektiv als die Behandlung einzelner Paare (Mills und Kilmann 1982; Wickert et al. 1986; Brandenburg 1998).

Für die verschiedenen sexuellen Funktionsstörungen ergeben sich, immer gemessen am Kriterium der Symptomlinderung, unterschiedliche Therapieresultate. Übereinstimmung herrscht in der Literatur (vgl. Hawton 1992) darüber, dass Vaginismen und Erektionsstörungen am leichtesten, sexuelle Lustlosigkeit (insbesondere die beim Mann vorkommende) am schwersten erfolgreich zu behandeln sind. Die Ergebnisse der Paartherapie bei Lustlosigkeit können aber offenbar durch ein systemisches Verständnis der Symptome und der Erfahrungen mit den Übungen verbessert werden (Schnarch 1991, 1998; Clement 1998).

Für Schover und Leiblum (1994: 7) befindet sich die Paartherapie „in einer Flaute". Seit Mitte der 80er Jahre sind katamnestische Studien nicht mehr erschienen und kaum noch Therapieinnovationen entwickelt und erprobt worden. Diese Stagnation ist angesichts der seit 15 Jahren zu beobachtenden militanten Medikalisierung sexueller Funktionsstörungen, insbesondere der Erektionsstörungen, bedauerlich. Die Paartherapie wird als effektive Kurzzeittherapie nicht genügend offensiv und nachdrücklich als überlegene Behandlungsform gegen die Versuche vertreten, den „perfekten Penis" (Tiefer 1995) mit Vakuumpumpen, Gefäßoperationen, an- und abschwellenden Penisprothesen, Injektionen oder Medikamenten zu restaurieren – an Ängsten, Konflikten und Beziehungsspannungen vorbei (zur Kritik vgl. u. a. Schorsch 1988; Bancroft 1991; Schmidt 1993; Tiefer 1993, 1998; Sigusch in Kap. 14). Außerdem ist die Paartherapie auch bei Erektionsstörungen, die somatisch mitbedingt sind, eine hilfreiche und wirksame Therapiemöglichkeit (vgl. z. B. Pfäfflin et al. 1993: 74).

Bei Frauen sind sexuelle Funktionsstörungen im engeren Sinn, die Erregungs- und Orgasmusstörungen, der sexuellen Lustlosigkeit mehr und mehr gewichen (vgl. Leiblum und Rosen 1988; Schover und Leiblum 1994). Der Anteil der Patientinnen in unserer Ambulanz, die mit der Klage „Ich habe keine Lust" zu uns kommen, ist seit Mitte der 70er Jahre von knapp 10 % auf heute über 50 % drastisch gestiegen; entsprechend sind die Erregungs- und Orgasmusstörungen von etwa 80 % auf 30 % zurückgegangen. Bei den Männern ist eine Zunahme der Lustlosigkeit von 4 % auf 18 % zu beobachten (Tab. 1). Die Veränderungen sind einerseits und vor allem durch eine weniger funktionszentrierte, das heißt auf körperliche Funktionen (Lubrikation, Erregung, Orgasmus, Erektion) eingeengte Wahrnehmung sexueller Probleme bei Patienten und Patientinnen sowie Therapeuten und Therapeutinnen zu erklären (Schmidt 1998a). Andererseits hat aber offenbar auch eine kollektive Symptomänderung stattgefunden. So konsultieren uns heute erheblich mehr Frauen, die über sexuelle Lustlosigkeit klagen, aber keine Orgasmusprobleme haben, oder deren Lustlosigkeit nach einer sexuell lebendigen und befriedigenden Periode mit ihrem Partner auftritt (zum sozialpsychologischen Hintergrund dieser Entwicklung siehe weiter unten).

Tabelle 1 Veränderungen des Erscheinungsbildes bzw. der Wahrnehmung sexueller Probleme in den letzten 25 Jahren*

Frauen	1975–77 N = 384	1992–94 N = 251	1997–99 N = 199
Lustlosigkeit	8 %	58 %	55 %
Erregungs- und Orgasmusstörungen	80 %	29 %	28 %
Vaginismus	12 %	13 %	17 %
Männer	**1975–77 N = 431**	**1992–94 N = 349**	**1997–99 N = 277**
Lustlosigkeit	4 %	16 %	18 %
Erektionsstörungen	67 %	63 %	55 %
vorzeitige Ejakulation	23 %	19 %	21 %
ausbleibende Ejakulation	6 %	3 %	6 %

* Patientinnen und Patienten, die die Ambulanz der Abteilung für Sexualforschung wegen sexueller Funktionsstörungen oder Lustlosigkeit aufsuchten. Patienten mit anderen Problemen (z. B. Transsexualität, sexuelle Abweichungen) sind in der Tabelle nicht berücksichtigt. Für die Daten 1975–77 vgl. Brand 1980. Der Anteil der Patient*innen* betrug 1975–77 47 %, 1992–94 42 % und 1997–99 ebenfalls 42 %. Die Daten für die 70er und frühen 90er Jahre beziehen sich auf einen Zeitraum von drei, die für 1997–99 auf einen Zeitraum von zweieinhalb Jahren (Januar 1997 bis Juni 1999).

Die Paartherapie bei sexuellen Funktionsstörungen gehört zu den als „Sexualtherapien" bezeichneten psychologischen Behandlungsformen. Der Ausdruck „Sexualtherapie" umfasst neben der Paartherapie auch alle symptomzentrierten und erfahrungsorientierten psychotherapeutischen Ansätze, die sich an *einzelne* Patienten richten (z. B. körperliche Selbsterfahrung, Masturbations- und Phantasieübungen; vgl. Übersicht bei Hawton 1985: 216 ff).

In den nächsten beiden Abschnitten beschreibe ich das Hamburger Konzept der Paartherapie (vgl. Arentewicz und Schmidt 1993; Hauch 1998a, 1998b). Im letzten Abschnitt sollen dann sozialpsychologische Aspekte sexueller Störungen erörtert werden, die die klinisch-psychotherapeutische Betrachtung ergänzen müssen.

Symptomverständnis

Für die Paartherapie sind vier Perspektiven des Symptomverständnisses sexueller Funktionsstörungen von Bedeutung: das paardynamische, das biographisch-kausale, das finale und das feministische Verständnis. Diese Perspektiven sollen nun kurz skizziert werden, und zwar am Beispiel des von den Paartherapeuten bisher vernachlässigten Problems der sexuellen Lustlosigkeit.

Paardynamisches Verständnis. Drei von vier Patienten, die uns wegen Lustlosigkeit konsultieren, sind Frauen (Tab. 1). Es scheint also, als seien von diesem Problem vor allem Frauen betroffen. Doch dieser Eindruck täuscht. Denn offenbar wird sexuelle Verödung in heterosexuellen Beziehungen sehr oft mit geschlechtsspezifisch verteilten Rollen dargestellt. Wenn die *Frau* die Öde spürt und für beide „übernimmt", dann kann der *Mann* die Öde verleugnen. *Sie* verweigert, *er* kann erobern, Hindernisse überwinden und sein Verlangen weiterhin als mächtig erleben. *Er* konsumiert die „Frigidität" der Frau, die eigentlich eine gemeinsame ist, als Aphrodisiakum und sichert so zugleich seine sexuelle Überlegenheit und Potenz. *Sie* sichert sich das Gefühl, ständig begehrt zu werden. Potent zu sein und begehrt zu werden, konventionelle geschlechtstypische Träume – das konserviert die Lustlosigkeit, die so verteilt ist. Deutlich wird dies in Therapien mit lustlosen Paaren, wenn das sexuelle Verlangen des Mannes, seine scheinbar ständige Bereitschaft, sich in dem Maße relativiert, in dem die Frau zu ihren Wünschen (zurück-)findet. Der Mann ist dann oft irritiert, unzufrieden, obwohl er nun häufiger mit seiner Frau schläft, und sie ist verwundert, wo sein „allgewaltiger Trieb" und das ständige Begehrtwerden geblieben sind. Die gemeinsame sexuelle Langeweile ist nun wieder gerecht verteilt. Lernen kann man daraus: Es gibt selten nur *eine* Lustlose oder *einen* Lustlosen in einer Beziehung; meistens gibt es zwei, aber nur einer merkt es, dank oder undank der partnerdynamischen Bearbeitung des Problems. Diesen Prozess bezeichnet man als „Delegation" der eigenen Probleme an die Partnerin oder den Partner. (Für weitere häufig vorkommende partnerdynamische Prozesse vgl. Schmidt und Arentewicz 1993: 45 ff.)

Biographisch-kausales Verständnis. Diese Perspektive stellt das Leiden des Patienten oder den Patienten als Leidenden in den Vordergrund (vgl. Richter-Appelt 1999). Verlangen und Lust zu empfinden ist der Frau oder dem Mann unmöglich, *wird nicht gekonnt*; sexuelle Lustlosigkeit ist sexuelle Ohnmacht. Zur Illustration eine Fallvignette: Eine Frau – Mitte 30, zehn Jahre verheiratet, eine neunjährige Tochter – hat in ihrem Leben nur einmal Geschlechtsverkehr gehabt: kurz nach der Heirat. Sie war dabei betrunken und wurde schwanger. Sie lehnt Geschlechtsverkehr, Zärtlichkeiten, Berührungen vehement ab, als hätte sie alle weichen Wünsche in sich verschlossen und abgeriegelt. Der Mann respektiert dies; das Paar lebt eine körperlose Beziehung, aber man gewinnt schnell den Eindruck, dass die Ehe für beide existenziell wichtig ist. Aus der Vorgeschichte wird deutlich, dass die Patientin sehr früh überzeugt war oder wurde, dass sie nie etwas bekommen, nie versorgt werden würde und dass es für sie nur eine Überlebensmöglichkeit gab: Wünsche an andere Menschen nicht wahrzunehmen, die Wünsche zu ersticken und damit einen Teil ihrer Lebendigkeit abzutöten. Ihre Lustlosigkeit ist Teil der Wunschabwehr, ein besonders schützender Umgang mit den eigenen sexuellen Bedürfnissen. Natürlich ist diese kausale Symptomauffassung für sich genommen zu eng. Wir werden sofort nach der Rolle des Mannes, zum Beispiel nach der Ursache seiner unendlichen Geduld fragen, also Partnerdynamik untersuchen. Und wir werden überlegen, ob hinter der Lustlosigkeit der Frau nicht auch ein heimlicher Triumph steht, nämlich über alle Verführer und Versuchungen in Unabhängigkeit und Unansprechbarkeit zu siegen. Dieser Aspekt bringt uns zum finalen Symptomverständnis.

Finales Verständnis. Diese Perspektive stellt den Symptomgewinn in den Vordergrund, die produktive und die asoziale Seite des Symptoms. Der Patient ist in erster Linie Täter, nicht Opfer; Lust und sexuelles Verlangen *werden nicht gewollt*, „not wanting to want“, wie David Schnarch (1991: 271) es ausdrückt. Lustlosigkeit ist Macht, nicht Ohnmacht. Eine Frau – Anfang 40, verheiratet, zwei halbwüchsige Töchter – entwickelt in einer schweren Depression ein blutiges Selbstverstümmelungsritual, durch das sie sich für kurze Zeit vital, lebendig fühlt und währenddessen sie stark erregt und orgastisch ist. Im Verlauf der Therapie kann sie die Verstümmelungen aufgeben und entwickelt eine Zeit lang folgende Gewohnheit: Sie geht in ein Café, sucht einen Tisch, an dem ein Mann sitzt, der ihr gefallen könnte, fragt, ob sie Platz nehmen dürfe. Beim Kaffee sagt sie dem Mann ganz unvermittelt, dass sie mit ihm Geschlechtsverkehr haben möchte. Sie muss ein Gespür für Männer haben, die sich auf so etwas einlassen (vielleicht gibt es auch viele Männer, die sich gerne darauf einlassen oder nicht zu widersprechen wagen), denn die meisten gehen mit ihr. Sie besteht darauf, in *deren* Wohnung zu gehen. Kurz vor dem Geschlechtsverkehr, wenn sie sich überzeugt hat, dass der Mann sehr erregt ist und sie begehrt, verlässt sie unter dem Vorwand, noch einmal ins Bad zu müssen, leise und heimlich die Wohnung – und ist außerordentlich befriedigt. Sie hat sich bestätigt, dass sie unabhängig ist von einem Mann oder von der Befriedigung von Wünschen; *andere* wollen etwas von ihr, *sie* will nichts, sie wird nicht „gekriegt". Das ist kein typisches Beispiel für Lustlosigkeit, aber ein Beispiel für die Dynamik von *Verweigerung*, die nach dem finalen Verständnis zentral ist für die Lustlosigkeit. Sieht man mit Robert Stoller (1979) einen Wesenszug der Perversion im Triumph (in sexuellen Situationen) über die eigenen weichen Wünsche und über alte Demütigungen, dann wird klar, warum manche Kliniker in manchen Formen der Lustlosigkeit/Verweigerung „Elemente der perversen Strategie" (Kaplan 1991: 203) entdecken.

Feministisches Verständnis. Diese Perspektive geht von dem gesellschaftlichen Machtgefälle zwischen Männern und Frauen aus, von der damit verbundenen Definitionsmacht der Männer, auch im sexuellen Bereich, und der realen Gewaltnähe der Mann-Frau-Beziehung. Diese auf der Hand liegenden Aspekte finden in der klinischen Betrachtung erstaunlich wenig Berücksichtigung. Margret Hauch (1992, 1994, 1998a) hat die Auswirkungen des Geschlechterkampfes auf die alltägliche Sexualität analysiert. Lustlosigkeit der Frau ist danach oft nichts anderes, als „dass *sie* keine Lust hat auf das, was *er* will" (Hauch 1992: 45). Lustlosigkeit ist dann kein klinisches Symptom und schon gar nicht ein Defekt, sondern ein „einigermaßen gut getarnter Widerstand (im alltäglichen, kämpferischen Sinn des Wortes; G. S.) gegenüber Erwartungen des Partners oder auch normativen Ansprüchen der Frau an sich selbst im Sinne eines *So nicht*" (ebd.). Sexualität wird vermieden, da sie als Zielscheibe männlicher Dominanz und Aggression erlebt wird, als Vollzugsort weiblicher Unterwerfung - und viele Männer meinen das ja auch so.

Solche Überlegungen sind therapeutisch relevant und laufen zugleich Gefahr, durch die Übertragung gesellschaftlicher Machtverhältnisse auf ein Paar die Machtverhältnisse *des Paares* undialektisch zu vereinfachen. Die Frau, die „So nicht" sagt, aber gelegentlich, zum Beispiel weil sie die Maulereien des Mannes ihr oder den Kindern gegenüber fürchtet, dem sexuellen Drängen des Mannes nachgibt, fühlt sich zum Objekt gemacht, benutzt, versteinert. Der Mann auf der anderen Seite fühlt sich heute (im Zeitalter streng geforderter mutueller Befriedigung) gedemütigt, ohnmächtig: *Er* ist seiner sexuellen Bedürftigkeit (und deren Bestätigung) ausgeliefert, unbeherrscht in seiner Gier, von ihrer widerwillig zugestandenen sexuellen Versorgung abhängig, nicht in der Lage, *sie* zu begeistern. Er setzt zwar seinen Willen gelegentlich durch, aber um den Preis der eigenen Entwertung. Und die Frau weiß vermutlich um diese Demütigung; Geschunden-Sein und Triumph liegen nahe beieinander. Diese Überlegung zum feministischen Ansatz zeigt noch einmal, dass die vier genannten Sichtweisen des Symptoms - partnerdynamisch, kausal, final, feministisch - einander keineswegs ausschließen; allerdings sind sie in verschiedenen Fällen sexueller Lustlosigkeit unterschiedlich akzentuiert, das heißt von unterschiedlichem Gewicht.

Therapeutische Praxis und Therapiekonzept

Indikation. Unabhängig von der Schwere der neurotischen und der Partnerkonflikte ist die Paartherapie indiziert bei lang dauernden sexuellen Funktionsstörungen von Paaren, die ihre sexuelle Symptomatik als zentrales Problem erleben und die gemeinsam ihre sexuelle Beziehung verändern, befriedigender machen wollen. Gegenindikationen sind lediglich eine bestehende Abhängigkeit von Drogen bzw. Alkohol sowie eine akute Psychose. Bei gravierenden sexuellen Traumatisierungen der Frau ist abzuwägen und mit der Frau bzw. dem Paar zu erörtern, ob eine Einzeltherapie hilfreicher sein kann. Entscheiden sich beide Partner für eine Paartherapie, dann müssen die Therapeuten darauf achten, dass Übergriffserfahrungen durch die therapeutischen Übungen nicht reinszeniert werden. Dies geschieht durch die generell notwendige therapeutische Reflexion der Frage, welche Bedeutung einer Übung im Rahmen der Biographie einer Patientin oder eines Patienten zukommt.

Übungen und Regeln. Die Paartherapie ist eine streng strukturierte Form der Psychotherapie. In den ersten beiden Sitzungen werden in ausführlichen Einzelgesprächen Angaben zur sexuellen Problematik, zur Partnerschaft und zur Lebensgeschichte des Patienten bzw. der Patientin erhoben. (Im Falle eines Therapeutenteams wird jeder Patient zweimal exploriert, einmal von der Therapeutin und einmal vom Therapeuten.) In der 3. Sitzung, der ersten gemeinsamen von Patienten und Behandlern, werden die Ergebnisse der Einzelgespräche erörtert, und die Therapeuten versuchen, den Partnern eine neue Sicht ihres Problems im Sinne des oben beschriebenen Symptomverständnisses zu vermitteln. Am Ende dieser Sitzung, also nachdem sich Patienten und Therapeuten schon gut kennen und lange miteinander gesprochen haben, wird die erste Übung für zu Hause aufgegeben: das nichtfordernde, extragenitale Streicheln, Masters' und Johnsons *Sensate Focus*. Das Paar soll sich bis zur nächsten Sitzung zweimal eine halbe bis eine Stunde Zeit nehmen und sich abwechselnd streicheln, wobei Genitalien und Brüste nicht berührt werden sollen (siehe Therapietranskript 1 im Anhang dieses Kapitels). Der Sensate Focus, eine diagnostisch wie therapeutisch besonders wirksame Übung, wird in der Regel drei- bis achtmal wiederholt.

Die Behandlung umfasst eine Reihe aufeinander folgender Übungen vom eben genannten Sensate Focus über sechs Zwischenstufen bis hin zum nicht mehr von den Therapeuten reglementierten sexuellen Umgang der Partner (vgl. Hauch et al. 1993 für eine ausführliche Beschreibung). Die Zwischenstufen sind:

Sensate Focus mit Streicheln der Genitalien. Die Partner beziehen beim Sensate Focus Brüste und Genitalien mit ein, ohne sexuelle Erregung zu erwarten oder zu intendieren.

Erkundendes Streicheln. Mann und Frau erkunden den Genitalbereich des anderen, zunächst mit den Augen, dann mit den Händen, um sich vertraut zu machen und um Möglichkeiten des Streichelns und Erregens im Genitalbereich bei sich und beim Partner zu explorieren.

Spiel mit Lust und Erregung. Die Partner streicheln einander, bis sich Lust und Erregung einstellen. Sie lassen die Erregung abklingen (durch „beruhigendes" Streicheln), um sie dann mit erregendem Streicheln wieder aufzubauen. Wenn die Partner die Übung einige Male mit dem Auf und Ab von Lust und

Erregung erlebt haben, können sie sich bei dieser Übung mit der Hand oder dem Mund zum Orgasmus bringen.

Einführen des Penis. Die Frau führt in der Hockstellung (der Mann liegt auf dem Rücken) den Penis ein und legt sich dann auf den Mann. Sie verharren in Ruhe (keine Koitusbewegungen), bis der Penis schlaff wird.

Koitales Spiel mit Lust und Erregung. In derselben Stellung bewegt sich die Frau rhythmisch, mit vielen Pausen, und erkundet die Möglichkeiten unterschiedlicher und lustvoller Beckenbewegungen. In späteren Übungen „spiegelt" der Mann ihre Bewegungen, und das Paar erprobt ein Auf und Ab lustvoller Empfindungen, entsprechend dem „Spiel mit Lust und Erregung". Nach einigen Übungen kann sich das Paar dabei bis zum Orgasmus bringen.

Koitus in anderen Stellungen. Das Paar erkundet andere Stellungen beim Koitus und Möglichkeiten zusätzlicher manueller Stimulation.

Die Übungen dauern 30 bis 60 Minuten, wenn das Paar sie nicht abbricht (siehe unten, Grundregeln). Zwischen den Sitzungen soll das Paar zweimal üben. Jede Übung wird in der Regel zwei- bis sechsmal wiederholt. Die Therapeuten geben die nächste Übung vor, wenn die vorangegangene von der Frau und vom Mann angstfrei und als angenehm erlebt wurde. Jede neue Übung wird in die schon bekannten „eingebettet"; so beginnt und endet jede Übung mit dem Sensate Focus. Anders als andere Therapeuten (z. B. Linsenhoff 1995) lassen wir alle Paare alle Übungen durchführen, da jede Übung ihren einzigartigen diagnostischen und therapeutischen Wert hat.

Für vaginistische Frauen gibt es besondere Übungen (Einführen eines Fingers in die Scheide, Einführen von Hegarstiften zunehmender Stärke), die die Frau zunächst alleine durchführt und die den Abbau ihrer Angst bewirken können, etwas in ihre Scheide aufzunehmen oder in der Scheide zu haben. Männern mit schneller Ejakulation werden besondere Übungen („Stop and go") zum Hinauszögern des Orgasmus gegeben. Bei allen Störungen werden beiden Partnern etwa von der 5. Therapiesitzung an zusätzlich zu den gemeinsamen Übungen auch Einzelübungen zur körperlichen Selbsterfahrung „verschrieben" (vgl. auch dazu Hauch et al. 1993).

Für alle Übungen gelten zwei Grundregeln: (1) Der Mann und die Frau sollen die Übungen versuchen, sich aber nicht durch sie hindurchquälen; wenn etwas unangenehm wird, sollen sie das ändern, zum Beispiel durch Hinweise an den Partner, anders zu streicheln, durch das Setzen von Grenzen oder Äußern von Wünschen, durch Abbruch und Verschiebung der Übung. (2) Das Paar soll außerhalb der Übung nichts tun, was es nicht auch innerhalb der Übung macht, das heißt, ein Paar, das beim Sensate Focus ist, soll kein Petting und keinen Geschlechtsverkehr machen. Diese Regel führt in verteilten Therapien (ein- bis zweimal wöchentlich) zu einer vier- bis fünfmonatigen Koitusabstinenz (wie zu einer fast gleich langen Abstinenz, einander manuell oder oral zum Orgasmus zu bringen). Diese Abstinenz wird aber selten zu einem Problem für den Mann oder für die Frau, sicherlich auch deshalb nicht, weil die Paare im Rahmen der Übungen oft ein intensives (nichtorgastisches und nichtkoitales, zu Beginn auch nichtgenitales) Sexualleben haben. (Zu den Grundregeln vgl. ebenfalls Therapietranskript 1 im Anhang dieses Kapitels.)

In den Therapiesitzungen werden die Erfahrungen der Patienten mit den Übungen besprochen. Die Therapeuten versuchen, sich ein Bild vom Erleben des Paares und seinem Problem mit den Übungen zu machen, indem sie die Patienten möglichst frei berichten lassen. Eine detaillistische, abfragende Exploration ist der Behandlung ebenso abträglich wie ein Vermeiden, sich die Erfahrungen mit den Übungen genau anzusehen, oder die Tendenz, auf andere Probleme des Paares auszuweichen. Das Therapietranskript 2 veranschaulicht das Besprechen der Erfahrungen mit den Übungen. Ich überlasse es der Phantasie der Leser/innen, die psycho- und partnerdiagnostische Valenz der Therapievignette zu erkunden, und merke nur Folgendes an: In dieser ersten Übung erleben der Mann und die Frau, wie schwierig es für sie ist, zärtlich und intim zu sein, und zwar ganz unabhängig von der „eigentlichen" Symptomatik (Erektionsstörung, Lustlosigkeit); *und* sie erfahren leibhaftig, dass sie etwas ändern, etwas Neues miteinander erleben können. So werden *einerseits* die Neigung des Mannes deutlich, das sexuelle Geschehen ständig zu kontrollieren, aufkommende Lust und Nähe aggressiv zu sabotieren, Intimität abzuwehren, sowie das machtvolle Bemühen der Frau, ihre Probleme hinter seinen zu verschanzen, sich mit ihm anstatt mit sich selbst zu befassen, und die Tendenz, sein aggressives Verhalten zu beschönigen und zu bagatellisieren. *Andererseits* gibt es Episoden in der Therapiesitzung, in denen beide sich in der ungewohnten körperlichen Nähe wohl fühlen können, erleichtert sind, dass etwas „geht", was sie sich nicht zutrauten. Vor dem Hintergrund der Biographien beider Partner, die ich hier nicht darstellen kann, sind diese Reaktionen verständlich und nachvollziehbar.

Die Therapeuten kommentieren sparsam. Sie nehmen an, dass ein wichtiger psychotherapeutischer Wirkmechanismus der Paartherapie die Wiederholung, die *andere* Erfahrung mit der *gleichen* Übung ist, und sie werden erst interpretieren oder konfrontieren (sich auf die in den Explorationen und in dem Gespräch über die Explorationen erarbeiteten Hypothesen beziehend), wenn Widerstand und Abwehr neue Erfahrungen blockieren oder wenn an bestimmten Erfahrungen mit den Übungen Probleme der Partnerschaft oder mit der Sexualität wiederholt prototypisch deutlich werden.

Konzept. Paartherapeuten lassen die Paare etwas *machen* und etwas *mit sich geschehen*, sie reden nicht nur mit ihnen; schließlich ist die Sexualität ja auch ein sprachferner Bereich. Die Paartherapie ist eine erfahrungsorientierte und körperorientierte Behandlung, das heißt eine Behandlung, die den Patienten und Therapeuten direktive Interventionen und konkrete Erfahrungen im Bereich von Intimität und Sexualität zumutet. Therapeuten und Patienten müssen prüfen, ob sie sich diesen Zumutungen aussetzen wollen.

Masters und Johnson hatten klare Ziele: Sie wollten den Patienten Mut machen, ihnen Versagensängste und oft jahrelange *Ent*mutigungen nehmen, behindernde Vorstellungen und Einstellungen abbauen, Hemmungen und Über-ich-Relikte kraft ihrer Autorität auflockern, irrational ausgelegte Ängste einer

Realitätskontrolle unterziehen. Diese Ziele spielen auch heute noch eine *große Rolle* in der Paartherapie, aber sie reichen keineswegs aus. Das theoretische Konzept von Masters und Johnson war überaus einfach. Man kann es das Konzept der „verschütteten Triebe" nennen: Beseitigt man Blockierungen, so postulierten sie, dann entfalten sich Verlangen und Funktion wie von selbst, „Natur" kommt zu sich. Dieses Konzept reduziert die Ursachen sexueller Funktionsstörungen auf falsche Kognitionen, schädigende Konditionierungen und Gewissensängste und lässt die komplexen Entstehungsbedingungen der Störungen, wie sie in diesem Buch erörtert werden, unberücksichtigt. So vernachlässigten Masters und Johnson eine besondere Qualität der von ihnen konzipierten Übungen: Introspektion und Einsicht zu provozieren, verursachende unbewusste Konflikte erlebbar zu machen.

Im Schutz der Therapie und des Angst mindernden Rituals der Übungen, des geregelten Machens und der therapeutisch reglementierten „Triebhaftigkeit", kommt es zu einer Entlastung der Abwehr. Die Partner werden ermutigt, sich in Situationen zu begeben, die sie ängstigen, aber nur so sehr ängstigen, dass die Angst erträglich oder noch erträglich ist, sie sich also ihr auszusetzen wagen. Es ist eine wichtige Aufgabe der Therapeuten, die Patienten zu diesem Risiko zu ermutigen, ohne sie zu überfordern. Eine überprotektive, vor allem auf Abgrenzung und Selbstschutz der Patienten setzende therapeutische Herangehensweise, wie sie in jüngerer Zeit zunehmend zu beobachten ist (Schmidt 1994), beschneidet die vitalen Möglichkeiten der Paartherapie. Am Umgang mit den Übungen, also am Verhalten und am konkreten sinnlichen Erleben der Patienten werden Schritt für Schritt ihre Konflikte und dahinter ihre Wünsche sichtbar, erlebbar und therapeutisch zugänglich, ebenso ihre geheimen Partnerkonflikte und Kollusionen. Abwehrstrukturen, die weniger einschränken, die weniger destruktiv sind, können (wenn es gut geht) in den Vordergrund treten, Abwehrstrukturen, die im günstigen Fall eine lebendigere Beziehung und Sexualität zumindest partiell ermöglichen (vgl. auch Reiche 1981). Dazu muss man nur fragen: Was bedeutet eine Übung und Erfahrung für den psychischen Haushalt des Betroffenen? Welche Konflikte bilden sich darin ab? Welche Beziehungsmuster des Paares spricht die Übung an und welche Beziehungsmuster drücken sich in der Erfahrung mit der Übung aus? Tut man dies, dann ermöglicht die im Grundzug verhaltenstherapeutische Paartherapie einen direkten Zugang zum Unbewussten, sie hat es ja schließlich zentral mit Trieb, Affekt und Abwehr zu tun. Dies zu übersehen ist der Kern der Kritik an der Paartherapie als technokratisch – und sie ist es tatsächlich, wenn die *Therapeuten* dies übersehen.

Sozialpsychologische Aspekte

Das Verstehen sexueller Störungen erfordert neben der psychotherapeutischen immer auch eine sozialpsychologische Reflexion. Das soll wieder an der sexuellen Lustlosigkeit exemplifiziert werden. Die bisherigen klinischen Erörterungen führen uns kaum weiter, wenn wir der Frage nachgehen wollen, wie es zu der oben beschriebenen drastischen Zunahme von Patienten und Patientinnen kommt, die über sexuelle Lustlosigkeit klagen. In den Sexualberatungsstellen und Praxen sehen wir nur die klinifizierte Spitze einer längst allgemein gewordenen sexuellen Langeweile (Schmidt 1995). Woher kommt diese Langeweile? Fünf Thesen stelle ich zur Diskussion.

Erste These: Die Emanzipation schafft den Freiraum für Lustlosigkeit. Es bedurfte einer Zunahme der Autonomie und des Selbstbewusstseins von Frauen, um sich den Freiraum für das Symptom „Lustlosigkeit“ zu erobern. Ohne diesen Freiraum gibt es nur gequälte Partizipation beim Geschlechtsverkehr und die Flucht in funktionelle Störungen, also Orgasmusstörungen, Erregungsstörungen, Dyspareunie. Die Lustlosigkeit, wenn auch nicht in allen Formen, beinhaltet demgegenüber einen Fortschritt an Offenheit, Genauigkeit der Benennung und Bewusstheit – bei Patientinnen wie bei Therapeuten. Vice versa gilt das übrigens auch für Männer. Jüngere Männer ersparen sich zunehmend die Impotenz, weil sie merken und sich eingestehen, dass ihr Verlangen in der Beziehung erloschen ist. Sie brauchen die „erektile Dysfunktion“, wie es heute etwas schmallippig heißt, nicht mehr, um ihr Problem, die Lustlosigkeit, auszudrücken. Die Loslösung von Geschlechtsrollenklischees (hier: der Mann hat unabhängig von Gefühlen und Konflikten in allen Situationen bereit zu sein, diese verrückte männliche Utopie des von der Seele befreiten Phallus) schafft die Freiheit zur Lustlosigkeit, auch beim Mann.

Zweite These: Moderne Beziehungsstrukturen machen die „natürliche“ Lustlosigkeit schwer erträglich. Hinter der Psychologisierung der Lustlosigkeit, die sich in den obigen klinischen Betrachtungen niederschlägt, steckt die ebenso verbreitete wie naive und zeitgemäße Annahme, dass sich alle Paare auf Dauer leidenschaftlich begehren und sexuell erfüllen könnten (oder sollten), zumindest dann, wenn neurotische Hemmungen beseitigt, destruktive Paarmechanismen behoben und die Ungleichheit der Geschlechter überwunden wären. Diese moderne Beziehungskonzeption macht Paaren sexuelle Leidenschaft beinahe zur Pflicht. Sie entstand, als mit dem Verlust materialer, existenzieller Aufgaben der Familie (zunächst im Produktionsbereich, dann im Versorgungsbereich und bei der Kinderaufzucht) Gefühle und Erotik immer mehr zur Stütze und zum Siegel von Beziehungen wurden (Schmidt 1988: 17 ff). Die Zweierbeziehung wurde dem Ideal nach zu einer Dauereinrichtung zur Ausübung heftigen leidenschaftlichen Verlangens, erstmals in der Weltgeschichte, wie Philippe Ariès (1984) sagt. Der sexuelle Alltag, das ganz normale Desinteresse von Menschen, die auch nach der Phase der Verliebtheit in einer intimen und nahen Beziehung leben, verunsichert, beunruhigt, entwertet Partnerschaften und Partner – und wird oft zum Symptom. So ist heute für viele ein Zustand, nämlich Perioden sexueller Langeweile, unerträglich, ein Zustand, der eigentlich *fester* Bestandteil *fester* Beziehungen ist.

Sexuelle Lust und Leidenschaft sind in einem exaltierten Ausmaß zum Gütesiegel von Beziehungen geworden. Das Zusammenhaltende wird so zum potenziell Trennenden. Wenn sich das ändern soll (und vielleicht ändert es sich schon), dann müssten sich Sexualität und Beziehung wieder voneinander emanzipieren, und zwar umso stärker, je länger eine Beziehung dauert. Zwei Möglichkeiten gibt es hierfür, die einander keineswegs ausschließen: erstens die gemeinsame Sexualität nicht mehr so wichtig zu nehmen (zumindest nach der Anfangsphase einer Beziehung) und/oder zweitens die sexuelle Leidenschaft aus der Beziehung auszulagern. Ersteres, die Sexualität zu relativieren, erwägt der britische Soziologe Anthony Giddens (1991, 1993), dem zufolge der „pursuit of intimacy“, das heißt die Entwicklung von Vertrauen, „commitment“, Sichöffnen, emotionalem Austausch, gemeinsamer Biographien usw. für spätmoderne Beziehungsformen eindeutig wichtiger sein wird als der „pursuit of sexual happiness“.

Die zweite Möglichkeit, die Auslagerung der Sexualität aus der Partnerschaft, praktizieren offenbar viele fest befreundete homosexuelle Männer, von denen nach einer Untersuchung von Bochow (1997) etwa 60 % immer wieder einmal Sex mit anderen Männern haben – vielleicht weil bei ihnen, ganz im Sinne Giddens', die Intimität der Beziehung nicht so sehr auf sexuelle Exklusivität angewiesen ist. Aber auch heterosexuelle Männer und Frauen lagern die Sexualität aus ihrer Beziehung aus: nicht so sehr in Außenbeziehungen, das ist – obwohl sie selbstverständlich vorkommen – wohl eher der Stil der 70er Jahre, sondern z. B. in Phantasie (Gagnon 1998) und Masturbation (Schmidt 1998b: 26 f). Selbstbefriedigung und Partnersexualität koexistieren heute friedlich. Die Tendenz, Masturbation in einer Liebesbeziehung als sexuelle Praktik beizubehalten, ist auch bei solchen Männern und Frauen zu beobachten, die Beziehung und gemeinsame Sexualität als befriedigend erleben und häufig miteinander schlafen (Schmidt 2000). Für sie ist die Masturbation offenbar weder „Ersatz“ noch Kompensation für zu seltenen Geschlechtsverkehr, sondern eine Möglichkeit selbst bestimmter, frei verfügbarer, autonomer Sexualität, eine Erholung von der komplexen und komplizierten Heterosexualität.

Dritte These: Wünsche werden knapp. „Nichts ist ungewisser als der Wunsch, hinter der Wucherung seiner Gestalten“, sagt Jean Baudrillard (1992: 13). Wünsche werden heute ständig angereizt und schon abgesaugt, bevor sie recht gespürt werden. Sie werden zersplittert und absorbiert durch vielfältige und schnell konsumierbare Zerstreuungen, Vergnügungen, Genüsse. Sexualisierung – also die Bilder, die Geschichten über Sexualität um uns herum – verspiegelt etwas Dahinterliegendes: die Entdramatisierung des Triebes, die Banalisierung des Sexuellen und die fortschreitende Rationalisierung und Bändigung der Sexualität. Günter Anders' (1980: 392) Feststellung, dass in den so genannten Überflussgesellschaften nicht die bedürfnisstillenden Mittel begrenzt sind, sondern die Bedürfnisse knapp („ungewiss“) werden, trifft auf die Sexualität längst zu. Klagten Patienten früher, vor 20 oder 30 Jahren, sehr oft über ein Zuviel an Triebspannung, über quälende, beunruhigende sexuelle Wünsche, von denen sie nicht wussten, wohin mit ihnen, so klagen sie heute über ein Zuwenig an Erregung. Wollten sie früher von ihren Bedürfnissen befreit werden, Ruhe finden, so ist es heute vor allem ein Problem, nicht genug davon zu haben, nicht genug Erregungen zu finden. Der Mangel an Wünschen, nicht an

Befriedigungsmitteln wird beklagt. Aus sexuell Getriebenen sind Erregungssammler und Empfindungssucherinnen (Bauman 1998) geworden, für die der Zustand der Ruhe und Bedürfnislosigkeit, ehedem Befriedigung genannt, kaum noch auszuhalten ist. Geraten Sammler und Sucher ins Rotieren, dann bedienen wir uns der Metapher der sexuellen Sucht.

Vierte These: Sexuelle Langeweile spiegelt die Abwendung von einer mechanischen und biologisierenden und die Hinwendung zu einer psychologisierenden und ästhetisierenden Sichtweise der Sexualität wider. Im Zeichen des alten „Dampfkesselmodells" der Sexualität – dem zufolge sich sexuelle Spannungen aufbauen wie der Druck im Kessel, der auf dem Feuer steht – musste der Dampf eben nur abgelassen werden, einigermaßen regelmäßig, kurz, schmucklos, routiniert, ähnlich dem Zähneputzen und wie dieses kurz vor dem Einschlafen. Es ist bekannt, dass Männer diesem Modell näher standen. Eventuelle Unterschiede im sexuellen Drang von Mann und Frau wurden im Sinne der Geschlechterordnung pragmatisch und ein wenig herzlos „aufgelöst": Sexualität wurde als eheliche Dienstleistung – meistens im Sinne des „Ein Mann braucht das" – abgerufen und gewährt. Diese Zeiten sind vorbei, so gut wie. Wenn aber, wie heute, Sexualität verstanden wird als Ausdruck der Liebe, als Nachweis für lebendige Beziehungen, als Beleg für Sensibilität, Kreativität und erotische Kompetenz, dann wird sie dem Ideal nach zu einer entfalteten, kultivierten, phantasiereichen, erfinderischen und beide Partner erfüllenden Kunstform. Sie wird zum Kunstwerk und dies produziert man nicht alle zwei Tage. Viele Bedingungen müssen gegeben sein, soll die Sexualität gelingen: Nähe und Intimität müssen fühlbar, beide für den Liebesakt gestimmt sein und Zeit füreinander haben – Bedingungen, die auch bei glücklicheren Paaren nicht so oft erfüllt sind. Unsere Buchhaltung lebendiger Sexualität folgt aber noch – mit kräftiger Unterstützung der Sexualforschung – dem antiquierten Maßstab der Koitushäufigkeit, einer – gemessen am heutigen Liebesideal – atavistischen Art der Qualitätssicherung: Als seien dreimal die Woche fünf Minuten lang irgendwie vergleichbar mit aufwühlenden oder heiteren Nächten und Tagen einmal im Quartal. Sex als periodische Mechanik – diese Vorstellung steckt noch tief in uns drin, obwohl wir uns doch so weit von ihr entfernt haben. Befunde, denen zufolge junge Paare heute seltener miteinander schlafen als in den 80er, 70er oder 40er Jahren (Schmidt et al. 1998), geraten so zu einem der vielen Vexierbilder, die typisch sind für spätmoderne sexuelle Landschaften: Sind sie Ausdruck sexueller Langeweile oder Ausdruck sexueller Sophistikation?

Fünfte These: Die Tabuierung der aggressiven Dynamik der Sexualität erstickt Erotik und Leidenschaft. Angesichts der offenen Gewalt, des Zwanges und der Ausbeutung, die im Zusammenhang mit (männlicher) Sexualität manifest werden, erscheint diese These auf den ersten Blick zynisch. Doch Sanktionen und Verbote, die durch die Gewalt- und Geschlechterdebatte offensiver und klarer formuliert werden, erstrecken sich keineswegs allein auf die intolerablen Formen sexueller Aggression, sie haben längst ganz allgemein die aggressive

Dynamik erreicht, bis hinein in die Phantasie. Eine neue Konvention des Sexualverhaltens impliziert die „Reinigung" der Sexualität von ihren aggressiven Anteilen. „Sex", so kritisiert Katie Roiphe (1993: 60) die neue Konvention, „sollte sanft sein, nicht aggressiv; er sollte absolut gleichheitlich sein, Überwältigen und Sich-überwältigen-Lassen sollten nicht vorkommen; er sollte zärtlich sein, nicht ambivalent; er sollte Respekt kommunizieren, nicht der Begierde dienen." Das Transgressive, Überschreitende soll beschnitten, das unberechenbar Wilde und Heftige gestutzt, die Lust auch am phantasierten, spielerischen Risiko verhindert, das Spiel mit Macht und Ohnmacht, Übergriff und Sichwehren beschränkt, die Lust am Überwinden und Überwindenlassen von Körpergrenzen betäubt, Ungewissheit gebannt und Auseinandersetzung vermieden werden. Das planiert die „whispers of hostility" (Stoller 1979: 31). Die gegenwärtige Tendenz, die aggressive Seite der Sexualität zu verbieten und zu verleugnen, dieses neue Sexualtabu, ist möglicherweise ein neuer Weg, das Sexuelle einzufrieren. Ohne „aggressive Dynamik" aber ist „die Liebe weder zu denken noch zu erleben" (Schorsch 1987: 758).

So zu argumentieren, wendet Sonja Düring (1996) ein, heiße doch nur, die vorfeministische Erotik nostalgisch zu beweinen. Da solche Tränen vor allem von Männern, zudem von älteren, vergossen werden, hat sie vermutlich Recht. Der vorfeministischen Erotik aber, fährt Düring fort, werde die postfeministische einmal folgen, die sich heute noch keiner so recht vorstellen kann. Und dazwischen stehe eben die derzeit oft beklagte sexuelle Langeweile, sozusagen als kreatives und ratlos machendes Interregnum. Ist die Lustlosigkeit als „Symptom" historisch ein kurzlebiges Phänomen? Das massenhafte Entlassen von Frauen, Männern und Paaren aus der Psychotherapie ihrer Sexualität ist eine verlockende Vision.

Anhang

Therapietranskript 1 Anleitung für die erste Übung „Streicheln" (Sensate Focus)

Vorbemerkung: Beide Partner sind Ende 20, er ist selbständiger Handwerker, sie Büroangestellte. Sie kennen sich drei Jahre lang und sind seit zwei Jahren verheiratet. Der Geschlechtsverkehr war wegen einer Erektionsstörung des Mannes bisher nur zwei- oder dreimal möglich. Die Frau hat ihre Lust an der Sexualität mit ihrem Mann verloren. Seit einem Jahr hat das Paar, abgesehen vom rituellen Abschiedskuss, alle körperlichen und zärtlichen Kontakte aufgegeben.

Mit dem Paar wurde eine „massierte" Therapie (tägliche Sitzungen) durchgeführt. Die erste Übung (Sensate Focus) wurde am Ende der dritten Sitzung, nach der ausführlichen Besprechung der Explorationsergebnisse, aufgegeben. Der Therapieausschnitt ist leicht gekürzt.

(WP Patientin, MP Patient, WT Therapeutin, MT Therapeut)

MT Wir hatten ja schon darüber gesprochen, dass Sie hier in der Therapie auch handfeste Erfahrungen machen werden und dass Sie nun damit anfangen sollen. Nehmen Sie sich bitte, bis Sie morgen wieder herkommen, zweimal etwa eine Stunde Zeit.

MP, WP Hm, ja.

MT Zu Zeiten, wo Sie nicht todmüde sind und wo Sie nicht grad auf dem Sprung sind.

MP So abends zum Beispiel.

MT Da Sie es zweimal machen sollen, können Sie auch schon tagsüber dran denken.

MP Die Tageszeit spielt keine Rolle?

MT Tun Sie es, wann Sie es wollen. Und dass Sie sich beide ausziehen und sich irgendwo hinlegen, wo es bequem ist, ins Bett oder aufs Sofa oder auf den Teppich.

MP Das Bett möcht ich vermeiden, also das ist immer so ... da hab ich Angst vor, das Bett, immer das Bett.

MT Dann legen Sie sich woanders hin, wo Sie beide gut und bequem liegen. *(Zum Mann)* Und dann fangen Sie mal an, Ihre Frau zu streicheln, *(zur Frau)* und Sie legen sich dabei auf den Bauch. *(Zum Mann)* Sie setzen, hocken oder legen sich daneben, so wie es für Sie bequem ist und dass Sie Ihre Frau gut streicheln können.

WP, MP Hm.

MT *(Zum Mann)* Und Sie streicheln sie überall, am Kopf, am Rücken, am Po, an den Beinen, nur nicht im Genitalbereich. Das machen Sie ungefähr fünf Minuten so, nicht auf die Uhr kucken, nur so ungefähr.

MP Ja.

MT Und Sie können dabei Ihre Frau unterschiedlich streicheln, mit der ganzen Hand, mit den Fingerspitzen, leicht oder massieren, Druck ausüben, ganz sanft, kreisende oder flächige Bewegungen, also, was Ihnen alles einfällt. *(Zur Frau)* Und Sie kucken einfach mal, wie Ihnen zumute ist.

WP Hm.

MT So und nach fünf Minuten wechseln Sie. *(Zum Mann)* Sie liegen auf dem Bauch, *(zur Frau)* und Sie streicheln ihn, so wie ich es eben beschrieben habe, probieren verschiedene Sachen aus, *(zum Mann)* und Sie kucken, wie das ist, wenn Sie was kriegen.

MP Ich hab das Gefühl, also bisher hab ich sowas sehr oft ins Lächerliche gezogen, ungewollt natürlich, ich witzele dabei rum, und Laura *(Name geändert)* mag das nicht.

MT Benehmen Sie sich, wie Ihnen zumute ist, so wie's kommt, nicht denken, jetzt dürfen Sie das oder das nicht. Ihre Frau kann sagen, wenn Sie was nicht mag.

WT Wichtig ist, dass man das mitteilt, wenn etwas unangenehm oder nicht gut auszuhalten ist; auf irgendeine Art, entweder etwas sagen oder die Hand des anderen nehmen und das Streicheln ändern, so wie es angenehm ist. Wenn es nicht besser wird, können Sie die Übung abbrechen und verschieben. Es ist wichtig, dass nichts geschieht, was Sie nicht wollen. Sie sollen nein sagen. Aber solange der andere nichts sagt, dann können Sie davon ausgehen, dass es in Ordnung ist. Und wenn der andere etwas sagt, dann ist es wichtig, dass Sie darauf eingehen.

MT Und nach ungefähr fünf Minuten wechseln Sie wieder, *(zur Frau)* und Sie legen sich diesmal auf den Rücken.

WP Hm.

MT *(Zum Mann)* Und Sie streicheln Ihre Frau wieder überall, nur nicht die Brüste und den Genitalbereich. *(Zur Frau)* Dann kommt er nochmal auf dem Rücken liegend dran. Die Brüste dürfen Sie bei ihm streicheln, aber nicht den Genitalbereich. Und dann wird jeder nochmal am Rücken gestreichelt.

WP Nochmal auf dem Rücken.

MT So dass jeder dreimal aktiv und dreimal passiv ist. Auf Erregung oder Erektion kommt es nicht an, darum geht es im Moment nicht. Es ist wichtig, dass Sie erstmal das sexuelle Funktionieren vergessen können, nicht darauf achten, tut sich da was, sondern sich mal richtig frei davon machen.

WT Beobachten Sie auch nicht die Stimmung des Partners. Es ist wichtig, dass Sie sich auf sich selber beziehen, und wenn es dem anderen langweilig ist oder er Mühe hat, das zu machen, das ist seine Sache, also dass jeder auf sich schaut, wie er zu angenehmen Empfindungen kommt, indem er dem anderen mitteilt, was er machen soll.

MP Das ist wichtig, egoistisch sein. Hauptsache, ich empfinde was. Was der Partner denkt, ist egal.

MT Sich nicht den Kopf des anderen zerbrechen.

MP Genau, genau.

WT Der kommt sowieso nachher noch dran und kann das nachholen. Ganz wichtig ist noch, dass Sie nicht miteinander Verkehr haben und auch kein Petting machen, auch nicht außerhalb der Übungen. Was Sie in der Übung machen können, können sie auch sonst machen, so oft sie wollen. Aber Sie sollten nicht die sexuelle Erregung suchen.
WP Hm.
MT Ja, und wir erwarten morgen keine Erfolgsberichte, darum geht es nicht. Es geht darum, dass Sie Erfahrungen machen, und an schlechten Erfahrungen, ja an Katastrophen *(lachend)* kann man oft mehr lernen als an guten Erfahrungen.
WP Und das machen wir dann zweimal?
MT Ja, so zweimal eine Stunde Zeit nehmen. Können Sie sich das vorstellen?
MP Doch, erstmal muss ich mir das vorstellen, glaube doch. Kann ja auch schön sein.
MT Ja, genau. *(Zur Frau)* Und Sie?
WP Ich glaube, ich habe da mehr Schwierigkeiten. Ja, das ist irgendwie sehr ungewohnt.
MP Ja, und ich bekomme das Gefühl eines Schülers, das heißt praktisch, von vorne wieder anfangen. Also ich fühl mich ein wenig unbeholfen, wie ein ABC-Schütze.
WT Es ist ganz wichtig, wieder anzufangen, um wieder einen Grund zu legen.
MP Ja, genau.
WT Gut, dann bis morgen.

Therapietranskript 2 Besprechen der ersten Übung

Vorbemerkung: Das Transkript dokumentiert die erste Hälfte (etwa 25 Minuten) der 4. Therapiesitzung mit dem im ersten Transkript vorgestellten Paar. Besprochen werden die Erfahrungen mit der Sensate-Focus-Übung, die tags zuvor aufgegeben worden war. Der Therapieausschnitt wurde leicht gekürzt.

(WP Patientin, MP Patient, WT Therapeutin, MT Therapeut)

MT Ja, was haben Sie gemacht?
WP Das, was uns aufgetragen wurde.
MT Erzählen Sie mal.
WP Das erste Mal haben wir uns am Nachmittag in der Stube auf den Teppich gelegt und haben uns beide ausgezogen. Paul *(Name geändert)* wollte gerne als Erster gestreichelt werden. Das haben wir dann auch gemacht und dann so immer abwechselnd, wie uns das gesagt wurde, haben dabei ein wenig Musik gehört, ganz, ganz leise. Das war eigentlich schöner als abends, da haben wir das gleiche nochmal gemacht, aber dann im Bett. Abends war's nicht so schön.
MP Seh ich auch so, das nachmittags war mir angenehmer. Wir haben die Heizung hochgedreht.
WP War schön warm, abends war's dann schon nicht mehr so warm.
MT Haben Sie geklappert?
WP Ja, ein bisschen.
MP Ich nicht.
WT Sie hatten es sich nachmittags gemütlich gemacht, *(zum Mann)* Sie hatten vorgeschlagen, im Wohnzimmer zu sein?
MP Schlafzimmer hat für mich keine Ausstrahlung, Wohnzimmer hat Grüngewächse, Sonne scheint rein, dann, wie gesagt, die Musik, die Untermalung, das wirkt doch stimulierend. Ich hab's recht angenehm empfunden. Ich wollte auch als Erster gestreichelt werden.
MT Jetzt haben wir einen Überblick. Bleiben wir beim ersten Mal. Wie haben Sie Ihren Mann gestreichelt? Können Sie das mal beschreiben?
WP Eh, ich weiß von früher, wie er's gern hat. Ich hab mich eigentlich drauf beschränkt, mit den Fingern, den Fingernägeln zu streicheln. Er sieht immer etwas zerkratzt hinterher aus, das findet er besonders schön.
MP Zerkratzt bin ich nicht.

WP Nein, aber so ein bisschen. Nicht mit der ganzen Hand, aber mit den Fingerspitzen findet er es schöner. Ja, und dann hab ich ihn von ganz oben bis ganz unten, mal rauf und mal runter, mal rechts, mal links, mal kreisende Bewegungen, so wie mir das eingefallen ist, und er findet das ganz schön.

WT Hat er das gesagt?

WP Ja.

MT Und wie fanden Sie es?

WP Ich fand das auch sehr schön, ihn anzufassen. Das war nicht unangenehm, auch nicht lästig, obwohl, das war ungewohnt.

WT Sie haben gesagt, Sie haben immer das gemacht, was Ihr Mann gern hat. Haben Sie nichts ausprobiert von sich aus, was Sie anders machen könnten?

WP Doch, ich habe zwischendurch auch probiert, mit der flachen Hand zu streicheln, doch da sagte er gleich, das finde er nicht so gut. Und dann habe ich das wieder so gemacht, wie er es schön findet.

MP Ich habe meiner Frau von vornherein gesagt, wie ich es gerne haben möchte. Sie fing gerade an, mich mit der flachen Hand zu streicheln, da sagte ich: bitte nicht.

WT Was daran ist schwierig?

MP Da empfinde ich nichts, mit der flachen Hand, das bringt für mich kein Gefühl, also, ich weiß nicht, das ist so stumpf. Dafür bin ich wohl nicht empfindsam genug.

MT *(Zur Frau)* Haben Sie ihn mal geknetet?

MP Das hat sie nicht gemacht, ich glaube, das möchte ich wohl auch nicht so gerne. Wahrscheinlich, weil Sie nichts davon versteht, vom richtigen Kneten, das kann wohl nur ein Masseur oder so.

WT *(Zur Frau)* Was meinen Sie dazu?

WP Nachdem ich das mit der flachen Hand probiert hatte und er gleich Protest einlegte, danach hab ich auch nichts mehr ausprobiert.

WT Sie haben sich nicht mehr getraut?

WP Nein, nein, was heißt hier nicht getraut? Da das für uns beide so schrecklich ungewohnt war, hab ich mir gesagt, dann machst du wirklich nur das, wovon du weißt, dass er es gerne hat.

WT Und wie ist das für Sie mit dem Kneten?

WP Das kann ich nicht sagen, das habe ich noch nicht ausprobiert. Ich weiß nicht, ob ich das kann. Aber er könnte ja eigentlich auch erst sagen, wie er das findet, wenn er es ausprobiert.

MP Ich würde doch sagen, dass Kneten eine körperliche Anstrengung ist. Ich habe doch den Eindruck, dass sie das anstrengen würde.

MT Aber wir haben die Regel, sich nicht den Kopf des anderen zu zerbrechen. Wie war das denn für Sie am Anfang?

MP Ja, ich hab das schon gemerkt, ich hab gleich am Anfang wieder eine flapsige Bemerkung gemacht. Also ich habe wieder versucht, es ins Lächerliche zu ziehen, ungewollt, es kam urplötzlich heraus.

WT Was haben Sie gesagt?

MP Was hab ich gesagt, da warst du doch noch ganz schön zerknirscht?

WP Du hast gesagt: „Du kannst dich auch ruhig mehr anstrengen" oder so was, oder: „Du kannst dir gerne etwas mehr Mühe geben".

MP Ja, genau.

WT *(Zur Frau)* Das haben Sie hingenommen?

MP Nein, ich hab mich gleich entschuldigt, das war …

WT Ich habe Ihre Frau gefragt.

WP Nein, ich habe ganz … betreten gekuckt, pikiert, beleidigt nicht, aber das konnte ich nun wirklich gar nicht verstehen.

WT Es macht Ihnen Mühe, wenn negative Reaktionen kommen, wenn Ihr Mann andere Wünsche hat, als Sie sich vorstellen?

WP Das macht mir Mühe, ja. Vielleicht liegt es daran, dass Paul das auch so merkwürdig von sich gibt. Nun bin ich sehr empfindlich, das weiß ich auch, kann also sehr schlecht vertragen, wenn mir jemand, naja, was nicht so Nettes sagt. War schon immer so, ist grundsätzlich so.

MT Kamen Sie schnell darüber weg?

WP Ja, sicher, er hat sich ja auch gleich entschuldigt und gesagt, so wäre es nicht gemeint gewesen. Ich bin dann auch nicht mehr böse oder so, dann war es auch wieder vergessen.

MT *(Zum Mann)* Und dann haben Sie Ihre Frau gestreichelt. Können Sie das schildern?

MP Nur mit der flachen Hand. Hat sie am liebsten. Dann wurden die Bereiche abgesteckt, wo sie nicht gestreichelt werden möchte, also bestimmte Körperteile. Die Seite und Bauchpartien, da möchte Sie nicht so gern gestreichelt werden, zumindest mit den Fingerspitzen nicht, sehr empfindlich, wie gesagt, nur mit der flachen Hand.

MT Lag Ihre Frau gleich auf dem Rücken?

WP Nein, du sollst vom ersten Mal erzählen.

MP Ach so, Entschuldigung, ja. Ja, was hab ich empfunden? Ich hab sie von Schulter-Nacken-Partie bis zu den Fußspitzen gestreichelt, so wie mir das einfiel, und, ja, was hab ich dabei empfunden? Also, empfunden habe ich beim Streicheln gar nichts, wie gesagt, wahrscheinlich, dass wir es machen müssen, diese Aufgabe gestellt wurde. Wenn sie es machte, war es angenehm. Wenn ich es machen musste, war's für mich eine Pflicht, also ich musste mich hochbemühen und sie streicheln.

WT Das war für Sie ungewöhnlich, aktiv zu sein, derjenige zu sein, der etwas macht?

MP Ja, konzentriert zärtlich zu sein.

MT Wenn Sie es mehr als Pflicht machten, wie äußerte sich das? Kuckten Sie zur Uhr?

MP Ja, ich habe bestimmt, wann ich dran bin und wann Laura dran ist.

MT Was haben Sie gemacht?

MP Ja, eine Platte aufgelegt. Die Stücke laufen meist drei, vier, fünf Minuten. Ein Stück war zu Ende, dann hoch und gesagt: „Ich bin dran". Jedes Mal, wenn wir gewechselt haben, hab ich's gesagt. Hab auch öfter zur Uhr gekuckt und gesagt: „Nun bin ich dran", die Zeiten festgesetzt, wie gesagt.

WT Sie haben gesagt: „Nun bin ich dran, gestreichelt zu werden"?

MP Ja, ich bin sehr egoistisch.

MT Aber das mochten Sie, gestreichelt werden?

MP Ja.

WT Als Sie gestreichelt haben, ist es Ihnen da eingefallen, es anders zu machen, als Ihre Frau es gern hat?

MP Ja, ich habe mich dabei erwischt, sie gerade in der Magengegend immer wieder mit den Fingerspitzen zu streicheln statt mit der flachen Hand. Ich wusste ganz genau, sie mag das nicht, aber immer wieder erwische ich mich dabei, wie ich versuche, sie zu ärgern, und so an den Punkten, wo sie es nicht so gerne mag, mach ich es trotzdem.

WT Haben Sie das Gefühl, dass Sie sie ärgern wollten? Woran merkten Sie es?

MP An ihrer Reaktion. Ich habe das immer ganz amüsant gefunden. Halb lachend, halb schimpfend hat sie darauf reagiert. Fand ich eben ganz amüsant. Dann hab ich's eine Zeit lang nicht gemacht, und dann hab ich's wieder gemacht, ganz kurz nur, naja, ich hab versucht, wie gesagt, die Zeiten zu bestimmen, und versucht, sie immer ein bisschen zu ärgern dabei. Vielleicht sind bei mir zu wenig Gefühle dabei. Ich muss streiten – ich denke an ganz was anderes in dem Moment, in dem ich zur Uhr kucke, auf die Musik lausche oder versuche, sie ein wenig zu ärgern beim Streicheln.

WT Sie sagten, Sie möchten nicht gern mit der ganzen Hand gestreichelt werden ...

MP Nein, ich nicht.

WT Also der Hautkontakt mit der Handfläche ist schon groß. Dann sagen Sie, wenn Sie Ihre Frau gestreichelt haben, dass Sie nicht dabei waren. Warum haben Sie es nicht anders gemacht oder etwas probiert, das Ihnen besser passt?

MP Ich hab nur an flache Hand und Fingerspitzen gedacht. Was anderes ist mir nicht in den Sinn gekommen. Mehr Möglichkeiten sehe ich auch gar nicht.

WT *(Zur Frau)* Was denken Sie, wenn Ihr Mann sagt, er wollte Sie ärgern?

WP Ach, das macht er häufig mal so, das kenn ich ja schon, nicht um mir weh zu tun, sondern um einfach so ein bisschen Freude zu haben. Er findet das dann zu lustig, wenn er mich mit den Fingerspitzen streichelt, und ich bin dann ganz kitzlig und dann zuckt es so bei mir zusammen, und das findet er dann lustig. Vielleicht versucht er sich auch ein bisschen abzulenken. Als er mich gestreichelt hat, da hat er dann alles Mögliche erzählt, und dann hat er was von der Platte erzählt, und dann hat er mir erzählt, was ich machen soll. Er war so überhaupt nicht entspannt, er hat, glaube ich, völlig an was anderes gedacht. Beim zweiten Mal, als er das zweite Mal auf dem Bauch gelegen hat, da war er schon ganz ruhig, und da hat er das auch, glaube ich, schon ein bisschen mehr ...

MT Sie erzählen wenig über sich, viel über ihn.

WP Ja. Also ich empfand das Streicheln auch als angenehm, wobei ich dann, naja, die Kleinigkeiten, wenn er mich so ärgert, natürlich unangenehm fand. Als ich mich auf den Rücken legen musste, das mochte ich überhaupt nicht.

MT Warum nicht?

WP Zum einen, weil ich fürchtete, dass er meinen Bauch anfasst, und das kann ich überhaupt nicht haben. Ich hab dann immer das Gefühl, dass ich Krämpfe kriege, so innerlich, also mein Bauch ist ganz schrecklich empfindlich.

MT Und wenn Sie selbst Ihre Hand draufhalten?

MP Nein, dann nicht, dann nicht. Wenn er mit festem Druck meinen Bauch streichelt, dann ist auch nichts, nur wenn er mit den Fingerspitzen so rüberstreichelt. Und ich hatte dann die Augen zu und dachte: gleich, gleich ärgert er dich wieder oder gleich fasst er wieder deinen Bauch an, und dann, dann kriegst du wieder Sachen, die ich eben nicht haben mag. Und dann ist es natürlich ganz unheimlich ungewohnt, sich auszuziehen.

MT So offen zu liegen, von vorne beobachtet zu werden?

WP Ja, das kann ich also überhaupt nicht. Das habe ich auch noch nie so gemacht. Also, wenn wir miteinander schlafen wollten, haben wir uns am Anfang nie völlig ausgezogen, und ich kenn das von meinen vorherigen Beziehungen auch nicht.

MT Es war also das erste Mal. dass Sie so nackt vor einem Mann lagen?

WP Ja, zumindest so am Anfang. Man liegt so hilflos. Es hat mich nicht unbedingt gestört, dass er mich angesehen hat, es hat mich gestört ...

WT ... so ausgeliefert?

WP Ja. Das ist das richtige Wort.

WT Sie sagten, dass Sie Angst hatten, dass er in diesem Moment etwas mit Ihnen macht, was Ihnen nicht passt.

WP Ja, ja, das kommt dann auch noch dazu.

WT Konnten Sie das Ihrem Mann klarmachen? Diese Situation, das ist unangenehm, diese Angst, dass er genau das macht, was Sie nicht wollen?

WP Ich hab versucht, ihm das hinterher zu sagen. Ich habe ihm, wenn wir da so lagen, gesagt, was ich nicht so gerne mag. Und – aber er hat sich auch ganz viel Mühe gegeben, ein- oder zweimal hat er sich dann halt vergessen. Und hinterher haben wir dann darüber gesprochen, und dann hab ich ihm auch gesagt, dass ich das als unangenehm, also als nicht so angenehm empfunden habe, so vor ihm auf dem Rücken zu liegen. Weil ich es eben auch nicht kannte, das hab ich ihm auch gesagt.

MT Sie hätten sich gerne umgedreht?

WP Ja, von der anderen Seite war es auch viel schöner, da war ich viel entspannter, das war viel angenehmer.

MT Wie war denn das?

WP Wie war das? Ja, es war, es war zwar nicht aufregend, aber angenehm, so gestreichelt zu werden, da kriegt man ab und zu mal so eine Gänsehaut, das ist irgendwie schön, und es war vor allem auch angenehmer, als ich es mir vorgestellt hatte. Ich hatte also gedacht, was das wohl gibt, wenn wir da so beide liegen, dann machen wir doch bloß irgendwelchen Blödsinn oder irgendwie so was. Aber es war viel schöner, als ich gedacht hatte.

MT Toll.

WT Diese Erfahrung war angenehm für Sie.
WP Ja.
WT Haben sie was Neues ausprobiert beim Streicheln, was Sie vorher nicht kannten?
WP Ich bei ihm oder ...
WT Nein, er bei Ihnen.
WP Nein. Wir haben uns darauf beschränkt, wovon wir aus unseren Erfahrungen vorher schon wussten, dass ... Die ganze ungewohnte Situation, also nicht noch was Neues anfangen, was vielleicht dann nicht so gut funktioniert.
MT Naja, Sie haben's ja auch lange nicht gemacht.
WP Nein, in dieser Form haben wir das, glaube ich, noch nie gemacht.
MP Vielleicht mal vor drei Jahren.
MT Naja, das ist dann ja auch wieder ein ganz neues Aufeinanderzugehen.
MP, WP Ja.
MT Ja, Sie haben jetzt geschildert, wie Ihnen zumute war, was Sie schön finden, aber dass es offenbar auch Schwierigkeiten gab. Was war denn für Sie angenehmer, das Aktive oder das Passive? Gab es da einen Unterschied?
WP Das Aktive war für mich noch angenehmer.
MT Und was daran?
WP Dass er, nachdem er das am Anfang so etwas abgewimmelt hatte, dass er sich dann schön entspannt hat und dass er ab und zu auch sagte, das ist aber auch schön, dass du das so machst, und dann war er wieder ganz weggetreten. Also ich hatte das Gefühl, er fühlte sich so richtig pudelwohl.
MP Also ich muss eingestehen, als wir gestern hier weggefahren sind, ich musste sehr oft an die Übung denken, insofern hatte ich ein bisschen Lampenfieber, ja, ein ungutes Gefühl hatte ich gehabt. Naja, und sobald es so weit war, da hab ich auch eben leichtes Herzklopfen gehabt, kein starkes, eben leichtes, ich wusste ja, ich werde nur gestreichelt und brauch mir weiter keine Gedanken darüber zu machen. Ja, wie gesagt, das erste Mal zwischendurch diese Bemerkungen; und als ich auf dem Rücken lag, hab ich es ähnlich empfunden wie sie, ich hab mich auch nicht sehr wohl gefühlt, als ich auf dem Rücken lag. Also ein nackter Mann für mich speziell ist nicht ästhetisch, hat keine ästhetische Ausstrahlung.
MT Hat das denn einen Grund?
MP Ja, ich fühle mich sehr, sehr entblößt, im intimsten Bereich, so wie mich Gott geschaffen hat, mich einem anderen Menschen zeigen, ich selbst schließe ja meine Augen. ... Ich habe das Streicheln am angenehmsten gefunden, als ich auf dem Bauch lag.
MT Und kamen Sie dabei unter Druck – was Sie dabei empfinden, was mit dem Penis geschieht, Sie sich selbst beobachten?
MP Nee, daran hab ich gestern überhaupt nicht gedacht.
MT Das ist wichtig im Moment.
MP Ja, da hab ich überhaupt nicht drüber nachgedacht.
MT Das ist unheimlich wichtig.
MP Auch weil ich wusste, ich brauche es nicht.
WT *(Zur Frau)* Was empfinden Sie, wenn Sie Ihren Mann nackt anschauen?
WP Was empfinde ... Gar nichts.
WT Schauen Sie ihn an?
WP Ja, ich schau ihn schon an. Also, wenn er in der Wohnung nackt herumläuft, das stört mich überhaupt nicht. Aber wenn er da so nackt daliegt, das find ich auch nicht so ... schön, nicht so besonders schön.
MT Was ist nicht schön?
WP Ja, was ist nicht schön? Also ich finde eine nackte Frau auch schöner anzusehen als einen nackten Mann.
WT Was dachten Sie gestern, als Sie ihn vor sich sahen?

WP Ja, was? Er hat mich nicht abgestoßen, aber er hat mich auch nicht angezogen. Also ganz, also *(lacht)* ... seine Rückenansicht finde ich schöner als seine Vorderansicht. Ich weiß gar nicht, wie ich das erklären soll.

Literatur

Anders, G.: Die Antiquiertheit des Menschen. Bd. 2: Über die Zerstörung des Lebens im Zeitalter der dritten industriellen Revolution. München: Beck 1980

Arentewicz, G. und G. Schmidt (Hrsg.): Sexuell gestörte Beziehungen. Konzept und Technik der Paartherapie. Berlin u. a.: Springer 1980; 2., neu bearb. Aufl. Berlin u. a.: Springer 1986; 3., bearb. Aufl. Stuttgart: Enke 1993

Ariès, Ph.: Liebe in der Ehe. In: Ph. Ariès und A. Béjin (Hrsg.): Die Masken des Begehrens und die Metamorphosen der Sinnlichkeit. Zur Geschichte der Sexualität im Abendland. Frankfurt a. M.: Fischer 1984

Bancroft, J.: Die Zweischneidigkeit der Medikalisierung männlicher Sexualität. Z. Sexualforsch. 4, 294–308, 1991

Baudrillard J.: Von der Verführung. München: Matthes & Seitz 1992

Bauman, Z.: Über den postmodernen Gebrauch der Sexualität. In: Schmidt und Strauß 1998

Bochow, M.: Sex ohne Risiko. Rosa Zone, Februar 1997

Brand, T.: Untersuchungen zur sexualmedizinischen Versorgung in Hamburg: Bedarf und Patienten. Med. Diss., Universität Hamburg 1980

Brandenburg, U.: Systemisch-verhaltenstherapeutisch orientiertes Paargruppenkonzept zur Behandlung des Vaginismus. In: Strauß 1998

Clement, U.: Sexualität in der systemischen Therapie. Familiendynamik 23, 366–376, 1998

Clement, U. und G. Schmidt: Therapieergebnisse. In: Arentewicz und Schmidt 1986

Dannecker, M.: Engel des Begehrens. Die Sexualität der Figuren in Hubert Fichtes Werk. In: H.-J. Heinrichs (Hrsg.): Der Körper und seine Sprachen. Frankfurt a. M., Paris: Qumran 1985

De Amicis, L. A., D. C. Goldberg, J. LoPiccolo, J. Friedman und L. Davies: Three-year follow-up of couples evaluated for sexual dysfunction. J. Sex Marital Ther. 10, 215–228, 1984

De Amicis, L. A., D. C. Goldberg, J. LoPiccolo, J. Friedman und L. Davies: Clinical follow-up of couples treated for sexual dysfunction. Arch. Sex. Behav. 14, 467–489, 1985

Dekker, J. und W. Everaerd: A long-term follow-up study of couples treated for sexual dysfunctions. J. Sex Marital Ther. 9, 99–113, 1983

Düring, S.: Geschlechter-Spannung und Störung der Sexualität. Eine feministische Sichtweise. Leipziger Texte zur Sexualität, Heft 7, 10–20, 1996

Evans, M. D. und B. Zilbergeld: Evaluating sex therapy. A reply to Kolodny. J. Sex Res. 19, 302–306, 1983

Gagnon, J. H. (im Gespräch mit G. Schmidt): „Sexual Conduct" revisited. Z. Sexualforsch. 11, 353–366, 1998

Giddens, A.: Modernity and self-identity. Self and society in the late modern age. Cambridge: Polity Press 1991

Giddens, A.: Wandel der Intimität. Sexualität, Liebe und Erotik in modernen Gesellschaften. Frankfurt a. M.: Fischer Taschenbuch Verlag 1993

Hauch, M.: Meine Lust, deine Lust, keine Lust. Überlegungen zu Lust und Sexualität im Kontext geschlechtsspezifischer „Arbeitsteilung". In: Pro Familia (Hrsg.): Fachtagung „Zwischen Lust und Technik: UnSicherheiten mit dem Sexuellen" vom 26. bis 28. November 1992 in Göttingen. Frankfurt a. M. 1992

Hauch, M.: Gewalt in der Liebe. Erfahrungen mit geschlechtsspezifischer Akzentuierung von Gewaltstrukturen in der Beratung und Behandlung heterosexueller Paare. Z. Sexualforsch. 7, 131–141, 1994

Hauch, M.: Paartherapie bei sexuellen Funktionsstörungen und sogenannter sexueller Lustlosigkeit. Das Hamburger Modell: Konzept, Modifikationen, neuere

Ergebnisse. In: Strauß 1998 (zit. als 1998a)
Hauch, M.: The Hamburg model. Couples therapy at the century's end. J. Sex Educ. Ther. 23, 237–245, 1998 (zit. als 1998b)
Hauch, M., G. Arentewicz und M. Gaschae: Manual zur Paartherapie sexueller Funktionsstörungen. In: Arentewicz und Schmidt 1993
Hawton, K.: Sex therapy. A practical guide. Oxford: Oxford University Press 1985
Hawton, K.: Sex therapy research: Has it withered on the vine? Ann. Rev. Sex Res. 3, 49–72, 1992
Hawton, K., J. Catalan, P. Martin und J. Fagg: Long-term outcome of sex therapy. Behav. Res. Ther. 24, 665–675, 1986
Kaplan, H. S.: The new sex therapy. Active treatment of sexual dysfunctions. New York: Brunner/Mazel 1974
Kaplan, L. J.: Weibliche Perversionen. Von befleckter Unschuld und verweigerter Unterwerfung. Hamburg: Hoffmann und Campe 1991
Leiblum, S. R. und R. C. Rosen (Hrsg.): Sexual desire disorders. New York: Guilford 1988
Linsenhoff, A.: Kritische Bemerkungen zum therapeutischen Umgang mit der „sexuellen Lustlosigkeit" von Frauen. Z. Sexualforsch. 8, 353–358, 1995
LoPiccolo, J.: Postmodern sex therapy for erectile failure. In: R. C. Rosen und S. R. Leiblum (Hrsg.): Erectile disorders: Assessment and treatment. New York: Guilford 1992
Masters, W. H. und V. E. Johnson: Human sexual inadequacy. Boston: Little, Brown 1970 (dtsch.: Impotenz und Anorgasmie. Zur Therapie funktioneller Sexualstörungen. Frankfurt a. M.: Goverts Krüger Stahlberg 1973)
Masters, W. H. und V. E. Johnson: Homosexuality in perspective. Boston: Little, Brown 1979 (dtsch.: Homosexualität. Frankfurt a. M., Wien: Ullstein 1979)
McWhirter, D. P. und A. M. Mattison: The treatment of sexual dysfunction in gay male couples. J. Sex Marital Ther. 4, 213–218, 1978
Mills, K. H. und P. R. Kilmann: Group treatment of sexual dysfunctions. A methodological review of the outcome literature. J. Sex Marital Ther. 8, 259–296, 1982
Pfäfflin, F., G. Thiessen und R. Bulla-Küchler: Schwierige Patienten, unerwünschte Nebenwirkungen. In: Arentewicz und Schmidt 1993
Reiche, R.: Rezension von Arentewicz und Schmidt: „Sexuell gestörte Beziehungen". Psyche 35, 376–380, 1981
Richter-Appelt, H.: Sexuelle Funktionsstörungen und Psychoanalyse. Psychotherapeut 44, 279–287, 1999
Roiphe, K.: The morning after. Sex, fear, and feminism on campus. Boston, London: Little, Brown 1993
Schmidt, G.: Das große Der Die Das. Über das Sexuelle. Reinbek: Rowohlt Taschenbuch Verlag 1988
Schmidt, G.: Tendenzen und Entwicklungen. In: Arentewicz und Schmidt 1993
Schmidt, G.: Die Potenz des Settings. Z. Sexualforsch. 7, 43–51, 1994
Schmidt, G.: Über den Wandel heterosexueller Beziehungen. Z. Sexualforsch. 8, 1–11, 1995
Schmidt, G.: „Wir sehen immer mehr Lustlose!" Zum Wandel sexueller Klagen. Familiendynamik 23, 348–365, 1998 (a)
Schmidt, G.: Sexuelle Verhältnisse. Über das Verschwinden der Sexualmoral. Reinbek: Rowohlt Taschenbuch Verlag 1998 (b)
Schmidt, G. (Hrsg.): Kinder der sexuellen Revolution. Kontinuität und Wandel studentischer Sexualität 1966–1996. Eine empirische Untersuchung. Beiträge zur Sexualforschung, Bd. 77. Gießen: Psychosozial-Verlag 2000
Schmidt, G. und G. Arentewicz: Ursachen: In: Arentewicz und Schmidt 1993
Schmidt, G. und B. Strauß (Hrsg.): Sexualität und Spätmoderne. Über den kulturellen Wandel der Sexualität. Beiträge zur Sexualforschung, Bd. 76. Stuttgart: Enke 1998
Schmidt, G., D. Klusmann, S. Matthiesen und A. Dekker: Veränderungen des Sexualverhaltens von Studentinnen und Studenten 1966–1981–1996. In: Schmidt und Strauß 1998
Schnarch, D. M.: Constructing the sexual crucible. An integration of sexual and marital therapy. New York: Norton 1991

Schnarch, D. M.: Passionate marriage. Love, sex, and intimacy in emotionally committed relationships. New York: Holt 1998

Schorsch, E.: Bausteine einer Theorie der Liebe. Universitas - Zeitschrift für Wissenschaft, Kunst und Literatur 42, 753–763, 1987

Schorsch, E.: Die Medikalisierung der Sexualität. Über Entwicklungen in der Sexualmedizin. Z. Sexualforsch. 1, 95–112, 1988

Schover, L. R. und S. R. Leiblum: Commentary: The stagnation of sex therapy. J. Psychol. Hum. Sex. 6 (3), 5–30, 1994

Stoller, R. J.: Sexual excitement. Dynamics of erotic life. New York: Pantheon Books 1979

Strauß, B. (Hrsg.): Psychotherapie der Sexualstörungen. Krankheitsmodelle und Therapiepraxis - störungsspezifisch und schulenübergreifend. Stuttgart, New York: Thieme 1998

Tiefer, L.: Über die fortschreitende Medikalisierung männlicher Sexualität. Z. Sexualforsch. 6, 119–131, 1993

Tiefer, L.: In pursuit of the perfect penis. The medicalization of male sexuality. In: Dies.: Sex is not a natural act and other essays. Boulder, Oxford: Westview Press 1995

Tiefer, L.: Doing the Viagra Tango. Die Sex-Pille als Symbol und als Substanz. Z. Sexualforsch. 11, 346–352, 1998

Wickert, I., G. Thiessen-Liedtke und G. Schmidt: Paargruppen. In: Arentewicz und Schmidt 1986

Wiederman, M. W.: The state of theory in sex therapy. J. Sex Res. 35, 88–99, 1998

Zilbergeld, B. und M. D. Evans: The inadequacies of Masters and Johnson. Psychology Today 8, 29–43, 1980

Kapitel 14
Organotherapien bei sexuellen Funktionsstörungen
Von Volkmar Sigusch

Noch immer sind die meisten Mittel und Methoden auf die männlichen Sexualstörungen gerichtet (vgl. Tab. 1). Es ist aber im Sog der neosexuellen Revolution, die wir im zweiten Kapitel beschrieben haben, und speziell im Rausch des Viagra-Erfolges damit zu rechnen, dass sich insbesondere die von der Pharmaindustrie gesteuerte Forschung konzentriert der so genannten Female Sexual Dysfunction (FSD) annehmen wird, die man im Augenblick auf internationalen Kongressen konstruiert. Denn die weiblichen Sexualstörungen können erst dann konzentriert organotherapeutisch angegangen werden, wenn die Wirtschaft und in ihrem Schatten die Medizin die weibliche Sexualität so blutig ernst nehmen wird wie die männliche. Um das zu können, muss sie sich eine morphologische Physiologie erforscht haben, die solche Zugriffe medizinisch zu legitimieren vermag. Nach einer langen Phase der Ignoranz, in der viele Strukturen des weiblichen Sexualkörpers in der Namenlosigkeit der Männermoderne verblieben, wird jetzt tatsächlich seit einigen Jahren die Physiologie und Biochemie der weiblichen sexuellen Reaktionen in nennenswertem Umfang erforscht (vgl. z. B. Rosen und Beck 1988; Levin 1992; Graber 1993; Morokoff 1993; Carmichael et al. 1994; Laan und Everaerd 1995; Burnett et al. 1997; Hulter 1999; Stoléru et al. 1999; Lundberg 2000; weitere Literaturhinweise siehe Kap. 9, S. 171 f). Dabei ist auffällig, dass die anatomische Struktur des weiblichen Genitales nach wie vor keineswegs so verbindlich erforscht, beschrieben und bekannt ist, wie es für das Genitale des Mannes selbstverständlich zu sein scheint. Die Folge sind wüste Spekulationen über riesige oder überhaupt nicht vorhandene Schwellkörpersysteme, über die so genannte Gräfenberg-Zone oder die Fähigkeit zur so genannten weiblichen Ejakulation, die jedermann ungestraft anstellen kann. Andererseits halten einige Forscher offenbar die Frau als solche für behandlungsbedürftig, empfehlen sie doch beispielsweise, die Menstruation ganz zu unterdrücken (Coutinho 1999). Natürlich ist das eine herrliche Musik in den weit aufgesperrten Ohren der Arzneimittelhersteller.

Behandlung der Grunderkrankung

Die Behandlung einer Allgemein- oder Grunderkrankung, die zu sexuellen Dysfunktionen oder Sexualstörungen führen kann, muss bei Männern wie Frauen immer im Vordergrund stehen. Das gilt für das primäre Myxödem, das Klinefelter-Syndrom, eine Anämie oder einen Diabetes mellitus ebenso wie für eine psychiatrische Erkrankung.

Tabelle 1 Organotherapien bei sexuellen Funktionsstörungen: Gegenwart und Zukunft

Behandlung der Grunderkrankung

Arzneimittel
- Sexualhormone
- Psychopharmaka
- Medikamentöse Behandlung der Ejaculatio praecox
- Yohimbin-HCl
- Intrakavernöse Injektion vasoaktiver Substanzen (Schwellkörper-Autoinjektions-Therapie, SKAT)
- Transurethrale Applikation vasoaktiver Substanzen (Medizinisches Urethrales System zur Erektion, MUSE)
- Orale Applikation von Sildenafilcitrat (siehe Kap. 15)
- Sublinguale Applikation von Apomorphin SL
- Orale Applikation von Phentolaminmesylat
- Medikamentöse Behandlung des Vaginismus
- Medikamentöse Behandlung der Ejaculatio retrograda
- Absetzen von Arzneimitteln

Chirurgische Eingriffe
- Penisprothesenimplantationen
- Arterienchirurgische Eingriffe
- Venenchirurgische Eingriffe
- Sonstige Sexualchirurgie

Physio- und Mechanotherapien
- Training der Beckenbodenmuskulatur
- Transkutane Elektrostimulation der Beckenbodenmuskulatur
- Transkutane Elektrostimulation der Corpora cavernosa penis (Funkionelle Elektromyostimulation des Corpus cavernosum penis, FEMCC)
- Vakuum-Erektionssysteme
- Erektionsringe
- Vibrationsgeräte

Prosexuelle Substanzen (im Experiment)
- Phosphodiesterase-Hemmer der zweiten Generation
- NO-Donatoren
- cAMP-Aktivatoren
- K^+-Kanalöffner
- Dopamin-Agonisten
- α-Rezeptor-Antagonisten
- Endothelin-Antagonisten
- α-MSH-Analoga
- Transdermale Applikation vasoaktiver Substanzen

Gentherapie (im Experiment)

Gehen sexuelle Funktionsausfälle oder -beeinträchtigungen auf Missbildungen, Körpertraumen, Organverluste, Intoxikationen usw. zurück, muss zunächst der Körperarzt versuchen, die Noxe zu beseitigen oder die Funktion wiederherzustellen. Aber auch dabei sollte er nicht auf den Rat von Psychotherapeuten und Sexuologen verzichten. So wurde mir zum Beispiel ein 15-jähriger Junge angekündigt, der wegen einer angeblichen Penisdeviation bereits einen Operationstermin bekommen hatte. Dem Kinderarzt, der den „Befund“ nicht einschätzen mochte, war die Sache nicht ganz geheuer. Er schaltete den Sexualwissenschaftler dazwischen, was immerhin zur Folge hatte, dass die in keiner Hinsicht indizierte Operation abgesagt wurde.

Sexualhormone

Es gibt beim Mann keine Korrelation zwischen Androgenkonzentrationen im Serum einerseits und Sexualreaktionen andererseits in dem Sinn, dass das Erhöhen der Spiegel die „Triebstärke“ oder die sexuelle Reagibilität entsprechend erhöhte (vgl. z. B. Anderson et al. 1992; Nieschlag und Behre 1998; Behre 1999a). Versuche, impotente Männer mit einem physiologischen Testosteronspiegel durch das drastische Erhöhen dieses Spiegels von ihrer Störung zu befreien, sind gescheitert. Zur Aufrechterhaltung der morphosexuellen Reagibilität reichen Testosteronkonzentrationen im Serum aus, die unter den klinisch als unauffällig eingestuften liegen können. Das gilt nachweislich auch für alte Männer. Selbst nach dem Verlust der Keimdrüsen oder unter einer Östrogentherapie können Appetenz, sexuelle Aktivität und penetrationsfähige Erektionen noch jahrelang vorhanden sein (vgl. z. B. Sigusch 1978; Bettochi et al. 1998). Neumann (1978) berichtete schon vor Jahrzehnten, dass gesunde jüngere Männer, deren Testosteronwerte im Serum unter der Gabe von Cyproteronacetat auf etwa 50 % gegenüber den Ausgangswerten abgefallen waren, dennoch nicht über Appetenz- oder sonstige Funktionsstörungen geklagt hätten. Eicher (1980: 28) kam vor 20 Jahren in einer zusammenfassenden Arbeit zu dem Schluss, dass die „Psychosexualität der Frau“ auch „ohne hormonelle Anregung möglich“ sei.

Angesichts dieser Fakten ist bei einer Testosteron-Therapie selbst dann nicht mit einem Verschwinden der Erektionsstörung zu rechnen, wenn bei dem Patienten ein Hypogonadismus nach den Regeln der ärztlichen Kunst nachgewiesen worden ist. Die alleinige Testosteron-Substitution führt „nur in Ausnahmefällen zur vollen Wiederherstellung der Erektionsfähigkeit“ (Porst 2000: 393). Eine Metaanalyse der entsprechenden Literatur konnte keinen signifikanten Zusammenhang zwischen Testosteron-Therapie und kohabitationsfähigen Erektionen feststellen (Mulligan und Schmitt 1993). Nach neueren Studien war eine Substitutionstherapie bei 16 von 44 (Buvat und Lemaire 1997) resp. 2 von 19 (Fahmy et al. 1998) hypogonadalen Männern erfolgreich. Andererseits kommt eine Testosteron-Therapie bei erektionsgestörten Männern nur dann in Frage, *wenn ein Hypogonadismus vorliegt*. Diese Konstellation ist bisher in größeren organmedizinischen Stichproben bei 1,7 % bis 15,6 % der erektionsimpotenten Männer beobachtet worden, im Schnitt bei etwa 6 % (vgl. Porst 2000).

Die Deutsche Gesellschaft für Endokrinologie (1993: 192) bezeichnet Testosteron im Serum als „die wichtigste Labormessgröße, um den klinischen Verdacht auf einen Hypogonadismus zu bestätigen und einen Androgenmangel zu dokumentieren“. Bei der Beurteilung ermittelter Werte müsse an Tageschwankungen gedacht werden, weil beim Mann die morgendlichen Werte „im Schnitt 20 % höher“ seien als die abendlichen. Außerdem könnten längerfristige erschöpfende körperliche Anstrengungen, praktisch jede schwere Erkrankung sowie Stress, Drogen und Medikamente zu einem Abfall der Serumkonzentrationen und kurzfristige erschöpfende körperliche Arbeit zu einer Erhöhung der Testosteronwerte führen. Erniedrigte Werte bei älteren Männern seien nicht nur physiologisch bedingt, sondern „eher durch die Häufung von verschiedenen Krankheiten“, die „die Hodenfunktionen beeinträchtigen“ (vgl. dazu auch Tab. 3 in Kap. 11). Für die Routinediagnostik genüge eine orientierende Bestimmung des Gesamt-Testosterons in der ersten Tageshälfte unter Berücksichtigung der genannten Einflüsse. Als morgendlichen Normalwert beim erwachsenen Mann nennt die Fachgesellschaft 12 bis 30 nmol/l. Werte unter 10 nmol/l, das sind etwa 3 ng/ml, seien pathologisch. Im Universitätsklinikum Frankfurt am Main gelten folgende Normbereiche für (Gesamt-)Testosteron: Männer 300 bis 1 000 ng/dl, Frauen (prämenopausal) 20 bis 80 ng/dl bzw. (postmenopausal) 8 bis 35 ng/dl (Umrechnung: 1 ng = 3,46 pmol; nmol/l = ng/ml x 3,46 bzw. 1 nmol = 289 ng; ng/ml = nmol/l x 0,289).

Wird eine Substitutionstherapie erwogen, sollte ein pathologisch erniedrigter Testosteronwert im Serum mehrfach nachgewiesen und außerdem die Gefahr der Stimulierung eines Prostatakarzinoms durch die Gabe von Androgenen soweit wie irgend möglich ausgeschlossen worden sein. Dass das nicht mit Sicherheit geschehen kann, ergibt sich aus der begrenzten Aussagekraft der Untersuchungsmethoden (siehe dazu Tab. 4 in Kap. 11). So haben beispielsweise Morgentaler et al. (1996) mittels Prostata-Nadelaspirations-Biopsie bei 11 von 77 Patienten ein Prostatakarzinom nachgewiesen, obgleich bei diesen Patienten der Rektalbefund und die PSA-Werte unauffällig und die Spiegel von gesamtem und freiem Testosteron erniedrigt waren. Wird eine Substitutionstherapie vorgenommen, müssen die Auswirkungen regelmäßig klinisch kontrolliert werden, und zwar in kurzen Abständen, weil die Effekte einer Dauertherapie weitgehend unerforscht sind.

Hinsichtlich der Applikationsformen der Androgene sind mittlerweile diverse Wege versucht worden: oral, nasal, rektal, sublingual, intramuskulär, transdermal und per Implantat. In der Praxis spielen aber nur wenige Anwendungen und Substanzen eine Rolle (siehe Tab. 2). Wegen bekannt gewordener unerwünschter Wirkungen (Cholestase, Leberfunktionsstörungen, Lebertumoren usw.) gelten die früher verbreiteten 17-α-methyltestosteronhaltigen Präparate (z. B. Pasuma®, Testifortan®, Viracton® plus) generell als obsolet. Das ebenfalls oral verabreichte Mesterolon (Proviron-25®, Vistimon®) gilt nicht als effektiv (Behre 1999b). Die Testosterongabe über ein „Transdermales Therapeutisches System“ (TTS) ist dagegen effektiv (z. B. Y. C. Kim et al. 2000). Beste Resorptionsbedingungen soll die (rasierte) Skrotalhaut bieten.

Tabelle 2 Substitution mit Testosteron bei erektionsgestörten Männern mit Hypogonadismus

Applikation	Wirkstoff	Arzneimittel (Beispiel)	Standarddosis
Intramuskulär	Testosteronpropionat und Testosteronenantat	Testoviron®-Depot	250 mg alle 2–3 Wochen
Transdermal	Testosteron	Androderm®	1–3 Pflaster à 2,5 mg/Tag
Oral	Testosteronundecanoat	Andriol®	1–4 Kapseln à 40 mg/Tag

Trotz gescheiterter Behandlungsversuche ist die Hoffnung, die viele Körpermediziner und auch einige Psychotherapeuten (z. B. Stourzh 1961) in der Vergangenheit bei der Behandlung der männlichen Impotenz (und der weiblichen Anorgasmie) in die Sexualhormone gesetzt hatten, nie ganz zerstoben. Die Hoffnung bestand auch noch Ende der 80er, Anfang der 90er Jahre (vgl. z. B. die Erhebung von Hollenbach et al. 1988), als die meisten Fachleute über die krankheitstheoretischen Differenzen hinweg eine Hormonbehandlung allenfalls dann beim Mann als indiziert ansahen, wenn es um eine Substitutionstherapie sensu strictissimo ging. Seit wenigen Jahren ist zu befürchten, dass dieser Konsens nicht mehr lange bestehen wird. Denn inzwischen haben Zeitgeist und Pharmaindustrie insinuiert, dass die Beschwerden, die älter werdende Männer fraglos haben (Unlust, Müdigkeit, Konzentrations- und Erektionsschwäche, Depressionen, Schlafstörungen usw.), sämtlich durch einen Androgenmangel bedingt seien (und nicht durch andersartige Alterungsprozesse, die Zunahme chronischer Krankheiten, wesentliche Umstellungen in Familie, Ehe und Beruf usw.). Das schon lange herumgeisternde „männliche Klimakterium“ wurde zur *Andropause* oder zum PADAM („Partielles Androgen-Defizit des Alternden Mannes“) stilisiert – in falscher Parallele zur Menopause der Frau. Falsch ist diese Gleichstellung, weil es bei der Frau – um nur eine wesentliche Differenz zu nennen – innerhalb kurzer Zeit zu einem drastischen Hormonabfall kommt, beim erwachsenen Mann aber ganz allmählich Jahr um Jahr im Verlauf von Jahrzehnten die Spiegel des Gesamt-Testosterons und des freien Testosterons fallen, während die des SHBG (Sex Hormone-Binding Globuline) steigen – mit enormen interindividuellen Differenzen, so dass Durchschnittswerte nichts über den einzelnen Patienten aussagen können. (Nebenbei gesagt, liegen die Gipfel der Testosteronkonzentration früh im männlichen Leben: im 4. bis 5. Fetalmonat, zur Zeit der Geburt und auf dem Höhepunkt der Pubertät.)

Auffälligerweise konstruiert die Pharmaindustrie die Andropause und das PADAM durch Marketing und nicht durch Forschung. Offenbar befürchtet sie, Studien könnten das Konstrukt wie ein Kartenhaus zusammenfallen lassen. Es wird also von „guten Erfahrungen“ gesprochen und davon, dass sich diese Dosis oder jene Applikation in der Praxis „bewährt“ hätte. Kontrollierte Doppelblind-Studien aber werden nicht finanziert. Der Zeitgeist wiederum, der in den engagierten, alternden Professoren offenbar besonders lebendig west, will nicht hinnehmen, dass es altersbedingte Grenzen gibt, dass die Erektion allein durch Gefäß- und Nervenverschleiß nicht mehr so rigide ist wie Jahrzehnte zuvor. Diese Medizinmänner erinnern sich an berühmte Vorgänger, an Charles Edouard Brown-Séquard, der sich am Ende des 19. Jahrhunderts im Alter von 72 Jahren einen tierischen Hodenextrakt injizierte, oder an Eugen Steinach, der im ersten Drittel des 20. Jahrhunderts einen Vasektomie-Boom auslöste. (Und wir erinnern uns an Sigmund Freud und vielleicht an William Butler Yeats, die sich der Steinachschen Verjüngungsoperation unterzogen haben, wohl auch, um den männlichen Samen bei sich zu behalten).

Inzwischen sind „The Aging Male“ und „Management of Aging“ (z. B. Michel und Hof 1999) seriöse medizinische Topoi. Man wird darauf angesprochen von ernsten Kollegen: Was die Sexualwissenschaft dazu sage. Es gibt eine International Society for the Study of the Aging Male, die im Jahr 2000 ihren Second World Congress abhielt. Es gibt die Fachzeitschrift „The Aging Male“ und erste „PADAM-“ resp. „Andropause-Kliniken“ (z. B. Theppisai et al. 2000). Motor der Konstruktion ist wie gesagt die Pharmaindustrie, die erkannt hat, welcher Markt in den Männern steckt, die 200-mal seltener als Frauen mit Hormonen wegen tatsächlich oder scheinbar altersbedingter Symptome behandelt werden. Welcher Absatz, wenn Männer die Präparate zur Prävention nehmen würden! Zur Zeit soll etwa jede siebente von insgesamt 16 Millionen Frauen, die älter als 50 Jahre sind, in Deutschland Östrogene einnehmen. Während die deutschen Männer dem Trend hinterherhinken, steigen in den USA die Umsätze der Testosteron-Präparate nach Pressemeldungen in jüngster Zeit jährlich um etwa 30 %.

Derweil versuchen die Experten, das Fehlen harter Forschungsergebnisse – beispielsweise zum Risiko der Testosteron-Behandlung für Herz und Kreislauf – durch schönes Reden zu übertünchen. Es ist noch nicht einmal klar, welche Androgene oder Östrogene das PADAM verursachen sollen, geredet wird aber schon von Selektiven Androgenrezeptor-Agonisten, die nur an den Organen wirken, an denen sie wirken sollen (Cunningham 2000). Im Moment rückt das Dehydroepiandrosteron (DHEA) in den Mittelpunkt der Andropause-Diskussion, ein Nebennierenrinden-Androgen, von dem wir in den nächsten Jahren viel hören werden, zumal es in den USA, frei verkäuflich, beinahe zur Lifestyle-Droge mutiert ist. Geradezu lächerlich ist, wie Top-Forscher das ADAM-Syndrom („Androgen-Defizienz des Alternden Mannes") diagnostizieren. Allerweltsfragen wie „Do you have a lack of energy?" oder „Have you noticed a decreased ‚enjoyment of life'" oder „Are your erections less strong?" werden im ADAM Screening Questionnaire mit Ja oder Nein beantwortet (Morley 2000).

Anti-Aging ist gegenwärtig in vielen medizinischen Disziplinen ein „‚Renner'" – stand im „Deutschen Ärzteblatt" (Leinmüller 2000: A-756). Dort stand aber auch: „Objektive Parameter für den partiellen Androgenmangel sind international nach wie vor nicht definiert und die Ansichten über die ‚Interventionsschwelle' nicht übereinstimmend" (ebd.: A-755). Zu befürchten ist, dass jetzt Umdefinitionen erfolgen. Zum Beispiel: Auf einmal postulieren Pilotstudien, Androgene hätten beim Mann nicht die bisher angenommene negative Wirkung auf die Gefäße. Deshalb sei gesagt: Ob eine Hormontherapie dem alternden Mann nützt, ist unbekannt. Und das Risiko einer derartigen Intervention ist gegenwärtig vollkommen unkalkulierbar.

Obgleich niemand behaupten wird, das Verhältnis von Hormonen und Sexualität sei bei der Frau so leicht zu durchschauen wie (angeblich) beim Mann, wird doch bis heute überwiegend angenommen, dass auch bei ihr die Androgene die „Libidohormone" seien. Dafür spreche der geringe direkte Effekt des Ausfalls oder der starken Reduktion der Östrogene (Menopause, Ovarektomie); der deutliche Effekt des Ausfalls oder der Reduktion der Nebennierenrinden-Androgene (Morbus Addison, Adrenalektomie, Hypophysektomie) im Sinn einer Reduktion der sexuellen Exzitabilität oder Aktivität; die Zunahme von sexueller Appetenz und Aktivität bei Frauen mit einem adrenalen Androgenmangel unter einer entsprechenden Substitutionstherapie; die Steigerung der sexuellen Appetenz bei Frauen, die insbesondere wegen eines metastasierenden Mammakarzinoms mit Androgenen behandelt worden sind; die Minderung der Appetenz unter Gestagengabe (z. B. bei der Behandlung der Endometriose oder der Kontrazeption mit einer entsprechenden „Pille") sowie die Steigerung der Appetenz durch androgenhaltige Kombinationspräparate oder Anabolika mit androgener Wirkung (z. B. bei der Behandlung klimakterischer Beschwerden).

Demgegenüber zeigen Metaanalysen von Studien zur Hormonsubstitutionstherapie bei Frauen, wie different die Resultate sind (Sherwin 1991). Generell ist zu bedenken, dass sich die meisten bisherigen Befunde auf pathologische und sehr komplexe Verhältnisse beziehen. Zu bedenken wäre auch: „Sexual"-Hormone, die nur so heißen, weil eine ihrer Wirkungen im sexuellen Zeitalter maßlos überschätzt worden ist, bedingen nicht das Sexualleben. Sie sind ein somatisch ebenso basaler wie psychosozial blinder Bestandteil des Sexualkörpers – mehr nicht, aber auch nicht weniger. Methodenkritische Übersichtsarbeiten zum Zusammenhang von „hormones and sexual behavior" (Feder 1984) und zur klinischen und therapeutischen Wirkung androgen-, östrogen- und progesteronhaltiger Präparate, die bereits vor Jahren vorgelegt worden sind, lassen erheblich daran zweifeln, dass es sich bei den immer wieder beschriebenen Effekten in erster Hinsicht um hormonelle handelt (Schiavi und White 1976; Schmidt 1979).

Appelt (1991) hat darauf hingewiesen, dass dem Zusammenhang zwischen sexuellen Funktionsstörungen einerseits und Hormondefiziten andererseits gezielt bisher nur bei Männern, nicht aber bei Frauen nachgegangen worden ist. Offenbar drücke sich darin die verbreitete Auffassung aus, nach der solche Störungen beim Mann eher organisch, bei der Frau hingegen psychisch bedingt seien. Generell kommt Appelt (ebd.: 31), die auch zusammen mit Strauß die komplexen Veränderungen des weiblichen sexuellen Erlebens und Reagierens unter einer Antiandrogenbehandlung studiert und ein die Psychoendokrinologie reflektierendes Werk verfaßt hat (Appelt und Strauß 1984, 1988), zu folgender Einschätzung: „Bestimmte Hormone lassen sich nicht einzelnen Aspekten weiblicher Sexualität zuordnen. Es besteht z. B. kein Zusammenhang zwischen Orgasmushäufigkeit und Androgenwerten".

Trotzdem wurde immer wieder versucht, auch die Sexualstörungen der Frau durch die orale Applikation oder durch die Injektion von Androgenen, durch die Implantation von so genannten Kristallpresslingen oder durch das Auftragen von Testosteronsalbe auf die Klitoris zu behandeln, oft deklariert als „pharmakologische Unterstützung" einer Psycho- oder Paartherapie (vgl. z. B. Lauritzen 1990; Göttlicher und Madjaric 1995; Davis 1998). Dabei können die unerwünschten Wirkungen, die die Medizin ebenso euphemistisch wie unausrottbar „Nebenwirkungen" nennt, gerade bei einer Androgen-„Therapie" für die Patientin gravierend sein: Akne, Seborrhoe, Hirsutismus, Vertiefung der Stimme, Ausfall der Kopfhaare, metabolische Veränderungen usw. So gesehen ist es ungefährlicher, wenn die Durchblutung der Klitoris in Zukunft durch das Auftragen von Lösungen gesteigert werden soll, die K^+-Kanalöffner wie Minoxidil und Nicorandil enthalten (vgl. dazu den letzten Abschnitt dieses Kapitels). Nach Experimenten von Y. C. Kim et al. (2000) führen diese Wirkstoffe tatsächlich zu einer vermehrten Durchblutung, ohne dass es zu einer signifikanten Vergrößerung der Klitoris käme. Über die Auswirkungen auf das sexuelle Reagieren und Erleben der Frauen schweigen die Forscher aber beredt.

Psychopharmaka

In der psychotherapeutischen Medizin und Psychologie wird das Verabreichen von Medikamenten als das Einführen eines Parameters betrachtet, als eine ichstützende Maßnahme, die unter bestimmten Bedingungen angezeigt sein kann, wie in diesem Buch an anderer Stelle erörtert wird (vgl. Kap. 24 und 25). Generell aber sind psychotrope Substanzen nur dann indirekt indiziert, wenn eine sexuelle Störung als Begleitsymptom einer Erkrankung anzusehen ist, die auch sonst sinnvollerweise mit Psychopharmaka behandelt wird.

Liegen die genannten Voraussetzungen nicht vor, kommt das Verordnen psychotroper Substanzen einem Abschieben des Patienten gleich. Eine solche „Therapie“ verbietet sich in der Regel auch, weil beinahe alle Psychopharmaka kontrasexuelle Wirkungen haben können (vgl. Kap. 11) und deshalb die sexuelle Symptomatik, die beseitigt werden soll, oft erst entfalten. Indiskutabel ist die Art und Weise, in der die durch die sinnvolle Psychodynamisierung („New Sex Therapy“) der ursprünglichen Masters-Johnson-Therapie Mitte der 70er Jahre bekannt gewordene Helen Singer Kaplan (1988) die Behandlung von Patienten mit trizyklischen Antidepressiva, MAO-Hemmern und Benzodiazepinen propagiert, Patienten, bei denen sie sexuelle Aversionen, Phobien und Paniken meint diagnostiziert zu haben.

Andere Autoren haben insbesondere die Antidepressiva und Serotonin-Wiederaufnahme-Hemmer Fluvoxamin (z. B. Mohanty 1994) und Trazodon (z. B. Sikora et al. 1992; Kurt et al. 1994; Lance et al. 1995) als prosexuell dargestellt. Vor allem Trazodon (Thombran®), das außerdem an den α-Rezeptoren inhibierend wirken soll, hätte sich bei psychogenen Impotenzen in Dosen von 50 mg bis 100 mg bewährt. Tatsächlich aber sind bisher entweder keine „large-scale well-controlled studies“ (Riley und Athanasiadis 1997: 101) vorgenommen worden oder es wurde unter Plazebokontrolle kein Vorzug festgestellt (z. B. Meinhardt et al. 1997), jedenfalls nicht bis zur Mitte des Jahres 2000 (vgl. auch weiter unten die medikamentösen Behandlungen anderer sexueller Störungen sowie den Abschnitt „Psychopharmaka“ in Kap. 11, S. 244 ff).

Medikamentöse Behandlung der Ejaculatio praecox

Wegen ihrer kontrasexuellen Effekte wurden psychotrope und andere Arzneimittel immer wieder zur „Behandlung“ sexueller Funktionsstörungen eingesetzt, beispielsweise das Neuroleptikum Thioridazin, das Gestagen Chlormadinonacetat und der α-Rezeptoren-Blocker Phenoxybenzamin wegen der den Emissions- oder Ejakulationsprozess hemmenden Wirkung zur Beseitigung einer Ejaculatio praecox. Das war und ist ebenso wenig zu empfehlen wie die intravenöse Verabreichung von Magnesiumaskorbat bei Erregungs- und Orgasmusstörungen der Frau, die der eine oder andere meint empfehlen zu müssen. Seit nunmehr einem halben Jahrhundert wird das Betäuben von Glans und Frenulum penis mittels einer anästhesierenden Lösung oder Salbe (Lidocain/

Prilocain, „Happy love"-Spray) praktiziert. Porst (2000) schwört nach wie vor darauf und empfiehlt ausdrücklich Emla®-Creme.

International werden seit einigen Jahren nichtselektive und selektive Serotonin-Wiederaufnahme-Hemmer (SSRI) erforscht, die offenbar in geringen Dosen die so genannte intravaginale Ejakulations-Latenzzeit (IELT) verlängern. Kontrollierte Studien liegen zur Zeit für das trizyklische Antidepressivum Clomipramin (Anafranil®) und die selektiven Serotonin-Reuptake-Inhibitoren Sertralin (Zoloft®, Gladem®) und Fluoxetin (Fluctin®) vor (z. B. Segraves et al. 1993; Althof et al. 1995; Mendels et al. 1995; Haensel et al. 1996; S. C. Kim und Seo 1998; Übersicht bei Heiman und Meston 1997; Porst 2000). In der Studie von Althof et al. (1995) zum Beispiel, an der 15 Männer mit einer „schweren" Ejaculatio praecox teilnahmen, die zuvor durch andere Therapien kaum zu beeinflussen war, konnte die mittlere Latenzzeit dosisabhängig mit Clomipramin 25 mg/die (3 Minuten) resp. 50 mg/die (6 Minuten) angehoben werden. Haensel et al. (1996) betonen, dass auch eine Dosis von 25 mg Clomipramin effektiv sei, die 6 bis 24 Stunden vor der sexuellen Aktivität eingenommen wird, so dass eine tägliche Einnahme möglicherweise vermieden werden könnte. Aus der gegenwärtigen Praxis ist zu hören, dass sich Fluvoxamin und Fluoxetin nicht oder relativ weniger, dagegen Paroxetin (Tagonis®, Seroxat®) und Sertralin sehr wohl bewährten, indem die IELT um das Vielfache verlängert werde.

Problematisch an dieser Art der Behandlung ist, dass die Präparate systemische Wirkungen haben, dass sie gleichzeitig die sexuelle Appetenz und die Erregbarkeit verringern oder zur Anejakulation und Erektionsimpotenz führen können (siehe dazu Kap. 11) und in einem hohen Prozentsatz allgemeine unerwünschte Wirkungen wie Schläfrigkeit, Nausea, Mundtrockenheit oder Dyspepsie hervorrufen. Auch soll sich in der Regel nach dem Absetzen der Präparate wieder die alte Symptomatik einstellen, die außerdem durch diese Wirkstoffe sehr viel seltener oder gar nicht beseitigt werden kann, wenn es sich um eine primäre Ejakulationsstörung handelt. Kontraindiziert sind die Stoffe bei Patienten mit einer bipolaren Krankheit, weil sie eine manische Phase auslösen können. Vielleicht sollte gerade dann, wenn eine „schwere" Ejaculatio praecox vorliegt, geprüft werden, ob nicht, wenn schon eine Psychotherapie im engeren Sinne nicht in Frage kommt, die von Semans Mitte der 50er Jahre eingeführte Squeeze-Technik geeignet ist, die Masters und Johnson (1970) bekannt gemacht haben.

Grundsätzlich wäre eine medikamentöse Therapie der Ejaculatio praecox mit hinnehmbaren unerwünschten Wirkungen ein Gewinn, wenngleich weder kausal noch in sich unproblematisch (siehe dazu Zamel 1998). Schließlich ist die vorzeitige Ejakulation das verbreitetste sexuelle Problem in der männlichen Normalbevölkerung. Es wird zwar nicht am häufigsten an die Expertinnen und Experten als Problem herangetragen (das ist die Erektionsstörung), kam aber bei US-Männern im Alter von 18 bis 59 Jahren in den letzten 12 Monaten vor der Erhebung zu 28,5 % vor, wenn wir dem soliden „National Survey" von Laumann et al. (1994) glauben wollen. Nach allem, was wir wissen, sind die negativen Wirkungen dieser Störung auf die sexuelle Zufriedenheit und auf die Partnerschaft sehr viel größer als allgemein angenommen wird.

Yohimbin

Vor Jahren waren wir zu dem Schluss gekommen, dass von den bis dahin gerühmten Aphrodisiaka nur das Yohimbin, ein Indolalkylamin-Alkaloid der Rinde des in Afrika heimischen Baumes Corynanthe yohimbe, ernsthaft zu diskutieren sei (Sigusch 1979, 1980), das Spiegel bereits 1896 isoliert hat (vgl. Remy et al. 1984). Diese Einschätzung hat sich bestätigt. In den 80er und 90er Jahren des letzten Jahrhunderts sind einige plazebokontrollierte Doppelblind-Studien veröffentlicht worden, die trotz erheblicher methodischer Mängel (überwiegend globale Messinstrumente, zu geringe Dosen, zu kurze Therapiedauer, keine signifikanten Differenzen zwischen Plazebo- und Yohimbinwirkung, keine Follow-ups usw.) darauf hinweisen, dass diese Substanz, aus welchen Gründen auch immer, zumindest bei einigen impotenten Männern unter bestimmten Bedingungen die Erektionsfähigkeit stabilisieren, ja sogar wiederherstellen kann.

Nach den Studien, die zwischen etwa 30 und etwa 220 überwiegend ältere und überwiegend chronisch impotente Männer mit relevanten organischen Risikofaktoren oder Krankheiten erfassten, soll Yohimbin in Dosen zwischen rund 16 und 43 mg pro Tag über 4 bis 10 Wochen bei 30 % bis 40 % der Patienten eine partielle bis volle Restitution der Erektionsfähigkeit bewirkt haben (vgl. Morales et al. 1987; Reid et al. 1987; Riley et al. 1989; Susset et al. 1989; Sonda et al. 1990; Hartmann et al. 1991; vgl. auch Medical Letter 1994). Vogt et al. (1997: 155), die 41 Männer „without clearly detectable organic or psychologic causes" 8 Wochen lang mit 30 mg pro Tag behandelt haben, stellten, alles in allem, bei 71 % eine positive Wirkung fest, während in der Plazebogruppe nur 45 % der Männer subjektiv und/oder „objektiv" (RigiScan-Messungen im Schlaflabor) zu den so genannten Respondern gehörten. Interessant war die Unkalkulierbarkeit der Reaktionen. So gaben einige Patienten subjektive Erfolge an, die sich nicht objektivieren ließen, während es bei anderen genau umgekehrt war. Zuvor hatten bereits Mann et al. (1996: 1) in einer Studie an 15 Patienten, die 7 Wochen lang täglich 15 mg Yohimbin erhalten hatten, keine Interrelation „between subjective improvement and NPTR alterations" gefunden (vgl. dazu Kap. 9, S. 180 f). Außerdem zeigten nur die psychogen impotenten Männer eine positive Wirkung in Relation zu den mit einem Plazebo behandelten. Montague et al. (1996) kamen in einer Metaanalyse der zwischen 1979 und 1994 veröffentlichten Studien zu dem Schluss, dass Yohimbin eine marginale Effektivität habe und bei organogenen Impotenzen nicht zu empfehlen sei. Riley und Athanasiadis (1997: 101; vgl. auch Heiman und Meston 1997) sahen in einer Übersichtsarbeit „a modest benefit over placebo, particularly in psychogenic erectile disorder of recent onset". Da bisher „adequate animal toxicology studies on yohimbine have not been undertaken", sei eine Langzeit-Behandlung problematisch.

Umstritten ist nach wie vor, wie die prosexuelle Wirkung dieses α_2-Rezeptorantagonisten pharmakologisch zu erklären ist, der offenbar an verschiedenen Rezeptoren angreift. Während einige Autoren die peripheren Effekte betonen (Gefäßerweiterung, Effekt an den penilen dopaminergen Rezeptoren, Reduktion des noradrenergen Effektes von Stress usw.), sehen andere eine zentralnervös ausgelöste Stimulation sexueller Funktionen als entscheidend an. Bemerkenswert ist jedenfalls, dass nicht wenige Männer, bei denen eine organisch bedingte oder chronische Erektionsstörung vorgelegen haben soll, unter Plazebo-Einnahme eine Restitution der Erektionsfähigkeit angaben. So teilten in der Studie von Morales et al. (1987) von 100 Männern etwa 28 % diesen positiven Plazebo-Effekt mit, während ihn etwa 43 % unter

Yohimbin-Behandlung notierten (18 mg/die über 10 Wochen). Statistisch war die Differenz nicht signifikant. Solche Resultate lassen vermuten, dass Fremd- und Selbstsuggestion nicht ganz wirkungslos waren, selbst dann nicht, wenn eine sexuelle Dysfunktion diagnostiziert worden war und bereits seit Jahren bestanden hatte.

Ein Behandlungsversuch mit Yohimbin-HCl (Yocon-Glennwood®, Yohimbin „Spiegel“®, Pluriviron®) sei „bei vielen Patienten sinnvoll“, meinten Langer und Hartmann (1992: 297) vor einigen Jahren. Sie hatten die Substanz selbst verwandt und empfahlen zunächst bis zu 30 mg täglich, die Hartmann (1994: 70) später auf 30 bis 40 mg/die heraufgesetzt hat, „wenn die Nebenwirkungen es zulassen“. Der Medical Letter (1994) kam zu der Konklusion: Yohimbin mag bei einigen Patienten hilfreich sein, obgleich das bisher nicht überzeugend nachgewiesen ist; es wird im Allgemeinen gut vertragen, sollte aber bei Patienten mit Angstsyndromen oder Hypertonie wegen der gelegentlich auftretenden unerwünschten Wirkungen nicht appliziert werden. Vogt (1999: 12) hält die Yohimbin-Behandlung für „eine wirkungsvolle Therapie bei leichten und mittelgradigen Erektionsstörungen ohne eindeutige psychische oder organische Ursache“. Für Stief et al. (1999, 2000) ist die Indikationsstellung entscheidend, weil das Mittel nur bei Patienten mit überwiegend psychogenen oder grenzwertigen organogenen Impotenzen ausreichend wirke. Wie die meisten Experten nennen sie als unerwünschte Wirkungen Unruhe, Händezittern, verstopfte Nase und Schlafstörungen. Während jedoch andere Experten wiederholt Steigerungen des Blutdrucks beschrieben haben, beobachteten Stief und seine Kollegen Senkungen. Eine Kontrolle ist also erforderlich. Insgesamt werden die so genannten Nebenwirkungen allseits als milde und reversibel beschrieben. Hinsichtlich des Therapieregimes empfehlen Stief et al., an den ersten drei Tagen 3-mal 5 mg zu verordnen, die dann auf 3-mal 10 mg Erhaltungsdosis gesteigert werden sollten. Mit einer Wirkung sei in der Regel erst nach etwa 14 Tagen zu rechnen; außerdem sollte die Behandlung mindestens 6 Wochen lang erfolgen.

Schwellkörper-Autoinjektions-Therapie (SKAT)

Anfang der 80er Jahre des letzten Jahrhunderts teilte Virag (1982) mit, dass Papaverin, in den Penisschwellkörper gesunder Männer gespritzt, eine Erektion auslöst. 1983 erklärte Brindley die „cavernosal α-blockade“ mit Phenoxybenzamin und Phentolamin zur „new technique for investigating and treating erectile impotence“. Im selben Jahr demonstrierte Brindley auf dem Meeting der American Urological Association in Las Vegas die Wirkung der Substanzen auf eine etwas ungewöhnliche Weise: Am Ende seines Vortrages öffnete er seine Hose und zeigte dem Auditorium die solcherart erzeugte Erektion seines Gliedes. Die versammelten Urologen sollen irritiert gewesen sein, weil viele von ihnen vorher noch nie den Penis eines anderen Mannes in diesem Zustand gesehen hätten. Das, sollte es zutreffen, hat sich dank SKAT mittlerweile durchaus geändert, wie wir gleich hören werden. 1984 berichteten Virag und Mitarbeiter, dass mit Papaverin zwar bei psychogener, nicht oder nur partiell aber bei vaskulogener Impotenz eine Erektion hervorgerufen werden könne.

Ein diagnostischer „Gold Standard" zur Differenzierung von organogener und psychogener Störung (vgl. dazu im Detail Kap. 9) schien endlich gefunden worden zu sein, und eine Neue Sextherapie konnte propagiert werden, die so nahtlos ins Zeitalter der produktiven Verstofflichung passte wie nur noch eine Pro-Sex-Pille. Somatologisch atmeten Patienten und Ärzte auf. Die Impotenz, im Überschwang zur „erektilen Dysfunktion" verkleinert, gehörte wieder potenten Körpermedizinern und nicht mehr Psychiatern und Psychotherapeuten, die sie sowieso nicht haben wollten. Zwei Akronyme trugen Hoffnung ins Reich der Impotenten: SKIT und SKAT. Das eine, SKIT (Schwell-Körper-Injektions-Test, im Klinikjargon Papaverin-Test oder Pharmakotestung genannt und neuerdings auch Schwell-Körper-Intervall-Therapie übersetzt), sei die Diagnostik, das andere, SKAT (Schwell-Körper-Autoinjektions-Therapie), sei die Behandlung. Der Siegeszug von SKIT und SKAT im Verlauf der 80er Jahre des letzten Jahrhunderts war überwältigend (vgl. Porst 1987, 2000; Medical Letter 1987, 1990; Bähren und Altwein 1988; Buvat et al. 1990; Langer und Hartmann 1992; Hashmat und Das 1993; Hartmann 1994; Stief et al. 1997, 2000). Innerhalb weniger Jahre lagen Hunderte von Veröffentlichungen vor, säumten Hunderttausende von Patienten die Straße des Triumphes. Spätestens in den 90er Jahren wurde SKAT zur „Therapie der Wahl" und damit, alle psychotherapeutischen Verfahren eingeschlossen, zum mit Abstand am häufigsten angewandten Behandlungsverfahren bei Erektionsstörungen. Von einem massiven „venösen Leck" im penilen Blutkreislauf abgesehen, das damals postuliert wurde, schien SKAT unter allen pathogenetischen Umständen effektiv zu sein.

Doch wie alle übermäßig gefeierten Therapien wurde auch diese „marvelous new technology", von der die Sexualforscher Wagner und Kaplan (1993: 97) gesprochen hatten, recht bald durch die weitere Forschung und vor allem durch die alltägliche Praxis „normalisiert". Schon 1986 widerlegten französische Impotenzforscher die Mär vom „Gold Standard", indem sie nachwiesen, dass ein Drittel der Männer mit einer psychogenen Erektionsstörung selbst auf sehr hohe Dosen Papaverin „negativ" reagierte (vgl. Buvat et al. 1990). Es folgten etliche Studien, in denen „falsch positive" oder „falsch negative" SKIT-Ergebnisse bei differenten Grundleiden berichtet wurden. Kritisiert wurde auch, dass die meisten Ärzte, die SKAT empfahlen, wie ihre Patienten das Einbeziehen der Partnerin in die Behandlung nicht notwendig fanden (Heiman und Meston 1997). Von 127 Patienten, die Zamel (1994) klinisch-psychologisch untersucht hat, kamen 126 allein zum Urologen; 69 von ihnen lehnten es dezidiert ab, die Partnerin in die Behandlung einzubeziehen. Dabei weisen Sexualforscherinnen und Sexualforscher seit Beginn der SKAT-Welle nach, wie sehr durch das Einbeziehen der Partnerin Diagnose und Therapie verändert werden, wie notwendig es ist, eine Impotenz nicht als etwas Isoliertes und dazu noch Mechanisches zu behandeln, das „allein" repariert werden könnte (vgl. z. B. Tiefer und Melman 1983; Althof et al. 1992; Zamel 1994; Langer 1997; Sigusch 2000 sowie Schmidt in Kap. 13 in diesem Buch). Lange konnte das alles nicht gut gehen. Die Subjekte, die mehr erwartet hatten, als ihnen gegeben werden konnte, zogen sich enttäuscht zurück. Man nennt das Drop-out. Bei Hartmann (1994: 195) betrug diese Rate kumulativ 42 % einer 95 Patienten umfassenden Stichprobe, bei anderen Untersuchern (vgl. Earle et al. 1992; Sundaram et al. 1997; Truss 1997a) noch mehr: 50 % bis 65 %.

Der diagnostische und differenzialdiagnostische Wert von SKIT ist, wie bereits angedeutet, begrenzt (siehe Kap. 9, S. 179 f). Dass eine neurogene Läsion vorliegt, wenn der Patient auf sehr geringe Dosen mit einer sehr lange anhaltenden Erektion reagiert, und dass die kavernös-venöse Okklusion gestört ist, wenn der Patient trotz hoher Dosen keine rigide Erektion entwickelt - diese Annahmen mögen auch den Psychiker überzeugen. Die meisten SKAT-Anwender nehmen außerdem an, eine arterielle Einflussstörung und eine venöse Abflussstörung seien auszuschließen, wenn der Patient nach der Injektion der vasoaktiven Substanzen innerhalb weniger (etwa 5 bis 10) Minuten für die Dauer von mindestens einer halben Stunde eine volle („rigide") Erektion zeigt. Kommt es erst später (etwa nach 30 Minuten) und dazu noch zu einer nichtrigiden Erektion, wird eine arterielle Einflussstörung angenommen. Tritt eine Erektion relativ schnell ein, bildet sich aber ebenso schnell (etwa in 5 Minuten) wieder zurück, wird ein pathologisch erhöhter venöser Blutabfluss angenommen. Liegen die Daten zwischen den genannten, kommt es also in etwa 20 Minuten zu einer eher mäßigen Tumeszenz, die recht bald wieder verschwindet, nehmen die Anwender eine gemischt kavernös-venöse Insuffizienz mit oder ohne arterielle Störung an. Beinahe alle tun so, als könnten sie alle Reaktionen in ihr nosologisches Klassifikationsschema „arteriogen/neurogen/kavernogen/venogen" einordnen, als seien sie rein (patho-)physiologischer Natur. Traten Befunde auf, die nicht passten, wurde das Schema verfeinert. Inzwischen gibt es beinahe so viele Klassifikationen, wie es Untersucher gibt. Beinahe alle aber können nicht begreifen, warum einerseits bei organisch gesunden Patienten mit einer psychogenen Impotenz keineswegs verlässlich mit „normalen" oder gar hohen Dosen eine volle Erektion erzeugt werden kann und warum sich andererseits bei Patienten mit erheblichen Organpathologien unter hohen Dosen doch eine Erektion einstellt. Irritiert hat die Forscher, dass es Männer gibt, die nicht auf die diversen Prozeduren der Stimulation reagieren, obgleich sie organisch gesund sind (pornographische Filme übrigens inbegriffen, die die Somatiker fein VSS nennen, das meint „Visuelle Sexuelle Stimulation"). Offenbar unter- und überschätzen die SKAT-Anwender die Potenz des Körperlichen wie des Seelischen systematisch, weil die Menschen nun einmal keine vasohydraulischen Apparate sind, in experimentellen Situationen anders reagieren als zu Hause, auf Sex-Filme, die ihnen in dieser Situation vorgesetzt werden, invers reagieren, also nicht mit Erregung, sondern mit Angst und Hemmung, und peinlich berührt sind, wenn der Doktor den Härtegrad ihres Penis palpiert (wie ein Bauer das Euter seiner Kuh) - so sehr die sexuellen Reaktionen auch seelisch „abgespalten" sein mögen.

Während SKAT zunächst nur dann als indiziert angesehen wurde, wenn die Erektionsstörung organisch bedingt war, propagierten einige Experten dieses Verfahren sehr bald als Gold-Therapie, das heißt ganz unabhängig von der

Ätiopathogenese. So sahen beispielsweise Virag et al. (1991) die Differenzierung „somatogen versus psychogen" als verzichtbar an. Zu welchem Wildwuchs und zu welchen Komplikationen diese Generalisierung in der Praxis führte, erfuhren wir eher zufällig. Dafür zwei Beispiele.

Ein Mann mittleren Alters, über den ich mich im Zuge eines Gerichtsverfahrens gutachterlich zu äußern hatte, suchte an einem Freitagnachmittag einen niedergelassenen Urologen in einer Großstadt auf und bekam ohne weitere Umstände von dem Arzt eine Überdosis Papaverin in den Penis gespritzt, weil er über Potenzprobleme geklagt hatte. Wie an jedem Freitagnachmittag fuhr der ledige Mann anschließend zu seiner Mutter in eine 300 Kilometer entfernte Kleinstadt. Hatte er sich anfangs noch im Glanz der erzeugten Gliedversteifung gesonnt, wurden die Schmerzen bald unerträglich. Nach einigen Irrfahrten durch die Einrichtungen des Gesundheitswesens wurde er schließlich wegen eines Priapismus einer Shunt-Operation unterzogen. Die Erektion hatte 18 Stunden lang bestanden. Nach den Befunden der sexualwissenschaftlichen Untersuchung zogen sich durch die sexuelle Entwicklung des Mannes Gewissensqualen und Versagensängste wie ein roter Faden. Durch die SKAT-„Behandlung" und ihre Folgen war die Abwehrseite seiner schon seit der Adoleszenz bestehenden sexuellen Symptome extrem verstärkt worden, so dass eine Psychotherapie noch unmöglicher schien als vor der Traumatisierung. Hinzu kam, dass der Mann vor allem durch sadomasochistische Phantasien erregt wurde.

Eine 50-jährige Patientin, die wegen einer ganz anderen Problematik gekommen ist, erwähnt nebenbei, dass sie jetzt endlich einen beinahe 70 Jahre alten Liebhaber gefunden habe. Er biete ihr die materielle Sicherheit, die sie nun einmal benötige. Dafür sei sie auch bereit, seinen sexuellen Wünschen entgegenzukommen, obgleich sie eigentlich kein Verlangen habe. Das Problem sei nun, dass sich der Liebhaber, wie sie beobachtete, vor dem Verkehr etwas in den Penis spritze, so dass die Erektion stundenlang anhalte und einfach nicht weggehe. Sie müsse dann die ganze Zeit die begehrende und erregte Geliebte spielen und habe auch den Eindruck, dass ihrem Liebhaber die Dauererektion eine Last sei. Da sie über sexuelle Dinge nicht miteinander sprechen könnten, werde sie wohl „die doppelte Schauspielerei" weiterhin mitmachen müssen.

Diese Beispiele mögen andeuten, dass ein Urologe selbst dann nicht das überblicken kann, was er in Gang setzt, wenn er die Technik, anders als der zitierte Arzt, nach den Empfehlungen seiner Kollegen anwendet und sich nicht zur Unzeit von einem Patienten zu einer vorschnellen Injektion „verführen" lässt. Wollte er das, müsste er zunächst darüber nachdenken, welchen biographischen „Sinn" eine sexuelle Störung haben könnte, welchen Schutz vor dem Einbruch libidinöser und aggressiver Impulse der Ausfall der sexuellen Funktionen zu bieten vermag, warum ein Patient mit einer artefiziellen Erektion an den Ort des ödipalen Geschehens zurückkehrt, welche Lust ihm schmerzhafte Prozeduren zu bereiten vermögen, welche Bedeutung Selbstbestrafungswünsche haben, mit welchen Ängsten der Kontrollverlust bei starker sexueller Erregung und beim Orgasmus verbunden sein kann usw. Kurzum: Der Urologe müsste sich zunächst einmal fragen, ob SKAT nicht kontraindiziert ist. Täte er das, würde er wohl selbst bei nur geringem Wissen auf unserem Gebiet in vielen Fällen auf seine Verfahren verzichten.

Damit stellt sich die Frage, wann überhaupt SKAT indiziert sein könnte. Diese Frage sollte nicht von irgendeinem hohen Ross herab beantwortet werden, sondern in kritischer Betrachtung des psychotherapeutischen Feldes. Denn die früher ins Feld geführte Formel „SKAT kommt erst dann überhaupt in Frage, wenn alle psychotherapeutischen Möglichkeiten erschöpft oder gescheitert sind", ist verlogen. Verschwiegen wird, wie schwer, wenn nicht unmöglich es ist, für einen vielleicht auch noch älteren, armen und wenig zum Reden über sich und seine Beziehungen neigenden Patienten mit einer chronischen Impotenz einen Psychotherapieplatz zu finden. Stoßen in Frankfurt am Main, einer Hochburg der Psychoanalyse, die Kolleginnen und Kollegen, die in einer Psychotherapie-Einrichtung arbeiten, im Erstinterview auf eine sexuelle Funktionsstörung, schicken sie die Patientinnen und Patienten zu uns. Andererseits haben die meisten Patienten, die sich schließlich mit SKAT selbst behandeln, viele für sie „frustrane" Therapieversuche bei Hausärzten, Psychologen, Psychiatern und möglicherweise auch bei uns hinter sich, aus denen, nicht zuletzt und nicht zu Unrecht, Urologen die Berechtigung ihres Tuns ableiten.

Wir sollten uns deshalb nicht hinter Formeln verschanzen, sondern erkennen und anerkennen, dass es große Patientengruppen gibt, für die SKAT eine akzeptable Behandlungsmethode ist. Das können wir aber nur, wenn wir unsere Illusion vom unfragmentierten Eros, die aus anderen Zeiten stammt, mit der Realität konfrontieren, einer Realität, zu der das somatoforme Denken und Empfinden ebenso gehört wie die heutigen Therapie- und Selbsttherapiedispositive. Wie Patienten das Recht haben, ihr Leben nicht psychoanalytisch oder sonstwie durchleuchten zu lassen, so haben sie auch das wenngleich eingeblasene Recht, alle Mittel anzuwenden, die das technologische Zeitalter anpreist. Ob wir ihnen dabei behilflich sind oder nicht, muss jeder und jede für sich entscheiden. Ich selbst habe in der ersten Auflage dieses Buches von 1996 geschrieben: „Vorstellbar ist, dass SKAT bei bestimmten organischen Läsionen, insbesondere bei einer neurogenen Impotenz (z. B. nach radikaler Operation eines Blasen- oder Prostatakarzinoms), gegen die es neben unerträglich schmerzhaften Elektrostimulationen sowie Penisprothesen kein Mittel und keine Methode gibt, nicht nur zu verantworten, sondern bei entsprechender Beratung auch zu empfehlen ist" (S. 212). Nicht vergessen sollten wir auch, dass durch SKAT die schrecklichen Penisprothesenimplantationen insgesamt zurückgedrängt worden sind und dass alten Männern mit chronifizierten Erektionsstörungen, vor denen alle Psychotherapeuten fliehen, vor der Sildenafil-Therapie (siehe Kap. 15) erstmals eine unter bestimmten Bedingungen akzeptable Möglichkeit eröffnet worden ist, doch noch Geschlechtsverkehr zu haben.

Von den vasoaktiven Substanzen wurde früher am häufigsten ein von Zorgniotti und Lefleur (1985) eingeführtes Gemisch aus Papaverin und Phentolamin zur SKAT verwandt. Daneben wurde auch Papaverin als Monosubstanz benutzt. Seit einer Mitteilung von Ishii et al. (1986a, 1986b) wurde jedoch immer häufiger Prostaglandin E_1 (PGE_1) verschrieben. Papaverin ist ein Opium-Alkaloid aus Papaver somniferum und bewirkt als unspezifischer Phosphodiesterase-Hemmer und möglicherweise auch durch seine direkten kalziumantagonistischen Eigenschaften eine Relaxation der glatten Muskulatur und damit eine Gefäßerweiterung. Phentolamin ist ein unspezifischer α-Rezeptoren-Blocker. Prostaglandin E_1 (PGE_1) gehört zu den Prostanoiden, die als natürliche Mediatoren in vielen Geweben diverse biochemische Prozesse steuern. Nach der Bindung an einen spezifischen Rezeptor der Zellmembran aktiviert PGE_1 die membranständige Adenylatzyklase, wodurch 3'5'-cAMP in der Zelle freigesetzt wird. Das wiederum hat eine Reaktionskaskade zur Folge, die zu einer intrazellulären Kalziumverarmung mit nachfolgender Relaxation glatter Muskelzellen führt. Diskutiert wird, ob PGE_1 außerdem ein Inhibitor der sympathikotonen, die Erektion hemmenden Impulse an den α-Rezeptoren ist, indem es präsynaptisch die Freisetzung von Noradrenalin aus adrenergen Nervenendigungen hemmt (vgl. zur Biochemie der Erektion Kap. 15). Prostaglandin E_1 gilt heute in Form des synthetischen Alprostadil (Caverject®, Viridal®) als First-line-Substanz der SKAT, wobei Dosen zwischen 5 und 20 μg üblich sind und eine Anwendung mit 10 μg Mitte 2000 zwischen rund 30 DM und 40 DM und eine Anwendung mit 20 μg zwischen rund 40 DM und 50 DM kostete. Durchgesetzt hat sich PGE_1 vor allem, weil es seltener prolongierte Erektionen hervorruft als die anderen vasoaktiven Präparate (und weil sich die Preise inzwischen angeglichen haben). Seit 1991 schließlich werden, vor allem in den USA und bei Patienten, die auf die üblichen Zubereitungen nicht reagiert haben, Kombinationen probiert, eine so genannte Trimix-Lösung aus Papaverin, Phentolamin und PGE_1 (Richter und Nissenkorn 1994) sowie eine Viererkombination aus den genannten Dreien plus Atropin (Montorsi et al. 1993), angeblich mit extremen Wirkraten bis hin zu 96 % bei der Viererkombination. Welche Substanzen außerdem bereits benutzt worden sind resp. möglicherweise demnächst angewandt werden, wird im letzten Abschnitt dieses Kapitels erörtert.

Die medizinischen Kontraindikationen der SKAT generell und vor allem die Komplikationen und Spätfolgen sind in den Tabellen 3 und 4 zusammengestellt. In einer Metaanalyse werteten Jünemann et al. (1996) die Fachveröffentlichungen zu SKAT der letzten 15 Jahre aus, die insgesamt mehr als 20 000 Patienten betrafen. Auf Papaverin hätten 45 % der Patienten, auf das Papaverin-Phentolamin-Gemisch 70 %, auf PGE_1 76 % und auf das Dreiermix 80 % positiv angesprochen. Negative Nebenwirkungen seien prolongierte Erektionen (4 % bis 7 % bei Präparaten, die Papaverin enthielten resp. 0,7 % bei PGE_1), Fibrosierungen des kavernösen Gewebes (5 % resp. 2,5 %) sowie penile Schmerzen (24 % bei PGE_1) gewesen. Der gefürchtete Priapismus sei unter Prostaglandin selten vorgekommen. Die Drop-out-Rate habe 35 % bis 45 % betragen. Als PGE_1 noch nicht durchgehend das Mittel der Wahl war, wurden ferner folgende Ergebnisse mitgeteilt: Nach Lakin und Montague (1993) war es in großen Patientenstichproben in 0 % bis 15,9 % zu dem besonders gefürchteten Priapismus gekommen. Bei den ersten 100 Patienten von Buvat et al. (1990) traten in 14 % prolongierte Erektionen von mehr als vier Stunden Dauer auf, und bei 4 % kam es zum Priapismus. Hartmanns (1994: 190) Patienten berichteten zu 81 % (50 von 62 Patienten) über Hämatombildungen, zu 25 % (14 von 53) über prolongierte Erektionen und zu 16 % (11 von 71) über Fibrosierungen und Verkrümmungen. Während die meisten Hämatome harmlos sind, können prolongierte Erektionen, die drei Stunden oder länger anhalten und gehäuft bei psychogener und neurogener Impotenz beobachtet wurden, dann zu einer Schädigung des Gewebes führen, wenn die Blutzirkulation stark reduziert ist. Beim Priapismus, einer Erektion von sechs Stunden Dauer oder länger, ist die Gefahr der irreversiblen Schädigung des kavernösen Gewebes wegen der Blutstase so groß, dass medikamentös oder chirurgisch eingegriffen werden muss (zur Behandlung siehe Truss 1997b). Dass das Abpunktieren von Blut oder gar eine Shunt-Operation wiederum zu einer irreversiblen Läsion führen kann, liegt auf der Hand. Dass aber auch die medikamentöse Behandlung der prolongierten Erektionen und des Priapismus mit einem Gegenmittel wie Metaraminol zu schwersten Blutdruckkrisen und zerebralen Krampfanfällen führen kann, wird erst jetzt berichtet. Bekannt geworden sind in diesem Zusammenhang mindestens drei Todesfälle (vgl. Porst et al. 1988; Buvat et al. 1990; ferner Hashmat und Abraham 1987). Zu den lokalen Komplikationen zählen außerdem Penis- und Hodenschmerzen, die gehäuft nach der Applikation von PGE_1 auftreten. Gefürchtet sind Infektionen, die im Extremfall zum Verlust des Penis geführt haben. Die systemischen Reaktionen gelten demgegenüber generell als beherrschbar und treten offenbar selten auf. In jüngerer Zeit ist die Entwicklung einer so genannten Toleranz gegenüber vasoaktiven Substanzen beschrieben worden, so dass wegen der abnehmenden Wirkung entweder die Dosis erhöht oder die Behandlung abgebrochen werden muss. Die einschneidendsten Spätfolgen sind Fibrosierungen bzw. Indurationen infolge der Malträtierung des Penis (Azidität des Präparates,

Tabelle 3 SKAT: Kontraindikationen und/oder Anwendungsbeschränkungen

Herzinfarkt innerhalb des letzten Jahres
Koronare Herzkrankheit
Herzrhythmusstörungen
Herzinsuffizienz
Arterielle Verschlusskrankheit (Fontaine-Ratschow III/IV)
Glaukom
Leberinsuffizienz
Sichelzellanämie, schwere Blutgerinnungsstörungen
Niereninsuffizienz
Prostatahyperplasie mit höherer Restharnbildung
Respiratorische Insuffizienz
Geschlechtskrankheiten
Suchtkrankheiten (eventuell)

Tabelle 4 SKAT: Lokale und systemische unerwünschte Wirkungen und Komplikationen

Lokal
- intra- und subkutane Hämatome
- Penis- und Erektionsschmerzen (gehäuft bei PGE_1)
- prolongierte Erektionen (> 3 bis 4 h, gehäuft bei psychogener und neurogener Erektionsstörung)
- Priapismus (> 6 bis 8 h, gehäuft bei Papaverin)
- Schwellkörper-Infektionen (bis hin zum Verlust des Penis)

Systemisch
- Hoden- und Skrotalschmerzen (gehäuft bei PGE_1)
- Hämaturie
- Kreislaufstörungen (Blutdruckabfall, Schwindelgefühl, Schweißausbrüche)
- allergische Reaktionen
- Leberfunktionsstörungen (nicht bei PGE_1)
- Entwicklung einer Toleranz gegen die Substanzen

Spätfolgen
- Schwellkörper-Fibrosen (gehäuft bei Papaverin)
- Penisdeviationen
- Sensibilitätsstörungen

wiederholte Einstiche, Fehlstiche, Hämatome usw.), deren Vorkommen nach Lakin und Montague (1993) zwischen 0,5 % und 57 % liegt, Schäden, die wiederum Verkrümmungen des Penis zur Folge haben können.

1996 berichteten Porst et al. (1996) über die Ergebnisse einer Multicenter-Studie zur SKAT mit PGE_1 (Virilan™): 94 % der Patienten (N=162) hätten den Geschlechtsverkehr ausüben können; etwa 11 % hätten fibrotische Veränderungen am Penis wie Knoten, Indurationen und Deviationen entwickelt, die bei knapp 6 % persistierten; bei 5 von 6 300 Anwendungen sei es zum Priapismus gekommen, das sind 0,07 %. Über prolongierte Erektionen wird nichts mitgeteilt. Penisschmerzen hätten im Verlauf der Beobachtungsjahre von 26 % (erstes Jahr) auf 7 % (drittes Jahr) abgenommen. Earle et al. (1996) gingen diesen Schmerzen, die in der Literatur in 13,6 % bis 80 % der Fälle berichtet worden seien, gesondert nach. Bei 1 245 Männern (24 bis 82, im Mittel 56 Jahre alt), die intrakavernös mit PGE_1 (im Mittel 13,8 µg) behandelt worden waren, seien aufgetreten: Fibrosen (3,5 %), verzögerte Ejakulationen (4 %), „Bruising" (15,8 %) und Schmerzen (54,8 %). Während das Alter keinen signifikanten Einfluss auf das Vorkommen gehabt habe, erwies sich die ätiologische Zuordnung als unterscheidend: Nierenkranke Patienten berichteten am seltensten (20 %) über Schmerzen, Diabetiker am häufigsten (66,7 %); depressive Patienten (40 %) und Männer mit einer vaskulogenen Impotenz (42,1 %) lagen dazwischen.

Tabelle 5 Unerwünschte Wirkungen von SKAT bei 683 Patienten, die sich 6 Monate lang mit PGE_1 (Alprostadil) behandelt haben (nach Linet et al. 1996; siehe Text)

Unerwünschte Wirkung	Patienten N	%
Lokal		
• Penile Schmerzen	343	50
• Hämatom oder Ekchymose	57	8
• prolongierte Erektionen (4 bis 6 h)	35	5
• Priapismus (> 6 h)	5	1
• Andere penile Störungen (z. B. Infektion, Sensibilitätsstörung, Erythem, Pruritus)	29	4
• Peniles Ödem	17	2
• Penile fibrotische Komplikationen	15	2
davon M. Peyronie	9	1
Kurvatur oder Deviation	4	1
Fibrotische Knoten	2	0,3
Systemisch		
• Störungen des Urogenitalsystems (z. B. Hodenschmerz, Skrotalödem, Hämaturie)	30	4
• Störungen des Herz-Kreislaufsystems (z. B. Hypotonie, irregulärer Puls, Schwindelgefühl)	9	1

Ebenfalls 1996 veröffentlichten Linet et al. von der Upjohn Company die Resultate einer umfangreichen und recht präzisen Studie zur Effektivität und Sicherheit der intrakavernösen PGE_1(Alprostadil)-Injektion. Welche unerwünschten Wirkungen sie festgestellt haben, kann der Tabelle 5 entnommen werden. Die dort wiedergegebenen Zahlen beziehen sich auf insgesamt 683 Männer einer 6-monatigen Teilstudie, die an einer vaskulogenen (57 %), neurogenen (13 %), psychogenen (10 %) oder hinsichtlich der Ätiologie gemischten (20 %) Erektionsstörung litten. Die mittlere Dosis Alprostadil, die sich die Männer selbst zu Hause injizierten, betrug am Beginn der Studie 17,7 µg und am Ende 20,7 µg. 87 % der insgesamt 13 762 Injektionen, nach denen es zu einer sexuellen Begegnung gekommen ist, „resulted in satisfactory sexual activity" (ebd.: 875). Für die Partnerinnen der Patienten sei der Koitus in 86 % der Ereignisse befriedigend gewesen. Stief et al. (2000) halten die SKAT mit PGE_1 in etwa 70 % bis 80 % für effektiv. Die unangenehmste Nebenwirkung seien penile Schmerzen, über die bis zu 25 % der Patienten klagten.

Positiv an der SKAT mit PGE_1 sind: die gute systemische Verträglichkeit, der schnelle Wirkungseintritt (nach etwa 10 Minuten) und das Nichtinterferieren mit Nitratpräparaten und NO-Donatoren im Gegensatz zu Sildenafil (siehe Kap. 15). Negativ sind: die Technizität und Invasivität der Methode, die damit zusammenhängende hohe Abbruchrate sowie das häufige Vorkommen von intrapenilen Schmerzen resp. von schmerzhaften Erektionen, die bis zu 50 % der Patienten erlebt haben, wobei hinzugefügt werden muss, dass diese Schmerzen aber in mehreren Studien nur bei etwa 10 % der *Anwendungen* registriert worden sind. Linet et al. (1996: 876) diskutieren unter Verweis auf eine Studie von Capetola et al. (1983), ob die Schmerzen möglicherweise durch Alprostadil selbst induziert sind, „since prostaglandins of the E group have a pain-sensitizing action".

Kritisch betrachtet ist SKAT selbst bei optimaler Dosierung und Verwendung feinster Nadeln mit Hilfe modernster Spritzgeräte keineswegs eine risikoarme Behandlung. Umso gewissenhafter muss die Indikation gestellt werden, wobei mit Blick auf die Wirksamkeit heute überwiegend organisch bedingte, insbesondere neurogene Erektionsstörungen in Frage kommen. Ist die Indikation gestellt, muss die optimale individuelle Dosis des vasoaktiven Präparates, die zu einer ausreichenden Rigidität des Penis führt, unter unmittelbarer ärztlicher Kontrolle herausgetestet werden, wobei Linet et al. (1996) nachgewiesen haben, dass diese Individualdosis sehr unterschiedlich ist. Seriöse SKAT-Anwender fordern außerdem eine mindestens dreimalige Unterrichtung des Patienten in der Injektionstechnik. Diese beschreibt Truss (1997a: 60) wie folgt: „Hierzu wird der Penis zunächst gestreckt. Nach Hautdesinfektion wird dann ein Schwellkörper mit einer Insulinnadel in voller Länge von dorsolateral punktiert und die Substanz injiziert. Hierbei ist zu beachten, dass sich die Nadelspitze sicher im Schwellkörpergewebe und nicht im subkutanen Gewebe oder in der Urethra befindet. Die Punktionsstelle wird anschließend für 1–2 min komprimiert." Natürlich muss der Patient detailliert über die bisherigen Erfahrungen und die Risiken der Methode mündlich und schriftlich aufgeklärt werden, insbesondere über prolongierte Erektionen, die die kavernöse Muskulatur durch Hypoxie dauerhaft zerstören können. Alle unerwünschten Wirkungen sollten schriftlich dokumentiert werden. Truss (ebd.: 61) verlangt außerdem „eine engmaschige Nachkontrolle und eine zeitliche und räumliche Erreichbarkeit des Therapeuten". Alle Patienten sollten nach Stief et al. (2000: C-370) im Fall der prolongierten Erektion „angehalten werden", sich „nach spätestens vier Stunden unverzüglich beim behandelnden Arzt oder in einer Klinik zu geeigneten Gegenmaßnahmen vorzustellen".

Nicht vergessen sei schließlich: Als „reine" Organo- und als Autotherapie ignoriert SKAT individuelle und Paarkonflikte und greift mechanisch in psychosoziale Gefüge ein, innerhalb derer eine sexuelle Funktionsstörung (oder auch eine künstlich erzeugte „chemische Potenz") erst ihre Bedeutung hat, beispielsweise für die wenngleich „neurotische" Balance einer Paarbeziehung, die durch diese Prozedur aus dem Gleichgewicht gebracht werden kann. Die Indikation sollte folglich auch insofern sehr zurückhaltend gestellt werden, als die individual- und paardynamischen Auswirkungen ernsthaft beachtet werden. Grundsätzlich sollte das Verfahren nur kurze Zeit angewandt werden. Das ist auch notwendig, weil die Langzeiteffekte dieser Therapie frühestens nach einigen Jahrzehnten bekannt sein werden. Hinzu kommt das schon heute erkannte Risiko, dass mit unserer Hilfe eine möglicherweise anfänglich überwiegend psychogene Impotenz durch die erwähnten Gewebsschädigungen in eine iatrogene, endgültig organisch bedingte transformiert wird. Welche Rolle SKAT angesichts der Einführung von Sildenafil (Viagra®) in den nächsten Jahren spielen wird, kann gegenwärtig nicht gesagt werden. Sicher scheint nur zu sein, dass nicht wenige Patienten auf die orale Therapie umsteigen werden, wie bereits berichtet wird (Montorsi et al. 1999).

Transurethrale Applikation vasoaktiver Substanzen (MUSE)

Erst Anfang der 90er Jahre des letzten Jahrhunderts wurde die trans- resp. intraurethrale Applikation vasoaktiver Substanzen vorgeschlagen (Wolfson et al. 1992), obgleich schon seit Jahrzehnten bekannt war, dass es venöse Verbindungen zwischen Corpus spongiosum und Glans penis einerseits und den Corpora cavernosa andererseits gibt. Im November 1996 wurde dann in den USA (Firma Vivus) und im Mai 1999 in der EU und damit in Deutschland (Firma Astra GmbH) diese Behandlung mit Prostaglandin E_1 (PGE_1) zugelassen. Werbewirksam wurde das Verfahren MUSE genannt: „Medicated Urethral System for Erection" bzw. „Medizinisches Urethrales System zur Erektion".

Die Anwendung ist möglicherweise nicht jedermanns Sache: Die vasoaktive Substanz wird nach einer Miktion mit Hilfe eines sterilen Einmal-Applikators etwa 3 Zentimeter tief in die Harnröhre eingebracht. Die Substanz befindet sich am Ende des eingeführten Stäbchens und wird durch einen Auslöseknopf freigesetzt. Nach 5 bis 10 Minuten soll es zur Erektion kommen, deren Rigidität nach 20 bis 25 Minuten am größten und nach 70 bis 80 Minuten wieder verschwunden sein soll.

Anfänglich wurden eindrucksvoll positive Ergebnisse publiziert, die auf die plazebokontrollierte Doppel-Blind-Testung an 1 511 Patienten im Alter zwischen 27 und 88 Jahren mit chronischen organogenen Erektionsstörungen in der Klinik und/oder zu Hause zurückgingen (Padma-Nathan et al. 1997): 60 % bis 70 % der im Mittel 61 oder 62 Jahre alten Patienten berichteten über Erektionen, die für einen vaginalen Geschlechtsverkehr rigide genug waren. Diese hohen Erfolgsraten konnten in der Praxis nicht bestätigt werden: „Auch bei dieser Therapieoption zeigte sich, dass die optimistischen Erfolgszahlen der frühen Publikationen bei dem nicht selektionierten Patienten nicht erreicht werden. Eine Ansprechrate von 30 bis 35 Prozent scheint hier realistisch" (Stief et al. 2000: C-369 f).

Insgesamt aber sehen Stief et al. (ebd.: 370) in dieser Therapieform „eine attraktive Option", insbesondere für Patienten, „die mögliche Nebenwirkungen einer systemischen (oralen) Therapie vermeiden wollen. Tatsächlich waren die bisher beschriebenen systemischen unerwünschten Wirkungen zwar dosisabhängig (getestet wurden 125 bis 1000 μg Alprostadil), hielten sich aber insgesamt in Grenzen: Hypotonie etwa 3 %, Schwindel 2 % bis 4 %, Synkopen 0,4 % bis 4 %.

Die häufigste so genannte Nebenwirkung waren eher milde Penis- bzw. Harnröhrenschmerzen, über die 30 % bis 40 % der Patienten klagten (vs. 3 % unter Plazebo). Über Hodenschmerzen klagten etwa 5 %, über Kopfschmerzen etwa 3 %. Harnröhrenverletzungen bzw. Mikro- und Makrohämaturien kamen bei etwa 5 % vor. Prolongierte Erektionen, Priapismus, Urethrastrikturen und penile Fibrosen wurden anfänglich überhaupt nicht berichtet, auch nicht nach bis zu 2-jähriger Beobachtung (Spivack et al. 1997). Zur Zeit geben alle Experten an, dass diese Komplikationen sowie Harnwegsinfekte selten vorkämen. Da die Anwendungszeit insgesamt noch sehr kurz ist, muss vor allem mit höheren Raten urethraler Strikturen und peniler Fibrosen in den nächsten Jahren gerechnet werden.

Etwa 6 % der Partnerinnen der mit MUSE behandelten Männer klagten über Jucken und Brennen in der Scheide. Der Hersteller gibt an, dass die Konzentration von PGE_1 im Sperma gegenüber der natürlicherweise vorhandenen leicht erhöht sei. Da jedoch Alprostadil embryotoxisch ist, sollte es nicht transurethral angewandt werden, wenn die Partnerin schwanger ist (Medical Letter 1997). Die weiteren Kontraindikationen oder Anwendungsbeschränkungen (siehe Tab. 6) ergeben sich aus der Anwendungsform (Verletzungsgefahr bei bestehender Gerinnungsstörung zum Beispiel) oder den bekannten Wirkungen der vasoaktiven Substanz.

Tabelle 6 MUSE: Kontraindikationen und/oder Anwendungsbeschränkungen

Krankheiten, die eine sexuelle Aktivität verbieten
Bekanntes Risiko für Priapismus (z. B. multiples Myelom)
Blutgerinnungsstörungen
Behandlung mit Antikoagulanzien
Harnröhrenstriktur
Schwere Penisdeviation
Schwere Hypospadie
Balanitis
Urethritis
Schwangerschaft der Partnerin

Am deutschen Markt erhältlich ist der Applikator MUSE® mit 250, 500 oder 1000 Mikrogramm Alprostadil (PGE_1). Ein Applikator mit 250 μg kostete Anfang 2000 DM 33,84; drei Applikatoren mit jeweils 1000 μg kosteten DM 132,67. Die Kosten werden zur Zeit von den gesetzlichen Krankenkassen nicht übernommen. Mit Wirkung vom 1. Oktober 1998 hat der Bundesausschuss der Ärzte und Krankenkassen gem. § 90 SGB V Medikamente zur Behandlung der so genannten erektilen Dysfunktion als nicht verordnungsfähig eingestuft (vgl. dazu

Kap. 15, S. 370). Ist jedoch ein Mittel wie MUSE® auch zur Diagnostik der Impotenz zugelassen, ist die Kostenübernahme durch die GKV nicht ausgeschlossen. Bei der Diagnostik wäre übrigens zu bedenken, dass 500 μg Alprostadil transurethral etwa 10 μg intrakavernös entsprechen.

Apomorphin SL

Der Dopamin-Agonist Apomorphin ist seit Jahren als zentral wirkende prosexuelle Substanz im Gespräch, die offenbar auch an den μ-, δ- und κ-Rezeptoren des ZNS wirkt. Erst dadurch jedoch, dass eine sublingual (SL) applizierbare Form entwickelt wurde, konnten die unerwünschten Wirkungen Nausea und Erbrechen beherrscht werden.

Nach den in den letzten drei Jahren vorgenommenen Studien (vgl. z. B. Padma-Nathan et al. 1998), die Stief et al. (1999, 2000) zusammenfassen, wurde bei einem Großteil der Patienten durch Gaben von 2 bis 6 mg Apomorphin SL keine Emesis hervorgerufen. Außerdem nähmen die unerwünschten Wirkungen mit der Dauer der Anwendung ab. Wirksam im Sinne von Erektionen, die zum Koitus befähigen, sei das Präparat bei 46 % bis 60 % der Probanden gewesen (vs. 34 % bei Plazebo). Hinsichtlich der Effektivität sei Apomorphin, soweit sich das bereits angesichts der Forschungslage sagen lasse, mit Sildenafil (vgl. Kap. 15) vergleichbar. Ein Vorteil gegenüber Sildenafil sei der schnellere Wirkungseintritt (zehn Minuten), und im Gegensatz zu Yohimbin müsse Apomorphin nur „bei Bedarf" eingenommen werden.

Experten rechnen damit, dass diese Substanz demnächst in den USA und in der EU unter dem Handelsnamen Uprima als Arzneimittel zugelassen werden wird. Möglicherweise wird es dann zu einer heftigen Therapie-Konkurrenz mit Sildenafil kommen. Wichtig ist, dass ein Missbrauch von Apomorphin SL ausgeschlossen scheint, weil die unerwünschten Wirkungen Brechreiz und Erbrechen mit der Zunahme der Dosis ebenfalls zunehmen. Wohl vor allem wegen dieser Effekte hat die Firma TAP Pharmaceutical Products Mitte 2000 den Antrag auf Zulassung in den USA erst einmal zurückgezogen.

Phentolaminmesylat

Der nichtselektive α-Rezeptoren-Blocker Phentolamin, der im Gegensatz zu Yohimbin und Apomorphin wie Sildenafil hauptsächlich peripher wirken soll, wird seit mehreren Jahrzehnten unter verschiedenen Indikationen in der Medizin verwandt, ist also hinsichtlich seiner erwünschten und unerwünschten Wirkungen besser einzuschätzen als andere Substanzen, die für eine orale Behandlung sexueller Störungen möglicherweise oder tatsächlich in Frage kommen. Das ist ein nicht gering zu schätzender Vorteil.

In diesem Kapitel begegnet uns Phentolamin bei der 1983 von Brindley veröffentlichten „Cavernosal α-blockade" zusammen mit Phenoxybenzamin, bei der SKAT in einer Mischung mit Papaverin oder in Dreier- und Viererkombinationen mit Papaverin, PGE_1 und Atropin, in dem Präparat Invicorp™ als

Mesylat in Kombination mit VIP und schließlich wiederum als Mesylat in dem von der Firma Zonagen auf den Markt gebrachten Präparat Vasomax™.

Die Forschungslage ist jedoch hinsichtlich des oral applizierbaren Phentolaminmesylats noch recht dispers. Einerseits werden Erfolge berichtet, andererseits wurden keine signifikanten Differenzen gegenüber einem Plazebo beobachtet. Als unerwünschte Wirkungen werden bei Dosierungen zwischen 40 mg und 80 mg Tachykardien, Schwindelgefühle und nasale Kongestionen genannt. Wie Apomorphin wird Phentolaminmesylat nur „bei Bedarf" eingenommen. Einige Forscher berichteten, dass das Mittel bei älteren Männern deutlich besser gewirkt habe als bei jüngeren (vgl. z. B. Porst et al. 1996), so dass zur Zeit eine Indikation bei Patienten gesehen wird, die älter als 60 Jahre sind.

Medikamentöse Behandlung des Vaginismus

Während Sedativa und Anxiolytika (z. B. Plaut und Rach Beisel 1997) sowie Lokalanästhetika (z. B. Hassel 1997) seit langem gegen den Vaginismus eingesetzt werden, ist die (auf kasuistischer Ebene) angeblich erfolgreiche Behandlung mit dem Botulinumtoxin A neu (Brin und Vapnek 1997; Jost und Selbach 1998). Dieses Toxin, das bei den bisherigen klinischen Anwendungen weder unerwünschte noch bleibende Wirkungen gehabt haben soll (Jost und Schimrigk 1995), hemmt, intramuskulär injiziert, die Acetylcholinausschüttung aus den präsynaptischen Vesikeln und unterbricht auf diese Weise die Nervenimpulse, die zu den Muskeln gehen.

Medikamentöse Behandlung der Ejaculatio retrograda

Anfang der 70er Jahre sah ich zum ersten Mal einen noch nicht 30 Jahre alten, verheirateten, kinderlosen Mann, der nach einer Semikastration wegen eines malignen Hodentumors und anschließender retroperitonealer Lymphadenektomie über das Ausbleiben der Ejakulation bei erhaltener Erektions- und Orgasmusfähigkeit klagte. Die Untersuchung ergab, dass sich nach einem Orgasmus Samenzellen im Urin befanden. Es lag also nicht eine Ejaculatio deficiens, sondern eine Ejaculatio retrograda vor, das heißt, der Samenerguss erfolgte nicht wie beim Gesunden antegrad, sondern „nach rückwärts" in die Harnblase. Als dann kurz danach erstmalig in der Literatur erfolgreiche „Umwandlungen" retrograder in antegrade Ejakulationen mittels einiger Substanzen, die die α-adrenergen Rezeptoren des inneren Sphinkters der Harnblase stimulieren, mitgeteilt wurden (Hinman 1974; Stockamp et al. 1974; Stewart und Bergant 1974; D. Jonas et al. 1978), ergriffen wir diese Möglichkeit dankbar und mit Erfolg. Einige Jahre später wurden die Antidepressiva Imipramin (Kelley und Needle 1979) und Clomipramin (Eppel und Berzin 1984) angewandt, deren Wirkung auf den Ejakulationsprozess bereits bekannt war.

Von der Wirkung einiger Arzneimittel, insbesondere Psychopharmaka und Antihypertensiva, abgesehen, sind als Ursache einer somatogenen Ejaculatio retrograda vor allem zu bedenken: kongenitale Fehlbildungen im Bereich der hinteren Urethra; periphere Neuropathien beim Diabetes mellitus; Bauch-, Becken- und Genitaloperationen, insbesondere Prostataoperationen, Blasenhalsinzisionen, lumbale Sympathektomien und retroperitoneale Lymphadenektomien bei Hodentumoren; schließlich Unfälle mit Beckenfrakturen und Harnblasenrupturen.

Als medikamentöse Therapie, nicht zuletzt bei bestehendem Kinderwunsch, sind empfohlen worden: 50 mg Ephedrin oral, 1 bis 2 Stunden vor dem Beischlaf (Hinman 1974); 25 bis 30 mg Midodrin i. v., präkoital (D. Jonas et al. 1978); 25 mg Imipramin, 3-mal täglich (Brooks et al. 1980; Brooks und Sidi 1981); 25 mg Clomipramin, 2-mal täglich (Eppel und Berzin 1984). D. Jonas (1994) nennt außerdem als mögliche Substanz Etilefrin. Unter Clomipramin trat die antegrade Ejakulation 3 bis 5 Tage nach dem Beginn der Behandlung auf. Bei 2 von 3 Patienten war eine erhoffte Schwangerschaft die Folge. Um eine Gravidität trotz der Ejaculatio retrograda zu erreichen, wurden früher sehr fragliche oder strapaziöse Prozeduren empfohlen, wie die chirurgische Rekonstruktion des Blasenhalses oder des Blasensphinkters, der Koitus mit randvoller Blase oder das Urinieren in die Scheide der Ehefrau. Heute kann für eine instrumentelle homologe Insemination mit Erfolg Sperma aus dem postkoitalen oder postmasturbatorischen Urin zentrifugiert und speziell aufbereitet werden. Auf die Behandlung der Ejaculatio retrograda und der Ejaculatio deficiens mit Hilfe von Elektrostimulatoren und Vibratoren wird weiter unten im Abschnitt „Physio- und Mechanotherapien“ eingegangen.

Absetzen von Arzneimitteln

Angesichts der Verbreitung arzneimittelinduzierter sexueller Dysfunktionen, die bereits im Kapitel 11 erörtert worden sind, muss auch an dieser Stelle hervorgehoben werden, dass es in der Praxis oft sehr viel wichtiger ist, Präparate, die möglicherweise Dysfunktionen hervorrufen, zumindest für zwei bis drei Monate in der Hoffnung auf eine Restitution der sexuellen Funktionen abzusetzen, als nach Mitteln zu suchen, mit denen eine Sexualstörung behandelt werden könnte. Zu verantworten ist das Absetzen des Präparates, wenn keine vitale Indikation vorliegt. Ist das jedoch der Fall, muss an Mittel gedacht werden, die sexuelle Dysfunktionen wenigstens seltener auslösen als die bisher applizierten. Welche weiteren Optionen Patient und Arzt bedenken sollten, wird in Kapitel 11 (S. 249) erörtert.

Chirurgische Eingriffe

Penisprothesenimplantationen

Die Versteifung des Penis mittels operativ in ihn eingesetzter Materialien, anfänglich Knochen- und Knorpelsegmente in Imitation des Os penis einiger Tierspezies, wird seit den 30er Jahren versucht. In den 70er und 80er Jahren, vor dem Siegeszug der SKAT, wurden immer perfektere Kunststoffprothesen entwickelt, die den Traum von der nichtpriapistischen Dauerversteifung oder besser noch von der Erektion per Knopfdruck Wirklichkeit werden lassen wollten: rigide und semirigide (z. B. Small-Carrion), biegsame (z. B. Jonas), aufblasbare mit einer Pumpe im Hodensack (z. B. Scott) und selbst-auffüllbare mit einem integrierten Flüssigkeitsreservoir (z. B. Self-contained-Hydroflex). Zehntausenden von Patienten wurden diese Prothesen innerhalb eines Jahrzehnts implantiert, nicht selten, wie uns berichtet wurde, nach einem höchstens zehnminütigen Gespräch eines Urologen mit dem Rat Suchenden. U. Jonas (1983) erwähnte, dass 8 000 Exemplare der von ihm entwickelten Silikon-Silber-Prothese innerhalb von fünf Jahren implantiert worden waren.

Nicht zuletzt wegen dieses bornierten Vorgehens haben wir bereits Ende der 70er Jahre Technik und Praxis der Penisprothesenimplantation einer Kritik unterzogen (Rieber 1979; Sigusch 1979, 1980). Psychiatrische und tiefenpsychologische Untersuchungen (Spengler 1980; Rentrop 1983, 1984, 1986) zeigten anhand von Fallstudien sehr bald, dass dem Wunsch nach einer Penisprothese individual- und paarspezifische Konflikte zugrunde liegen, dass nicht wenige Patienten trotz zunächst extrem abweisender Haltung für eine Beratung und Psychotherapie zu gewinnen sind und dass der Versuch, das Symptom mechanisch und unverzüglich zu beseitigen, die Abwehrseite des Geschehens schwächt, die Triebseite aber mobilisiert, wodurch das Paar-Arrangement abrupt gefährdet wird. Rentrop sah bei psychogenen Erektionsstörungen keine Indikation, Spengler bezweifelte sie außerdem bei vielen Impotenzen, die als organisch verursacht angesehen worden waren.

Hinzu kommt die *Irreversibilität* des Eingriffs durch die Schwellkörperzerstörung und damit das, was bei der SKAT erörtert wurde: Organisation der Impotenz auf Dauer, wie es im vorliegenden Fall bereits das Vorhandensein der Prothese zum Ausdruck bringt. Die Irreversibilität bedeutet auch, dass diese Patienten nicht in den Genuss zukünftiger Verfahren oder Mittel gegen Erektionsimpotenz kommen können. Von organisch bedingten Erektionsstörungen, die durch kein anderes Verfahren behandelt werden können, abgesehen, ist eine Penisprothesenimplantation nur in *extremsten* Fällen drohender, nicht auf andere Weise abwendbarer psychischer Dekompensationen zu verantworten. Diese professionelle Haltung schließt natürlich ein, dass es jedem Patienten, der im Besitz seiner seelischen und geistigen Kräfte ist, unbenommen bleibt, sich in Kenntnis der heute verfügbaren Therapieverfahren, der Irreversibilität des Eingriffs, der sehr differenten Einschätzung der Risiken und Komplikationen durch Urologen einerseits und Psychotherapeuten andererseits für diesen Eingriff zu entscheiden.

Urologen fassen die Ergebnisse größerer Studien der letzten fünf bis acht Jahre wie folgt zusammen: 70 % bis 90 % der Patienten und ihrer Partnerinnen seien „global zufrieden“; Revisionen und Explantationen, das heißt erneute Operationen, seien nur bei 10 % bis 30 % innerhalb von zwei bis vier Jahren erforderlich geworden (früher bis zu 60 %); weitere Komplikationen stellten sich bei etwa 5 % ein (vgl. auch die Studie von Goldstein et al. 1997). Neuere

Untersuchungen von psychologisch-psychotherapeutischer Seite, die diese Einschätzung problematisieren würden, sind uns nicht bekannt geworden.

Erfreulicherweise wird jedoch seit einigen Jahren die Indikation von Penisimplantaten auch von jenen Körpermedizinern zurückhaltend gestellt, die an der Durchsetzung dieses Verfahrens innerhalb der Medizin nicht ganz unbeteiligt waren. Ermöglicht worden ist diese Zurückhaltung gewiss durch die Einführung der SKAT und heute durch die Verfügbarkeit von Sildenafil. Schultheiss und U. Jonas (1999: 187) bezeichnen die Implantate als gegenwärtige Ultima-Ratio-Therapie und stellen die Indikation nur dann, wenn „alle konservativen" und „anderen operativen Verfahren" versagt haben oder „grundsätzlich" abgelehnt werden. In seltenen Fällen könne der Eingriff bei einer psychogenen Erektionsstörung in Frage kommen, sofern sie sich als „absolut therapierefraktär gegenüber allen sexualtherapeutischen oder konservativen Ansätzen" gezeigt habe. „Auch hier sollte größte Zurückhaltung geboten sein und die Entscheidung letzlich nur in Einverständnis mit einem erfahrenen Sexualpsychologen gefällt werden."

Nicht ganz so zurückhaltend ist Porst (2000: 306), der sich auf eigene „Erfahrungen mit insgesamt 600 persönlich durchgeführten Implantationen" beruft: „Für viele Paare stellt die Penisprothetik eine zuverlässige und zufrieden stellende Langzeitlösung der Impotenzproblematik dar, welche bei Betrachtung über einen 20jährigen Zeitraum zudem noch ökonomischer ist als eine regelmäßige Sildenafil- (Viagra®) oder Alprostadil- (Caverjekt®, Viridal®) Rezeptur, wenn man von einem 55jährigen Patienten mit noch 20 Jahren Lebenserwartung und Koitusfrequenz von nur 1x/Woche ausgeht". Dabei verschweigt er nicht, dass die dreiteiligen hydraulischen Prothesen der Firmen AMS (z. B. AMS 700 CX) und Mentor (z. B. Mentor Alpha-1), die heute weltweit in etwa 80 % der Fälle eingesetzt werden (zwei Zylinder in die Corpora cavernosa penis, die Pumpe zum Selbstbewirken der Gliedaufrichtung in den Hodensack und das Flüssigkeitsreservoir neben die Harnblase oder in den Bauchraum), dass allein dieses Material zur Zeit 10 000 bis 12 000 DM kostet und dass eine Vakuum-Erektionshilfe mit weitem Abstand die billigste Behandlung ist. Porst verschweigt auch nicht die Risiken, die zum Beispiel von unerfahrenen oder sorglosen Operateuren ausgehen oder die in bestimmten (oft den neuesten) Modellen stecken. Und er nennt Seite um Seite die zahllosen Komplikationen: Harnröhrenverletzungen unter der Operation, Flüssigkeitsverlust im System (Leakage) nach der Operation, Zylinderaneurysma mit Tunicabulging, Selbstauffüllung des Systems bei Betätigung der Bauchpresse (Husten, Heben, Bücken) und damit ungewollte Versteifung des Gliedes (so genannte Autoinflation), Prothesenperforation, so genanntes Concorde-Phänomen (nach unten hängende Glans penis, vor allem durch zu kurze Zylinder), Infektionen, Fibrosen mit nachfolgender Penisverkürzung oder Verkrümmung usw.

Arterien- und venenchirurgische Eingriffe

Mit Blick vor allem auf die Penis-Gefäßchirurgie, aber auch auf SKAT waren die National Institutes of Health (NIH) der USA Anfang der 90er Jahre angesichts des „Cowboy"-Verhaltens bei Diagnostik und Therapie so irritiert, dass sie Ende 1992 eine „Consensus Development Conference" einberiefen, um den Wildwuchs einzudämmen. Der Konsens war problematisch; Psychogenese und Psychotherapie der Impotenz „are not even described adequately" (Schmidt 1993: 263). Die Penis-Gefäßchirurgie wurde aber als experimentell eingestuft und sollte nur in hochspezialisierten Kliniken durchgeführt werden, die über die notwendige wissenschaftlich-katamnestische Potenz verfügen (vgl. National Institutes of Health 1993; Tiefer 1994). Dass es sich bei diesen gefäßchirurgischen Eingriffen nicht um Standardverfahren handelt, hat das „Clinical Guidelines Panel on Erectile Dysfunction“ der American Urological Association bestätigt (Montague et al. 1996).

Deutsche Experten waren von Anfang an zurückhaltend, vor allem gegenüber den Revaskularisationseingriffen. Bei komplexeren arteriellen Dysplasien, diabetischen Mikroangiopathien, penilen Makroangiopathien im Zusammenhang mit einer generalisierten Arteriosklerose oder einem Diabetes mellitus sowie allgemein bei Männern über 40 Jahren empfahlen sie wegen der ungewissen Langzeitergebnisse und der Operationsrisiken nicht arterienchirurgische Eingriffe, sondern andere Verfahren, vor allem die SKAT (z. B. Stief und Bähren 1988; Sohn 1994). Dabei ist es bis heute geblieben. Nach wie vor liegen keine wirklich kontrollierten Studien vor, ist die Wirksamkeit der Eingriffe fachlich umstritten, fehlen allgemein akzeptierte Indikationskriterien, ist die Komplikationsrate enorm: Stief und Hartmann (1999: 115) sprechen von „bis zu 60 %!“. Porst (2000: 283) sieht die „penile Revaskularisationschirurgie in den letzten Jahren nahezu in den Stand der Bedeutungslosigkeit versetzt“, und zwar international. Angesichts dieser Zurückhaltung sei daran erinnert, dass eine chirurgische Revaskularisation vielleicht dann zu erwägen ist, jedenfalls erfolgreich sein kann, wenn eine ebenso umschriebene wie erhebliche und zugleich operativ gut zu erreichende Gefäßläsion vorliegt, die durch gezielte Angiographie nachgewiesen wurde und nach dem Eindruck erfahrener und von der Chirurgie weit genug entfernter Gutachter zu der Erektionsstörung geführt hat, beispielsweise infolge eines Unfalls mit Gefäßverletzung. Operieren sollte aber nur ein erfahrenes Team einer entsprechend ausgewiesenen Klinik.

Noch eindrucksvoller als der Abgesang auf die arteriellen Revaskularisationen des Penis ist der fachliche Untergang der zuvor hochgelobten venenchirurgischen Eingriffe in den letzten Jahren. Sie hätten „ihre Existenzberechtigung fast gänzlich verloren“ (Porst 2000: 275). Befürwortet werden sie generell nur noch, wenn sehr seltene Störungen oder Fehlbildungen vorliegen wie ektopische Venen. In den 20 Jahren davor aber ist aller Welt eingeredet worden, bei vielen Erektionsstörungen liege eine „venöse Insuffizienz“ vor, ein „venöses Leck“, das durch chirurgische Eingriffe geschlossen werden könne. Als nach unzähligen Resektionen dorsaler Penisvenen in der ersten Hälfte der 80er Jahre deutlich wurde, dass nur in einem Drittel der Eingriffe irgendwelche Erfolge zu verzeichnen waren, wurde nicht die Theorie überprüft, sondern der Eingriff radikalisiert: nicht nur Resektion der tiefen Dorsalvenen, sondern auch Ligatur aller oberflächlichen Penisvenen. Doch die Komplikationsrate nahm zu und die Erfolgsrate stagnierte. Falsch, wird heute eingeräumt, war die Theorie, nach der bei den Operierten eine venöse Abflussstörung vorlag, während nach gegenwärtiger Auffassung eine kavernös-venöse Okklusionsstörung besteht, deren morphologisches Substrat eine glattmuskuläre Degeneration sei, die durch CC-EMG oder Biopsie festgestellt werden könne (Stief und Hartmann

1999). Wenn aber, wie Porst (ebd.: 271) annimmt, eine verminderte Relaxationsfähigkeit der glatten kavernösen Muskulatur für die Impotenz verantwortlich ist, wird „mit der penilen Venenchirurgie, von wenigen Ausnahmen abgesehen, der Versuch unternommen, eine operativ nicht heilbare Erkrankung chirurgisch anzugehen".

Sonstige Sexualchirurgie

Wenn nicht ein Mikropenis vorliegt, was sehr selten der Fall ist, sollte die so genannte Penisaugmentation abgelehnt werden. Die „Verlängerung" des Penis ist nur ein optischer Effekt, weil nach der Durchtrennung des Ligamentum suspensorium die Pars pendulans penis weiter vorfällt. Da die Verankerung des Penis durchtrennt wird, hängt er erigiert nach unten. Noch problematischer sind Fettunterspritzungen und Fettlappentransplantationen, durch die der Umfang des Gliedes vergrößert werden soll. Innerhalb weniger Monate wird das meiste Fett übrigens eingeschmolzen. Typische Komplikationen der Penisaugmentation sind: Penisverkürzung durch Narbenbildungen, Erektionsimpotenz durch Nervenläsionen, lokale Infektionen, Verklumpungen des eingespritzten Fettes usw. Trotzdem werden diese Eingriffe von immer mehr medizinischen Lazzaroni, das heißt geldschneidenden Privatärzten, an Männern durchgeführt, die ein seelisches Problem und nicht ein körperliches Defizit haben.

In einem „Angebot zur wissenschaftlichen Zusammenarbeit", das mir schon vor Jahren zuging, heißt es beispielsweise: Dr. med. XY „macht aus Zwergen Riesen. Der Penisschaft wird im schlaffen Zustand um mehr als seine ursprüngliche Länge verlängert! Nebenwirkungen, Spätfolgen etc. gibt es nicht. Großindustrielle, Scheichs und sogar Ärzte sind von ihm behandelt worden." Es folgen Dankschreiben glücklicher Riesen. Nichts als Geldschneiderei sind auch allerlei mechanische Prozeduren, die vornehmlich im Internet angeboten werden, beispielsweise so genannte Stretcher unter dem Label „Penisplus".

Vollkommen indiskutabel sind Vaginaldilatationen in Narkose, Vaginalinzisionen und andere chirurgische Eingriffe an der Scheide zur „Behandlung" des Vaginismus oder eine Neurotomie des N. dorsalis penis zur „Behandlung" der Ejaculatio praecox, die beispielsweise Lee (1997) an 315 Patienten exerziert hat. Solche Eingriffe sind ärztliche Kunstfehler.

Ganz anders zu bewerten sind Stäbe zur Vaginaldilatation, deren Verwendung im Anschluss an die Erfahrungen von Masters und Johnson (1973) in eine Paartherapie integriert ist (vgl. z. B. Lange und Rethemeier 1997; zum Für und Wider Brandenburg 1998; siehe auch Schmidt in Kap. 13).

Physio- und Mechanotherapien

Training der Beckenbodenmuskulatur

Das physiotherapeutische Training der Beckenbodenmuskulatur gehört seit Jahren zu den alternativen und zugleich konservativen Methoden, mit denen sexuelle Reaktionsstörungen bei Frauen und Männern durchaus erfolgreich und vor allem auf eine unschädliche Weise behandelt werden. Erinnert sei nur an die bekannten Kegel-Übungen. In den letzten Jahren standen die venösen Verschlussstörungen des Mannes im Zentrum der Forschung. Offenbar erzielt eine intensive und regelmäßige Beckenbodengymnastik langfristig bessere Ergebnisse als operative Venenresektionen. Außerdem kann mittlerweile auch physiologisch begründet werden, warum dieses Training die sexuelle Reagibilität steigert (Claes und Baert 1993; Colpi et al. 1999).

Transkutane Elektrostimulation der Schwellkörpermuskulatur

Um über ein weiteres konservatives Verfahren zur Behandlung der Erektionsstörungen verfügen zu können, hat die Forschergruppe um Stief in den 90er Jahren die „Funktionelle Elektromyostimulation des Corpus cavernosum" (FEMCC) entwickelt (Stief et al. 1996), bei der es sich um eine Übertragung der in der Rehabilitationsmedizin anerkannten funktionellen Elektromyostimulation quergestreifter Sklettmuskulatur auf die glatte Schwellkörpermuskulatur handelt, von der angenommen wird, dass sie degeneriert sei. Wie das Verfahren technisch gestaltet ist und vom Patienten gehandhabt wird, muss bei den Erfindern nachgelesen werden (Machtens et al. 1999). Besonders nachteilig ist der große tägliche Zeitaufwand über sechs bis neun Monate.

Gegenwärtig in ihrem Langzeitergebnis noch weniger zu beurteilen sind Versuche, eine Erektionsstörung durch transkutane Elektrostimulation der die Schwellkörper umhüllenden quergestreiften bulbo- und ischiokavernösen Muskulatur zu behandeln (Derouet et al. 1998). Während die FEMCC eine Regeneration glatter Schwellkörper-Muskelzellen bewirken will, zielt dieses Verfahren darauf ab, insbesondere den M. ischiocavernosus zu stärken, der die am Os pubis ansetzenden Crura des proximalen Penis umhüllt und bei einer Willkürinnervation den venösen Abfluss drossele. Beide Verfahren zeichnet aus, dass sie eine (angenommene) Störung oder Erkrankung behandeln wollen und sie nicht wie andere Methoden zu überrunden oder übertrumpfen suchen, indem sie nicht selten neue Schäden setzen.

Vakuum-Erektionssysteme und Erektionsringe

Zu den mechanotherapeutischen Prozeduren gehören eigentlich neben bereits genannten Techniken auch die zahllosen mechanisch-hydraulischen Ratschläge, die ärztliche Killerphrasen sind. Und es gehören die zahllosen Artikel des Spezialversandhandels und der Sexshops hierher, die sich heute auf der Schwelle zwischen Selbst- und Fremdtherapie befinden (Sigusch 1998): Penis- und Vaginaringe, Potenzmanschetten, Kunstglieder (früher Godemichés) mit und ohne Spritzvorrichtung oder Klitorisstimulatoren, Vibratoren namens „Liebesglück", Penis- und Vaginaattrappen, Penisaufsätze namens „Seufzermacher", Reiz- und Stützkondome, Lustfinger namens „Lamello Fing", Vaginalkugeln namens „Rin-no-tama", Gummislips für die Damen mit nach innen gerichtetem Kunstglied, Sexpuppen für die Herren usw. Einige dieser Artikel haben Potenzforscher im Zuge der neosexuellen Revolution aus dem falben

Licht der Sexshops, der einsamen Masturbationsstuben und der fetischistisch-sadomasochistischen Szenen geholt und unter die Scheinwerfer der postmodernen Medizin gelegt. Die Schwelle ist also überschritten.

Ende der 80er, Anfang der 90er Jahre stürzten sich plötzlich zu ihrer eigenen Überraschung viele US-amerikanische Urologen auf die Penispumpen, die sie „Vacuum constriction devices“ nennen, und setzten sie zur Behandlung der Erektionsstörungen ein. Nach einer Umfrage der American Urological Association (AUA) wandten damals 84 % „injection therapy“, 90 % „surgical implants“ und 94 % „vacuum devices“ zur Therapie der Impotentia erectionis an (AUA Newsletter vom Mai 1993). Wahrscheinlich wussten nur wenige, dass so genannte Erektoren und Kompressoren bereits seit mehr als einhundert Jahren in Betrieb sind. Erinnert sei nur an die „Mechanica sexualis“ des Paul Gassen (um 1896) und die „Handluftpumpe zur Selbstmassage des Penis“ nach Zabludowsky, die bei Ellis und Moll (1912: 718) besichtigt werden kann.

Die Erektionshilfe- bzw. Vakuumsysteme bestehen aus einem Zylinder, der über den Penis gestülpt wird, einer elektrischen oder manuellen Saugpumpe, mit der im Zylinder ein Unterdruck erzeugt wird, so dass sich das Penisgewebe ausdehnt und venöses Blut vermehrt einströmt, sowie elastischen Spannbändern oder -ringen, die nach Abnahme des Zylinders den Blutabfluss an der Peniswurzel drosseln. Diese Drosselung darf wegen der Gefahr ischämischer Gewebeschäden maximal 30 Minuten erfolgen. Seit der Mitte der 80er Jahre sind etliche klinische Studien veröffentlicht worden, die die Geräte als effektiv und sicher einstufen (vgl. z. B. Nadig 1989; Salvatore et al. 1991; Turner et al. 1992; Lakin und Montague 1993; Übersichten bei Wetterauer und Popken 1999; Porst 2000). Als Vorzüge werden herausgestellt: ungefährlichste und kostengünstigste Methode aller Organotherapien der Impotenz; eine niedrige Abbruchrate, wenn sich Paare einmal für diese Methode entschieden haben; anwendbar bei allen Indikationen; keine systemischen und kaum Spätkomplikationen. Als Nachteile werden erwähnt: umständliche Anwendung, die geübt werden muss; Verlust der sexuellen Spontaneität und Mechanisierung der Kohabitation; auch deshalb geringe Akzeptanz im Vergleich mit anderen Methoden, eigentlich nur durch ältere, seit langem verbundene Paare oder zwangsläufig durch Männer, die auf andere nichtinvasive, aber maximale Methoden wie Arzneimittelkombinationen nicht reagiert haben; unangenehme Wirkungen am Penis wie Schmerzen, Kältegefühl und Blutungen; gestörte Ejakulation und fragile Erektion (siehe im Einzelnen Tab. 7). Von den vielen Modellen und Herstellern empfehlen erfahrene Urologen vor allem Osbon-Classic®-System und Osbon-ErecAid®-System (Stief et al. 1997; Porst 2000).

Erektionsringe, die den venösen Blutabfluss an der Peniswurzel drosseln, werden auch isoliert bei einem venösen Leck bzw. bei einer Störung der Veno-Okklusion, nicht aber bei einer arteriellen Einflussstörung angewandt. Ihre Verwendung kann eine Operation überflüssig machen (Chen et al. 1996). Besonders angenehm und geeignet, weil aus weichem Material und leicht einzustellen, soll das Actis®-Band sein, das durch die Kombination mit MUSE bekannt geworden ist (vgl. Porst 2000).

Tabelle 7 Vakuum-Erektionssysteme: Lokale unerwünschte Wirkungen und Komplikationen

Petechien und Hämatome (durch zu hohen Unterdruck)
Schmerzen am Penis oder bei der Ejakulation (vor allem durch den Spannring)
Kältegefühl am Penis und livide Verfärbung (durch reduzierten arteriellen Einstrom)
Herabgesetzte Sensibilität am Penis
Tröpfelnde oder ausbleibende Ejakulation
Hoden- und Skrotalschmerzen (durch Hineinsaugen in den Zylinder)
Mangelhafte Rigidität der proximalen Schwellkörperanteile und dadurch fehlende Aufrichtung des Penis (durch Abriegelung der Crura penis durch den Spannring)
Nachlassen der Rigidität im Verlauf des Sexualaktes
Schwellkörper-Fibrosen mit Penisdeviation (selten)
Hautnekrosen (vereinzelt)
Hyperpigmentierung der Penishaut (durch Hämosiderin-Einlagerung) (selten)

Erektionsringe bzw. Konstriktionsbänder sind wie Vakuum-Erektionssysteme kontraindiziert bei einem Zustand nach Priapismus, bei Blutgerinnungsstörungen mit Blutungsneigung sowie bei anderen hämatologischen Erkrankungen, die mit einer Thrombenbildung im Kapillarsystem einhergehen. Ansonsten muss jeder für sich entscheiden, ob er mit diesen Apparaturen umgehen möchte oder nicht. Falls sie in Frage kommen, wird es nicht nur erforderlich, sondern auch sehr viel erfolgreicher sein, wenn die Partnerin oder der Partner von Anfang an einbezogen wird, was Ärzte wie Patienten leider generell bei der Behandlung sexueller Funktionsstörungen viel zu selten tun (vgl. dazu z. B. Althof et al. 1992; Heiman und Meston 1997; Zamel 1998).

Mit Beschluss vom 7. März 1994 haben die Spitzenverbände der Krankenkassen die Produktgruppen „Erektionsringe" und „Vakuum-Erektionssysteme" in das Hilfsmittelverzeichnis nach § 128 SGB V aufgenommen. Die Pumpen und Ringe sind also aus dem Schatten der Sexshops in das Licht des „Bundesanzeigers" getreten. Soweit wir die Lage durchschauen, können sie trotz des Beschlusses des Bundesausschusses der Krankenkassen und Ärzte von 1998, der gegen die Verordnung von Sildenafil gerichtet ist (siehe dazu im Einzelnen Kap. 15, S. 370), weiterhin zulasten der GKV rezeptiert werden.

Sonstige Elektrostimulationen und Vibrationsgeräte

Erwähnt sei schließlich noch, dass Elektrostimulationen und Vibrationsgeräte seit Jahrzehnten in der Medizin benutzt werden: entweder um ein Ejakulat für eine homologe Insemination zu gewinnen oder um eine Ejaculatio deficiens resp. retrograda zu behandeln (vgl. Sigusch und Maack 1976; Dekker 1993; Porst 2000). Besonders zu erwähnen sind Versuche, auf diese Weise Patienten mit Rückenmarksläsionen zu behandeln (vgl. z. B. Bennett et al. 1988; Szasz und Carpenter 1989; Seager und Halstead 1997). 1993 haben Levin und Macdonagh erstmalig bei einer Frau mit Paraplegie durch die gezielte elektrische Reizung des Sakralmarks (S 2 und S 3) mittels eines implantierten Stimulators eine vermehrte vaginale Durchblutung hervorgerufen.

Problematisch ist es demgegenüber, wenn das Benutzen von Vibrationsgeräten bei psychogenen Orgasmusstörungen der Frau als „Therapie" ausgegeben wird oder wenn so genannte Surrogatpartner (vgl. Bancroft 1985) in einer Behandlung eingesetzt werden. Durch solche Prozeduren geraten psychotherapeutische Praxen nicht nur in die Nähe von Autoreparaturwerkstätten wie manche urologische Praxis, sondern auch von Massagesalons, die zu betreiben wir anderen Expertinnen und Experten überlassen sollten, getrost und ungetrost. Gegen die kulturelle Sexualnot und die Mechanisierung des Sexuellen ist jedenfalls kein therapeutisches Kraut gewachsen. Doch die Heilkünste, die so wenige Krankheiten heilen können, sind offenbar immer weniger in der Lage zu erkennen, dass ihre Sphäre trotz der Therapeutifizierung des Lebens (erfreulicherweise) nicht mit allen anderen Sphären zusammenfällt.

Ausblick: Prosexuelle Substanzen und Gentherapie

Die prosexuelle Substanz des Augenblicks ist Sildenafil. Wir werden sie im nachfolgenden Kapitel gesondert vorstellen. Wagen wir zum Schluss des Kapitels über die Organotherapien einen Ausblick auf die prosexuellen Substanzen und Aphrodisiaka der Zukunft, so kann zunächst einmal ohne Übertreibung gesagt werden, dass der enorme ökonomische und klinische Erfolg von Sildenafil die Forschung auf diesem Gebiet in einem Maße angekurbelt hat wie es nicht einmal die sexuellen Revolutionen der Vergangenheit vermocht haben. Zahlreiche Firmen meldeten bereits spezifische Patente an (vgl. die Liste bei Gingell und Lockyer 1999), verraten aber nicht, welche Ergebnisse sie bereits erzielt haben.

Aus der bisherigen Grundlagenforschung, die ihre Resultate veröffentlichte, sind auf den verschiedenen biochemischen Ebenen zahlreiche Faktoren bekannt, die den Erektionsvorgang entweder hemmen oder stimulieren. So gelten als *erektionsinhibierend* z. B.: Serotonin-Agonisten ($5HT_{1A}$- und $5HT_2$-Rezeptoren), $Endothelin_1$, Thromboxan A_2, Neuropeptid Y, Angiotensin II, Noradrenalin, PGF_{2a} und Opioid-Peptide. Als *erektionsfördernd* gelten z. B.: Dopamin-Agonisten (D_1- und D_2-Rezeptoren), Serotonin-Agonisten ($5HT_{1B}$- und $5HT_{1C}$-Rezeptoren), Oxytocin, Adrenalin, ACTH, α-MSH, Stickstoffmonoxid, „Endothelium Derived Hyperpolarizing Factors“, Adenosintriphosphat, Substanz P, He-1, „Calcitonin Gene-Related Peptide“ (CGRP), Vasoaktives Intestinales Polypeptid (VIP), „Pituary Adenylate Cyclase Activating Peptide“, „Peptide Histidine Methionine“, Acetylcholin, Androgene und Östrogene.

In der ersten Auflage dieses Buches hatte ich folgende Substanzen genannt, die damals als prosexuell diskutiert oder bereits angewandt wurden: Dopamin-Agonisten (z. B. Levodopa, Pergolid, Amantadin, Apomorphin, Bromocriptin), α-adrenerge Substanzen (z. B. Yohimbin, Papaverin, Phentolamin), serotonerge Substanzen (z. B. Trazodon, Fenfluramin, Clomipramin), cholinerge Substanzen (z. B. Bethanechol) sowie Opiat-Antagonisten (z. B. Naloxon, Naltrexon). Und ich hatte angedeutet, dass wir nach eigenen Recherchen noch einige Vasodilatatoren wie Prazosin, Appetitzügler wie Mazindol oder Myotonolytika wie Baclofen hätten hinzufügen können, dass wir aber darauf verzichteten, weil die Recherchen auch ergeben hatten, dass die so genannten prosexuellen Wirkungen nicht nur nicht regelmäßig eintreten, sondern beinahe immer insofern kontrasexuell waren, als sie beunruhigten und quälten. Es handelte sich nämlich nach den Berichten der männlichen und auch weiblichen Patienten und Probanden um unangenehme Appetenzsteigerungen, spontane Ejakulationen und Erektionen bis hin zum Priapismus sowie um schmerzhafte Klitorisschwellungen. Wurden die Wirkungen dieser Substanzen als angenehm beschrieben, handelte es sich wie bei den meisten somatischen Behandlungen darum, dass die körperliche Erkrankung erfolgreich bekämpft und das seelische Befinden verbessert worden war.

Zur Zeit konzentriert sich die Forschung in Kenntnis der bisher wenigstens ansatzweise entschlüsselten Erektionsmechanismen auf folgende Substanzgruppen resp. Anwendungsformen:

Phosphodiesterase-Hemmer

Am Schluss des nächsten Kapitels (S. 375 f) werden wir berichten, dass bereits über Sildenafil hinaus „many" Inhibitoren der Phosphodiesterase vom Subtyp 5 (PDE-5) patentiert worden sind, darunter auch solche, „which are specifically aimed at erectile dysfunction" (Gingell und Lockyer 1999: 1691). Außerdem werden zur Zeit Kombinationen mit anderen, die Erektion induzierenden Substanzen erprobt.

NO-Donatoren

Wie wir auch im nächsten Kapitel (S. 349 ff) hören werden, spielt Stickstoffmonoxid (NO) eine wesentliche Rolle als biochemischer Mediator beim Zustandekommen einer Erektion, indem es, von Neuronen an den parasympathischen Nervenendigungen sowie von Endothelzellen aus L-Arginin gebildet, das Enzym Guanylatzyklase stimuliert, Guanosintriphosphat in den aktiven Second Messenger zyklisches Guanosinmonophosphat (cGMP) zu konvertieren, der die Relaxation der glatten Muskelzellen und damit eine Erektion bewirkt und von Phosphodiesterasen abgebaut wird.

Um diesen Mechanismus für eine Therapie auszunutzen, könnten also verschiedene Substanzen entweder gehemmt oder vermehrt produziert werden. Indem Präparate wie Sildenafil die entscheidende Phosphodiesterase des Subtyps 5 inhibieren, erhöhen sie die Konzentration von cGMP. Gleiches gelingt Präparaten, die die Konzentration von NO erhöhen. Bei der Ratte, nicht aber beim Menschen war die alleinige Gabe von L-Arginin effektiv. Eine Kombination der Firma Real 2000 mit Yohimbin dagegen soll nach einem ersten Kongressbericht beim Menschen effektiv sein. Die Firma Multimed hat „a topical agent, which is a combination of drugs including a nitric acid donor, a nitrate and aminophylline" (Gingell und Lockyer 1999: 1694). Die Firma Adel besitzt eine ähnliche Kombination, die bereits klinisch erprobter sein soll. Mehrere Hersteller halten Patente, die auf der Wirkung von Glyceroltrinitrat (GTN) basieren (siehe dazu auch S. 375 f). Stief et al. (1997: 59, 139) beschreiben nach eigenen Studien an 113 unausgewählten Patienten die intrakavernöse Applikation von 1 mg des Stickoxiddonators Linsidomin (SIN-1), der der aktive Metabolit der antanginösen Substanz Molsidomin ist, als bemerkenswert effektiv und extrem nebenwirkungsarm. Bei 69 % der Patienten kam es zu einer ausreichenden Rigidität des Penis, wobei bisher weder anhaltende intrapenile Schmerzen noch prolongierte Erektionen beobachtet worden seien, unerwünschte Wirkungen, die bei der Anwendung anderer vasoaktiver SKAT-Substanzen gefürchtet sind.

cAMP-Aktivatoren

Das zyklische Adenosinmonophosphat (cAMP), dessen Synthese Substanzen wie VIP, CGRP, PGE_1 und Forskolin bewirken, ist wie cGMP ein allgemein verbreiteter intrazellulärer Second Messenger, der an der Tonusregulation der glatten Muskulatur beteiligt ist. Von den bisher pharmakologisch einigermaßen charakterisierten Enzymen vom PDE-Typ ist die PDE-4 cAMP-spezifisch, und auch die noch wenig erforschte PDE-7 soll cAMP als Substrat haben (vgl. dazu S. 352, Tab. 1). Dass das Vasoaktive Intestinale Polypeptid (VIP), ein nonadrenerg-noncholinerger ancillärer Neurotransmitter, an der Aktivierung der cAMP beteiligt ist (Fahrenkrug 1989) und zusammen mit NO eine Relaxation der kavernösen glatten Muskulatur als Komediator bewirkt, wird seit Jahren angenommen. Berichtet wurde zuvor, dass die Konzentration von VIP bis auf das Zwanzigfache ansteigt, wenn der Penis aus dem Zustand der Flakzidität in den der Tumeszenz übergeht, und dass die VIP-Konzentration bei impotenten Männern im Penis erniedrigt ist (Gu et al. 1984).

Nachdem sich die alleinige Gabe von VIP bei der Behandlung der Erektionsstörungen nicht bewährt hatte, erzielten einige Forscher mit der Kombination von VIP und Phentolaminmesylat (Invicorp™) so gute Erfolge, dass sie empfehlen, diese Kombination ins Arsenal der Organotherapien aufzunehmen (siehe dazu S. 324 f in diesem Kap.). Einige Hersteller gehen dagegen andere Wege, um die cAMP zu aktivieren. Die Firma Androsolutions hat ein Prostaglandin mit einem Prostaglandindehydrogenase-Inhibitor kombiniert. Die Applikation erfolgte transurethral und soll erfolgreich gewesen sein. Pharmacia & Upjohn behaupten, einen neuen Prostaglandin-Agonisten zu besitzen, der intrakavernös, transurethral oder transdermal verabreicht werden könne und weniger unerwünschte Wirkungen produziere als PGE_1. Intranasale Applikationen besonderer PGE_1-Zubereitungen hatten ganz offensichtlich nicht den gewünschten Erfolg. Demgegenüber werden der Kombination eines cAMP-Aktivators mit einem NO-Donator von Forschern der Queen's University at Kingston große Chancen eingeräumt, ohne dass sie bisher Daten bekannt gegeben hätten. Einige Substanzen wie Forskolin, ein natürlich vorkommender, direkter Stimulator der Adenylatzyklase, die ebenfalls zu einer erhöhten Konzentration des cAMP in der Zelle führen, sind klinisch noch weitgehend unerforscht.

K^+-Kanalöffner

Modulationen der Kalium-Kanäle durch Substanzen wie Pinacidil oder Minoxidil verändern das Potenzial der Zellmembranen und damit auch den Ionentransport durch die Calcium-Kanäle. Sind die K^+-Kanäle geöffnet, führt die

Hyperpolarisation der Zelle zu einem reduzierten Calcium-Influx. Niedere Ca^{2+}-Konzentrationen aber – und das ist der intendierte Effekt – gehen mit einer Relaxation der glatten Muskelzelle und damit mit einer Erektion einher. Wie sich die Gentherapie der Impotenz diesen Mechanismus zunutze machen will, wird sogleich weiter unten berichtet werden. Im Sinne der Anwendung prosexueller Substanzen hält die Firma Bristol-Myers Squibb zwei Patente, die „Potassium channel modulators“ betreffen, über deren Wirkungen sie jedoch bisher nichts Konkretes berichtet hat.

Dopamin-Agonisten

Bei den dopaminergen Substanzen konzentriert sich die Pharma-Forschung offenbar im Wesentlichen auf den Agonisten Apomorphin, den wir in diesem Kapitel bereits erörtert haben.

α-Rezeptor-Antagonisten

Im Zentrum des klinischen Interesses steht zur Zeit das von der Firma Zonagen unter dem Namen Vasomax™ auf den Markt gebrachte Phentolaminmesylat, ein nichtspezifischer α-Rezeptoren-Blocker, den wir in diesem Kapitel bereits diskutiert haben. Klinisch erprobt werden außerdem zur Zeit die Antagonisten Atipamezol (Farmos Onon), Deacetylmoxisylyt-HCl (IRCEBA) und Delequamin-HCl (Roche Bioscience) (vgl. Martel et al. 1997). Mehrere Pharmakonzerne setzen auf Kombinationen: ein α-Antagonist und ein PDE-5-Hemmer (Zonagen) oder Piperoxan, PGE_1 und Papaverin (Kral) zum Beispiel (vgl. Gingell und Lockyer 1999).

Endothelin-Antagonisten

Endothelin₁ ist ein Polypeptid, das zur Detumeszenz des Penis führt, indem es die arteriellen und kavernösen glatten Muskelzellen zur Kontraktion bringt. Antagonisten dürften folglich die gegenteilige Wirkung haben. Von zwei Firmen, Warner sowie Bristol-Myers Squibb, ist bekannt, dass sie entsprechende Patente angemeldet haben.

α-MSH-Analoga

Auf die erektionsinduzierende Wirkung von Melanotropin-Analoga ist die Forschung gestoßen, als sie Präparate zur verstärkten Pigmentation der Haut entwickeln wollte. Neben dem bekannten „Stretching and Yawning Syndrome“ zeigten die Versuchstiere auch Peniserektionen, wenn Adrenocorticotropin und α-Melanozyten-stimulierendes Hormon (α-MSH) ins ZNS eingebracht wurden. Nach einer Studie von Wessells et al. (1998) an zehn psychogen erektionsgestörten Männern führte die subkutane Injektion eines zyklischen α-MSH-Analogons, das Melanotan-II genannt wurde, bei den meisten Patienten zu positiven Effekten, wobei sich die so genannten Nebenwirkungen wie Nausea und Gähnen in Grenzen gehalten haben sollen. Angenommen wird, dass das Melanotan-II zentral auf dem Dopamin-Oxytocin-Pathway seine Wirkung entfaltet.

Transdermale medikamentöse Therapie

Vor allem um unerwünschte systemische Effekte einer Behandlung zu minimieren oder auszuschalten, wird seit Jahren nach einer wirksamen lokalen Applikationsform vasoaktiver Substanzen gesucht. Bisher sind beispielsweise folgende Substanzen mit mehr oder weniger Erfolg erprobt worden, indem sie direkt auf den Penis bzw. die Glans penis aufgetragen worden sind: Nitroglyzerin (Heaton et al. 1990), Capsaicin in Kombination mit dem K^+-Kanalöffner Minoxidil (Cavallini 1994), Papaverin (E. D. Kim et al. 1995), PGE_1 ohne (E. D. Kim und McVary 1995) und mit dem Absorptionsverstärker SEPA (McVary et al. 1998; Goldstein et al. 1998) sowie weitere Kombinationen in Richtung Trimix. Heiman und Meston (1997: 177) stellen in ihrer Übersicht fest, dass es die bisher veröffentlichten Studien nicht erlauben, von „a validated treatment" zu sprechen. Stief und Hartmann (1999) empfehlen die transkutane Applikation nur in kontrollierten klinischen Studien. Porst (2000) findet nur Nitroglyzerin und die Kombination PGE_1/SEPA bei milden Erektionsstörungen diskutabel.

Der Durchbruch der topischen Applikationsform steht also noch in den Sternen. Dabei liegt deren Logik eigentlich auf der Hand. In der Vergangenheit ist sie jedenfalls von vielen Völkern auf vielfältige Weise mit sehr differenten Materialien und immer wieder durchaus mit dem ersehnten Erfolg mystifiziert und ritualisiert worden. In unserem Kulturkreis wurden selbst Götter einer „Lokaltherapie" unterzogen. So musste Aphrodite bekanntlich den impotenten Zeus mit einem präparierten Lendengürtel versorgen, dessen Wirkstoffe wir leider bis heute nicht kennen.

Gentherapie

Die Gentherapie der menschlichen Erektionsstörungen, die nach Auffassung von Experten in fünf bis zehn Jahren möglich sein wird, halten ihre Erforscher für den „künftigen Meilenstein" (Christ 1999) in der Behandlung. Der Penis sei als ein „externes" Organ, das außerdem vom übrigen Körper artefiziell abgetrennt werden könne, für die direkte Insertion von Genprodukten ohne größere systemische Wirkungen bestens geeignet. Seine morphologischen Besonderheiten, speziell die „gap junctions", das heißt die interzellulären Kanäle zwischen den glatten Muskelzellen der Arterien und des Schwellkörpers, ermöglichen einerseits die überaus effektive Versteifung des Penis, andererseits müsste durch eine Gentherapie nur ein Teil der kavernösen Muskelzellen genetisch verändert werden, um den gewünschten Effekt zu erzielen.

Tatsächlich scheinen die Resultate der tierexperimentellen Forschung vielversprechend zu sein (vgl. z. B. Christ et al. 1998; Lin et al. 1998; Burchardt et al. 1999). Wie die diskutierten prosexuellen Substanzen sollen auch die Genprodukte in die Mechanismen der Erektion eingreifen, die bisher erforscht worden sind. Dabei geht es im Grunde immer um die Balance zwischen Relaxation und Kontraktion der glatten Muskelzellen der Arterien und des Schwellkörpers, in die eingegriffen wird. Da die Kalium-Kanäle ein „convergence point for mediating the effects of a diverse array of physiologically relevant substances on corporal smooth muscle tone" sind und sowohl die Kontraktion wie die Relaxation modulieren, lag es für Christ und Melman (1998: 111) nahe, die Wirksamkeit einer zukünftigen Gentherapie der menschlichen Impotenz zu demonstrieren, indem sie Hunderten von Ratten, deren penile Erektionsfähigkeit entweder durch den natürlichen Alterungsprozess oder durch einen künstlich erzeugten Diabetes mellitus herabgesetzt war, hSlo-cDNA intrakavernös injizierten, „which encodes for the human smooth muscle maxi-K^+ channel" (Christ et al. 1998: H600), der wiederum - und das erklärt den gewünschten Effekt - Ca^{2+}-abhängig ist. Die Forscher sind von ihren Ergebnissen so angetan, dass sie annehmen, eines Tages werde ein Patient drei bis vier Injektionen pro Jahr bekommen und auf diese Weise seine Potenz erhalten - „in the absence of the necessity for any other form of treatment" (Christ und Melman 1998: 112). Leider, könnten wir sagen, wird es dazu nicht kommen: weil der Mensch nicht nur aus Ionen-Kanälen besteht.

Hinweise zur Begutachtung

Seit einem Beschluss des Bundessozialgerichts im Jahr 1959 ist anerkannt, dass Störungen der Zeugungsfähigkeit (und analog der Beischlaffähigkeit) des Mannes, die unmittelbar oder mittelbar durch ein Unfallgeschehen bedingt sind, eine Reduktion der Erwerbsfähigkeit resp. eine Behinderung im Sinne des Sozial- und Entschädigungsrechts zur Folge haben können. Da weithin unbekannt ist, wie sich sexuelle und reproduktive Störungen resp. Schäden durch Unfälle als Minderung der Erwerbsfähigkeit (MdE) oder Grad der Behinderung (GdB) rechtlich niederschlagen, sollen dazu abschließend einige Hinweise gegeben werden.

In der Tabelle 8 ist anhand der Literatur und aufgrund eigener forensischer Erfahrungen zusammengestellt, mit welchem Grad welche Störung oder Verletzung bisher bewertet worden ist, wobei der allein im Schwerbehindertenrecht geltende GdB prinzipiell wie die MdE bestimmt wird (vgl. z. B. Vogt 1980; Strohmaier und Bichler 1994; Schroeder-Printzen et al. 1998; Schroeder-Printzen und Weidner 1999; Porst 2000).

Auf Einzelheiten kann hier ebenso wenig eingegangen werden wie auf haftungsrechtliche Aspekte. Gesagt sei lediglich, dass sich der Grad der Minderung oder Schädigung ebenso wie die Höhe des Schmerzensgeldes bzw. Schadensersatzes danach richten wird, in welchem Lebensalter unter welchen

Tabelle 8 Minderung der Erwerbsfähigkeit (MdE) bzw. Grad der Behinderung (GdB) bei sexuellen und reproduktiven Störungen und Verletzungen des Mannes, zusammengestellt nach Literatur und Gerichtspraxis

Appetenzverlust	10–40 %
Totale Impotentia erectionis bzw. coeundi	
– ohne seelische Beeinträchtigung	0 %
– mit seelischer Beeinträchtigung	40–60 %
Partielle Impotentia erectionis bzw. coeundi	
– ohne seelische Beeinträchtigung	0 %
– mit seelischer Beeinträchtigung	10–40 %
Ejakulations- resp. Orgasmusstörung	10–50 %
Penisverlust	
– partiell	30–40 %
– total	40–60 %
Hodenverlust	
– eines	10–20 %
– beider, vor der Pubertät	30–80 %
– beider, zwischen Pubertät und 60. Lebensjahr (Infertilität)	30–80 %
– beider, nach dem 60. Lebensjahr	20–40 %
Hodenatrophie, beidseitig (nach Lebensalter)	20–80 %
Nebenhodenverlust	
– eines	0 %
– beider (Infertilität)	30–50 %
Skrotumverlust (nach Ausmaß)	10–40 %
Varikozele	10–30 %
Induratio penis plastica (mit oder ohne Deviatio penis)	10–40 %
Gynäkomastie	0–20 %
Impotentia generandi	
– ohne hormonelle Ausfälle	30–50 %
– mit hormonellen Ausfällen	40–80 %

Lebensumständen und mit welchen seelischen und/oder weiteren körperlichen Folgen der zu Begutachtende durch den Unfall beeinträchtigt worden ist. Da sich die meisten Veränderungen nicht durch irgendein Verfahren objektivieren lassen, weil das grundsätzlich unmöglich ist (z. B. Appetenzverlust) oder Vergleichsdaten aus der Zeit vor dem Unfall fehlen, spielen bei Gutachtern wie Richtern persönliche Vorstellungen und subjektive Bewertungen eine größere Rolle als in anderen Verfahren. Folglich sind in den letzten Jahrzenten sehr differente und disparate Entscheidungen zustande gekommen, wie an den genannten Spannbreiten der Prozentsätze in der Tabelle abzulesen ist.

Es ist höchste Zeit, dass sich die an solchen Verfahren Beteiligten endlich an einen Tisch setzen und Standards der Begutachtung verabreden. Geschieht das nicht, bleibt es bei einem forensischen Wildwuchs, der seinesgleichen sucht.

Literatur

Althof, S. E. et al.: Through the eyes of women: The sexual and psychological responses of women to their partner's treatment with self-injection or external vacuum therapy. J. Urol. 147, 1024–1027, 1992

Althof, S. E. et al.: A double-blind crossover trial of clomipramine for rapid ejaculation in 15 couples. J. Clin. Psychiat. 56, 402–407, 1995

Anderson, R. A. et al.: The effects of exogenous testosterone on sexuality and mood of normal men. J. Clin. Endocrinol. Metab. 75, 1503–1507, 1992

Appelt, H.: Die Bedeutung psychoendokrinologischer Forschungsergebnisse für die gynäkologische Praxis. In: S. Davies-Osterkamp (Hrsg.): Psychologie und Gynäkologie. Weinheim: VCH 1991

Appelt, H. und B. Strauß: Veränderungen der Sexualität unter Antiandrogenbehandlung. In: V. Frick-Bruder und W. Platz (Hrsg.): Psychosomatische Probleme in der Gynäkologie und Geburtshilfe. Berlin u. a.: Springer 1984

Appelt, H. und B. Strauß (Hrsg.): Psychoendokrinologische Gynäkologie. Stuttgart: Enke 1988

Bähren, W. und J. E. Altwein (Hrsg.): Impotenz. Diagnostik und Therapie in Klinik und Praxis. Stuttgart, New York: Thieme 1988

Bancroft, J.: Grundlagen und Probleme menschlicher Sexualität. Stuttgart: Enke 1985

Behre, H. M.: Endokrinologie. In: Stief et al. 1999 (zit. als 1999a)

Behre, H. M.: Testosterontherapie. In: Stief et al. 1999 (zit. als 1999b)

Bennett, C. J. et al.: Sexual dysfunction and electroejaculation in men with spinal cord injury: Review. J. Urol. 139, 453–457, 1988

Bettochi, C. et al.: Does total androgen ablation interfere with normal erectile function? Int. J. Impot. Res. 10 (Suppl. 3), S28, 1998

Brandenburg, U.: Systemisch-verhaltenstherapeutisch orientiertes Paargruppenkonzept zur Behandlung des Vaginismus. In: Strauß 1998

Brin, M. F. und J. M. Vapnek: Treatment of vaginismus with botulinum toxin injections. Lancet 349, 252–253, 1997

Brindley, G. S.: Cavernosal α-blockade: A new technique for investigating and treating erectile impotence. Brit. J. Psychiat. 143, 332–337, 1983

Brooks, M. E. und A. Sidi: Treatment of retrograde ejaculation using imipramine [Letter]. Urology 18, 633, 1981

Brooks, M. E. et al.: Treatment of retrograde ejaculation with imipramine. Urology 15, 353–355, 1980

Burchardt, M. et al.: Expression of messenger ribonucleic acid splice variants for vascular endothelial growth factor in the penis of adult rats and humans. Biol. Reprod. 60, 398–404, 1999

Burnett, A. L. et al.: Immunohistochemical description of nitric oxide synthase isoform in human clitoris. J. Urol. 158, 75–78, 1997

Buvat, J. und A. Lemaire: Endocrine screening in 1022 men with erectile dysfunction: Clinical significance and cost-effective strategy. J. Urol. 158, 1764–1767, 1997

Buvat, J. et al.: Recent developments in the clinical assessment and diagnosis of erectile dysfunction. Ann. Rev. Sex Res. 1, 265–308, 1990

Capetola, R. J. et al.: Peripheral antialgesics: A review. J. Clin. Pharmacol. 23, 545–556, 1983

Carmichael, M. S. et al.: Relationships among cardiovascular, muscular, and oxytocin responses during human sexual activity. Arch. Sex. Behav. 23, 59–79, 1994

Cavallini, G.: Minoxidil and capsaicine: An association of transcutaneous active drugs for erection facilitation. Int. J. Impot. Res. 6, D71, 1994

Chen, J. et al.: Constriction ring for the treatment of venogenic erectile dysfunction. Int. J. Impot. Res. 8 (3), Abstract D117, 1996

Christ, G. J.: Gentherapie – der künftige Meilenstein in der Behandlung. Symposium „Die Zukunft der ED-Behandlung", Berlin, 16. Oktober 1999 (unveröffentl. Manuskr.)

Christ, G. J. und A. Melman: The application of gene therapy to the treatment of erectile dysfunction. Int. J. Impot. Res. 10, 111–112, 1998

Christ, G. J. et al.: Intracorporal injection of hSlo cDNA in rats produces physiologically relevant alterations in penile function. Am. J. Physiol. 275, H600–608, 1998

Claes, H. und L. Baert: Pelvic floor exercise versus surgery in the treatment of impotence. Brit. J. Urol. 71, 52–57, 1993

Colpi, G. M. et al.: Perineal floor efficiency in sexually potent and impotent men. Int. J. Impot. Res. 11, 153–157, 1999

Coutinho, E. M.: Is menstruation obsolete? New York, Oxford: Oxford University Press 1999

Cunningham, G. R.: Management of male aging: Which testosterone replacement therapy do you use? In: Hormones and male aging. Abstract Book. Aging Male Symposium, Geneva, 12. Februar 2000

Davis, R. S.: The clinical use of androgens in female sexual disorders. J. Sex Marital Ther. 24, 153–163, 1998

Dekker, J.: Inhibited male orgasm. In: O'Donohue und Geer 1993

Derouet, H. et al.: Treatment of erectile dysfunction by an external ischiocavernous muscle stimulator. Eur. Urol. 34, 355–359, 1998

Deutsche Gesellschaft für Endokrinologie (Hrsg.): Rationelle Diagnostik in der Endokrinologie. Stuttgart, New York: Thieme 1993

Earle, C. M. et al.: The role of inracavernosal vasoactive agents to overcome impotence due to spinal cord injury. Paraplegia 30, 273–276, 1992

Earle, C. M. et al.: Pain with intracavernosal therapy. Int. J. Impot. Res. 8 (3), A62, 1996

Eicher, W.: Gynäkologie. In: Ders. (Hrsg.): Sexualmedizin in der Praxis. Ein kurzes Handbuch. Stuttgart, New York: Fischer 1980

Ellis, H. und A. Moll: Die Funktionsstörungen des Sexuallebens. In: A. Moll (Hrsg.): Handbuch der Sexualwissenschaften mit besonderer Berücksichtigung der kulturgeschichtlichen Beziehungen. Leipzig: Vogel 1912

Eppel, S. M. und M. Berzin: Pregnancy following treatment of retrograde ejaculation with clomipramine hydrochloride. S. Afr. Med. J. 66, 889–891, 1984

Fahmy, A. K. et al.: Is measurement of serum testosterone routinely indicated in men with erectile dysfunction? Int. J. Impot. Res. 10 (Suppl. 3), S42, 1998

Fahrenkrug, J.: VIP and autonomic neurotransmission. Pharmacol. Ther. 41, 515, 1989

Feder, H. H.: Hormones and sexual behavior. Ann. Rev. Psychol. 35, 165–200, 1984

Gassen, P.: Mechanica sexualis. Für Ärzte und Nichtärzte. Köln: Eigenverlag, o. J. [um 1896]

Gingell, J. C. und R. Lockyer: Emerging pharmacological therapies for erectile dysfunction. Expert Opin. Ther. Patents 9, 1689–1696, 1999

Göttlicher, S. und J. Madjaric: Die Stärke der weiblichen Libido (III). Sexualmed. (Basel) 17, 168–170, 1995

Goldstein, I. et al.: Safety and efficacy outcome of mentor alpha-1 inflatable penile prosthesis implantation for impotence treatment. J. Urol. 157, 833–839, 1997

Goldstein, I. et al.: Safety and efficacy of topical alprostadil gel formulation (Topiglan™) in the treatment of erectile dysfunction. Int. J. Impot. Res. 10 (3), Abstract 428, 1998

Graber, B.: Medical aspects of sexual arousal disorders. In: O'Donohue und Geer 1993

Gu, J. et al.: Decrease of vaso-active intestinal polypeptide (VIP) in the penises from impotent men. Lancet II, 315–317, 1984

Haensel, S. M. et al.: Clomipramine and sexual function in men with premature ejaculation and controls. J. Urol. 156, 1310–1315, 1996

Hartmann, U.: Diagnostik und Therapie der erektilen Dysfunktion. Theoretische Grundlagen und Praxisempfehlungen aus einer multidisziplinären Spezialsprechstunde. Frankfurt a. M. u. a.: Lang 1994

Hartmann, U. et al.: Therapieversuch der erektilen Dysfunktion mit oraler Medikation bei selektionierten Patienten. Urologe (B) 31, 204–206, 1991

Hashmat, A. I. und J. Abraham: Papaverine induced priapism: A lethal complication. J. Urol. 137, 210 A, 1987

Hashmat, A. I. und S. Das (Hrsg.): The penis. Philadelphia, London: Lea & Febiger 1993

Hassel, B.: Resolution of primary vaginismus and introital hyperesthesia by topical anesthesia. Anesth. Analg. 85, 1415–1416, 1997

Heaton, J. P. W. et al.: Topical glyceryltrinitrate causes measurable penile arterial dilation in impotent men. J. Urol. 43, 729–731, 1990

Heiman, J. R. und C. M. Meston: Empirically validated treatment for sexual dysfunction. Ann. Rev. Sex Res. 8, 148–194, 1997

Hinman, F.: Pers. Mitteilung, 1974 (siehe Stewart und Bergant 1974)

Hollenbach, B. et al.: Mangelware Sexualberatung. Über die sexualmedizinische Versorgungslücke in Berlin. Berl. Ärztebl. 25, 475–477, 1988

Hulter, B.: Sexual function in women with neurological disorders. Uppsala: Acta Universitatis Upsaliensis 1999

Ishii, N. et al.: Studies on male sexual impotence. Report 18. Therapeutic trial with prostaglandin E_1 for organic impotence. Nippon Hinyokika Gakkai Zasshi 77, 954–962, 1986 (a)

Ishii, N. et al.: Therapeutic trial with prostaglandin E_1 for organic impotence. 2nd World Meeting in Impotence, Prag, 1986 (b)

Jonas, D.: Pers. Mitteilung, 1994

Jonas, D. et al.: Restitution der prograden Ejakulation mit Midodrin. Therapiewoche 28, 1916–1921, 1978

Jonas, U.: Five years' experience with the silicone-silver penile prosthesis: Improvements and new developments. World J. Urol. 1, 251–256, 1983

Jost, W. H. und K. Schimrigk: Botulinumtoxin in der Behandlung fokaler Bewegungsstörungen. Z. Allg. Med. 71, 160–171, 1995

Jost, W. H. und O. Selbach: Vaginismus-Therapie mit Botulinumtoxin A. MK Sexualmedizin für den Arzt, Heft 4/1998, S. 37, 40–41 und 49

Jünemann, K.-P. et al.: 15 years of injection therapy in erectile dysfunction – A review. Int. J. Impot. Res. 8 (3), A60, 1996

Kaplan, H. S.: Sexualaversion, sexuelle Phobien und Paniksyndrome. Stuttgart: Enke 1988

Kelley, M. E. und M. A. Needle: Imipramine for aspermia after lymphadenectomy. Urology 13, 4–6, 1979

Kim, E. D. und K. T. McVary: Topical prostaglandin E1 for the treatment of erectile dysfunction. J. Urol. 153, 1828–1830, 1995

Kim, E. D. et al.: Papaverine topical gel for treatment of erectile dysfunction. J. Urol. 153, 361–365, 1995

Kim, S. C. und K. K. Seo: Efficacy and safety of fluoxetine, sertraline and clomipramine in patients with premature ejaculation: A double-blind, placebo controlled study. J. Urol. 159, 425–427, 1998

Kim, Y. C. et al.: The effect of testosterone transdermal patch on sexual function in impotent patients. Aging Male 3 (Suppl. 1), 13 (Abstract 026), 2000

Kurt, U. et al.: The efficacy of antiserotonergic agents in the treatment of erectile dysfunction. J. Urol. 152, 407–409, 1994

Laan, E. und W. Everaerd: Determinants of female sexual arousal: Psychophysiological theory and data. Ann. Rev. Sex Res. 6, 32–76, 1995

Lakin, M. M. und D. K. Montague: Nonsurgical therapeutic alternatives for impotence. In: Hashmat und Das 1993

Lance, R. L. et al.: Oral trazodone as empirical therapy for erectile dysfunction: A retrospective review. Urology 46, 117–120, 1995

Lange, C. und A. Rethemeier: Zur Behandlung des Vaginismus. Übungen mit Stäben in der Psychotherapie. Z. Sexualforsch. 10, 37–47, 1997

Langer, D.: Die Bedeutung von Partnerin und Paarbeziehung. In: Stief et al. 1997

Langer, D. und U. Hartmann: Psychosomatik der Impotenz. Bestandsaufnahme und integratives Konzept. Stuttgart: Enke 1992

Laumann, E. O. et al.: The social organization of sexuality. Sexual practices in the United States. Chicago, London: University of Chicago Press 1994

Lauritzen, C.: Was hilft der Frau gegen Libidomangel. Sexualmed. 19, 272–278, 1990

Lee, Y. S.: Effect of dorsal nerve neurotomy in patients with premature ejaculation. Int. J. Impot. Res. 9 (Suppl. 1), S39, 1997

Leinmüller, R.: Vom Für und Wider der Hormon-Ersatztherapie bei Männern [Kongressbericht]. Dtsch. Ärztebl. 97, A-755-756, 2000

Levin, R. J.: The mechanisms of human female sexual arousal. Ann. Rev. Sex Res. 3, 1–48, 1992

Levin, R. J. und R. P. Macdonagh: Increased vaginal blood flow induced by implant electrical stimulation of sacral anterior roots in the conscious woman: A case study. Arch. Sex. Behav. 22, 471–475, 1993

Lin, C.-S. et al.: Analysis of neuronal nitric oxide synthase isoform expression and identification of human nNOS-μ. Biochem. Biophys. Res. Commun. 253, 388–394, 1998

Linet, O. I. et al.: Efficacy and safety of intracavernosal alprostadil in men with erectile dysfunction. N. Engl. J. Med. 334, 870–877, 1996

Lundberg, P. O.: Physiology of female sexual function and effect of neurological disease. In: C. Fowler (Hrsg.): Neurology of bowel, bladder and sexual dysfunction. Newton: Butterworth Heinemann 2000 (im Druck)

Machtens, S. A. et al.: Funktionelle Elektromyostimulation des Corpus cavernosum penis (FEMCC). In: Stief et al. 1999

Mann, K. et al.: Effects of yohimbine on sexual experience and nocturnal penile tumescence and rigidity in erectile dysfunction. Arch. Sex. Behav. 25, 1–16, 1996

Martel, A. M. et al.: Sildenafil. Drugs of the Future 22 (2), 138–143, 1997

Masters, W. H. und V. E. Johnson: Impotenz und Anorgasmie. Zur Therapie funktioneller Sexualstörungen. Frankfurt a. M.: Goverts Krüger Stahlberg 1973

McVary, K. T. et al.: Topical Sepa/PGE-1 gel for the treatment of erectile dysfunction. J. Urol. 159, 229 (Abstract 914), 1998

[Medical Letter:] Intracavernous injections for impotence. Med. Lett. Drugs Ther. 29, 95–96, 1987

[Medical Letter:] Intracavernous injections for impotence. Med. Lett. Drugs Ther. 32, 116–117, 1990

[Medical Letter:] Yohimbin for male sexual dysfunction. Med. Lett. Drugs Ther. 36, 115–116, 1994

[Medical Letter:] Intraurethral Alprostadil for impotence. Med. Letter 39, 32, 1997

Meinhardt, W. et al.: Trazodone, a double blind trial for treatment of erectile dysfunction. Int. J. Impot. Res. 9, 163–165, 1997

Mendels, J. et al.: Sertraline treatment for premature ejaculation. J. Clin. Psychopharmacol. 15, 341–346, 1995

Michel, J.-P. und P. R. Hof (Hrsg.): Management of aging. The University of Geneva experience. Basel, New York: Karger 1999

Mohanty, K. C.: Treatment of male erectile dysfunction with fluvoxamine: A preliminary study. J. Sex Health 4, 46–47, 1994

Montague, D. K. et al.: Clinical guidelines panel on erectile dysfunction: Summary report on the treatment of organic erectile dysfunction. J. Urol. 156, 2007–2011, 1996

Montorsi, F. et al.: Effectiveness and safety of multidrug intracavernous therapy for vasculogenic impotence. Urology 42, 554–558, 1993

Montorsi, F. et al.: Patients receiving intracavernosal (IC) PGE1 do well when switched to Viagra® (sildenafil citrate): Results of a multi-national European study. Poster, 1st International Consultation on Erectile Dysfunction, Paris, 1. bis 3. Juli 1999

Morales, A. et al.: Is yohimbine effective in the treatment of organic impotence? Results of a controlled trial. J. Urol. 137, 1168–1172, 1987

Morgentaler, A. et al.: Occult prostate cancer in men with low serum testosterone levels. J. Am. Med. Assoc. (JAMA) 276, 1904–1906, 1996

Morley, J. E.: Clinical diagnosis of age-related testosterone deficiency. 2nd World Congress on the Aging Male, Geneva, 9. bis 13. Februar 2000

Morokoff, P. J.: Female sexual arousal disorder. In: O'Donohue und Geer 1993

Nadig, P. M.: Six years experience with the vacuum constriction device. Int. J. Impot. Res. 1, 55–58, 1989

National Institutes of Health (NIH): NIH Consensus Conference on Impotence. J. Am. Med. Assoc. (JAMA) 270, 83–90, 1993

Neumann, F.: Klinik der Antiandrogene. Dtsch. Ärztebl. 75, 1691–1699, 1978

Nieschlag, E. und H. M. Behre (Hrsg.): Testosterone - action, deficiency, substitution. 2nd ed. Berlin u. a.: Springer 1998

O'Donohue, W. und J. H. Geer (Hrsg.): Handbook of sexual dysfunctions: Assessment and treatment. Boston u. a.: Allyn and Bacon 1993

Padma-Nathan, H. et al.: Treatment of men with erectile dysfunction with transurethral alprostadil. N. Engl. J. Med. 336, 1, 1997

Padma-Nathan, H. et al.: Efficacy and safety of apomorphine SL vs placebo for male erectile dysfunction. J. Urol. 159, A920, 1998

Plaut, S. M. und J. Rach Beisel: Use of anxiolytic medication in the treatment of vaginismus and severe aversion to penetration: Case report. J. Sex Educ. Ther. 22, 43–45, 1997

Porst, H.: Erektile Impotenz. Ätiologie, Diagnostik, Therapie. Stuttgart: Enke 1987

Porst, H.: Manual der Impotenz. Bremen: Uni-Med 2000

Porst, H. et al.: Acceptance and side effects of vaso-active drugs in erectile dysfunction: Results of an inquiry of over 1 000 urologists. Proceedings of the 3rd Biannual World Meeting on Impotence, Abstract 176, Boston 1988

Porst, H. et al.: Oral phentolamin in erectile dysfunction. Int. J. Impot. Res. 8, 117, 1996

Reid, K. et al.: Double-blind trial of yohimbine in the treatment of psychogenic impotence. Lancet II, 421–423, 1987

Remy, W. et al.: Nachhilfe für die Potenz. Die aphrodisierende Wirkung von Yohimbin/Yohimbe-Rindenextrakt. Sexualmed. 13, 331–338, 1984

Rentrop, E.: Die Bedeutung der Penisprothese im Paarkonflikt. Material. Psychoanal. 9, 70–78, 1983

Rentrop, E.: Zur Psychodynamik des Wunsches nach einer Penisprothese. Z. psychosom. Med. 30, 386–393, 1984

Rentrop, E.: Überlegungen zur Schwellkörperimplantation bei psychogener Impotenz. Prax. Psychother. Psychosom. 31, 145–149, 1986

Richter, S. und I. Nissenkorn: Three years, 200 patients, 10,000 intracavernous self-injections with a triple-drug combination for the treatment of erectile dysfunction. Int. J. Impot. Res. 6, D133, 1994

Rieber, I.: Die chirurgische Implantation von Penisprothesen bei Männern mit Erektionsstörungen. Eine kritische Bestandsaufnahme. In: V. Sigusch (Hrsg.): Sexualität und Medizin. Köln: Kiepenheuer & Witsch 1979

Riley, A. J. und L. Athanasiadis: Impotence and its non-surgical management. Brit. J. Clin. Pract. 51, 99–105, 1997

Riley, A. J. et al.: Double blind trial of yohimbine hydrochloride in the treatment of erection inadequacy. J. Sex Marital Ther. 4, 17–26, 1989

Rosen, R. C. und J. G. Beck: Patterns of sexual arousal. Psychophysiological processes and clinical applications. New York: Guilford 1988

Salvatore, F. T. et al.: Vacuum constriction devices and the clinical urologist: An informed selection. Urology 38, 323–327, 1991

Schiavi, R. C. und D. White: Androgens and male sexual function: A review of human studies. J. Sex Marital Ther. 2, 214–227, 1976

Schmidt, G.: Motivationale Grundlagen sexuellen Verhaltens. In: H. Thomae (Hrsg.): Handbuch der Psychologie, Bd. 2. Göttingen: Hogrefe 1979

Schmidt, G.: A backlash disguised as progress. Int. J. Impot. Res. 5, 263–264, 1993

Schroeder-Printzen, I. und W. Weidner: Juristische und gutachterliche Aspekte. In: Stief et al. 1999

Schroeder-Printzen, I. et al.: Andrologische Begutachtung. In: W. Krause und W. Weidner (Hrsg.): Andrologie. 3., völlig neu bearb. Aufl. Stuttgart: Enke 1998

Schultheiss, D. und U. Jonas: Implantate („Prothesen"). In: Stief et al. 1999

Seager, S. W. J. und L. S. Halstead: Electroejaculation (EE) for the treatment of anejaculation. Int. J. Impot. Res. 9 (Suppl. 1), S37, 1997

Segraves, R. T. et al.: Clomipramine versus placebo in the treatment of premature ejaculation: A pilot study. J. Sex Marital Ther. 19, 198–200, 1993

Sherwin, B. B.: The psychoendocrinology of aging and female sexuality. Ann. Rev. Sex Res. 2, 181–198, 1991

Sigusch, V.: Die Kastration des Mannes. Gibt es eine sexualmedizinische Indikation? Sexualmed. 7, 984–993 und 1012, 1978

Sigusch, V.: Sexuelle Funktionsstörungen. Sexualmed. 8, 415–420, 462–466, 516–521, 1979

Sigusch, V.: Sexuelle Funktionsstörungen: Somatischer Anteil und somatische Behandlungsversuche. In: V. Sigusch (Hrsg.): Therapie sexueller Störungen. 2., neubearb. und erweit. Aufl. Stuttgart, New York 1980

Sigusch, V.: Shopsex. Einleitende Bemerkungen zur Sexindustrie. In: B. Danneberg et al. (Hrsg.): Wunderwelt Sexshop. Wien: Döcker 1998

Sigusch, V.: Paartherapie bei sexuellen Funktionsstörungen. Dtsch. Ärztebl. 97, A-776–781, 2000

Sigusch, V. und T. Maack: Ejakulationsstörungen. Ein Überblick. Sexualmed. 5, 23–32, 136–137, 220–221, 302–303, 1976

Sikora, R. et al.: Trazodone in diagnosis and therapy of erectile dysfunction. Int. J. Impot. Res. 4, A1000, 1992

Sohn, M.: Ergebnisse der penilen Gefäßchirurgie bei erektiler Impotenz. Akt. Urol. 25, 133–142, 1994

Sonda, L. P. et al.: The role of yohimbine for the treatment of erectile impotence. J. Sex Marital Ther. 16, 15–22, 1990

Spengler, A.: Penisprothesen. Erste Erfahrungen aus psychiatrischer Sicht. Münch. med. Wochenschr. 122, 560–562, 1980

Spivack, A. P. et al.: Long-term safety profile of transurethral alprostadil for the treatment of erectile dysfunction. J. Urol. 157, 293A, 1997

Stewart, B. H. und J. A. Bergant: Correction of retrograde ejaculation by sympathomimetic medication: Preliminary report. Fertil. Steril. 25, 1073–1074, 1974

Stief, C. G. und W. Bähren: Schwellkörperautoinjektionstherapie (SKAT). In: Bähren und Altwein 1988

Stief, C. G. und U. Hartmann: Praktisches Vorgehen und kritische Wertung. In: Stief et al. 1999

Stief, C. G. et al.: Funktionelle Elektrostimulation des Corpus cavernosum penis (FEMCC). Urologe (A) 35, 321–325, 1996

Stief, C. G. et al. (Hrsg.): Erektile Dysfunktion. Diagnostik und Therapie. Berlin u. a.: Springer 1997

Stief, C. G. et al. (Hrsg.): Zeitgemäße Therapie der erektilen Dysfunktion. Diagnostik und Therapie. Berlin u. a.: Springer 1999

Stief, C. G. et al.: Pharmakologische Therapiemöglichkeiten der Erektionsstörung. Dtsch. Ärztebl. 97, C-367–370, 2000

Stockamp, K. et al.: Alpha-adrenergic drugs in retrograde ejaculation. Fertil. Steril. 25, 817–820, 1974

Stoléru, S. et al.: Neuroanatomical correlates of visually evoked sexual arousal in human males. Arch. Sex. Behav. 28, 1–21, 1999

Stourzh, H.: Die Anorgasmie der Frau. Stuttgart: Enke 1961

Strauß, B. (Hrsg.): Psychotherapie der Sexualstörungen. Krankheitsmodelle und Therapiepraxis – störungsspezifisch und schulenübergreifend. Stuttgart, New York: Thieme 1998

Strohmaier, W. L. und K.-H. Bichler: Erkrankungen und Verletzungen des männlichen Genitale (Penis, Hoden, Nebenhoden einschließlich erektiler Dysfunktion und Fertilitätsstörungen). In: K.-H. Bichler (Hrsg.): Das urologische Gutachten. Berlin u. a.: Springer 1994

Sundaram, C. P. et al.: Long-term follow-up of patients receiving injection therapy for erectile dysfunction. Urology 49, 932–935, 1997

Susset, J. G. et al.: Effect of yohimbine hydrochloride on erectile impotence: A double-blind study. J. Urol. 141, 1360–1363, 1989

Szasz, G. und C. Carpenter: Clinical observations in vibratory stimulation of the penis of men with spinal cord injury. Arch. Sex. Behav. 18, 461–474, 1989

Theppisai, H. et al.: Screening of aging male attended the first PADAM (andropause) clinic in Thailand: A preliminary report. Aging Male 3 (Suppl. 1), 20 (Abstract 040), 2000

Tiefer, L.: "Harry, put down that needle and let's talk!" [Rezension]. J. Sex Res. 31, 82–84, 1994

Tiefer, L. und A. Melman: Interviews of wives: A necessary adjunct in the evaluation of impotence. Sexual. Disabil. 6, 167–175, 1983

Truss, M. C.: Schwellkörper-Autoinjektionstherapie (SKAT). In. Stief et al. 1997 (a)

Truss, M. C.: Behandlung der prolongierten Erektion und des Priapismus. In: Stief et al. 1997 (b)

Turner, L. A. et al.: Twelve-months comparison of two treatments for erectile dysfunction: Self-injection versus external vacuum devices. Urology 39, 139–144, 1992

Virag, R.: Intracavernous injection of papaverine for erectile failure [Letter]. Lancet II, 938–940, 1982

Virag, R. et al.: Intracavernous injection of papaverine as a diagnostic and therapeutic method in erectile failure. Angiology 35, 79–87, 1984

Virag, R. et al.: Intracavernous self-injection of vasoactive drugs in the treatment of impotence: 8-years experience with 615 cases. J. Urol. 145, 287–293, 1991

Vogt, H.-J.: Andrologie. In: W. Eicher (Hrsg.): Sexualmedizin in der Praxis. Ein kurzes Handbuch. Stuttgart: Fischer 1980

Vogt, H.-J.: Yohimbin-Extrakte bei Erektionsstörungen. Vom Aphrodisiakum zum Therapeutikum. Neuro-Psychiat. Nachr. 7, 12, 1999

Vogt, H.-J. et al.: Double-blind, placebo-controlled safety and efficacy trial with yohimbine hydrochloride in the treatment of nonorganic erectile dysfunction. Int. J. Impot. Res. 9, 155–161, 1997

Wagner, G. und H. S. Kaplan: The new injection treatment for impotence. Medical and psychological aspects. New York: Brunner/Mazel 1993

Wessells, H. et al.: Synthetic melanotropic peptide initiates erections in men with psychogenic erectile dysfunction: Double-blind, placebo controlled crossover study. J. Urol. 160, 389–393, 1998

Wetterauer, U. und G. Popken: Vakuumerektionshilfen. In: Stief et al. 1999

Wolfson, B. et al.: Intraurethral prostaglandin E-2 cream. Int. J. Impot. Res. 4, A101, 1992

Zamel, G.: Wenn die Ohnmacht nicht mehr auszuhalten ist. Wie die Technik die (männliche) Sexualität retten soll. Z. Sexualforsch. 7, 142–150, 1994

Zamel, G.: Probleme der Medikalisierung sexueller Störungen. In: Strauß 1998

Zorgniotti, A. W. und R. S. Lefleur: Autoinjection of the corpus cavernosum with a vasoactive drug combination for vasculogenic impotence. J. Urol. 133, 39–41, 1985

Kapitel 15
Sildenafil (Viagra®): Wirkmechanismus und erste Ergebnisse

Von Volkmar Sigusch

Auf der Suche nach einer Substanz, die die Herzkranzgefäße erweitert, wurde ein neues, oral wirksames Potenzmittel entdeckt. Einige der Testpersonen hatten eine „verbesserte" Erektionsfähigkeit zu Protokoll gegeben (Nachtshein 1998). Wie das neueste Potenzmittel wirkt, wurde der medizinischen Öffentlichkeit zum ersten Mal im Mai 1996 auf dem 91. Annual Meeting der American Urological Association vorgetragen (vgl. Ballard et al. 1996a; Boolell et al. 1996a; Eardley et al. 1996; Gingell et al. 1996a). Zwei Jahre später, Ende März 1998, ließ die US-amerikanische Food and Drug Administration (FDA) das neue Arzneimittel mit dem Handelsnamen Viagra® zu, nachdem dessen Wirkstoff Sildenafilcitrat unter dem Firmenkode UK-92420 an etwa 4 500 Probanden getestet worden war. In der EU und damit auch in Deutschland wurde das Präparat Viagra® Mitte September 1998 zugelassen.

Physiologie der Erektion

Um die Wirkung von Sildenafil erläutern zu können, sind zunächst einige allgemeine Bemerkungen zur Physiologie und Biochemie der Erektion erforderlich. Die Erektion des Penis ist ein komplexer Vorgang, dessen organische Seite noch weitgehend unbekannt ist, obgleich Übersichtsarbeiten immerhin fast 800 Veröffentlichungen zusammenfassen können (Andersson und Wagner 1995). Gerade weil die klinisch orientierte Grundlagenforschung seit den 80er Jahren so viele Befunde vorgelegt hat (vgl. z. B. Stief et al. 1997), wissen wir heute, dass ein einigermaßen vollständiges Verständnis des Erektionsmechanismus noch in weiter Ferne liegt, insbesondere wenn an die Biochemie der Versteifung gedacht wird.

Damit es zu einer Versteifung kommt, muss auf der anatomischen Ebene die glatte Muskulatur der Schwellkörper und der das Blut zuführenden Arteriolen entspannt werden. Interessanterweise ist diese glatte Muskulatur im Ruhezustand des Penis kontrahiert, so dass es nur zu einem geringen Blutdurchfluss kommen kann. Wird die glatte Muskulatur relaxiert, schießt Blut in die Schwellkörper-Hohlräume ein, bei sehr jungen Männern oft schlagartig wie auf Knopfdruck, bei alten sehr viel langsamer. Schnell kann es zu einer Erektion kommen, weil das einfließende Blut nicht wie bei anderen Organen durch ein weit verzweigtes System kleinster Gefäße, genannt Kapillaren, verteilt und im Fluss verlangsamt wird, sondern direkt aus den Arteriolen einschießt. Gleichzeitig haben die anatomische Konstruktion des Penis und der Druck des einschießenden Blutes zur Folge, dass die das Blut abführenden Venen in dem die Hohlräume umgebenden Bindegewebe zusammengepresst werden, so dass der Blutabfluss stark reduziert wird.

In biochemischer Hinsicht werden seit dem Ende der 70er Jahre diverse Mechanismen, Faktoren und Substanzen diskutiert und erforscht, die den Erektionsvorgang hemmen oder stimulieren sollen. Besonders anregend und überraschend war die Entdeckung (Gruetter et al. 1979; Furchgott und Zawadzki 1980), dass Säugetierzellen Stickstoffmonoxid (NO) generieren, ein Gas, das vordem nur in Sachen Luftverschmutzung Furore gemacht hatte, weil es sich an der Luft zu Stickstoffdioxid (NO_2) umwandelt. Dafür, entdeckt zu haben, dass NO, ebenso giftig wie unentbehrlich, in viele lebenswichtige Prozesse steuernd eingreift oder sie überhaupt erst in Gang setzt, erhielten übrigens Robert F. Furchgott, Louis J. Ignarro und Ferid Murad 1998 den Medizin-Nobelpreis. Da aber, auf die sexuellen Reaktionen bezogen, nicht einmal die Wirkmechanismen seit langem diskutierter Peptide und speziell Neuropeptide bekannt sind und selbst der Hersteller von Viagra® in seiner Produktmonographie (Pfizer 1998b: 5) schreibt, der „genaue Mechanismus", durch den es „zur Entspannung der glatten Muskulatur" komme, müsse noch erforscht werden, sind die nachfolgenden Bemerkungen zur Biochemie der Erektion als das zu nehmen, was sie sind: gegenwärtiger Wissensstand und keine letzten Gewissheiten (vgl. Ignarro et al. 1981; Rajfer et al. 1992; Lugnier und Komas 1993; Moncada und Higgs 1993; Burnett 1995, 1997; Stief et al. 1995; Umans und Levi 1995; Adams et al. 1997; Godschalk et al. 1997; Jeremy et al. 1997; Moreland et al. 1997; Carter et al. 1998).

Biochemie der Erektion und Wirkmechanismus von Sildenafil

Der Wirkstoff, der in dem Präparat Viagra® enthalten ist, hat die chemische Bezeichnung 1-[[3-(6,7-dihydro-1-methyl-7-oxo-3-propyl-1H-razolo[4,3-d]pyrimidin-5-yl)-4-ethoxyphenyl]sulfonyl]-4-methylpiperazincitrat. Er wird kurz Sildenafilcitrat oder noch kürzer Sildenafil genannt. Nach den bisherigen Forschungsergebnissen ist er ein selektiver Inhibitor (Hemmer) des intrazellulären Isoenzyms Phosphodiesterase vom Subtyp 5 (PDE-5).

Durch diese Hemmung greift Sildenafil in einen offensichtlich zentralen Erektionsmechanismus ein (siehe dazu Abb. 1), an dessen Anfang nach gegenwärtigem Wissen ein Botenstoff steht, der früher Endothelium Derived Relaxing Factor (EDRF) genannt wurde und heute als Stickstoffmonoxid (NO) erkannt ist. NO wird nach noradrenerg-norcholinergen Nervenimpulsen, die mit einer sexuell stimulierenden Phantasie oder der direkten Reizung des Penis zusammenfallen können, (zumindest) in Neuronen und Endothelzellen aus L-Arginin gebildet. Es diffundiert dann in die glatten Muskelzellen der Schwellkörper, wo es die Freisetzung eines zweiten Botenstoffes stimuliert. Dieser Second Messenger, das zyklische Guanosinmonophosphat (cGMP), wird durch die Aktivierung der Guanylatzyklase gebildet und ist ein Nukleotid, das durch die Relaxation glatter Muskelzellen zu einer Erektion führt. Physiologischerweise werden zyklische Nukleotide wie das cGMP von Phosphodiesterasen (PDE) durch Hydrolyse abgebaut. Im humanen Penis soll die Phosphodiesterase des Subtyps 5 das für den Abbau des zyklischen Guanosinmonophosphats entscheidende intrazelluläre Isoenzym sein. Da der Viagra®-Wirkstoff Sildenafil die das cGMP abbauende PDE-5 hemmt, kann das cGMP seine relaxierende und damit gefäßerweiternde Wirkung ungehemmter entfalten und eine Erektion der penilen Schwellkörper ermöglichen oder erhalten. Durch die Hemmung der PDE-5 wird der cGMP-Spiegel in den Schwellkörpern erhöht. Angenommen wird außerdem, dass bei bestimmten organisch bedingten Erektionsstörungen entweder zu wenig NO freigesetzt wird (z. B. bei Nervenläsionen) oder dass die Schwellkörper nicht ausreichend auf NO ansprechen (z. B. bei Gefäßläsionen).

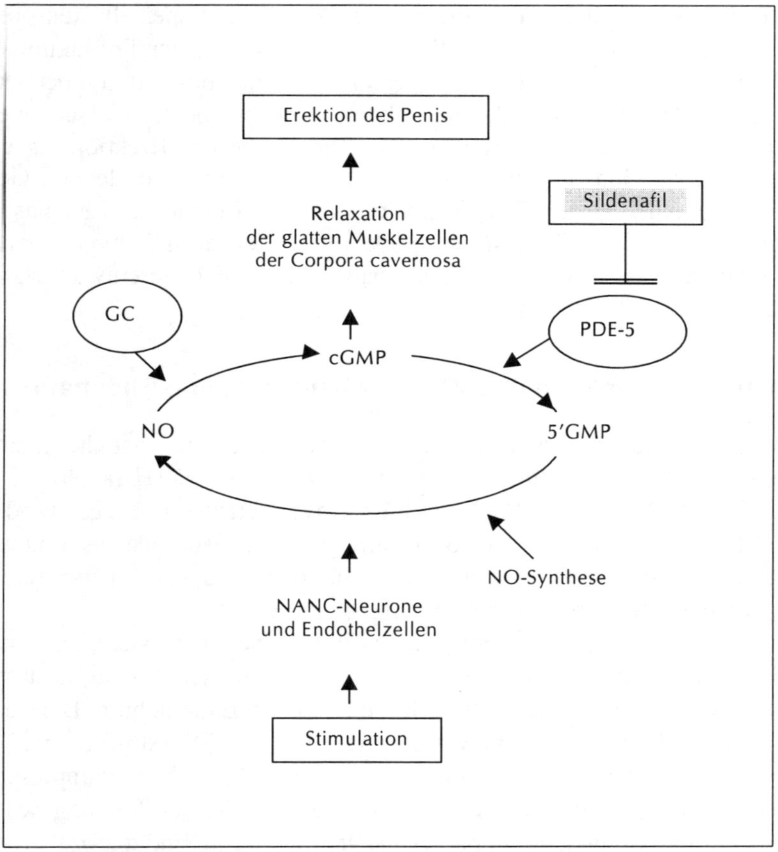

⊥ = hemmender Effekt; cGMP = zyklisches Guanosinmonophosphat; GC = Guanylatzyklase; NANC-Neurone = nonadrenerg-noncholinerge Neurone; NO = Stickstoffmonoxid; PDE-5 = Phosphodiesterase Subtyp 5; 5'GMP = Guanosinmonophosphat

Abbildung 1 Biochemie der Erektion und Angriffsort von Sildenafil

Bisher sind zehn Enzyme vom PDE-Typ bekannt und sechs pharmakologisch einigermaßen charakterisiert (Beavo 1995; Stief et al. 1995b; Ballard et al. 1998; Boolell et al. 1996b; Wallis et al. 1999; Küthe et al. 2000): eine Ca^{2+}/Calmodulin-abhängige PDE-1, eine cGMP-stimulierte PDE-2, eine cGMP-gehemmte PDE-3, eine cAMP-spezifische PDE-4, eine cGMP-spezifische PDE-5 und eine ebenfalls cGMP-spezifische PDE-6. Die noch wenig erforschte PDE-7 soll cAMP als Substrat haben und in Lymphozyten sowie in der Skelettmuskulatur vorkommen. (Das zyklische Adenosinmonophospat [cAMP] ist wie cGMP als universeller intrazellulärer Second Messenger an der Tonusregulation der glatten Muskulatur beteiligt.) In welchen Geweben und damit Organen die pharmakologisch charakterisierten Phosphodiesterasen bisher nachgewiesen worden sind und wie stark sie durch Sildenafil gehemmt werden, kann der Tabelle 1 entnommen werden. Pharmakodynamisch soll Viagra® etwa 10-fach spezifischer für PDE-5 als für jene Phophodiesterase mit der Bezeichnung PDE-6 sein, die in der Netzhaut des Auges an der Transformation von Licht- in Nervensignale beteiligt ist – eine Funktion, die durch die Einnahme von Viagra® beeinträchtigt werden kann (vgl. Abb. 3). Außerdem soll Viagra® mehr als 4000-fach spezifischer für PDE-5 als für PDE-3 sein, was insofern von Bedeutung ist, als die PDE-3 an der Regulation der Herzkontraktilität beteiligt ist. Ferner soll die Wirkung von Viagra® auf PDE-5 80-fach stärker sein als auf PDE-1, ein Enzym, das u. a. im Gehirn und im Herzen vorkommt, und beinahe 20000-fach stärker als auf PDE-2 und gut 2000-fach stärker als auf PDE-4.

Für die hier besonders interessierende PDE-5 werden überwiegend folgende Gewebe-Lokalisationen angegeben: Corpus cavernosum, Thrombozyten, Skelettmuskulatur, Gefäßmuskulatur sowie viszerale glatte Muskulatur (vgl. z. B. Pfizer 1998b: 39; Wallis et al. 1999). Einige Forscher vermuten jedoch, dass die PDE-5 in weiteren Organen vorkommt, beispielsweise im Gehirn (Stief et al. 1997: 48), was eine zentrale Vermarktungsthese des Herstellers erschüttern könnte. Aus nahe liegenden Gründen betont die Firma Pfizer bei jeder Gelegenheit, dass es sich bei Sildenafil nicht um ein Aphrodisiakum handele, weil es lediglich die Reaktion des Organismus auf eine „natürliche“ sexuelle Stimulation „normalisiert“. „Vorgänge im Gehirn“ würden ebenso wenig beeinflusst wie „die Libido“. Richtig ist, dass Sildenafil, anders als die vasoaktiven Substanzen, die bei der Methode SKAT benutzt werden, seine erwünschte Wirkung nur unter einer Reizung durch Phantasie oder Berührung entfaltet (Ballard et al. 1998). Trotzdem bleibt zu klären, was unter „Aphrodisiakum“, „natürlicher Stimulation“ oder „normalisierter Reaktion“ zu verstehen ist. Auch muss gesagt werden, dass eine zentral ausgelöste Stimulation bisher nicht ausgeschlossen wurde, sofern das psychopharmakologisch überhaupt möglich ist.

Sozialpsychologisch ist es jedenfalls nicht möglich. Denn eine Mega-Potenzpille, die von Massenmedien als „Bombe“ und als Wegbereiter einer „sexuellen Revolution“, ja eines „neuen Zeitalters“ hochgepeitscht worden ist, dürfte die Phantasien von Männern so anregen und die bei derartigen Mitteln immer vorhandene suggestive Wirkung so steigern, dass bereits vor der ersten fassbaren körperlichen Reaktion, die sich so Gott will einstellt, Vorlust, Erwartungsfreude und allgemeine körperliche Exzitation angefacht werden. Ich denke, dieser Effekt kann nicht zuletzt an jener differenten Rate abgelesen werden, zu der in kontrollierten Versuchen ein Plazebo bei den verschiedenen Grunderkrankungen zu der gewünschten Reaktion geführt hat. Denn wenn der NO-cGMP-Mechanismus, den die Potenzpille stärkt, nicht durch Nervenimpulse in Gang gesetzt werden kann, weil die Nerven durchtrennt sind, ist Wirkungen in einer anderen Dimension der organische Boden entzogen. Das gilt insbesondere für Zustände nach radikaler Prostatektomie, bei der die Nervenverbindungen zum Genitale bilateral durchschnitten worden sind. Es ist also zu erwarten, dass sowohl die Wirkung von Viagra® wie die eines Plazebos bei Patienten mit dieser Vorgeschichte besonders begrenzt ist. Die suggestive

Tabelle 1 Phosphodiesterasen in menschlichen Geweben und deren Hemmung durch Sildenafil (Viagra®)

Isoenzym-Familie	Substrataffinität	Wirkung von cGMP auf die Hydrolyse von cAMP	Wirkung von Ca^{2+}/ Calmodulin auf die Aktivität	Vorkommen im Gewebe	Inhibition durch Sildenafil: Geometrischer mittlerer IC_{50} (nM)	Inhibition durch Sildenafil: Gewebe
PDE-1	cGMP > cAMP	kein Effekt	Stimulation	Herz, Gehirn, Niere, Leber, Skelett-, Gefäß- und viszerale glatte Muskulatur	281–290	Herzventrikel
PDE-2	cAMP/ cGMP	Stimulation	kein Effekt	Corpus cavernosum, Nebennierenrinde, Gehirn, Herz, Niere, Leber, Skelett- und viszerale glatte Muskulatur	68.000	Corpus cavernosum
PDE-3	cAMP	Inhibition	kein Effekt	Herz, Niere, Leber, Corpus cavernosum, Thrombozyten, Gefäß- und viszerale glatte Muskulatur	16.200–17.000	Corpus cavernosum
PDE-4	cAMP	kein Effekt	kein Effekt	Niere, Lunge, Herz, Mastzellen, Skelett-, Gefäß- und viszerale glatte Muskulatur	7.200	Skelettmuskel
PDE-5	cGMP	unbekannt	kein Effekt	Corpus cavernosum, Thrombozyten, Skelett-, Gefäß- und viszerale glatte Muskulatur	3,5–3,9	Corpus cavernosum
PDE-6	cGMP	unbekannt	kein Effekt	Retina	34,1 37,5	Retinazapfen Retinastäbchen

PDE = Phosphodiesterase; cGMP = zyklisches Guanosinmonophosphat; cAMP = zyklisches Adenosinmonophosphat, das wie cGMP als universeller intrazellulärer Second Messenger an der Tonusregulation der glatten Muskulatur beteiligt ist; IC_{50} = Konzentration von Sildenafil, bei der die Enzymaktivität um 50 % gehemmt ist

Potenz eines derartig hochgepeitschten Potenzmittels dürfte sich aber spätestens jetzt auch in den unerwünschten Effekten (siehe Tab. 2) niederschlagen, so dass es etwas blauäugig ist zu sagen, wenn unter Viagra® nicht mehr derartige Ereignisse aufgetreten sind als unter Plazebo, dann ist kein spezielles Risiko vorhanden - weil die Probanden schließlich annahmen, sie erhielten eine potente Substanz.

Vielleicht wird eines Tages gesagt werden, mit Viagra® ist nicht nur die erste wirksame Anti-Impotenz-Pille auf den Plan getreten, sondern auch die erste Droge einer neuen Generation von Aphrodisiaka.

Pharmakokinetik, Metabolismus und Toxizität

Sildenafilcitrat wird bei einer absoluten Bioverfügbarkeit von 41 % schnell resorbiert. Nach oraler Verabreichung werden im nüchternen Zustand maximale Konzentrationen im Blutplasma innerhalb von 30 bis 120 Minuten erreicht (Median: 60 Minuten). Nach einem fettreichen Essen ist die Resorption deutlich vermindert; die t_{max} ist durchschnittlich um 60 Minuten verzögert und die C_{max} um 29 % reduziert (Muirhead et al. 1996) (siehe Abb. 2).

Im empfohlenen Dosisbereich ist die Pharmakokinetik linear. Sildenafilcitrat wird in einen aktiven Hauptmetaboliten umgewandelt, dessen Eigenschaften der Ausgangssubstanz ähnlich sind. Sildenafilcitrat und sein N-desmethylierter Hauptmetabolit haben eine terminale Halbwertzeit von drei bis vier Stunden und sind beide zu etwa 96 % an Plasmaproteine gebunden. Das Steady-state-Verteilungsvolumen beträgt im Durchschnitt 105 l, was für eine weite Distribution ins Gewebe spricht. Im Sperma gesunder Freiwilliger erschienen 90 Minuten nach der Einnahme von Sildenafilcitrat weniger als 0,001 % der verabreichten Dosis (Martel et al. 1997; Pfizer 1998a, Langtry und Markham 1999).

Der Abbau von Sildenafilcitrat erfolgt zum größten Teil über die Leber. Hauptsächlich wird Sildenafilcitrat durch das mikrosomale Leber-Isoenzym Cytochrom-P450-CYP-3A4 abgebaut; ein Nebenweg läuft über Cytochrom-P450-CYP-2C9. Nach oraler und intravenöser Applikation wird Sildenafilcitrat in Form von Metaboliten zu etwa 80 % der verabreichten Dosis biliär, das heißt mit dem Stuhl, und zu etwa 13 % bis 14 % renal, das heißt mit dem Urin, ausgeschieden. Bisher sind 17 Metaboliten von Sildenafilcitrat bekannt. Der Hauptmetabolit findet sich unter den ausgeschiedenen zu weniger als 2 %. Ebenfalls weniger als 2 % der Ausgangsdosis wird unverändert ausgeschieden, das heißt als Sildenafilcitrat. Die Plasma-Clearance beträgt 41 l/h. Bei gesunden Männern, die 65 Jahre alt oder älter waren, bei Patienten mit einer renalen Insuffizienz (Kreatinin-Clearance < 1,8 l/h oder < 30 ml/min) und bei Patienten mit Leberzirrhose war die Clearance von Sildenafil reduziert, so dass es zu deutlich höheren freien Plasmakonzentrationen als bei Jüngeren und Gesunden kam (Pfizer 1998a, 1998b; Langtry und Markham 1999).

Die Testung an Tieren ergab keine Hinweise auf Karzino-, Muta- und Teratogenität, auf Embryo- und Fetotoxizität oder die Beeinträchtigung der Fertilität. Bei gesunden Männern hatte eine orale Einzeldosis von 100 mg Sildenafilcitrat keinen Einfluss auf die Morphologie und Motilität der Spermien (Pfizer 1998a, 1998b).

Allgemeine Behandlungsergebnisse

Bis Anfang 2000 wurden Einzelergebnisse und Metaanalysen veröffentlicht, die sich auf 21 plazebokontrollierte Doppelblind-Studien mit etwa 3000 Patienten im Alter von 18 bis zu 87 Jahren (Median: 58 Jahre) beziehen, die, soweit uns bekannt ist, nicht nur vom Hersteller üppig finanziert worden sind, sondern auch nach seinem Study Design erfolgen mussten und nur dann publiziert werden können, wenn es Pfizer erlaubt. Insider berichten, dass viele abgeschlossene Studien bisher nicht veröffentlicht wurden, so dass eigentlich umfangreichere Erfahrungen vorliegen, als bisher allgemein bekannt ist. Wegen der genannten Umstände haben wir eine Teilnahme an dieser Forschung abgelehnt.

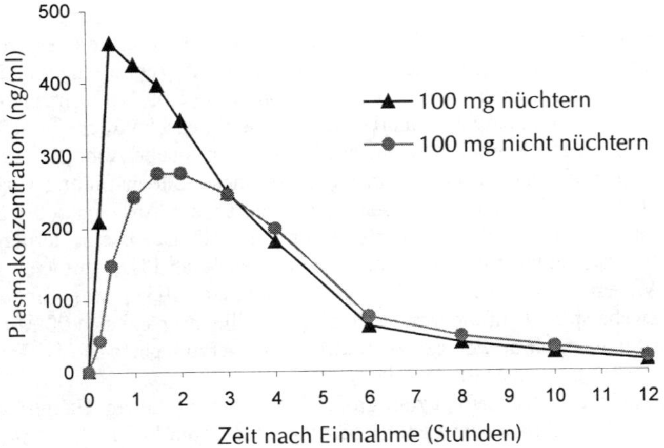

Abbildung 2 Sildenafil-Plasmakonzentration nach Einnahme einer Einzeldosis von 100 mg (nach Pfizer 1998b)

Bisher liegen nur sehr kleine unabhängige Studien vor, und keine der bisher publizierten Untersuchungen könnte mit Fug und Recht eine sexualwissenschaftliche Studie genannt werden. Überwiegend wurden sehr globale Fragen gestellt und grobe Untersuchungsinstrumente benutzt, wurde auf Quantitäten und nicht auf Qualitäten Wert gelegt (vgl. Tiefer 1998), lassen sich Art, Genese und Ausmaß der Erektionsstörungen, die behandelt worden sind, kaum beurteilen, wurden die Partnerinnen nicht oder nicht ernsthaft einbezogen usw. Außerdem ging es dem Hersteller erklärtermaßen um überaus motivierte Paare „in a good stable relationship", generell um „broadest possible patient population". Das war aus der Sicht der Pfizer-Manager eine notwendige Strategie der Firma, um im ersten Forschungsdurchlauf die maximal mögliche Erfolgsrate zu produzieren, die dann natürlich in der Praxis wie bei allen Neueinführungen von Arzneimitteln (erheblich) fallen wird. Vielleicht hat Emile Laënnec deshalb irgendwo gesagt: „Benutze ein Medikament, solange es neu ist."

Mit diesen Einschränkungen sind die enormen Erfolgsraten zu konfontieren, die der Hersteller und seine Forscher bisher mitgeteilt haben. Außerdem beziehen sich die breit publizierten, sehr hohen Erfolgsraten auf eine so genannte *Global efficacy question (GEQ)*. Die GEQ-1 z. B. lautet: „Did the treatment improve your erections?" Auf eine solche Ja-Nein-Frage nach der „Verbesserung der Erektionsfähigkeit", wie es dann im Deutschen heißt, antworteten viele Männer mit ja. Dabei können die mitgeteilten Prozentsätze nur einen vagen Eindruck bieten und sind insofern nicht vergleichbar, als die Variablen, die für den Erfolg der Therapie relevant sind, von Studie zu Studie sehr different sind, beispielsweise das durchschnittliche Alter der Probanden, deren Grunderkrankungen und Begleitmedikationen, Dauer und Grad der Impotenz, die vorausgegangenen Behandlungen und deren Art, die fix oder variabel verabreichte Dosis in Höhe von 25, 50 oder 100 mg Sildenafil pro Ereignis oder die Dauer der Behandlung mit Sildenafil.

Im Einzelnen werden zur Zeit für die verschiedenen Patientengruppen folgende *Maximalraten des Erfolges im Sinne der allgemeinen „Verbesserung der Erektionsfähigkeit", nicht jedoch der Immissionsfähigkeit* mitgeteilt (in Klammern der Prozentsatz, bei dem das Plazebo gewirkt haben soll):

- bei Erektionsstörungen ohne bekannte organische Ätiologie, die wahrscheinlich *psychisch bedingt* sind, global 65 % bis 93 % (versus 20 % bis 38 % unter Plazebo) (vgl. z. B. Christiansen et al. 1996; Dinsmore et al. 1996; Eardley et al. 1996; Gingell et al. 1996b; Bailey et al. 1997; vgl. auch plethysmographisch: Boolell et al. 1996 c; zusammenfassend: Langtry und Markham 1999);
- bei *organisch bedingten* Erektionsstörungen global bis zu 68 % (vs. 19 %) (Pfizer 1998b, 1999);
- bei sowohl psychisch als auch organisch bedingten Erektionsstörungen resp. entsprechend *gemischten* Patientengruppen global 67 % bis 86 % (vs. 16 % bis 48 %) (vgl. z. B. Lue et al. 1997; Goldstein et al. 1998; Padma-Nathan et al. 1998; Borkon und Boykin 1999; Montorsi et al. 1999a; Tan et al. 1999; Ugarte et al. 1999);
- bei erektionsgestörten Männern, die *jünger als 65 Jahre* sind, global bis zu 75 % (vs. 23 %) (Wagner et al. 1998; vgl. auch O'Leary 1999);
- bei erektionsgestörten Männern, die *älter als 65 Jahre* sind, global bis zu 67 % (vs. 17 %) (Wagner et al. 1998; vgl. auch O'Leary 1999);
- bei Erektionsstörungen in Verbindung mit *Diabetes mellitus* (Typ I und II) global 50 % bis 59 % (vs. 10 % bis 15 %) (Price 1998a, 1998b; Price et al. 1998; Rendell und Moreno 1998; Hirsch et al. 1999; Rendell et al. 1999; vgl. auch Fonseca et al. 1999; Blonde et al. 1999);
- bei Erektionsstörungen nach traumatisch bedingten *Rückenmarksverletzungen* global 75 % bis 83 % (vs. 7 % bis 12 %) (vgl. Maytom et al. 1997; Derry et al. 1998; Holmgren et al. 1998; Giuliano et al. 1999; Maytom et al. 1999; vgl. auch Hultling et al. 1998);
- bei Erektionsstörungen in Verbindung mit *Multipler Sklerose* global 89 % (vs. 24 %) (Fowler et al. 1999; vgl. auch Miller et al. 1999);

- bei Erektionsstörungen in Verbindung mit *Depressionen* global 76 % bis 83 % (vs. 17 % bis 20 %) (Hargreave et al. 1998; Rosen et al. 1999; Shabsigh et al. 1999; vgl. auch Hargreave et al. 1999);
- bei Erektionsstörungen in Verbindung mit *Hypertonien ohne Antihypertensiva-Therapie* global bis zu 72 % (vs. 27 %) (vgl. R. Feldman et al. 1998);
- bei Erektionsstörungen in Verbindung mit *Hypertonien unter Antihypertensiva-Therapie* global bis zu 70 % (vs. 21 %) (vgl. R. Feldman et al. 1998; Morales et al. 1998; Langtry und Markham 1999; Osterloh et al. 1999);
- bei Erektionsstörungen in Verbindung mit *stabilen ischämischen Herzkrankheiten* ohne Nitratbehandlung global 70 % (vs. 20 %) (Conti et al. 1999);
- bei Erektionsstörungen nach *Bestrahlungen wegen eines lokalen Prostata-Adenokarzinoms* der Grade T1 bis T3 („three-dimensional conformal external beam radiotherapy", „iodine-125 seed implantation" oder „transperineal ultrasound-guided brachytherapy") global 71 % bis 81 % (Kedia et al. 1999; Merrick et al. 1999; Zelefsky et al. 1999);
- bei Erektionsstörungen nach *radikaler retropubischer Prostatektomie mit bilateraler Schonung der Nervenversorgung* global 58 % bis 80 % (Zippe et al. 1998; Lowentritt et al. 1999);
- bei Erektionsstörungen nach *radikaler retropubischer Prostatektomie ohne Schonung der Nervenversorgung* global 0 % bis 20 % (Zippe et al. 1998; Lowentritt et al. 1999).

Ferner gibt es erste klinische Berichte über die Applikation von Sildenafil in kleinen Gruppen von Patienten mit anderen Erkrankungen oder nach anderen medizinischen Eingriffen, die oft zu einer Impotenz führen. So wurden mehr oder weniger erfolgreich behandelt:

- Patienten mit *Morbus Parkinson* (Brewer und Stacy 1998; Zesiewicz et al. 1999);
- Patienten nach einer *Herztransplantation* (Chait et al. 1999; Wagoner et al. 1999);
- Patienten, die sich kontinuierlich einer *Hämodialyse* unterziehen müssen (Paul et al. 1998: A1131: „the drug effect continued for 24 to 48 hours");
- Patienten nach einer *Nierentransplantation* (Carl et al. 1999);
- Patienten mit *Spina bifida* (Palmer et al. 1999);
- Patienten mit einem *Prostata-Adenokarzinom, deren Testosteronwerte durch die Hormonbehandlung auf Kastrationsniveau* abgefallen sind (Scholz und Strum 1999).

Wird nicht nur nach der globalen Wirkung von Sildenafil im Sinne einer „Verbesserung" der Erektionsfähigkeit oder nach der Ansprechrate (wie der Hersteller gerne sagt) gefragt, ergibt sich selbstredend ein weniger positives, aber immer noch bemerkenswert günstiges Bild (vgl. z. B. Goldstein et al. 1998; Dinsmore et al. 1999; Jarow et al. 1999; Marks et al. 1999; Montorsi et al. 1999a).

Inzwischen beinahe berühmt sind zwei Fragen, Q3 und Q4, des als Anhang zu diesem Kapitel abgedruckten *International Index of Erectile Function (IIEF)* von Rosen et al. (1997), deren Inhalt außerdem mit der Definition von Impotenz weitgehend übereinstimmt, die die National Institutes of Health (NIH) der USA und die American Urological Association (AUA) vorgenommen haben (NIH Consensus Conference 1993) und die im ersten oder zweiten Satz beinahe jeder Sildenafil-Studie heruntergebetet wird. Die Definition lautet: Impotenz ist die Unfähigkeit, eine Erektion zu erreichen (to achieve) und zu behalten (to maintain), die für eine befriedigende sexuelle Performanz ausreichend ist. Die *Question 3* des IIEF lautet: When you attempted sexual intercourse, how often were you able to penetrate (enter) your partner? Und die *Question 4* lautet: During sexual intercourse, how often were you able to maintain your erection after you had penetrated (entered) your partner? Geantwortet wird von den Probanden, indem sie den Fragebogen selbst ausfüllen. Bewertet werden die Antworten auf einer Skala von 1 bis 5, wobei 1 fast nie oder nie, 2 selten (viel weniger als die Hälfte der Zeit), 3 manchmal (etwa die Hälfte der Zeit), 4 meistens (viel mehr als die Hälfte der Zeit) und 5 fast immer oder immer bedeutet. Der Wert 0 meint, dass kein Geschlechtsverkehr versucht worden ist. Gesunde Männer ohne Erektionsstörungen, die hinsichtlich der Altersverteilung mit impotenten Männern vergleichbar waren, erreichten nach unveröffentlichten Daten von Goldstein et al. (1998) den Wert 4,3 sowohl bei der Frage 3 wie der Frage 4.

In der bereits mehrfach erwähnten Studie von Goldstein et al. (1998), deren Resultate hier beispielhaft wiedergegeben werden sollen, weil sie zu den wenigen statistisch anspruchsvollen gehört, wurden in 37 US-Zentren insgesamt 861 Männer erfasst (Median-Alter zwischen 57 und 60 Jahren). Sie lebten alle in einer festen Beziehung mit einer Partnerin und litten an einer seit mindestens sechs Monaten bestehenden Impotenz, die als psychisch (11 %), organisch (70 %) oder „gemischt" (18 %) bedingt eingestuft wurde. Verglichen wurden die Effekte von Sildenafil vor allem aufgrund einer 24-wöchigen Dosis-Wirkungs-Studie (N = insgesamt 532 Männer, davon erhielten 216 ein Plazebo und 316 Sildenafil in einer Dosis von 25, 50 oder 100 mg) bzw. einer 12-wöchigen Dosis-Steigerungs-Studie (N = insgesamt 329 Männer, davon erhielten 166 ein Plazebo und 163 Sildenafil in einer Dosis bis 100 mg). Es ergaben sich folgende Resultate: Bei der *Question 3* wurde bei einem Ausgangswert von 2,0 in der Dosis-Wirkungs-Studie unter 100 mg im Mittel ein Abschlusswert von 4,0 erreicht (unter Plazebo waren die Werte 2,1 vs. 2,2). Die Differenz war hochsignifikant. Bei einer Dosierung in Höhe von 25 mg waren die Werte 2,0 (Ausgang) und 3,2 (Abschluss); bei 50 mg 1,9 vs. 3,5. In der Dosis-Steigerungs-Studie waren die Werte 2,0 vs. 3,9 (alle Männer; unter Plazebo 2,1 vs. 2,3). Bei der *Question 4*, die gewissermaßen die Gretchenfrage ist, wurden folgende Werte erreicht: 1,7 (Ausgangswert) und 3,9 (Abschlusswert) bei 100 mg in der Studie mit der festen Dosis. Bei einer Dosis von 25 mg ergaben sich die Werte 1,4 vs. 3,1; bei 50 mg 1,5 vs. 3,5 (unter Plazebo 1,7 vs. 2,1). In der Studie mit den flexiblen Dosen waren die Werte 1,5 vs. 3,6 (alle Männer; unter Plazebo 1,7 vs. 2,1). Auch diese Differenz war hochsignifikant.

Nach den wenigen Studien, die gesondert Ergebnisse für Männer mit *Diabetes mellitus* mitteilen, ergibt sich folgendes Bild: In einer Studie mit flexibler Dosis (N=268; 18,7 % Typ I, 81,3 % Typ II) wurden nach 12 Wochen (N=131; 95 % erhielten 100 mg) folgende Median-Scores bei den Fragen 3 und 4 erreicht: 3,2 und 2,9 vs. 2,0 und 1,6 unter Plazebo (Rendell und Moreno 1998; Rendell et al. 1999). Etwas niedrigere Werte teilten Hirsch et al. (1999) mit. Eine Metaanalyse von neun Sildenafil-Studien ergab Ausgangswerte von 1,55 (Q3) und 1,34 (Q4) unter Plazebo (N=245) und von 1,58 sowie 1,36 unter Sildenafil 25 bis 100 mg (N=388). Am Ende der Behandlung lagen die Q3-Werte bei 1,85 (Plazebo) und 2,86 (Sildenafil) und die Q4-Werte bei 1,54 (Plazebo) und 2,66 (Sildenafil) (Price 1998b).

In der einzigen bisher vorgelegten plazebokontrollierten, 12-wöchigen Studie mit 217 Männern (Median-Alter: 46 Jahre), die an *Multipler Sklerose* (Median-Dauer: 10,4 Jahre) litten, wurden bei flexibler Dosierung folgende Werte erreicht: 4,0 unter Sildenafil vs. 2,4 unter Plazebo bei Q3; 3,9 vs. 2,0 bei Q4 (Fowler et al. 1999). Die Differenz war hochsignifikant.

Zusammenfassend kann im Augenblick gesagt werden, dass Sildenafil offenbar dann am besten bzw. relativ besser wirkt,

- wenn die Ausgangswerte bei den IIEF-Fragen 3 und 4 (oder vergleichbaren Parametern) relativ hoch sind, das heißt, wenn keine komplette Erektions-Impotenz vorliegt;
- wenn die Impotenz psychisch und nicht organisch bedingt ist;
- wenn die verminderte Durchblutung der Corpora cavernosa penis nicht auf eine venöse oder kavernöse Insuffizienz zurückgeht, sondern arteriell bedingt ist;
- wenn die nervale Versorgung der Corpora cavernosa penis nicht durch Krankheit oder medizinische Eingriffe weitgehend abgerissen bzw. auf der Ebene des zweiten Motoneurons vollständig unterbrochen ist, wie die schlechten Ergebnisse bei Männern nach einer radikalen, die Nervenverbindungen nicht schonenden Prostatektomie und auch bei Männern zeigen, die an einem Diabetes mellitus leiden.

Unerwünschte Wirkungen

Nach den vorliegenden Untersuchungen steigt der erwünschte Effekt im Allgemeinen mit der Dosissteigerung von 25 über 50 zu 100 mg/die. Gleichzeitig nehmen aber auch die unerwünschten Effekte zu. Nach Montorsi et al. (1999a), die in einer plazebokontrollierten Doppelblind-Studie 514 Männer behandelt haben (Median-Alter 56 Jahre, Impotenz zu 32 % organisch, 25 % psychisch und 43 % „gemischt“ bedingt), stieg die Inzidenz so genannter Nebenwirkungen, die eindeutig das Arneimittel bedingt hatte, von 30 % (25 mg Sildenafil) über 38 % (50 mg) auf 57 % (100 mg).

Abhängig von der Art der Medikation (fixe versus flexible Dosis), von der Höhe der Einzeldosis, dem Alter des Patienten, den Grunderkrankungen und weiteren Variablen wurden die in der Tabelle 2 aufgelisteten so genannten

Nebenwirkungen häufiger als unter Plazebo und in einer Inzidenz von mindestens 2 % unter Sildenafil berichtet (vgl. z. B. Goldstein et al. 1998; Morales et al. 1998; Conti et al. 1999; Montorsi et al. 1999a; Rosen et al. 1999; Tan et al. 1999; Weiske 1999).

Tabelle 2 Unerwünschte Wirkungen („Nebenwirkungen") von Sildenafil (Viagra®) bei Einzeldosen bis 100 mg/die

Kopfschmerzen: 9 % bis 30 %
Magenbeschwerden: 3 % bis 17 %
Gesichtsrötung (Flush): 10 % bis 27 %
Sehstörungen (siehe Text): 2 % bis 11 %
Verstopfte Nase: 2 % bis 11 %
Diarrhoe: bis 3 %
Harnwegsinfektionen: bis 3 %
Schwindelgefühl: 2 % bis 6 %
Hautrötung (Rash): bis 2 %
Muskelschmerzen: selten (häufiger bei Dosen über 100 mg/die)
Prolongierte Erektionen (> 3 h) und Priapismus (> 6 h): selten

Dass es zu Magenbeschwerden, Kopfschmerzen, Gesichtsflush oder einer nasalen Obstipation kommt, geht auf die muskelrelaxierende oder gefäßerweiternde Wirkung von Sildenafil zurück, die aus der Hemmung der PDE-5 resultiert. Die Sehstörungen dagegen gehen auf die Hemmung der PDE-6 zurück, die ein Teil der Transduktionskaskade Rhodopsin-Transducin-PDE-6-cGMP ist, über die in der Retina Licht- in Nervenimpulse umgewandelt werden (siehe Abb. 3). Das veränderte Sehvermögen zeigt sich als gestörtes Farbensehen („Blauschleier" durch gestörte Blau-Grün-Diskriminierung), aber auch durch eine erhöhte Lichtempfindlichkeit und unscharfes oder verschwommenes Sehen. Die Störungen hielten jedoch immer nur eine kurze Zeit an (einige Minuten bis zu zwei Stunden). Auch die anderen unerwünschten Wirkungen sind nach allen bisherigen Angaben meist milder und von vorübergehender Natur. Ob sich das noch in einigen Jahren wird sagen lassen, wird die klinische Praxis zeigen. Zur Zeit ist jedenfalls die empirische Basis für verlässliche Aussagen viel zu schmal (Zrenner 1998, 1999).

Auffällig ist im Augenblick, dass die Inzidenz einiger so genannter Nebenwirkungen von Halbjahr zu Halbjahr zunimmt. Von unerwünscht lange anhaltenden und schmerzhaften Erektionen sowie von dem besonders und zu Recht gefürchteten Priapismus war in der klinischen Erprobungsphase zu aller Fachleute Freude überhaupt nicht die Rede. Dann trat das Problem unübersehbar in der Post-Marketing-Phase auf, und im Moment wird ein „seltenes" Vorkommen eingeräumt (vgl. z. B. Pfizer 1998a; Jackson et al 1999b). Allerdings seien diese „Einzelfälle" überwiegend schlecht dokumentiert, und die Patienten hätten zum Teil gleichzeitig andere Medikamente zur Behandlung der Impotenz eingenommen oder sogar solche, von denen bekannt ist, dass sie Priapismus auslösen können (Pfizer 2000).

Atemwegsinfekte, Gelenk- und Rückenschmerzen wurden bisher so oft angegeben (alle > 2 %) wie unter Plazebo. Mit einer Inzidenz < 2 % wurde eine Unzahl von unerwünschten Wirkungen von multilokulären Ödemen über Glossitis bis hin zu Ataxie und Anorgasmie notiert (vgl. Pfizer 1998a), die entweder in keinem erkennbaren Zusammenhang mit der verdächtigten Droge stehen oder sich erst in Zukunft als spezifisch herausstellen werden.

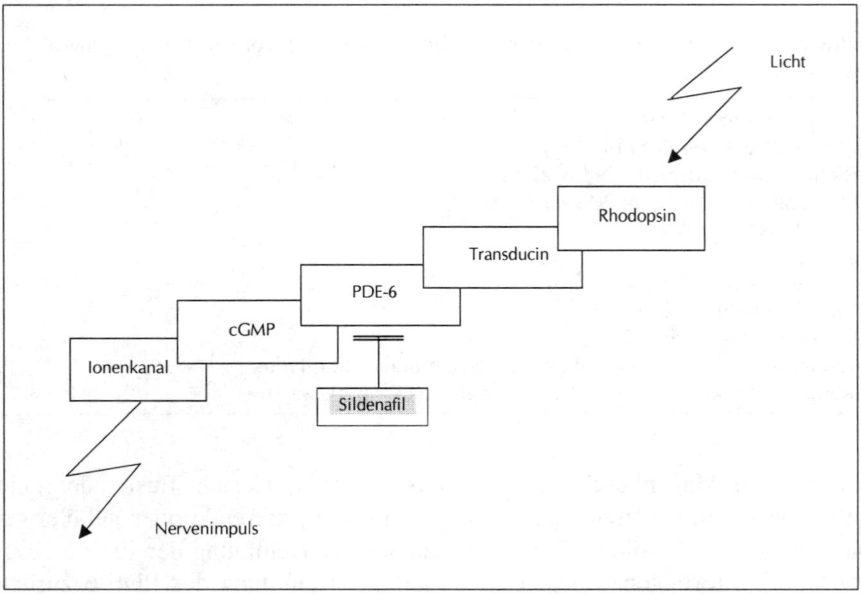

Abbildung 3 Transduktionskaskade in der Netzhaut des Auges und Angriffsort von Sildenafil (modifiziert nach Pfizer 1998b)

Kardiovaskuläres Risiko

Besondere Beachtung verdient das kardiovaskuläre Risiko, weil Erektionsstörungen und Herz-Kreislauf-Erkrankungen gewissermaßen verschwistert sind: Viele Patienten, für die eine Behandlung mit Sildenafil in Frage käme, befinden sich in einem Alter, in dem gerade diese Organsysteme bereits offen oder maskiert geschädigt sind, und viele bereits wegen einer kardiovaskulären Erkrankung behandelte Patienten entwickeln eine Impotenz, die auf Ängste und Medikamenteneffekte zurückgeht. Umso interessanter ist, dass das kardiovaskuläre Risiko unter einer Sildenafil-Medikation statistisch und klinisch etwa so groß zu sein scheint wie unter einer Behandlung mit einem wirkungslosen Scheinpräparat, wenn die Kontraindikationen beachtet und entsprechende Untersuchungen durch den Arzt vorgenommen werden. Morales et al. (1998), Zusman et al. (1999) und Osterloh (1999) von der Pfizer Central Research in Sandwich/Großbritannien haben die relevanten Studien der Phasen II und III ausgewertet: 18 plazebokontrollierte Doppelblindstudien (N = 4 274, davon 2 722 Patienten, die bis zu 6 Monate lang 5–200 mg Sildenafil erhielten, und 1 552 Patienten, die mit einem Plazebo behandelt wurden; Alter 19 bis 87

Jahre, Median: 58 Jahre) und 10 offene Langzeitstudien (N = 2 199 Patienten, die mit 25–100 mg Sildenafil bis zu 1 Jahr lang behandelt wurden). Nach den erwähnten Metaanalysen war die Inzidenz ernster kardiovaskulärer Ereignisse, bezogen auf 100 Patienten-Behandlungsjahre, in den plazebokontrollierten Studien unter Sildenafil 3,9 bis 4,1 und unter Plazebo 4,9 bis 5,7 sowie in den Langzeitstudien 2,3 bis 3,5. Die entsprechende Inzidenz eines Myokardinfarkts war in denselben Gruppen 1,7 und 1,4 sowie 0,7 bis 1,0, während die Schlaganfall-Inzidenz 0,4 und 0,9 bzw. 0,3 betrug (siehe Tab. 3). In der Einzelbeurteilung brachten die Studienleiter keinen der Herzinfarkte oder Schlaganfälle direkt mit der Sildenafil-Behandlung in einen Zusammenhang.

Nach einer neueren Metaanalyse (vgl. z. B. Conti 1999; Hackett et al. 1999; Osterloh 1999), die 43 klinische Studien mit 6 053 Sildenafil-Patienten-Jahren und 474 Plazebo-Patienten-Jahren umfasst, war die Inzidenz des Myokardinfarkts unter Sildenafil pro 100 Patientenjahre 0,84 (95%-Konfidenzintervall: 0,63 bis 1,11) und entsprechend berechnet 1,05 (0,34 bis 2,46) unter Plazebo. Die Inzidenz von Todesfällen betrug 0,46 (0,31 bis 0,67) unter Sildenafil und 0,84 (0,23 bis 2,16) unter Plazebo.

Nach einer invasiven Studie von Herrmann et al. (1999) an 11 Patienten mit einer schweren Koronaren Herzkrankheit (KHK) (mittlerer Stenose-Grad 77 %) kam es unter 100 mg Sildenafil nicht zu unerwünschten hämodynamischen Effekten und nicht zu myokardialen Ischämien, d. h. Minderdurchblutungen. Denkbar ist sogar, dass Sildenafil durch seine gefäßerweiternde Wirkung, die sich nachweislich auch auf die Lungengefäße bezieht (Lepore et al. 1999), das Herz entlastet. In einem Tiermodell der KHK zeigten Traverse et al. (1999), dass die Koronardurchblutung beim Hund sowohl in Ruhe wie auch unter physischer Belastung nach einer oralen Einzeldosis Sildenafil verbessert war. Insgesamt bestätigen und präzisieren diese Befunde vorausgegangene Studien, die im Umkreis der großen US-amerikanischen Fachgesellschaften vorgelegt worden sind (vgl. Conti et al. 1999; Jackson et al. 1999a; Wallis et al. 1999). Offensichtlich hat Sildenafil neben der gefäßerweiternden resp. blutdrucksenkenden Wirkung keine klinisch bedenklichen Effekte auf das EKG, den Puls und den Herzindex.

Tabelle 3 Inzidenz gravierender kardiovaskulärer Ereignisse (KVE), Myokardinfarkte und Schlaganfälle in 18 plazebokontrollierten Doppelblind- und 10 offenen Langzeitstudien der Phasen II und III (siehe Text; modifiziert nach Morales et al. 1998 und Zusman et al. 1999)

Klinische Studien	Inzidenz[1] (95%-Konfidenzintervall) Sildenafil	Plazebo
Plazebokontrollierte Studien		
Gravierende KVE[2]	3,9 bis 4,1 (2,6 bis 5,5)	4,9 bis 5,7 (3,3 bis 8,2)
Myokardinfarkt	1,7 (0,8 bis 2,7)	1,4 (0,2 bis 2,7)
Schlaganfall	0,4 (–0,1 bis 0,9)	0,9 (–0,1 bis 1,8)
Open-Label-Studien		
Gravierende KVE[2]	2,3 bis 3,5 (2,3 bis 4,7)	—
Myokardinfarkt	0,7 bis 1,0 (0,3 bis 1,6)	—
Schlaganfall	0,3 (0,1 bis 0,5)	—

[1] Inzidenz = Rate der Ereignisse/100 Patienten-Behandlungsjahre

[2] Gravierende kardiovaskuläre Ereignisse = jedes kardiovaskuläre Ereignis „resulting in death or permanent disability or considered to be life-threatening or causing hospitalization or prolongation of a hospital stay, and include myocardial infarction, angina, and other coronary artery disorders" (Zusman et al. 1999: 41C)

Während die US-Fachgesellschaften American College of Cardiology (ACC) und American Heart Association (AHA) den Gebrauch von Viagra® bei Patienten mit einer kardiovaskulären Erkrankung recht zurückhaltend beurteilten (Cheitlin et al. 1999), kam eine britische Ad-hoc-Consensus-Konferenz, die allerdings vom Hersteller finanziell unterstützt wurde, zu dem Rat, nur bei Patienten mit einem hohen kardiovaskulären Risiko auf die Sildenafil-Behandlung zu verzichten (instabile Angina pectoris, unkontrollierte Hypertonie mit systolischen RR-Werten > 180 mm Hg, Herzinsuffizienz NYHA-Stadien 3 und 4) (Jackson et al. 1999c).

Schließlich noch ein Wort zu jener „Nebenwirkung", die diese leider eingeführte Bezeichnung vollkommen ad absurdum führt: Tod. Im Mai 1998, sechs Wochen nach der Zulassung von Viagra® in den USA, teilte die dortige Aufsichtsbehörde FDA sechs Todesfälle mit, nachdem das Präparat etwa eine Million Mal verordnet worden war. Ende November 1998 wurden nach mehr als 6,4 Millionen Sildenafil-Verschreibungen, die mehr als 50 Millionen Einzeldosen entsprechen sollen, 128 Tode mit dem neuen Potenzmittel in Verbindung gebracht (FDA 1998; Zusman et al. 1999). In ihrer „Adis Drug Evaluation" kommen Langtry und Markham (1999: 971 f) nach der Wiedergabe der FDA-Daten zu dem Schluss, dass die meisten dieser Tode „appear to have occured in patients with known risk factors or contraindications to the use of the drug (e. g. known or suspected myocardial infarction, cardiac arrest, cardiac symptoms, coronary artery disease, concomitant nitrate use)". Die Symptome, die zum Tod führten, hätten sich meistens innerhalb von vier bis fünf Stunden nach der Applikation eingestellt. Bei 70 % der Patienten hätten „risk factors for cardiovascular disease" vorgelegen.

Zusammenfassend kommt Conti (1999: 23) zu dem Schluss, dass seit der Vermarktung von Viagra® „the number and pattern of cardiovascular-related events reported to the spontaneous reporting system of the FDA have been broadly similar to those reported during the clinical trial program". Wer sich fortlaufend informieren will, kann die Website der Food and Drug Administration (FDA) aufsuchen: http://www.fda.gov/cder/consumerinfo/viagra/safety3.htm

Exkurs: Körperliche Belastung durch sexuelle Aktivitäten

Bei dieser Gelegenheit sei einmal gesagt: Im Allgemeinen unterschätzen Ärzte und Patienten den *Gesundheitsgewinn*, der mit einer mehr oder weniger gelungenen sexuellen Aktivität verbunden ist – um bewusst einen Ausdruck zu wählen, der sich an den gebräuchlichen, psychoanalytisch interpretierten Begriff „Krankheitsgewinn" anlehnt. Und viele Ärzte und Patienten überschätzen die körperliche Anstrengung, die mit einer sexuellen Aktivität einhergeht.

Für sich allein genommen sind der Anstieg von Puls, Blutdruck, Atemfrequenz und Sauerstoffverbrauch beim Geschlechtsverkehr (vgl. z. B. Bartlett 1956; Masters und Johnson 1967; Nemec et al. 1976; Bohlen et al. 1984) und die Tatsache, dass es zu Rhythmusstörungen und Ischämien kommen kann (Hellerstein und Friedman 1970), möglicherweise angesichts der physischen Beschaffenheit eines Patienten sehr beängstigend. Andererseits sind die Anstiege individuell sehr different, kommt es ebenso bei anderen gewöhnlichen Anstrengungen zu Rhythmusstörungen und (maskierten) Ischämien (Drory et al. 1995, 1996), ist die Wiederaufnahme einer sexuellen Beziehung für die Rehabilitation Kranker von größter Bedeutung (Froelicher et al. 1994) und entsprechen viele alltägliche Belastungen oder Aktivitäten, die niemand einem Kranken verbieten möchte, „objektiv" gemessen denjenigen eines Geschlechtsverkehrs. „Objektiv" gemessen meint hier: Die Belastungen sind nicht generell vergleichbar, sondern nur dann, wenn sich die sexuelle Aktivität in vertrauten Bahnen ereignet und nicht so konflikthaft und aufregend ist wie beispielsweise beim Fremdgehen oder bei einer perversen Aktion. Seit Ueno (1963) ist schließlich auch „objektiv" bekannt, dass die meisten Todesfälle in coitu nicht zu Hause in den Armen der vertrauten Partnerin erfolgen.

Um die Belastungen vergleichen zu können, wurde als „objektives" Maß MET (Metabolic Equivalent resp. Metabolische Einheit) genommen (vgl. Wilson et al. 1981), wobei 1 MET dem Bedarf von 3,5 ml Sauerstoff/kg Körpergewicht/Minute im Ruhezustand entspricht. Wie sich die körperliche Anstrengung beim Geschlechtsverkehr relativiert, wenn dieses Maß angelegt wird, kann der Tabelle 4 entnommen werden. Haus- und Gartenarbeit, Laufen und Golfspielen können ebenso anstrengend sein wie der Beischlaf, wobei dieser in der Regel von kürzerer Dauer ist als die anderen erwähnten Aktivitäten. Nach Tardif (1989) kann als Faustregel gelten, dass die Spitze des Sauerstoff- und damit Energieverbrauchs beim Geschlechtsverkehr zwischen 4,7 und 5,5 MET liegt, was dem Ersteigen zweier Stockwerke innerhalb einer Minute entspreche.

Tabelle 4 Körperliche Belastung durch sexuelle Betätigung beim Mann, verglichen mit anderen Aktivitäten (modifiziert nach Bohlen et al. 1984, Tardif 1989 und Jackson et al. 1999b)

Aktivität	Metabolische Einheit (MET)
Geschlechtsverkehr mit einer langjährigen Partnerin	
– „normale" Aktivität mit Orgasmus	2–4
– heftige Aktivität mit Orgasmus	5–6
Nichtkoitale Stimulation durch eine langjährige Partnerin mit Orgasmus	um 2
Selbstbefriedigung mit Orgasmus	um 2
Leichte Hausarbeit (Putzen, Bügeln)	2–4
Schwere Hausarbeit (Boden scheuern, Betten machen)	3–6
Gartenarbeit (Graben)	3–5
Treppensteigen (2 Stockwerke in 1 Minute)	4–5
Gehen (1 Meile = 1,6 km ohne Steigung in 20 Minuten)	3–4
Heben und Tragen (9 bis 20 kg)	4–5
Golf spielen	4–5
Maler- und Tapezierarbeiten	4–5

1 MET = Verbrauch von 3,5 ml Sauerstoff/kg Körpergewicht/Minute

Der beratende Arzt sollte also bedenken, dass die Belastung individuell sehr different ist: „For example, orgasm with man on top was equivalent to 2.0 METS for one man and 5.4 METS for another", schreiben Bohlen et al. (1984: 1748), die Herzfrequenz, Blutdruck und Sauerstoffverbrauch bei zehn Ehepaaren im Labor gemessen haben. Außerdem stellten sie fest, dass der

Koitus „with man on top“ hinsichtlich des Sauerstoffverbrauchs signifikant belastender ist als der Koitus „with the woman on top“ und dass beide Aktivitäten anstrengender sind als nichtkoitale Stimulationen. Zu bedenken ist auch, dass die enormen Steigerungen von Herzfrequenz und Blutdruck beim Orgasmus, verglichen mit alltäglichen Verrichtungen, nur eine sehr kurze Zeit andauern. In der erwähnten Studie waren es 10 bis 16 Sekunden. Und schließlich ist belegt, dass Männer, die sich mindestens dreimal pro Woche einer Belastung von 6 oder mehr METs aussetzen, ein signifikant geringeres Risiko haben, einen Myokardinfarkt nach einer sexuellen Aktivität zu bekommen (Muller et al. 1996). Bei Patienten nach einem Herzinfarkt oder mit einer Koronaren Herzkrankheit, die eine Belastung von 5 bis 6 METs ohne Arrhythmie und Angina pectoris aushalten, ist nach allen Studien eine sexuelle Aktivität „highly unlikely to trigger a cardiac event“ (Di Bianco 1999: 6; vgl. dazu Tardif 1989; Drory et al. 1995, 1996; siehe auch S. 399 f in diesem Buch).

Kontraindikationen und Anwendungsbeschränkungen

Die absoluten und die relativen Kontraindikationen können auf einen Blick den Tabellen 5 und 6 entnommen werden.

Die gleichzeitige Einnahme von organischen Nitraten (siehe Tab. 7) wie Glyzeryltrinitrat (GTN) oder Isosorbitdinitrat (ISDN), deren erschlaffende Wirkung auf die Gefäßmuskulatur bei der Behandlung von Herz-Kreislauf-Erkrankungen, insbesondere der Angina pectoris, willkommen ist, sowie von Stickstoffmonoxid-Donatoren wie Nitroprussidnatrium ist kontraindiziert, weil sich die Effekte dieser Substanzen mit denen von Sildenafil synergistisch verstärken, so dass es vor allem zu einem bedrohlichen Blutdruckabfall kommen kann. Es ist von verschiedener Seite empfohlen worden, generell alle Patienten, die mit diesen Medikamenten behandelt werden, vor der Einnahme von Viagra® zu warnen. Bei gesunden Freiwilligen kam es nach einer Einzeldosis von 100 mg Sildenafil nur zu einem durchschnittlichen Blutdruck-Abfall um 8 bis 10 mm Hg systolisch und 5 mm Hg diastolisch (Pfizer 1998a, 1998b).

Tabelle 5 Absolute Kontraindikationen (Gegenanzeigen) von Sildenafil (Viagra®)

- Gleichzeitige Einnahme von Nitraten, NO-Donatoren oder Molsidomin in jeder Menge und Zubereitung
- Schwere Herz-Kreislauf-Erkrankungen wie eine instabile Angina pectoris oder eine schwere Herzinsuffizienz, durch die die Patienten den Anstrengungen eines Geschlechtsverkehrs nicht gewachsen sind
- Herzinfarkt, Schlaganfall oder schwere Arrhythmie, die weniger als 6 Monate zurückliegen
- Schwere Leberinsuffizienz
- Arterielle Hypotonie (RR < 90/50 mm Hg)
- Hereditäre degenerative Netzhauterkrankungen wie Retinitis pigmentosa
- Überempfindlichkeit gegen einen der Inhaltsstoffe des Präparates

Zu den Substanzen, die unter der Behandlung mit Viagra® auf jeden Fall vermieden werden sollten, gehören auch die in der schwulen Subkultur beliebten „Poppers“ (z. B. Amyl-, Butyl-, Pentyl-, Cyclohexylnitrit oder -nitrat).

Ferner ist eine gleichzeitige Behandlung mit dem in den USA nicht gebräuchlichen Molsidomin kontraindiziert, das ein den Nitraten ähnliches Wirkprofil hat und zur Angina-pectoris-Prophylaxe benutzt wird (siehe Tab. 7).

Tabelle 6 Relative Kontraindikationen (Anwendungsbeschränkungen) von Sildenafil (Viagra®)

- Erkrankungen, die gehäuft mit Priapismus einhergehen wie Leukämie, Sichelzellanämie oder Plasmozytom
- Schwere Nierenfunktionsstörung mit einer Kreatinin-Clearance < 30 ml/min
- Peniserkrankungen und -fehlbildungen wie Schwellkörper-Fibrose, Induratio penis plastica oder Penisdeviation
- Blutgerinnungsstörungen wie z. B. Hämophilie
- Aktive peptische Magen-Darm-Ulzera
- Gleichzeitige Einnahme von Cytochrom-P450-3A4-Hemmstoffen wie Cimetidin, Erythromycin oder Ketaconazol
- Gleichzeitige Einnahme der HIV-Protease-Inhibitoren Ritonavir und Saquinavir

Bisher ist nicht bekannt, „when nitrates, if necessary, can be safely administered to a patient who has taken sildenafil“ (Conti 1999: 22; wortgleich Jackson et al. 1999b: 327). Nach dem bereits erwähnten ACC/AHA-Expert-Consensus-Document (Cheitlin et al. 1999) kann 24 Stunden nach einer Sildenafil-Dosis eine Nitrat-Therapie erwogen werden, sofern die hämodynamische Reaktion gewissenhaft überwacht wird. Conti sowie Jackson et al. (beide ebd.) betonen jedoch, dass „there are no clinical data to support this opinion“. Auf einem internationalen Kardiologen-Treffen waren sich die Experten einig, dass kein einziger Patient, der Nitrate oder NO-Donatoren erhält, mit Sildenafil behandelt werden darf. Als Hauptgefahr wurde über „unvorhergesehene und teilweise extreme Blutdruckabfälle bis hin zur Schocksymptomatik“ (Erdmann 1999: III) berichtet. Dieser hypotensive Effekt könne „auch noch viele Stunden nach der Einnahme von Sildenafil problematisch werden“ (ebd.). Tatsächlich ist Sildenafil auch 8 bis 12 Stunden nach der Applikation noch in relevanten Konzentrationen im Körper vorhanden. Ferner wurde berichtet, dass es unter der Einnahme von 50 mg Sildenafil und 20 mg Isosorbidmononitrat (ISMN) zu Blutdruckabfällen um 40 mg Hg systolisch und 25 mm Hg diastolisch gekommen sei. Patienten, die nach der Einnahme von Sildenafil und einer eventuellen sexuellen Aktivität eine Angina pectoris entwickeln, sollen nach Auffassung der Kardiologen auch dann nicht mit Nitraten behandelt werden. Andere Möglichkeiten der Therapie müssten dann genutzt werden: „Ruhigstellung, Betablocker, Kalziumantagonisten, Morphin“ (ebd.).

Einige der gegenwärtigen absoluten und relativen Kontraindikationen gehen nicht auf ein nachgewiesenes Risiko, sondern auf noch nicht vorhandene Sicherheitsdaten zurück. Der Hersteller zählt dazu auch die Kombination mit anderen Somatotherapien der Impotenz (Pfizer, pers. Mitteilung, 2000), was etwas sophistisch ist und nicht lange akzeptiert werden wird, wie erste Kombinationen zeigen. So behandelte Porst (1998) einen 51-jährigen insulinabhängigen Diabetiker erfolgreich mit 100 mg Sildenafil in Kombination mit 20 μg Alprostadil.

Die hier nicht gesondert diskutierten Anwendungsbeschränkungen ergeben sich sachlogisch aus dem Wirkprofil des Präparates (Hypotonie), aus seiner Pharmakokinetik (Leber- und Niereninsuffizienz) und aus den Interferenzen mit anderen Substanzen (Cytochrom- und HIV-Protease-Hemmstoffe, siehe weiter unten).

Während die absoluten und relativen Kontraindikationen, die offiziell und offiziös genannt werden, in den USA und Europa weitgehend übereinstimmen, gilt Sildenafil in Japan auch bei Patienten als kontraindiziert, die „nicorandil (a potassium channel opener that can release nitric oxide) and carperitide (an atrial natriuretic peptide that can release cGMP)“ erhalten (Kimoto, zit. nach Langtry und Markham 1999: 984 f). Außerdem sind in Japan nur Dosen von 25 und 50 mg Sildenafil erlaubt. (Nebenbei: Als nicht statthaft gilt in Japan die Selbstinjektion vasoaktiver Substanzen im Sinne von SKAT, so dass nur die Applikation in einer Praxis und eine anschließende Heimfahrt mit entsprechenden Risiken übrig bleibt.)

Wechselwirkungen

Klinisch ist besonders wichtig, mit welchen Substanzen Sildenafil interferiert. Im Abschnitt über die Kontraindikationen wurde bereits berichtet, dass *Nitrate und NO-Donatoren* wie Nitroprussidnatrium die Wirkungen des Präparates potenzieren. Befürchtet wird insbesondere eine Verstärkung des blutdrucksenkenden Effekts.

Während Sildenafil allein verabreicht keine direkte Wirkung auf die *Blutgerinnung* haben soll, zeigten In-vitro- und Ex-vivo-Studien an menschlichen Blutplättchen, dass Sildenafil die antiaggregatorische Wirkung von Nitroprussidnatrium verstärkt (Pfizer 1998b).

Cytochrom-P450-3A4-Hemmstoffe wie Cimetidin, Erythromycin, Ketaconazol, Itraconazol oder Mibefradil erhöhen die systematische Exposition oder Konzentration (AUC oder C_{max}) von Sildenafil bis um 200 %. Das ist darauf zurückzuführen, dass Sildenafil durch die Isoenzyme Cytochrom-P450-CYP-3A4 (Hauptausscheidungsweg) und Cytochrom-P450-CYP-2C9 (Nebenausscheidungsweg) abgebaut wird. Substanzen, die das Haupt-Enzym hemmen, reduzieren folglich die Clearance von Sildenafil. *CYP-3A4-Induktoren* dagegen wie Rifampin müssten die Plasmakonzentration von Sildenafil erniedrigen.

Die *HIV-Protease-Hemmer* Ritonavir und Saquinavir, die zugleich Cytochrom-P450-3A4-Hemmstoffe sind, müssen wegen ihrer nachgewiesenen Effekte (Muirhead et al. 1999) den gleichen Anwendungseinschränkungen wie Cimetidin usw. unterliegen. Eine Liste weiterer Substanzen, die CYP-3A4 hemmen oder mit ihm metabolisch vernetzt sind, bieten Cheitlin et al. 1999.

CYP-2C9-Hemmstoffe wie Tolbutamid und Warfarin, CYP-2D6-Hemmstoffe wie selektive Serotonin-Wiederaufnahme-Hemmer und trizyklische Antidepressiva sowie Thiazide und verwandte Diuretika, ferner ACE-Hemmer und Calcium-Antagonisten haben nach bisherigem Forschungsstand in klinischen Versuchen keinen Einfluss auf die Pharmakokinetik von Sildenafil. *Schleifendiuretika, kaliumsparende Diuretika und nichtselektive β-Blocker* erhöhten die systematische Exposition (AUC) des aktiven Hauptmetaboliten von

Tabelle 7 Herz-Kreislauf-Präparate (Koronartherapeutika, Vasodilatatoren, Antihypertensiva), die bei gleichzeitiger Sildenafil-Behandlung kontraindiziert sind

Internationale chemische Kurzbezeichnung des Wirkstoffs (INN)	Präparate (Beispiele)
Glyceroltrinitrat (Nitroglycerin)	Aquo-Trinitrosan® Amp. Corangin® Nitrospray deponit® Pflaster Nitrolingual® Kps. perlinganit® Lösung Trinitrosan® Amp.
Isosorbidmononitrat	Conpin® Tbl. elantan® Tbl. ISMN Stada® Tbl. Ismo® Tbl. Mono Mack® Tbl. Turimonit® Tbl.
Isosorbiddinitrat	Corovliss® rapid Tbl. ISDN AL® Tbl. isoket® Pumpspray Isostenase® Tbl. Maycor® Tbl.
Pentaerythrityltetranitrat	Dilcoran® Tbl. Nirason® N Drg. Pentalong® Tbl.
Molsidomin	Corvaton® Tbl. duracoron® Tbl. Molsidomin Heumann® Tbl. Molsihexal® Tbl.
Nitroprussidnatrium	nipruss® Infusion Trockensubstanz

Sildenafil, N-Desmethyl-Sildenafil, um gut 60 % bis gut 100 %, ohne dass dadurch ein klinisches Risiko eingetreten wäre.

Sildenafil soll gut vertragen werden, wenn die Patienten gleichzeitig mit *Antihypertensiva* gegen Bluthochdruck behandelt werden (R. Feldman et al. 1998; Morales et al. 1998; Kloner et al. 1999; Prisant et al. 1999). Bisher sind fünf Hauptgruppen der blutdrucksenkenden Präparate untersucht worden: β-Blocker, α-Blocker, Diuretika, ACE-Hemmer und Calciumantagonisten).

Erhöhte Plasmakonzentrationen von Sildenafil wurden ferner festgestellt: bei gesunden Männern, die über 65 Jahre alt waren (um 40 % erhöhte AUC), bei eingeschränkter Leberfunktion, z. B. durch eine Zirrhose (80 %) und bei einer schweren Nierenfunktionsstörung mit einer Kreatinin-Clearance < 30 ml/min oder < 1,8 l/h (100 %).

Keine signifikanten Wechselwirkungen sollen sich mit folgenden Substanzen ergeben haben: 50 mg Sildenafil verlängerten nicht die Blutungszeit unter 150 mg *Aspirin*. Ebenfalls 50 mg Sildenafil verstärkten bei Gesunden nicht die blutdrucksenkende Wirkung von *Alkohol* (bis 0,8 Promille im Blut).

Fehlanzeigen

Kindern und Jugendlichen (bis 18 Jahre) sowie Frauen soll Sildenafil nicht gegeben werden. In der jüngsten Fachinformation des Herstellers, die für diese Auflage des Buches herangezogen werden konnte, heißt es kurz und knapp ohne Begründung: „Für die Behandlung von Frauen ist Viagra nicht indiziert" (Pfizer 1999: 1).

Abgesehen von dem sprachlichen Unfall, der diesen Satz unheimlich macht, überrascht die Kargheit der Aussage. Denn untersucht worden ist die Wirkung bei Frauen schon. Der Hersteller verbietet aber bis zur Stunde selbst die Veröffentlichung nachweislich bereits 1997 abgeschlossener Studien (vgl. Tiefer 1998), was auch insofern problematisch ist (und uns neben anderen Befürchtungen und Gründen nicht hat an der von Pfizer üppig bezahlten Erforschung teilnehmen lassen), als geheim bleibt, wie die Substanz bei Frauen wirkt, welche Risiken mit ihrer Einnahme verbunden sind usw., obgleich Ärzte das Mittel trotz der offiziösen „Fehlanzeige" auch Frauen verschreiben.

Offensichtlich sind die Wirkungen bei Frauen im Vergleich zu Männern für den Hersteller und die Forscher sehr enttäuschend. Sie hatten wohl vergessen, dass die weibliche Sexualität in der hiesigen Kultur keinen Signifikanten hat, der dem Phallus der männlichen Sexualität an symbolischer Bedeutung und Durchschlagskraft an die Seite gestellt werden könnte. Zwischen der Peniserektion und den sexuellen Reaktionen der Frau klafft nach wie vor ein Hiatus, den die patriarchale Kultur errichtet hat. In biochemischer Hinsicht aber sind die Geschlechter prinzipiell nicht different. Denn Zellen funktionieren im weiblichen Körper genauso wie im männlichen, und Frauen haben (auch wenn jetzt dank Viagra alte Gynäkologie-Chefärzte im Fernsehen zu Protokoll geben, dass sie nicht einmal wissen, wie „das Weib" anatomisch beschaffen ist), also Frauen haben trotz dieser Gynäkologen genitale kavernöse erektile Gewebe, das heißt Schwellkörper (vgl. z. B. Sherfey 1974; zur Nieden 1994), die auf Sildenafil „eigentlich" reagieren müssten wie die Penis-Schwellkörper der Männer. Ich denke, sie tun es physisch auch, so dass die Durchblutung des Genitales und dadurch die Lubrikation verstärkt und ein Anschwellen der Klitoris zumindest in einem bestimmten Prozentsatz befördert werden müsste. Weil das so ist, konzentriert sich der Hersteller jetzt offenbar auf die Behandlung älterer Frauen mit klimakterischen Beschwerden wie einer Lubricatio deficiens, das heißt vor allem mit einer trockenen Scheide, die wiederum eine Dyspareunie zur Folge haben kann. Auf die symbolisch basierten und außerdem anatomisch ebenso wie mechanistisch-mental gestützten Effekte aber, die diese Potenzpille bei Männern entfaltet, kann auch dann bei Frauen nicht mit Fug und Recht spekuliert werden, wenn unangenehme Symptome durch das Präparat beseitigt werden sollten – was gerade Basson et al. (2000) in einer offenbar unabhängigen und plazebokontrollierten Studie mit 583 Frauen, die an sexuellen Funktionsstörungen litten, festgestellt haben: Nach 12-wöchiger Behandlung mit 10, 50 oder 100 mg Sildenafil resp. Plazebo fanden sie keine signifikanten Differenzen zwischen den beiden Gruppen.

Lapidar gibt der Hersteller ferner an, eine Kombination mit anderen Behandlungen der so genannten erektilen Dysfunktion (siehe zu diesem Wortungetüm S. 200 in diesem Buch) komme nicht in Frage, wobei er an Psychotherapie nicht einmal gedacht haben wird. Dass in der Praxis bereits erfolgreich mit Somatotherapien kombiniert wird, haben wir gerade berichtet. Offenbar setzt der Hersteller auch darauf, dass Patienten, die vor der Einführung von Viagra® SKAT oder andere Verfahren anwandten, seither eine Sildenafil-Therapie präferieren und sie auch gut vertragen, wie Montorsi et al. (1999b) gezeigt haben. Hinzu kommt, dass Sildenafil in den nächsten Jahren sehr wahrscheinlich erfolgreich bei Patienten angewandt werden wird, die auf SKAT oder Vakuumpumpen nicht reagiert haben oder bei denen eine Gefäßoperation erfolglos verlaufen ist, wie Perabo et al. (1999) bereits belegt haben, wenngleich anhand sehr kleiner Patientengruppen.

Applikation und Kosten

Viagra ist verschreibungspflichtig. Es wird jedoch im Internet samt elektronischem Gesundheits-Check durch Ärzte zum Kauf angeboten (vgl. Armstrong et al. 1999).

Bei Bedarf wird eine Tablette etwa eine Stunde vor dem Geschlechtsverkehr unzerkaut mit etwas Wasser eingenommen. Die Anfangsdosis sollte 25 mg sein, weil es unter dieser kleinsten empfohlenen Dosis nach den vorliegenden Studien durchaus zu der erwünschten Wirkung kommen kann, so dass sich möglicherweise höhere Dosen vermeiden lassen. Bei Patienten, die älter als 65 Jahre sind, an einer Leber- oder Niereninsuffizienz leiden oder gleichzeitig mit Cytochrom-P450-3A4-Hemmstoffen wie Cimetidin oder HIV-Protease-Hemmstoffen wie Ritonavir behandelt werden, sollte immer mit 25 mg begonnen werden, weil der Abbau des Wirkstoffes verlangsamt ist.

In den meisten bisher beschriebenen Fällen hat sich eine Dosis von 50 mg bewährt (vgl. z. B. Montorsi et al. 1999a). Je nach den individuellen Umständen kann die Dosis auf 100 mg erhöht werden. Höhere Dosen, beispielsweise 200 mg, hatten keine gesteigerten erwünschten Wirkungen und gelten als kontraindiziert. Da unerwünschte Wirkungen wie Kopf- und Muskelschmerzen unter den hohen Dosen sehr stark sind (Pfizer, pers. Mitteilung, 2000), dürfte die Gefahr der absichtlichen Überdosierung und des Missbrauchs relativ gering sein.

Viagra® soll generell nur einmal täglich eingenommen werden. Die maximale Tagesdosis ist 100 mg. Die intendierte Wirkung tritt im Durchschnitt nach 25 Minuten ein. Maximale Wirkspiegel wurden nach etwa 1 Stunde gemessen. Die so genannte situationsgerechte Wirkung hält 4 bis 5 Stunden an, so dass der sexuelle Akt frühestens 30 Minuten und spätestens 4 Stunden nach Einnahme der Droge erfolgen sollte. Voluminöse Mahlzeiten vor der Einnahme des Präparates verzögern dessen Wirkung (siehe Abb. 2). Merkwürdigerweise nicht in der Fachliteratur, dafür aber aus dem empirischen Feld wird berichtet, dass die Einnahme von Sildenafil über die vom Hersteller angegebene Wirkungszeit hinaus insofern Effekte zeigt, als insbesondere morgendliche Erektionen häufiger auftreten oder rigider sind. Auf diese Wirkung spekuliert offenbar der führende Sildenafil-Forscher Irwin Goldstein, wenn er – auch das ist in der Fachliteratur nicht zu finden – öffentlich berichtet, er verordne, unabhängig vom Vorhandensein einer sexuellen Störung, Viagra® als ein Mittel, das gewissermaßen präventiv oder tonuserhaltend wirke: „Our belief is that the night erection is the battery recharging time. Your penis is guaranteed to have one and a half to three hours of erection time every night. You know how doctors now recommend taking a single aspirin a day to prevent heart attack? I predict one day there will be evidence to support a medication - something like Viagra - that enhances erections. Call it erectogenic“ (zit. nach Hitt 2000: 37).

Im deutschen Handel erhältlich sind Packungen zu 4 oder 12 Tabletten (beide N1 genannt!) in den Wirkstärken 25, 50 und 100 mg. Die Preise liegen (Anfang 2000) zwischen DM 80,50 (4 Tbl. à 25 mg) und DM 312,50 (12 Tbl. à 100 mg). Eine Tablette kostet folglich etwa 20 bis 26 DM, je nach Dosis und Packungsgröße. In den USA erhielten Apotheken anfänglich eine Flasche mit 30 Tabletten irgendeiner Dosis für $ 262.50 (Medical Letter 1998). Durch einen Preiskampf der Verbrauchermärkte Wal-Mart und Kmart sank der Preis pro Pille für die Konsumenten bis zum Februar 2000 von $ 10 auf $ 7.80 (Hitt 2000).

Eine Behandlung mit Sildenafil wird in Deutschand gegenwärtig in keinem Fall, auch nicht bei schweren Grunderkrankungen oder Verletzungen, von den gesetzlichen Krankenkassen bezahlt. (Auch die allermeisten privaten Versicherer erstatten die Kosten nicht.) Mit Wirkung vom 1. Oktober 1998 an hatte der Bundesausschuss der Ärzte und Krankenkassen in Verabschiedung der bisherigen Praxis alle *Medikamente* zur Behandlung der Erektionsimpotenz aus dem Leistungskatalog der Gesetzlichen Krankenversicherung herausgenommen, und zwar ohne jede medizinische Ausnahme. Öffentlich phantasiert wurden zu diesem Zeitpunkt Belastungen der Kassen durch zukünftige Viagra®-Verschreibungen in Höhe von minimal 8, maximal 52 Milliarden Mark pro Jahr, je nach angenommener Zielgruppengröße und Koitusfrequenz.

Sollte die unabhängige Forschung die positiven Effekte des Präparates bei den genannten Erkrankungen und Störungen bestätigen, wird der Bundesausschuss der Ärzte und Krankenkassen ebenso seine Entscheidung überdenken müssen wie das Bundesministerium für Gesundheit, das die Entscheidung hätte aufheben können. Dabei werden Gerichtsbeschlüsse gewiss hilfreich sein. Inzwischen hat das Landessozialgericht Nordrhein (LZKn 36/95) die Erstattung der Kosten der Schwellkörper-Autoinjektions-Therapie (SKAT) verfügt; das Sozialgericht Hannover (S2KR 485/99) hat entsprechend eine Sildenafil-Behandlung anerkannt, und das Bundessozialgericht (B8KN 9/98) hat den Beschluss des Bundesausschusses insoweit durchlöchert, als es einem Kläger einen Anspruch auf Erstattung der SKAT-Kosten zusprach, weil der Bundesausschuss gar nicht befugt sei, eine Therapie „total auszuschließen“. Juristen rätseln seither, ob jetzt die Schleuse für die Kostenerstattung im Falle Sildenafil geöffnet sei oder doch nur ein Türchen, weil die Potenzpille auf dem Schwarzmarkt weiter verkauft werden könnte, so dass möglicherweise die „Wirtschaftlichkeit der Verordnung“ nicht gegeben wäre.

Wie dem auch sei: Inakzeptabel ist, dass eine schwere Erektionsstörung nicht mehr als Krankheit im Sinne des SBG V anerkannt wird, dass vasoaktive Substanzen zwar zur Diagnostik, nicht aber zur Therapie zulasten der GKV rezeptiert werden dürfen und dass gegenwärtig, soweit wir im Bilde sind, zwar in der Regel weiterhin die Kosten für Vakuumpumpen und operative Eingriffe wie die Penisprothesenimplantationen erstattet werden, nicht aber für medikamentöse Behandlungen.

Einschätzungen und Ausblicke

Es ist geschrieben worden, Viagra verändere unser Sexualleben radikal, ja löse eine sexuelle Revolution aus. Ich denke, es ließe sich auch begründen, dass das Gegenteil zutrifft. Wesentliche Tendenzen, ganz alte und ziemlich neue, die im Kapitel 2 beschrieben sind, werden von dieser Pille verstärkt und nicht geschwächt. Denn unsere Gesellschaft, immer noch patriarchal strukturiert, befindet sich tatsächlich oder ihrer Selbstdefinition nach *in statu erigendi*, ökonomisch, kulturell, politisch und überwiegend auch sozial, so dass eine Erektions-Pille wie Viagra jenseits der Biochemie nicht nur bei Männern wie die Faust aufs Auge trifft. Fraglich ist auch, ob Viagra etwas wirklich Neues zu bieten vermag. Schließlich ist diese Substanz ein konsequenter Ausfluss des herrschenden Rationalismus und speziell des somatoformen Denkens in der Medizin. Dazu passt übrigens, dass in der bisherigen Sildenafil-Literatur, die in diesem Kapitel beinahe komplett zitiert wird, nicht ein einziges signifikantes Mal das Wort „Psychotherapie“ vorkommt, als sei das nachpsychologische Zeitalter schon überall installiert.

Viagra ist so interessant, weil es jene Prozesse befördert, die ich in diesem Buch als charakteristisch für die Neosexualität beschrieben habe: Dissoziation, Dispersion und Diversifikation. *Dissoziation*: Dieses Mittel dient dazu, nach der Trennung von körperlicher Reaktion einerseits und psychosozialem Erleben andererseits, die wir in diesem Buch am Beispiel anderer Somatotherapien erörtert haben, jetzt endlich auch die Dissoziation von Sexualität und Angst zu performieren. Die seelischen Verletzungen und Verdrehungen sollen der Lust nicht mehr im Wege stehen; die Biochemie soll diese Hindernisse beiseite schaffen. Dass eine Droge sie allenfalls überschatten kann, bleibt natürlich unerwähnt, auch, dass sich Ängste und Konflikte, sofern von innerseelischem Gewicht, an anderer Stelle ein Ventil suchen werden. *Dispersion*: Diese Arznei zerstreut als Designer- und Lifestyle-Droge Verlangen, Erregung, Erektion usw. und versteift als ein Partikel im gegenwärtigen Selfsex- und Lean Sexuality-Geschehen kulturell jene Sexualform, für die mir Selbstdisziplinierung und Selbstoptimierung charakteristisch zu sein scheinen. *Diversifikation*: Viagra ist geeignet, einen sexuellen Aufstand jener alten Männer auszulösen, die, obgleich ihr Körper bereits verwelkt und krank ist, nicht auf körperliche Freuden verzichten wollen. Da die Menschen der hiesigen Gesellschaft immer älter werden, liegt seit langem eine spezielle, um nicht zu sagen „revolutionäre“ ökonomisch-kulturelle Offensive auf der Hand. Dass sie nicht von den Künsten, sondern von der Pharmaindustrie ausgehen würde, hätte ohne Phantasie vorhergesagt werden können.

Immerhin sind von den insgesamt etwa 40 Millionen Personen, die bei der letzten Zählung in Deutschland als männlich registriert worden sind, etwa 18 Millionen älter als 41 Jahre und etwa 7,5 Millionen älter als 61 Jahre. Allein der potenzielle Inlandsmarkt umfasst also ausreichend Konsumenten, auch wenn es nicht die Abermillionen Impotenter sind, die der Presse von Viagra-Gegnern auf die Nase gebunden wurden. Werden die Daten der umfangreichen Studie von H. A. Feldman et al. (1994) zugrunde gelegt (vgl. dazu Kap. 10, S. 211 f), müsste mit einer Prävalenz gerechnet werden, nach der 9,6 % der 40 bis 70 Jahre alten Männer „komplett“ impotent sind. Das wären in Deutschland gegenwärtig knapp 1,5 Millionen, die natürlich nicht alle behandelt werden wollen und gewiss nicht alle Viagra® einnehmen möchten. Würden die 25,2 % der laut H. A. Feldman et al. „mittelgradig" Impotenten hinzugerechnet (das sind etwa 3,9 Millionen), ergäben sich knapp 5,4 Millionen; kämen schließlich die 17,2 % „geringgradig" Impotenten hinzu (das sind etwa 2,7 Millionen), umfasste die gewiss wichtigste Patienten- und Konsumentengruppe im Sinne der Prävalenz maximal etwa 8 Millionen Männer.

Sodann ist geschrieben worden, die Antibaby-Pille sei *die* Frauen-Pille – und Viagra sei *die* Männer-Pille. Die kulturelle Bedeutung der Ovulations-Hemmer wird in dieser Anschauung gewissermaßen im Vorgriff mit der der Phosphodiesterase-Hemmer gleichgesetzt. Das ist durchaus kühn. Denn immerhin wurde erst mit Hilfe „der" Pille die seit dem Mittelalter vorherrschende naturrechtlich-christliche Auffassung faktisch überwunden, nach der die *libido carnalis*, das heißt die Fleischeslust, natur- und gottgewollt der *generatio prolis*, das heißt der Fortpflanzung, zu dienen habe. Während also die Antibaby-Pille eine neuartige Auffassung von Sexualität und Lust lebbar machte, indem sie unsägliches Leid verhinderte, zollt Viagra dem alten Willen zur Penetration Tribut. Ein Mannheitstraum soll wahr werden: die Gliedversteifung auf Knopfdruck, auf dass sich jeder Mann jederzeit im Glanz seiner Erektion sonnen kann.

Oder haben sich die Pillen-Gleichsetzer und die, die eine durch Viagra ausgelöste sexuelle Revolution beschwören, weiter reichende philosophische Gedanken gemacht, die sie uns bisher verschweigen? Wie mögen sie spekuliert haben? Vielleicht so: Zum bisherigen Wesen der Sexualität (und der Liebe) gehört ihre Unkalkulierbarkeit. Kein Mensch kann die körperlichen Zeichen der sexuellen Exzitation willkürlich hervorrufen. Dass durch unsere Seele ein Riss geht, dass sie aus zwei Welten besteht, die nicht zusammenfallen, erleben Männer besonders plastisch, wenn sie in einer erregenden Situation impotent reagieren: Die eine Welt der Seele will die Erektion, die andere verhindert sie. Insofern umweht den immer potenten Mann etwas Mythisches: Wie ist es möglich, die beiden Welten immer zusammenfallen zu lassen? Die Pille für den Mann, so sagen sie vielleicht, überbrückt den Riss, überwindet den mythischen, antiquierten Charakter der Sexualität und revolutioniert ihn endlich zu einem rationalen und modernen.

Aber auch der impotente Mann berührt immer noch insofern den prämodernen Bereich des Mythischen, als er an das Geheimnis der Triebliebe erinnert und daran, dass der unwillkürlichen Erektion vor einem Anderen die Aura des erotischen Co-ire, der Vereinigung in erregter Harmonie zukommt, also etwas, was es in einer vernünftigen Welt gar nicht geben kann. Somit drängt sich in philosophischer oder auch nur kulturkritischer Hinsicht die Diagnose auf: dass Viagra die *kulturelle* Impotenz verstärkt, vielleicht sogar in einem revolutionierenden Ausmaß. Denn ein dank Viagra potenter Mann, dessen Penis sich versteift, hat gleichzeitig die Aura, die Mystik, vor allem aber den Phallus verloren, weil ihn das so genannte Potenzmittel aus der symbolischen Ordnung kippt, in der der Phallus (in Differenz zum Penis) der Signifikant der männlichen Macht ist, nach wie vor.

Doch genug der Spekulation: In medizinisch-therapeutischer Hinsicht ergibt sich, getrennt wie die Dinge nun einmal sind, ein andersartiges Bild. Wird der einzelne Patient oder das einzelne Paar mit seinem Problem im Sinne der Kalkül-Medizin ins Zentrum der Bewertung gerückt, lässt sich viel Positives über das neue Arzneimittel sagen: Zunächst einmal ist es erfreulich, dass es endlich ein Präparat gibt, das oral und damit ohne weitere unangenehme Manipulationen und außerdem diskret eingenommen werden kann, ein Mittel, das tatsächlich recht schnell eine im plethysmographischen Experiment (vgl. z. B. Boolell et al. 1996c, 1996b) und im plazebokontrollierten klinischen Versuch nachgewiesene signifikante erwünschte Wirkung entfaltet, was (wie bei den Ovulationshemmern) damit zusammenhängen könnte, dass die Substanz auf einem biotisch angelegten Weg ihre Effekte entfaltet. Außerdem wirkt das Präparat bei Erektionsstörungen sehr differenter Genese, bei eher organogenen und eher psychogenen, bei denen es offenbar oberflächliche (Versagens-)Ängste zu überspielen vermag. Es zeigt positive Effekte bei schwerer und bei leichter Impotenz (Jarow et al. 1999; Sweeney et al. 1999), bei jüngeren und bei älteren Patienten (O'Leary 1999) und auch noch nach (bisher überblickten) ein bis sechs Behandlungs- und damit Anwendungsjahren (Hackett et al. 1999; Pfizer 2000). Es wird offenbar selbst dann vertragen, wenn die Patienten wegen ihrer Grunderkrankung einer antihypertensiven oder antidepressiven Therapie unterliegen. Nach bisherigen Erfahrungen hat das Präparat vorübergehende unerwünschte Wirkungen, die offenbar in aller Regel weder gravierend noch lebensgefährlich sind. Besonders wichtig ist, dass unter Berücksichtigung der Kontraindikationen und Anwendungsbeschränkungen auch herzkranke Patienten behandelt werden können und dass die Gefahr eines Priapismus sehr gering zu sein scheint.

Nach bisherigen Mitteilungen sollen etwa zwei Drittel der Patienten mit dieser Therapie zufrieden sein (Althof et al. 1999; vgl. Bennett et al. 1999). Die Drop-out-Rate, ganz überwiegend zustande gekommen wegen unerwünschter Wirkungen oder wegen Wirkungslosigkeit, manchmal aber auch wegen „Heilung", lag bisher, je nach Setting und Komorbidität, zwischen 2,5 % und 13 % (Buvat et al. 1997; Goldstein et al. 1998; Morales et al. 1998; Hackett et al. 1999; Weiske 1999). Das Präparat wirkt nicht selten, wenn andere Somatotherapien wie SKAT, Vakuumpumpen und Gefäßoperationen nicht gewirkt oder versagt haben (Perabo et al. 1999; vgl. Porst 1998). Jarow et al. (1999) konnten jedoch keinen Zusammenhang zwischen der Reaktion auf ältere Therapieformen wie MUSE oder SKAT einerseits und der Reaktion auf Sildenafil andererseits feststellen. Wahrscheinlich werden in den nächsten Jahren etliche Patienten die Methode SKAT nicht mehr anwenden wollen. Ein ganz überwiegend erfolgreiches Wechseln von der intrakavernösen Applikation vasoaktiver Substanzen zu Sildenafil ist bereits beschrieben worden (Montorsi et al. 1999b). Weil SKAT in Zukunft aller Voraussicht nach nicht mehr die Impotenzbehandlung dominieren wird, werden die Urologen zugunsten der Allgemein- und Hausärzte in diesem Feld zurückgedrängt werden.

So viel des medizinischen Lobgesangs. Unerfreulich sind demgegenüber die Verbraucheraufpeitschung und der Lobbyismus, derer sich der Hersteller nicht nur in den USA bedient, als ginge es um ein neues Soft-Getränk (vgl. Tiefer 1998). Der Preis der Potenzpille ist angesichts der chemischen Struktur der Wirksubstanz und der geschätzten Forschungskosten, die nicht zuletzt auch von der öffentlichen Hand getragen worden sind, maßlos überhöht. Wäre Sildenafil wie geplant als Mittel gegen Angina pectoris auf den Markt gekommen, könnte die Firma nur einen Bruchteil des jetzigen Preises verlangen. In den USA kosten alle Viagra™-Tabletten gleich viel, unabhängig von der Dosis, was beweist, dass die Substanz nicht kostbar ist. In Deutschland ist das nicht der Fall. Umso unverfrorener ist es, die stärkeren Pillen ohne Teilungskerbe auf den Markt zu bringen.

Grundsätzlich problematisch ist eine medizinische Praxis, die Viagra® nun auch auf unserem Gebiet etablieren wird, eine Praxis, nach der unerwünschte Effekte notwendiger Medikamente mit weiteren Medikamenten beseitigt werden sollen, so dass eins zum anderen kommt und die Interferenzen tanzen, statt in Kenntnis der Pharmakologie und der Effekte auf die sexuelle Sphäre ein Arzneimittel, beispielsweise ein bestimmtes Antihypertensivum, erst gar nicht anzusetzen oder bei entsprechend ungünstigen Wirkungen auf die Potenz abzusetzen und ein anderes Präparat zu suchen, das nicht die unerwünschten Wirkungen hat (siehe Kap. 11). Ganz andere Risiken können im Augenblick noch nicht eingeschätzt werden: der mögliche gefährliche Gebrauch in homo- und heterosexuellen Subkulturen und der Schwarzmarkt-Handel mit riskant versetzten Substanzen. Nur so viel kann heute dazu gesagt werden: Der illegale Handel blüht bereits, speziell in Asien, und nach Berichten aus den Metropolen der reichen Welt ist jetzt Viagra in schwulen Subkulturen und bei bestimmten nicht impotenten Heterosexuellen voll angekommen, das heißt, es wird von diesen Männern genommen, um „bonehard erections" zu erzeugen oder multiple Orgasmen zu erreichen.

Viele Fragen können bisher nicht beantwortet werden. Wie bei allen neu auf den Markt kommenden Wirkstoffen wird die Medizin frühestens in einem Jahrzehnt mit ausreichender Sicherheit sagen können, unter welchen Umständen Sildenafil indiziert ist und unter welchen nicht. Überspannte Erwartungen werden im Verlauf der ganz normalen klinischen Anwendung und der kontrollierten Überprüfung durch skeptische, nicht von Pfizer bezahlte Forscher step by step einer nüchternen Betrachtung weichen. Es wird dann recht genau bekannt sein, bei wie vielen Männern das Membrum virile nicht nur aus dem Zustand der Flakzidität in den der Tumeszenz übergegangen ist, was gegenwärtig oft als ausreichender Erfolg verkauft wird, sondern in den der Rigidität, die eine Immissio erlaubt. Und es werden dann weitere Kontraindikationen und Anwendungsbeschränkungen bekannt sein. Und die Drop-out-Rate wird immer größer geworden sein, wie ich am Beispiel der anfänglich maßlos überschätzten Schwellkörper-Autoinjektions-Therapie (SKAT) in diesem Buch beschrieben habe. Übrigens begann der Siegeszug von SKAT 1982 auch mit einem PDE-Inhibitor, nämlich Papaverin, wenngleich einem unspezifischen, und 1983 auch auf einer Tagung der American Urological Association (vgl. Kap. 14, S. 313).

Anders als bei Papaverin scheinen aber gerade in der Spezifität des Sildenafils, soweit ich das beurteilen kann, Risiko und therapeutische Grenze zu liegen. Die PDE-5 könnte nicht nur in den Corpora cavernosa und im Gehirn in kritischer Menge vorkommen, sondern auch in anderen Organen, und Sildenafil könnte nicht nur mit Nitraten riskant interferieren, sondern auch mit anderen verbreiteten Substanzen. Publiziert ist bereits, dass Sidenafil eine „relatively low potency against PDE1 from human cardiac ventricle“ und eine „minimal activity against cAMP specific PDE4 from human skeletal muscle“ habe (Ballard et al. 1996a). Zu den offenen Fragen gehört, ob Sildenafil die Netzhaut des Auges dauerhaft schädigt und ob es eine merkliche zentrale Wirkung entfalten kann. Der Kommentator des angesehenen New England Journal of Medicine meint in diesem Zusammenhang: „Sildenafil acts by inhibiting the breakdown of cyclic GMP by a specific cyclic-GMP phosphodiesterase. Cyclic GMP is involved in other signaling pathways - for example, those for atrial natriuretic hormone in the blood vessels and kidneys and color vision in the retina, and therefore inhibition of its breakdown might be expected to have effects other than maintaining smooth-muscle relaxation in the penis. More important, nitric oxide is formed in other peripheral nerves and endothelial cells, the brain, and platelets. In these tissues it also activates guanylate cyclase, resulting in vasodilatation, increased synaptic transmission, and inhibition of platelet adhesion and aggregation. Sildenafil might therefore be expected to have rather widespread effects, but seemingly does not, at least when taken intermittently to improve erectile function“ (Utiger 1998: 1458). Er bezieht sich dabei auf eine 120 Veröffentlichungen zusammenfassende Arbeit von Moncada und Higgs (1993: 2006), die zu dem Schluss kommen: „Nitric oxide synthase has been detected in varying amounts in all areas of animal and human brain“. Diese Forscher weisen außerdem auf Evidenzen für eine Bedeutung dieses *pathway* bei diversen Vermögen und Reaktionen hin, vom Gedächtnis über das Essverhalten bis hin zur Schmerzwahrnehmung.

Auf die Bedeutung der Phosphodiesterasen und ihrer Inhibitoren für den Erektionsmechanismus und die Impotenztherapie haben übrigens die Hannoveraner Potenzforscher um Stief und Jonas sehr früh hingewiesen (vgl. z. B. Ückert et al. 1994; Stief et al. 1995a, 1995b). Heute ist Stief (1998, pers. Mitteilung; vgl. auch Küthe et al. 2000) eher skeptisch, wenn es um die Spezifität des PDE-5-Hemmers Sildenafil und die vom Hersteller propagierten segensreichen Massenwirkungen und ausbleibenden Todesfälle geht. Er schließt negative Langzeiteffekte auf die Photorezeptoren nicht aus und nimmt eine klinische Wirksamkeit von 35 % bis 40 % bei Populationen erektionsgestörter Männer an, die hinsichtlich der Ätiologie gemischt sind. Im Deutschen Ärzteblatt hat die Forschergruppe zwar eine Wirkungsrate von etwa 45 % bis 60 % angenommen, gleichzeitig aber auf „mögliche dramatische Nebenwirkungen bei einer nicht organspezifischen Verteilung“ der PDE hingewiesen, „da PDE in Schlüssel-Zellfunktionen wie Insulinsekretion, T-Zell-Funktion oder Lipolyse eingebunden“ sei. Einen „kausalen Zusammenhang mit möglichen gravierenden kardiovaskulären Nebenwirkungen“ vermutet die Gruppe, nachdem ihre jüngsten Untersuchungen (Stief et al. 2000 b) „eine Wirkung von Sildenafil auf kardiale Muskelzellen“ nahe legten (Stief et al. 2000a: C-369).

Wie immer der Streit um die Gefährlichkeit von Sildenafil ausgehen mag, sicher ist, dass die biochemische und pharmakologische Forschung, seitdem sie das nervale NO/cGMP-System als *main pathway* der Relaxation der penilen glatten Muskelzelle entdeckt hat, nicht ruhen wird, andere Substanzen zu finden, die in diesen Mechanismus eingreifen. Im Vordergrund aber werden die Phosphodiesterasen und ihre Hemmstoffe stehen. 1998 waren bereits mehr als 40 Isoformen der PDE-Enzyme bekannt (Küthe et al. 2000), die sich hinsichtlich ihrer primären Sequenzen, Substrat-Affinitäten, kinetischen Charakteristika, ihrer Sensitivität gegenüber endogenen Aktivatoren und Inhibitoren sowie hinsichtlich der Regulationsmechanismen und des Vorkommens in Geweben unterscheiden. Es werden also noch viele spezifische PDE-Hemmer erforscht werden, die sich je nach den Effekten in bestimmten Organen oder der Beeinflussung bestimmter Gewebe- oder Zellfunktionen zur Behandlung recht differenter Krankheiten eignen könnten. Sie werden auf isoenzymspezifische PDE-Inhibitoren folgen, die bereits seit einiger Zeit als positiv ionotrope Substanzen bei der Behandlung von Herzinsuffizienzen und als Vaso- oder Bronchodilatatoren eine Rolle spielen. Interessant ist, dass bereits 1999 viele PDE-5-Inhibitoren patentiert waren, darunter IC351 der Firma Lilly ICOS LLC, das nach ersten Berichten bei milden Formen der Erektionsstörung wirksam sein soll (Gingell und Lockyer 1999). Die Firma Mochida Pharmaceuticals verfügt über einen nicht näher bezeichneten Inhibitor, der angeblich transmukös verabreicht werden kann, die Firma Byk schwört auf einen PDE-4-Hemmer, und die Firma Nitromed kombiniert zur Zeit einen NO-Donator mit einem unspezifischen PDE-Inhibitor – um nur einige Beispiele, die bekannt geworden sind, zu nennen. Welche Prosexualia anderer Stoffklassen außerdem zur Zeit erprobt werden, kann im Kapitel 14 (S. 334 ff) nachgelesen werden.

Aber welche prosexuellen Substanzen auch immer in den nächsten Jahrzehnten auf den Markt kommen sollten, eine wesentliche Tatsache, die das somatoforme Denken und die folglich nicht nur mediale Euphorie der Einführungsphasen überblenden will und die wir deshalb dummerweise wie Papageien auf der Stange immer wieder betonen müssen, ist ohne Zweifel: Keine Pille kann fehlende Anziehung oder Nähe, kann unbewusste und tiefer reichende Konflikte aus der Welt schaffen. Es wäre ja zu schön, um wahr zu sein, wenn wir über Pharmaka oder Rauschdrogen verfügten, die fehlende Liebesbeziehungen ersetzten und gestörte Sexualbeziehungen reparierten. Und so könnten sich die, die jetzt auf die Potenzpille Viagra® schwören, bereits glücklich schätzen, wenn Sildenafil (oder sein Nachfolger) tatsächlich bei zwei oder drei von zehn erektionsgestörten Patienten auch noch in zehn Jahren die erwünschte Wirkung haben wird.

Anhang

International Index of Erectile Function (IIEF) Questionnaire (Rosen et al. 1997)

Question*	Response Options
Q1: How often were you able to get an erection during sexual activity? **Q2**: When you had erections with sexual stimulation, how often were your erections hard enough for penetration?	0 = No sexual activity 1 = Almost never/never 2 = A few times (much less than half the time) 3 = Sometimes (about half the time) 4 = Most times (much more than half the time) 5 = Almost always/always
Q3: When you attempted sexual intercourse, how often were you able to penetrate (enter) your partner? **Q4**: During sexual intercourse, *how often* were you able to maintain your erection after you had penetrated (entered) your partner?	0 = Did not attempt intercourse 1 = Almost never/never 2 = A few times (much less than half the time) 3 = Sometimes (about half the time) 4 = Most times (much more than half the time) 5 = Almost always/always
Q5: During sexual intercourse, *how difficult* was it to maintain your erection to completion of intercourse?	0 = Did not attempt intercourse 1 = Extremely difficult 2 = Very difficult 3 = Difficult

	4 = Slightly difficult 5 = Not difficult
Q6: How many times have you attempted sexual intercourse?	0 = No attempts 1 = One to two attempts 2 = Three to four attempts 3 = Five to six attempts 4 = Seven to ten attempts 5 = Eleven+ attempts
Q7: When you attempted sexual intercourse, how often was it satisfactory for you?	0 = Did not attempt intercourse 1 = Almost never/never 2 = A few times (much less than half the time) 3 = Sometimes (about half the time) 4 = Most times (much more than half the time) 5 = Almost always/always
Q8: How much have you enjoyed sexual intercourse?	0 = No intercourse 1 = No enjoyment 2 = Not very enjoyable 3 = Fairly enjoyable 4 = Highly enjoyable 5 = Very highly enjoyable
Q9: When you had sexual stimulation *or* intercourse, how often did you ejaculate? **Q10**: When you had sexual stimulation *or* intercourse, how often did you have the feeling of orgasm or climax?	0 = No sexual stimulation/intercourse 1 = Almost never/never 2 = A few times (much less than half the time) 3 = Sometimes (about half the time) 4 = Most times (much more than half the time) 5 = Almost always/always
Q11: How often have you felt sexual desire?	1 = Almost never/never 2 = A few times (much less than half the time) 3 = Sometimes (about half the time) 4 = Most times (much more than half the time) 5 = Almost always/always
Q12: How would you rate your level of sexual desire?	1 = Very low/none at all 2 = Low 3 = Moderate 4 = High 5 = Very high
Q13: How satisfied have you been with your overall *sex life*? **Q14**: How satisfied have you been with your *sexual relationship* with your partner?	1 = Very dissatisfied 2 = Moderately dissatisfied 3 = About equally satisfied and dissatisfied 4 = Moderately satisfied 5 = Very satisfied
Q15: How do you rate your *confidence* that you could get and keep an erection?	1 = Very low 2 = Low 3 = Moderate 4 = High 5 = Very high

* *All questions are preceded by the phrase "Over the past 4 weeks".*

Literatur

Adams, M. A. et al.: Vascular control mechanisms in penile erection: Phylogeny and the inevitability of multiple overlapping systems. Int. J. Impot. Res. 9, 85–91, 1997

Althof, S. et al.: Evaluation of the impact of Viagra® (sildenafil citrate) on erectile dysfunction treatment satisfaction. Poster, 1st International Consultation on Erectile Dysfunction, Paris, 1. bis 3. Juli 1999

Andersson, K.-E. und G. Wagner: Physiology of penile erection. Physiol. Rev. 75, 192–236, 1995

Armstrong, K. et al.: Direct sale of sildenafil (Viagra®) to consumers over the internet. N. Engl. J. Med. 341, 1381–1392, 1999

Bailey, M. et al.: Sildenafil (Viagra™), a new oral treatment for erectile dysfunction: Results of an 8-week double-blind, placebo-controlled parallel group study (Abstract). Brit. J. Urol. 79 (Suppl. 4), 19, 1997

Ballard, S. A. et al.: In vitro profile of UK-92,480, an inhibitor of cyclic GMP-specific phosphodiesterase 5 for the treatment of male erectile dysfunction. J. Urol. 155 (Suppl. 5), 676A (Abstract 1462), 1996 (a)

Ballard, S. A. et al.: Sildenafil, an inhibitor of phosphodiesterase type 5, enhances nitric oxide mediated relaxation of human corpus cavernosum. Int. J. Impot. Res. 8, 103, 1996 (b)

Ballard, S. A. et al.: Effects of sildenafil on the relaxation of human corpus cavernosum tissue in vitro and on the activities of cyclic nucleotide phosphodiesterase isoenzymes. J. Urol. 159, 2164–2171, 1998

Bartlett, R. G.: Physiologic response during coitus. J. Appl. Physiol. 9, 469–472, 1956

Basson, R. et al.: Efficacy & safety of Viagra® in estrogenized women with sexual dysfunction associated with female sexual arousal disorder (FSAD). Abstract, 48th American College of Obstetricians and Gynecologists (ACOG) Annual Clinical Meeting, San Francisco, CA, 23. Mai 2000

Beavo, J. A.: Cyclic nucleotide phosphodiesterases: Functional implications of multiple isoforms. Physiol. Rev. 75, 725–748, 1995

Bennett, C. et al.: Treatment satisfaction with Viagra® (sildenafil citrate) for the treatment of erectile dysfunction. Poster, 1st International Consultation on Erectile Dysfunction, Paris, 1. bis 3. Juli 1999

Blonde, L. et al.: Partners' evaluation of the efficacy of Viagra® (sildenafil citrate) for the treatment of erectile dysfunction in men with diabetes. Diabetes 48 (Suppl. 1), A89–90 (Poster 0385), 1999

Bohlen, J. G. et al.: Heart rate, rate-pressure product, and oxygen uptake during four sexual activities. Arch. Intern. Med. 144, 1745–1748, 1984

Boolell, M. et al.: UK-92,480, a new oral treatment for erectile dysfunction. A double-blind, placebo controlled crossover study demonstrating dose response with rigiscan and efficacy with outpatient diary. J. Urol. 155, p495A, 1996 (a)

Boolell, M. et al.: Sildenafil: An orally active type 5 cyclic GMP-specific phosphodiesterase inhibitor for the treatment of penile erectile dysfunction. Int. J. Impot. Res. 8, 47–52, 1996 (b)

Boolell, M. et al.: Sildenafil, a novel effective oral therapy for male erectile dysfunction. Brit. J. Urol. 78, 257–261, 1996 (c)

Borkon, W. und W. Boykin: Efficacy and safety of Viagra® (sildenafil citrate) in the treatment of erectile dysfunction. Poster, 1st International Consultation on Erectile Dysfunction, Paris, 1. bis 3. Juli 1999

Brewer, M. und M. Stacy: Sildenafil citrate in men with Parkinson's disease. Movement Disorders 13, 860 (Poster 3), 1998

Burnett, A. L.: Role of nitric acid in the physiology of erection. Biol. Reprod. 52, 485–489, 1995

Burnett, A. L.: Nitric oxide in the penis: Physiology and pathology. J. Urol. 157, 320–324, 1997

Buvat, J. et al.: Sildenafil (Viagra™), an oral treatment for erectile dysfunction: A 1-year, open-label, extension study. J. Urol. 157 (Suppl.), 204, 1997

Carl, S. et al.: Oral sildenafil (Viagra™) in the treatment of erectile dysfunction in renal transplant recipients. Poster, VIth Meet. Europ. Soc. Resid. Urol., Stockholm, 7. April 1999

Carter, A. J. et al.: Effect of the selective phosphodiesterase type 5 inhibitor sildenafil on erectile function in the anesthetized dog. J. Urol. 160, 242–246, 1998

Chait, J. et al.: Efficacy and safety of sildenafil citrate (Viagra) in male heart transplant patients. J. Heart Lung Transplant. 18, 58 (Abstract 95), 1999

Cheitlin, M. D. et al.: ACC/AHA expert consensus document: Use of sildenafil (Viagra™) in patients with cardiovascular disease. J. Am. Coll. Cardiol. 33, 273–282, 1999

Christiansen, E. et al.: Sildenafil (Viagra™), a new oral treatment for erectile dysfunction: Results of a 16-week open-dose escalation study. Int. J. Impot. Res. 8, 147 (Abstract 99), 1996

Conti, C. R.: Sildenafil citrate (Viagra®) safety profile: Clinical trial and postmarketing experience. In: Pfizer Pharmaceuticals: Viagra® (sildenafil citrate). Managing erectile dysfunction in the cardiac patient. European Society of Cardiology. Symposium Monograph. Pfizer (USA), August 1999

Conti, C. R. et al.: Efficacy and safety of sildenafil citrate in the treatment of erectile dysfunction in patients with ischemic heart disease. Am. J. Cardiol. 83 (5A), 29C–34C, 1999

Derry, F. A. et al.: Efficacy and safety of oral sildenafil (Viagra) in men with erectile dysfunction caused by spinal cord injury. Neurology 51, 1629–1631, 1998

Di Bianco, R.: Sexual activity, risk factors, and the cardiac patient. In: Pfizer Pharmaceuticals: Viagra® (sildenafil citrate). Managing erectile dysfunction in the cardiac patient. European Society of Cardiology. Symposium Monograph. Pfizer (USA), August 1999

Dinsmore, W. W. et al.: Sildenafil (Viagra™), a new oral treatment for erectile dysfunction (ED), a double blind, placebo controlled, parallel group, once daily dose response study. Int. J. Impot. Res. 8, 147 (Abstract D100), 1996

Dinsmore, W. W. et al.: Sildenafil citrate (Viagra) in erectile dysfunction: Near normalization in men with broad-spectrum erectile dysfunction compared with age-matched healthy control subjects. Urology 53, 800–805, 1999

Drory, Y. et al.: Myocardial ischemia during sexual activity in patients with coronary artery disease. Am. J. Cardiol. 75, 835–837, 1995

Drory, Y. et al.: Ventricular arrhythmias during sexual activity in patients with coronary artery disease. Chest. 109, 922–924, 1996

Eardley, I. et al.: UK-92,480, a new oral therapy for erectile dysfunction, a double-blind, placebo controlled trial with treatment taken as required. J. Urol. 155, 495A, 1996

Erdmann, E.: Viagra® and the cardiovascular system. Ein internationales Expertentreffen. Herz/Kreisl. 31, III, 1999

[FDA] US Food and Drug Administration: Postmarketing safety of sildenafil citrate (Viagra), Rockville, MD, USA, 24. November 1998

Feldman, H. A. et al.: Impotence and its medical and psychosocial correlates: Results of the Massachusetts male aging study. J. Urol. 151, 54–61, 1994

Feldman, R. et al.: Sildenafil in the treatment of erectile dysfunction: Efficacy in patients taking concomitant antihypertensive therapy. Am J. Hypertens. 11, 10A, 1998

Fonseca, V. et al.: Patient and partner evaluations of treatment satisfaction with Viagra® (sildenafil citrate) for the treatment of erectile dysfunction in men with diabetes. Diabetes 48 (Suppl. 1), A342–343 (Abstract 1496), 1999

Fowler, C. et al.: Viagra® (sildenafil citrate) for the treatment of erectile dysfunction in men with multiple sclerosis. 124th Annual Meeting of the American Neurological Association, Seattle, WA, 10. bis 13. Oktober 1999 (Abstract status report, 7183)

Froelicher, E. S. et al.: Return to work, sexual activity, and other activities after acute myocardial infarction. Heart Lung 23, 423–435, 1994

Furchgott, R. F. und J. V. Zawadzki: The obligatory role of endothelial cells in the relaxation of arterial smooth muscle by acetylcholine. Nature 288, 373–376, 1980

Gingell, (J.) C. und R. Lockyer: Emerging pharmacological therapies for erectile dysfunction. Expert Opin. Ther. Patents 9, 1689–1696, 1999

Gingell, C. et al.: UK-92,480, a new oral treatment for erectile dysfuntion: A double-blind, placebo-controlled, once daily dose response study. J. Urol. 155, 495A, 1996 (a)

Gingell, C. et al.: The efficacy of sildenafil (Viagra™), a new oral treatment for erectile dysfunction (ED), demonstrated by four different methods in a double-blind placebo-controlled, multinational clinical trial. XIIth Congress of the European Association of Urology, Paris, 1. bis 4. September 1996 (b)

Giuliano, F. et al.: Randomized trial of sildenafil for the treatment of erectile dysfunction in spinal cord injury. Ann. Neurol. 46, 15–21, 1999

Godschalk, M. F. et al.: Diagnosis and therapy of erectile dysfunction. Drugs Today 33, 475–483, 1997

Goldstein, I. et al.: Oral sildenafil in the treatment of erectile dysfunction. N. Engl. J. Med. 338, 1397–1404, 1998

Gruetter, C. A. et al.: Relaxation of bovine coronary artery and activation of coronary arterial guanylate cyclase by nitric oxide, nitroprusside and a carcinogenic nitrosoamine. J. Cyclic Nucleotide Res. 5, 211–224, 1979

Hackett, G. et al.: Long-term safety and efficacy after 2 years of Viagra® (sildenafil citrate) treatment in erectile dysfunction and the overall incidence of myocardial infarction. Paper, Annual Meeting of the American Urological Association, Dallas, Texas, Mai 1999

Hargreave, T. B. et al.: Efficacy of sildenafil in the treatment of erectile dysfunction in patients with depression. Paper, Annual Congress of the Collegium Internationale Neuro-Psychopharmacologicum, Glasgow, UK, 1998

Hargreave, T. et al.: Efficacy of Viagra® (sildenafil citrate) for the treatment of sexual dysfunction in men taking selective serotonin reuptake inhibitors. Poster, 1st International Consultation on Erectile Dysfunction, Paris, 1. bis 3. Juli 1999

Hellerstein, H. K. und E. H. Friedman: Sexual activity and the postcoronary patient. Arch. Intern. Med. 125, 987–999, 1970

Herrmann, H. C. et al.: Systemic, pulmonary, and coronary hemodynamics and platelet effects of oral sildenafil citrate (Viagra) in men with severe coronary artery disease. Circulation 100 (Suppl. I), 378 (Abstract 1987), 1999

Hirsch, I. B. et al.: Viagra® (sildenafil citrate): Efficacy and safety in the treatment of erectile dysfunction (ED) in men with diabetes. Diabetes 48 (Suppl. 1), A90 (Poster 0388), 1999

Hitt, J.: The second sexual revolution. New York Times Magazine, February 2000, Section 6, S. 34–41, 50, 62, 64, 68–69

Holmgren, E. et al.: Sildenafil (Viagra™) in the treatment of erectile dysfunction (ED) caused by spinal cord injury (SCI): A double-blind, placebo-controlled, flexible-dose, two-way crossover study. Neurology 50 (Suppl. 4), A127 (Abstract P02.133), 1998

Hultling, C.: Partners' perceptions of efficacy of sildenafil (Viagra™) in the treatment of erectile dysfunction. Int. J. Impot. Res. 10, S32 (Abstract 246), 1998

Hultling, C. et al.: Effect of sildenafil (Viagra™) on quality of life in men with erectile dysfunction (ED) caused by traumatic spinal cord injury. Int. J. Impot. Res. 10, S32 (Abstract 245), 1998

Ignarro, L. J. et al.: Mechanism of vascular smooth muscle relaxation by organic nitrates, nitrites, nitroprusside and nitric oxide: Evidence for the involvement of S-nitrosothiols as active intermediates. J. Pharmacol. Exp. Ther. 218, 739–749, 1981

Jackson, G. et al.: Effects of sildenafil citrate on human hemodynamics. Am. J. Cardiol. 83 (5A), 13C–20C, 1999 (a)

Jackson, G. et al.: Sildenafil citrate (Viagra®): A cardiovascular overview. Brit. J. Cardiol. 6, 325–334, 1999 (b)

Jackson, G. et al.: A systematic approach to erectile dysfunction in the cardiovascular patient: A consensus statement. Int. J. Clin. Pract. 53, 445–451, 1999 (c)

Jarow, J. P. et al.: Clinical efficacy of sildenafil citrate based on etiology and response to prior treatment. J. Urol. 162, 722–725, 1999

Jeremy, J. Y. et al.: Effects of sildenafil, a type-5 cGMP phosphodiesterase inhibitor, and papaverine on cyclic GMP and cyclic AMP levels in the rabbit corpus cavernosum in vitro. Brit. J. Urol. 79, 958–963, 1997

Kedia, S. et al.: Treatment of erectile dysfunction with sildenafil citrate (Viagra) after radiation therapy for prostate cancer. Urology 54, 308–312, 1999

Kloner, R. et al.: Safety of sildenafil citrate in men with erectile dysfunction taking multiple antihypertensive agents. Am. J. Hypertens. 12, 37A, 1999

Küthe, A. et al.: Expression patterns of the human genes for phosphodiesterases (PDE) 3A and 5 and cDNA sequence of PDE3A from corpus cavernosum penis. Unveröffentl. Manuskr., 2000

Langtry, H. D. und A. Markham: Sildenafil: A review of its use in erectile dysfunction. Drugs 57, 967–989, 1999

Lepore, J. J. et al.: Sildenafil is a pulmonary vasodilator which augments and prolongs vasodilatation by inhaled nitric oxide in patients with pulmonary hypertension. Circulation 100 (Suppl. 1), I-240, 1999

Lowentritt, B. H. et al.: Sildenafil citrate after radical retropubic prostatectomy. J. Urol. 162, 1614–1617, 1999

Lue, T. F. et al.: A study of sildenafil (Viagra™), a new oral agent for the treatment of male erectile dysfunction (Abstract). J. Urol. 157 (Suppl.), 181, 1997

Lugnier, C. und N. Komas: Modulation of vascular cyclic nucleotide phosphodiesterases by cyclic GMP: Role in vasodilatation. Eur. Heart J. 14 (Suppl. 1), 141–148, 1993

Marks, L. S. et al.: Treatment of erectile dysfunction with sildenafil. Urology 53, 19–24, 1999

Martel, A. M. et al.: Sildenafil: Treatment of erectile dysfunction, phosphodiesterase V inhibitor. Drugs of the Future 22, 138–143, 1997

Masters, W. H. und V. E. Johnson: Die sexuelle Reaktion. Frankfurt a. M.: Akademische Verlagsgesellschaft 1967

Maytom, M. et al.: Sildenafil (Viagra™) – an oral treatment for men with erectile dysfunction caused by traumatic spinal cord injury: A two-stage, double-blind, placebo-controlled study to assess the efficacy and safety of sildenafil (Abstract). Brit. J. Urol. 80 (Suppl. 2), 94, 1997

Maytom, M. C. et al.: A two-part pilot study of sildenafil (Viagra™) in men with erectile dysfunction caused by spinal cord injury. Spinal Cord 37, 110–116, 1999

[Medical Letter:] Sildenafil: An oral drug for impotence. Med. Letter 40 (Iss. 1026), 51–52, 1998

Merrick, G. S. et al.: Efficacy of sildenafil citrate in prostate brachytherapy patients with erectile dysfunction. Urology 53, 1112–1116, 1999

Miller, J. et al.: Effect of Viagra® (sildenafil citrate) on quality of life in men with erectile dysfunction and multiple sclerosis. 124th Annual Meeting of the American Neurological Association, Seattle, WA, 10. bis 13. Oktober 1999 (Abstract status report, 7184)

Moncada, S. und A. Higgs: The L-arginine-nitric oxide pathway. N. Engl. J. Med. 329, 2002–2012, 1993

Montorsi, F. et al.: Efficacy and safety of fixed-dose oral sildenafil in the treatment of erectile dysfunction of various etiologies. Urology 53, 1011–1018, 1999 (a)

Montorsi, F. et al.: Patients receiving intracavernosal (IC) PGE1 do well when switched to Viagra® (sildenafil citrate): Results of a multi-national European study. Poster, 1st International Consultation on Erectile Dysfunction, Paris, 1. bis 3. Juli 1999 (b)

Morales, A. et al.: Clinical safety of oral sildenafil citrate (Viagra™) in the treatment of erectile dysfunction. Int. J. Impot. Res. 10, 69–74, 1998

Moreland, R. B. et al.: Identification of phosphodiesterase type 5 in cultured human corpus cavernosum smooth muscle cells and its inhibition by sildenafil (Viagra™). J. Urol. 157 (Suppl. 4), Abstract 1621, 1997

Muirhead, G. J. et al.: Pharmacokinetics of sildenafil (Viagra™), a selective cGMP PDE5 inhibitor, after single oral doses in fasted and fed healthy volunteers. Brit. J. Clin. Pharmacol. 42, 259–282, 1996

Muirhead, G. J. et al.: Pharmacokinetic (PK) interactions between the HIV protease inhibitors Ritonavir (RTV) and Saquinavir (SQV) and Viagra® (sildenafil citrate). 39th Interscience Conference on Antimicrobial Agents and Chemotherapy, San Francisco, CA, 26. bis 29. September 1999 (Abstract submission report, 7185)

Muller, J. E. et al.: Triggering myocardial infarction by sexual activity. J. Am. Med. Assoc. (JAMA) 275, 1405–1409, 1996

Nachtshein, D.: Sildenafil: A milestone in the treatment of impotence. West. J. Med. 169, 112–113, 1998

Nemec, E. D. et al.: Heart rate and blood pressure responses during sexual activity in normal males. Am. Heart J. 92, 274–277, 1976

NIH Consensus Conference: Impotence. NIH Consensus Development Panel on Impotence. J. Am. Med. Assoc. (JAMA) 270, 83–90, 1993

O'Leary, M.: Age-group analysis of the efficacy and safety of Viagra® (sildenafil citrate) in the treatment of erectile dysfunction. Poster, 1st International Consultation on Erectile Dysfunction, Paris, 1. bis 3. Juli 1999

Osterloh, I. (H.): Cardiovascular safety of Viagra® (sildenafil citrate) in the treatment of erectile dysfunction (ED). Poster, 1st International Consultation on Erectile Dysfunction, Paris, 1. bis 3. Juli 1999

Osterloh, I. et al.: Sildenafil citrate (Viagra®) is a well-tolerated treatment for patients with erectile dysfunction taking concomitant antihypertensive therapy. Poster, XXIst Congr. Europ. Soc. Cardiol., Barcelona, 28. August bis 1. September 1999

Padma-Nathan, N. et al.: Efficacy and safety of oral sildenafil in the treatment of erectile dysfunction: A double-blind, placebo-controlled study of 329 patients. Int. J. Clin. Pract. 52, 375–380, 1998

Palmer, J. S. et al.: Erectile dysfunction in spina bifida is treatable. Lancet 354, 125–126, 1999

Paul, H. R. et al.: Initial experience with sildenafil for erectile dysfunction in maintenance hemodialysis. 31st Annual Meeting of the American Society of Nephrology, Philadelphia, USA, 25. bis 28. Oktober 1998

Perabo, F. G. E. et al.: Sildenafil (Viagra™) is effective in patients with organic erectile dysfunction after failed vacuum device or injection treatment. Poster, 1st International Consultation on Erectile Dysfunction, Paris, 1. bis 3. Juli 1999

[Pfizer] Pfizer Labs, Division of Pfizer Inc, New York, N. Y.: 69-5485-00-0. Viagra™ (sildenafil citrate) Tablets. Package insert. Issued March 1998 (a)

[Pfizer] Pfizer GmbH: Produktmonographie Viagra®. Sildenafil. Karlsruhe, August 1998 (b)

[Pfizer] Pfizer GmbH: Fachinformation Viagra®. Karlsruhe, September 1999

[Pfizer] Pfizer GmbH: Pers. Mitteilungen von Dr. med. Martin Burkart vom 6. und 23. Dezember 1999 sowie 4. und 17. Februar 2000 (zit. als Pfizer 2000)

Porst, H.: The potential of sildenafil (Viagra™) for salvage therapy in severe male impotence. Paper, 8th World Meeting on Impotence Research, Amsterdam, 25. bis 28. August 1998

Price, D. E.: Sildenafil in the treatment of erectile dysfunction in diabetic men. Diabetic Med. 15 (Suppl. 2), S6 (Abstract A14), 1998 (a)

Price, D. E.: Erectile dysfunction in patients with diabetes: Meta-analysis of 9 sildenafil (Viagra™) studies. Diabetologia 41 (Suppl. 1), A51, 1998 (b)

Price, D. E. et al.: Sildenafil: Study of a novel oral treatment for erectile dysfunction in diabetic men. Diabetic Med. 15, 821–825, 1998

Prisant, M. et al.: Sildenafil citrate: Well-tolerated by patients with erectile dysfunction taking concomitant antihypertensive therapy. Am. J. Hypertens. 12, 10A–11A, 1999

Rajfer, J. et al.: Nitric oxide as a mediator of relaxation of the corpus cavernosum in response to nonadrenergic, noncholinergic neurotransmission. N. Engl. J. Med. 326, 90–94, 1992

Rendell, M. S. und F. Moreno: A double-blind, placebo-controlled, flexible dose-escalation study assessing the efficacy and safety of sildenafil (Viagra®) in men with erectile dysfunction and diabetes (Abstract). Diabetes 47 (Suppl. 1), A9, 1998

Rendell, M. S. et al.: Sildenafil for treatment of erectile dysfunction in men with diabetes: A randomised controlled trial. J. Am. Med. Assoc. (JAMA) 281, 421–426, 1999

Rosen, R. C. et al.: The International Index of Erectile Function (IIEF): A multidimensional scale for assessment of erectile dysfunction. Urology 49, 822–830, 1997

Rosen, R. C. et al.: The efficacy and safety of Viagra® (sildenafil citrate) for the treatment of erectile dysfunction in men with comorbid depression. Poster, 1st International Consultation on Erectile Dysfunction, Paris, 1. bis 3. Juli 1999

Scholz, M. und S. Strum: To the editor [Re: Recovery of sponaneous erectile function after nerve-sparing radical retropubic prostatectomy with and without early intracavernous injections of alprostadil: Results of a prospective, randomized trial]. J. Urol. 161, 1914–1915, 1999

Shabsigh, R.: Efficacy of sildenafil (Viagra™) is not affected by etiology of erectile dysfunction. Int. J. Impot. Res. 10, S32 (Abstract 244), 1998

Shabsigh, R. et al.: Effect of Viagra® (sildenafil citrate) in men with erectile dysfunction and depression. Poster, 1st International Consultation on Erectile Dysfunction, Paris, 1. bis 3. Juli 1999

Sherfey, M. J.: Die Potenz der Frau. Wesen und Evolution der weiblichen Sexualität. Köln: Kiepenheuer & Witsch 1974

Stief, C. G.: Pers. Mitteilung vom 15. Juli 1998

Stief, C. G. et al.: Cyclic nucleotide phosphodiesterases in human cavernous smooth muscle: Characterization and functional effects of various PDE-inhibitors in vitro and in vivo. Int. J. Impot. Res. 7 (Suppl. 1), 6, 1995 (a)

Stief, C. G. et al.: Die Phosphodiesterase-Isoenzyme des humanen Corpus cavernosum penis und deren funktionelle Bedeutung. Akt. Urol. 26, 22–24, 1995 (b)

Stief, C. G. et al. (Hrsg.): Erektile Dysfunktion. Diagnostik und Therapie. Berlin u. a.: Springer 1997

Stief, C. G. et al.: Pharmakologische Therapiemöglichkeiten der Erektionsstörung. Dtsch. Ärztebl. 97, C-367–370, 2000 (a)

Stief, C. G. et al.: Effect of sildenafil on cAMP-levels in human cardiac tissue – a possible explanation for cardiovascular side effects. Circulation (im Druck), 2000 (b)

Sweeney, M. et al.: Subanalysis of the efficacy of Viagra® (sildenafil citrate) in the treatment of mild erectile dysfunction. Poster, 1st International Consultation on Erectile Dysfunction, Paris, 1. bis 3. Juli 1999

Tan, H. M. et al.: Efficacy and safety of Viagra® (sildenafil citrate) in Asian men with broad-spectrum erectile dysfunction (ED). Poster, 1st International Consultation on Erectile Dysfunction, Paris, 1. bis 3. Juli 1999

Tardif, G. S.: Sexual activity after a myocardial infarction. Arch. Phys. Med. Rehabil. 70, 763–766, 1989

Tiefer, L.: Doing the Viagra Tango. Die Sex-Pille als Symbol und als Substanz. Z. Sexualforsch. 11, 346–352, 1998

Traverse, J. H. et al.: Sildenafil (Viagra) improves coronary blood flow distal to a coronary stenosis during exercise. Circulation 100 (Suppl. I), I-489, 1999

Ückert, S. et al.: The effect of specific phosphodiesterase III-inhibitor milrinone on human and rabbit erectile tissue. J. Urol. 151, 495A, 1994

Ueno, M.: The so-called coition dead. Jap. J. Leg. Med. 127, 333–340, 1963

Ugarte, F. et al.: Treatment with Viagra® (sildenafil citrate) for erectile dysfunction is efficacious and well tolerated in Mexican men. Poster, 1st International Consultation on Erectile Dysfunction, Paris, 1. bis 3. Juli 1999

Umans, J. G. und R. Levi: Nitric oxide in the regulation of blood flow and arterial pressure. Ann. Rev. Physiol. 57, 771–790, 1995

Utiger, R. D.: A pill for impotence. N. Engl. J. Med. 338, 1458–1459, 1998

Wagner, G. et al.: Analysis of the efficacy of sildenafil (Viagra™) in the treatment of male erectile dysfunction in the elderly (Abstract). J. Urol. 159 (Suppl.), 239, 1998

Wagoner, L. E. et al.: Is Viagra (sildenafil) safe and effective in cardiac transplant recipients? Transplantation 67, S102, 1999

Wallis, R. M. et al.: Tissue distribution of phosphodiesterase families and the effects of sildenafil on tissue cyclic nucleotides, platelet function, and the contractile responses of trabeculae carneae and aortic rings in vitro. Am. J. Cardiol. 83 (5A), 3C–12C, 1999

Weiske, W.-H.: Therapiezufriedenheit – entscheidend für den Behandlungserfolg. Vortrag, Pfizer-Symposion „Die Zukunft der ED-Behandlung“, Berlin, 16. Oktober 1999

Wilson, P. K. et al. (Hrsg.): Cardiac rehabilitation: Adult fitness and exercise testing. Philadelphia: Lea & Fabiger 1981

Zelefsky, M. J. et al.: Efficacy of oral sildenafil in patients with erectile dysfunction after radiotherapy for carcinoma of the prostate. Urology 53, 775–778, 1999

Zesiewicz, T. A. et al.: Sildenafil citrate (Viagra) for the treatment of erectile dysfunction in men with Parkinson's Disease. Neurology 52 (Suppl. 2), A215–216, 1999

Zippe, C. D. et al.: Treatment of erectile dysfunction after radical prostatectomy with sildenafil citrate (Viagra). Urology 52, 963–966, 1998

Zrenner, E.: Wie sind die bei Einnahme von Viagra® beobachteten Sehstörungen – insbesondere bei Netzhautdegenerationen – zu werten? Klin. Monatsbl. Augenheilk. 212, aA12–aA13, 1998

Zrenner, E.: No cause for alarm over retinal side-effects of sildenafil. Lancet 353, 340–341, 1999

zur Nieden, S.: Weibliche Ejakulation. Variationen zu einem uralten Streit der Geschlechter. Stuttgart: Enke 1994

Zusman, R. M. et al.: Overall cardiovascular profile of sildenafil citrate. Am. J. Cardiol. 83 (5A), 35C–44C, 1999

Kapitel 16

Sexuelle Probleme und Störungen in der gynäkologischen Praxis

Von Wolf Eicher

Von den Fragen, Problemen und Störungen, mit denen Gynäkologen konfrontiert sind, greife ich auf Wunsch des Herausgebers folgende heraus:

- Sexualität und Schwangerschaft
- Sexualität und Sterilität
- Sexualität im Klimakterium und postmenopausal
- Sexualität, gynäkologische Operationen und Karzinomtherapie

Sexualität und Schwangerschaft

Bei den meisten Frauen nimmt die sexuelle Aktivität während der Schwangerschaft leicht, aber stetig ab, weil das sexuelle Verlangen geringer wird. Beim Orgasmus laufen in der Gebärmutter regelmäßige Kontraktionen ab, verursacht durch Oxytocinausschüttungen. In den letzten drei Monaten der Schwangerschaft neigt die Gebärmutter dazu, beim Orgasmus anstelle regelmäßiger rhythmischer Zusammenziehungen eine dauerhafte Kontraktion (Wehe) im Sinne eines tonischen Spasmus zu produzieren. Eine dadurch auftretende fetale Bradykardie ist unbedenklich, soweit keine Mangelsituation infolge einer Plazentainsuffizienz vorliegt. Wehen, die durch Masturbation ausgelöst werden, können heftiger sein als die bei der Kohabitation entstehenden (Masters und Johnson 1970). Nach wiederholten Fehlgeburten und bei drohender Zervixinsuffizienz können zusätzlich beim Koitus ausgelöste Wehen schädlich sein und die Ausstoßung anregen. Auch bei Frauen mit Frühgeburtsrisiko können Kohabitationen ungünstig sein.

Schlecht heilende Dammrisse oder Dammschnitte und spätere Narben können bei der Wiederaufnahme von Geschlechtsverkehr Schmerzen verursachen. In einigen Fällen wird man sich zur operativen Korrektur entschließen. Solche Kohabitationsschmerzen nach einer Geburt können einen Teufelskreis bewirken, indem sie zu Libidoverlust und Anorgasmie führen und die Partnerschaft nachhaltig belasten.

In manchen Fällen finden sich jedoch bei der körperlichen Untersuchung im Bereich der Scheide keine krankhaften Veränderungen, keine Narben und ein sehr gut verheilter Dammschnitt. Dennoch bleibt die Scheide trocken, die Frau hat Schmerzen bei der Kohabitation und kommt nicht mehr zum Orgasmus. In diesen Fällen hat ein negatives Erlebnis der Geburt zu einer „Neurotisierung“ und Verkrampfung geführt, die die Kohabitationsfähigkeit und die sexuelle Erlebnisfähigkeit nachhaltig erschüttern. In manchen Fällen zerstört die Geburt eines Kindes eine Illusion oder führt in ein anderes Leben, aus dem Berufsleben heraus, „aus der Freiheit“ hinter den Herd, gefangen im Sachzwang einer kleinen Wohnung mit Kind und bescheidenen finanziellen Mitteln und einem Partner, der erst jetzt beim gemeinsamen Zusammenleben seine wahre Persönlichkeit erkennen lässt. So ist die Desillusionierung der wesentliche Grund der so genannten postpartalen Frigidität (Eicher 1994a).

Sexualität und Sterilität

In der bislang größten Studie zur Psychosomatik der sterilen Ehe (Stauber 1988) lagen in rund 28 % der sterilen Ehen keine somatischen Ursachen vor, so dass sie der „funktionellen“ Sterilität zugerechnet wurden. Frauen aus diesen Ehen wurden zum großen Teil ohne eine somatische Behandlung schwanger, oft nach einem Urlaub oder einer längeren Behandlungspause.

Werden alle Frauen betrachtet, die zur Sterilitätsbehandlung kamen, trat die Schwangerschaft in 50 % spontan und unabhängig von irgendwelchen Eingriffen im Beobachtungszeitraum ein. Fast 23 % der Graviditäten wurden während der Diagnostik (Zyklusbeobachtungen, Tubendiagnostik) registriert. Bezogen auf alle Kinderwunsch-Paare bedeutete dies, dass nicht einmal 10 % durch somatisch-therapeutische Interventionen zu einer Schwangerschaft geführt wurden.

Die durchschnittliche Sterilitätspatientin schätzte sich als stark depressiv ein und empfand sich eher als „narzisstisch“. Die Neigung zur depressiven Stimmung könnte als narzisstische Kränkung des versagten Kinderwunsches verstanden werden. In der Gruppe der 30- bis 35-jährigen Frauen war die Depressivität am ausgeprägtesten. Daran lässt sich auch eine übersteigerte Behandlungsbereitschaft als Torschlusspanik ablesen.

Eine längere, konsequent durchgeführte Sterilitätsbehandlung mit regelmäßigen Basaltemperaturmessungen, den übrigen ärztlichen Maßnahmen und insbesondere der genauen Terminierung des Koitus führt nicht selten zum Libidoverlust und zur sekundären Anorgasmie, wenn die Kohabitationen nur noch zweckgebunden mit dem Ziel einer Schwängerung erfolgen. Die unvermeidliche Frustration mündet nicht selten in eine depressive Verstimmung.

Sexualität im Klimakterium und postmenopausal

Der postmenopausale Hormonausfall führt häufig kurz- und mittelfristig zu Störungen der sexuellen Funktion und langfristig zu einer Rückbildung der Geschlechtsorgane (Eicher und Mück 1994). Rückbildung bedeutet Kleinerwerden des Uterus und der Vagina sowie der äußeren Genitalorgane mit verminderter Durchblutung und erhöhter Verletzlichkeit der Häute und Schleimhäute im Genitalbereich. Durch Östrogenmangel wird das Vaginalepithel nicht mehr bis in die Superfizialzellschicht hinein aufgebaut. Indem es auf der basalen und parabasalen Stufe verbleibt, wird kein Glygogen mehr bereitgestellt, wodurch die Döderlein-Flora weicht und der Selbstreinigungsmechanismus durch das saure Milieu der Milchsäurebakterien verloren geht. Die Eubiosis weicht einer Dysbiosis, die zusammen mit der Austrocknung eine Verletzlichkeit hervorruft, die zur Östrogenmangelkolpitis und zu Kohabitationsschmerzen führen kann.

Durch den Östrogenmangel kommt es ferner zu einer Lubricatio deficiens. Ein häufiges Symptom ist folglich die trockene Scheide und die mangelnde Befeuchtung während der sexuellen Reaktion selbst. Auch hieraus folgen Kohabitationsschmerzen, worunter dann wieder sowohl das sexuelle Verlangen wie auch die Orgasmusfähigkeit leiden. Neben den Kohabitationsschmerzen entstehen Ausfluss, Brennen, Stechen und Juckreiz sowie eine postkoitale Dysurie und Infektionen des Urogenitaltraktes nach Kohabitationen, da das Blasenepithel ebenfalls durch das Hormondefizit empfindlich wird.

Auch die Vasokongestion bei der sexuellen Reaktion ist durch den Hormonmangel vermindert. Die Blutgefäße im Genitalbereich bilden sich zurück und sklerosieren im Zusammenhang mit der generellen Atrophie. Durch die Rückbildung der perivaginalen Gefäßplexus nimmt die Lubrikationsfähigkeit direkt ab. In diesem Prozess kann jeder einzelne Faktor einen Circulus vitiosus auslösen, der schließlich zum Verlust des sexuellen Interesses und der Orgasmusfähigkeit und schlussendlich zum Einstellen sexueller Beziehungen führt.

Dopplersonografische Untersuchungen an der Arteria uterina und im übrigen Genitalbereich haben gezeigt, dass durch Östrogentherapie eine mangelhafte Durchblutung wieder normalisiert und das Durchflussvolumen im Uterinabereich verdoppelt werden kann. Bei Libido- und Orgasmusschwierigkeiten kann in fast der Hälfte der Fälle und bei Kohabitationsschmerzen in zwei Dritteln der Fälle durch Östrogentherapie eine Besserung erzielt werden (Eicher und Mück 1996, 1999).

Das Auftreten sexueller Störungen ist ein multifaktorielles Geschehen (vgl. dazu Sigusch in Kap. 11). Dies trifft besonders für den Libidoverlust und die Orgasmusfähigkeit zu, die dem Erlebnisbereich angehören und durch die äußeren psychosozialen Umstände wesentlich beeinflusst werden. Diese äußeren Einflüsse sind besonders in der Umstellungsphase des Klimakteriums und in der anschließenden Postmenopause gravierend. Probleme der zwischenmenschlichen Interaktion mit dem Partner fließen hier ebenso ein wie die soziale Stellung der Frau im Beruf, ihre Aufgaben in Familie und Partnerschaft. Die Psychosomatik spricht vom „Zeitalter des Verlustes“, welcher verarbeitet werden muss, und vom „Syndrom des leeren Nestes“, wenn Aufgaben und Stellung der Frau dadurch verändert werden, dass die Kinder aus dem Hause sind und der Mann sich aus seinem beruflichen Engagement löst oder in eine Alterskrise gerät. Deshalb ist die Problematik nur multidimensional und ganzheitlich zu verstehen und Psychosomatik im eigentlichen Sinn des Wortes, das heißt untrennbar ein Sowohl-als-auch.

Sexualität, gynäkologische Operationen und Karzinomtherapie

Jede Operation kann durch den Eingriff und das Risiko als Existenzbedrohung erlebt werden und ist deshalb mit Angst besetzt. Dies gilt ganz besonders für Eingriffe an den Genitalorganen, die in ihrer sexuellen Funktion vorübergehend oder dauerhaft beeinträchtigt werden können.

Hysterektomie

Bei der Hysterektomie und/oder Ovarektomie kommt es zum Verlust der Fruchtbarkeit und der Möglichkeit, sich fortzupflanzen. Auf der anderen Seite ist bei der Hysterektomie sehr schnell wieder ein Sexualleben gegeben, allerdings ohne die Möglichkeit der Reproduktion. Die Möglichkeit der intravaginalen Kohabitation, das sexuelle Verlangen und die Orgasmusfähigkeit leiden in der Regel nicht unter dem Eingriff; bei nicht wenigen Frauen, nach einigen Studien bis zu einem Drittel der Stichprobe, sind sie nach der postoperativen Abheilung sogar verbessert. Das gilt auch, wenn ein Teil der Scheide notwendigerweise entfernt werden musste, sofern eine Verklebung danach verhindert wird, und auch, wenn nach einer Ovarektomie eine hormonelle Substitution erfolgt (Eicher 1993; vgl. auch die Übersicht bei Zettl und Hartlapp 1997).

Wert und Bedeutung der Gebärmutter und folglich die Hysterektomie werden von der Frau je nach ihrer psychosexuellen Reifung, Erfahrung und Bildung verschieden erlebt und eingeschätzt. Hierbei spielen lokale und kulturelle Faktoren eine entscheidende Rolle sowie das Jahrzehnt, in dem die Bewertung erfolgt. Dies konnten wir in Nachuntersuchungen in den 70er und 80er Jahren zusammen mit Richter in München zeigen, wobei durch adäquate präoperative Aufklärung und postoperative Betreuung die sexuelle Erlebnisfähigkeit in 80 % unverändert blieb und nur in 8 % Orgasmusfähigkeit und Libido beeinträchtigt wurden (Eicher 1981, 1994b).

Anfang der 90er Jahre hatte Semm die laparoskopische Gebärmutterentfernung propagiert, um den Frauen „die Lust zu erhalten" (vgl. Medical Tribune vom 19. Mai 1992, S. 14). Er zitierte dazu eine finnische Arbeit von Kilkku et al. (1983), in der totalhysterektomierte Frauen mit suprazervikal uterusamputierten verglichen wurden. In der ersten Gruppe hatten 46 %, in der zweiten 32 % eine verminderte Orgasmusfrequenz. Allein der hohe Prozentsatz widerspricht allen relevanten Untersuchungen zur Hysterektomie. In Frankreich plädierte Zwang (1979) dafür, den Gebärmutterhals zu erhalten, um so das Scheidengewölbe nicht zu zerstören, von welchem der Orgasmusreflex beim Koitus ausgehe. Dies widerspricht aber allen Vorstellungen vom Verlauf der sexuellen Reaktion.

Physiologie der sexuellen Reaktion

Die oberen zwei Drittel der Vagina sind für Schmerzen und Berührung unempfindlich, was schon Kinsey et al. (1954) berichteten. Sie werden vom autonomen Nervensystem versorgt. Sensorische Nervenendkörper fehlen. Im Gegensatz dazu werden das distale Scheidendrittel und die suburethrale Zone, der so genannte Gräfenberg-Spot, vom Nervus pudendus versorgt. Für das untere Drittel und das Perineum sowie die Labien spielen noch der Nervus genitofemoralis und der Nervus cutaneus femoris eine Rolle. Die beiden mehr oder weniger stark ausgeprägten paraurethralen Wülste (Eicher 1984, 1995), die Gräfenberg (1950, 1953) als Spot beschrieben hat, besitzen Schwellkörpercharakter und können als erogene Zone betrachtet werden.

Der Ausgangspunkt für den Orgasmusreflex sind die verschiedensten erogenen Zonen, das Zentrum aber liegt im Großhirn. Meines Erachtens läuft die sexuelle, genauer: die sexualphysiologische Reaktion grundsätzlich nach dem von Masters und Johnson (1970) beschriebenen Zyklus ab, wobei es für die immer gleichartigen Reaktionen nicht wesentlich ist, von wo sexuelle Stimulierung und Erregung ausgehen. Ein wesentliches, den Reiz ins Zentrum übermittelndes Organ ist die Klitoris. Jedoch kann auch die Stimulation der anderen reizvermittelnden erogenen Zonen zu einem Orgasmus führen, genau wie es Fauen gibt, die allein durch die Phantasie so erregt werden können, dass dies zum Orgasmus führt. Die koitalen Stoßbewegungen des Penis haben ihre Wirkung zum einen in der psychologischen Bedeutung und zum anderen in einer mehr indirekten Einwirkung auf die Klitoris über den Zug am Präputium und den kleinen Labien sowie im Dehnungsreiz der Vagina. Die Frage, welche Bedeutung die Berührung der Portio oder des Scheidenendes hat, kann nicht eindeutig beantwortet werden, da dem die Elevation des Uterus und das Zeltphänomen des Scheidengewölbes während der Erregung entgegenwirken. Die Gleitfähigkeit der Scheide wird durch die Lubrikation infolge der Vasokongestion um das Vaginalrohr herum (mit und ohne Gebärmutter) gewährleistet. Kontraktionen der Gebärmutter, die durch Oxytocinausschüttung beim Orgasmus ablaufen, werden nach Untersuchungen von Masters und Johnson nur von einem Teil der Frauen verspürt, die mehrmals geboren haben; ihnen kommt überwiegend keine essenzielle Bedeutung zu.

Die beim Orgasmus elektronisch messbaren, aber durchaus nicht von jeder Frau verspürten Kontraktionen in der von Sigusch so genannten „orgastischen Manschette“ der Vagina laufen mit und ohne Gebärmutter ab. Dies haben Masters und Johnson (1970) bei Frauen mit einer Vagina ohne Uterus gemessen. Auch hier kommt es zu der üblichen Lubrikation sowie zur Erweiterung und Verlängerung der inneren zwei Drittel des Vaginalrohres, was als so genanntes Zeltphänomen bekannt ist. Dies ist ein Hauptargument gegen die Behauptung, dass die totale Hysterektomie die Orgasmusfähigkeit zerstöre (Eicher 1993). Außerdem konnten wir zeigen, dass auch nach der Wertheimschen Radikaloperation noch 30 % der Frauen regelmäßig oder häufig zum Orgasmus kommen (Eicher und Herms 1976). Wenn also ein autonomes Nervengeflecht in der Zervix eine wichtige Rolle spielen sollte, so gilt dies jedenfalls für mindestens 30 % der von uns untersuchten Frauen nicht, denn das Geflecht wurde bei der Radikaloperation nach Wertheim mit Sicherheit entfernt. In einer Nachuntersuchung an 50 operierten Mann-zu-Frau-Transsexuellen konnten wir zeigen, dass 84 % beim vaginalen Koitus orgasmusfähig waren (Eicher et al. 1991; Eicher 1992). Unsere Beobachtungen bei Frauen mit einer Neovagina zeigen, dass sie unabhängig von unterschiedlichen anatomischen Strukturen (z. B. Mayer-Rokitansky-Küster-Syndrom, testikuläre Feminisierung) in der Regel orgasmusfähig sind, auch bei intravaginaler Kohabitation, wenn keine seelischen Komplikationen vorliegen und die Neovagina adäquat angelegt und damit gelungen ist.

Posthysterektomie-Syndrom

Aus Interviews mit den wenigen Frauen, die unter einem Posthysterektomie-Syndrom leiden (8 %), wissen wir, dass es Prädispositionen zu diesem Syndrom gibt wie eine Psychopathologie, psychosomatische Störungen und soziale Belastungen. Trotzdem müssen auch diese Frauen operiert werden, wenn eine klare Indikation zur Hysterektomie gegeben ist.

Ein besonderes Risiko besteht bei Kinderlosigkeit, noch höher bei weiterem Kinderwunsch. Frauen, die durch eine Notfalloperation die Gebärmutter verlieren, sich aber noch Kinder wünschen, sind besonders gefährdet für psychosomatische Störungen und für eine Fehlverarbeitung des Eingriffs. Dennoch müssen auch solche Eingriffe durchgeführt werden. Man wird aber, wenn irgend möglich und sofern ein Risiko für das Leben der Frau ausgeschlossen werden kann, die Gebärmutter erhalten. Die Hysterektomie sollte also nur mit einer eindeutigen Indikation, das heißt Notwendigkeit, erfolgen. Wenn eine Frau noch einen Kinderwunsch hat und operiert werden muss, empfehlen wir primär eine psychotherapeutische Bearbeitung der Konfliktsituation. Bei der Vorbereitung und Aufklärung vor der Hysterektomie müssen falsche Vorstellungen korrigiert und falsche Erwartungen abgebaut werden. Das bedeutet mindestens ein längeres präoperatives Aufklärungsgespräch und ein postoperatives Entlassungsgespräch. Bei beiden Gelegenheiten sollte über die sexuelle Funktion, über Libido, Orgasmus und Koitus im Allgemeinen und bezogen auf die speziellen Verhältnisse bei der Patientin gesprochen werden. Dann lassen sich Ängste abbauen und eine „Neurotisierung“ durch den Eingriff weitgehend verhindern, sofern keine Prädispositionen zum Posthysterektomie-Syndrom vorliegen (Eicher 1981, 1993, 1994b).

Bei der Wertheimschen Radikaloperation treten psychosomatische Störungen häufiger auf als bei einer einfachen Gebärmutterentfernung, da die durch die Krebserkrankung hervorgerufene Angst vor der Zukunft die Persönlichkeit der Frau nachhaltig erschüttern kann. In unseren Nachuntersuchungen an 100 wegen eines Portiokarzinoms behandelten Frauen hatten vor der Therapie 28 % den Orgasmus regelmäßig erlebt. Nach der Therapie waren es noch 16 %. Auch die Zahl derer, die vorher häufig zum Orgasmus kamen, ging von 23 % auf 14 % zurück. Die Anorgasmie stieg von vorher 9 % auf 27 % an. 62 % gaben ein normales sexuelles Verlangen vor der Erkrankung an, nach der Behandlung waren es nur noch 18 % (Eicher und Herms 1976; vgl. auch Eicher 1999).

Spezielle Fragen der Prävention und Therapie

Wichtig ist, dass es bei der Hysterektomie nicht zu einer Scheidenverkürzung kommt, da sonst Kohabitationsschmerzen die Folge sein können. Eine Scheidenverkürzung kann sicher verhindert werden durch eine hohe Peritonisierung, wie sie Richter (1998) vorgeschlagen hat. Dasselbe gilt für die Radikaloperation nach Wertheim, bei der immer ein oberer Teil der Scheide mit entfernt wird. Hier verhindert die Ausbildung eines Peritonealdomes durch ein Blasensigmadach eine Verkürzung und spätere Kohabitationsschmerzen. Leider ist das nicht überall gängige Praxis.

Die operative Therapie des Zervixkarzinoms oder des Vaginalkarzinoms im oberen Drittel mit Ausbildung eines Peritonealdaches ist immer einer Therapie durch lokale Bestrahlung überlegen. Mit einer Bestrahlung kann eventuell quoad vitam das Karzinom gleichwertig behandelt werden. Folge der Bestrahlung ist aber eine Fibrose der Vaginalhaut und des perivaginalen Gewebes mit einer Beeinträchtigung der Lubrikationsfähigkeit, das heißt, die Scheide bleibt rigide, ist nicht mehr zur Befeuchtung geeignet und verletzlich, was das spätere Sexualleben erheblich beeinträchtigt.

Ist die Scheide nach einer Resektion zu kurz geworden oder durch eine falsche Technik verengt oder durch eine postoperative Entzündung, Östrogenmangel oder Bestrahlung obliteriert, ist es möglich, die Wegbarkeit durch Trennung der Adhäsionen und Aufbau eines Blasensigmadaches oder Auskleidung der oberen Scheide mit Peritoneum wieder herzustellen. Die wichtigste Behandlung der engen und verkürzten Vagina ist die systemische Hormonsubstitution, um einen ausreichenden Östrogenspiegel zu erzeugen, sowie zusätzlich die lokale Behandlung mit Bougierung. Ein Gleitgel oder ein Vaginalbefeuchter (Replens®) erleichtert das Bougieren und die Kohabitationen.

Bei der Ovarektomie wird in der Regel die Scheide nicht wesentlich verkürzt, auch nicht durch die Radikaloperation beim Ovarialkarzinom. Wenn eine hormonelle Substitution erfolgt, ist die sexuelle Funktion nicht stärker beeinträchtigt als nach einer Hysterektomie. Allerdings beeinträchtigt wieder die Angst um die Zukunft und die Angst wegen der Schwere der Erkrankung die sexuelle Erlebnisfähigkeit. Während der Chemotherapie ist das sexuelle Interesse stark reduziert oder völlig erloschen.

Bei der Gebärmutterentfernung wegen eines Senkungszustandes kommt es zu einer relativen Verengung der weiten Scheide, ohne dass diese dadurch für den Geschlechtsverkehr zu eng wird. Die sexuelle Reaktion von Mann und Frau kann nach der Operation sogar verbessert sein. Bei der vorderen Kolporrhaphie sollte jedoch darauf geachtet werden, die suburethrale Zone mit ihren schwellkörperähnlichen paraurethralen Wülsten (Gräfenberg-Zone) nicht zu zerstören. Durch eine fehlerhafte Kolporrhaphie kann es, besonders häufig am Scheideneingang, zu einer Verengung kommen, die über das übliche Maß hinausgeht. Solche Fehler müssen rechtzeitig erkannt und korrigiert werden, damit es nicht zu unangenehmen Erlebnissen und weiteren Verkrampfungen kommt, die wiederum eine gestörte sexuelle Erlebnisfähigkeit bis hin zu Anorgasmie und Depression nach sich ziehen.

Vulvektomie

Das Vulvakarzinom wird bis heute überwiegend durch einen verstümmelnden Eingriff, die Vulvektomie, behandelt. Hierbei kommt es zum Verlust der Schamlippen und der Klitoris. Häufig wird der Scheideneingang so stark verengt, dass Kohabitationen nicht mehr möglich sind. Wir haben wiederholt darauf hingewiesen, dass auch eine radikale Vulvektomie in der Regel nicht zu einer Stenose des Scheideneingangs führen muss und dass darauf geachtet werden sollte, die Kohabitationsfähigkeit mit einer adäquaten Technik zu erhalten.

Indem die radikale Vulvektomie mit der Triple-Incision-Technik modifiziert wird, ist es möglich, sogar ein visuell akzeptables, „ästhetisches" Ergebnis zu erzielen. Dennoch werden in der Regel die sensiblen erogenen Zonen wie kleine Schamlippen und Klitoris geopfert. Die suburethrale Gräfenberg-Zone hinter dem Scheideneingang wird jedoch erhalten. Orgasmusfähigkeit nach Vulvektomie bei erhaltener Kohabitationsfähigkeit wurde in der Literatur berichtet (Weijmar Schultz et al. 1992) und haben wir selbst beobachtet. Eine exzessive Ausdehnung des Krebses über der Vulva findet sich jedoch vor allem bei Frauen, bei denen die Sexualität ihre Bedeutung verloren hat. Untersuchungen von Andreasson et al. (1986) zeigen, dass mehr als die Hälfte der Frauen postoperativ keinen Geschlechtsverkehr mehr hat. Nimmt eine Patientin drei Monate nach der Operation ihr Geschlechtsleben nicht wieder auf, geschieht es auch später nicht mehr. Nach Untersuchungen von Weijmar Schultz et al. (1992) haben 50 % bis 80 % der Frauen nach einer Vulvektomie jede sexuelle Aktivität eingestellt. Dieselben Autoren haben aber auch festgestellt, dass acht von zehn Paaren eine komplette oder partielle Rehabilitation mit befriedigender sexueller Beziehung erreichen, wenn eine adäquate Sexualberatung und eine ärztliche Betreuung erfolgt ist, die das Sexualleben berücksichtigt hat.

Mastektomie

Die weibliche Brust ist Symbol für Weiblichkeit. Viele Frauen zeigen mit ihrer Brust, dass sie Frau sind. Die Brust ist ein wesentlicher Teil weiblicher sexueller Potenz und Reaktion. Die Mastektomie ist deshalb für die meisten Frauen ein existenzieller Verlust.

Schon in frühen Untersuchungen haben wir schwere Körperbildstörungen und Hemmungen nach einer Mastektomie festgestellt, welche zu einer erheblichen Beeinträchtigung des Sexualverhaltens führten (Eicher und Herms 1976). Die Hälfte der Patientinnen hatte zum Zeitpunkt der Nachuntersuchung, etwa nach einem halben Jahr, Kohabitationen nicht wieder aufgenommen. 68 % der Frauen gaben ihr sexuelles Interesse vor dem Eingriff als normal an, nach dem Eingriff waren es nur noch 26 %. Wir konnten jedoch zeigen, dass die Möglichkeit und Durchführung der Wiederaufbauplastik die Frauen mit neuer Hoffnung erfüllte und die Wiederaufnahme der sexuellen Beziehung zu dem

Partner erleichterte, auch wenn die neue Brust und insbesondere die neue Mamille keine sexuelle Reaktion zeigt.

In jüngerer Zeit haben wir die Erfahrung gemacht, dass beim Mamma-Karzinom ein brusterhaltender Eingriff zwar nicht in allen Fällen, aber in der Mehrzahl die Mastektomie mit gleichen Heilungschancen ersetzen kann, sofern zusätzlich eine Bestrahlung der Brust erfolgt. Durch diese Lumpektomie mit Lymphonodektomie der Axilla kommt es nicht zu schweren Körperbildstörungen wie durch die Mastektomie.

Sexuelle Störungen, die auf eine Brustamputation zurückgehen, werden auf diese Weise vermieden. Da jedoch die Erkrankung selbst und die Angst vor der Zukunft das Sexualleben beeinträchtigen, können Störungen der sexuellen Erlebnisfähigkeit nicht ausgeschlossen werden. In einer Nachuntersuchung von Margolis et al. (1990) fühlten sich innerhalb der Gruppe der brustamputierten Frauen 78 % nach der Behandlung weniger attraktiv als vorher, während dies nur bei 3 % der Lumpektomie-Patientinnen der Fall war. Alle Mastektomie-Patientinnen hatten das Gefühl, infolge der Operation unbekleidet unattraktiv zu sein, jedoch keine Patientin der anderen Gruppe. Nach der Mastektomie schämten sich 57 % für ihre Brust, nach der Lumpektomie nur 6 %.

Leider kann in einem immer noch beachtlichen Anteil die Brust aus Gründen der Tumorbiologie nicht erhalten werden. In diesen Fällen ist jedoch der Wiederaufbau, simultan oder sekundär, hilfreich. Er wird auch von der Mehrzahl der Frauen gewünscht.

Literatur

Andreasson, B. et al.: Sexual function and somatopsychic reactions in vulvectomy-operated women and their partners. Acta Obstet. Gynecol. Scand. 65, 7–10, 1986

Eicher, W.: Sexuelle Dysfunktionen nach gynäkologischen Operationen und Möglichkeiten der Vermeidung. Arch. Gynecol. 232, 551–558, 1981

Eicher, W.: Die sexuelle Reaktion der Frau. Sexualmed. 13, 444–449 und 531–537, 1984

Eicher, W.: Transsexualismus. Möglichkeiten und Grenzen der Geschlechtsumwandlung. 2. Aufl. Stuttgart, New York: Fischer 1992

Eicher, W.: Zur Frage der sexuellen Funktion und sexueller Störungen nach Hysterektomie. Geburtsh. Frauenheilk. 53, 519–524, 1993

Eicher, W.: Der Orgasmus der Frau. München: Piper 1994 (a)

Eicher, W.: Totale und subtotale Hysterektomie – Psychosexuelle Aspekte. Arch. Gynecol. Obstet. 255 (Suppl. 2), 359–366, 1994 (b)

Eicher, W.: Zur Physiologie der weiblichen Sexualität. In: Klinik der Frauenheilkunde und Geburtshilfe. Bd. 2: Sexualmedizin, Infertilität, Familienplanung. Hrsg. von H. P. G. Schneider. 3. Aufl. München u. a.: Urban und Schwarzenberg 1995

Eicher, W.: Vita sexualis bleibt erhalten. Gynäkologische Operation und Sexualität. Sexualmed. (Basel) 21, 38–44, 1999

Eicher, W. und V. Herms: Sexualverhalten nach gynäkologischen Operationen. Sexualmed. 5, 861–865, 1976

Eicher, W. und A. O. Mück: Normalität oder Krankheit. Beschwerden der Wechseljahre. Sexualmed. 16, 271–278, 1994

Eicher, W. und A. O. Mück: Die Behandlung östrogenmangelinduzierter Sexualstörungen. Geburtsh. Rundsch. 36, 83–89, 1996

Eicher, W. und A. O. Mück: Sexuelle Störungen in der Postmenopause. Gyno Panorama 2, 4–9, 1999

Eicher, W. et al. : Transformationsoperation bei Mann-zu-Frau-Transsexuellen. Z. Sexualforsch. 4, 119–132, 1991

Gräfenberg, E.: The role of urethra in female orgasm. Int. J. Sexol. 3, 145–148, 1950

Gräfenberg, E.: The role of urethra during orgasm. In: A. P. Pillay und A. Ellis (Hrsg.): Sex, society and the individual. Bombay: Int. J. Sexol. Publ. 1953

Kilkku, P. et al.: Supravaginal uterine amputation vs. hysterectomy. Effects on libido and orgasm. Acta Obstet. Gynecol. Scand. 62, 147–152, 1983

Kinsey, A. C. et al.: Das sexuelle Verhalten der Frau. Berlin, Frankfurt a. M.: Fischer 1954

Margolis, G. et al.: Psychological effects of breast-conserving cancer treatment and mastectomy. Psychosomatics 31, 33–39, 1990

Masters, W. H. und V. E. Johnson: Die sexuelle Reaktion. Reinbek: Rowohlt 1970

Richter, K.: Gynäkologische Chirurgie des Beckenbodens. Stuttgart: Thieme 1998

Stauber, M.: Psychosomatik der sterilen Ehe. Berlin: Grosse 1988

Weijmar Schultz, W. C. M. et al.: Sexuality and cancer in women. Ann. Rev. Sex Res. 3, 151–200, 1992

Zettl, S. und J. Hartlapp: Sexualstörungen durch Krankheit und Therapie. Berlin u. a.: Springer 1997

Zwang, G.: Responsabilité du chirurgien face à la sexualité. Vortrag, IV. World Congress for Sexology, Mexico City, 1979

Kapitel 17
Chronische körperliche Erkrankungen und Sexualität

Von Bernhard Strauß

Die Betrachtung von Sexualität und sexuellen Störungen im Kontext chronischer körperlicher und seelischer Erkrankungen muss von der allgemeinen Prämisse ausgehen, dass Zustände, durch die Vitalität und Allgemeinbefinden beeinflusst werden, auch das sexuelle Erleben und Verhalten einschränken bzw. hemmen können. Kranksein ist verbunden mit konkreten körperlichen Einschränkungen und kann einhergehen mit einer Veränderung von Rollen, z. B. im Beruf und in Beziehungen, mit erlebter Minderwertigkeit, einer Fokussierung auf körperliche Vorgänge, eingeschränkter Attraktivität usw.

In diesem Buch ist viel die Rede von einer Medikalisierung oder Somatisierung der Sexualität, die eine psychosoziale Perspektive auf sexuelle Probleme allzu leicht verstellen kann. Somatische Einflüsse auf das sexuelle Erleben werden dagegen von Psychotherapeut(inn)en oftmals weniger ernst genommen. Dies macht es umso notwendiger, die mittlerweile zahlreichen Befunde zu den sexuellen Folgen und Begleiterscheinungen körperlicher Erkrankungen zu kennen und Mechanismen, über die Krankheit und Sexualität interagieren, zu verstehen. In der medizinischen Literatur zu chronischen Krankheiten unterschiedlicher Art mehren sich Untersuchungen zur Frage der Lebensqualität und ihrer Beeinträchtigungen, in deren Kontext die Sexualität naturgemäß eine wichtige Rolle spielt. Die Beurteilung der Lebensqualität bedarf also auch der Kenntnis von Auswirkungen unterschiedlicher Krankheiten auf das sexuelle Erleben. Nicht zuletzt deshalb sind in diese Auflage des Buches gesonderte Kapitel zum Thema „Körperliche Erkrankungen und Sexualität" aufgenommen worden, in denen auch sexuelle Beeinträchtigungen diskutiert werden, die eher *eine Folge spezifischer Behandlungsmaßnahmen*, beispielsweise operativer Eingriffe oder radiologischer Therapien, und weniger eine direkte Krankheitsfolge sind. Auf die medikamentös bedingten Störungen, die hierher zu rechnen sind, geht Sigusch in Kapitel 11 ausführlich ein.

Die Wege, über die sich Krankheiten auf die sexuellen Funktionen, das sexuelle Erleben und Verhalten auswirken können, sind vielfältig und teilweise abhängig von den pathogenetischen Mechanismen, die einer bestimmten Erkrankung zugrunde liegen. Denkbar sind neben einer Verschlechterung des Allgemeinzustandes als Folge vieler körperlicher Erkrankungen spezifische Organschädigungen (Beispiel: Operationen an den Genitalorganen), Veränderungen des kardiovaskulären Systems (Beispiel: Koronare Herzkrankheit), des peripheren oder zentralen Nervensystems (Beispiele: Rückenmarksverletzungen, Morbus Parkinson, Multiple Sklerose), des muskulären und skelettalen Systems (Beispiel: chronische Gelenkserkrankungen) und des Endokrin- und

Stoffwechselsystems (Beispiele: Hypophysenadenom, Diabetes mellitus, Hepatopathien). Bei mehreren chronischen Erkrankungen wird nicht nur *eines* der genannten Organsysteme negativ beeinflusst, sondern mehrere, so etwa beim Diabetes mellitus oder bei der chronischen Niereninsuffizienz. Chronische körperliche Erkrankungen müssen jedoch nicht notwendigerweise das sexuelle Erleben und die sexuellen Funktionen beeinträchtigen. Suris et al. (1996) beispielsweise beschreiben Zusammenhänge zwischen dem sexuellen Verhalten und der Entwicklung von Jugendlichen mit chronischen Erkrankungen und Behinderungen und berichten, dass die untersuchten Jugendlichen sich im Hinblick auf das sexuelle Verhalten und sexuelle Beeinträchtigungen keineswegs bedeutsam von einer gesunden Vergleichspopulation unterschieden. Auffällig war, dass körperlich beeinträchtigte Jugendliche häufiger über sexuelle Missbrauchserlebnisse berichteten. Bei Erwachsenen mit chronischen körperlichen Erkrankungen ist die Prävalenz sexueller Beeinträchtigungen im Vergleich zu Gesunden nach Bancrofts Übersicht (1985) deutlich erhöht.

Im Kontext chronischer Erkrankungen ist auch mit der Wirkung unterschiedlicher psychosozialer Einflussfaktoren zu rechnen, die wahrscheinlich bei allen Erkrankungen in unterschiedlichem Maße zu berücksichtigen sind. Einige dieser Faktoren sind in Tabelle 1 aufgelistet. Speziell in diesem Zusammenhang ließe sich der mittlerweile übliche Begriff der *somatopsychischen* Störung benutzen. Darunter versteht man psychosoziale Beeinträchtigungen, die sich entweder infolge maladaptiver Krankheitsverarbeitung entwickeln oder die über zentrale Veränderungen zu einer Störung des Befindens und des affektiven Erlebens bis hin zu einer Veränderung der gesamten Persönlichkeit führen können (vgl. Deter 1997). Der in diesem Buch verwandten Terminologie gemäß könnte man sexuelle Beeinträchtigungen im Kontext von Krankheit somit als *organopsychogene* Beeinträchtigungen oder Störungen beschreiben.

Tabelle 1 Einige psychosoziale Mechanismen im Kontext chronischer Erkrankungen

- Veränderungen des Körperbildes
- Veränderungen des Selbsterlebens und des Selbstbildes
- Gefühl verminderter Attraktivität
- Beeinträchtigungen der Geschlechtsidentität
- Fehlvorstellungen und Wissensdefizite
- Depressive Krankheitsverarbeitung
- Versagensängste
- Ängste vor Verlust der körperlichen Integrität und Autonomie
- Partnerschaftskonflikte, die durch eine Krankheit aktiviert oder verstärkt werden
- Krankheit als Rückzugsmöglichkeit (aus der Beziehung, aus der sexuellen Aktivität)

In Abhängigkeit von der Persönlichkeitsstruktur und der Lebensgeschichte gehen viele körperliche und psychische Erkrankungen mit einem veränderten Körper- und Selbstbild einher, mit Ängsten vor Autonomieverlust, die wiederum Abwehr- und Bewältigungsmechanismen mobilisieren. Die Coping-Forschung (vgl. z. B. Heim 1998) verfügt mittlerweile über eine Fülle von

Erkenntnissen über günstige bzw. ungünstige Bewältigungsprozesse, die mit den sexuellen Folgen verbunden sein können. Die Sexualität, so Zettl und Hartlapp (1997: 25), kann in diesem Zusammenhang ganz unterschiedlich erlebt werden: „Für manche tritt sie ganz in den Hintergrund, wird angesichts der Belastungen eher bedeutungslos, für andere symbolisiert sie Geborgenheit, Lebendigkeit und damit auch Hoffnung." In der Literatur werden Beispiele von Patient(inn)en beschrieben, die über Partnerprobleme und -konflikte im Kontext der Entstehung und des Verlaufs chronischer Krankheiten berichten, Konflikte, die in sexuellen Beziehungsstörungen ihren Ausdruck finden. Dabei ist auch zu bedenken, dass eine chronische Erkrankung „genutzt" werden kann, sich im Falle von Unlust oder Partnerproblemen der „Sexualität zu entledigen", wie dies von Dannecker (1992) im Kontext altersbedingter Veränderungen der Sexualität beschrieben wurde.

Vor diesem allgemeinen Hintergrund lassen sich die inzwischen zahlreichen Befunde zu sexuellen Schwierigkeiten, Beeinträchtigungen und Störungen verstehen, die aus den verschiedensten Fachgebieten der Medizin vorliegen. Ausführliche Übersichten über Zusammenhänge zwischen Krankheit und Sexualität finden sich bei Kolodny et al. (1979), Hertoft (1989), Zettl und Hartlapp (1997) sowie Sipski und Alexander (1997).

Im Kontext chronischer Erkrankungen sind Veränderungen der Sexualität aus unterschiedlichen Blickwinkeln zu betrachten: Vielfach ist die Rede von qualitativen Veränderungen, das heißt Veränderungen im sexuellen Erleben und der sexuellen Zufriedenheit, die nicht notwendigerweise gekoppelt sein müssen mit spezifischen sexuellen Störungen. Für die meisten relevanten Krankheitsbilder werden darüber hinaus spezifische sexuelle Funktionsstörungen mit unterschiedlicher Häufigkeit berichtet. Schließlich kommt es zu quantitativen Veränderungen, die in der Mehrzahl der Fälle in einer Reduktion bestehen, bis hin zu einem völligen Versiegen sexueller Aktivität. Für vereinzelte Krankheitsbilder sind auch erhebliche Zunahmen der sexuellen Aktivität bzw. Formen von „Hypersexualität" beschrieben worden. Hierbei handelt es sich insbesondere um Krankheitsbilder mit zentralnervösen Veränderungen wie beispielsweise bei einzelnen Fällen von Epilepsie (vgl. Bancroft 1985).

Die folgende Zusammenfassung ist nach ausgewählten, im Hinblick auf die Sexualität besonders gut untersuchten Krankheitsbildern gegliedert. Erörtert werden der Diabetes mellitus, kardiovaskuläre Erkrankungen, die chronische Niereninsuffizienz, die Multiple Sklerose sowie unterschiedliche Krebserkrankungen. Abschließend werden einige Literaturhinweise zum Zusammenhang von Sexualität und Behinderung gegeben. Die Befunde zur Sexualität im Kontext psychiatrischer Erkrankungen sollen aus Platzgründen ausgeklammert bleiben. Übersichten hierzu finden sich beispielsweise bei Strauß und Gross (1986), Lilleleht und Leiblum (1993) oder Miller (1997).

Diabetes mellitus

Der Diabetes mellitus wird im Hinblick auf seine Auswirkungen, insbesondere bei männlichen Patienten, seit vielen Jahren ausführlich untersucht. Die Angaben zur Prävalenz sexueller Funktionsstörungen schwanken dabei zwischen 35 % und 77,5 % (z. B. Schiavi et al. 1993). Unterschiede in der Prävalenz zwischen dem Typ-I- und dem Typ-II-Diabetes scheinen bei Männern nicht zu existieren. Interessant ist, dass nach Terhorst (1992) bei 12 % der männlichen Diabetiker die Erektionsstörung das erste Krankheitssymptom darstellt. Die „Massachusetts Male Aging Study" von Feldman et al. (1994) zeigt, dass Diabetiker im Vergleich mit Nichtdiabetikern ein dreimal so hohes Risiko haben, Erektionsstörungen zu entwickeln.

Hinsichtlich der Entwicklung sexueller Funktionsstörungen bei Diabetikern wird meistens ein „schleichender Verlauf" beschrieben, der von einer Abnahme der Rigidität der Erektion bis hin zu vollständigen Erektionsstörungen reicht, begleitet von einer Abnahme des sexuellen Verlangens, der Erregung und der Befriedigung (Schiavi et al. 1995). Heute wird angenommen, dass die sexuellen Funktionsstörungen Folgen einer diabetesbedingten Neuropathie, speziell der autonomen Nerven sind, einer myozytären Degeneration, einer vaskulären Insuffizienz und einer unzureichenden Stoffwechseleinstellung (Lundberg 1992). Auch beim Diabetes spielen psychische Faktoren unzweifelhaft eine Rolle, wie beispielsweise Schiavi et al. (1995) zeigen, indem sie deutlich veränderte sexuelle Einstellungen und Veränderungen des Körperbildes als psychologische Faktoren beschreiben, die mit dem veränderten sexuellen Erleben korrelieren. In der Studie zeigten sich allerdings keine Zusammenhänge mit der Prävalenz von Partnerschaftsproblemen. Untersuchungen von Kockott et al. (1980) und Bancroft (1985) zufolge kann man vermuten, dass beim Diabetiker nicht zentrale Mechanismen der sexuellen Erregung beeinträchtigt sind, wohl aber periphere Blockaden sexuelle Funktionsstörungen bedingen. Die beiden erwähnten Untersuchungen beschreiben Experimente, in denen sexuelle Erregung mit Hilfe pornographischen Materials experimentell induziert wurde. Während sich Diabetiker im Hinblick auf die subjektiv erlebte sexuelle Erregung nicht von einer Kontrollgruppe unterschieden, war die psychophysiologisch erfasste genitale Reaktion bei ihnen eingeschränkt. Von praktischem Interesse schließlich ist der Befund von Smith (1982), wonach lediglich knapp 8 % der Diabetiker hinsichtlich der sexuellen Folgen ihrer Erkrankung adäquat beraten worden waren.

Untersuchungen zu den sexuellen Folgen der Erkrankung bei Frauen sind weniger zahlreich. Jensen (1981) berichtet, dass lediglich 24 % aller Diabetikerinnen in ihrem sexuellen Verlangen und 11 % in ihrem Orgasmuserleben beeinträchtigt seien. Kolodny (1971) zufolge klagen 35 % einer Diabetikerinnen-Stichprobe im Vergleich zu 6 % einer Nichtdiabetikerinnen-Stichprobe über Orgasmusschwierigkeiten. Masters et al. (1996) machen auch für die sexuellen Funktionsstörungen bei Diabetikerinnen neuropathiebedingte periphere Erregungsblockaden verantwortlich. Nach Schreiner-Engel et al. (1985)

scheinen Typ-I-Diabetikerinnen weniger häufig von sexuellen Störungen beeinträchtigt zu werden als Typ-II-Diabetikerinnen, was die Autor(inn)en auf das mit dem Typ-II-Diabetes verbundene Übergewicht zurückführen.

Kardiovaskuläre Erkrankungen

Periphere genitale Gefäßveränderungen werden unter den organischen Ursachen sexueller Funktionsstörungen in jüngster Zeit viel diskutiert (vgl. Kap. 11). Sexuelle Dysfunktionen im Zusammenhang mit kardiovaskulären Erkrankungen wie der Koronaren Herzkrankheit, der arteriellen Hypertonie und dem Myokardinfarkt sind dagegen schon seit längerem bekannt. Dabei ist immer zwischen direkten Wirkungen der Erkrankungen, also beispielsweise Beeinträchtigungen der arteriellen Blutversorgung der Genitalien, den sexuellen Folgen der Behandlung, also beispielsweise unerwünschten Wirkungen von Antihypertensiva, und psychischen Faktoren zu unterscheiden. Von Bulpitt et al. (1976) stammt der Befund, dass Hypertoniker unter einer antihypertensiven Therapie in etwa einem Viertel der Fälle über Erektionsstörungen klagten, während diese Störung „nur“ 17 % der Hypertoniker ohne Medikation und etwa 7 % einer altersparallelisierten Vergleichsgruppe berichteten. Ejakulationsstörungen ließen sich bei etwa 26 % der Hypertoniker mit Medikation feststellen, aber „nur“ bei etwa 8 % der Hypertoniker, die keine Medikamente erhielten. Psychische Faktoren, insbesondere Angst und Depression, spielen im Sexualleben von Infarktpatienten nach den vorliegenden Studien eine große Rolle. Mehrfach wurde in diesem Zusammenhang insbesondere die Angst vor einem Reinfarkt infolge sexueller Aktivität beschrieben (z. B. Halhuber 1982).

Die Prävalenz sexueller Störungen und Beeinträchtigungen ist insgesamt gesehen in dieser Population relativ hoch, wobei ein Großteil der Betroffenen, Frauen wie Männer, bereits *vor* dem Infarkt sexuell beeinträchtigt war. Wabrek und Burchell (1980) berichten dies von zwei Dritteln einer Stichprobe von 131 Männern, bei denen die Prävalenz von Erektionsstörungen *nach* dem Infarkt bei 64 % lag, die von Störungen der sexuellen Appetenz bei 28 % und die von Ejakulationsstörungen bei 8 %. Auch bei Frauen, die bekanntermaßen von Herzinfarkten deutlich seltener betroffen sind, wurden etwa in der Studie von Abramov (1976) vor dem Infarkt bei 75 % sexuelle Beeinträchtigungen festgestellt.

Sexuelle Erregung und Aktivität gehen mit einer deutlichen Steigerung der Herzfrequenz sowie des systolischen und diastolischen Blutdrucks einher. Hellerstein und Friedman (1969) geben als Äquivalent eine fahrrad-ergometrische Belastung von etwa 75 Watt an. Die durch sexuelle Aktivität induzierte Steigerung der kardiovaskulären Parameter entspricht dabei alltäglichen körperlichen Belastungen wie Treppensteigen oder rasches Gehen (vgl. auch S. 362 ff), eine Tatsache, die betroffene Patienten unter Umständen beruhigen mag.

Nach Mackey (1978) sind allerdings folgende Symptome bedenklich:

- pektanginöse Beschwerden während und nach dem Koitus

- Herzklopfen und Atemnot, die länger als eine Viertelstunde nach dem Koitus anhalten
- Schlaflosigkeit infolge sexueller Beanspruchung
- Gefühle der Erschöpfung am Tage nach sexuellen Aktivitäten

Der von vielen Patienten befürchtete plötzliche Herztod während sexueller Aktivität ist nach den bisher vorliegenden Studien extrem selten. Oft zitiert wird die Studie von Ueno (1963), der mehr als 5 500 Fälle eines plötzlichen Herztodes untersuchte und berichtet, dass sich nur 34 während sexueller Aktivitäten ereignet hätten. 18 der dabei Verstorbenen hatten bekanntermaßen eine Herzerkrankung.

Im Kontext kardiovaskulärer Erkrankungen, insbesondere des Myokardinfarktes, sind vielfältige Ansätze beschrieben, Aufklärung über die sexuellen Aktivitäten und deren kardiovaskuläre Folgen in Rehabilitationsprogramme zu integrieren (vgl. z. B. Greif et al. 1995), wobei auch die Bedeutung der Einstellungen des Partners bzw. der Partnerin zu Recht hervorgehoben wird.

Chronische Niereninsuffizienz

Vielfältig untersucht sind auch die sexuellen Folgen einer chronischen Niereninsuffizienz, wenngleich der Übersicht von Binik und Mah (1994) zufolge viele Studien an methodischen Schwächen kranken. Die einzelnen Aspekte sexuellen Erlebens und Verhaltens sind in den meisten Studien unvollständig erfasst, die Stichproben sind meistens nicht repräsentativ, Angaben zur Prävalenz von Erektionsstörungen sind überrepräsentiert, die Sexualität von Frauen ist weitgehend vernachlässigt. Dennoch ließ sich in der Übersicht ableiten, dass die Häufigkeit sexueller Beeinträchtigungen hoch ist. Während Kolodny et al. (1979) angeben, dass bis zu 90 % der Männer und Frauen mit chronischer Niereninsuffizienz in ihrer sexuellen Appetenz und Erregungsfähigkeit beeinträchtigt seien, kommen Milde et al. (1996) zu dem Schluss, dass 65 % der von ihnen untersuchten Dialysepatienten mit der Sexualität unzufrieden seien und 40 % keinerlei sexuelle Aktivitäten mehr hätten. Lediglich 25 % der befragten Patienten empfanden sich als gut aufgeklärt über die Folgen der Krankheit.

Die vorliegenden Studien weisen darauf hin, dass der hohe Prozentsatz an Beeinträchtigungen sowohl vor der Dialyse als auch während der Dialyse zu beobachten sei und nur partiell durch eine Nierentransplantation reduziert würde. Durch eine Transplantation, so die Übersicht von Bancroft (1985), scheint sich am ehesten das sexuelle Verlangen wieder einzustellen, während spezifische sexuelle Funktionsstörungen unbeeinflusst blieben.

Als Ursache für die sexuellen Funktionsstörungen infolge einer Niereninsuffizienz werden neben unspezifischen Auswirkungen der Grunderkrankung besonders endokrine Mechanismen diskutiert, das heißt Störungen der Steroidgenese, eine erhöhte Gonadotropinkonzentration, eine Reduktion des Testosteronspiegels und eine Erhöhung des Prolaktinspiegels. Antoniu (1977, zit. nach Bancroft 1985) beschreibt ein auffälliges Zinkdefizit bei Dialysepatienten, die durch Zinksubstitution wieder eine größere sexuelle Zufriedenheit erreicht hätten. Dieser Befund ist offenbar bislang nicht repliziert worden. Milde et al. (1996) berichten, dass aktivere, körperlich weniger beeinträchtigte Patienten, deren Partner oder Partnerin eine positivere Einstellung und Unterstützung zeigten, sich deutlich weniger in ihrer Sexualität beeinträchtigt fühlten.

Multiple Sklerose

Die Multiple Sklerose (MS) gilt als eines der neurologischen Krankheitsbilder, bei denen am häufigsten mit sexuellen Beeinträchtigungen gerechnet werden muss. Die Prävalenz wird bei Männern auf zwei Drittel bis vier Fünftel, bei Frauen auf etwa ein Drittel geschätzt (vgl. z. B. Lilius et al. 1976; Stenager et al. 1990; Lundberg und Hulter 1996). Sowohl Störungen der Erektion bei Männern, der Appetenz bei Männern und Frauen und Sensibilitätsstörungen im Genitalbereich sowie Orgasmusstörungen bei Frauen werden im Kontext der Erkrankung beschrieben, wobei die sexuellen Beeinträchtigungen relativ unabhängig vom Stadium der Erkrankung zu sein scheinen. Vielfach stellen sexuelle Beeinträchtigungen die ersten sichtbaren Symptome der MS dar (Brattberg und Lundberg 1982).

Neben psychischen Faktoren, insbesondere Ängsten und Depressionen, die im Kontext der MS oftmals beschrieben wurden, werden selektive Läsionen der Nervenbahnen für die sexuellen Störungen verantwortlich gemacht. Lundberg und Hulter (1996) konnten zeigen, dass neurologische Symptome, die auf Beeinträchtigungen in den sakralen Segmenten des Rückenmarks hindeuten (sensorische Ausfälle, Schwächung der Beckenmuskulatur), sowie Blasenfunktionsstörungen besonders häufig mit sexuellen Dysfunktionen korreliert sind.

Dupont (1996) beschreibt, dass männliche MS-Patienten deutlich häufiger beeinträchtigt sind als Patientinnen, was sich unter anderem an dem Befund zeigen könnte, dass 25 % der Männer in der Stichprobe von Dupont, dagegen nur 3 % der Frauen sexualtherapeutische Hilfen in Anspruch genommen hatten. Die in der Untersuchung befragten Frauen erwähnten dagegen wesentlich häufiger Partnerschaftsprobleme.

Krebserkrankungen

Die Komplexität des Zusammenwirkens körperlicher und psychischer Faktoren und der Einflüsse unterschiedlicher Behandlungsmaßnahmen (operative, chemotherapeutische und radiologische Therapie) im Zusammenhang mit der Sexualität wird besonders deutlich im Kontext von Tumorerkrankungen unterschiedlichster Art (Weijmar Schultz et al. 1992). Generell ist aus der psychoonkologischen Forschung bekannt, dass etwa 40 % bis 50 % aller Krebspatienten unter krankheitswertigen psychischen Störungen leiden, wobei vor allem Anpassungsstörungen diagnostiziert werden (z. B. Derogatis et al. 1983). Bei den Partnern und Partnerinnen von Tumorpatienten werden in 25 % bis 50 % der Fälle ebenfalls extreme Belastungsreaktionen klinischen Ausmaßes festgestellt (Keller et al. 1995), was die Sexualität naturgemäß beeinflussen wird. Von Weijmar Schultz et al. (1992) stammt der Versuch, die sexuellen Folgen von Krebserkrankungen bei Frauen in einem integrativen Erklärungsmodell zusammenzufassen, dessen Komponenten psychologische Einflussfaktoren (z. B. Körperbild, Mythen, frühere Erfahrungen), reale und ideale sexuelle Erfahrungen, soziale Variablen, das Ausmaß der körperlichen Beeinträchtigung und die subjektive Bewertung sexueller Erregung und Intimität sind.

Detailbefunde zu sexuellen Störungen bei Krebserkrankungen wurden erst kürzlich von Zettl und Hartlapp (1997) ausführlich beschrieben. Greift man aus deren Zusammenstellung das Mammakarzinom heraus, das etwa 7 % aller Frauen betrifft, so zeigt sich erwartungsgemäß eine relativ hohe Prävalenz sexueller Beeinträchtigungen, die unter anderem darauf zurückgeführt wird, dass insbesondere Mastektomien das Gefühl der Attraktivität mindern, einen Rückzug der männlichen Partner provozieren und die Geschlechtsidentität beeinträchtigen können. Umgekehrt sind der allgemeine Gesundheitszustand, die Qualität der Partnerbeziehung, die Bildung der betroffenen Frauen, das Körperbild und das prämorbide Sexualleben bessere Prädiktoren für das spätere sexuelle Verhalten als das Ausmaß des Eingriffes (Schover et al. 1995). Körperlich sind Wund- und Narbenschmerzen, Taubheit oder Überempfindlichkeit von Hautbezirken infolge der Durchtrennung von Nervenbahnen bei der Mastektomie, Phantomschmerzen sowie Lymphödeme infolge der operativen und radiologischen Therapie für sexuelle Beeinträchtigungen verantwortlich. Chemotherapeutische Behandlungen scheinen die Häufigkeit sexueller Beeinträchtigungen zu erhöhen, adjuvante Hormontherapien induzieren spezifische Beschwerden wie beispielsweise Scheidentrockenheit, wie sie für das Klimakterium häufig beschrieben werden. Eine Rekonstruktion der Brust scheint sich im Großen und Ganzen wegen des damit verbundenen verbesserten Körperbildes eher positiv auf das sexuelle Empfinden auszuwirken (Rowland et al. 1993).

Im Zusammenhang mit Karzinomerkrankungen von Frauen sind insbesondere Auswirkungen von operativen Eingriffen häufig beschrieben worden. Beim Zervixkarzinom beispielsweise, der dritthäufigsten Tumorart bei Frauen, werden nach Flay und Matthews (1995) in 64 % der Fälle eine operative Verkürzung und in 43 % eine Verengung der Vagina für sexuelle Schwierigkeiten verantwortlich gemacht. 43 % der Patientinnen klagten über eine Dyspareunie, ebenso viele über eine verringerte Lubrikation. Ebenfalls 43 % machten die Angst vor einem Rezidiv für sexuelle Beeinträchtigungen verantwortlich.

Am Beispiel des Endometriumkarzinoms, dessen Therapie häufig in einer Hysterektomie, manchmal gekoppelt mit Bestrahlung, Hormon- oder Zytostatikatherapie besteht, lassen sich die unterschiedlichen Folgen der Operation verdeutlichen, zumal die Befunde zu den sexuellen Konsequenzen einer Hysterektomie mittlerweile sehr zahlreich sind. Hier zeigt sich, dass das Bild sehr uneinheitlich ist. Der Zusammenfassung von Wittich und Lucius-Hoene (1988) zufolge lassen sich alle möglichen Hypothesen zu sexuellen Folgen des Eingriffs empirisch stützen, was einige Forschergruppen veranlasste, die Art der sexuellen Folgen von Hysterektomien mit der Technik bzw. Invasivität des Eingriffs in Verbindung zu bringen. In einer eigenen kontrollierten Studie (Strauß et al. 1996) ergaben sich für derartige Zusammenhänge jedoch keine Hinweise. Verglichen wurden die Folgen vaginal, abdominal und pelviskopisch durchgeführter Operationen. Die sexuelle Zufriedenheit nach dem Eingriff war bei 70 % bis 83 % der Frauen unverändert. Eine Abnahme der Zufriedenheit äußerten nur 8 %, eine Zunahme 8 % bis 23 %, unabhängig von den Operationsbedingungen.

Bei Männern sind die sexuellen Folgen des Prostatakarzinoms besonders ausführlich untersucht worden (siehe z. B. Braslis et al. 1995). Nach einer radikalen Prostatektomie wurde der Verlust der Erektions- und Orgasmusfähigkeit beschrieben, wobei sich im Falle einer Regeneration der Fasern des N. cavernosus bei 10 % bis 15 % der betroffenen Patienten in einem Zeitraum zwischen sechs und 18 Monaten die sexuelle Reaktionsfähigkeit wiederherstellen kann. Strahlentherapien und Operationen erhöhen die Prävalenz sexueller Dysfunktionen beim Prostatakarzinom. Eine weitere Folge der Erkrankung ist die Harninkontinenz, die von vielen Betroffenen als belastender erlebt wird als sexuelle Beeinträchtigungen (Murphy et al. 1994).

Exemplarischer Fallbericht

Die komplexe Interaktion körperlicher und psychischer Faktoren bei der Entstehung sexueller Beeinträchtigungen soll anhand eines Fallbeispieles skizziert werden.

Es handelt sich um einen 45-jährigen Mann, der in einem psychotherapeutischen Gespräch folgende Entwicklung beschreibt: Nach mehreren länger dauernden Paarbeziehungen, die jeweils nach drei bis vier Jahren auf Betreiben des Patienten endeten, habe der Patient sich in eine viele Jahre jüngere Frau verliebt und eine Beziehung begonnen, die durch eine überaus intensive und für ihn belebende Sexualität gekennzeichnet war. Nach einigen Monaten, in denen dem Patienten sehr deutlich wurde, dass seine Partnerin in der Sexualität hohe Ansprüche stellte, bemerkte er ein Nachlassen seiner Lust und eine zunehmende Erektionsschwäche, was ihn veranlasste, einen Internisten aufzusuchen. Eine ausführliche Diagnostik ergab einen deutlich erhöhten Prolaktinspiegel im Blut, der nach weiterer Untersuchung auf ein Hypophysenadenom zurückgeführt werden konnte. Wie in diesen Fällen üblich wurde dem Patienten eine längerfristige Behandlung mit dem Prolaktinhemmer Bromocriptin verordnet. Nach einigen Behandlungswochen besserte sich die sexuelle Symptomatik zunächst deutlich (begleitet von einer kontinuierlichen Abnahme des Prolaktinniveaus), nach wie vor bemerkte der Patient aber ein reduziertes sexuelles Verlangen und die beschriebene Funktionsstörung. Zum Zeitpunkt des Gesprächs war das Medikament gerade abgesetzt, da sich die Hormonstörung nicht mehr nachwiesen ließ und die röntgenologische Diagnostik auch eine Rückbildung des Adenoms belegte. Die sexuellen Beeinträchtigungen dagegen waren zwar deutlich gebessert, der den Beginn der Beziehung kennzeichnende Zustand aber war längst nicht wieder erreicht, weswegen der behandelnde Internist zum psychotherapeutischen Gespräch überwies.

In diesem Gespräch konnte der Zusammenhang mit der adenombedingten endokrinen Störung zwar deutlich nachgezeichnet werden, es zeigte sich aber außerdem, dass die erlebte Beeinträchtigung des Patienten durch weitere, psychologische Mechanismen erklärbar war: Zum einen erlebte sich der Patient gegenüber der jüngeren, sexuell aktiven Frau mehr und mehr als unter Druck stehend und mit dem Prozess des Alterns konfrontiert, zum anderen konnte herausgearbeitet werden, dass sich in der Beziehung eine Dynamik entwickelt hatte, die auch in früheren Beziehungen des Patienten in ähnlicher Qualität, aber mit anderen Konsequenzen rekonstruierbar war. Immer dann, wenn im Erleben des Mannes eine Beziehung an Verbindlichkeit und Nähe gewann, entwickelte er Strategien des Rückzugs, die sich früher vornehmlich in einer emotionalen Distanzierung und in der Suche nach Außenbeziehungen niederschlugen, im jetzigen Fall jedoch in der Entwicklung einer sexuellen Störung bestanden. Letztlich führte das Gespräch zu einer Psychotherapie, in deren Verlauf der Patient sich mit seinen auf die Zukunft bezogenen individuellen Ängsten und mit seinen Beziehungsängsten auseinander zu setzen begann.

Eine unzweifelhaft organisch ausgelöste sexuelle Beeinträchtigung wurde bei diesem Patienten also gewissermaßen in Dienst genommen für die Lösung akuter individueller und partnerbezogener Konflikte, was bei den hier beschriebenen organischen Erkrankungen, die negative Einflüsse auf die Sexualität ausüben, immer zu bedenken ist.

Sexualität und Behinderung

Eine Frage, die den Rahmen dieses Beitrages sprengen würde, ist, wie sich dauerhafte körperliche Behinderungen auf die Sexualität auswirken. Hier gibt es insbesondere im Zusammenhang mit Rückenmarksverletzungen und Querschnittslähmungen eine reichhaltige Literatur, in der beschrieben wird, welche Arten von Läsionen zu welchen sexuellen Beeinträchtigungen führen können (z. B. Bancroft 1985; Lundberg 1992; Sipski und Alexander 1997). Spezifische Fragen hinsichtlich sexueller Störungen körperlich Behinderter, insbesondere im Zusammenhang mit möglichen Hilfs- und Rehabilitationsangeboten, finden sich in den Beiträgen der seit 1982 erscheinenden Zeitschrift „Sexuality and Disability" und sind außerdem zusammengefasst bei Sipski und Alexander (1997). Hier wird der aktuelle Stand der Forschung zu spezifischen sexuellen Beeinträchtigungen im Zusammenhang mit verschiedenartigen Behinderungen zusammengefasst, und es werden diagnostische und therapeutische Konsequenzen abgeleitet.

Literatur

Abramov, L. S.: Sexual life and sexual frigidity among women developing myocardial infarction. Psychosom. Med. 38, 418–425, 1976

Bancroft, J.: Grundlagen und Probleme menschlicher Sexualität. Stuttgart: Enke 1985

Binik, Y. M. und K. Mah: Sexuality and endstage renal disease. Adv. Ren. Replacem. Ther. 1, 198–209, 1994

Braslis, K. G., C. Santa-Crutz, A. L. Brickman und M. S. Soloway: Quality of life 12 months after prostatectomy. Brit. J. Urol. 75, 48–53, 1995

Brattberg, A. und P. O. Lundberg: Impotence and neurological disease. Acta Neurol. Scand. 90, 236–237, 1982

Bulpitt, C. J., C. T. Dollery und S. Carne: Change in symptoms of hypertensive patients after referral to hospital clinics. Brit. Med. J. 3, 485–490, 1976

Dannecker, M.: Das Drama der Sexualität. Hamburg: Europäische Verlagsanstalt 1992

Derogatis, L. R., G. R. Morrow, J. Fetting et al.: Prevalence of psychiatric disorders among cancer patients. J. Am. Med. Assoc. (JAMA) 249, 751–757, 1983

Deter, H. C.: Angewandte Psychosomatik. Stuttgart: Thieme 1997

Dupont, S.: Sexual functions and ways of coping in patients with multiple sclerosis. Sex. Marital Ther. 11, 359–371, 1996

Feldman, H. A., I. Goldstein, D. G. Hatzichristou, R. J. Krane und R. B. McKinlay: Impotence and its medical and psychosocial correlates. J. Urol. 151, 54–61, 1994

Flay, L. D. und J. H. L. Matthews: The effects of radiotherapy and surgery on the sexual function of women treated for cervical cancer. Int. J. Rad. Oncol. Biol. Phys. 31, 399–404, 1995

Greif, H., S. Kreitler, E. Kaplinsky, S. Behar und M. Scheinowitz: The effects of shortterm exercise on the cognitive orientation for health and adjustment in myocardial infarction patients. Behav. Med. 21, 75–85, 1995

Halhuber, C.: Partnerprobleme nach Herzinfarkt. In: K. Köhle (Hrsg.): Zur Psychosomatik von Herz-Kreislauf-Erkrankungen. Heidelberg: Springer 1982

Heim, E.: Coping – Erkenntnisstand der 90er Jahre. Psychother. Psychosom. med. Psychol. 48, 321–337, 1998

Hellerstein, H. K. und E. H. Friedman: Sexual activity and the postcoronary patient. Med. Aspects Human Sex. 3, 70–96, 1969

Hertoft, P.: Klinische Sexologie. Köln: Deutscher Ärzteverlag 1989

Jensen, S. B. : Diabetic sexual function. Arch. Sex. Behav. 10, 493–505, 1981

Keller, M., A. Sellschopp und M. Beutel: Spouses between distress and support. In: C. Cooper et al. (Hrsg.): Cancer and the family. Chichester: Wiley 1995

Kockott, G., W. Feil, R. Ferstl, J. Aldenhoff und U. Besinger: Psychophysiological aspects of male sexual inadequacy: Results of an experimental study. Arch. Sex. Behav. 9, 477–494, 1980

Kolodny, R. C.: Sexual dysfunction in diabetic females. Diabetes 20, 557–559, 1971

Kolodny, R. C., W. H. Masters und V. E. Johnson: Textbook of sexual medicine. Boston: Little, Brown 1979

Lilius, H. G., E. J. Valtonen und J. Wikstöm: Sexual problems in patients suffering from multiple sclerosis. Scand. J. Soc. Med. 4, 41–44, 1976

Lilleleht, E. und S. R. Leiblum: Schizophrenia and sexuality. Ann. Rev. Sex Res. 4, 247–276, 1993

Lundberg, P. O.: Sexual dysfunction in patients with neurological disorders. Ann. Rev. Sex Res. 3, 121–150, 1992

Lundberg, P. O. und B. Hulter: Female sexual dysfunction in multiple sclerosis: A review. Sex. Disabil. 14, 65–72, 1996

Mackey, F. G.: Sexuality and heart disease. In: A. Comfort (Hrsg.): Sexual consequences of disability. Philadelphia: Stickley 1978

Masters, W. H., V. E. Johnson und R. C. Kolodny: Heterosexualität. Wien: Ueberreuter 1996

Milde, F. K., L. K. Hart und M. O. Fearing: Sexuality and fertility concerns of dialysis patients. Am. Nephr. Assoc. J. 23, 307–315, 1996

Miller, L. J.: Sexuality, reproduction and family planning in women with schizophrenia. Schizophr. Bull. 23, 623–635, 1997

Murphy, G. P., C. Mettlin, H. Menck et al.: National patterns of prostate cancer treatment. J. Urol. 152, 1817–1819, 1994

Rowland, J. H., J. C. Holland, T. Chaglassian und D. Kinne: Psychological response to breast reconstruction. Psychosomatics 34, 242–150, 1993

Schiavi, R. C., B. B. Stimmel, J. Mandeli und E. J. Rayfield: Diabetes mellitus and sexual function. Diabetologia 36, 745–751, 1993

Schiavi, R. C., B. B. Stimmel, J. Madeli, P. Schreiner-Engel und A. Ghizzani: Diabetes, psychological function and male sexuality. J. Psychosom. Res. 39, 305–314, 1995

Schover, L. R., R. J. Yetman, J. Tuason et al.: Partial mastectomy and breast reconstruction. Cancer 75, 54–64, 1995

Schreiner-Engel, P., R. C. Schiavi, D. Vietorisz et al.: Diabetes and female sexuality. J. Sex Marital Ther. 11, 165–175, 1985

Sipski, M. L. und C. J. Alexander: Sexual function in people with disability and chronic illness. Gaithersburg: Aspen Publishers 1997

Smith, B. C.: Sexual counseling of diabetes impotence. Patient Couns. Health Educ. 4, 10–13, 1982

Stenager, E., E. Nylen-Stenager, K. Jensen und K. Boldsen: Multiple sclerosis. J. Sex Educ. Ther. 16, 262–269, 1990

Strauß, B. und J. Gross: Empirische Untersuchungen zum Sexualverhalten psychotischer Patienten. Fortschr. Neurol. Psychiat. 54, 248–258, 1986

Strauß, B., I. Jäkel, M. Koch-Dörfler, E. Lehmann-Willenbrock, K. P. Giese und K. Semm: Psychische und sexuelle Folgen der Gebärmutterentfernung. Geburtsh. Frauenheilk. 56, 473–481, 1996

Suris, J. C:, N. Parera und C. Puig: Chronic illness and emotional distress in adolescence. J. Adolesc. Health 19, 153–156, 1996

Terhorst, B.: Erektile Dysfunktion und ihre andrologisch-urologischen Grundlagen. In: Diabetes-Akademie Bad Mergentheim (Hrsg.): Erektile Dysfunktion bei Diabetes mellitus. Traunstein: Chiemgau-Druck 1992

Ueno, M.: The so-called coital death. Jap. J. Leg. Med. 17, 535, 1963

Wabrek, A. J. und R. C. Burchell: Male sexual dysfunction associated with coronary heart disease. Arch. Sex. Behav. 9, 69–75, 1980

Weijmar Schultz, W. C. M., H. B. M. van de Wiel, D. E. E. Hahn und M. F. van Driel: Sexuality and cancer in women. Ann. Rev. Sex Res. 3, 151–200, 1992

Wittich, A. und G. Lucius-Hoene: Psychische Störungen nach Hysterektomie. Psychother. Psychosom. med. Psychol. 38, 191–198, 1988

Zettl, S. und J. Hartlapp: Sexualstörungen durch Krankheit und Therapie. Berlin u. a.: Springer 1997

Kapitel 18

Ist AIDS inzwischen eine normale Krankheit?

Von Martin Dannecker

Seit einiger Zeit wird davon gesprochen, AIDS normalisiere sich. Ich werde in diesem Kapitel die Auswirkungen dessen, was Normalisierung von AIDS genannt wird, aus der Perspektive von Menschen mit HIV und AIDS darstellen, zumindest werde ich das versuchen (vgl. auch Dannecker 1990, 1991, 1996). Meine Überlegungen basieren vor allem auf Erfahrungen mit Patienten unserer sexualtherapeutischen Ambulanz sowie auf dem, was ich als Leiter aus den seit mehreren Jahren laufenden Supervisionen der Teams der Infektionsambulanzen der Universitätsklinik Frankfurt am Main gelernt habe.

Vielleicht kann am Schluss meiner Überlegungen die Frage beantwortet werden, ob wir auch im Hinblick auf HIV-infizierte und an AIDS erkrankte Menschen zu Recht von Normalisierung oder gar von Normalität sprechen oder ob es nicht angemessener wäre, den fraglosen Bedeutungswandel, von dem AIDS erfasst wurde, aus ihrer Perspektive auf die pathetische Formel „Vom Fatum zur Tragödie" zu bringen, mit der am Ende der 90er Jahre zwei US-amerikanische Ärzte ihren Beitrag in den „Annals of Internal Medicine" überschrieben haben (Selwyn und Arnold 1998).

Lebenszeit und Todeszeit

Leben mit einer HIV-Infektion hieß bis vor kurzem: leben im Bewusstsein eines gewissen und bestimmten Todes. Die HIV-Infektion, die ihre Bedeutung von AIDS her erhalten hatte, brachte also die allgemeine, normalerweise in unvorgestellte Ferne gerückte Gewissheit des Todes in eine ganz gegenwärtige Nähe. Und spätestens dann, wenn man unter den vormaligen Bedingungen an AIDS erkrankt war, rückte der Tod mitten ins Leben. Wer aber den Tod ganz in die Gegenwärtigkeit des Lebens rücken muss, dem verdunkelt sich Zukunft nicht bloß. Zukunft hört im individuellen Erleben von Zeit vielmehr auf zu existieren. Denn Zukunft hat man paradoxerweise nur dann, wenn man ihr keine Frist gibt. Mit der inneren Gewissheit von Zukunft zu leben heißt, aus einem Bewusstsein heraus zu leben, alle Zeit der Welt zu haben. Über Zukunft lässt sich, lebensweltlich betrachtet, souverän nur dann verfügen, wenn man sich keinen allzu genauen Begriff von ihr macht.

Im Unterschied zu anderen, die keinen Begriff von Zeit haben, werden diejenigen, die an einer Krankheit leiden, die nach allgemeiner Auffassung mit Bestimmtheit zum Tode führt, zu Zeit-Wissenden. AIDS, so formulierte das einer, der wusste, wovon er sprach, „ist eine Krankheit zum Tode", aber AIDS ist auch eine Krankheit, „die Zeit zum Sterben gibt und die dem Tod

Zeit zum Leben gibt, Zeit, die Zeit zu entdecken" (Guibert 1991: 173). In diesem von Hervé Guibert wahrscheinlich 1989 niedergeschriebenen Gedanken über die durch AIDS konfigurierte Zeit wird unmissverständlich klar, dass AIDS bedeutete, am Ende angekommen zu sein. Das Ende, so sagt der Philosoph Odo Marquard, „kann zweierlei sein: Erfüllung oder Abbrechen, Ziel oder Tod" (Marquard 1998: 11). Dass wir allesamt das mit dem Ausbruch des „Vollbildes" erreichte Ende des Lebens nicht als Erfüllung und Ziel, sondern als Abbruch und Tod begriffen haben, ist natürlich dem Umstand geschuldet, dass so viele der an AIDS Gestorbenen in einem Alter gestorben sind, mit dem wir Erfüllung und Ziel nicht oder nur schwer zusammenbringen können.

Von heute aus betrachtet würde ich AIDS in seiner alten Bedeutung auch nicht als eine Krankheit zum Tode bezeichnen. Diese Metapher ist, weil der Tod nach einer HIV-Infektion sich zumeist etwas Zeit ließ, nur angemessen für die Situation der Infizierten, nicht aber für die der AIDS-Kranken. AIDS war bis weit in die neunziger Jahre keine Krankheit zum Tode. AIDS war vielmehr gleichbedeutend mit dem Tod, was für AIDS-Kranke zu einer auch bei Guibert anklingenden Identität von Lebens- und Todeszeit führte.

Weil aber, wie bereits gesagt, die HIV-Infektion ihre Bedeutung von AIDS, also vom Ende her erhalten hatte, standen auch Infizierte unter dem Zeichen des Todes, und auch ihnen verschränkten sich Leben und Tod auf eine Weise, dass ihnen ihre Zukunft zumindest zeitweise abhanden kam. Ein von dem englischen Forschungsteam SIGMA interviewter homosexueller Mann sagte in Erinnerung an diese Situation: „My future totally changed when I found out I was HIV anyway. You think you haven't really got a future because you don't know how long it's going to be" (Anderson und Weatherburn 1998: 29).

Wenn, davon ausgehend, eine generelle, also von allen individuellen Unterschieden absehende Antwort auf die Frage, wie sich die neuen Therapien auf das individuelle Erleben von HIV-Infizierten ausgewirkt haben, gegeben werden müsste, dann würde ich sagen: Die Kombinationstherapien haben zu einer Lockerung der Verschränkung von Leben und Tod geführt. Ergänzend würde ich, für die an AIDS Erkrankten, hinzufügen: Die neuen Therapien haben die vorher mit der Diagnose „AIDS" eingesetzte Identität von Lebens- und Todeszeit aufgehoben. Eine HIV-Infektion wird also jetzt nicht mehr unbedingt erlebt, als sei man durch sie fast am Ende des Lebens angekommen. Und, was nicht ohne Wirkung auf das Selbstbild ist: Infizierte werden von ihrer sozialen Umgebung jetzt auch nicht mehr als Personen angesehen, die „nur" deshalb, weil sie HIV-infiziert sind, bald sterben werden. Das gilt, weil das Alltagsbewusstsein nicht zwischen AIDS und HIV unterscheidet, analog auch für AIDS-Kranke.

Diese Bedeutungsverschiebung von AIDS war und ist für jene, die vorher das von der HIV-Infektion vorgezeichnete Ende ihrer Lebenszeit insofern bejaht haben, als sie den Tod ganz aktiv in die Gegenwärtigkeit ihres Lebens rückten und gleichsam alles an ihm maßen, mit einem von außen nicht leicht zu erfassenden Identitäts- und Statusverlust verknüpft. Sie, die sich vorher als existenziell Besondere erlebten und sich, dadurch dass sie ihre Umwelt mit

„ihrer“ Infektion, „ihrem“ AIDS konfrontierten, auch als existenziell Besondere kommunizierten, finden sich jetzt in einer vergleichsweise banalen Situation wieder: Aus gerade noch Todgeweihten sind nach allgemeiner Auffassung jetzt chronisch Kranke geworden.

Verändert haben sich durch diese Bedeutungsverschiebung auch die sozialen Interaktionen, und zwar auf allen Feldern, also auch die Interaktionen zwischen den Infizierten und ihren Ärzten. Die Arzt-Patient-Beziehungen waren, so merkwürdig sich das auch anhören mag, vor der Einführung der Kombinationstherapie weitaus symmetrischer, als das gegenwärtig der Fall ist. Diese vergleichsweise eher symmetrische Beziehung verdankte sich dem schlichten Umstand, dass sowohl die Patienten als auch die sie behandelnden Ärzte dem Verlauf der HIV-Infektion weitgehend machtlos gegenüberstanden. Jetzt aber sind diese Beziehungen von einem sehr viel stärkeren Machtgefälle bestimmt.

Gleichwohl sind die neuen Medikamente zum Medium der Hoffnung geworden und haben durch das ihnen inhärente Versprechen, das Ende hinauszuzögern, Infizierten und AIDS-Kranken eine Option auf die Zukunft eröffnet. Das gilt selbstverständlich nicht durchgängig, weil nicht für jeden individuellen Fall. In der Tendenz jedoch haben, so meine ich, die neuen Medikamente das Selbsterleben von Infizierten und Kranken in diese Richtung beeinflusst. Es ist aber nicht nur die tatsächliche, also empirisch nachweisbare Wirkung der neuen Medikamente, die ihnen diesen Rang verliehen hat. Diesen Rang haben sie auch durch den triumphierenden Gestus erhalten, mit dem diese Medikamente nach ihrer Erprobungsphase von der Medizin und den Massenmedien der Öffentlichkeit präsentiert wurden. Beides zusammen - ihre tatsächlichen Wirkungen und das mit ihnen verknüpfte triumphierend vorgetragene Rettungsversprechen - hat aus diesen Medikamenten so etwas wie eine Droge gemacht, eine Droge, der es freilich gelungen ist, das Symbol AIDS umzuschreiben.

Wie sehr sich die symbolische Bedeutung von AIDS verändert hat, kann auch daran abgelesen werden, dass nach einer jetzt diagnostizierten HIV-Infektion bei vielen Infizierten nichts mehr auf Zeichen hindeutet, die uns berechtigten, von einem durch den Infektionsnachweis ausgelösten Bruch mit der Zukunft oder, was nur ein anderer, sozusagen klinischer Ausdruck dafür ist, von einem durch diesen in Gang gesetzten psychischen Trauma zu sprechen. Gleichwohl wird die HIV-Infektion nicht als eine banale Infektion angesehen. Auch gegenwärtig verdunkelt sich nach dem Nachweis der HIV-Infektion für viele die Zukunft. Aber sie kommt den Menschen nach einem Infektionsnachweis nicht mehr oder doch sehr viel seltener als zuvor abhanden.

Viele der längere Zeit Infizierten, deren Erleben ungefiltert von der alten Bedeutung von AIDS strukturiert wurde, sind aber noch nicht in einem Zustand angekommen, der es ihnen ermöglichte, über ihre Zukunft wieder einigermaßen souverän zu verfügen. Denn die in ihnen fortwirkende alte Bedeutung von AIDS schmälert die Hoffnung, die sie mit den neuen Medikamenten verknüpfen. Sie befinden sich in einem eigenartigen Schwebezustand zwischen den Zeiten. Noch deutlicher gilt das für jene zuvor bereits schwer Erkrankten, die von den neuen Medikamenten sozusagen wieder auf die Beine gebracht wurden. Sie, die glauben mussten, das Ende ihres Lebens erreicht zu haben, wurden durch die Therapien zwar dem Leben zurückgegeben. Aber sie sind in diesem noch nicht wirklich angekommen und wissen oft nicht, was sie mit dem „wiedergewonnenen Leben“ anfangen sollen. Um tun zu können, was das schöne, von der Deutschen AIDS-Hilfe aufgegriffene Motto „Den Jahren Leben geben“ von ihnen verlangt, müssten sie zuerst dem Leben Jahre geben. Viele zuvor schwer Erkrankte sind dazu noch nicht in der Lage.

Medizinische und subjektive Logik

Trotzdem besteht das Verlockende an den neuen Medikamenten darin, dass sie gerade jenen eine Perspektive eröffnen, die soeben noch glaubten, keine mehr zu haben, und denen eine solche auch nicht eingeräumt worden war. Über dieser Verlockung wird leicht vergessen, was Stefan Etgeton (1998: 213) noch einmal betonte: „Leben mit HIV heißt Leben mit einer Prognose.“ Das gilt *immer noch* und nach der Einführung der neuen Medikamente sogar noch stärker als zuvor. Abhängig gemacht wird die Prognose jetzt von den Kombinationstherapien und den diesen zugeschriebenen Wirkungen. Weil diese Wirkungen sich nicht abstrakt entfalten, sondern nur dann, wenn diejenigen, denen die Medikamente zugedacht sind, sie auch in der vorgeschriebenen Weise nehmen, hängt die Prognose letztlich von den Individuen ab. Deren Logik aber lässt sich mit der Logik der Medizin nicht zur Deckung bringen, nicht einmal temporär. Zwischen den aus diesen unterschiedlichen Logiken stammenden Bestrebungen lässt sich bestenfalls ein Kompromiss herstellen. Das aber setzt eine wechselseitige Anpassung voraus. Die mit dem Aufeinanderprallen dieser beiden Systeme verbundenen Probleme werden seit einiger Zeit auch für HIV-Patienten unter dem Titel „Compliance“ oder, wie es neuerdings heißt, unter dem Titel „Adherence“ verhandelt. Vorrangig geht es, allem anderen Anschein zum Trotz, in diesen Verhandlungen jedoch um die Anpassung der subjektiven Logik an die medizinische Logik.

Nach medizinischer Lehrmeinung ist eine hohe Adherence bei der antiretroviralen Therapie unabdingbar. In einer Veröffentlichung im „Journal of the International Association of Physicians in AIDS Care“ heißt es dazu: „Wegen der rapiden Replikation des HIV und seiner enormen Kapazität zur Mutation kann sich sehr schnell eine Resistenz gegen viele der neuen Medikamente entwickeln, und zwar auch als Resultat eines nur milden Grades von Non-adherence. Eine fehlerhafte Medikamenteneinnahme, sei es als Auslassen einer Dosis oder als Einnahme der Dosis zum falschen Zeitpunkt oder als Nichtbefolgen der Essensvorschriften für das jeweilige Medikament, fördert die Entwicklung resistenter Virenstämme und kann schlimmstenfalls zu einem Therapieversagen führen“ (Gallant und Block 1998: 33).

Wenn diese Einschätzung sich wirklich bestätigen sollte und die beobachteten Resistenzen tatsächlich in hohem Maße ursächlich mit einer schlechten Compliance in Zusammenhang stehen, was meines Erachtens so eindeutig nicht ist, dann müssen wir einen großen Teil der Hoffnungen, die an die neuen Medikamente geknüpft wurden, schleunigst wieder zurücknehmen. Denn nach den Erfahrungen mit anderen Krankheitsbildern muss on the long run auch bei der HIV-Medikation mit einer weit verbreiteten, mehr oder weniger „milden" Nonadherence gerechnet werden.

Studien an verschiedenen Patientengruppen mit unterschiedlichen Krankheitsbildern haben nämlich gezeigt, dass ungefähr die Hälfte der Patienten sich nicht durchgängig an das ihnen verordnete Therapieschema hält (Sackett und Snow 1976). Zwar sind die meisten dieser Studien bislang an Patienten durchgeführt worden, die unter chronischen und nicht unmittelbar lebensbedrohenden Krankheiten wie Bluthochdruck und Diabetes litten. Aber auch Studien, die behandelbare lebensbedrohliche Krankheiten zum Gegenstand hatten, haben einen hohen Grad von Nonadherence zu Tage gefördert. Ferner wurde durch Studien, welche die Angaben der Patienten zu ihrer Medikamenteneinnahme beispielsweise durch Serumuntersuchungen zu objektivieren versuchten, nachgewiesen, dass die Patienten ihre Compliance häufig überschätzen. Besonders ihren behandelnden Ärzten gegenüber neigen sie dazu, sich als „gute Patienten" darzustellen, die ihre Medikamente regelmäßig und wie verordnet einnehmen.

Offensichtlich befürchten sie im Falle des offenen Eingeständnisses ihrer Schwierigkeiten mit den Medikamenten eine Störung ihrer Beziehungen zu ihren Ärzten. Die Patienten haben das Gefühl, die Ärzte hätten für das Nichteinhalten des Therapieregimes wenig Verständnis. Und tatsächlich ist ein solches Nichtverständnis unter Ärzten weit verbreitet. Das rührt daher, dass Ärzte hartnäckig mit der medizinischen Vernunft, das heißt mit der naturwissenschaftlichen Logik paktieren, und diese tut sich nicht nur schwer damit zu verstehen, warum Patienten sich nicht an das halten, was nach dieser Logik erforderlich ist. Sie hat für ein solches Verständnis eigentlich gar keinen Ort. Das von Patienten häufig beklagte Unverständnis ihrer Ärzte für ihren Eigensinn hat folglich auch weniger individuelle Ursachen. Ausschlaggebend sind vielmehr strukturelle Gründe, die mit der naturwissenschaftlichen Grundorientierung der Medizin zusammenhängen.

Hinzu kommt freilich die unter Ärzten nach wie vor lebendige Überzeugung zu wissen, was gut für ihre Patienten ist. Diese von Michael Balint vor Jahrzehnten als „apostolische Funktion" bezeichnete paternalistische Haltung begegnet einem in der deutschsprachigen Literatur zum Thema HIV und Compliance übrigens sehr viel ungebrochener als in der US-amerikanischen. Eine Folge dieser paternalistischen Haltung ist die meines Erachtens häufig viel zu rasch gefällte Entscheidung für die Kombinationstherapie, was sich unter anderem auch negativ auf die Compliance auswirken dürfte. Der Arzt fällt diese Entscheidung auf der Grundlage bestimmter Laborparameter und versucht dann seine Patienten von der Notwendigkeit der Therapie zu überzeugen, indem er ihnen vermittelt, dass diese gut für sie wäre. Dabei sollte es, so paradox sich das für ein paternalistisches Grundverständnis auch anhören mag, genau umgekehrt sein. Die Patienten sollten, nachdem sie von ihren Ärzten sachlich aufgeklärt worden sind, eigentlich diese davon überzeugen, dass die Therapie gut für sie wäre. Dazu sind Patienten durchaus in der Lage, sofern man ihnen die dafür notwendigen Bedingungen und die dafür erforderliche Zeit einräumt.

Auch in den inzwischen recht zahlreichen Studien zur Adherence bei antiretroviraler Behandlung wird eine hohe Noncompliance berichtet. Die Werte schwanken zwar deutlich und sind offensichtlich abhängig von den benutzten Methoden, so dass Nonadherence-Raten zwischen 12 % und 54 % berichtet werden (Altice und Friedland 1990: 503). In der Tendenz besagen die vorliegenden Studien jedoch: Auch unter Patienten, die mit Kombinationstherapien behandelt werden, ist die Nonadherence hoch. Aus der Perspektive der medizinischen Lehrmeinung, nach der schon ein milder Grad von Nonadherence zu fatalen Konsequenzen führen kann, muss die Nonadherence von HIV-Patienten Besorgnis erregend erscheinen. Das umso mehr, wenn wir das Problem langfristig betrachten und dabei zu dem nahe liegenden Schluss kommen, dass auf längere Sicht wahrscheinlich nur eine Minderheit der mit Kombinationstherapien behandelten Patienten sich strikt an das verordnete Therapieschema halten wird.

Man kann diese hohen Raten von Nonadherence in aller gebotenen Vorsicht jedoch auch anders interpretieren und von ihnen aus die gängige medizinische Lehrmeinung mit einem Fragezeichen versehen. Wenn nämlich ein so hoher Anteil der mit Kombinationstherapien behandelten Patienten die Medikamente zeitweise nicht oder nicht nach dem verordneten Schema einnimmt, müsste sich das damit in Zusammenhang gebrachte, auf die Resistenzbildung zurückgeführte Therapieversagen inzwischen auf breiter Front niedergeschlagen haben. Nach meinem Eindruck ist das jedoch nicht so. Allerdings habe ich auch keine Studien gefunden, in denen der Effekt der Nonadherence auf die Resistenzentwicklung methodisch zuverlässig kontrolliert worden wäre, was ein Studiendesign erforderte, das alle anderen auf die Resistenzentwicklung möglicherweise einwirkenden Effekte zuverlässig ausschließt.

Gegenwärtig jedenfalls sind die mit Kombinationstherapien behandelten Patienten umgetrieben von der Frage, welchen Grad von Nonadherence sie sich leisten können, ohne sich übermäßig zu gefährden. Mir scheint, dass viele dieser Patienten gleichsam hinter dem Rücken ihrer Ärzte darauf eine Antwort zu finden suchen. Ich möchte sogar noch einen Schritt weiter gehen und behaupten, dass manche der Patienten, die von Zeit zu Zeit von dem ihnen verordneten Therapieschema abweichen, die Antwort darauf bereits gefunden haben.

Um Missverständnisse zu vermeiden, sei betont, dass ich keineswegs für einen laxen Umgang mit den Kombinationspräparaten plädieren möchte. Ich werfe lediglich die Frage auf, ob eine milde Noncompliance tatsächlich die angenommenen, über den Patienten wie ein Damoklesschwert schwebenden tödlichen Konsequenzen hat. Die Antwort auf diese Frage ist auch ethisch bedeutsam. Denn es ist auf Dauer nicht zu vertreten, von Patienten mehr zu verlangen, als medizinisch notwendig ist, und zwar nicht nur wegen der Nebenwirkungen der Medikamente, sondern auch wegen der mit der Nonadherence häufig einhergehenden, sich in einem schlechten Gewissen manifestierenden Konflikte der Patienten.

Nonadherence als innerer Konflikt

In einem weiteren Schritt soll nun auf einige der individuellen Faktoren eingegangen werden, die in den Studien regelmäßig mit Nonadherence in Zusammenhang gebracht sind. Häufig wird als Grund für das zeitweise Nichteinnehmen der Medikamente ein Vergessen oder das Schlafen während der Zeit, in der die Pillen eingenommen werden sollten, genannt. Als relevant wird außerdem die Präokkupation durch Anderes hervorgehoben und eine damit verknüpfte oder sonstwie zustande gekommene Abwesenheit von zu Hause, wo die Medikamente aufbewahrt werden. Bedeutsam für die Noncompliance sei zudem ein Wechsel in der bisherigen Lebensroutine, z. B. eine andere Berufstätigkeit oder eine neue Liebesbeziehung. Auf die ebenfalls immer wieder betonten psychischen und psychiatrischen Störungen werde ich hier nicht eingehen.

Die meisten der genannten Gründe sind ebenso schlicht wie unmittelbar einleuchtend. Es ist daher auch wenig überraschend, sie in verdichteter Form in einem Veranstaltungsflyer einer bei der AIDS-Hilfe Frankfurt am Main angesiedelten Compliance-Gruppe wiederzufinden. In diesem ist zu lesen, dass es neben dem „Willen zur Therapie [...] für die ‚richtige' Einnahme (der Medikamente) eines großen Organisationstalents" bedürfe. Bleibt man auf dieser auch von den meisten Studien eingenommenen Ebene, ist das Problem mit der Compliance vornehmlich ein kognitives. Entsprechend fallen auch die Empfehlungen aus. Sie lauten etwa so: „Es ist besser, die Medikamente mitzunehmen, wenn du aus dem Haus gehst, denn man kann ja nie wissen, was sich im Laufe des Tages ereignet." Oder konkreter und auf die unkalkulierbare Sexualität gemünzt: „Man kann ja nie wissen, wer einem im Laufe des Tages begegnet." Eine andere Empfehlung könnte lauten: „Damit du den Rhythmus der Medikamenteneinnahme auch einhalten kannst, solltest du den Wecker stellen, bevor du dich schlafen legst." Angesichts solcher und vergleichbarer Empfehlungen ist zu fragen, warum diejenigen, denen sie in der Überzeugung gegeben werden, damit ihr Problem mit der Compliance zu minimieren, nicht selbst auf diese einfachen Gedanken gekommen sind.

Das entscheidende Problem mit der Nichtcompliance liegt meines Erachtens auf einer anderen als der kognitiven Ebene und ist deshalb mit ein bisschen mehr Organisationstalent nicht zu lösen. Ganz offensichtlich wird die Noncompliance stark von den realen und phantasierten Einschränkungen der Autonomie und Spontanität durch das verordnete Therapieschema beeinflusst. Immer wieder kommen sich auch Patienten, die sich grundsätzlich für die Therapie entschieden haben, wie ein Anhängsel an die Medikamente vor, was ihr Gefühl von Autonomie ins Wanken bringt. Dementsprechend wird in Compliance-Selbsthilfegruppen auch das Thema Souveränitätsverlust häufig behandelt. Auf die durch die Angst vor Souveränitätsverlust erzeugte Spannung kann man unter anderem antworten, indem man von Zeit zu Zeit auf die Einnahme der verordneten Medikamente verzichtet. Weil das Therapieregime aber wie ein moralisches Sollen fungiert, wird das Abweichen von ihm zum Konflikt, der sich in einem schlechten Gewissen niederschlägt. Die meisten der in den Studien genannten Gründe für die Nonadherence scheinen krude Rationalisierungen zu sein, also Verdeckungen der wirklichen Gründe. Anscheinend können aber sowohl Ärzte als auch Patienten mit solchen Rationalisierungen besser umgehen, weil sie sich mit ihnen innerhalb des vom Medizinsystem lizensierten Rahmens bewegen. Dass man Medikamente einzunehmen vergisst oder deren Einnahme verschläft, wird offenbar als so selbstverständlich angesehen, dass niemand sich nach dem Warum, also nach den tieferen Gründen für solche „Therapieaussetzer" fragt.

Käme dagegen jemand und würde seine Noncompliance mit dem Verweis auf seinen Autonomiekonflikt begründen und sagen: „Ich habe die Medikamente nicht eingenommen, weil ich mir so abhängig von ihnen vorkomme und weil sie mich immer daran erinnern, dass ich krank bin", könnte er wohl kaum mit Verständnis rechnen. Unter nicht ganz ausgeschlossenen Bedingungen könnte es sogar passieren, dass ein solcher Patient von Ärzten, die ansonsten von psychoanalytischen Einsichten nicht sehr viel halten, mit seinen unbewussten Todeswünschen konfrontiert würde. Nicht dass solche nicht existierten. Ein zeitweises und gelegentlich wiederkehrendes Abweichen von einem so rigiden Therapieschema wie der HIV-Therapie ist aber nicht umstandslos als Ausdruck von unbewussten Todeswünschen zu deuten. Insbesondere für Menschen mit einer psychisch hoch besetzten Autonomie ist die zeitweise Noncompliance wahrscheinlich eine Bedingung der Möglichkeit, verordnete Medikamente auf Dauer zu nehmen.

Man muss sich diesen Mechanismus, der in einer Gesellschaft, für die Selbstbestimmung ein zentraler Wert ist, keineswegs pathologisch genannt werden kann, ungefähr so vorstellen: Immer dann, wenn die Patienten sich in unerträglicher Weise abhängig von ihren Medikamenten, ihren Ärzten oder vom Medizinsystem insgesamt fühlen, kommt es zu dem Impuls, sich den verordneten Erwartungen zu entziehen. Dieser Impuls kann sich dann unter anderem in einer Unterbrechung der Medikation manifestieren. Was von außen betrachtet wie eine bloße Nachlässigkeit aussieht, ist Ausdruck eines inneren Konfliktes. Die „Nachlässigkeit", also der zeitweise Verzicht auf die Medikamente, dient in aller Regel der Wiederherstellung der durch den Autonomiekonflikt ins Wanken geratenen psychischen Balance. Ist diese wiederhergestellt, kann auch die begonnene Therapie fortgesetzt werden. In dem inzwischen auch hierzulande gebräuchlichen Ausdruck „Drug Holidays" wird der Mechanismus, den ich hier zu skizzieren versuche, übrigens recht gut abgebildet. Man nimmt Ferien vom Alltag der Therapie, um danach deren Zwänge wieder aushalten zu können.

Der hier nur grob beschriebene Mechanismus wird häufig durch von außen kommende Interventionen angestoßen. Dabei sind Interventionen, die direkt aus dem Medizinsystem stammen, besonders wirksam. Beispielhaft dafür ist eine Arzt-Patient-Interaktion, die von einer bemerkenswert introspektionsfähigen Frau berichtet wurde. Diese wurde nach einem Arztwechsel von ihrem neuen Arzt gefragt, wie es denn mit ihrer Compliance aussehe. Nachdem sie ihrem Arzt gesagt hatte, damit sehe es ganz gut aus, entgegnete dieser: „Gut, das reicht nicht. Ihre Compliance muss hervorragend sein!" Nach dieser nach medizinischer Lehrmeinung zwar korrekten, aber völlig unempathischen Intervention ihres Arztes verspürte die Patientin zum ersten Mal den Impuls, ihre Therapie zu unterbrechen. Sie hat sich aber schließlich doch für deren Fortsetzung entschieden, wie die meisten der Patienten, welche von sich aus die Kombinationspräparate immer wieder kurzfristig absetzen.

Lebensqualität und Leben

Die Entscheidung für eine Therapie ist kein einmaliger und damit abgeschlossener Vorgang. Gerade für eine Therapie, die wie die antiretrovirale auf Dauer angelegt ist, muss man sich immer wieder neu entscheiden, weil das Leben nun einmal dynamisch, die Therapie aber vergleichsweise statisch ist. Der Ausgang der Entscheidung ist von einem Bündel letztlich nicht voneinander isolierbarer bewusster und unbewusster Vorstellungen und Ängste abhängig. Am besten wird das, was dieses Bündel meint, noch von der Kategorie „Lebensqualität" erfasst, und zwar deshalb, weil das, wofür Lebensqualität steht, in keinem Schema unterzubringen ist. Denn mit Lebensqualität ist immer die aktuelle Qualität des Lebens gemeint, also eine Qualität, die wir unserem augenblicklichen Leben aufgrund unseres gerade geltenden Selbstverständnisses und unserer aus unbewussten und bewussten Wünschen und Phantasien zusammengesetzten Individualität geben. Weil das so ist, kommt es bei auf Dauer angelegten Therapien immer wieder zu einem Konflikt zwischen Aktualität und Potenzialität oder, anders ausgedrückt, zu einem Konflikt zwischen Gegenwart und Zukunft.

Dieser Konflikt verschärft sich im Falle von Therapien, deren Zweck es ist, einen nach medizinischen Erkenntnissen erwartbaren Krankheitsverlauf durch die frühe Einnahme von Medikamenten aufzuhalten, weil die Patienten unter solchen Bedingungen aktuell oftmals nicht an ihrer Krankheit, sondern an den Folgen einer Therapie leiden, welche den zukünftig zu erwartenden Ausbruch der Krankheit aufhalten soll. Daran wird offenkundig, wie weit das lebensweltliche Verständnis von Krankheit, das allemal eine Beziehung zum aktuellen Leiden hat, und das medizinisch-naturwissenschaftliche Verständnis von Krankheit auseinander fallen, das mit durchaus guten Gründen oft etwas Künftiges in den Blick nimmt, unter dem die Patienten in der Gegenwart aber noch gar nicht leiden.

Natürlich kann ein „verständiger" HIV-Patient einsehen, dass eine Erhöhung der „Viruslast" mit einer schlechten Prognose einhergeht, auch wenn er von „seiner" Viruslast weder etwas spürt noch in der Lage ist, sich von ihr eine konkrete Vorstellung zu machen. Wenn jedoch die Medikamente, die er aus dieser Einsicht heraus zur Herabsetzung seiner Viruslast einnimmt, ihn sexuell lustlos oder impotent machen oder seine körperliche Erscheinung so verändern, dass sein Körperbild zerstört wird, dann wird ihm schlagartig die Differenz zwischen dem lebensweltlichen Verständnis und dem naturwissenschaftlichen Verständnis von Krankheit klar, und es kommt zum Konflikt.

Wie auch immer Patienten sich in einer solchen Situation entscheiden, also entweder für die Fortsetzung der Therapie trotz massiver Einschränkungen ihrer Lebensqualität oder für deren Abbruch: Der Entscheidung haftet allemal etwas Tragisches an. Mediziner, deren Erzfeind nun einmal der Tod ist, pflegen die zweite Entscheidung, also den Abbruch der Therapie, für die eigentliche Tragödie zu halten und bringen dadurch die andere Tragödie zum Verschwinden oder marginalisieren sie zumindest. Deshalb neigen sie auch dazu, die Differenz zwischen der aktuell erlebten Lebensqualität und dem Leben als solchem einzuebnen. Das führt nicht selten dazu, dass sie versuchen, den Konflikt ihrer Patienten stillzulegen, indem sie diesen einzureden versuchen, ein eingeschränktes Leben sei immer noch besser als gar kein Leben.

Abgesehen davon, dass solche Suggestionen selten verschlagen, verhindert die hinter ihnen stehende Haltung, die durch Medikamente, welche das Leben verlängern sollen, ausgelösten Einschränkungen der Lebensqualität, also die so genannten Nebenwirkungen, so zu behandeln und zu erforschen, als ginge es dabei um das Leben selbst. Doch ohne die Verknüpfung von Leben und Lebensqualität kann das Versprechen auf Zukunft, das die Medizin den HIV-Infizierten mit der Kombinationstherapie gegeben hat, nicht eingelöst werden. Denn erträglich ist die Einschränkung des gegenwärtigen Lebens nur dann, wenn die Hoffnung auf Zukunft nicht am gegenwärtigen Leiden an der eingeschränkten Qualität des Lebens erstickt. Die Krux mit der Hoffnung besteht nämlich darin, dass diese, obwohl allemal auf Zukunft gerichtet, von der Gegenwart, in der sie ihre reale Basis hat, nicht abgelöst werden kann.

Literatur

Altice, F. L. und G. H. Friedland: The era of adherence to HIV therapy [Editorial]. Ann. Intern. Med. 129, 503–505, 1998

Anderson, W. und P. Weatherburn: The impact of combinaton therapy on the lives of people with HIV. London: Sigma Research with NAM Publications and Body Positive 1998

Dannecker, M.: Homosexuelle Männer und AIDS. Eine sexualwissenschaftliche Studie zu Sexualverhalten und Lebensstil. Stuttgart: Kohlhammer 1990

Dannecker, M.: Der homosexuelle Mann im Zeichen von AIDS. Hamburg: Klein Verlag 1991

Dannecker, M.: „Risikofaktor Liebe“ am Beispiel homosexueller Männer. In: H. Jäger (Hrsg.): AIDS – Management und Erkrankung. Landsberg: Ecomed 1996

Etgeton, S.: Die Zeit mit AIDS. Z. Sexualforsch. 11, 212–219, 1998

Gallant, J. E. und D. S. Block: Adherence to antiretroviral regimens in HIV-infected patients: Results of a survey among physicians and patients. J. Int. Assoc. Physicians AIDS Care 4 (4), 32–35, 1998

Guibert, H.: Dem Freund, der mir das Leben nicht gerettet hat. Reinbek: Rowohlt 1991

Marquard, O.: Novellist der Melancholie. Laudatio auf Hartmut Lange. In: Dokumentation der Verleihung des Literaturpreises der Konrad-Adenauer-Stiftung e.V. an Hartmut Lange, Weimar, 10. Mai 1998. Wesseling: Konrad-Adenauer-Stiftung 1998

Sackett, D. L. und J. C. Snow: The magnitude of compliance and noncompliance. In: D. L. Sackett und T. B. Haynes (Hrsg.): Compliance with therapeutic regimens. Baltimore: Johns Hopkins University Press 1976

Selwyn, P. A. und R. Arnold: From fate to tragedy: The changing meanings of life, death and AIDS. Ann. Intern. Med. 129, 899–902, 1998

Kapitel 19
Psychoanalytische Theorie sexueller Perversionen

Von Nikolaus Becker

Die verschiedenen Formen abweichenden sexuellen Verhaltens, die sich in den Perversionen Exhibitionismus, Fetischismus oder Sadomasochismus manifestieren, haben frühzeitig das Interesse Freuds und seiner Schüler geweckt. Die Analogie von abweichender Sexualität und kindlich-sexuellen Ausdrucksformen war Freud evident, und so sah er in den Perversionen zunächst ein besonderes Triebschicksal mit der Fixierung auf der Stufe der Partialtriebe.

Während abweichende sexuelle Phantasien und episodisch auftretendes abweichendes Sexualverhalten Teile der genitalen Sexualität sein oder in das Spektrum neurotischer Symptombildungen gehören können, stellen die eigentlichen sexuellen Perversionen komplexe psychische Gebilde besonderer Art dar. In der Perversion werden abweichende sexuelle Phantasien nicht abgewehrt, sondern entdeckt, ausgestaltet und außerhalb des übrigen sozialen Lebens in eigenartigen Beziehungen gelebt. Auf diese Weise wird eine Abwehr gegen bedrohliche innere Gefährdungen für Ich und Selbst geschaffen. Die Perversion hat weniger Ähnlichkeit mit einem Symptom als mit einem Traum oder einer kreativen Erfindung, die unter bestimmten seelischen Bedingungen die Anpassung an die soziale Realität ermöglicht. Die Psychoanalyse hat sich, von den Partialtrieben ausgehend, Schritt für Schritt zu dieser Erkenntnis vorgearbeitet.

Ich werde zunächst die Entwicklung der analytischen Theoriebildung zu den sexuellen Perversionen bis etwa 1960 wiedergeben. Hier sind vor allem Freud (1905), Sachs (1923), Gillespie (1956) und Bak (1953) zu nennen. Dann werde ich ausführen, was in jüngerer Zeit von Chasseguet-Smirgel (1986), Khan (1983), McDougall (1985), Morgenthaler (1974) und Stoller (1979) zur Psychogenese und Psychodynamik der sexuellen Perversionen beigetragen wurde.

Historische Entwicklung

Der Kern der psychoanalytischen Theorie Freuds, die Triebtheorie, basiert auf der Annahme, dass der Mensch ein triebhaftes Wesen ist, ständig davon bedroht, aus dem Gleichgewicht seiner psychophysischen Erregung zu fallen und von Angst überwältigt zu werden. Indem der Mensch Objekte für seine Triebansprüche sucht, kann er sein Erregungsniveau im Gleichgewicht halten, muss aber auch Abwehrformationen bilden, damit ihm nicht aus den Beziehungen zu den Objekten neue bedrohliche Erregungsschübe erwachsen. Das Objekt der Triebwünsche ist meist ein anderer Mensch, kann aber auch der eigene Körper oder ein Objektsurrogat sein. Der Triebwunsch ist ein libidinöser Wunsch, der auf Verbindung und Vereinigung hinzielt und im Laufe der menschlichen Entwicklung verschiedene Phasen durchläuft, um schließlich in die genitale Sexualität einzumünden.

Der Mensch erscheint in dieser Theorie als Objekt seiner Triebe, das wiederum Objekte braucht. Einen Subjektbegriff gibt es in dieser Theorie nicht. Freud sah die menschliche Entwicklung als Folge des inneren Widerstreits zwischen der Befriedigung der Triebregungen zur Stabilisierung des inneren Gleichgewichts einerseits und dem Wunsch, einer sozialen Gruppe wie der Familie anzugehören, andererseits. Das macht Kompromisse und Abwehren notwendig. Konfliktauslösend wirkt sich dabei die verzögerte kindliche Entwicklung aus. Dadurch gehen sexuelle Triebregungen lange vor der eigentlichen Sexualreife in die Beziehungen zu den ersten Objekten, den Eltern, ein. Im so genannten Ödipuskomplex, der die Gesamtheit der Vorstellungen und Affekte umfasst, die mit der erotisch-sexuellen Rivalität des Jungen mit dem Vater um die Liebe der Mutter verknüpft sind, sah Freud den Kern aller neurotischen Störungen.

Die Perversion als Partialtriebäußerung

In den „Drei Abhandlungen zur Sexualtheorie" hatte Freud (1905) den Grundstein für die Erforschung der Sexualität und ihrer Entwicklungsverläufe gelegt. Er nahm an, dass die kindlichen Äußerungen des Sexualtriebs, die zunächst noch Teiltriebe sind und spielerischen Charakter haben, allmählich integriert und transformiert werden und in die erwachsene genitale Sexualität eingehen. Im Fall der Neurose werden kindlich-sexuelle Regungen verdrängt und können aus dem Unbewussten heraus die weitere Entwicklung stören bzw. Symptome hervorrufen.

Unter diesen Aspekten war die perverse Sexualität für Freud von hohem Interesse, weil hier nach seinem Verständnis ein dritter Weg sichtbar wurde: Einzelne Triebregungen können in ihrer kindlichen Form fortbestehen, ohne dass die eigentlich zu erwartende Bedrohung für das psychophysische Gleichgewicht auftritt. In diesem Zusammenhang bezeichnete er die Neurose als Negativ der Perversion, was so viel bedeuten sollte wie Abwehr der Perversion. In dieser ersten Konzeptualisierung von Freud zeigte sich also in der Perversion ein nicht transformierter Es-Abkömmling in Form einer Partialtriebäußerung. Da er nicht der Abwehr anheim gefallen war, ließ er sich auch nicht weiter reduzieren.

Die Perversion als Abwehr von Kastrationsangst

Dieses erste Konzept ist vor allem von Sachs (1923) hinterfragt und verändert worden. Seiner Beobachtung nach handelt es sich bei der Perversion nicht um die Äußerung eines nicht mehr reduzierbaren Partialtriebs, sondern gleichsam um die Spitze eines Eisbergs, wobei große, höchst ängstigende Anteile der ödipalen Entwicklung nur dadurch verdrängt und im Unbewussten gehalten werden können, dass einem bestimmten Teil der Zugang zum Bewusstsein gestattet wird. Die Aufgabe der Psychoanalyse bestehe nun darin, die ängstigenden ödipalen Konflikte ins Bewusstsein zu heben.

Beim Studium der Realitätsbeziehung des Psychotikers kam Freud (1938) auf die Perversionen zurück. Während der Psychotiker die Realität verleugne und durch einen Wahn ersetze, könne der Perverse durch Spaltung und Verleugnung in einem Bereich psychotisch handeln, in einem anderen aber realitätsangepasst bleiben. Das klassische Beispiel für diesen Mechanismus ist der Fetischismus, bei dem mit der perversen sexuellen Handlung symbolisch zum Ausdruck gebracht wird, dass auch Frauen einen Penis haben, es somit Kastration nicht gibt, wobei aber das realitätsangepasste Ich sehr wohl über die anatomischen Geschlechtsunterschiede informiert ist. So kam Freud zu der Feststellung, dass das Zusammenwirken von Verleugnung und Spaltung zur Abwehr unerträglicher Kastrationsangst die perverse Sexualität beim Fetischisten determiniert.

Bis in die 60er Jahre hinein stand die Abwehr der Kastrationsangst im Mittelpunkt der psychoanalytischen Theorien der sexuellen Perversion. Phänomenologisch bot sich das auch unmittelbar an. In den perversen Praktiken wird der Abstand zum „Objekt erwachsene Frau“ vergrößert und die genitale Sexualität, der Koitus, vermieden. In ritualisiertem Spiel wird die Kastration aufgehoben, und immer geht es im perversen Handeln darum, das Vorhandensein des Penis zu bestätigen, sich seiner zu versichern. Da sich der Junge in der phallischen Phase, im dritten bis vierten Lebensjahr, mit seinen aktiven Regungen (Schauen und Sich-Zeigen) gern der Mutter als potenzieller Liebhaber präsentiert, andererseits aber in diesem Stadium verstärkt die Geschlechtsunterschiede wahrnimmt und dabei registriert, dass die Mutter oder die Schwester keinen Penis hat, entwickelt er die Vorstellung, sie hätten ihn eingebüßt, verloren. Phallische Aktivität kann, so die Vorstellung, Kastration zur Folge haben.

Hier, so meinten die Psychoanalytiker dieser Entwicklungsperiode, liegen die Wurzeln der sexuellen Perversion. Wenn der Junge die Realitätswahrnehmung, dass Frauen keinen Penis haben, nicht aushalten kann, schreckt er zurück, gibt die phallische Aktivität auf und kehrt auf die frühere, die anale Entwicklungsstufe zurück. Da der Ödipuskomplex in der klassischen Psychoanalyse der Markstein der psychosexuellen Entwicklung ist und der Kastrationskomplex gleichsam den Eintritt in die ödipale Entwicklung darstellt, nahm man an, dass der Perverse dieser Entwicklung ausgewichen ist und folglich keine „reife“ genitale Sexualität entwickelt, sondern eine Sexualität aus analen und phallischen Elementen aufgebaut hat.

Die Perversion als Abwehr früher Ängste

Gillespie (1956) steht auf dem Höhepunkt dieses Abschnitts der Theoriebildung und leitet gleichzeitig eine neue Ära ein. Er betonte bereits, dass die Maßnahmen des Ichs bei der Perversionsbildung von ebenso großer Bedeutung sind wie das Triebschicksal, und hob dabei die Libidinisierung von Ängsten, Schuld und Schmerz besonders hervor.

Bak (1953) war dann der erste Autor, der beschrieb, dass die Separation von der Mutter bei Jungen, die später eine Perversion ausbilden, wegen ihrer engen Beziehung zur Mutter, ebenso große Angst auslöst wie der mögliche Verlust des Penis. Von da an richteten sich die Beobachtungen mehr auf die Separation und Individuation, auf die Entwicklung des Ichs und des Selbst. Das hatte auch zur Folge, dass der Kastrationsbegriff differenziert wurde. Während der „Penis“ das Symbol für die männliche Identität blieb, stand der „Phallus“ für alles, was Macht und Unabhängigkeit verleihen konnte. Der Verlust des Phallus, die Kastration im umfassenden Sinn, ist dann gleichbedeutend mit Desintegration: Die erneute Verschmelzung mit der Mutter führt zum psychischen Tod. Die Perversionsbildung wurde immer mehr als Konstruktion betrachtet, mit der es dem Perversen gelingt, mit Hilfe der Sexualität ein Paradoxon zu verwirklichen: sich im Zustand der Ungetrenntheit von der Mutter von ihr getrennt zu erleben.

Allgemeine Theorie der sexuellen Perversionen

Zum Verständnis der Psychogenese der sexuellen Perversionen ist es notwendig, den Verlauf der psychosexuellen Entwicklung mit dem Prozess von Separation/Individuation (Mahler 1972) vom zweiten Lebensjahr an zu skizzieren.

Wenn das Kind in der Mitte des ersten Lebensjahrs beginnt, sich aus der Symbiose mit der Mutter zu lösen, bekommt die Mutter für das Kind eine eigene räumliche und zeitliche Identität. Die Beziehung wird dyadisch. Anfangs ist die dyadische Beziehung im Erleben des Kindes von Idealisierung geprägt. Das Kind erfährt von der Mutter die Bestätigung seines Größenselbst (der „Glanz im Auge der Mutter“), und wenn das Größenselbst erste Risse bekommt, erfolgt die narzisstische Zufuhr von der ideal erlebten Mutter. Die in der weiteren Entwicklung zwangsläufig auftretenden Frustrationen führen zu Spaltungen, beispielsweise der Spaltung in die gute und die böse Mutter, und zu Spaltungen und Projektionen, zum Beispiel die böse Mutter und das gute Kind, wobei aber die magische Weltsicht Mutter-und-Kind weiterhin als grandios und allmächtig erscheinen lässt.

Im zweiten Lebensjahr nehmen die Konflikte mit der Mutter in der dyadischen Beziehung zu, was auch mit der analen Triebentwicklung, dem Anwachsen des für die Separation notwendigen aggressiven Potenzials zusammenhängt. Die innere Verarbeitung dieser Konflikte und der dazugehörigen Ängste ist mit der Bildung von Phantasien verbunden. So entsteht zu dieser Zeit ein inneres Mutterbild (Imago), das allmächtige, besitzergreifende, verschlingende und zerstörerische Züge hat. Die Imago der allmächtigen Mutter (mit dem mütterlichen Phallus als Symbol ihrer Allmacht) bekommt zwei Seiten: einerseits die allmächtige Spenderin des Lebens und Garantin von Sicherheit, andererseits die allmächtige böse Mutter, die beherrschen und besitzen will, indem sie sich die Objekte oral oder anal einverleibt.

Natürlich versucht der Junge, seine Ohnmacht gegenüber der Mutter abzuwehren. Er identifiziert sich mit der allmächtigen Mutter, versucht, seinerseits die Mutter zu seinem Besitz zu machen und ihr den eigenen Willen aufzuzwingen, was aber bei seinem wachsenden Realitätssinn immer weniger gelingt. In dieser Zeit der analen Machtkämpfe mit der Mutter entdeckt der Junge den Vater als ein weiteres, vage mit der Mutter verbundenes Objekt, den so genannten frühen Vater („frühe Triangulierung“; vgl. Abelin 1980; Rotmann 1978). Er erscheint nun als Objekt, das sich dazu eignet, die Konflikte mit der Mutter zu entschärfen. Der im zweiten Lebensjahr entdeckte Vater ist nicht der ödipale Vater, dessen Beziehung zur Mutter miterlebt wird und der damit auch Rivale um die Liebe der Mutter ist. Der frühe Vater stellt in seiner noch unklaren Beziehung zur Mutter eher eine Art „Katalysator“ (Abelin) für den Prozess der Loslösung und Wiederannäherung dar. Seine Bedeutung besteht darin, dass er in dieser Phase der konfliktreichen dyadischen Beziehung als ein Objekt zur Verfügung steht, das Schutz bieten und mit Rettungsphantasien ausgestattet werden kann. Durch zunehmende Idealisierung wird er zum wichtigen guten Objekt. Diese Idealisierung des frühen Vaters und, auf der Phantasieebene, die Symbolisierung seiner Macht im idealisierten väterlichen Phallus führen zu einer ersten Identifizierung mit ihm, die nicht nur für die Ich-Entwicklung, sondern auch für die sexuelle Identität von großer Bedeutung ist. Da diese Vorgänge in die zweite Hälfte des zweiten Lebensjahrs fallen, wird diese Identifizierung als anale Einverleibung des väterlichen Phallus phantasiert, die vor dem gefährlichen mütterlichen Phallus schützt.

Der ungestörte Verlauf der frühen Triangulierung setzt voraus, dass die Beziehung zwischen den Eltern von Zuneigung und Wertschätzung getragen ist. Dann steht die idealisierte Vaterbeziehung auch nicht der Wiederannäherung an die Mutter im Weg. Wenn die Identifizierung mit dem Vater im Rahmen der frühen Triangulierung als verboten gilt oder als gefährlich aufgefasst wird, weil sie in der Phantasie mit der analen Kastration, das heißt der totalen Entmachtung oder Entwertung des Vaters, der Mutter oder des Kindes selbst, verbunden ist, wird das Kind davor zurückschrecken. Die frühe Identifizierung mit dem Vater entschärft also die Trennungsaggressionen in der Beziehung zur Mutter und verändert die Beziehung zu ihr, so dass die Wiederannäherung möglich wird.

Benjamin (1993) hat darauf hingewiesen, dass die projektive Verwandlung der Mutter in eine bedrohliche allmächtige Figur und die Entdeckung des guten Vaters als Schutz gegen die allmächtige Mutter nicht einem Naturgesetz entspringen, sondern Produkte der westlichen Sozialisation sind, in der die Mutter fast allein für die Versorgung der Säuglinge und Kleinkinder zuständig ist, während der Vater als „vage mit der Mutter verbundenes weiteres Objekt“ erscheint. Diese Rollenverteilung macht sie für die Entwicklung in der dyadischen Beziehung verantwortlich. Hinzu kommt das Unvermögen vieler Mütter, schon in der Dyade ansatzweise dadurch einen intersubjektiven Raum zu schaffen, dass sie nicht einfach über das Kind verfügen und das Kind über sich verfügen lassen, sondern Trennung erlebbar machen, Trennungsgefühle verstehen und dem Kind Identifikationen mit der sich trennenden Mutter ermöglichen. Diese Aspekte, so richtig sie sind, können jedoch nicht daran vorbeiführen, dass die Allmachtsphantasien in der dyadischen Beziehung ein Erbe der ungetrennten Beziehung in der Symbiose sind und als wichtige Erfahrung für die weitere Entwicklung Bedeutung haben.

Mit diesem Prozess von Separation, früher Triangulierung und Wiederannäherung an die Mutter geht allmählich die libidinöse Entwicklung vom analen Stadium ins phallisch-narzisstische Stadium über, das heißt, das Interesse wendet sich von den Ausscheidungsorganen und -funktionen ab und dem Genitale zu. Zum phallischen Stadium des Jungen gehört das oft beobachtete Imponiergehabe, wenn er sich mit seinem Penis stolz der Mutter präsentiert. Zu dieser Zeit sind die kindlichen Allmachtsvorstellungen noch so wirksam, dass er die Größenunterschiede zwischen sich und der Mutter nicht ausreichend wahrnimmt. Hinzu kommt, dass der Inzest noch nicht tabuisiert ist. Doch werden jetzt zunehmend die Geschlechtsunterschiede beachtet. Die Tatsache, dass die Schwester, die Mutter oder andere weibliche Wesen keinen Penis haben, ist beunruhigend und führt zu der Vorstellung, dass dieses Organ verloren gehen kann. Die mögliche Kastration wird mit den phallisch-aktiven Regungen in Verbindung gebracht, auch wenn das Drohen mit Kastration nicht direkt als Erziehungsmittel eingesetzt wurde.

Der so genannte Kastrationskomplex, der die Gesamtheit der Phantasien umfasst, die sich auf den möglichen Verlust des Penis und der anderen Attribute seiner Unabhängigkeit in dieser Phase beziehen, gilt als „Organisator“ der ödipalen Entwicklung, in der das Kind den Unterschied der Geschlechter und der Generationen anerkennt (Chasseguet-Smirgel 1986) und mit der Urszene realisiert, dass Vater und Mutter komplementäre Genitalien haben und in der Sexualität als Partner verbunden sind. McDougall (1985) spricht hier vom Anerkennen der sexuellen Wahrheit.

Psychogenese der Perversionen in der klassischen Psychoanalyse

Wenn wir die Entwicklung der Menschen, die später eine perverse Sexualität herausbilden, vor diesem Hintergrund betrachten, fallen einige Besonderheiten auf. Die Mutter gibt ein Übermaß an Zuwendung, das als liebevoll bemächtigend charakterisiert wird. Der Junge wächst dadurch in dem Gefühl auf, die einzig wichtige Person für die Mutter zu sein. Der Vater dagegen ist abwesend oder entwertet und kann dem kleinen Jungen nichts Wichtiges oder Interessantes bieten. Dieses Zusammenwirken von verführerischer und übermäßig zugewandter Mutter, die selbst kein positiv besetztes inneres Vaterbild hat und deshalb den Vater ihres Sohnes entwertet, und des abwesenden, desinteressierten Vaters, der selbst zu wenig Sohn-Vater-Beziehung verinnerlicht und deshalb für die Beziehung zu seinem Sohn keine Orientierung hat, eröffnet diese besonderen Entwicklungsbedingungen.

Die dyadische Beziehung mit der Mutter entwickelt sich dadurch nicht in der oben beschriebenen Weise, der anale Machtkampf mit Spaltung und Projektion findet nicht statt. Er würde die erwähnte Eltern-Kind-Konstellation zerstören, die Mutter als ideales Objekt entthronen und den Narzissmus des Sohnes erschüttern. Durch die anhaltend liebevolle Einstellung der Mutter und das Fehlen des Vaters bleiben offene Konflikte aus; der Junge hat weiter das Gefühl, der beste, ideale und einzige Partner seiner idealen Mutter zu sein, der einzige, der sie zufrieden stellen und glücklich machen kann. Damit misslingt in der analen Entwicklungsphase die anstehende Separation von der Mutter. Das hat weit reichende Folgen für die weitere Entwicklung:

(1) Die Mutter wird nicht mehr und mehr zu einem Wesen mit einem eigenen Zentrum von Gefühlen und Wünschen, wird nicht Subjekt und Andere. Sie bleibt ein Objekt, das mehr durch Phantasien, Projektion und Idealisierung bestimmt ist als durch realistische Wahrnehmung; deshalb muss sie unter kindlicher Kontrolle und Beherrschung bleiben. Gleichzeitig ist sie weiter die ideale Mutter, die in der Phantasie mit einem mächtigen Phallus ausgestattet ist. Auf einer tieferen unbewussten Ebene ist die Mutter der dyadischen Beziehung bedrohlich und potenziell zerstörerisch.

(2) So wie es nicht zur Separation kommt, kommt es auch nicht zur Entwicklung der aggressiven Regungen. Das Kind erfährt seine zerstörerische Wut nicht und erlebt nicht, dass die Mutter diese überlebt. Destruktion wird nicht zur Erfahrung und folglich auch nicht Versöhnung und Wiedergutmachung.

(3) Die frühe Triangulierung findet nicht statt, der Vater wird nicht entdeckt, es kommt nicht zu einer Identifizierung mit ihm und seinem idealisierten Penis. Er wird nicht gebraucht als Katalysator oder Beschützer gegenüber der allmächtigen Mutter. Eine idealisierte väterliche Imago als Grundstein für die männliche Identität wird nicht gesetzt.

(4) Der Junge kann viel zu lange in einer prolongierten phallisch-narzisstischen Phase die Illusion aufrechterhalten, der eigentliche Partner seiner Mutter zu sein. Trotz des wachsenden Realitätssinns sind die Allmachtsvorstellungen ungebrochen.

Dann, zu einem Zeitpunkt zwischen dem fünften und zehnten Lebensjahr, erfolgt das traumatische Ereignis: Der kleine Junge, „Liebhaber seiner verführerischen Mutter", wird vom Thron gestoßen. Oft ist es ein Sinneswandel der Mutter, die plötzlich registriert, dass ihr Sohn sich immer noch als ihr eigentlicher Partner fühlt, der sie veranlasst, ihn mit den realen Verhältnissen zu konfrontieren. Oft geht diese für den Jungen traumatische Situation mit der Geburt eines zweiten Kindes oder einem anderen „Beweis von Mutters Untreue" (McDougall) einher oder wird durch eine herabsetzende oder lächerlich machende Bemerkung der Mutter ausgelöst, mit der sie ihn zum „kleinen Jungen" macht und die lang gehegte Illusion zerstört. Diese überraschende Kastration ist verheerend, und die mit Gewalt hereinbrechende ödipale Situation hat traumatische Wirkung.

Der Junge befindet sich nun in einer Situation, in der ihm der Boden unter den Füßen weggezogen ist; er weiß nicht mehr, wo er mit seiner phallischen Sexualität steht und was die Mutter will. Wenn er es nicht ist, der die Mutter befriedigen und glücklich machen kann, muss es etwas anderes oder jemand anderen geben, der das vermag. Der Vater ist entwertet, der idealisierte Phallus wird beim Großvater oder beim Bruder der Mutter vermutet oder ganz unabhängig von einem männlichen Wesen phantasiert. Dieser idealisierte Phallus wird gesucht, um eine Barriere gegen die jetzt bedrohliche Mutter zu errichten. Der idealisierte Phallus, um den es in den Perversionen immer wieder geht, soll die Lücke schließen, die sich nach der Kastration durch die Mutter aufgetan hat, die Lücke, die ihre Ursache in der fehlenden analen Auseinandersetzung mit der Mutter und der fehlenden Identifikation mit dem Vater hat. Wie wir sehen werden, wird durch Erotisierung und Sexualisierung eine perverse Inszenierung gestaltet, mit der die erlittene mehrfache Kastration aufgehoben werden soll.

In allen Theorien, die im Rahmen und in der Folge der klassischen Psychoanalyse entwickelt wurden, bilden die psychosexuelle Reifung mit den verschiedenen Stadien der Triebentwicklung und die Vorstellungen von der Entwicklung des Selbst und der Objekte den Hintergrund für die Betrachtung der perversen Struktur und Handlung. In allen Konzepten ist die Nähe zur Sexualität deutlich. So werden die in der prägenitalen Entwicklungsstufe zerstörten Verbindungsstücke der „sexuellen Wahrheit" verantwortlich gemacht (McDougall 1985). Oder mit anderen Worten: Der Junge durfte so lange dieser Illusion anhängen, dass er, als die Illusion zerbrach, in seiner sexuellen Identität so gestört war, dass er die Realität nicht akzeptieren konnte und nun die Perversion erfinden musste, um seine Sexualität zwischen Illusion und Wirklichkeit zu leben.

Psychogenese der Perversionen in der neueren Psychoanalyse

Anders als Freud, der den Menschen als bedürftiges Wesen sah, das sein Leben lang im Spannungsfeld von Triebwunsch und sozialer Realität steht, ist der Mensch für Winnicott ein verletzliches Wesen mit einem verborgenen wahren

Kern, das sein Leben lang auf der Suche nach Ganzheit und Wahrhaftigkeit ist. Die Triebhaftigkeit kann diesen Prozess fördern oder stören. Nach Winnicott braucht das Kind eine Mutter, die „gut genug" ist, das heißt, das Kind mit seinen eigenen Bedürfnissen anerkennt. Damit macht sie es dem Kind möglich, seine aus Objekterfahrungen und Selbsterfahrungen gebildeten Teile zu einer ganzen Person zusammenzufügen (Personalisierung) und seine Erfahrungen mit der Umwelt zu einem umfassenden Bild der Wirklichkeit zu verbinden (Realisierung).

Wenn die frühe „Bemutterung" nicht gut genug ist, wachsen Ängste übermäßig an. Das führt zum einen dazu, dass das Kind auf diese traumatischen Erfahrungen mit heftiger Phantasiebildung reagiert, Phantasien, die noch unter dem Einfluss der Primärprozesse stehen und die Realität ersetzen sollen. Zum anderen führt es dazu, dass Anteile des Selbst mitsamt den frühesten Phantasien nicht integriert, sondern dissoziiert und damit aus dem bewussten Selbsterleben ausgeschlossen werden. Bereiche subjektiver primärprozesshafter, also letztlich psychotischer Wirklichkeit werden dann nicht von objektiver sekundärprozesshafter Wirklichkeit abgelöst, sondern bleiben mit den dissoziierten Selbstanteilen verknüpft. Diese unbewussten, an die Dissoziationen gebundenen Phantasien zerstören die Möglichkeit, spätere Erfahrungen zu symbolisieren und Phantasien zu bilden. Mit anderen Worten: Die dissoziierte frühe Mutterbeziehung hält innerlich das Thema „Mutter" so sehr besetzt, dass die späteren, unter dem Einfluss der Sekundärprozesse gemachten Erfahrungen mit der Mutter nicht mehr zu einer lebendigen inneren Beziehung führen. Was dann an innerer Beziehung und innerem Bild entsteht, ist blass, phantasie- und spannungsarm und von einer hohlen Idealisierung bestimmt. Dissoziierte Selbstanteile führen wegen ihres Ausgeschlossenseins vom bewussten Selbsterleben zu einer permanenten inneren Spannung, die der ähnelt, unter der Kinder in der Zeit der Separation Übergangsobjekte bilden.

Vielfältig ist auf die Verwandtschaft von Übergangsobjekten und Elementen der sexuellen Perversionen hingewiesen worden. Einen Satz Winnicotts (1973: 11) umformulierend kann man sagen: So wie das Übergangsobjekt notwendig ist, um den Menschen von der lebenslangen Aufgabe zu entlasten, die innere und die äußere Welt getrennt und doch in Verbindung zu halten, so ist die perverse sexuelle Handlung erfunden worden, um diese beiden Bereiche psychischer Realität des Menschen mit sexueller Perversion – den realitäts- und sozial angepassten und den dissoziierten, primärprozesshaft organisierten Anteil – getrennt und in Verbindung zu halten. Die perversen Handlungen sind Ausdruck unbewusster Phantasien, von denen Winnicott (ebd.: 37) sagt: „Phantasien richten sich auf etwas ganz Bestimmtes, sie führen aber nicht weiter, sie haben keinen poetischen Wert, es sind Reste der primärprozesshaften Welt, die der Entwicklung von Vorstellungen im Wege stehen. Sie müssen abgetragen werden, um den Vorstellungen, die Beziehung zur Realität haben, Platz zu machen."

Während das Übergangsobjekt verblasst, wenn es seine Funktion zwischen früher Realität und früher Mutter einerseits und späterer Realität und getrennter Mutter andererseits erfüllt hat, bleibt die Perversion so lange bestehen, wie der dissoziierte Selbstanteil von der Teilhabe am realen Selbst und am realen Leben ausgeschlossen bleibt.

Dass diese enorme Spannung zwischen Selbstanteilen und Realitäten erotisiert und sexualisiert wird, ist für Winnicott von sekundärer Bedeutung. Khan (1983) formuliert es so: Das Individuum beutet seine Sexualität zu diesem Zweck aus. Wichtig ist sicher, dass gerade gegenüber der Entfremdung, die mit der Perversionsbildung verbunden ist, die sexuelle Erregung und Entspannung eine ich-stärkende Erfahrung ist und die Hoffnung enthält, auf diesem Weg zu einer Personalisierung zu kommen.

Khan (1983) hat auf der Basis von Winnicotts Theorie eigene Vorstellungen zur Psychogenese der Perversion entwickelt. Er sieht die Beziehung dieser Mütter zu ihren Söhnen von übergroßer Liebe, Fürsorge und Intimität geprägt. Da die Mütter ihre Söhne „idolisieren", das heißt, sie als ihre „Ding-Geschöpfe" ansehen und nicht als Personen mit eigenem Kern, ist die Beziehung einseitig und reduziert. Die Selbsterfahrungen des Jungen werden so nicht von der Mutter bestätigt, sondern stehen in einem gewissen Kontrast zu dem von ihr vermittelten Bild. Dennoch identifiziert sich der Junge in einer Art Komplizenschaft mit dem von der Mutter vermittelten Bild und verstärkt diese Identifikation noch nach dem plötzlichen Rückzug der Mutter. Auch Khan siedelt den Zeitpunkt des Rückzugs der Mutter in der Zeit zwischen dem fünften und zehnten Lebensjahr an und sieht als Auslöser, dass die Mutter sich plötzlich ihrer überintimen Beziehung zum Sohn bewusst wird.

Da die Möglichkeit, mit Phantasiebildung auf diese traumatische Situation zu reagieren, frühzeitig zerstört wurde, bleibt nur die Möglichkeit, die idolisierende Beziehung mit der Mutter abzuspalten und zu dissoziieren. Danach bleibt der Junge in einer passiven, spielunfähigen, erstarrten Verfassung zurück und erreicht die Pubertät „im Zustand organisierter Unschuld" (Khan 1983: 13). Erst danach führt eine Begegnung oder eine besondere Situation zu einem Erwachen der perversen Sexualität. Es folgt die Ausgestaltung, wobei das Agieren der dissoziierten idolisierenden Beziehung mit der Mutter einen maßgeblichen Anteil hat.

Verkürzt lassen sich Khans Vorstellungen von der Psychogenese so beschreiben, dass Kinder, die später eine perverse Sexualität ausbilden, Mütter hatten, die zu ihnen eine Art Übergangsobjektbeziehung herstellten und nicht eine wirkliche Objektbeziehung. Die Identifikation mit dieser Beziehung führte zur Ausbildung eines starken und dissoziierten Selbstanteils.

Obwohl sich Morgenthaler (1974) der theoretischen Begriffe Kohuts bedient und bei den Perversen die narzisstische Entwicklung in den Vordergrund stellt, steht er mit seiner Theorie teilweise Winnicott nahe. Auch er geht in der Metapsychologie der Perversionen von zwei verschieden organisierten Welten bzw. Wirklichkeiten aus, die in spannungsvollem Widerspruch zueinander stehen.

Morgenthaler stützt sich auf Lincke (1972), der hervorgehoben hat, wie wichtig es für die psychische Entwicklung ist, dass die beiden Bereiche der

Wirklichkeit - die frühe subjektive Wirklichkeit der präödipalen Entwicklung mit der symbiotischen und dyadischen Beziehung unter der Wirkung der Primärprozesse und die spätere objektive Wirklichkeit nach der Separation unter der Ordnung der Sekundärprozesse - im Kontakt miteinander sind. Das setzt voraus, dass sich die bewussten und unbewussten Erfahrungen in der späteren Realität den frühen Erfahrungen anpassen. Wenn das nicht gelingt, wie bei den Menschen, die eine Perversion entwickeln, entsteht eine Kluft zwischen den Wirklichkeiten und ein innerer Widerspruch zwischen dem Selbstanteil mit subjektiv-illusionärem Realitätsbezug und dem in der objektiven Realität verankerten Selbstanteil. Die Perversion hat Morgenthaler als Überbrückungsstruktur für diese Kluft definiert bzw. als Plombe, die die Lücke zwischen den Selbstanteilen schließt und funktionell eine Abrundung des Selbst herstellt. Verantwortlich für die gestörte narzisstische Entwicklung macht Morgenthaler die mangelnde Empathie der Mutter des Perversen und ihr daraus folgendes Unvermögen, die Selbsterfahrungen des Kindes zu bestätigen. Dadurch werden die integrierenden und umformenden Prozesse zur Abgrenzung und Abrundung des Selbst gestört.

Kernberg (1985) hat das Eigenständige einer perversen Struktur verneint und die Formen der männlichen Perversion gleichsam über sein allgemeines Strukturmodell geschoren. Er erhält so eine Differenzierung der Perversionen in neurotische, narzisstische, Borderline- und psychotische Formen. Gewiss ist der Gesichtspunkt der Ich-Stärke bzw. Ich-Schwäche der einzelnen Perversionsbildung gerade im Hinblick auf die Aggressivität und Destruktivität von großer Bedeutung (siehe dazu die Bemerkung zu Jürgen Bartsch weiter unten). Wie problematisch aber diese Untergliederung in jedem einzelnen Fall ist, geht aus Kernbergs Besprechung des Films „Man of Flowers“ (1985) hervor, wenn er einen mordenden Voyeur als neurotisch einstuft.

Eine wichtigere Differenzierung nehmen McDougall (1997) und Berner (2000; siehe auch Kap. 24 in diesem Buch) vor: McDougall unterscheidet Neosexualitäten von Perversionen, Berner Paraphilien von Perversionen. Beide weisen darauf hin, dass es einen wesentlichen Unterschied macht, ob ein Mann eine abweichende (nichtgenitale), nichtgewalttätige Sexualität entwickelt hat oder aber eine Form der Sexualität, die andere nötigend oder noch gewalttätiger mit einbezieht (Voyeurismus, Exhibitionismus, Vergewaltigung).

Goldberg (1995) sieht in der Perversion eine Symptomatik, die entsteht, wenn eine pathologische Psychodynamik mittels Spaltung und Sexualisierung ausgedrückt wird. Zugrunde liegt eine gestörte Selbstobjekt-Entwicklung mit Auswirkungen auf die Selbstkohärenz. Die Sexualisierung wird seiner Ansicht nach überflüssig, wenn im therapeutischen Prozess die Abspaltung von verwirrenden frühen Erfahrungen (auch bezüglich der sexuellen Identität) aufgehoben wird.

Die psychoanalytische Traumatheorie (Kinston und Cohen 1986; Ogden 1995; Küchenhoff 1998) weist auf die ähnliche Bedeutung des Wiederholungszwangs bei Perversen und bei psychisch Traumatisierten hin. In beiden Fällen werden Erfahrungen, die im psychischen Raum nicht bearbeitet werden können, weil sie in ihm nicht repräsentiert sind, auf immer gleiche Weise externalisiert und einem anderen zugemutet, in der Hoffnung, doch noch ein Objekt zu finden, das das Trauma durch Verstehen aufheben kann. (Khan [1983: 301 ff] hat mit einem Fallbeispiel den Zusammenhang von Masochismus und Traumaerfahrung dargestellt.)

So erscheinen Perversion, frühe Traumatisierung und Somatisierung psychischer Erfahrungen als Variationen vergleichbarer Störungen im Vorfeld der Repräsentanzenbildung und Symbolisierung.

Morgenthaler kam bereits zu der Feststellung, dass in der perversen Entwicklung der allmähliche Prozess der Separation mit der inneren Gegenüberstellung von Selbst und Objekt misslingt. Das Kind bleibt zu lange in der Welt des Scheins und der Illusion und fällt dann überstürzt in die objektive Wirklichkeit mit den für es unerträglichen Erkenntnissen der ödipalen Situation. So entsteht die Kluft zwischen zwei Selbstanteilen, die in verschiedenen Wirklichkeiten angesiedelt sind.

Der Prozess der Perversionsbildung

Die Perversionsbildung ist für die Autoren, die der klassischen Psychoanalyse nahe stehen, wie Chasseguet-Smirgel und McDougall, das Ergebnis einer bestimmten Psychodynamik mit der Verleugnung als zentralem Mechanismus. Trotz aller Differenzen entspricht sie der neurotischen Symptombildung und hat wie sie die Aufgabe, Angst zu binden und eine seelische Stabilisierung herbeizuführen.

Für andere Autoren ist die Perversionsbildung die Antwort auf das unbewusste Erleben einer inneren, strukturellen Lücke, die mit einer Verunsicherung über die sexuelle Identität und die Identität überhaupt verbunden ist. Diese Lücke soll durch die Perversion wie durch eine Plombe geschlossen werden (Morgenthaler 1974). Die „Plombe" könnte zur zentralen Metapher in der psychoanalytischen Theorie der Perversionen werden. Denn die Lückenhaftigkeit der perversen Struktur wird von allen Theoretikern, nur mit unterschiedlichen Namen, hervorgehoben. So wird die Lücke mit der fehlenden Identifikation mit dem Vater in Verbindung gebracht, mit der Verleugnung der sexuellen Wahrheit (McDougall 1985), mit der Verleugnung des Ödipuskomplexes (Chasseguet-Smirgel 1986), mit der Ungetrenntheit von der Mutter, mit der Dissoziation wichtiger Selbstanteile (Khan 1983) oder mit der Kluft zwischen innerer und äußerer Welt, zwischen primär- und sekundärprozesshaft organisierter Wirklichkeit (Morgenthaler 1974).

Betrachten wir nun die Perversionsbildung nach McDougall detaillierter. Ihrer Beobachtung nach werden die frühen Beziehungen zu den Primärobjekten oder zu Teilen von ihnen durch Spaltungen, Verschiebungen, Ersetzungen, wie sie zum primärprozesshaften Denken gehören, und durch die Zerschneidung bestimmter assoziativer Verbindungen zerlegt und in unkenntlich gemachter Form wieder zusammengefügt. Die frühen, von Projektion bestimmten inneren Bilder von Mutter und Vater, die Imagines, entstehen im Rahmen der Selbst-

und Objektentwicklung in den ersten drei Lebensjahren. Sie werden im Verlauf der Separation zunehmend durch den Niederschlag realer Erfahrungen mit Mutter und Vater überlagert, verblassen und büßen ihren Einfluss auf Wahrnehmungen und Vorstellungen ein. Bei Menschen, die später eine sexuelle Perversion ausbilden, bleiben sie in ihrer primärprozesshaften Ausstattung erhalten und gehen in die Psychodynamik der Perversionsbildung ein. So besteht innerlich weiter die Imago einer allmächtigen idealen Mutter und auf einer tieferen Ebene, abgewehrt, die Imago einer für den Jungen lebensbedrohlichen archaischen Mutter. Hinter der Imago des herabgesetzten oder nicht existenten Vaters findet sich auf einer tieferen Ebene die Imago eines idealisierten Vaters oder, abgelöst von ihm, die Imago eines idealisierten Phallus. Diese Imagines oder Teile von ihnen gehören zu den Elementen, aus denen die Perversion gebildet wird. Die perverse Inszenierung enthält auf der Phantasieebene immer eine Beziehungsaufnahme zu den frühen Imagines, wobei die Sehnsucht nach der Rückkehr in die ungetrennte Beziehung zur Mutter, die Kontrolle ihrer zerstörerischen Allmacht, die Bestrafung der kastrierenden Mutter, die Wiedererlangung des idealisierten väterlichen Phallus oder andere und mehrere Aspekte zugleich zum Ausdruck kommen.

In einem zweiten Schritt werden diese Gebilde mit sexueller und aggressiver Triebenergie ausgestattet. Dem Vorgang der Sexualisierung, meist verbunden mit Erotisierung, wird bei der Perversionsbildung eine zentrale Bedeutung zugeschrieben. Sexualisierung meint zunächst, dass Angstspannung oder narzisstische Spannung in sexuelle Spannung oder dass emotionale Bedürftigkeit in sexuelle Bedürftigkeit umgewandelt wird, weil damit Abhängigkeit abgewehrt werden kann. Sie ist also eine Abwehrleistung des Ichs, die durch Triebreifung und genitale Besetzung möglich wird. In der Perversionsbildung bekommt die Sexualisierung insofern eine zentrale Bedeutung, als sie die Möglichkeit eröffnet, in bestimmten Beziehungen wiederkehrend und lustvoll die unbewussten präödipalen Phantasien zu gestalten, die mit der traumatischen Desillusionierung verbunden sind. Sie hilft, die Realität vorübergehend außer Kraft zu setzen und die Illusion einer besseren Lösung aufrechtzuerhalten. Schließlich bleibt die brisante Thematik auf die sexuellen Handlungen beschränkt und beeinträchtigt nicht die soziale Anpassung.

Khan hebt bei der Perversionsbildung das Moment der Entfremdung besonders hervor. Da es aus der idolisierenden Beziehung von Mutter und Sohn keinen Weg zu getrennten Beziehungen mit genitaler Sexualität gebe, liege die Sexualität zunächst brach und werde erst in der Pubertät oder später für diesen Zweck entdeckt und ausgebeutet. Sie werde in einen prägenitalen Rahmen gestellt, mit einer besonderen, durch Fremdheit und Intimität gekennzeichneten Beziehung und veränderten Zielen verbunden. Sie ermögliche in dieser Beziehung eine orgastische Körpererfahrung und die Triebabfuhr, deren Ziel nicht die genitale Verschmelzung mit einem anderen Menschen sei, sondern eine Bestätigung der eigenen Identität und Existenz.

Morgenthalers Vorstellungen haben mit denen von Khan gemeinsam, dass die Sexualität nicht mehr im Mittelpunkt der Perversionsbildung steht, sondern lediglich dazu verwendet wird, bestimmte dynamische Prozesse in der perversen Beziehung zu ermöglichen und somit eine Lücke im Selbst zu schließen und die narzisstische Zufuhr zu sichern. Während McDougall die Ansicht vertritt, in der Perversionsbildung und der dazugehörenden Inszenierung werde ein Stück traumatischer psychosexueller Entwicklung gestaltet und zugleich durch eine neue Mythologie aufgehoben, geht es für Khan und Morgenthaler mehr um eine narzisstische Störung, die unter Verwendung der Sexualität entschärft wird.

McDougall und Morgenthaler haben gemeinsam, dass sie in der Perversionsbildung einen kreativen Akt sehen, mit dem der Perverse wie ein Träumer etwas gestaltet, was ihn unbewusst bewegt. Wenn im Traum ein bedrängendes unbewusstes Thema gestaltet wird, tritt eine Beruhigung ein. Mit der Gestaltung der perversen Situation kommt es zu einer Entspannung und einem Zuwachs an Selbstgewissheit. Für Khan (1983) ist die Perversion nicht ein Traum, sondern eine zwanghaft ritualisierte Wiederholung einer unbewussten verinnerlichten Beziehung zu einem „montierten Objekt“. Montiert sei das Objekt aus Einzelaspekten der frühen Beziehungen zu Mutter und Vater. Khan meint, dass Perverse mit ihren schizoiden Strukturanteilen, mit ihrer Neigung, zu spalten, zu verleugnen, zu verschieben und Zusammenhänge zu zerreißen, auch in der Lage seien, ein künstliches Objekt zu montieren.

Chasseguet-Smirgel (1986) betont bei der Perversionsbildung den Mechanismus der Regression in die „anale Welt“ und die damit verbundene Verleugnung des Ödipuskomplexes mit der genitalen Sexualität und den Generationsunterschieden. Sie hebt deshalb die Abwehr durch Idealisierung bei der Perversionsbildung besonders hervor. Diese habe die Funktion, die hässlichen und unvollkommenen Seiten der analen Beziehungswelt zu verbergen. Dem Perversen sei es durch die Idealisierung möglich, die unbewusst wahrgenommenen Mängel in seiner Struktur und in seiner Sexualität nicht nur zu verleugnen, sondern den eigenen Weg als den besseren, wertvolleren darzustellen, oft mit der Phantasie, das Geheimnis der Sexualität entdeckt zu haben.

Stoller (1979) hat darauf hingewiesen, dass durch Sexualisierung und Erotisierung bei der Perversionsbildung ein großes, aus traumatischen Erfahrungen stammendes Potenzial an Feindseligkeit abgewehrt wird. Gefühle von Hass und Wünsche, das Objekt zu verletzen, ihm zu schaden und sich für die erlittene Schmach zu rächen, gehen so entschärft, kontrolliert und erotisiert in die sexuelle Handlung ein. Das Agieren der Hassgefühle in der perversen Sexualität macht es möglich, ein Kindheitstrauma in den Triumph des Erwachsenen zu verwandeln und gleichzeitig Schuld und Scham zu vermeiden.

Bei allen Autoren, die sich in jüngerer Zeit zur Theorie der sexuellen Perversion geäußert haben, hat die Perversion Funktionen für den Aufbau, den Zusammenhalt, die soziale Anpassung und das Selbsterleben der Persönlichkeit. Die noch in den 50er Jahren vorherrschende Ansicht, dass der Perverse für sich eine Sexualität entdeckt habe, die der unerträglichen Realität mit der Kastrationsangst Rechnung trägt, scheint heute überholt zu sein. Den Gedanken, dass die Perversion in erster Linie Funktion ist, hat Morgenthaler (1974) besonders hervorgehoben. Er sieht vor allem die Funktion der Plombe, die eine Überbrückung von primärprozesshafter und sekundärprozesshafter Wirklichkeit möglich macht und auf diese Weise einen Zuwachs an innerem Zusammenhalt und Selbstgewissheit herbeiführt und Gefühle von Leere und Kälte aufhebt.

Für Khan (1983) hat die Perversion die Funktion, die narzisstische Spannung aufzuheben, die mit der Dissoziation früher Beziehungen verbunden ist, und außerdem die Hoffnung auf Personalisierung aufrechtzuerhalten. Für McDougall (1985) schließlich hat die Perversion die Funktion, bestimmte unbewusste Phantasien zu bewahren, insbesondere die von der Wiedererlangung des idealisierten väterlichen Phallus als einem Bollwerk gegen die allmächtige Mutter.

Anmerkungen zu einzelnen Perversionen

Bevor wir uns den einzelnen Perversionen zuwenden, ist es wichtig darauf hinzuweisen, dass perverse Handlungen in manchen Fällen isoliert und verfremdet, wie auf einer Bühne, die eine andere Welt darstellt, inszeniert werden, ohne dass der Perverse als Regisseur, Mitspieler und Zuschauer weiß, was da eigentlich abläuft. In anderen Fällen ist das perverse Agieren kaum abgegrenzt vom übrigen sozialen Leben, die Ritualisierung fehlt und die Fremdheit ist wenig ausgeprägt. Wie gut die Perversionsbildung im Einzelfall gelingt, hängt von der Größe der zu füllenden Lücke im Selbst ab, damit vom Ausmaß an innerer Zerrissenheit und narzisstischer Spannung sowie den aggressiven und destruktiven Regungen, aber auch von der Beschaffenheit von Ich und Überich. Perversionen können hoch oder niedrig strukturiert sein und ihre Funktion für Stabilisierung und Anpassung gut oder schlecht erfüllen.

Am besten gelungen ist die Perversionsbildung, wenn die aus der präödipalen Entwicklung stammenden unbewussten Elemente in der Perversion gebunden und gestaltet werden und die sozial handelnde Persönlichkeit davon unbeeinträchtigt bleibt. Das hat zwar eine Art Doppelleben zur Folge, aber nicht eine ständige innere Zerrissenheit mit drohender psychotischer Dekompensation. Weniger gut gelungen ist die Perversionsbildung, wenn das perverse Handeln vom übrigen sozialen Leben wenig abgegrenzt ist, die eigentliche Inszenierung fehlt, der Umschlag von sexualisierter narzisstischer Spannung in Selbstgewissheit unergiebig ist, die verbliebene narzisstische Spannung zu ständiger Suche nach Befriedigungsgelegenheiten führt und auf diese Weise das soziale Leben beeinträchtigt.

Schließlich gibt es noch Entwicklungen wie die des Jürgen Bartsch, bei denen die Affekte und Impulse einer mörderischen Destruktivität, hervorgegangen aus einer monströsen Mutter-Sohn-Beziehung, nach Abspaltung und Verleugnung zwar noch erotisiert und sexualisiert werden, die Ich-Funktionen ansonsten aber gegenüber der Aufgabe der Perversionsbildung versagen. Dann kommt es nicht mehr zu einer sozialen Anpassung mit dem Schutz von Objekt und Selbst, sondern zum Durchbruch archaischer Zerstörungslust.

Exhibitionismus und Voyeurismus

Exhibitionismus und Voyeurismus sind auf dem aus der phallisch-narzisstischen Phase der Sexualentwicklung bekannten Schauen und Sich-Zeigen aufgebaut. Diese beiden Perversionsformen stellen distanziert und verfremdet eine Auseinandersetzung mit der allmächtigen phallischen Mutter aus der dyadischen Beziehung dar. In die sexuelle Handlung geht dreierlei ein: (1) der Versuch, die dyadische Beziehung mit der phallischen Mutter wiederherzustellen und damit das Trauma der Desillusionierung zu verleugnen; (2) die Bestätigung der Abgrenzung gegen die drohende Unabgegrenztheit in der symbiotischen Beziehung auf der Stufe vor der Dyade; (3) die Bestätigung des eigenen Phallus gegen die unbewusste Kastrationsangst. So findet auf drei Ebenen eine Vergewisserung des Selbst und der männlichen Identität gegenüber der Lückenhaftigkeit und Brüchigkeit von Selbst und männlicher Identität nach der unzulänglichen Anpassung an die soziale Realität statt. Dabei ist das phallische Thema Kastration und Penisverlust ständig virulent.

Wenn wir mit Fenichel (1945) annehmen, der Exhibitionist regrediere in der sexuellen Situation auf die phallisch-narzisstische Stufe und bediene sich bei der Angstabwehr der Ausdrucksmittel dieser Stufe, um sich zu vergewissern, dass seine Kastrationsangst unbegründet ist, bewegt sich alles im Sekundärprozess. So gesehen wären perverses und neurotisches Agieren analoge Vorgänge. Perverses Agieren verläuft aber nicht nach dem Schema „Traumatische Erfahrung/Verinnerlichung/Symbolisierung/Phantasiebildung zur Verarbeitung/Verdrängung der Phantasien/Agieren der unbewussten Phantasien". In der perversen Dynamik werden traumatische Erfahrungen nicht verinnerlicht, symbolisiert und durch Phantasiebildung verarbeitet, sondern mit den Mitteln des Primärprozesses entschärft, erotisiert, sexualisiert und schließlich agiert.

Das ist insofern wichtig, als die von Fenichel angeführten unbewussten Phantasien des Exhibitionisten (z. B. die Aufforderung an die Frau, ihrerseits ihren Penis zu zeigen, um so die Bestätigung zu bekommen, dass es Kastration nicht gibt) therapeutisch ihre Relevanz verloren haben, seitdem sich die Vorstellung durchgesetzt hat, dass die Perversion vor allem Funktion ist. Morgenthaler hat belegt, dass Deutungen der Inhalte der Plombe, wie Fenichel sie vorgeschlagen hatte, therapeutisch nicht weiterführen, sondern eher schädlich sind. Wenn während der Therapie das Ich erstarkt und das Selbst sich abrundet, weil abgespaltene, dissoziierte Objekt- und Selbsterfahrungen wieder integriert werden und sich so die Kluft zwischen den beiden Wirklichkeiten allmählich schließt, wird die Perversion überflüssig und verblasst.

Fetischismus

Im Fetischismus, der seit Freud (1927) als die Perversion schlechthin angesehen wird, steht nicht die Abwehr der Kastrationsangst im Vordergrund, sondern die Trennungsangst, die aus einer traumatisch erlebten Trennung resultiert. Die Lücke, die geschlossen werden muss, betrifft weniger die männliche

Identität als die Verluste, die eingetreten sind, als der Junge ohne vorhergehende Verselbständigung die gewaltsame Separation von der Mutter erlebte.

In der Psychogenese des Fetischismus hat die von übermäßiger Zuwendung gekennzeichnete Mutter-Kind-Beziehung dazu geführt, dass das Kind gegenüber Trennungen besonders sensibel wurde. Die zuvor in der Beziehung zur Mutter erlebten Verluste und Trennungen brechen nun im Zusammenhang mit der traumatischen Separation bei der großen Desillusionierung wieder auf. Chasseguet-Smirgel (1986) hat den Fetisch die Sammelstelle aller mütterlichen Teilobjekte genannt, die das Subjekt im Lauf der Entwicklung verloren hat: Brustwarze, Kotstange, mütterlichen Phallus usw.

Da, wie bei allen Perversionen, die Trennungserfahrungen nicht verinnerlicht und innerlich verarbeitet werden können, bleibt die Sehnsucht nach der Rückkehr in die Einheit mit der Mutter bestehen.

Auf der anderen Seite ist deutlich, dass die Verwendung des Fetischs auch der Abgrenzung dient, indem der Versuchung, in die ungetrennte Beziehung zur Mutter zurückzukehren, sozusagen „ein Fetisch vorgeschoben wird“. In der fetischistischen Perversionsbildung werden wegen des Wunsches nach Rückkehr in die Einheit mit der Mutter orale Beziehungsformen eingesetzt. Wie beim Übergangsobjekt sind beim Fetisch Berührung und Geruch von großer Bedeutung. Das gilt besonders dann, wenn der Fetisch nicht durch einen Körperteil, sondern ein vom Körper abgelöstes Objekt repräsentiert wird (Unterwäsche, Schuh). Die dyadische Beziehungswelt mit der analen Triebentwicklung wird sichtbar, wenn der Fetisch den allmächtigen mütterlichen Phallus verkörpert und betonte Reinlichkeit oder Schmutz und Exkremente in der sexuellen Handlung wichtig sind.

Die Aufhebung der Trennung von der Mutter und die Wiedervereinigung mit ihr stellt der Transvestit dar. Der Transvestitismus wird als generalisierter Kleiderfetischismus verstanden. Die aggressive Gegenbewegung liegt in dem für den Transvestiten typischen Karikieren des Weiblichen.

Sadomasochismus

Auch bei der sadomasochistischen Perversion hat die präödipale Entwicklung mit der symbiotischen und dyadischen Beziehung zur Mutter und der Triebreifung in der oralen, analen und phallisch-narzisstischen Phase nicht den Verlauf über die Separation in die ödipale Entwicklung genommen, sondern es ist zu der oben beschriebenen narzisstischen Störung und der perversen Lösung gekommen. Während für den Exhibitionisten und den Voyeur der Abstand zum Objekt wichtig ist und beim Fetischisten der Fetisch zwischen Subjekt und Objekt steht, ist die Beziehung in der sadomasochistischen Aktion sehr direkt. Deshalb ist sie so konfrontativ einerseits und oszillierend andererseits.

Auch in der sadomasochistischen Handlung wird die Sehnsucht nach der Rückkehr in die präödipale Epoche erkennbar. Dazu werden einerseits die Verhältnisse in der dyadischen Beziehung zur Mutter wieder heraufbeschworen, andererseits müssen die traumatischen Erfahrungen im Zusammenhang mit der großen Desillusionierung (wie Wahrnehmung der Eltern mit ihrer Genitalität und der Urszene, Erkennen der eigenen sexuellen Wahrheit mit der Kastrationsangst) verleugnet und aufgehoben werden. Ein besonderes Gewicht erhält die Identifikation mit der phallischen Mutter und die Kontrolle und Bestrafung der „kastrierenden" Mutter. Außerdem wird das Thema Verschmelzung bei weiterer Regression mit der Wunsch- und der Abwehrseite dargestellt. Weil all das sehr direkt in der Beziehung zum Sexualpartner gestaltet wird, werden früheste Beziehungsformen sichtbar. Durch Projektion und Introjektion werden komplizierte Mechanismen gebildet, die geeignet sind, auch einander widersprechende Wünsche und Ängste aufzunehmen.

In der sadomasochistischen Handlung gelingt dem Perversen ein Kompromiss von Verschmelzungswünschen und Abgrenzungsbedürfnissen: Analog der symbiotischen Beziehung wird eine duale Einheit von Sadist und Opfer hergestellt, in der die Grenzen zwischen Subjekt und Objekt sowie zwischen männlich und weiblich unscharf werden. In der symbiotischen Beziehung wird eine oszillierende Identifizierung von Sadist und Opfer möglich. So kann der Sadist masochistische Anteile und der Masochist sadistische Anteile ausleben oder beides kann abwechselnd erfolgen.

Die symbiotischen Beziehungselemente, die durch die unbewussten Verschmelzungswünsche in die sexuelle Handlung eingehen, werden mit den Mitteln der dyadischen Beziehung und der analen Triebentwicklung abgewehrt, das heißt durch aggressive Konfrontation, Unterwerfung, Entmachtung, Kontrolle und Erniedrigung des Opfers. Diese anal getönten Beziehungselemente können einen so großen Raum einnehmen, dass das Grundthema der sadomasochistischen Inszenierung, nämlich Verschmelzung und Abwehr der Verschmelzung (wegen des drohenden Selbstverlusts), kaum noch sichtbar ist. Das gilt z. B., wenn Ekelbarrieren überschritten werden oder es zu verbaler Beschmutzung, Entwertung und Erniedrigung des Sexualpartners kommt. Diese Variante ist meistens die Folge von Gefühlen der Abhängigkeit und der mangelnden Autonomie, die in der sexuellen Handlung aggressiv abgewehrt werden.

Der Hinweis auf Jürgen Bartsch hat schon deutlich gemacht, wie wichtig es ist, dass die aggressiven und destruktiven Regungen, die in ihrer präödipalen Form noch archaisch-zerstörerisch sind, gemäßigt und kontrolliert werden. Wenn der Sadist sein Opfer vor Zerstörung schützt, schützt er wegen der oszillierenden Identifizierung auch sich selbst. Eine wichtige Funktion hat dabei die Ritualisierung des Geschehens. Indem die sadomasochistische Beziehung durch Ritualisierung und das Beifügen von phantastischen, irrealen Elementen arrangiert wird, kann das unkontrollierte Durchbrechen von zerstörerischem Hass verhindert werden.

Eine wichtige Rolle spielt in diesem Zusammenhang auch das präödipale Überich, das sich in Bestrafungsängsten und Bestrafungswünschen äußert. Wenn solche Ängste bei der perversen Inszenierung auftauchen, werden sie erotisiert, das heißt, Angstspannung wird in erotische Spannung umgewandelt und in die perverse Handlung aufgenommen. Überich-Ängste führen oft dazu, dass in der perversen Handlung eine Strafmotivation hergestellt wird. Indem der Sadist die Frau in der masochistischen Position straft, bestraft er sich aufgrund der oszillierenden Identifikation selbst. Obwohl sich hier sadistische Regung und Überich-Einspruch vermischen, wird sowohl eine narzisstische Entspannung als auch eine Überich-Erleichterung erreicht.

Da es auch bei der sadomasochistischen Perversionsbildung auf der obersten Ebene um die traumatische Kastration bei der großen Desillusionierung geht, spielen phallische Symbole, wie Peitsche, Stock, Stich- und Schusswaffen, eine große Rolle. Der Sadist gibt sich besonders aggressiv-männlich und waffenmächtig, der Masochist wehrt die Kastrationsangst ab, indem er sich durch das Erdulden von Kastrationsäquivalenten von der Kastration „freikauft".

Je nachdem, welche präödipalen Beziehungselemente und Triebregungen in der sadomasochistischen Handlung gestaltet werden, geht es mehr um das orale Thema, um Würgen, Beißen, Einverleiben mit kannibalistischen und vampiristischen Phantasien, oder mehr um anale Modalitäten, um Beschmutzung und Entwertung. Gesäß und After sind dann wichtiger als der Penis. Schließlich gibt es sadistische Inszenierungen, bei denen phallisch-aggressive Handlungen wie Schlagen oder Züchtigen vorherrschen (Becker und Schorsch 1980).

Alle diese unbewussten, aus der präödipalen Mutterbeziehung stammenden Intentionen, mit denen der Perverse in diese vergangene Epoche seiner Entwicklung zurückkehrt, deren lustvolle Seiten er zu wiederholen und deren traumatische Seiten er aufzuheben versucht, dienen dazu, eine Beschwichtigung seiner präödipalen Ängste einerseits und eine narzisstische Zufuhr über die orgastische Körpererfahrung andererseits zu erlangen und so zu einer Erleichterung im aktuellen sozialen Leben zu kommen.

Morgenthaler ist die Einsicht zu verdanken, dass die Deutung der in diesem Abschnitt dargestellten unbewussten Intentionen der sexuellen Inszenierung, also des Inhalts der Plombe, nicht weiterführt, dass der therapeutische Weg über die Entidealisierung der Eltern, besonders der Mutter führt, über das Nachholen von Separation und ödipaler Entwicklung mit gekonnter aggressiver Auseinandersetzung und den Affekten Schuld, Scham und Trauer.

Pädophilie

Um Missverständnissen vorzubeugen, ist es wichtig, pädophile Neigungen von der Pädophilie als einer Form abweichender Sexualität zu unterscheiden. Die pädophile Neigung ist ein Persönlichkeitsmerkmal erwachsener Menschen, das sich unter bestimmten Bedingungen entwickelt und auf die libidinöse Besetzung des Kindes und seiner Welt zurückgeht. Es prädisponiert für die eingehende Beschäftigung mit Kindern in der Pädagogik. Menschen mit pädophiler Neigung begeben sich beim engagierten Umgang mit Kindern und beim Zulassen von engen Bindungen auf ein gefährliches Terrain. Leicht können Liebe und Zuneigung von der einen wie von der anderen Seite eine pathologische Sexualisierung erfahren und zu erotischen Gefühlen und sexuellen Regungen führen. Verantwortungsbewusstsein, Gewissenhaftigkeit und Ich-Stärke sind dann erforderlich, um die intendierte pädagogische Aufgabe, das Kind und das eigene Wohl gegenüber den andrängenden Triebwünschen zu schützen (vgl. auch Dannecker in Kap. 21).

In der Pädophilie als abweichender Sexualität ist das Kind vor der Pubertät der intendierte Sexualpartner. Das sexuelle Verlangen ist dann ausschließlich auf solche Kinder gerichtet. „Das eigentliche Erleben des Pädophilen, in dem sich dann auch die pädophile Sexualität zeigt, zentriert sich auf das Empfinden, dass die Welt des Kindes die dem Pädophilen angemessene ist, in der er sich frei von ängstigenden Erwartungen bewegen kann" (Schorsch 1980: 136).

Gegenüber den bisher erwähnten Perversionen nimmt die Pädophilie eine Sonderstellung ein, da sie sich lediglich in der abweichenden Partnerwahl von der nicht perversen Sexualität unterscheidet. Das Sexualverhalten des Pädophilen kann durchaus genital ausgerichtet sein, aber es können auch Partialtriebwünsche eingehen und dann voyeuristische, exhibitionistische oder sadomasochistische Elemente in pädophilen Beziehungen vorkommen.

Die Pädophilie kann sowohl eine neurotische Lösung der Kastrationsproblematik darstellen als auch eine perverse Lösung, je nachdem, ob sie auf einer einigermaßen geglückten Separation von der Mutter oder aber auf einer missglückten Separation aufbaut, wobei im ersten Fall die Kastrationsangst ödipale, im zweiten Fall präödipale Wurzeln hat. Im ersten Fall hat eine neurotische Entwicklung dazu geführt, dass der Mann keine männlich-erwachsene Sexualität entwickelt hat, sich kastriert oder von Kastration bedroht fühlt und deshalb der erwachsenen Frau und dem erwachsenen Genitale ausweicht. Kastrationsängste kommen zum Ausdruck im Gefühl, genital minderwertig zu sein, einen zu kleinen Penis zu haben, eine Frau nicht befriedigen zu können, also in Potenzängsten. Das kindliche Genitale gibt diesen Pädophilen das Gefühl, vollwertig zu sein. Das Gefälle zwischen dem Erwachsenen und dem Kind führt zum Erleben von Macht anstelle der in der Beziehung zur erwachsenen Frau erlebten oder befürchteten Ohnmacht. Die Abwehr analer Triebwünsche kann das Kind zum bevorzugten Sexualobjekt werden lassen, weil das erwachsene weibliche Genitale als schmutzig und verletzt erlebt wird, das kindliche aber als sauber und rein. Neurotische Wurzeln dürften auch bestehen, wenn das Sexualverhalten darum zentriert ist, sich von der Existenz des kindlichen Penis zu überzeugen (vorzeigen lassen, in die Hose fassen usw.). Die Versicherung gelingt hier auch über die Identifikation mit dem Jungen. Je drängender diese Versicherung gesucht wird, umso perverser wird die Sexualität.

Bei der perversen Lösung einer tiefer reichenden und mit der präödipalen Mutter verknüpften Kastrationsproblematik kommt es zu der typischen Gestaltung einer perversen Situation mit Kind und allmächtiger Mutter. In der pädophilen Situation erkennt sich der Pädophile in dem Kind wieder und identifiziert sich mit ihm. Es geht um den Versuch, die abgespaltene, sehnsuchtsvoll erinnerte liebevolle Beziehung zu der allmächtigen Mutter wiederherzustellen. Über die perverse Erotisierung und/oder Sexualisierung wird dem Selbst die narzisstische Zufuhr zuteil, die es mit dem Rückzug der Mutter und der damit verbundenen großen Desillusionierung in der späten Kindheit verloren hat.

Problematischer ist es, wenn der Pädophile die Rollen zu tauschen versucht und von dem Kind wünscht, dass es sich ihm wie eine Mutter zuwendet, da das Kind auf diese projektive Identifizierung nicht vorbereitet ist und diese immer etwas Gewaltsames hat. Wenn die Perversionsbildung mit Abspaltung und Sexualisierung sowie der mit Ritualen versehenen Inszenierung, wenn also letztlich das „Spiel" nicht gelingt - sei es, weil die Beziehung zur Mutter zu tief gestört war, sei es, dass die Ich-Funktionen nicht genügend ausgebildet sind -, können die immanenten hassvoll-destruktiven Seiten der präödipalen Beziehung zur Mutter in die Beziehung eingehen. Dann kann es zur realen aggressiven Bemächtigung und Verletzung oder gar zur Tötung kommen. Es wird dann besonders deutlich, dass etwas sehr Drängendes und Bedrohliches aus der inneren Welt außen gestaltet und gelebt wird, um den psychischen Zusammenhalt der Person zu gewährleisten.

Literatur

Abelin, E. L.: Triangulation, the role of the father, and the origins of core gender identity during the rapprochement subphase. In: R. F. Lax et al. (Hrsg.): Rapprochement. New York: Aronson 1980

Bak. R. C.: Fetishism. J. Am. Psychoanal. Assoc. 1, 285–298, 1953

Becker, N. und E. Schorsch: Die psychoanalytische Theorie sexueller Perversionen. In: Sigusch 1980

Benjamin, J.: Phantasie und Geschlecht. Basel, Frankfurt a. M.: Stroemfeld/Nexus 1993

Berner, W.: Paraphilie. In: W. Mertens und B. Waldvogel (Hrsg.): Handbuch psychoanalytischer Grundbegriffe. Stuttgart: Kohlhammer 2000

Chasseguet-Smirgel, J.: Kreativität und Perversion. Frankfurt a. M.: Nexus 1986

Fenichel, O.: The psychoanalytic theory of neuroses. New York: Norton 1945

Freud, S. (1905): Drei Abhandlungen zur Sexualtheorie. Ges. Werke, Bd. V. London: Imago 1942

Freud, S. (1927): Fetischismus. Ges. Werke, Bd. XIV. London: Imago 1948

Freud, S. (1938): Die Ichspaltung im Abwehrvorgang. Ges. Werke, Bd. XVII. London: Imago 1941

Gillespie, W. H.: The general theory of sexual perversion. Int. J. Psychoanal. 37, 396–403, 1956

Goldberg, A.: The problem of perversion. The view from self psychology. New Haven, London: Yale University Press 1995

Kernberg, O. F.: Ein konzeptuelles Modell zur männlichen Perversion. Forum Psychoanal. 1, 167–188, 1985

Khan, M. M. R.: Entfremdung bei Perversionen. Frankfurt a. M.: Suhrkamp 1983

Kinston, W. und J. Cohen: Primal repression: Clinical and theoretical aspects. Int. J. Psychoanal. 67, 337–356, 1986

Küchenhoff, J.: Trauma, Konflikt, Repräsentation. In: A.-M. Schlösser und K. Höhfeld (Hrsg.): Trauma und Konflikt. Gießen: Psychosozial-Verlag 1998

Lincke, H.: Wirklichkeit und Illusion. Psyche 26, 821–852, 1972

Mahler, M.: Symbiose und Individuation. Stuttgart: Klett 1972

McDougall, J.: Plädoyer für eine gewisse Anormalität. Frankfurt a. M.: Suhrkamp 1985

McDougall, J.: Die Couch ist kein Prokrustesbett. Zur Psychoanalyse der menschlichen Sexualität. Stuttgart: Verlag Internationale Psychoanalyse 1997

Morgenthaler, F.: Die Stellung der Perversionen in Metapsychologie und Technik. Psyche 28, 1077–1098, 1974

Ogden, T. H.: Frühe Formen des Erlebens. Wien: Springer 1995

Rotmann, M.: Über die Bedeutung des Vaters in der „Wiederannäherungs-Phase". Psyche 32, 1105–1147, 1978

Sachs, H.: Zur Genese der Perversionen. Int. Z. Psychoanal. 9, 172–182, 1923

Schorsch, E.: Sexuelle Perversionen: Ideologie, Klinik, Kritik. In: Sigusch 1980

Sigusch, V. (Hrsg.): Therapie sexueller Störungen. 2., neubearb. und erweit. Aufl. Stuttgart, New York: Thieme 1980

Stoller, R. J.: Perversion. Die erotische Form von Haß. Reinbek: Rowohlt 1979

Winnicott, D. W.: Vom Spiel zur Kreativität. Stuttgart: Klett 1973

Kapitel 20

Psychoanalytische Therapie sexueller Perversionen

Von Reimut Reiche

In der Psychoanalyse gelten Perversionen als schwer zu behandeln. Früher wurde hierfür der besondere Lustgewinn aus dem, was doch *geheilt* werden soll, geltend gemacht. Heute werden andere Gründe vorgetragen, die insgesamt in die Richtung gehen, dass sich unter der Oberfläche der besonderen sexuellen Eigenart tiefe und schwer zugängliche, oftmals gut kompensierte Störungen verbergen. Patienten mit homosexueller und perverser Problematik kommen bis heute dementsprechend oft mit dem vorgefassten Einspruch zur psychoanalytischen Konsultation, sie wollten aber nicht, dass „ihre" Homosexualität oder Perversion „wegtherapiert" werde.

„Einen Patienten, der mit seiner Perversion innerlich einverstanden ist, wird man deshalb kaum analysieren können", hieß es bündig in der ersten psychoanalytischen Neurosenlehre (Fenichel 1931: 43). Die psychoanalytische Therapeutik hat sich seitdem dahin entwickelt, dass viele Psychoanalytiker inzwischen eher sagen würden: Es ist das Ziel der psychoanalytischen Behandlung zu erreichen, dass der Mensch sich mit demjenigen Inneren aussöhnen lernt, dessen Kern er sowieso nicht ändern kann. Und weiter: Gibt es überhaupt Menschen, die „innerlich einverstanden" sind mit dem, was man heute noch mit einigem klinischem Recht „ihre Perversion" nennen kann? Oder enger: Wenn ein Mensch einen Psychoanalytiker konsultiert und „eine Perversion hat", was immer das sein mag, dann ist er ganz gewiss mit dem, was er da hat, innerlich in Konflikt; sonst würde er wohl keinen Psychoanalytiker aufsuchen. Kurzum, der enge Griff, der in Fenichels Satz die Perversion mit „analysieren können" umklammert, hat sich seitdem gelockert. Psychoanalytiker, die heute noch *Perversion analysieren* mit *Perversion heilen* (im Sinne von: Symptom beseitigen) gleichsetzen, dürften kaum noch zu finden sein. Selbst ein Hardliner wie Charles Socarides, der in den 60er Jahren die „Beseitigung" der Perversion als Ziel ihrer Behandlung forderte (Socarides 1971), schlägt heute einen leiseren Ton an (Socarides 1988). Ja, wir sind mindestens ebenso oft mit der Umkehrung des Problems konfrontiert: Der Patient kommt und will, dass wir etwa seinen „Fetischismus wegmachen" und die übrige Person unangetastet lassen. Und wir müssen ihm dann sagen, dass wir nur *mit ihm zusammen* etwas von ihm und seiner inneren Welt verstehen können, aber noch gar nicht wissen, ob sich dabei an seinem sexuellen Sosein etwas ändern wird.

In psychoanalytischer Sicht sind sexuelle Präferenzen, sexuelle Unbedingtheiten und sexuelles Verhalten an Triebschicksale gebunden. Im Triebschicksal eines Menschen sind die frühen verinnerlichten Objektbeziehungen in transformierter und immer irgendwie *entstellter* Gestalt enthalten. Diese Entstellung nimmt unter Umständen die Gestalt der Perversion an. Im günstigsten Fall lassen sich die ineinander geschobenen Transformationen, die einer Perversion zugrunde liegen, in einer Psychoanalyse derart auseinander ziehen und rekonstruieren, dass der psychogenetische Aufbau dieses einen Triebschicksals namens Perversion plausibel gemacht werden kann. Das ist sicher die Ausnahme und nicht die Regel.

Heute wie vor 90 Jahren steht der Begriff des Triebschicksals im Zentrum des psychoanalytischen Perversionsverständnisses, wenn auch die Konzeptualisierungen dessen, was man sich unter *Trieb* vorzustellen habe, weit auseinander gehen. Die jüngsten sexualwissenschaftlichen Diskurse lieben es, diesen psychoanalytischen Zentralbegriff der Sexualität zu entwerten und stattdessen von *Sexualitäten* zu sprechen, die als *rein soziale Konstrukte* gedacht werden. Mit der Gegenüberstellung von gesund und krank sollen auch die Gegenüberstellungen von hetero- und homosexuell, normal und abnorm außer Kraft gesetzt werden. *Perversion* ist in diesem Diskurs dazu ausersehen, nur noch als Zitat vorzukommen, mit dem eine wissenschaftliche Vergangenheit, eine überholte diagnostische und therapeutische Weltanschauung illuminiert werden soll. Tatsächlich ist die ältere psychoanalytische Neurosenlehre insofern ein Kind des 19. Jahrhunderts, als sie doch sehr in Klassifizierungen entlang der Achse normal/abnorm befangen bleibt. Traditionellerweise wird dort der Perversion eine Sonderstellung zwischen den klassischen Neurosen (auf ödipalem Strukturniveau) und den Psychosen zugewiesen – eine prägenitale Position also, die sie dann mit der Delinquenz, den Suchten und den Psychosomatosen teilen muss. Sie befindet sich also nicht gerade auf dem feinsten Rang in der psychopathologischen Arena. Diese Platzzuweisung kehrt wieder als Scheu bei der Auswahl von Ausbildungsfällen, die in den Prüfungen von angehenden Psychoanalytikern vorgestellt werden: auf 50 Hysterien, ebenso viele narzisstische Störungen und 20 Psychosomatosen kommt vielleicht eine Perversion. Viele Psychoanalytiker haben niemals eine Perversion behandelt.

Moderne Lehrbücher der psychoanalytischen Therapie verzichten häufig auf jedwede psychopathologische Klassifizierung; psychoanalytische Therapie *der* Perversion entfällt dann ebenso wie die *der* Hysterie oder *der* Allergie. Um nur ein prominentes Beispiel zu nennen: Thomä und Kächele (1985/1988) organisieren ihre Gesamtschau der psychoanalytischen Therapie nach völlig anderen als psychopathologischen Gesichtspunkten, nämlich rein nach pragmatisch-behandlungstechnischen Gesichtspunkten wie Übertragung, Widerstand, Motivation, Erstgespräch, Finanzierung usw. Wo noch der Versuch einer anspruchsvollen nosologischen Einordnung vorgenommen wird, die dem aktuellen Wissen über den Aufbau seelischer Störungen Rechnung trägt, wie in dem Modellkonzept der Perversion von Kernberg (1985), läuft die Perversion quer durch die gesamte Strukturdiagnostik hindurch, und wir begegnen ihr auf allen Stufen: als normale Funktion innerhalb einer Partnerschaft (das Fehlen von polymorph-perversen Aspekten in der sexuellen Erotik des Paares gilt dann sogar als „Zeichen für eine nicht unbedeutende Verarmung im Liebesleben von Mann und Frau"; ebd.: 167); Perversion auf neurotischer Ebene der Persönlichkeitsorganisation; Perversion auf Borderline-Niveau (nur auf diesem Niveau spricht Kernberg von „perverser Struktur"); narzisstische Störungen mit Perversion; Perversion bei malignem Narzissmus; organisierte Perversion bei Psychose. Man sieht, hier wird, wie überall in der Psychoanalyse, *nicht* vom äußeren Verhalten ausgegangen, also auch nicht von einer „äußerlich" als besonders bizarr oder abstoßend oder sonstwie anmutenden *sexuellen Praktik*, sondern vom Organisationsniveau der im Sexualverhalten enthaltenen inneren Objektbeziehung.

Über die Objektbeziehungen regeln wir unseren Zugang zur Welt der Dinge und der Menschen, der Liebe und der Vorlieben, der Abneigungen und der Leidenschaften. Partnerschaft und Freundschaften, berufliche und soziale Kontakte; Liebe zu oder Gleichgültigkeit gegenüber Kindern, Tieren oder so genannter Natur; Hobbies, berufliche, künstlerische und geistige Interessen – unser gesamtes Verhältnis zur *äußeren* Welt gestalten wir mit unseren *inneren* Objektbeziehungen. Umgekehrt kann das, was wir in der Psychoanalyse Objektbeziehungen nennen, nur über dieses Weltverhältnis sichtbar gemacht werden. Das Kriterium der Objektbeziehungen, das prognostisch auch sonst von großer Bedeutung ist, ist in der therapeutischen Prognose von Perversionen ganz zentral. Die Perversion steht ja ihrerseits für *die zentrale innere Objektbeziehung* dieses Menschen – und bei der prognostischen Beurteilung des intendierten psychoanalytischen Prozesses wollen wir wissen: (1) wie diese zentrale innere Objektbeziehung die übrigen inneren Objektbeziehungen berührt und (2) wie dadurch das Verhältnis zur Welt der äußeren Objekte berührt wird. Die Extreme sind: Die Perversion hat eine solche zentripetale Kraft, dass sie alle Kräfte des Individuums bindet, so dass schließlich der so genannte ganze Mensch von der Perversion aufgesogen wird. Das führt zum Tod. Das andere Extrem: Die mit der Perversion bebilderte innere Objektbeziehung kann als eine gestaltende Kraft verwendet werden, die das Weltverhältnis dieses Menschen zwar einfärbt, auch konflikthaft einfärbt; aber sie setzt sich doch nicht totalitär an die Stelle aller übrigen inneren und äußeren Objektbeziehungen. Das kann zu einem, soweit das auf der Welt vorgesehen ist, glücklichen Leben führen. Dazwischen liegen alle denkbaren Übergänge und Brüche.

Bevor wir diese Extreme, Übergänge und Brüche unter behandlungsrelevanten Gesichtspunkten betrachten, will ich kurz umreißen, wann ich überhaupt von *Perversion* spreche. Zunächst meine ich damit eine Art und Weise der psychosexuellen Konstitution, ein Triebschicksal also, das zwar auf die äußeren Objektbeziehungen ausstrahlt und diesen ihren Stempel aufprägt, aber nicht selbst eine Objektbeziehung *ist*. In der neueren psychoanalytischen Literatur wird, im Gefolge der britischen „Object relation theory", häufig von *perversen Objektbeziehungen* gesprochen (vgl. besonders Steiner 1993). Solche Objektbeziehungen (z. B. manipulative Beziehungen mit einer sehr deutlich ausbeuterischen Färbung, die aber ihrerseits wieder verschleiert wird) sind keine Eigentümlichkeit von Patienten mit manifester Perversion und nehmen sogar bei vielen manifest nichtperversen, so genannten sexuell „unauffälligen" Patienten die Stelle einer sexuellen Perversion ein. Diese interessante Frage lasse ich hier ebenso unbearbeitet am Rande liegen wie überhaupt die theoretische Abklärung des Begriffs.

Fünf klinische Kriterien der Perversion

Um von Perversion zu sprechen, gleichgültig auf welchem Strukturniveau und nach welchem Modell oder Konzept, müssen auf jeden Fall *fünf klinische Kriterien* erfüllt sein, denen ich die folgenden Namen gegeben habe (vgl. Reiche 1990: 107 ff):

(1) Kriterium des obligaten Fetischs. In der Perversion werden unbelebte Objekte (z. B. Kleidungsstücke oder Werkzeuge oder Objekte der *nature morte* usw.) und mit ihnen verbundene Handlungen (einen Baumstamm umschlingen, einen alten Arbeitsschuh anziehen, ein Tuch über den Kopf stülpen usw.) direkt sexuell besetzt (also nicht nur „libidinös besetzt"), und zwar sexuell so besetzt wie sonst nur lebendige Partner und „gewöhnliche" sexuelle Handlungen (Küssen, Streicheln usw.). Alle Perversionen operieren, und sei es verdeckt, mit einem Fetisch und sind auf diesen angewiesen.

(2) Kriterium der perversen Szene. Diese Objekte und Handlungen werden in eine Szene eingebaut, deren Darstellung für das Erlangen der sexuellen Erregung obligat ist. Der Einbau kann allein bewerkstelligt werden, oder er erfordert einen Partner. In dieser Szene wird die *zentrale innere Objektbeziehung externalisiert*, und genau dieser Zwang zur periodischen Externalisierung unterscheidet die Perversion von einer Phantasie, einer Vorliebe, einem Spaß oder einem Hobby.

(3) Kriterium des Orgasmus. Die in dieser Szene freigesetzte Erregung führt zur sexuellen Entladung im Orgasmus. Mit diesem Kriterium ist auch die Unterscheidung von *Perversion* und *perverser Objektbeziehung* markiert, gleichgültig ob letztere in individuellem Maßstab (z. B. moralischer Masochismus) oder in gesellschaftlichem Maßstab (z. B. Terror und sexualisierte Grausamkeit in einem Gewaltregime) vorkommt.

(4) Kriterium der süchtigen Unaufschiebbarkeit. Die periodische Wiederholung der zum Orgasmus führenden Szene ist zwingend und wird wie eine körperliche Sucht erlebt. Die Unterbrechung der Möglichkeit zur Externalisierung (Inszenierung der „inneren" Szene auf einer „äußeren" Bühne) führt früher oder später zu gefährlichen Entzugserscheinungen. Diese Gefahr kann von dem „nur" intrapsychisch stattfindenden Zusammenbruch einer bis dahin geglückten innerseelischen Anpassung (Selbstgefährdung) bis hin zur rohen Gewalt reichen, die wir beobachten, wenn abgewehrte perverse Impulse in der sexuell-kriminellen Triebtat durchbrechen.

(5) Kriterium der Perversion-in-der-Perversion. Perversionen sind strukturell aufgebaut wie russische Puppen-in-der-Puppe. In jeder manifesten Perversion ist eine latente Perversion enthalten. Letztere wird mit ersterer abgewehrt. Die Räume zwischen den glänzend lackierten Puppen bestehen aus unerträglicher Leere und schwarzem Grauen. Solche Zwischenräume sind naturgemäß schwer zu ertragen und werden darum im Zweifelsfall durch einen Sprung von

der sichtbaren zur nächstverborgenen Puppe überbrückt. Darum ist dieses Kriterium klinisch oft nicht einfach festzustellen. Die „unsichtbare" (teleskopische) Puppen-Struktur wird klinisch sichtbar besonders in zwei Situationen: (a) In einer Lebenskrise und aufgrund von vielfachen unspezifischen Summationseffekten bricht ein „lebenslanges" perverses Ensemble aus Abwehr und Anpassung zusammen, und die nächste Puppe-in-der-Puppe kommt zum Vorschein. (b) Eine vergleichbare Krise wird therapeutisch „künstlich" hergestellt. Im Schutze einer geglückten oder im Terror einer entgleisten Übertragungsbeziehung bricht in der psychoanalytischen Situation die äußere Perversions-Puppe oder Plombe zusammen, und die abgewehrte Puppe kommt zum Vorschein.

Nach dieser knappen Vorbereitung seien in unsystematischer Pragmatik einige behandlungsrelevante Fragen erörtert.

Gibt es überhaupt Perversionen bei der Frau?

Es ist eine Tatsache, dass einige psychosomatische Erkrankungen und auch andere Störungen des Seelenlebens sich ungleich auf die Geschlechter verteilen. Warum dies ganz besonders bei den Perversionen der Fall ist, ist eine spannende Frage (vgl. Reiche 1990: 109 f). Legt man die eben genannten *fünf Kriterien* an, gibt es wohl sehr wenige Frauen, die man als pervers bezeichnen kann; die Frau, über die weiter unten (Beispiel 3) berichtet wird, zählt wohl dazu.

Es gibt aber einige ernste Störungen, die in dem Sinn als *weibliche Perversionsäquivalente* gelten können, als sie strukturell analoge internalisierte Objektbeziehungen aufweisen und mit analogen Externalisierungsmechanismen operieren wie die Perversion auf Borderline-Niveau. Hierzu gehören nach meiner Meinung in erster Linie Anorexie und Bulimie. Da es immer noch Psychoanalytiker gibt, für die die männliche Homosexualität *strukturell* eine Form der Perversion ist, ist hier noch eine weitere Differenzierung angebracht: Die Homosexualität bei der Frau ist sicher sehr viel seltener auf echte perverse Szenen (also Externalisierungen von „perversen" inneren Bildern) angewiesen als die Homosexualität beim Mann. Homosexualität bei der Frau funktioniert bis heute anders als Homosexualität beim Mann; freilich gibt es Anzeichen, dass im Zuge der gesellschaftlichen Universalisierung von Normen, Tabus und Rechten auch hier die Dinge im Umbruch sind. Jedenfalls ist es überraschend, dass Analytikerinnen, die auf dem Gebiet der Perversionen gearbeitet haben und in Fallberichten über weibliche Homosexualität oder Perversion bei der Frau sprechen, *nie* eine Patientin beschreiben, die die genannten *fünf Kriterien* wirklich erfüllt (vgl. Chasseguet-Smirgel 1986; Greenacre 1971; McDougall 1985, 1997).

Die meisten Frauen, die mit perversen Männern in stabilen Partnerschaften zusammenleben und deren Männer (oder auch sie selbst) versichern, sie würden ihr sexuelles Arrangement bejahen, sind auf das, was sie da mit ihren Männern tun, keineswegs existenziell angewiesen. Sie würden kaum in bedrohliche Ausnahmezustände geraten, wenn ihnen diese sexuelle Möglichkeit entzogen würde. Sie könnten ebenso gut in einem anderen Arrangement glücklich werden. In der Praxis kann man immer wieder die Erfahrung machen, dass ein Mann sich weisgemacht hat, seine Frau brauche oder wolle *das* ebenso wie er, nur weil sie mitgemacht hatte und eben auch „etwas davon hatte". Und dann ist, in der Folge einer Ausweitung der Perversion des Mannes, plötzlich die Grenze erreicht, bis zu der die Frau noch fähig war, die Perversion des Mannes stellvertretend für ihn mitzutragen. Jetzt bricht das Arrangement zusammen und mit ihm die Illusion des Mannes, der für seine Perversion plötzlich allein die Verantwortung übernehmen soll. Das kann man besonders in der Ehe- und Paarberatung erleben, und man muss dann entscheiden, ob man das Paar *therapeutisch trennt* und den Mann allein (und also, verdinglicht ausgedrückt: *seine Perversion*) behandelt oder ob man *das Paar* behandelt. Das sind zwei sehr verschiedene Indikationen mit entsprechend unterschiedlichen therapeutischen Vorgehensweisen.

Paarbehandlung oder Einzelbehandlung? Hochfrequente Psychoanalyse oder Beratung nach Bedarf?

Wenn man ein Paar oder eine ganze Familie behandelt, nimmt man dasjenige Element aus dem Kollektiv, das ein Symptom aufweist, nicht als individuellen Patienten in den Blick, der leidet und unter dem deswegen seine Mitmenschen leiden, sondern betrachtet dieses Element primär in seiner Funktion als *Symptomträger* des Kollektivs. Gleichgültig, ob man eine Familie mit einem asthmatischen Kind oder ein Ehepaar mit einem fetischistischen oder homosexuell-pädophilen Ehemann behandeln möchte, richtet man dann sein Augenmerk gerade nicht auf den Träger und sein Symptom. Man nimmt das Augenmerk also vom Individuum weg und fragt, was das Symptom funktionell leistet für das Zustandekommen, die Aufrechterhaltung und die Balance des Systems Paar oder des Systems Familie. Man zweifelt dann als Analytiker zwar keineswegs daran, dass das Symptom eine psychodynamische Entstehungsgeschichte im und eine unbewusste Bedeutung für das Individuum hat, aber die Behandlungsoptik ist anders eingestellt – auf alle Fälle gerade nicht auf die Behandlung *der* Perversion. Eine Voraussetzung dafür, dass es überhaupt zu dieser Einstellung kommen kann, ist erstens natürlich das Bestehen einer Paarbeziehung und zweitens die Bereitschaft des Paares, die besonderen sexuellen Abhängigkeiten des Mannes mindestens hypothetisch als Teil der Paar-Gemeinsamkeit zu betrachten und nicht als eine individuelle Krankheit, bei der es nur *einen* Patienten gibt, den es zu heilen gilt, und einen oder mehrere Angehörige, die sich Erleichterung in ihrem schweren Leben mit diesem Patienten versprechen.

Beispiel 1: Behandlung nicht erwünscht. Ein Handwerkerehepaar kam in die Ambulanz, als die Frau nicht mehr ertragen konnte, dass „er jetzt auch noch an meinen Kleiderschrank geht". Zwanzig Jahre lang hatte sie ihm ihre Unterwäsche überlassen, wobei das Arrangement darin bestanden hatte, dass sie so tat, als würde sie ihm das abtreten, was sie nicht mehr brauchte, und er so tat, als wäre es einfach eine Bereicherung für beide, wenn er in ihrer Unterwäsche mit ihr verkehrte. Als sie feststellen musste, dass er anfing, heimlich an ihre Kleider zu gehen, war für sie die Grenze erreicht. Sie: „Die Kleider, das habe ich plötzlich gemerkt, das war eins zuviel, das war so, als wär er in meine Haut geschlupft." In den Paargesprächen beharrte er starrsinnig auf dem Recht, dies zu tun. Sie habe doch auch bisher mitgemacht ... Hinter diesem Starrsinn verbarg sich ein nach langen Jahren der gemeinsamen Abwehr floride gewordener Transsexualismus des Mannes. Der Mann war „plötzlich" vom Fetischisten zum Transvestiten geworden. Und das war vielleicht nur darum „eins zuviel", weil dieser Transvestit sich bereits in einen Transsexuellen verpuppte. Die Frau hatte ganz richtig gespürt, dass er in eine weibliche Haut schlüpfen wollte – und dadurch ungewollt den Zusammenbruch der Abwehr einer verpuppten Perversion-in-der-Perversion forciert. Die Paarberatung dauerte in diesem Fall nur eine Sitzung, führte zur Trennung des Paares und zur anschließenden Überweisung des Mannes zur stützenden Psychotherapie, die ihrerseits schließlich dahin führte, dass der Mann äußerlich ganz „als Frau" lebte. Psychoanalyse stand in diesem Fall nicht zur Debatte. Dieser Mann wollte über kein Warum und Wieso nachdenken, wollte sich nicht länger auf einen irgendwie gearteten Aufschub des Verlangens einlassen. Er hatte Lunte gerochen und war bereit, hierfür einen hohen Preis zu bezahlen, selbst den sozialen Tod. Von außen betrachtet, tauschte er immerhin eine Familie und einen gut gehenden Handwerksbetrieb mit regionaler Monopolstellung auf dem Lande gegen eine sozial deklassierte Randexistenz in einer urbanen Transvestiten-Nische ein, samt Ächtung durch die Tochter, durch Verwandte, Vereine und Handwerkerinnung. – Das 5. Kriterium tritt hier besonders anschaulich hervor: die Sprengung der Abwehr-Anpassung des Fetischismus und der Durchbruch des Transvestitismus, der seinerseits die dritte Puppe, das transsexuelle Verlangen, schützt.

Der Übersichtlichkeit halber polarisiere ich nunmehr die Frage der Indikationsstellung in die Extreme *hochfrequente Psychoanalyse*, das heißt Standardverfahren mit 4 bis 5 Stunden/Woche im Liegen (Couch), *versus Beratung nach freiem Bedarf* und ohne festen zeitlichen Rahmen. Die Entscheidung für eines dieser Extreme oder eine gebräuchliche Anwendungsform dazwischen wird grundsätzlich nicht anders getroffen als bei allen anderen Störungen und bei allen anderen Patienten. So kann z. B. die abschätzbare Gefahr schweren Übertragungsagierens eine Indikation gegen ein hochfrequentes Setting sein, bei einem Asthma bronchiale nicht anders als bei einem Exhibitionismus oder einer Pädophilie. Unter Übertragungsagieren versteht man, kurz gesagt, dass unter dem Druck der Übertragung *gehandelt* statt *innerlich erlebt und ertragen* wird. Ein Asthmaanfall gilt hier ebenso als *Handlung* wie eine gewöhnliche Triebtat unter Alkoholeinfluss. Beide können eine in der Übertragung wiederbelebte frühe traumatische Situation illustrieren und zugleich außer Kraft setzen: Man wird dann in die Klinik beziehungsweise ins Gefängnis gebracht – und kann sich dadurch dem Erleben in der Übertragung entziehen. Ein lebenslang abgewehrter pädophiler Impuls kann sich in halsbrecherischen Taten Raum schaffen, noch bevor der Sinn der in der Sucht nach den kleinen Buben verborgenen Sehnsucht in der Analyse verstanden werden konnte (Beispiel 4). Die unterschiedlichen Bindungen an therapeutische Konventionen und Schulen und die unterschiedlichen persönlichen Gleichungen darin, was ein Psychoanalytiker riskiert, erträgt, sich und seinen Patienten zumutet, werden den Ausschlag geben, welche Grade von Übertragung der Perversion und selbst von temporärer Perversion der Übertragung einkalkuliert und toleriert werden. Diesen eher subjektiven Kriterien wird eine objektive Grenze durch die erwähnte Selbst- und Fremdgefährdung gesetzt: Mord und Selbstmord, Inhaftierung und Vergewaltigung. Diese Gefahren wird man in der freien Praxis allein kaum abschätzen lernen. Auf jeden Fall tut man als mit Perversionen unvertrauter Psychotherapeut gut daran, der Explosivität des 5. Kriteriums Reverenz zu zollen: Der Inhalt der stummen Plombe verlangt nach Externalisierung, die verborgene Puppe will ans Licht und wird sich den Raum dafür in der Übertragung zu schaffen wissen.

Beispiel 2: Eine Behandlung in drei Sitzungen. Ein etwa 50 Jahre alter Unternehmer, Inhaber eines Kleinbetriebs, war glücklich verheiratet, liebte seine gerade erwachsen werdende einzige Tochter über alles in der Welt und enthüllte schon in den ersten Minuten der ersten Konsultation den geheimen Sinn einer kreativen Umsetzung seiner Perversion im beruflichen Feld. Diese Enthüllung blieb mir aber vorerst noch ebenso verhüllt wie ihm. Als ich ihn nämlich fragte, was das für ein Betrieb sei, den er und seine Frau aufgebaut hätten, sagte er gespielt-verrätselt: „Ich stelle etwas ganz Kleines her, das geht täglich durch alle Hände, auch durch Ihre, alle fassen es an – und keiner weiß, dass ich es eingepackt habe." Er hatte nämlich einen Metallverschluss und die dazugehörige Maschine zum Abpacken von Kunstdarmwürsten entwickelt (und mit entschiedener Hilfe seiner Frau das dazugehörige Vertriebsnetz aufgebaut). Ironie des Triebschicksals: In der perversen Szene war er darauf angewiesen, eine Frau ganz eng in Gummi oder Latex einzupacken. Dieses erste Gespräch war von seiner Seite durch die manifeste Absicht getragen, mit einem Fachmann zu klären, ob und wie er „mit dieser schönen Last leben" könne und ob er seine Frau noch stärker drängen dürfe, als er es bislang tue. In letzter Zeit fehle ihm sexuell etwas. Er wusste aber nicht, was. Ich war sehr berührt von dem Wunsch dieses so ganz unpsychologisch denkenden Mannes, die eigene sexuelle Ausrichtung „auf die Kindheit zurückzuführen". Er hatte nämlich in einem Sexladen, in dem er auch Gummi-Accessoires zu kaufen pflegte, einen pornografisch aufgeschmockten Nachdruck von Wilhelm Stekel erstanden, den er auch ins Erstgespräch mitbrachte und dem er entnommen hatte, dass Perversionen auf besondere Mutterbindungen zurückgehen. Darüber hatte er seitdem immer wieder nachgedacht. Er hatte als elfjähriger Junge die Bombennächte von Dresden, akut an Diphterie erkrankt, im Fieberdelir und in Todesängsten, in die Pelze und Kleider seiner Mutter verpackt, in einem Luftschutzkeller zugebracht. Seine Mutter hatte zu jenem Zeitpunkt schon den Bombentod gefunden, was er ahnte, aber noch nicht wusste. Der herrlich-beruhigende Geruch dieser Kleider war noch heute in seiner Nase. Unter Tränen fuhr er fort: „Da hätte ich doch eher Pelzdiener werden müssen ... für eine Venus im Pelz." Das Gespräch endete offen, ohne Vereinbarung eines weiteren Termins.

Ungefähr drei Monate später kam er wieder. Er war sehr bewegt. Anlässlich einer Messe war er mit einem Geschäftsfreund durch das Rotlichtviertel einer fremden Stadt gezogen und „zufällig" Zeuge eines auf der Bühne gestellten Aktes von „Gummisex" mit Fesseln und Aufhängen geworden. Dieses Erlebnis habe „wie eine Bombe eingeschlagen". Er geriet in einen Zustand verwirrter Erregung. Tagelang war er wie von Sinnen. „Das ist es, was ich haben will. Aber das wird mir meine Frau nie geben können. Das weiß ich. Das macht mich ganz verzweifelt." Ich gab ihm ungefähr die folgende Deutung: „Nach unserem ersten Gespräch wurde Ihnen klar, dass Sie außer dem, was Sie sexuell schon über sich wussten, noch ein sexuelles Bild in sich tragen, das Sie noch nicht kennen und das in den letzten Jahren zunehmend bewirkt hat, dass Ihnen das, was Sie mit Ihrer Frau zusammen im Gummisex gemacht haben, nicht mehr recht genügte. Dieses innere Bild haben Sie plötzlich zusammen mit dem Geschäftsfreund entdeckt. Jetzt bringen Sie dieses schöne, erregende, schreckliche Bild (= das 5. Kriterium) zu mir, damit Sie und ich verstehen können, was dieses Bild bedeutet. Dieses Bild, das wie eine Bombe in Sie eingeschlagen hat, muss ja etwas mit den Bomben von Dresden zu tun haben. Aber was?" Nunmehr schlug ich ihm die Psychotherapie vor, nach der er mich schon im ersten Gespräch gefragt hatte, die ich aber damals abgelehnt hatte, da mir die Angelegenheit noch nicht reif schien. Jetzt hatte ich offenbar angebissen. Wir vereinbarten ein drittes Gespräch zur Abklärung der Modalitäten.

Ich war einigermaßen perplex, als er zu diesem Gespräch zusammen mit seiner Frau kam – einer ausgesprochen attraktiven und warmherzigen und, wie mir schien, für diesen Anlass noch besonders attraktiv zurechtgemachten Fünfzigerin. Von Psychotherapie: keine Rede! Es entstand sofort ein lebhaftes, leichtgängiges Gespräch, in dem sie unmerklich die Fäden hielt. Sie hätten in den letzten Tagen und Nächten intensive Gespräche gehabt, so tief und beglückend wie in den ganzen letzten Jahren nicht. Das Leben würde auch mit dem weitergehen, was er mir gestanden und was ihn die ganzen letzten Monate so umgetrieben habe. Es gebe so viel Schlimmes auf der Welt, gemessen daran sei das, was ihr Mann nun einmal brauche, eine geringe Last ... Zuletzt fragte ich die Frau, was der goldene Davidstern, den sie an einem Kettchen um den Hals trug, zu bedeuten habe. Sie antwortete in etwa, und dabei traten nun *ihr* die Tränen in die Augen: „Ich liebe die Juden, sie haben so viel gelitten ... und dann haben sie ihr Schicksal endlich in die eigene Hand genommen ... Wir fahren immer nach Israel ... und geben auch Geld ... für eine Stiftung ... mehr können wir ja nicht tun."

Es wäre sehr interessant, diesen Ausgang unter Gesichtspunkten einer gemeinsamen Paar-Gegenbesetzung gegen die phantasierte Drohung des Durchbruchs sexualisierter Gewalt zu betrachten: Nach dem Erstgespräch gerät die bereits locker gewordene perverse Plombe unter dem Druck der positiven, offensichtlich triebstimulierenden Übertragung („Geschäftsfreund") aus der Fassung. „Außer Fassung" taumelt der Patient durchs Rotlichtviertel, auf der Suche nach neuer Fassung. Diese wird im zweiten Gespräch als Puppe-in-der-Puppe sichtbar – und damit zugleich die Angst vor der nächsten Puppe, die dann auch verhindert, dass es zu einer psychoanalytischen Behandlung kommt. In der Schlussszene mit dem Davidstern wird diese nächstverborgene Puppe für einen Moment sichtbar: der unbewusste Wunsch nach und die Angst vor dem allumfassenden sadistischen Triebdurchbruch, der dann in der Wiedergutmachung des Paares an den Juden aufgefangen wird. Indem der Mann die Frau zum dritten Gespräch mitbringt, schützt er sich vor einer weiteren Selbsterfahrung, die offenbar wegen der damit verbundenen triebstimulierenden Gefahren vermieden werden muss. Und im Gegenzug schützt die Frau nun ihrerseits ihren Mann, indem sie signalisiert, es werde dem Paar gelingen, die im zweiten Gespräch erreichte „Puppe" zu integrieren.

So oder anders, überlassen wir dieses Paar seinem Schicksal und kehren zurück zu der Frage, wann bei Perversionen eine hochfrequente Psychoanalyse angezeigt ist. Man könnte in angelsächsischer Knappheit die Antwort geben, die auch sonst für Psychoanalyse gilt: *Sick enough to need it, healthy enough to stand it*. Damit hätte man alle Indikationskriterien synthetisiert. Der Mann aus Beispiel 2 war sicher nicht krank genug, um Psychoanalyse oder Psychotherapie zu brauchen, wäre aber unter anderen Lebensumständen (z. B. Verlust der Partnerin) wohl gesund genug gewesen, um eine Psychoanalyse durchzustehen; der Mann aus Beispiel 1 wäre sicher wie der unten angeführte Psychotherapie-Patient aus Beispiel 5 unter einer Psychoanalyse dekompensiert. Das perverse Symptom ist wie das neurotische eine Kompromissbildung aus Verdrängtem und Wiederkehr (Durchbruch) des Verdrängten. In der Perversion nimmt diese Wiederkehr des Verdrängten die Erscheinungsform des periodischen Triebdurchbruchs an. Diese Kompromissbildung stellt zugleich die höchste Integrationsleistung dar, zu der das Ich fähig ist. In dieser Integrationsleistung halten sich eine sexualisierte Anpassung (die gelebte oder doch geahnte und darum vermiedene perverse Szene) und eine mehr oder weniger stabile Abwehr die Waage. Diese Balance wird bereits im Erstinterview erschüttert, und wir haben zu prüfen, wie der Patient mit dieser Erschütterung umgeht. Natürlich kann auch die Erschütterung ihrerseits vom Patienten abgewehrt werden. Viele perverse Patienten sind aus lebensgeschichtlich begründeter Not längst Experten in Selbstheilung geworden und kommen zu uns nur, um eine solche Selbst- und Schiefheilung vorzuführen, zu der sie in einem krisenhaften Schnittpunkt von innerem Externalisierungsdruck der latenten

Perversion (der sexualisierten inneren Objektbeziehung) und äußerem Druck der Lebensumstände gezwungen worden waren. Sie wissen das natürlich nicht, aber viele Kolleginnen und Kollegen, die mit Perversionen nicht sehr vertraut sind, wissen das ebenfalls nicht und reagieren irritiert oder sogar gekränkt, wenn ein perverser Patient gerade dann wieder „abspringt", wenn sie sich nach langer Prüfung ihrer selbst und des Patienten zu einem Behandlungsangebot durchgerungen haben.

Eine Schiefheilung vorführen, ohne dies zu wissen: Das bedeutet auch, dass wir unter Umständen vom Patienten dazu gebraucht werden, die Perversion als eine kreative Integrationsleistung zu bestätigen. Da jede Bestätigung ein narzisstisches Element enthält, ist es entscheidend, aber nicht immer leicht, zwischen Missbrauch (Manipulation) und Gebrauch (Objektverwendung) zu unterscheiden. Missbrauch ist ein prädominantes Thema in der Perversion: sowohl biographisch (als „Opfer" in einer missbräuchlichen, sexualisierten Mutter-Kind-Beziehung) als auch aktuell (als „Täter" in der Etablierung der perversen Szene). Es kommt dann alles darauf an, in der Errichtung des therapeutischen Rahmens und vor allem bereits im Erstinterview zwischen Gebrauch und Missbrauch des Objekts unterscheiden zu können. Natürlich könnte man argumentieren, dass der Patient aus Beispiel 2 die dritte Stunde dazu missbraucht habe, den gesamten Rahmen zu sprengen, indem er unangekündigt und gegen unsere Verabredung seine Frau mitbrachte. Ich habe es in diesem Fall vorgezogen, von einer kreativen Objektverwendung zu sprechen, *weil* ich die gesamte Situation tatsächlich so empfunden habe. Ich wurde als transitorisches Objekt benötigt, damit der Patient wieder Anschluss an einen abgespaltenen inneren Bereich finden und weiterleben konnte.

Konstellationen im Verlauf einer Psychoanalyse

Die folgenden *idealtypischen Behandlungsschritte* stehen zwar *auch* in einer zeitlichen Sukzession, stellen aber nicht in erster Linie ein Verlaufsschema dar. Es geht hier also nicht um Behandlungsphasen, sondern um *idealtypische Positionen*, die in einer psychoanalytischen Behandlung, gleichgültig ob hoch- oder niederfrequent, immer wieder erreicht werden müssen. Man könnte also auch von *Konstellationen* sprechen, die sich im Verlauf des analytischen Prozesses immer wieder ereignen.

(1) Im Erstinterview (oder auch erst sehr viel später) kommt es zur Enthüllung und manchmal auch allererst zur Selbstenthüllung der besonderen sexuellen Szene, auf die der Patient angewiesen ist. Mit der Zeit wird man lernen, darauf zu achten, ob und wie diese Szene bereits im Erstinterview dargestellt, also übertragen wird. Als Extreme können benannt werden: a) Die Interviewszene wird direkt sexuell aufgeladen, es kommt zu einer Sexualisierung des analytischen Raums, etwa dadurch, dass der Patient uns unbemerkt verführt, uns regelrecht abtastet und die „schwache" Stelle findet, an der er uns in Erregung versetzen kann, um uns über diese Erregung in seine sexuelle Welt zu führen und uns glauben zu machen, wir wünschten uns nichts sehnlicher, als

sie mit ihm zu teilen. b) Die sexuelle Bedeutung dessen, was der Patient uns schildert, wird bürokratisch abgewehrt, etwa mit den Worten: „Ich bin Masochist. Kann man da etwas dagegen machen?" Szenisch werden wir auch hier zu „sexuellem" Handeln aufgefordert, nämlich dazu, in den Patienten zu dringen, die Bedeutung des „Masochismus" für ihn aus ihm herauszuholen, ihn also dazu bringen zu wollen, seine Unterwürfigkeit uns gegenüber aufzugeben usw. c) Der Patient kennt das, was wir später, in der Analyse, zusammen mit ihm als *seine* sexuelle Szene entdecken und benennen werden, noch gar nicht. Rückschauend werden wir dann irgendwann sagen: Er hat Analyse gebraucht, um seine Perversion zu entdecken. Wir müssen uns also darauf einstellen, dass unter der *Szene* noch andere, ihm und uns unbekannte Szenen, dass in der Puppe noch weitere Puppen verborgen sind.

(2) Das Gewahrwerden, dass dieses Angewiesensein auf die Perversion ein existenzielles ist, dass die Perversion nicht nur dem so genannten Sexualleben dient, sondern für das Überleben notwendig ist, führt zu intensiver Scham. Diese Scham mag in der Analyse unter Umständen lange Zeit abgewehrt werden, so wie sie zuvor im Leben unter allerlei Rationalisierungen verborgen worden war. Sie kann aber auch maligne ausagiert werden: Der Patient windet sich in Selbstbezichtigungen, wird impulsiv-suizidal, zerstört durch Selbstbezichtigungen sein partnerschaftliches und berufliches Umfeld usw., kurz: die Scham wird regressiv sexualisiert. In dieser Situation kann es leicht zu plötzlichen Suizidimpulsen kommen, von denen Patient und Psychoanalytiker gleichermaßen überrascht werden. Es handelt sich hier um agierte sexualisierte Attacken gegen das Selbst. Solange deren unbewusste Dynamik unverstanden bleibt, bleibt auch die derart aufgeladene Behandlungssituation gefährlich. Im Normalfall macht jedoch die Scham den Weg frei für eine existenzielle Desillusionierung des Selbst, die als Zusammenbruch des gesamten bisherigen Lebens empfunden wird. Das Ich muss stark genug sein, diese Katastrophe zu überleben.

(3) Das Überleben dieser symbolischen Vernichtung führt zu einer wohltuenden Entspannung und Erleichterung, sowohl in der Übertragungssituation als auch im übrigen Leben des Patienten. Diese Entspannung bildet einen zentralen Anreiz, um „weiterzumachen", fortzufahren in einer oft schmerzhaften Selbsterfahrung. Die Positionen 1 bis 3 können sich in raschem Wechsel wiederholen, als angedeutete Schrittfolge sind sie oft schon im Erstinterview zu beobachten. Wenn dies idealerweise eintritt, ist natürlich die Indikation zur Analyse sicher gestellt. Es kann aber vorkommen, dass der Patient auf *einer* Position Stunden, Monate oder Jahre verharrt.

(4) Viele Barrieren stellen sich dieser skizzierten Schrittfolge in den Weg. Eine geradezu obligate Barriere sei hier stellvertretend benannt: Der Patient möchte die genannte Entspannung und Erleichterung vorwegnehmen, gleichsam „pervers" erschleichen, indem er den Analytiker hermetisch idealisiert. Wir stehen dann vor einem strukturell analogen Vorgang wie bei dem Versuch, die Scham durch Unterwerfung zu umgehen. Die Idealisierung kann erbarmungslos hochgetrieben werden. Der Analytiker wird darauf festgelegt, der

Einzige auf der Welt zu sein, der den Patienten versteht, für den es sich zu leben lohnt usw. Diese Idealisierung kann sich im Wechselspiel der Übertragung leicht zu einer wechselseitigen Idealisierung von Analytiker und Patient steigern. In einem solchen Fall kann man wirklich von perverser Objektbeziehung sprechen.

(5) Wenn diese wechselseitige Idealisierung zudem sexualisiert wird, verwandelt sich die Übertragung der Perversion in eine Perversion der Übertragung. Solche Vorgänge der sexualisierenden Idealisierung können den analytischen Prozess unmerklich infiltrieren und zur Entgleisung des gesamten Vorhabens führen. In gewisser Weise, gleichsam in niederpotenter therapeutischer Dosis, ist die sexualisierende Idealisierung jedoch notwendig, wenn man genetisch bis zum Kernkomplex der Perversion vordringen möchte.

(6) Die Sexualisierung der Übertragung (unmerklich angebahnt durch das Vorspiel der Idealisierung) enthält in sich wesentlich das Moment des zerstörerischen Angriffs auf den therapeutischen Rahmen. Denn wenn der Analytiker der Sexualisierung nachgibt, erotisiert reagiert, von seinen Phantasien zu weit weggetragen wird und sich dem Sirenengesang der Erregung zu sehr hingibt, dann verliert er seine deutende Potenz. Dadurch erfährt er am eigenen Leibe die Kastration, gegen die der Patient in einem lebensgeschichtlichen Befreiungsschlag seinerzeit die Perversion errichtet hatte.

(7) In der elliptisch wiederkehrenden Durcharbeitung aller sechs hier genannten Positionen kommt der psychoanalytische Prozess in der Behandlung der Perversion zu sich selbst. Ob sich dabei die perverse Plombe ablöst, von der Morgenthaler (1974) spricht, und unter ihr eine nachgeheilte neue sexuelle Organisation auftaucht, wollen wir der Gunst des Unternehmens überlassen. Was auf jeden Fall auftauchen wird, ist: ein Mehr an innerem kreativem Raum, der zugleich mehr „äußere" sexuelle Gestaltungsfreiheit ermöglichen wird. Das beinhaltet zugleich ein Weniger an sadistischen, hasserfüllten und verfolgenden inneren Objekten und damit weniger Unglück und Zerstörung in den gelebten Objektbeziehungen.

Die Selbstentdeckung der Perversion im Behandlungsverlauf

An zwei Beispielen sei nunmehr die Selbstentdeckung der Perversion im Verlauf einer Psychoanalyse skizziert. Dabei übergehe ich alle lebensgeschichtlichen Bezüge, auch da, wo sie in einen objektivierbaren Deutungszusammenhang mit dem Triebschicksal gebracht werden konnten. Ich bedaure dies, denn gerade weil ich aus klinischer Erfahrung überzeugt bin, dass sich eine Perversion immer nur in Bruchstücken lebensgeschichtlich verstehbar machen lässt, würde ich den Leser gern an diesem Prozess der Ausgrabung und Zuordnung der Scherben teilhaben lassen. Aber leider weiß ich, dass sich eine solche Rekonstruktion und Zuordnung heute nicht mehr mit inzwischen abgegriffenen Gleichungen machen lässt. Zuordnungen des Typs „traumatischer Auslöser X führt zur sexuellen Szene Y" greifen heute nicht mehr. Zum Ersatz verweise ich den Leser auf eine breit angelegte lebensgeschichtliche Rekonstruktion einer Perversion (Reiche 1990: 125–150) und hoffe, dass das Fragmentarische in den hier gegebenen Beispielen nicht zu dem Missverständnis führt, die folgenden psychoanalytischen Behandlungen seien auf die Bearbeitung sexueller Themen beschränkt gewesen oder fokussiert worden.

Beispiel 3: Perversion oder „nur" Geschlechtsidentitätsstörung? Eine junge Frau war sich schon Jahre vor ihrem ersten Gang zum Psychoanalytiker ganz sicher, dass ihre immer wiederkehrenden Harnwegsinfekte, die sich mit plötzlichen Fieberattacken anmeldeten, mit etwas verknüpft waren, das „von innen her drängt", mit etwas, „das ich nicht kenne und das doch ich bin". Sie beschäftigte sich seit ihrer Schulzeit intensiv mit Psychoanalyse und hatte schon damals beschlossen, eine Analyse zu machen. Dieser Entschluss lag zum Zeitpunkt des Erstinterviews 15 Jahre zurück. Sie sagte über sich, sie sei „keine richtige Frau", sondern „innen eigentlich ein Mann", auch wenn man davon äußerlich nichts sehe, weil sie ja auch nicht wie eine männlich identifizierte Lesbe herumlaufe. Das klinge sicher sonderbar für mich; trotzdem sei es so. Sie hatte viel über Transsexualität gelesen und war sich darum sicher, auch kein Transsexueller zu sein. Sie lebte mit einem Mann zusammen, auf den sie auch sehr stolz war. Sie konnte sich nicht vorstellen, mit irgendjemand anderem glücklicher zu sein als mit ihm. Sie hatte auch überhaupt kein Problem, ihn als Mann anzuerkennen; alles Hysterieform-Penisneidische war ihr fremd. Gleichzeitig machte sie mich aber auch neugierig auf ein sexuelles Geheimnis: Von Transvestiten war die Rede und davon, dass es auch eine verborgene Lesben-SM-Szene gebe, von der die offizielle Sexualwissenschaft anscheinend nichts wisse. Damit war ein Übertragungsfeld eröffnet, in dem es um Wissen und Nichtwissen, Geheimnis und Entdeckung ging. In ihrer Art, von sich und anderen zu erzählen, war etwas sehr Eindringliches, eine wie auf Dauer gestellte Dramatik. Dabei wirkte diese Frau keineswegs manieriert, obwohl andererseits in ihren Darstellungen manches schräg, schrill, zu intensiv und zu expressiv war. Ich musste andauernd an eine Hamlet-Inszenierung denken, in der auch die weiblichen Rollen mit Männern besetzt waren wie zur Shakespeare-Zeit. Und zwar erinnerte mich diese Frau an den Darsteller von Hamlets Mutter: Ein Mann, der das Kunststück fertigbrachte, in Frauenkleidern eine exaltierte depressiv-hysterische Charakterneurose darzustellen, ohne im Mindesten tuntig zu wirken.

In der 4-stündig durchgeführten Psychoanalyse, die über 700 Stunden ging, beherrschten sehr bald Themen wie Kontrolle und Kontrollverlust, Aufschub und Durchbruch, Überwältigung und Beschämung, Loyalität und Verrat das Bild: Ihr Mann „spritzte zu früh ab", ihr Chef ging vor einem Kunden „in die Knie", ihre Freundin versuchte, sie, die Patientin, „zu linken". Über mich entwickelte sie gleich zu Behandlungsbeginn die Phantasie, die sich später, auf dem Höhepunkt ihrer Ausprägung, bis zur wahnhaften Gewissheit steigerte: Ich sei ein „Lederschwuler", der nach Feierabend seine Berufskleidung ablege und sich seiner eigentlichen Identität hingebe. Nichts fand sie erstrebenswerter, als ein „schwuler Analytiker" oder bei einem solchen in Analyse zu sein. Über ihr eigenes Inneres hatte sie eine Überzeugung, die der Gewissheit über mein Inneres entsprach: Ihr Uterus sei „nach innen", zum Bauchraum hin offen, und ganz innen habe sie einen Penis. Ich verstand erst nicht, dass es sich hier nicht um eine Phantasie handelte, die zugleich gehabt und überprüft werden kann, sondern um eine Gewissheit, die nicht überprüft zu werden braucht. Offenbar wollte ich ihr diesen „inneren Penis", wie wir dieses Bild später nannten, ausreden, also ihn ihr wegnehmen. Denn ich geriet einmal mit ihr über diese Überzeugung in heftiges Debattieren, ja, ich hatte den Impuls aufzuspringen, sie an den Tisch zu bitten, einen Anatomieatlas aus dem Regal zu holen und sie, wie man im Jargon so nett sagt, mit der Realität zu konfrontieren. Weniger nett: sie zu kastrieren. Die Patientin hat diese Szene im Rückblick „unsere Anatomiestunde" genannt. Aus der Lebensgeschichte sollte ich hier wenigstens einfügen, dass diese Frau in ihrer Kindheit zwischen dem 8. und dem 11. Lebensjahr wegen einer zu dieser Zeit zufällig entdeckten Organanomalie mehrfach urethral katheterisiert und operiert worden war. In ihrer Verlassenheit und Todesangst hatte sie sich auf viele bedrängende Fragen sehr persönliche Antworten gegeben. Ich könnte aber trotz der Dauer und Tiefe der Behandlung, vielleicht sogar wegen ihr, nicht mit

Sicherheit sagen, ob dieses Trauma als ursächlich für die Ausbildung der Perversion anzusehen ist.

Nach 300 Stunden (oder 2 Jahren) Analyse wusste ich von ihrer Sexualität ungefähr so viel: Schon vor den Krankenhausaufenthalten hatte sie eine anale Masturbationspraktik entwickelt: durch Muskelkontraktion („Arschbacken petzen") den Stuhlgang „fast kommen lassen", anhalten und wieder hochdrücken, immer und immer wieder – bis zum Orgasmus. Als Jugendliche und bis vor einigen Jahren hatte sie aus Situationen großer Anonymität heraus immer wieder ihr unbekannte Männer dazu gebracht, mit ihr zu verkehren, oft im Stehen und im Freien, um sie dann, wenn sie „abgespritzt" hatten, beschämt stehen zu lassen. Sie hatte auch immer wieder versucht, mit lesbischen Frauen Sex zu haben, aber sie hatte nie wirklich etwas davon, und die Versuche, die sie dennoch immer wieder unternahm, endeten regelmäßig in einem Desaster für beide Beteiligte.

Diese unglücklichen, forcierten sexuellen Suchbewegungen stellte sie ein, als sie ihren späteren Mann kennen lernte und offenbar sofort ihre Chance erkannte, dass sie mit ihm zusammen etwas von dem realisieren könnte, was sie an unerkannten inneren Bildern in sich trug (vgl. 2. Kriterium: Externalisierung). Sie und ihr Mann wussten keineswegs, was das war. Wenn sie irgendetwas von der Sexualität mit ihrem Mann haben wollte, musste er von hinten in sie eindringen, am besten anal, und dabei ein schwarzes Präservativ tragen. Um diese Praktik, also das, was sie bis dahin von ihrer perversen Szene kannte, vor sich und ihrem Mann zu verbergen, hatte sie dazwischen auch Sex in „normaler" Stellung, den sie aber nur ertragen konnte, wenn sie zusätzlich zu dem „schwarzen Gummi" noch ihre Hand „dazwischenlegen" konnte. Trotzdem geriet sie nach solchen Normalitätsübungen in derart dysphorische, devitalisierte Befindlichkeiten, dass sie dann im Leben tage- und in der Analyse stundenlang „nicht zu gebrauchen" war. In solche Stimmungen war sie auch früher regelmäßig geraten, wie wir jetzt herausfanden, und hatte sich dann „mit Schneiden wieder eingekriegt". Damit waren die Schnitte gemeint, die sie sich mit der Rasierklinge an Armen und Brust zufügte, eine Verlebendigungspraxis, die wir von vielen identitätsgestörten jungen Mädchen kennen. Diese Handlungen hatten damals den Stellenwert von „perversen" Ersatzhandlungen im Zustand des Entzugs der Möglichkeit zur Externalisierung der (ihr selbst damals noch unbekannten) Perversion gehabt (vgl. 4. Kriterium: Entzugserscheinungen).

In vergleichbare Entzugszustände geriet sie nun im Übertragungsverlauf, der sich mit der Unerbittlichkeit eines naturwüchsigen Prozesses zwischen Schamangst und Externalisierungsbegehren dramatisch hochschaukelte. Jetzt aber war sie in der zusätzlichen Notlage, sich nicht mehr durch Schnitte Linderung verschaffen zu können. Denn darüber hätte sie sich vor mir noch viel mehr geschämt als über das, was sie mit ihrem Mann machte. Mit ihm machte sie ja Dinge, die sie zugleich ganz toll und ganz schrecklich fand – toll, solange niemand außer ihr (offiziell noch nicht einmal ihr eigener Mann, mit dem sie darüber nie sprach) etwas davon wusste, und ganz schrecklich, weil sie mich einweihen musste. Nicht, dass ich diese Einweihung irgendwie auch nur andeutungsweise von ihr verlangt hätte. Der Übertragungsverlauf selbst verlangte diese Einweihung: Denn mit mir wollte sie ja noch viel mehr riskieren, nämlich die Entdeckung ihrer Perversion, die ihr und mir gleichermaßen unbekannt war. Und diese Risikolust trieb ihrerseits die Scham in exzessive Höhen. Immer wenn sie langsam aus den devitalisierten Zuständen wieder auftauchte, in die sie durch das selbst auferlegte Externalisierungsverbot geraten war, führte sie mich einen kleinen Schritt näher an die nächste Puppe-in-der-Puppe heran.

Allmählich, etwa um die 350. Stunde herum, begann sie mir und sich zu entdecken, dass sie früher, als sie noch nicht wusste, was das alles zu bedeuten hatte, außer dem Schneiden noch über ein anderes Mittel verfügt hatte, mit dem sie sich aus den devitalisierten Leerezuständen herausführen konnte. Sie nannte es zuerst „sich zurechtmachen", „aufdonnern" und „auftakeln": in engen Kleidern, auf hohen Schuhen mit Pfennigabsätzen (die sie von ihrer Mutter übernommen hatte, im Look der 50er und 60er Jahre, also aus der Zeit ihrer Geburt) und stark geschminkt nachts auf die Straße zu gehen. Aber das war noch nicht alles. Der „Fummel", wie sie es etwas später, in Übernahme des Homosexuellen-Ausdrucks für den Aufzug der Tunten nannte, war erst komplett – mit blonder Perücke! Dieses Geständnis bereitete ihr qualvolle Scham, weil an die Perücke besonders viel Lust, ja (wie sich noch später herausstellte) der Triebdurchbruch selbst gebunden war. Erst „mit blonder Perücke" war die Szene komplett, die zum Orgasmus führte. Ihr Gegenstück, der „schwarze Gummi" (wie die Perücke: ein Überzieher) repräsentierte also eine Abwehrformation, die mit dem Gegensatz blond/schwarz operierte. Was wollte sie in diesem Aufzug tun? Mit mir zusammen ausgehen! Nicht mehr und nicht weniger. Wir würden bewundert und beneidet werden. Das war ein wunderbares Gefühl von Eintracht, Wohlgefühl und Hochgefühl in einem. So löste sich endlich die hartnäckige Überzeugung aus dem Beginn der Behandlung auf, in der ich ein „Lederschwuler" war. Sie als Transvestit und ich als Lederschwuler - das war das Paar, für das sie in Analyse gegangen war und für das es sich lohnen würde, bis ans Ende der Welt zu gehen.

In der Folgezeit einigten wir uns darauf, von „ihrem inneren Transvestiten" zu sprechen, als welcher der „innere Penis" Existenz- und Bleiberecht einforderte. In der heftig gewünschten und (seit Analysebeginn) ebenso heftig vermiedenen Inszenierung war sie also eine Frau, die sich *wie* ein Mann zurechtmacht, der sich *als* Frau zurechtmacht. Damit war viel verstanden, aber auf einiges hatte man sich eben doch nur geeinigt. Unverstanden war auf jeden Fall noch die nächste Puppe, die sich in der Projektion des „Lederschwulen" auf mich ankündigte. Welche „schwarzen" Selbstanteile waren das, die sie noch nicht in ihrer Perversion unterbringen, die sie noch nicht zu einer perversen Szene gestalten konnte und die sie darum an mich heften musste? Eine Antwort auf diese Frage kam nach ungefähr 500 Stunden Analyse.

In dieser Zeit nahm der Wunsch nach dem Ausleben des „inneren Transvestiten" und dem Kampf dagegen gewaltige und oft gewalttätige Ausmaße an. Gering dosierte, „gewährende" Andeutungen meinerseits verwandelten sich in ihr in die Überzeugung, ich wolle sie „in die Perversion treiben", sie infizieren mit etwas, das sie unter keinen Umständen aushalten könnte: mit einer Erregung, von der sie vernichtet würde. Gegen diese Gefahr wehrte sie sich mit schrecklichen Körperselbst-Phantasien. Sie fühlte sich dann aufgeweicht oder aufgeblasen, viereckig oder klebrig, und dies in einer Intensität, die alles Denken und Wahrnehmen aufsog und die ganze Person verstört zurückließ. Sie begann mich zu hassen für das, was ich ihr angetan hatte, und litt schrecklich unter diesem Hass, der ihre Sympathie für mich und ihren Glauben an die Analyse vergiftete. Sie wollte ihn umbringen, den „inneren Transvestiten", ihn erwürgen. Ein Klima des Sexualmords breitete sich aus. Zugleich war ihr klar, dass der Wunsch, „ihn zu erwürgen", seinerseits eine sexuelle Aufladung hatte. Sie fühlte sich gefangen in einer Falle sexueller Erregung.

Als sich die Situation zwischendurch wieder einmal entspannt hatte, führte uns, wie so oft in dieser Analyse, ein Traum an die nächste Puppe (oder Plombenschicht) heran. In diesem Traum sah sie einen Mann in einem Hauseingang verschwinden, in einem oberen Stockwerk ging Licht an, und dann sah sie, wie sich dieser Mann, als Lederschwuler in Schwarz zurechtgemacht, erhängte - und wie dann dessen Doppelgänger, eine schöne blonde Frau, so schön wie eine Barbie-Puppe, unten wieder herauskam. In dieser überdeterminierten Szene war die ganze innere Welt dieser Frau zusammengefasst. Hingewiesen sei hier besonders auf die Spaltung (dargestellt in schwarz und blond), auf die anal-omnipotente Selbsterschaffung (*unten* als „schöne Frau" wieder herauskommen) und auf die anale Beseitigung des Objektes (Strangulierung des Analytikers). Jetzt wurde endlich auch eine zentrale Bedeutung der analen Masturbationspraktik deutlich (den Stuhlgang „fast kommen lassen", anhalten und wieder hochdrücken). Die orgasmusgebende Kotstange war in einem ganz wörtlichen Sinn zum Doppelgänger des „inneren Penis" geworden. Hier waren also in hoher Verdichtung dargestellt: „Strangulierung" der Kotstange; Erhängung des als „erregte Scheiße" (Lederschwuler) phantasierten Analytikers und dadurch Selbst-Verwandlung in diesen Analytiker, der als Stellvertreter (Doppelgänger) des abgespaltenen idealisierten inneren Objekts alle begehrten Eigenschaften auf sich vereinigt, von denen die Patientin sich in ihrem Leben getrennt fühlte; dadurch Neugeburt als schöne blonde Frau (Barbie-Puppe).

Die Patientin war zum Zeitpunkt dieses Traumes schon so sehr „ganz geworden", dass sie ihre eigenen Spaltungsmanöver betrachten und tolerieren konnte, ohne vor ihnen mit Denkstörungen und malignen Körpersymptomen in die Knie zu gehen. Sie entdeckte jetzt fast spielerisch die (jedenfalls für diese Analyse) letzte Puppe: den Gehängten. Genauer: den Transvestiten, der sich erhängt, sich dadurch in eine schöne blonde Frau (Barbie-Puppe) verwandelt und so die Spaltung aufhebt. Ihre ganze Sehnsucht konzentrierte sich jetzt auf die blonde Perücke. Sucht und Perversion, Perversion und Sehnsucht waren eins geworden. Gleichsam in einer Verschiebung auf ein Kleinstes begann sie etwas von dieser Perversion, ihrer lebenslangen Sehnsucht, zu realisieren. Sie streifte eine Weile lang nach der Analysestunde durch die Kaufhäuser und tat etwas, was sie sich ihr ganzes Leben nie getraut hatte: Sie probierte blonde Perücken an, erst unter immenser Angst und Scham vor dem Entdecktwerden und dann allmählich lernend, dass sie *äußerlich* etwas tat, was als „ganz normal" galt, und dass sie dessen *innere* Bedeutung darum für sich und in sich behalten durfte. Sie lernte jetzt allmählich ihre eigene sexuelle Erregung im Angesicht dieses „transvestitischen" Tuns zu ertragen. Dies war also eine „perverse Praktik", die *in* der Analyse erfunden worden war. Sie löste sich nach einiger Zeit in Phantasie, Trauer und Wohlgefallen auf. Diese Praktik hatte ganz offensichtlich die Bedeutung eines Übergangsobjektes i. S. Winnicotts (vgl. Greenacre 1969). Mit der nunmehr möglich gewordenen Deutung der *inneren Einheit* von schwarz und blond, schön und hässlich, Lederschwuler und Transvestit, Analytiker und Patientin ... kam allmählich die Zeit für die *äußere Trennung*, für das Ende dieser Analyse.

Beispiel 4: Abwehr einer pädophilen Perversion durch gewöhnliche Homosexualität. In dieser sehr dramatisch verlaufenden Analyse (über 700 Stunden; 4 Stunden/Woche) brach die Abwehr der Perversion gleich nach dem Erstinterview zusammen. Der Patient, ein jüngerer Ingenieur im Staatsdienst, suchte Hilfe, als eine mehrjährige homosexuelle Beziehung unter destruktiven Begleitumständen zerbrochen war. In der Zeit danach konnte er nicht mehr verleugnen, dass mit seiner ganzen Homosexualität etwas nicht in Ordnung war. Er war mehr oder weniger impotent, musste sich den Orgasmus sogar in der Onanie „herbeiwürgen", ohne irgendwelche erregenden Bilder evozieren zu können. Er wusste, dass das für einen Homosexuellen ganz ungewöhnlich war. In der jüngsten Zeit hatte er einen regelrechten „Hass auf alle Schwulen" entwickelt, und wenn er einen Mann auf der Straße sah, den er dafür hielt, musste er halblaut vor sich hinsagen: „Verrecke, alte Judensau!" Er fand das ganz fürchterlich, weil es zu seiner menschlichen und politischen Einstellung überhaupt nicht passte. Als er um die Zwanzig war, hatte er nacheinander zwei Freundinnen gehabt, mit denen es auch sexuell sehr schön gewesen war. Es war ihm eigentlich unklar, irgendwie sogar unbegreiflich, weshalb er sich danach Männern zugewandt hatte, sich einige Zeit später einer Schwulengruppe anschloss und sich „als schwul definierte". Das war jetzt über zehn Jahre her. Dieser Mann war unglaublich allein. Er hatte sich von allen seinen früheren Freunden und Bekannten zurückgezogen und lebte, ganz unpassend zu seiner politischen und Szene-Sozialisation, in einem anonymen Hochhaus einer Neubausiedlung, umgeben von Sozialfällen, Aussiedlersippen und kinderreichen Familien mit abwesenden Vätern. Er hatte schwere Schlafstörungen und war im Grunde ernsthaft depressiv.

Am Ende unserer ersten Begegnung schlug ich diesem Mann eine Analyse vor und bat ihn, hierüber nachzudenken. Das tat er mit folgendem Traum, den er in der zweiten Vorbesprechung erzählte und der ihn sehr aufgewühlt hatte: „Ich stand am Anmeldetresen einer psychiatrischen Klinik. Ich wartete auf den Diensthabenden. Zwei junge Patienten, eigentlich Jungens, kamen vorbei. Sie kannten sich hier aus, waren wohl schon länger auf Station. Sie hatten es irgendwie darauf angelegt, mich anzumachen. Einer lehnte sich weit vor über den Tresen und streckte seinen kleinen festen Arsch hoch. Das fuhr mir unheimlich geil rein." – In diesem Traum waren ziemlich unverstellt und, wie sich bald zeigen sollte, in hellsichtiger Prognose, die auf uns zukommenden Themen verdichtet: der Wunsch nach dem pädophilen Triebdurchbruch und die Angst vor dem Verrücktwerden als der Rückseite des Triebdurchbruchs (andere Seite des Tresens, Psychiatrie) sowie die Angst vor der Wartezeit bis zum Beginn der Analyse (Diensthabender nicht da), kurz: die Sexualisierung des Verlassenseins und die Angst vor der psychotischen Regression.

Der Patient begann dann die Analyse in einer Stimmung submanischer Ängstlichkeit und sexueller Agitiertheit. In der ersten Stunde erzählte er einen weiteren Traum, der aus zwei

Teilen bestand. Deren Klammer war wieder die Sexualisierung traumatischer Vernichtungsangst. Im ersten Teil schlief er zu Hause in seinem Kinderbett: „... da kam unter Knurren ein Tier, ein Ungeheuer, ein Werwolf die Kellertreppe hoch, das sah ich durch die Wand, die war wie aus Glas. Das Tier setzte sich hinter dem Glas ans Fußende meines Bettes." Diesen Traum hatte er schon oft geträumt, als Kind und als Erwachsener. Der Patient war kurz nach der Einschulung unter Todesgefahr mit Meningoenzephalitis ins Krankenhaus gebracht und auf die Isolierstation gelegt worden, wo er seine Mutter und seinen Vater wochenlang nur hinter Glas sehen durfte; zwei Jahre vor dieser Isolierung war seine jüngere Schwester an Leukämie gestorben: ein massives Trennungstrauma im Zusammenhang mit einer schweren körperlichen Vernichtungsdrohung. Im zweiten Traumteil wollte er mit seiner älteren Schwester schlafen – wie sich später immer wieder darstellte: einer Verschiebungsfigur für die Mutter, zu und mit der er bis zum 13. Lebensjahr ein inniges, erotisch aufgeladenes Verhältnis gehabt hatte. „Meine Schwester kniete vor mir, sie war angezogen. Ich hatte über den beiden Schneidezähnen eine Brücke, die wurde durch zwei Löcher festgehalten, die in die Zähne gebohrt waren. Ich wollte mir plötzlich die Brücke herausreißen. Dabei zerbrachen die Zähne."

Die Traumarbeit zeichnet hier exakt die Umwandlung von Angst in sexuelle Erregung, von passiv in aktiv, von Opfer in Täter nach: Er selbst wird (so seine erste Assoziation zum Traum) im zweiten Traumteil zu dem Werwolf (Schneidezähne), vor dem er im ersten Angst hat. Zugleich wird die Todesangst greifbar, unter der der Patient stand: Er war zu mir gekommen, weil die alte Kompromissbildung, nämlich die homosexuelle „Brücke" (Plombe), zerbrochen war, und er befürchtete nunmehr, dass ihm mit dem Beginn der psychoanalytischen Behandlung nicht nur diese untaugliche Brücke entfernt, sondern mit ihr zusammen die Zähne zerbrechen würden. Hieraus erklärt sich die Heftigkeit, mit der er die neue, pädophile Brücke errichtete und gegen den vermeintlichen Angreifer-Analytiker verteidigte. Hatte er sich nach dem Erstgespräch erstmals in seinem Leben eingestanden, dass „Jungens" und nichts sonst das Objekt seiner Begierde waren, so rutschte deren bevorzugtes Alter innerhalb weniger Wochen von „14 bis 16", also einem Alter, das von der Konvention gerade noch toleriert werden mag, erst auf „12 bis 14" und dann auf „10 bis 12". Mit der perversen Szene, die in der gleichen rasanten Geschwindigkeit wie eine als Faltkarton aufgeklappte Guckkastenbühne nach wenigen Wochen Analyse plötzlich fertig da war, befanden wir uns in einem gefährlichen kriminellen Bereich: Er legte sich auf die Lauer, um Jungen dieses Alters beim Spielen, draußen, wo sie unter sich waren, zu begegnen, besonders wenn sie auf ihren Rädern durch den Wald zum nächsten Waldspielplatz oder Weiher fuhren. Wenn er nur von ferne ihre Rufe oder das Klingeln und Sirren ihrer BMX hörte, konnte das einen tranceähnlichen Thrill auslösen – eine nie zuvor in seinem Leben erlebte Seligkeit. Rasch wurde er immer geschickter darin, die Jungen anzusprechen, sich unter sie zu mischen, in ihrer Nähe „auf sie zu wichsen", sich einen herauszusuchen, der so bedürftig war, dass er sich mit ihm allein von den anderen Jungen entfernen konnte ... Ja, er entwickelte eine Gerissenheit im Auskundschaften von Jungen, die von ihren Eltern tagsüber allein gelassen und dadurch zu streunenden Einzelgängern wurden – gerade so, wie er einer war.

Wurde diese Dynamik durch die in der Übertragung geweckte Angst aufgebaut, von mir sexuell missbraucht zu werden? Und wenn ja, warum äußerte sich die Übertragung in dieser sexualisierten Unbedingtheit? Wurde hier gar ein Trauma sexuellen Übergriffs aus der Kindheit wiederbelebt, das nicht erinnert werden konnte? Oder handelte es sich um ein Geschehen, dem Phantasien und Triebwünsche zugrunde lagen, die lange abgewehrt worden waren und die nun, durch die unspezifische Erschütterung der Abwehr mit dem Beginn der Analyse angestoßen, eine gleichsam endogene Dynamik entwickelten, der ich und das beobachtende Ich des Patienten hilflos zusehen mussten? Auch nach dem Ende dieser doch nicht gerade kurzen Analyse ist es für mich unmöglich, diese Fragen eindeutig zu beantworten. Zwar äußerte der Patient immer wieder (nach dem Stundenverlauf scheinbar unmotiviert) blitzartig aufschießende Gedanken: „... jetzt wichsen Sie sich einen auf mich, ich will mich gar nicht umdrehen, aber ich weiß es genau ..."; „... Sie haben schon den Laden auf ... wenn Sie mich jetzt anfassen würden ... ich wäre starr vor Angst ... ich bin es ja jetzt schon ...". Aber bei mir überwog doch der Eindruck, den ich auch immer wieder in Deutungen formulierte: Diese in den Stunden „in Gedanken“ plötzlich aufschießende Erregung diente der Auffüllung, Begrenzung und Strukturierung einer trostlosen Leere, die so überwältigend war, dass kein Mensch sich ihr völlig überlassen konnte.

Das ging so über gut drei Jahre. Sein „äußeres“ Leben wurde womöglich noch leerer, als es vor der Analyse schon gewesen war. Er räumte den „ganzen falschen sozialen Scheiß“ aus: Bekannte, gewerkschaftliche und kollegiale Bindungen, Einladungen, Sport, Ferienreisen. Zuletzt blieb nur übrig, „was wirklich echt war“: grauenvolle Leere, periodisch unterbrochen von sexuellen Thrills im Wald und auf den Spielplätzen in der Nähe der Jungen auf ihren Rädern, mit ihren hellen Stimmen und Fahrradklingeln. Besonders hart waren die Wintermonate für ihn, denn da hielten „diese blöden Muttis ihre lieben Kleinen in den Wohnungen fest“. Immerhin versah er noch seinen Dienst, ebenso pünktlich und zuverlässig, wie er zu den Analysestunden kam. Seine äußeren Objektbeziehungen waren jetzt so arm, wie seine inneren immer gewesen waren. Er befand sich auf dem Weg einer schweren Regression, zweifellos ausgelöst durch die Übertragungsdynamik, aber gerade darum sehr schwierig zu handhaben. Ein Innehalten schien unmöglich. Deutungen der Destruktivität dieses Tuns und Deutungen seines Wunsches, es möge nur noch ihn und mich auf der Welt geben, fruchteten nichts. Einige Male berührte er einen Jungen gegen dessen Willen am Glied oder fuhr ihm mit der Hand in die Hose. Einmal, im Winter, wie ein Fuchs, der in der Not Fliegen frisst, ging er sogar an ein sieben- oder achtjähriges Mädchen und tauschte Schokolade gegen eine Berührung der Geschlechtsteile.

Ich musste mir überlegen, ob und wann ich die Analyse wegen Selbst- und Fremdgefährdung abbrechen würde, und ich begann, diesen Gedanken mit ihm zu erörtern. Da kam mir, wie im Roman, in meiner Not (und ihm in der seinen) die Strafverfolgungsbehörde zu Hilfe. Zwei 12-jährige Jungen drehten nämlich eines Tages den Spieß um: Als sie ihn auf dem Waldspielplatz eines seiner Reviere wiedererkannten, versteckten sie sich, verfolgten ihn bis zum Parkplatz und merkten sich das Kennzeichen seines Wagens. Offenbar war hier die Grenze der Regressionslust erreicht. Er wusste, dass seine Anstellung zugleich sein Schutz vor völligem sozialem Verfall war, und seine Arbeit bedeutete ihm glücklicherweise sehr viel. Das war seine Rettung. Das Jahr von der Vernehmung bis zur Verurteilung war erstens Psychotherapie einer agitierten Depression, zweitens Psychotherapie einer kumulativen Panikattacke und drittens eine gewaltsame sexuelle Teufelsaustreibung – inszeniert vom Patienten höchstpersönlich. Er war monatelang vollkommen impotent, aber immer, wenn ihm die Jungen in den Sinn kamen, begann er am ganzen Körper zu zittern (vgl. 4. Kriterium: Entzugserscheinungen). Eine Weile lang rief er mich in solchen Zuständen auch außerhalb der Stunden an. Später begann er damit, sich in diesen Zuständen Laufschuhe und Trainingssachen anzuziehen – und durch den Wald zu laufen. Dabei mied er zunächst seine früheren Reviere peinlich, noch später lief er auch in seinen früheren Revieren. Er erfand spontan und ohne jede Anleitung meinerseits die Technik, die man in der Verhaltenstherapie systematische Desensibilisierung nennt. Er fand einen verständigen Richter, erhielt Behandlungsauflage, Geldstrafe und eine beamtenrechtliche Verwarnung.

Die nun folgende Zeit der Analyse, bis zu ihrer mehr oder weniger resignierten Beendigung, stand vordergründig unter dem Zeichen: Stabilisierung der Suchtvermeidung. Diese verwandelte sich dann allmählich in einen langen traurigen Abschied: vom perversen Thrill und von mir. Der Patient entwickelte etwas von dem, was man unglückliches Bewusstsein nennt. Er begann zu akzeptieren, was er immer gewusst hatte: dass er ein Verlangen in sich trug, das in der menschlichen Gemeinschaft unerfüllt bleiben muss, und dass er sich etwas vorgemacht hatte, wenn er sich einredete, die „kleinen süßen scharfen Kerlchen wollen im Grunde doch auch nur das Gleiche wie ich“ (und darum dürfe er es sich von ihnen holen). Aber er kam auch in diesem letzten, fünften Analysejahr nicht wirklich innerlich mit mir in Kontakt; so jedenfalls mein bleibendes Gefühl. In der letzten Analysestunde: kein Wort des Dankes oder der Hoffnung. Ob der Patient (in der Sprache der Strafjustiz) rückfällig geworden ist? Ich habe darauf so wenig eine Antwort wie darauf, ob er (in der Sprache der Psychoanalyse) seine sexualisierte Depression ausreichend stabil in Trauer und Stolz umwandeln konnte:

in Trauer über ein unmögliches Verlangen und in Stolz darüber, dass er diese Unmöglichkeit in sich auszuhalten begonnen hatte.

Psychotherapie unter gerichtlicher Behandlungsauflage

Das Einschalten von Polizei und Gericht im Behandlungsverlauf des letzten Beispiels hat uns an eines der schwierigsten Kapitel der psychoanalytischen Therapie der Perversionen herangeführt. Wie geht man mit dem Begehren der Gerichte um, Männer der psychotherapeutischen Behandlung „zuzuführen", die wegen ihrer Perversion straffällig, also zu so genannten Sexualstraftätern geworden sind? Es handelt sich in der Regel um Männer, die ohne Behandlungsauflage niemals auf die Idee gekommen wären, sich einer Psychotherapie zu unterziehen. Wenn sie unter Behandlungsauflage stehen, schwört ein Teil von ihnen aber aus verständlichen Gründen Stein und Bein, sie hätten sich immer schon mit diesem Gedanken getragen. Wir haben es hier mit einer der zweifelhaften Segnungen des Psychosozialstaates zu tun: der leichtfertigen und oft sogar verantwortungslosen Verlagerung eines Tatbestandes der Strafverfolgung und -verwahrung auf die stationäre und ambulante psychotherapeutische Verwahrung. Im Zweifelsfall pervertiert die Behandlung des Perversen dabei zur psychotherapeutischen Verfolgung. Böllinger (1995) hat eindrucksvoll beschrieben, wie bei der extramuralen psychoanalytischen Behandlung von psychiatrisch zwangsverwahrten Sexualstraftätern (Maßregelvollzug) Justizbehörden und Krankenhauspersonal das Ungewisse und Intime des ausgelagerten „sexuellen Paars" (Behandler und Delinquent) nicht ertragen können und derart starke bürokratische Störfeuer entfachen, dass die Behandlung ernstlich gefährdet wird. Um eine Verlagerung des Problems handelt es sich auch, weil die Drohung ja bestehen bleibt: Kommt der Delinquent der Auflage nicht nach oder findet er keinen Psychotherapeuten, so muss er unter Umständen doch die reguläre Strafe antreten. Unter diesen Bedingungen findet sich leider immer, das zeigt die Erfahrung, irgendein irgendwie ausgebildeter oder eben nicht ausgebildeter Psychotherapeut, der die Behandlung übernimmt oder doch deren Stattfinden bescheinigt. Die Situation ist so kompliziert, dass es nahe liegt, sich erst einmal mit einem Kalauer Erleichterung zu verschaffen und festzustellen, dass es zwei große Gruppen von Menschen mit Behandlungsauflage gibt: Sexualstraftäter und Kandidaten für die psychoanalytische Ausbildung. Für beide Gruppen gilt: Der Psychoanalytiker, der es mit ihnen zu tun hat, kommt ohne die Erfahrung, Kontrolle und Absicherung eines Fachinstituts nicht aus.

Natürlich gibt es Patienten, die „nur deshalb" mit dem Gesetz in Konflikt kommen, weil die Perversion, zu der ihr Triebschicksal „zufällig" geronnen ist, sie „zufällig" mit dem Gesetz in Konflikt bringt. Das gilt besonders für die Perversionen, die in ihrer Selbstrealisierung auf Aktionen angewiesen sind, die einen Straftatbestand erfüllen: Exhibitionisten erregen „öffentliches Ärgernis", Transvestiten im Gegensatz zu ihnen auch dann nicht mehr (das wurde vor einer Generation juristisch noch anders gesehen), wenn sie ihrem Verlangen öffentlich nachgehen. Gegen diese scheinbar zufällige Konvergenz von Triebschicksal und Straftatbestand steht die harte klinische Erfahrung, dass Perversionen aus sich selbst heraus umso schwerer therapeutisch zugänglich sind, desto zwingender sie in ihrem Selbstvollzug mit dem Gesetz kollidieren. Exhibitionisten gelten zu Recht als leichter zu behandeln, verglichen mit Pädophilen, und diese wieder als leichter, verglichen mit Sexualmördern.

Man sollte auf jeden Fall darauf eingestellt sein, dass der Patient darum mit der Strafverfolgung in Berührung gekommen ist, weil er seine Aggressivität und Destruktivität nicht in sich selbst so weit umwandeln oder neutralisieren konnte, dass er auf die Mithilfe der Strafverfolgungsbehörde hätte verzichten können. Und in Konsequenz dessen sollte man sich darauf einstellen, dass der Patient „im Notfall" wieder auf diese Mithilfe zurückgreifen wird. Dieser Notfall tritt zum Beispiel dann ein, wenn der Patient im Prozess der Übertragungsentwicklung an die Barriere unerträglicher Affekte gerät, handele es sich dabei um Hilflosigkeit, Scham, Wut oder Erregung. Aus verschiedenen Gründen ist die Gefahr von „Rückfall"-Taten während der Behandlung sehr groß. In gewisser Weise sind diese Rückfälle sogar durch die Dynamik der Behandlung ausgelöst. Das muss nach der inneren Logik der psychoanalytischen Methode sogar so sein. Wir müssen uns vergegenwärtigen, dass diese Methode ja nur in dem Maße funktioniert, in dem sie die latenten, abgewehrten oder psychosomatisch geronnenen Symptome des Patienten verflüssigt und zum Zweck der Durcharbeitung dosiert wiederbelebt. Und der Schritt von der *therapeutischen* Wiederbelebung zum *kriminellen* Rückfall ist bei diesen Patienten oft so klein, dass er vom Behandler zu spät oder gar nicht bemerkt wird. Aus all diesen Gründen kann es notwendig sein, besondere Absprachen zu treffen, zum Beispiel, dass der Patient sich täglich telefonisch meldet, dass er bestimmte Orte meidet, dass er von einem Psychiater begleitend medikamentös behandelt wird usw. Das wird natürlich vom Patienten zunächst als Bestrafung und (zu Recht) als Bevormundung erlebt. Da aber die Therapie unter diesen Bedingungen sowieso als Zwangsmaßnahme beginnt (und man alles daran setzen muss, dass sie nicht auch als solche endet), ist es unter Umständen unumgänglich, diesen therapeutisch verordneten Zwang einzuführen. Denn das, was man selbst als „Zwang" eingeführt hat, kann man leichter kontrollieren, bearbeiten und auflösen als den blinden Zwang von Triebtat und Strafgewalt. Es kann auch nützlich sein, im Beisein des Patienten ein Round-Table mit dem Staatsanwalt oder Richter, dem Verteidiger, dem Bewährungshelfer und dem Stationsarzt (falls es sich um extramurale Therapie bei Maßregelvollzug handelt) zu arrangieren, um wenigstens auf der realen und bewussten Ebene die Rollenerwartungen zu klären, die man als Behandler übernimmt und, was entscheidend ist, die man zurückweist (Gutachten, Erfolgsgarantien, Rückfallprognosen usw.).

Wir verfügen über verschiedene elegante theoretische Konzepte, um uns diese so erschreckend gewalttätige Dynamik des Rückfalls zu erklären, und über entsprechend schöne Bilder, um diese Dynamik zu illustrieren: der Verbrecher aus Schuldgefühl (Freud); der mörderische Kampf des kranken (verrückten, sexuell erregten, zerstörerischen) inneren Objekts gegen das gesunde (gute, heilungswillige) innere Objekt (Melanie Klein); die negative therapeutische Reaktion (Freud); der Rückfall als Maßnahme des Patienten, um die vom Zerbrechen bedrohte perverse Plombe gegen den Analytiker zu schützen (Morgenthaler). Diese Erklärungen können nicht über die Hilflosigkeit hinwegtäuschen, die uns befällt, wenn wir in eine maligne Übertragungsregression hineingezogen werden und zusehen müssen (oder sogar verleugnen), wie diese erst in der sexuell destruktiven und selbstdestruktiven Aktion zum Stillstand kommt. Hierzu ein letztes Beispiel. Mit diesem Beispiel möchte ich zugleich unterstreichen, wie entscheidend es ist, dass solche Behandlungen weit über die Zeit der Bewährungs- und Behandlungsauflage hinaus geführt werden - und wie selten dies gelingt. Böllinger (1995) hat eine typische Verlaufsform solcher Therapien herausgearbeitet und dabei drei Abschnitte unterschieden: Im ersten Abschnitt (30 bis 50 Sitzungen) findet uneingeschränkt Zwangstherapie statt; im zweiten Abschnitt (nach ungefähr 30 bis 80 Sitzungen) kommt es trotz oder gerade in Anerkennung dieses Zwangs zu einer wirklichen Beziehungsaufnahme, die aus der Natur der Beziehung heraus auch zu einer Veränderung der inneren Objektbeziehungen führt; erst nach Ablauf der Behandlungsauflage, wenn de facto Freiwilligkeit vorliegt, Patient *und* Analytiker die Behandlung jedoch fortsetzen möchten, kann überhaupt darüber nachgedacht werden, ob die psychoanalytische Methode im engeren Sinn angebracht ist oder ob eher gestützt und begleitet werden soll.

Beispiel 5: Ein Rückfall unter Behandlungsauflage. Vor mir saß ein riesig langer, riesig freundlicher „großer Junge" mit einer gut verdeckten Prothese des rechten Fußes und einer nicht so gut verdeckten Alkoholfahne. Er war 39 Jahre alt und gerade angeklagt, in der Bewährungszeit rückfällig geworden zu sein. Die Staatsanwaltschaft hatte ebenso großes Interesse an einer „psychotherapeutischen Sofortmaßnahme" signalisiert wie der Pflichtverteidiger. Meiner Gewohnheit folgend, hatte ich die Akte nicht studiert - und blieb abstinent bis zum bitteren Ende.

Bis zu dem schweren Unfall vor einigen Jahren, der zu der Fußamputation führte, war der Patient auf einem Heringsfänger zur See gefahren. Der Unfall ereignete sich, als er an Land, auf dem Weg zu seiner Schwester, in Frankfurt am Main aus dem Zug kommend, die Straßenbahn besteigen wollte. Er wurde von einem Straßenbahnwagen erfasst, zwischen diesen und die Bordsteinkante geklemmt und hilflos mitgeschleift. Er war das erste Mal in seinem Leben in Frankfurt. Auf der chirurgischen Station lernte er seine spätere Frau kennen; sie war, um sich das Leben zu nehmen, von einem Haus gesprungen und hatte sich dabei ebenfalls eine schwere Fußverletzung zugezogen. Mit dieser Frau hatte er ein kleines Töchterchen, auf das er mächtig stolz war, das er liebte, für das er aber ebenso wenig sorgen konnte wie für sich oder seine Frau. Das alles und noch einiges mehr erzählte er mir im ersten Gespräch. So auch, dass damals, als er wegen der Prothese nicht mehr zur See fahren konnte und „auf Fischfabrik umgestellt wurde ... Heringe ausnehmen", dass damals seine sporadischen sexuellen Impulsdurchbrüche begonnen hätten. „Nach dem sechsten Bier fiel die Klappe", und er „musste etwas machen" - mit einem kleinen Mädchen, und wenn das nicht ging, eben auch mit einem kleinen Jungen, und wenn das nicht ging, ging es mit Alkohol irgendwie vorüber. Er schien einer von diesen Seeleuten zu sein, die auf See trocken sind, weil sie dort mit einer omnipotenten Mutterimago (der See) harmonisch verschmelzen, und die an Land sofort zu trinken beginnen. Nach einigen Sitzungen war ich überzeugt, dass dieser Unfall notwendig war, weil der Patient das, was ihn zur See gebracht hatte, dort nicht mehr unterbringen konnte: den Impuls, mit brutaler sexueller Gewalt gegen kleine Mädchen vorzugehen.

In der ersten Stunde erzählte der Patient sogar überaus freimütig, wie es zu der Straftat gekommen war, wegen der er „auf Bewährung" war: Eines Tages hatte er nach der Schicht das Fischmesser eingesteckt, es in einer stillen Seitenstraße einem kleinen Mädchen an die Kehle gesetzt und dann mit den Fingern an der Vagina manipuliert. „Manipuliert" – ein sehr neutraler Ausdruck. Zwei Tage später meldete er sich bei der Polizei. Er hatte weniger Gewissensbisse oder Schuldgefühle, jedenfalls keine bewusstseinsfähigen, aber große Angst, dem Kind könnte etwas zugestoßen sein. „Die sagten, gut, dass du gekommen bist, dem Kind ist nichts Schlimmes passiert, nur ein Dammriss, du hast ihm mit den Fingern die Scheide aufgerissen." Im Gegensatz zur freimütigen Schilderung dieser „vorletzten" Tat war seine Schilderung der „letzten" Tat, derentwegen er vor mir saß, ziemlich gestellt und absolut unglaubwürdig. Dieser Mechanismus der Verschiebung begegnet uns bei Therapien mit Behandlungsauflage geradezu regelhaft: Auf die Tat, derentwegen man abgeurteilt ist, wird alles Böse geschoben; aber jetzt, gerade jetzt und in diesem Moment ist man ein unschuldig Verfolgter. In diesem Fall sah das so aus: Er war mit seinem Moped spazieren gefahren: „... da musste ich plötzlich ganz dringend kacken, und wenn ich muss, dann muss ich. Natürlich habe ich dazu die Hose heruntergelassen, da kamen ein paar Kinder vorbei, da wusste ich schon, wenn du jetzt nicht abhaust, war vielleicht alles umsonst ... und wegen meiner Prothese hat das natürlich gedauert, bis ich die Hose oben hatte, ich musste mich aufrichten, ich wusste, das ist mein Tod, aber es ging nicht anders ... da waren auch schon ein paar Rentner zur Stelle." Aber auch diese Geschichte hatte etwas Anrührendes, diese charmante Komik, mit der er mich in seinen Bann schlug.

Zur zweiten Stunde humpelte der Patient auch auf dem anderen Fuß und hatte für diese nunmehr dritte schwere Fußverletzung eine ebenso schreckliche Geschichte parat: Er war, als er mit dem Moped von der Arbeit nach Hause fuhr, von einem LKW abgedrängt und zwischen diesen und die Bordsteinkante geklemmt worden – eine ziemlich genaue Wiederholung des initialen Unfalles, der zu der Fußamputation, der Beendigung der Seefahrt usw. geführt hatte. – Wie sollte das weitergehen? Welche „zweite" Plombe brach hier gerade auseinander, und welche Abwehr stürzte hier ein? Ich wusste und spürte, dass Gefahr im Verzug war. Aber ich war innerlich wohl schon zu sehr in das Übertragungsgeschehen hineingezogen, als dass ich nach dieser zweiten Stunde noch hätte sagen können: Das mit der Psychotherapie lassen wir doch besser sein!

In dieser zweiten Stunde konfrontierte ich den Patienten auch mit seiner Alkoholsucht, die er gar nicht abstritt, von der er aber sagte, er habe sie „voll im Griff". Er würde jeden Entzug ablehnen; vor der Bewährungsentlassung habe man ihn schon erfolglos dazu zwingen wollen, aber er habe „denen gesagt, dann lasse ich mir eben meine Biere täglich reinbringen". Auch dies wieder ein Hinweis auf die Übertragungskonstellation, die er herstellte: Ich wolle ihm die „Sucht" nehmen, aber er werde siegen. Als ich ihm sagte, die Schwierigkeit sei eben, wenn er betrunken herkomme, könne er gar nicht richtig aufnehmen, was ich ihm zu sagen habe, meinte er: „Klar, hier muss ich meine sieben Sinne beieinander haben." „Wieso sieben?" „Ach natürlich, Herr Doktor, der siebte, das ist ja der Fernseher." „Sie haben möglicherweise Angst, dass ich wie mit einer Fernsehkamera in Sie hineinschauen kann." „Nein, das können Sie nicht. Aber Sie können das, was ich Ihnen sage, dem Gericht berichten. Sie müssen Meldung machen. Und das kann *ich* nicht überwachen." Er hatte gerade eine Stelle als Wachmann bei einer Computerfirma angetreten, und natürlich glaubte er mir nicht, dass ich, im Unterschied zu ihm, keine Meldung machen muss. Jedenfalls war es möglich, auf dieser Ebene die Fronten zu klären und das Misstrauen nicht völlig in der Unterwerfung verschwinden zu lassen.

Außer der Arbeit hatte er ein Moped, ein möbliertes Zimmer – und eine Geliebte, die Frau eines Fernfahrers, die wöchentlich mehrmals kam und ihm auch die Wäsche wusch. Immerhin. Außerdem präsentierte er mir in den nächsten Stunden noch zwei junge Mädchen aus seiner Nachbarschaft, einer etwas verwahrlosten Neubausiedlung. Die Mädchen hätten mit ihm angebandelt und seien ganz scharf auf ihn; er bleibe aber seiner Gabi, der Frau des Fernfahrers, treu. „Ich soll nicht von Ihnen denken, Sie seien darauf angewiesen, es mit ganz jungen Mädchen zu machen." Er überraschte mich immer wieder mit dem vordergründigen Anschein von Offenheit und Introspektion: „Ich kann nicht garantieren, dass es nicht irgendwann einmal wieder über mich kommt. Es war ja so gewesen. Aber im Moment ist es nicht so. Ficken mit einer Frau wie Gabi und das, was ich mit den Kindern gemacht habe, das sind zwei ganz grundverschiedene Sachen." Aber im nächsten Augenblick war die Welt dann auf grausige Art und Weise wieder in Ordnung: Für Kinderschänder durfte es kein Verständnis geben. „Seit ich selber eine kleine Tochter habe, ist das endgültig aus für mich. Es will nicht in meine Birne, dass das derselbe Willi ist. Wenn mir heute einer über den Weg kommt, und er hat das getan, was ich getan habe, und ich erwische ihn auf frischer Tat, da gibt es nur eins: sofort Rübe ab!" Dieses krasse Nebeneinander von scheinbarer Introspektion in unverbundene Selbstanteile und hartem, grausam konsequentem Ausleben der Spaltung, in die doch scheinbar Einsicht besteht, ist typisch für schwere delinquente Borderline-Zustände. Möglicherweise war die Perversion, diagnostisch betrachtet, relativ zu der gewalttätigen, ja im Wortsinne mörderischen Delinquenz von nur untergeordneter Bedeutung. Der psychoanalytische Prozess konnte gar nicht so weit in Gang gebracht werden, dass diese Frage hätte geklärt werden können. Aber alle Faktoren, die ich bisher erwähnt habe, zusammengenommen sind nach meiner heutigen Sicht eine Kontraindikation gegen eine ambulante analytische Psychotherapie im „freien Raum": Neigung zu impulsgesteuerten, enthemmten Triebtaten, Delinquenz, Alkoholismus, labile berufliche, soziale und familiäre Integration. Hier wäre ein „halboffenes" Setting indiziert gewesen. Als Setting könnte man sich etwa vorstellen: Der Patient wohnt im Freigängerhaus, arbeitet draußen und kommt zu den Stunden in die Praxis; zum Haus und zum Arbeitgeber lassen sich rasch und einfach Kontakte herstellen. So aber wurde der freie Raum zum freien Fall, an dem sich retrospektiv immerhin die Gewalt einer zugleich selbstzerstörerischen und selbstrettenden Dynamik demonstrieren lässt.

Zum Verständnis des gewalttätigen Abbruchs dieser Behandlung gibt es viele metapsychologische Zugänge. Ich will nur einen Ausschnitt herausgreifen, nämlich die unerträgliche Rückseite der Idealisierung, und das nun folgende Material nach diesem Ausschnitt auswählen. Die angeführten Zitate haben bereits aufscheinen lassen, dass der Patient sofort eine stark idealisierende Übertragung entwickelte: *Er* durfte das nicht billigen, wovon er annahm, dass ich es verurteilte, und vor allem: er musste mich, um mir zu gefallen, in der Verurteilung dieses kinderschänderischen Selbstanteils übertreffen. Die Spaltung in einen bösen und einen guten, einen kinderschänderischen und einen den Kinderschänder verurteilenden Selbstanteil wurde dadurch, übertragungsbedingt, so schnell in die Höhe (oder besser: Tiefe) getrieben, dass alle deutenden Bearbeitungsversuche ihr gegenüber „nur Worte" sein konnten. Dadurch riss die sowieso prekäre innere Beziehung des Patienten zu sich als einem *normalen Menschen, der einen inneren Kinderschänder beobachtet*, vollends ab. Dadurch rissen nacheinander auch alle „äußeren" Beziehungen ebenso gewalttätig ab wie seinerzeit im initialen Abriss demonstriert: dem von der Straßenbahn abgerissenen Fuß.

Der Patient kam zweimal in der Woche, und bereits nach wenigen Wochen fand er, dass ich „doch irgendwie ein prima Kumpel" sei, so einer, wie er früher einen gebraucht hätte, als sein Stiefvater ihn fast totschlug. Von „Zwangstherapie" keine Rede. Er tat alles, wovon er dachte, es würde mir gefallen: regelmäßig sein Töchterchen sehen und mit ihr auf den Spielplatz gehen, sein Verhältnis zu Gabi pflegen, ordentlich zur Arbeit gehen und sich erst danach „ein, höchstens zwei Fläschchen Bier genehmigen". Seine Erzählungen waren rührend echt, tief empfunden und zugleich ganz und gar unwirklich und unwahr. „Ich hatte noch Zeit vor der Stunde, ich saß auf der Bank, unten auf dem Platz ... die Sonne scheint mir warm auf den Pelz, die Schule ist gerade aus, all die jungen Dinger strömen an mir vorbei, ich schaue sie mir ganz ruhig an. Da ist überhaupt nichts dran und nichts dabei. Ich gucke in meine *Bild*, und dann gucke ich wieder hoch, und dann gucke ich wieder in meine *Bild*, weil ich ja weiß, heute nachmittag kommt Gabi ... und wenn irgendwann einmal etwas wäre, dann könnte ich immer noch vorher die Notbremse ziehen und zu Doktor Reiche gehen."

Das hielt nur einige Wochen an. Plötzlich konnte er nicht mehr pünktlich zu den Stunden kommen: Sein Moped war weg. Schneller als ich rekonstruieren konnte, wie und warum, war auch die Arbeit weg: gekündigt. Schneller als ich mit dem Bewährungshelfer Kontakt aufnehmen konnte, war auch noch das Zimmer weg: ebenfalls gekündigt. Gleich darauf der nächste

Schlag: Töchterchen auch weg; die Mutter hatte ihm die Besuchserlaubnis entzogen, weil sie ihn am Kiosk hatte stehen sehen. Jetzt war *alles weg* – und Deutungen waren wirklich „nur Worte ... damit können Sie mir auch keine Wohnung und keine Arbeit besorgen ... tiefer geht es nicht, die drei letzten Nächte im Männerwohnheim ... jetzt bin ich wieder ganz unten ... *Talsohle erreicht* steht in *Bild. Die fünf Weisen prophezeien Aufschwung zum Jahreswechsel, ab nächstem Jahr weniger Arbeitslose* ... Wer sind das eigentlich: *die fünf Weisen*?“ Ich: „Sie sind wie Hans im Glück im Märchen. Der hatte auch plötzlich sehr schnell die Talsohle erreicht – und trat mit nichts vor seinen Vater. Sie wollen feststellen, ob ich auch zu Ihnen halte, wenn Sie alles verloren haben, wenn *alles weg* ist. Dann kann es vielleicht wieder einen Aufschwung geben.“ Diese Worte bewirkten immerhin, entgegen der behaupteten Ohnmacht der Worte, dass dem Patienten eine weitere Geschichte „zum Jahreswechsel“ einfiel. Er war im Alter von 14 Jahren ins Erziehungsheim gegeben worden und hatte von dem Tag an jeden Tag dem Vater den Tod gewünscht. Soviel wusste ich schon. Jetzt erzählte er mir, wie der Vater am Silvesternachmittag auf dem Moped nach Hause fuhr, von einem LKW erfasst und mit dem Kopf gegen den Bordstein geschleudert wurde. Die Mutter, der von ihren Kindern gemeldet wurde, der Vater liege blutüberströmt im Rinnstein, soll spontan ausgerufen haben: „Soll die besoffene Sau doch krepieren!“ Der Stiefvater war von da an halbseitig gelähmt, und der Patient wurde im folgenden Frühjahr zu einem Metzger in die Lehre gegeben. Ich: „Jetzt verstehe ich, warum Ihr Moped plötzlich verschwunden ist ... Sie haben große Angst, es wiederholen sich alte Geschichten ... alte Todeswünsche, alte Prophezeiungen, wenn sie in mir Ihrem Vater näherkommen.“ In der nächsten Stunde war das Moped wieder im Besitz des Patienten: Er hatte es ganz einfach dem früheren Zimmernachbarn wieder abgenommen, dem er es „verkauft“, der ihm aber kein Geld dafür gegeben hatte.

Das war jedoch nur eine jener vielen Wendungen, die, wie angedeutet, zugleich ganz wahr und ganz unwahr waren und die den nächsten Abriss ankündigten. Wieder kam der Patient zweimal nicht. Sein Bewährungshelfer wusste auch nichts von ihm und schien resigniert zu haben. Vom Leiter des Männerwohnheims, in dem er zuletzt untergekommen war, erfuhr ich schließlich, dass der Patient in Untersuchungshaft genommen worden war: Vor der Tür eines belebten Hauses, ganz in der Nähe des Wohnheims, hatte er versucht, zwei kleine Mädchen anzufassen, war sofort angezeigt, gestellt und verhaftet worden.

Die Behandlung endete also, ehe es zu einer *wirklichen Beziehungsaufnahme* im Sinne der oben angeführten typischen Verlaufsform gekommen war. Aber was ist eine wirkliche Beziehungsaufnahme? Offenbar genügt die Aufnahme einer „wirklichen“ Übertragungsbeziehung nicht, denn zu der war es ja durchaus gekommen. Nach meinem Verständnis geriet der Patient durch die Entwicklung der Übertragung so schnell an die Barriere unerträglicher Affekte, dass er mit dem offensichtlich linkisch inszenierten Rückfall die Notbremse und sich selbst aus dem Verkehr ziehen musste. Der unerträgliche Affekt ist meines Erachtens repräsentiert in der Einheit von Todeswünschen gegen und Liebe für den Vater. In jeder Psychoanalyse, die zu sich selbst kommt, kommt es in irgendeiner symbolisch verkleideten Form zu der existenziellen Übertragungsfigur: Vernichtest du mich, wenn ich dich vernichte? Übersetzt: Vernichtet der Analytiker die Behandlung real, indem er sie beendet oder abbricht oder innerlich aussteigt usw., wenn der Patient den Analytiker in der Phantasie vernichtet? Diese Figur wird dann aber bei einem Sexualstraftäter unter diesen besonderen Bedingungen nicht nur irgendwie inszeniert oder agiert, sondern auf strafrechtlich relevanter Ebene agiert. Nämlich so, dass der Patient sich aus dem Verkehr zieht und dadurch zugleich dem Analytiker die Möglichkeit entzieht, sich als ein Objekt zu erweisen, das der Destruktivität des Patienten standhält und diese überlebt. Retrospektiv wird dadurch nochmals eine Entstehungsbedingung schwerer Perversionen grell beleuchtet: Der ursprünglich passiv erlittene traumatische (innere) Objektverlust wird mit der aktiven (äußeren) Objektzerstörung „pervers“ bewältigt. Darauf zu setzen, man könne die Dynamik einer einmal in Gang gekommenen Übertragung durch „die richtige Technik“ beliebig steuern, ist allerdings eine therapeutische Illusion.

Schluss

Zum Schluss bleibt mir noch einmal die Versicherung, dass der Psychoanalyse, genau genommen, eine Therapie *der* Perversion so fern liegt wie die Therapie irgendeiner anderen Störung. In der Psychoanalyse werden in erster Linie nicht Symptome behandelt, sondern Menschen in ihrer offenen oder verschütteten Konflikthaftigkeit. Schon Freud hat festgestellt, dass die Beseitigung des Symptoms ein willkommener Nebenerfolg der Methode sei, keinesfalls aber deren Ziel. Der Patient sieht das natürlich anders, zu Recht, und diese initiale Differenz zwischen seinem Begehren und unserem stiftet im günstigen Fall die Spannung, die erforderlich ist, um einen Behandlungsrahmen zu errichten. Im übertragenen Sinn können wir kein anderes Medikament verabreichen als uns selbst, das heißt, wir entfalten einen therapeutischen Prozess, der nur aus dem Patienten, uns selbst und dem Rahmen besteht. Dieser Rahmen ist in der Psychoanalyse einerseits immer der gleiche, das heißt wieder: bei der Behandlung der Perversion kein anderer als bei der Behandlung der Colitis. Andererseits muss der Rahmen mit jedem Patienten neu gefunden werden. Heilung findet nur in diesem Rahmen und in der Auseinandersetzung mit ihm statt. Das letzte Beispiel sollte auch zeigen, dass hier ein solcher tragfähiger Rahmen nicht gefunden werden konnte.

Einen Rahmen finden, das heißt auch: einen symbolischen Raum schaffen, in dem die Traumen und Erstarrungen, die Konflikte und die Leere noch einmal zur Darstellung kommen *und* in dem dann andere, weniger kranke Lösungen gefunden werden können. Neben der Gefahr, dass ein Rahmen zerbricht, noch ehe er trägt, besteht aber die andere, dass das am Rahmen, was symbolisch ist, real wird, dass aus übertragener Liebe ein wirkliches Liebesverhältnis oder besser: aus übertragener Hörigkeit wirkliche Hörigkeit, aus symbolisierter Abhängigkeit reale Abhängigkeit wird. Wenn das eintritt, entartet die Übertragung der Krankheit in eine kranke Übertragungsbeziehung. Diese Entartung nimmt in der Behandlung eines perversen Patienten im schlimmsten Fall folgende typische Gestalt an: Die Übertragung der Perversion verkehrt sich in eine Perversion der Übertragung. Es wird dann real, wenn auch verdeckt und verleugnet, wechselseitig alles Mögliche befriedigt: sexuelles Begehren, Schuldgefühl, Sadismus, Abhängigkeit usw. Ronald Baker (1994) hat unter dem Titel „Psychoanalyse als Rettungsring *(lifeline)* – eine Übertragungsperversion“ die Psychoanalyse eines einsamen jungen Mannes mit einem schweren fetischistischen Transvestitismus vorgestellt. Dieser Mann wurde nach meiner Hochrechnung des berichteten Verlaufs mindestens 15 Jahre lang bei einer Frequenz von fünf Wochenstunden, also mindestens 3 000 Stunden lang, behandelt. Vor der Behandlung hat dieser Mann jahrelang allein in einem Zimmer gelebt und, sozial völlig isoliert, in den schmutzigen Schlüpfer seiner Mutter onaniert. Nur das gab ihm vorübergehend Ruhe und Geborgenheit. Als die Behandlung so weit fortgeschritten war, dass Baker meinte, diesen Schlüpfer auf sich beziehen zu können, und die „übertragene“ Perversion etwa in folgende Worte fasste: „Ich bin der Schlüpfer, in den Sie ejakulieren, um so zur Ruhe zu kommen“, wurde der Patient schwerst suizidal. Er fing sich schließlich mühsam mit einer Symptomverschiebung, die jahrelang anhielt: Er furzte täglich unflätig in den Analysestunden. Der Analytiker litt jahrelang und schritt erst ein, als der Patient sich anschickte, auf die Couch zu ejakulieren. Offenbar war furzen hier noch „im Rahmen", wurde noch als „symbolisch" gehandelt, ejakulieren nicht mehr. Wieviel Schuldgefühl hier auf seiten des Analytikers befriedigt worden sein mag - wir wissen es nicht. Was wir wissen, ist, was uns über das Ende dieser Analyse berichtet wird: Es ist noch nicht in Sicht. „... we have some way to go ... Er furzt nicht mehr in den Sitzungen, und er crossdresst zu Hause auch nicht mehr, obwohl er immer noch voller perverser Phantasien ist" (ebd.: 750).

Vielleicht ist hier die psychoanalytische Behandlung ganz real und unsymbolisch zur *Lifeline* geworden (um nicht zu sagen: pervertiert), und zwar so konkret, dass sie, wie der Rettungsring auf offener See, niemals weggezogen werden darf. Im Bild geblieben: ein Ertrinkender an einem Rettungsring auf offener See als Dauerzustand. Das ist kein Leben - und das ist auch kein gutes Bild für eine psychoanalytische Behandlung. Zum Begriff des Rahmens gehört, dass er auch wieder aufgelöst werden kann, wie zum Begriff der Behandlung gehört, dass sie endet. Ob unheilbar Kranke mit Psychoanalyse behandelt werden sollten wie Nierenkranke mit Dialyse? Ich will nicht richten, denn der Richtspruch könnte rasch auf mich selbst zurückfallen: Es gibt genügend Stimmen, die bereits 300 Stunden, ja bereits eine Stunde Psychoanalyse als Zuviel an unnötiger Abhängigkeit betrachten.

Literatur

Baker, Ronald: Psychoanalysis as a lifeline: A clinical study of a transference perversion. Int. J. Psychoanal. 75, 743–753, 1994

Böllinger, Lorenz: Ambulante Psychotherapie mit im Maßregelvollzug untergebrachten Sexualstraftätern. Z. Sexualforsch. 8, 199–221, 1995

Chasseguet-Smirgel, Janine: Kreativität und Perversion. Frankfurt a. M.: Nexus 1986

Fenichel, Otto: Perversionen, Psychosen, Charakterstörungen. Wien: Internationaler Psychoanalytischer Verlag 1931

Greenacre, Phyllis: Emotional growth. Psychoanalytic studies of the gifted and a great variety of other individuals. 2 Bde. New York: International Universities Press 1971

Kernberg, Otto: Ein konzeptuelles Modell zur männlichen Perversion. Forum Psychoanal. 1, 167–188, 1985

McDougall, Joyce: Plädoyer für eine gewisse Anormalität. Frankfurt a. M.: Suhrkamp 1985

McDougall, J.: Die Couch ist kein Prokrustesbett. Zur Psychoanalyse der menschlichen Sexualität. Stuttgart: Verlag Internationale Psychoanalyse 1997

Morgenthaler, Fritz: Die Stellung der Perversionen in Metapsychologie und Technik. Psyche 28, 1077–1098, 1974

Reiche, Reimut: Geschlechterspannung. Eine psychoanalytische Untersuchung. Frankfurt a. M.: Fischer Taschenbuch Verlag 1990 (Neuauflage: Gießen: Psychosozial-Verlag 2000)

Socarides, Charles W.: Der offen Homosexuelle. Frankfurt a. M.: Suhrkamp 1971

Socarides, Charles W.: The preoedipal origin and psychoanalytic therapy of sexual perversions. Madison, Conn.: International Universities Press 1988

Steiner, John: Psychic retreats. London: Routledge and Kegan Paul 1993

Thomä, Helmut und Horst Kächele: Lehrbuch der psychoanalytischen Therapie. Bd. 1: Grundlagen. Bd. 2: Praxis. Berlin u. a.: Springer 1985 (Bd. 1) und 1988 (Bd. 2)

Kapitel 21

Sexueller Missbrauch und Pädosexualität

Von Martin Dannecker

Sexuelle Kontakte zwischen Erwachsenen und Kindern werden gegenwärtig unabhängig von der Art und Weise dieser Kontakte, von deren Intensität und Dauer und vom Geschlecht der daran Beteiligten als „sexueller Missbrauch" deklariert. Gegen die Subsumtion so unterschiedlicher Phänomene wie pädosexuelle Beziehungen, gewaltlose Verführungen von Kindern durch Erwachsene, gewaltsame sexuelle Attacken gegen Kinder, pädosexuelle Gelegenheitshandlungen durch sozial Desintegrierte, exhibitionistische Handlungen vor Kindern oder lang dauernde inzestuöse Beziehungen unter den Ausdruck „sexueller Missbrauch" wurde von vielen Seiten Einspruch erhoben. Kritisiert wurde beispielsweise die begriffliche Gleichsetzung der differenzierten Beziehungen pädosexueller Männer zu ihren kindlichen Liebesobjekten mit gewaltsamen sexuellen Attacken Erwachsener gegen Kinder (Lautmann 1994; Hoffmann 1994). Eberhard Schorsch (1989: 144) monierte die in der Missbrauchsdebatte vorhandene Tendenz, „die Sexualität zu einem Faktum zu reduzieren, die sexuelle Handlung, den sexuellen Akt überzubewerten, zu isolieren und zu einem Trauma an sich zu erheben, ohne auf den Beziehungshorizont, in dem eine sexuelle Handlung geschieht, abzustellen und zu differenzieren". Hertha Richter-Appelt (1994) hat gegen die in einem Großteil der neuen Studien vorfindbare Isolierung des sexuellen Missbrauchs von anderen infantilen sexuellen oder nichtsexuellen Traumata Einspruch erhoben. „Wie will man denn wissen", so schreibt sie (ebd.: 122), „dass nicht körperliche Strafen, seelische oder körperliche Vernachlässigung, Spannungen zwischen den Eltern, die dem sexuellen Missbrauch meist vorausgegangen sind, die schwerwiegenderen Traumatisierungen darstellen, so dass der sexuelle Missbrauch vielleicht nur noch als harmlos in dieser Kette von Traumatisierungen erscheint, ja unter Umständen die einzige ‚liebevolle', wenn auch sicherlich falsche Zuwendung darstellt?"

Kritische Einwände dieser Art sind Reflexe auf die in der öffentlichen Debatte über den sexuellen Missbrauch fraglos vorhandenen Übertreibungen (vgl. hierzu Rutschky 1992, 1994). Die Deutungsmacht, mit der der Ausdruck „sexueller Missbrauch" versehen ist, vermögen sie jedoch nicht entscheidend zu schmälern. Auch Richter-Appelt geht von der Voorannahme einer Traumatisierung durch sexuellen Missbrauch in der Kindheit aus (vgl. ihre Ausführungen in Kap. 22). Wenn der sexuelle Missbrauch jedoch eine Traumatisierung zur Folge hat, dann verliert er diese Qualität nicht durch andere schwerwiegende infantile Traumatisierungen. Die Argumentation von Richter-Appelt und die dazu von ihr vorgelegten empirischen Befunde (Richter-Appelt 1995) sind zwar geeignet, die reduktionistische und monokausale Zurückführung psychischer und sexueller Störungen auf den sexuellen Missbrauch zu relativieren. Die an dem Ausdruck „sexueller Missbrauch" klebenden grundsätzlichen Bedeutungen werden dadurch jedoch nicht geschmälert.

Auch die von Schorsch an der Missbrauchsdebatte kritisierte Abstraktion von dem jeweiligen Beziehungshorizont, in dem ein sexueller Kontakt zwischen dem Erwachsenen und dem Kind stattgefunden hat, führt aus den Schwierigkeiten des Themas nicht heraus. In welche Konstellation die als Missbrauch deklarierten sexuellen Kontakte auch jeweils eingelassen sein mögen: An den als Missbrauch bezeichneten sexuellen Kontakten sind immer ein Erwachsener und ein Nichterwachsener beteiligt. Das ist keineswegs trivial. Denn allein daraus konstituiert sich, diesseits des je konkreten Beziehungshorizonts, ein *universaler Beziehungshorizont*, der mit der kulturellen Differenz zwischen Erwachsenen und Kindern gesetzt ist. Diese Differenz, die auch eine Differenz der Entwicklung impliziert, kann im Sexuellen so wenig hintergangen werden wie sonst in Beziehungen zwischen Erwachsenen und Kindern. Die Differenz zwischen Kindern und Erwachsenen verleiht jedem sexuellen Kontakt zwischen ihnen eine besondere Bedeutung und durchdringt alle nur denkbaren Beziehungskonstellationen, in die diese Kontakte eingelassen sind. Das heißt freilich nicht, dass die konkreten Beziehungskonstellationen völlig irrelevant wären. Wichtig ist ihre Berücksichtigung insbesondere bei der Rekonstruktion der unterschiedlichen psychischen Verarbeitung von Missbrauchserlebnissen. Gleichwohl sind die konkreten Beziehungskonstellationen nur von sekundärer Bedeutung, weil sie die Ungleichzeitigkeit, die die Sexualität der Erwachsenen von der der Kinder trennt, und die von ihr ausgehende Dynamik nicht aufheben können.

An dieser Ungleichzeitigkeit hält der Ausdruck sexueller Missbrauch und die mit ihm allemal zusammengedachte Traumatisierung entschieden fest. Sexuelle Missbrauchshandlungen werden deshalb, wie es Lilli Gast (1993: 37) formulierte, begriffen als „Gewalt und Zerstörung der psychischen Realität, Integrität und Sexualität des kindlichen Subjekts". In der Psychoanalyse hat der sexuelle Missbrauch gegenwärtig insofern keinen anderen Status als in der Freudschen Verführungstheorie, als er damals wie jetzt aufs engste mit *Traumatisierung* zusammengebracht wird. Im Unterschied zu der von Freud in seiner Verführungstheorie vertretenen Auffassung ist er zwar nicht mehr das „caput Nili der Neuropathologie" (Freud 1896: 439). Aber die sexuelle Verführung eines Kindes durch einen Erwachsenen war für die Psychoanalyse immer gleichbedeutend mit einem pathogenen Ereignis. An diesem Status der infantilen Verführung hat das Aufgeben der Verführungstheorie durch Freud nach 1897 nichts geändert.

Die nicht nur von der Psychoanalyse vorgenommene Identifizierung des sexuellen Missbrauchs mit einem psychischen Trauma wirft eine ganze Reihe von Problemen auf. Zu klären ist zum einen, wie denn eine „sexuelle Kommunikation" zwischen Erwachsenen und Kindern beschaffen sein muss, um zu Recht als sexueller Missbrauch deklariert zu werden. Das ist nicht nur eine

Frage von theoretischer Relevanz, sondern wegen der qua Skandalisierung des sexuellen Missbrauchs fragwürdig gewordenen Nähe zwischen Erwachsenen und Kindern auch eine Frage von höchst praktischer Bedeutung. Nach der lauten und oft undifferenzierten öffentlichen Debatte über den sexuellen Kindesmissbrauch müssen, wie es Richter-Appelt (1995: 74) ausdrückt, „Überlegungen angestellt werden, was denn erlaubte angenehme sexuelle Berührungen sind".

Die *Abgrenzung zwischen dem „erlaubten" Sexuellen und dem „diskreditierten" Sexuellen* in der Beziehung zwischen Erwachsenen und Kindern wirft deswegen beträchtliche Schwierigkeiten auf, weil Sexuelles in diesen Beziehungen immer auch anwesend ist. Anwesend ist das Sexuelle in den Beziehungen zwischen Erwachsenen und Kindern aber gleichsam freischwebend, sozusagen auf hintergründige Weise. Sexuelles durchzieht die Beziehungen zwischen Erwachsenen und Kindern von Anbeginn an. Aber es sollte nach den Vorstellungen kultureller Normalität nie als eine in der Weise ausgeformte Sexualität auftreten, wie wir sie von der erwachsenen Sexualität her kennen. Das bedeutet zuallererst, dass aus der in den intimen Umgang zwischen Erwachsenen und Kindern eingelassenen sexuellen Kommunikation die sexuelle Befriedigung ausgeklammert bleibt. Sowohl der Erwachsene als auch das Kind sollten sich bei ihrem intimen Spiel ausschließlich innerhalb des Bereichs der Vorlust bewegen. Schlägt in diesem Spiel beim Erwachsenen die Vorlust in Lust und sexuelle Erregung um, ist die Grenze zum sexuellen Missbrauch erreicht. Bereits dadurch nämlich verändert sich die Beziehung zu dem Kind qualitativ, und es wird zu einem potenziellen Objekt der Befriedigung erwachsener sexueller Wünsche. Überschritten wird die *Grenze zum sexuellen Missbrauch*, wenn die von dem Erwachsenen gespürte Lust und sexuelle Erregung in eine sexuelle Aktion transformiert wird.

Der sexuelle Missbrauch eines Kindes durch einen Erwachsenen besteht im Kern darin, dass das Kind nach den Bedingungen und Bedeutungen, die die Sexualität für den Erwachsenen hat, behandelt wird. Sándor Ferenczi hat den Umschlag von Sexuellem in Sexualität, von Vorlust in Lust im intimen Kontakt zwischen Erwachsenen und Kindern folgendermaßen beschrieben: „Ein Erwachsener und ein Kind lieben einander; das Kind hat die spielerische Phantasie, mit dem Erwachsenen die Mutterrolle zu spielen. Das Spiel mag auch erotische Formen annehmen, bleibt aber nach wie vor auf dem Zärtlichkeitsniveau. Nicht so bei pathologisch veranlagten Erwachsenen [...]. Sie verwechseln die Spielereien der Kinder mit den Wünschen einer sexuell reifen Person oder lassen sich, ohne Rücksicht auf die Folgen, zu Sexualakten hinreißen" (Ferenczi 1932: 518). Nach den Vorstellungen Ferenczis wird eine infantile Verführung durch einen Erwachsenen in Szene gesetzt, der die Spielereien der Kinder mit den Wünschen einer sexuell reifen Person, das heißt seinen eigenen Wünschen, verwechselt. Dieser Erwachsene ist bei ihm ein „pathologisch veranlagter" Erwachsener. Mit dieser Rückbindung der infantilen Verführung bzw. des sexuellen Missbrauchs an eine pathologische Struktur hat Ferenczi das von ihm beschriebene erotische Spiel zwischen Kindern und Erwachsenen jedoch um die in ihm allemal enthaltene Brisanz gebracht. Denn es ist ja gerade nicht so, dass nur „pathologisch veranlagte“ Erwachsene im erotischen Spiel mit Kindern in eine Situation geraten können, in der die Gefahr einer Verwechslung des kindlichen sexuellen Ausdrucks und der kindlichen sexuellen Wünsche mit den Wünschen einer reifen Person auftaucht. In diese Situation können auch nicht „pathologisch veranlagte“ Erwachsene geraten, wenn sie sich in intime und körperliche Nähe zu Kindern begeben. Ein gewisses Maß an Erregung ist in dieser Nähe gar nicht zu vermeiden. Dadurch aber wird die Sexualität gleichsam in Schwingung versetzt, was zu der kritischen Situation führen kann, Sexuelles dem Kind gegenüber in der Sprache der erwachsenen Sexualität auszudrücken.

Im erotischen Spiel mit dem Kind muss der Erwachsene deshalb seine Sexualität in einen anderen als den erwachsenen Aggregatzustand zurückführen und sie dadurch zugleich entformen. Gelingt ihm das nicht, wird er entweder den intimen Kontakt zu Kindern meiden oder aber einen sexuellen Missbrauch in Szene setzen. Die von nicht „pathologisch veranlagten“ Erwachsenen im erotischen Spiel mit Kindern erlebten sexuellen Anfechtungen geben denn auch das emotionale Unterfutter für die rachsüchtige Verfolgung derjenigen ab, die aus welchen Gründen auch immer der Gefahr der Verwechslung der kindlichen mit der erwachsenen Sexualität erlegen sind und die verführerische Situation in einen sexuellen Akt transformierten.

Aus dem bisher Gesagten folgt, dass der sexuelle Missbrauch nicht über die Art und Weise des sexuellen Kontakts zwischen Erwachsenen und Kindern bestimmt werden kann. Ob es bei einem solchen Kontakt überhaupt zu Berührungen, genitalen oder sonstigen, kommt oder nicht, ob dabei Gewalt im geläufigen Sinn eingesetzt wird oder nicht, ist für die Bestimmung des sexuellen Missbrauchs völlig unerheblich. Deshalb fallen die von Lautmann (1994) befragten *pädosexuellen Männer* auch nicht aus der Missbrauchsfigur heraus, obwohl sie, was er überzeugend nachweisen kann, mit ihren kindlichen Liebesobjekten sexuell nicht mehr, sondern eher weniger machen als das, was unter Erwachsenen üblich ist, und normalerweise keine Gewalt im alltäglichen Sinn zur Durchsetzung ihrer sexuellen Wünsche einsetzen. Gerade am strukturierten Pädosexuellen, von dem Lautmanns Studie „Die Lust am Kind“ handelt, kann klar gezeigt werden, was die These von der *Ungleichzeitigkeit* der Sexualität von Erwachsenen und Kindern besagt. Und Lautmann liefert, wohl entgegen seinen Intentionen, reiches Material zur Illustration dieser These.

Der strukturierte Pädosexuelle zeichnet sich dadurch aus, dass er sich seiner sexuell-erotischen Interessen an Kindern bewusst ist und auf seiner sexuellen Orientierung eine Sexualform errichten möchte. Dabei scheitert er jedoch beständig, und zwar zuallererst an der Ungeformtheit der kindlichen Sexualität und der Formbestimmtheit seiner eigenen. Immer wieder wird er veranlasst, die, gemessen an der erwachsenen Sexualität, präsexuelle kindliche Sexualität in der ihm gemäßen Sprache zu interpretieren oder die offenkundig nichtsexuelle Lust in sexuelle umzudeuten, wie ein Interviewpartner von Lautmann erkennen lässt: „Mein erster Freund mochte gern massiert und mit den Fingerspitzen gekrabbelt werden am Rücken; *darauf war der unheimlich geil*" (Lautmann, ebd.: 105; Hervorheb. M. D.). Die Ungleichzeitigkeit zwischen dem Pädosexuellen und dem Kind, mit dem er eine Beziehung zu haben glaubt, wird schon dadurch gesetzt, dass jener im Gegensatz zu diesem über ein sexuelles Objekt verfügt. Angeeignet hat er sich das Objekt frühestens in der Pubertät. Zwar werden die entscheidenden Weichen für die spätere Sexualorganisation schon in der frühen Kindheit gestellt. Aber erst nach der Pubertät erwirbt ein Individuum ein Bewusstsein seiner in der Kindheit präformierten Sexualorganisation. Nicht anders verhält es sich mit der Objektgewinnung bzw. Objektaneignung: In der Pubertät wird das präformierte Sexualobjekt sowohl bewusst als auch zentriert, und um dieses Objekt herum werden sexuelle Wünsche, Vorstellungen und Abneigungen organisiert. Mit der bewussten Aneignung des sexuellen Objekts wird auch ein wesentliches Stück der sexuellen Identität gebildet und angeeignet. Man beginnt, sich entlang seines Sexualobjekts als heterosexuell, homosexuell, bisexuell oder auch pädosexuell wahrzunehmen.

Für das Sexualleben ist die Verfügung über ein sexuelles Objekt insofern von Bedeutung, als schon aus den Reizen, die von dem präferierten Objekt ausgehen, und durch die auf das Objekt zielenden erotisch-sexuellen Interessen sexuelle Lust gewonnen werden kann. Über eine solche Objektlust verfügt nur der pädosexuelle Erwachsene, nicht aber das Kind. Es ist deshalb auch widersinnig, die kindliche Sexualität unter dem Blickwinkel der Pädosexualität zu betrachten. Genau genommen kann nicht einmal von einer pädosexuellen *Beziehung* gesprochen werden, weil in dieser „Beziehung" ein wesentliches Moment erotisch-sexueller Beziehungen fehlt, nämlich die grundsätzlich mögliche Reziprozität der Objekte der miteinander Verbundenen.

Die Kluft, die zwischen Kindern und Erwachsenen im Hinblick auf die Konturierung des Sexualobjektes und die Strukturierung der Sexualität herrscht, bringt es notwendig mit sich, dass dem Kind bei einem sexuellen Kontakt mit einem Erwachsenen das Sexualobjekt aufgedrängt wird. Pädosexuellen Männern ist die in ihren Beziehungen *fehlende Reziprozität* durchaus bewusst. Im Grunde wissen und fühlen sie, dass sie, selbst dann, wenn es zu sexuellen Kontakten mit ihren „Freunden" oder „Freundinnen" kommt, nicht begehrt werden. Dieser Hiatus wird besonders deutlich, wenn wir uns den Anfang einer pädosexuellen Begegnung vergegenwärtigen.

Ein Mann sieht irgendwo einen Jungen, der ihm gefällt. Er möchte diesen Jungen kennenlernen, weil er sich wünscht, mit ihm eine Beziehung einzugehen. Und schon phantasiert er, was er mit ihm alles anstellen könnte, wobei diese Phantasien durchaus auch sexuell eingefärbt sind. Immer noch ist der Blick des Mannes an den Jungen seines Wohlgefallens geheftet. Dieser bemerkt nun seinerseits den Blick des Erwachsenen und denkt sich auch so manches. Was er sich aber, sofern er bislang noch keine sexuellen Erfahrungen mit Erwachsenen gemacht hat, nicht vorstellen wird, ist, dass der ihn so aufmerksam betrachtende Mann auch Sexualität mit ihm haben möchte. Im Gegensatz zu dem pädosexuellen Erwachsenen ist der Junge also keineswegs sexuell vorgestimmt. Zwischen dem Kind und dem Erwachsenen herrscht demnach schon bei der ersten Begegnung eine Disparität der Wünsche, und diese Disparität ist auch nicht durch die vielleicht miteinander erlebte Sexualität zu überbrücken, weil das eine Verlangen über eine Struktur und ein Objekt verfügt und das andere vergleichsweise diffus und objektlos ist. Das kindliche Objekt vermag zwar (und tut das auch oft) die irgendwann erkannten sexuellen Wünsche des Pädophilen zu erfüllen. Das Referenzsystem dieser Sexualität ist aber nicht das eigene sexuelle Verlangen, sondern das des anderen. Abzulesen ist das daran, dass die Kinder zumeist nur passiv geschehen lassen, was der andere sich wünscht, und kaum (oder nur widerständig) aktiv dessen Wünsche erfüllen (vgl. hierzu Lautmann 1994: 114 f).

Lautmanns Studie, deren großes Verdienst es ist, den pädosexuellen Männern zum Ausdruck verholfen zu haben, ist durchzogen von Passagen, die zeigen, mit welcher Anstrengung diese Männer versuchen, eine Situation herzustellen, die es ihnen ermöglicht zu glauben, die sexuellen Wünsche ihrer Liebesobjekte seien mit ihren eigenen kongruent. Lautmann (ebd.: 98) hält diese Anstrengung für einen Ausdruck dafür, dass die pädosexuelle Beziehung „über ein ungewöhnlich differenziertes Konzept zum Konsens" verfügt. Er übersieht dabei freilich die passive Position des Kindes bei der Konsensbildung, denn es sind nach seinem eigenen Befund die Liebhaber und nicht die Kinder, die in „sprachlicher, zeitlicher und sachlicher Hinsicht" (ebd.: 99) das „Vorgehen" strukturieren. Wie auch andere verwechselt Lautmann die Abwesenheit offensichtlicher Gewalt bei der Durchsetzung des strukturierten pädosexuellen Wunsches mit einem auf Freiwilligkeit basierenden Verhältnis. Ein noch nicht zu seiner Form gekommenes sexuelles Verlangen aber kann keinen freien Willen enthalten, sondern nur ja oder nein zu dem sagen, was der strategische Wille der erwachsenen Sexualität formuliert hat.

Wie mächtig dieser erwachsene sexuelle Wille ist, zeigt sich noch einmal schlaglichtartig, wenn das pädosexuelle Objekt durch den Eintritt in die Pubertät in das Vorstadium der sexuellen Reife kommt und sich die sexuellen Inhalte und Bedeutungen aneignet, über die es vorher nicht verfügte. Dann ist auch die pädosexuelle Beziehung an das ihr vorgegebene Ende angelangt. Denn in dieser Zeit erlischt das auf tragische Weise mit der Unreife und dem damit einhergehenden Weniger an sexuellen Bedeutungen und Inhalten verschränkte pädosexuelle Verlangen und macht sich, da es nun einmal so strukturiert ist, auf die Suche nach einem neuen unreifen Objekt. Hier zeigt sich die Aporie, von der die Pädosexualität gezeichnet ist. Obwohl Pädosexuelle beständig gegen das Tabu wettern, das ihnen den Kontakt mit den sexuell Unreifen verbietet, und durch ihr Tun gleichsam den praktischen Beweis antreten möchten, dass auch Kinder reif für die Sexualität seien, sind sie mit dem Unreifen und Unfertigen und vermittelt darüber mit der sozialen, psychischen und körperlichen Markierung der Grenzen zwischen Kindheit und Erwachsensein unauflöslich verkettet. Immer dann, wenn sie sich von ihren Liebesobjekten zurückziehen, weil diese in das Stadium der Reife eingetreten sind, bestätigen die Pädosexuellen gleichsam individuell den zentralen Inhalt des Tabus der Minderjährigkeit, der besagt, dass es in sexueller Hinsicht bedeutsame und zu respektierende Differenzen zwischen Kindern und Erwachsenen gibt.

Was bislang am Beispiel von sexuellen Kontakten zwischen pädosexuellen Erwachsenen und Kindern dargestellt wurde, gilt grundsätzlich auch für alle anderen sexuellen Kontakte zwischen Erwachsenen und Kindern. Zu klären ist freilich noch die mit dem Begriff des sexuellen Missbrauchs immer zusammengedachte generelle Traumatisierung des Kindes. Schorsch (1989) hat die Generalisierung der Schädlichkeit von frühen sexuellen Erfahrungen bestritten. Hinter einer solchen Generalisierung stecke ein verdinglichter Sexualitätsbegriff, der der sexuellen Handlung als solcher, unabhängig von ihrem Kontext, eine bestimmte Wirkung zuschreibe. Beantworten lasse sich die bei der Beurteilung der sexuellen Kontakte zwischen Erwachsenen und Kindern alles entscheidende Frage nach der Schädlichkeit erst „nach einer genaueren Untersuchung von Einzelfällen" (ebd.: 146), wobei Schorsch freilich bezweifelte, dass aus solchen Ergebnissen generalisierbare Aussagen abgeleitet werden können. Nun herrscht aber zwischen den klinisch untersuchten Einzelfällen und der Generalisierung der Traumatisierung eine enge Wechselbeziehung. Ohne den generellen Traumaverdacht, unter den sexuelle Kontakte zwischen Kindern und Erwachsenen gestellt sind, käme es überhaupt nicht zu klinischen „Missbrauchsfällen", weil die Störungen und Ängste, die gegenwärtig mit dem sexuellen Missbrauch in Zusammenhang gebracht werden, ohne ein solches Vorwissen anderen Lebensereignissen zugeschrieben würden. Umgekehrt laden klinische und empirische Untersuchungen über die Folgen früher sexueller Erfahrungen von Kindern die Vorannahme einer generell mit diesen zusammenhängenden Schädigung immer wieder auf.

Trotz aller Uneinheitlichkeit und Widersprüchlichkeit hinsichtlich der Folgen des sexuellen Missbrauchs scheinen die vorliegenden klinischen und empirischen Studien die Aufrechterhaltung des auf den frühen sexuellen Kontakten zwischen Erwachsenen und Kindern liegenden Traumaverdachts doch zu rechtfertigen. Für jene, die einen sexuellen Missbrauch erlebt haben, hat das zur Folge, dass sie mit einer besonderen sozialen Aufmerksamkeit und unter Umständen mit professioneller Hilfe rechnen können. Eine solche Perspektive hat mit dem Geständniszwang nichts gemein, dem Kinder seit der öffentlichen Skandalisierung des sexuellen Missbrauchs zunehmend ausgesetzt werden, wenn sie psychische Störungen und Ängste erkennen lassen. Ein solcher Geständniszwang geht von der unhaltbaren Voraussetzung aus, der sexuelle Missbrauch habe bestimmte psychische Folgen, aus denen auf das Vorkommen eines solchen Ereignisses geschlossen werden könne. Die Erfahrungen, welche in der Kinderpsychiatrie mit der Behandlung sexuell missbrauchter Kinder gemacht wurden, lehren aber, dass diese *kein typisches klinisches Bild* zeigen – mit Ausnahme des auffällig sexuell verführerischen und distanzarmen Auftretens sexuell missbrauchter Mädchen (vgl. hierzu Meyenburg 1995). „Eine solche Distanzarmut", so Meyenburg (ebd.: 84), „ist sonst nur bei wenigen klinischen Syndromen in der kinderpsychiatrischen Praxis zu beobachten, vor allem bei hyperkinetischen Kindern." Was die klinische Erfahrung indes auch lehrt, ist der enge zeitliche Zusammenhang des Auftretens der im Großen und Ganzen unspezifischen psychischen Störungen mit einer sexuellen Verführung der Kinder durch Erwachsene, und das wiederum ist Grund genug, den generellen Traumaverdacht, unter dem der sexuelle Missbrauch steht, aufrechtzuerhalten.

Die Schwierigkeiten mit den klinischen und empirischen Studien zum sexuellen Missbrauch liegen nun aber darin, dass sie zwar Evidenzen für die mögliche Traumatisierung eines Kindes durch sexuelle Verführung liefern, diese aber nicht ausreichend theoretisch zu begründen vermögen. Dadurch bleibt auch nicht so recht nachvollziehbar, warum auch schon kaum invasive und einmalige sexuelle Handlungen eines Erwachsenen an einem Kind so tief reichende Auswirkungen auf die kindliche Psyche haben sollen, dass diese als Traumata bezeichnet werden müssen.

Wichtige Gedanken zu dieser Frage enthält ein in der gesamten Missbrauchsdebatte bemerkenswerterweise nicht aufgegriffener Aufsatz von Jean Laplanche (1988) mit dem Titel „Von der eingeschränkten zur allgemeinen Verführungstheorie", auf den die folgenden Überlegungen sich stützen. Laplanche macht in dieser Arbeit auf eine seit der Verführungstheorie von Freud nicht nur von der Psychoanalyse mitgeschleppte Schwäche bei der Begründung der Traumatisierung der Kinder durch frühe sexuelle Erfahrungen mit Erwachsenen aufmerksam. Denn die bloße Tatsache des, gemessen an dem psychischen Zustand des Kindes, zu frühen Einbruchs der Sexualität ist für die Begründung eines Traumas ebenso wenig ausreichend wie der dem Kind zu unterstellende Zustand des Unvorbereitetseins auf das von ihm sexuell Verlangte. Zwar ist das Kind dem plötzlichen Einbruch der erwachsenen Sexualität passiv ausgesetzt, wobei Laplanche freilich deutlich macht, dass sich, je weiter man in der Zeit vorwärtsgeht, mit anderen Worten, je älter die Kinder bei dem ihnen aufgedrängten sexuellen Kontakt sind, immer mehr von ihnen ausgehende Aktivität in die sexuellen Szenen einmischt (ebd.: 206). Die Traumatheorie aber ist eine „Theorie der sogenannten Nachträglichkeit, oder auch des Traumas in zwei Zeiten. Sie fordert, dass sich im menschlichen Unbewussten nur das einschreibt, was zwei zeitlich voneinander getrennte Ereignisse in Beziehung bringt [...]. Die erste Zeit, jene des Entsetzens, setzt ein nicht vorbereitetes Individuum einer sexuell höchst bedeutsamen Handlung aus, deren Bedeutung jedoch nicht assimiliert werden kann. Die Erinnerung an sich [...] ist weder pathogen noch traumatisch. Sie wird es nur durch ihre Wiederbelebung bei einer zweiten Szene, welche in assoziative Resonanz mit der ersten tritt" (ebd.: 207). Eine vor der Missbrauch-Szene liegende Verführung erblickt Laplanche in Anlehnung an Freud in der von der Mutter in Szene gesetzten *„frühzeitigen Verführung"*. Schon in den „Drei Abhandlungen zur Sexualtheorie" bezeichnete Freud (1905: 125) die Weckung des Sexualtriebes durch die Zärtlichkeit der Mutter als unerlässlich für die sexuelle Entwicklung: „Sie erfüllt nur ihre Aufgabe, wenn sie das Kind lieben lehrt; es soll ja ein tüchtiger Mensch mit energischem Sexualbedürfnis werden und in seinem Leben all das vollbringen, wozu der Trieb den Menschen drängt." Sehr viel später kommt

Freud wieder auf diesen Gedanken zurück und formuliert luzide die Notwendigkeit der frühzeitigen Verführung des Kindes durch die Mutter: „Hier aber berührt die Phantasie den Boden der Wirklichkeit, denn es war wirklich die Mutter, die bei den Verrichtungen der Körperpflege Lustempfindungen am Genitale hervorrufen, vielleicht sogar zuerst erwecken musste“ (Freud 1933: 129).

Der entscheidende Unterschied zwischen dem von Laplanche „infantile Verführung“ genannten sexuellen Missbrauch und der „frühzeitigen Verführung“ des Kindes durch die Mutter liegt, wie er betont, in der Differenz zwischen dem Realen und der Wirklichkeit. Die „infantile Verführung“ ist ein reales, gleichsam nachzustellendes tatsächliches Ereignis. Im Gegensatz dazu ist die „frühzeitige Verführung“ eine der Wirklichkeit des Menschlichen zuzurechnende Tätigkeit, die durch kein reales abgrenzbares Ereignis akzentuiert wird. In der „frühzeitigen Verführung“ geschieht das Sexuelle allein über die Phantasie, und zwar dadurch, dass den Interaktionen zwischen Mutter und Kind eine sexuelle Bedeutung unterlegt ist. Wie bei der „infantilen Verführung“ tritt auch bei der „frühzeitigen Verführung“ dem Kind ein Erwachsener gegenüber. Und diese Konfrontation „zwischen dem Kind und dem Erwachsenen enthält eine grundsätzliche Beziehung zwischen Aktivität und Passivität, eine Beziehung, die an die unvermeidbare Tatsache gebunden ist, dass die elterliche Psyche ‚reicher‘ ist als jene des Kindes“ (Laplanche, ebd.: 223 f). Der Erwachsene, genauer gesagt die Mutter, rückt dem Kind mit Bedeutsamkeiten oder, wie Laplanche sagt, mit rätselhaften Signifikanten zu Leibe, „die von unbewussten, sexuellen Bedeutungen durchsetzt sind“ (ebd.: 224). An das Kind werden demnach in der frühzeitigen Verführung sexuelle Bilder und Szenen herangetragen, die es nicht angemessen assimilieren kann.

In der von Laplanche vorgelegten Theorie wird die traumatische Wirkung des sexuellen Missbrauchs keineswegs bestritten, sie wird jedoch auf eine andere theoretische Grundlage gestellt. Eröffnet ist damit ein Weg, der es verständlich macht, warum auch relativ harmlose sexuelle Ereignisse und Szenen in der der frühzeitigen Verführung folgenden Zeit so nachhaltige Wirkungen haben können, dass es dadurch zu Traumen kommt. Relativ konfliktlos zu bewältigen scheint die manifeste Sexualität nur dann zu sein, wenn durch die mit der Pubertät einhergehenden Reifeschritte die prinzipielle Möglichkeit vorhanden ist, das durch die frühe Verführung in die Sexualität eingelassene Fremde und Irritierende als einen Teil von sich selbst zu begreifen und dadurch zu integrieren. Ein zu früher Einbruch realer Sexualität, so lassen sich im Lichte dieser Einsicht die klinischen und empirischen Resultate über die traumatischen Folgen des sexuellen Missbrauchs deuten, treibt die durch die frühzeitige Verführung im Kind angelegte Verwirrung über das bewältigbare Maß hinaus und führt mit einer nicht als beiläufig zu betrachtenden Wahrscheinlichkeit zu zähen sexuellen und psychischen Zerrbildern.

Literatur

Düring, Sonja und Margret Hauch (Hrsg.): Heterosexuelle Verhältnisse. Stuttgart: Enke 1995

Ferenczi, Sándor (1932): Sprachverwirrung zwischen den Erwachsenen und dem Kind (Die Sprache der Zärtlichkeit und der Leidenschaft). In: Ders.: Bausteine zur Psychoanalyse. 2., unveränd. Aufl. Bd. III: Arbeiten aus den Jahren 1908–1933. Bern, Stuttgart: Huber 1964

Freud, Sigmund (1896): Zur Ätiologie der Hysterie. Ges. Werke, Bd. I. London: Imago 1952

Freud, Sigmund (1905): Drei Abhandlungen zur Sexualtheorie. Ges. Werke, Bd. V. London: Imago 1942

Freud, Sigmund (1933): Neue Folge der Vorlesungen zur Einführung in die Psychoanalyse. Ges. Werke, Bd. XV. London: Imago 1944

Gast, Lilli: Schuld und Phantasie. Anmerkungen zur gegenwärtigen Debatte über den sexuellen Mißbrauch. Luzifer-Amor 6 (11), 28–39, 1993

Hoffmann, Rainer: Die Ordnung der pädophilen Interaktion. Rahmen, Rituale, Dramaturgie. Eine Anwendung der Rahmenanalyse von Erving Goffman. Phil. Diss., Bremen 1994

Laplanche, Jean: Von der eingeschränkten zur allgemeinen Verführungstheorie. In: Ders.: Die allgemeine Verführungstheorie und andere Aufsätze. Tübingen: Edition Diskord 1988

Lautmann, Rüdiger: Die Lust am Kind. Portrait des Pädophilen. Hamburg: Klein 1994

Meyenburg, Bernd: Sexueller Mißbrauch von Kindern im Vorschulalter. Klinische Bilder und therapeutische Erfahrungen. In: Düring und Hauch 1995

Richter-Appelt, Hertha: Sexuelle Traumatisierungen und körperliche Mißhandlungen. Eine Befragung von Studentinnen und Studenten. In: Rutschky und Wolff 1994

Richter-Appelt, Hertha: Sexuelle Traumatisierungen und körperliche Mißhandlungen in der Kindheit. Geschlechtsspezifische Aspekte. In: Düring und Hauch 1995

Rutschky, Katharina: Erregte Aufklärung. Kindesmißbrauch: Fakten & Fiktionen. Hamburg: Klein 1992

Rutschky, Katharina: Sexueller Mißbrauch als Metapher. Über Krisen der Intimität in modernen Gesellschaften oder vom Umschlag der Aufklärung in Mythologie. In: Rutschky und Wolff 1994

Rutschky, Katharina und Reinhart Wolff (Hrsg.): Handbuch Sexueller Mißbrauch. Hamburg: Klein 1994

Schorsch, Eberhard: Kinderliebe. Veränderungen der gesellschaftlichen Bewertung pädosexueller Kontakte. Monatsschr. Krim. 72, 141–146, 1989

Kapitel 22

Psychotherapie nach sexueller Traumatisierung

Von Hertha Richter-Appelt

Bis vor einigen Jahren bemühten sich Patientinnen und Patienten um therapeutische Hilfe, da sie unter ihrer Sexualität litten, unter einer sexuellen Funktionsstörung oder Perversion. In den letzten Jahren aber nahm die Gruppe derjenigen Rat Suchenden deutlich zu, die sich nicht primär wegen ihrer gestörten Sexualität an Psychotherapeuten wenden, sondern wegen einer Irritation oder Traumatisierung durch die Sexualität anderer. Bei ihnen steht nicht die traumatisierte Sexualität im Vordergrund, sondern die Traumatisierung durch die Sexualität.

Genau genommen wurde dabei jedoch nur ein bestimmter Aspekt der sexuellen Traumatisierung isoliert betrachtet, der als „sexueller Missbrauch" eine noch vor Jahren unvorstellbare Beachtung in der Öffentlichkeit und in Fachkreisen erlangte und unter dem zunächst in erster Linie Erfahrungen weiblicher Kinder mit der Sexualität ihnen nahe stehender, deutlich älterer männlicher Bezugspersonen verstanden wurden. Wiederholt habe ich darauf hingewiesen (z. B. Richter-Appelt 1998), dass der sexuelle Missbrauch nur einen sehr speziellen Aspekt sexueller Traumatisierung erfasst. Mir erscheint es wichtig, zwischen einer Traumatisierung durch sexuelle Erfahrungen (Reize) und einer Traumatisierung der Sexualität durch nichtsexuelle Erfahrungen (Reize) zu differenzieren, will man die komplexen Zusammenhänge zwischen Sexualität und Traumatisierung erfassen.

Begriffsbestimmung des sexuellen Missbrauchs

Es liegen zahlreiche Definitionen des Begriffs „Sexueller Missbrauch" vor (vgl. Wipplinger und Amann 1997), die demonstrieren, wie uneinheitlich dieses Phänomen betrachtet, bewertet und vor allem auch in wissenschaftlichen Untersuchungen erfasst wird. Bestimmte Kriterien finden dabei immer wieder Erwähnung:

- die Art der sexuellen Handlung
- das Alter des Opfers und des Täters bzw. die Altersdifferenz
- die Bedürfnisbefriedigung des Mächtigeren
- die mangelnde Einfühlung in das Kind
- die Abhängigkeit des Opfers vom Täter, das Machtgefälle
- das Einsetzen von Druck oder Gewalt
- der Zwang zur Geheimhaltung

Diese Kennzeichen erweisen sich bei näherer Betrachtung als ungenau und wenig differenziert (vgl. Richter-Appelt 1995a, 1995b, 1998). Es handelt sich bestenfalls um eine oberflächliche Deskription einer Handlung, die eine Analyse des komplexen Interaktionsgeschehens und der damit verbundenen bewussten und unbewussten Affekte und Phantasien im Kontext einer Missbrauchssituation oder -beziehung vermissen lässt und Gefahr läuft, in Fehldeutungen oder Beliebigkeiten zu münden. Vor allem fehlt in dieser Beschreibung das innere Erleben des Kindes, das wiederum von seiner bisherigen Lebensgeschichte und seinen bisherigen Erfahrungen, vor allem in Beziehungen, abhängt. Unter juristischen Gesichtspunkten interessieren in erster Linie die strafbaren Handlungen, unter psychologischen Gesichtspunkten aber geht es um die Frage, welche Kinder und Jugendlichen mit welcher Vorgeschichte unter welchen Bedingungen mit welchen Personen welche sexuellen Situationen erleben, die zu kurz- oder langfristigen negativen Folgen von bedeutsamem Ausmaß führen.

Nicht einmal hinsichtlich der sexuellen Handlungen lassen sich eindeutige Aussagen machen, ob diese traumatisierend sind oder nicht. Wie wichtig für die Traumatisierung die Vorgeschichte des Opfers ist, soll folgende Überlegung demonstrieren:

Bei einer Familienfeier taucht ein Onkel der Familie auf, der lange Jahre im Ausland gelebt und die Kinder seiner Schwester zuletzt als Kleinkinder gesehen hat. Erfreut geht er zur Begrüßung auf seine 14-jährige Nichte zu, nimmt sie in den Arm und küsst sie auf beide Wangen. Wäre dieses Mädchen in einer Familie aufgewachsen, in der kaum Körperkontakt stattfand, der Vater die Kinder nicht einmal zur Begrüßung auf die Wange küsst, würde sie mit Irritation über das aus ihrer Sicht grenzüberschreitende Verhalten reagieren. Noch lange danach würde sie der Überzeugung sein, der Onkel habe besonderes, vielleicht sogar sexuelles Interesse an ihr geäußert. Wäre dieses Mädchen hingegen in einer Familie aufgewachsen, in der Körperkontakt eine selbstverständliche Umgangsform ist, würde sie dem Verhalten des Onkels keine besondere Bedeutung beimessen und die Begebenheit schnell vergessen. Sie würde nie auf die Idee kommen, diese Berührung als sexuelle Annäherung zu begreifen.

Diese kurze Situationsbeschreibung macht deutlich, dass man sich im Gespräch mit Patienten, aber auch im Gespräch mit Kolleginnen und Kollegen nie mit der Erwähnung eines Missbrauchs zufrieden geben darf, sondern immer die äußeren und intrapsychischen Bedingungen mit berücksichtigen muss, will man das Ausmaß einer Traumatisierung verstehen und erfassen.

Es wurde immer wieder behauptet, Kinder wüssten selbst, ob sie etwas Traumatisierendes erleben, sie hätten ein „natürliches" Gefühl dafür, wann Grenzen überschritten werden. Das folgende Beispiel macht jedoch deutlich, dass dies keineswegs immer der Fall ist und auch hier die Vorerfahrungen eine Rolle spielen.

Ein pubertierendes Mädchen wurde vom 12. Lebensjahr an mehrmals die Woche abends von ihrem Stiefvater in ihrem Zimmer aufgesucht, der ihr beim abendlichen Auskleiden zusah und sich dann zum Einschlafen zu ihr ins Bett legte. Dabei habe sie gemerkt, wie sehr er sexuell erregt wurde. Er habe ihr versichert, wie attraktiv er sie als Frau finde, so dass sie von seiner „Zuneigung" abhängig wurde. Einige Monate später besucht sie nach langer Unterbrechung ihren leiblichen Vater, der in einer anderen Stadt wohnt. Als sie abends zu Bett geht, verlässt er das Zimmer und meint, er lasse sie nun allein, damit sie sich umziehen könne. Das Mädchen reagiert mit Erstaunen auf das, wie sie meint, prüde Verhalten des Vaters und ist verunsichert, ob er sie denn nicht attraktiv finde. Da sie sozial sehr isoliert ist und keine gute Freundin hat, hat sie keine Möglichkeit, mit jemandem darüber zu reden, ob denn nun der

Stiefvater Grenzen überschreitet oder ob der Vater prüde ist. Mit der Mutter will sie nicht sprechen, da sie ein schlechtes Gewissen hat und nicht die Gunst des Stiefvaters verlieren möchte.

Um das Traumatisierende an einer Missbrauchshandlung zu erfassen, erscheint eine Auseinandersetzung mit dem Begriff „Trauma“ unerlässlich (vgl. auch S. Becker 1997). Hirsch (1997: 114) führt dazu aus: „Ob ein gegebener Reiz zu einem psychischen Trauma führt, hängt von der Ich-Stärke und einigen Ich-Funktionen ab, z. B. Antizipation, Gedächtnis, motorische Kontrolle, Realitätseinschätzung usw., ebenso auch von bestimmten Ich-Schwächen oder übermäßigen Empfindlichkeiten aufgrund von früheren Ereignissen in der individuellen Geschichte. Dazu kommt, inwieweit die äußere Gefahrensituation an innere Triebreize erinnert und beide zusammenwirken.“ Und weiter meint er: „Ein traumatisches Ereignis geschieht durch das Eindringen von Reizen in den psychischen Apparat, wodurch eine Reihe von innerpsychischen Vorgängen dadurch ausgelöst wird *(traumatischer Prozess)*, dass die Kapazität des Ichs überfordert ist. Dieser intrapsychische Prozess führt zu einer Schwächung der Grenzen oder der Abwehrmöglichkeiten des Ichs, so dass ein Zustand der Sicherheit nicht wieder erreicht werden kann. Es entsteht ein Zustand *(traumatischer Zustand)* des Gefühls der psychischen Hilflosigkeit, ein Gefühl des Fehlens von Kontrolle und eine Verletzbarkeit für weitere Reize. Wenn dieser Zustand anhält, ist er in sich ein pathologischer Zustand“ (ebd.). Dies gilt auch, wenn man die Reaktion auf das Trauma als durchaus adäquat, ja gesund ansehen muss.

Sexuelle Traumatisierung und traumatisierte Sexualität

Bei den folgenden Überlegungen zur sexuellen Traumatisierung ist zu bedenken, dass sowohl die Konfrontation mit der Erwachsenensexualität als auch sexuelle Erregung und Hemmung ganz unterschiedlich erlebt werden, je nachdem, ob es sich beim „Täter“ um einen Mann oder eine Frau, und je nachdem, ob es sich beim Kind um ein Mädchen oder einen Jungen handelt.

Traumatisierungen durch sexuelle Reize

Hier muss zwischen einer Konfrontation mit der Sexualität anderer (externe Reize) und dem Erleben eigener sexueller Erregung (interne Reize) unterschieden werden. In dieser Differenzierung wird noch nicht auf die Beziehung zwischen der oder dem Betroffenen und der missbrauchenden Person/Umgebung eingegangen.

1. Konfrontation mit der (Erwachsenen-)Sexualität. Die meisten Kinder, die eine solche Erfahrung machen, werden mit der Sexualität eines Mannes konfrontiert. Diese kann mit oder ohne Berührung stattfinden. Es kann sich um konkrete Sexualität handeln oder auch um pornographische Filme oder Bilder.

Ein Mädchen kommt von der Schule nach Hause. Vor der Haustür eines mehrstöckigen Wohnhauses wartet ein Mann mittleren Alters auf sie. Da das Mädchen annimmt, es handle sich um den Besucher einer anderen Hauspartei, öffnet sie freimütig die verschlossene Haustür und steigt mit dem Fremden in den Aufzug. Kaum fährt der Fahrstuhl los, beginnt der Mann vor ihr zu exhibieren. Das Mädchen erschrickt heftig und verlässt bei der nächsten Gelegenheit den Aufzug. Noch Jahre später vermeidet sie es, allein mit einem fremden Mann in einem Aufzug zu fahren, und sucht wegen Angstzuständen einen Therapeuten auf.

Die Konfrontation mit der Erwachsenensexualität führt in manchen Fällen zu Angst, Panik, Flucht und damit einhergehend zu einer Hemmung sexueller Phantasien und Erlebnismöglichkeiten. Sie kann aber auch eine sexuelle Erregung beim Kind hervorrufen, die sowohl angenehm als auch unangenehm erlebt wird, was in manchen Fällen, vor allem bei kleinen Jungen, deren Erregung deutlicher sichtbar ist, wiederum zu einer sexuellen Erregung des Erwachsenen führt. Es besteht also eine Wechselwirkung zwischen kindlicher Erregung und sexueller Erregung beim Erwachsenen. Dies hat dazu geführt, die kindliche Erregung als ein Zeichen dafür anzusehen, dass das Kind durchaus Interesse an der sexuellen Situation habe. Außer Acht gelassen wird dabei, dass Erregung nicht nur ein Zeichen sexueller Lust sein kann, sondern auch Ausdruck von Angst.

Die Beschreibung einer Missbrauchssituation sollte nicht auf die „Befriedigung der Bedürfnisse des Mächtigeren“ beschränkt werden, da dann das sexuelle Erleben des Kindes unberücksichtigt bleibt. Kinder können durchaus in einer für sie traumatisierenden Situation Bedürfnisse befriedigen.

2. Erleben sexueller Erregung. Eine sexuelle Überstimulierung, die hinsichtlich Alter, Ausmaß und Dauer nicht der psychosexuellen Entwicklungsstufe entspricht, kann zu einer sexuellen Reaktion beim Kind führen, die Irritation, Angst, aber auch Neugierde hervorruft. Es kann zu einer sexuellen Erregung, aber auch zu einer länger anhaltenden Hemmung sexueller Erregbarkeit kommen. Solche Reaktionen werden durch die Konfrontation mit sexuellen Inhalten und/oder durch Berührung des kindlichen Körpers hervorgerufen.

Ein türkisches Mädchen wächst in einer Familie auf, in der über Sexualität nicht geredet wird. Ein Mädchen darf erst nach der Hochzeit sexuell verkehren. Eine Entjungferung vor der Hochzeit bedeutet, keinen Ehemann zu bekommen. Mit sechs Jahren wird das Mädchen von der Mutter „aufgeklärt“, indem sie ihr und ihrer Schwester Pornohefte des Vaters zeigt, die auch sadomasochistische Szenen beinhalten. Die Mutter weist die Kinder darauf hin, dass sie daran sehen könnten, wie schrecklich Sexualität sei. Das Mädchen reagiert mit Entsetzen, aber auch mit sexueller Erregung und beginnt vermehrt zu masturbieren, wobei sie sich die Bilder aus den Pornoheften vorstellt. Auch weiß sie nun das Versteck und holt sich immer wieder die Hefte des Vaters. Während die um zwei Jahre ältere Schwester kaum ein weiteres Interesse an sexuellen Bildern zeigt, führt die Konfrontation bei der Sechsjährigen zu einem zwanghaften Masturbieren und einer fortdauernden Überstimulierung. Als erwachsene Frau sucht sie einen Therapeuten auf, da sie sich von ihrem Partner nicht nackt berühren lassen kann.

Dieses Beispiel macht noch einmal deutlich, dass die Bedürfnisbefriedigung des Mächtigeren, womit die Befriedigung sexueller Wünsche gemeint ist, kein Kriterium dafür sein kann, ob es sich um sexuellen Missbrauch handelt oder nicht. Früher wurde oft behauptet, ein sexuell impotenter Mann könne nicht sexuell missbrauchen, da er ja nicht sexuell aktiv sein könne. Die Argumentation macht deutlich, wie wichtig es ist, die Seite des Kindes im Auge zu behalten.

Traumatisierung der Sexualität durch nichtsexuelle Reize

1. Schüren der Angst vor der Sexualität. Im Zusammenhang mit der Diskussion um den sexuellen Missbrauch wurde immer wieder betont, wie wichtig es sei, unerkannten sexuellen Missbrauch aufzudecken, oft auch ohne zu reflektieren, welche Konsequenzen das Aufdecken eines Missbrauchs für das betroffene Kind selbst haben könnte. Folgt man der Missbrauchsdiskussion, lauert hinter allen möglichen Ereignissen und Situationen die gefährliche, meist männliche Sexualität.

Eine Frau wendet sich ganz bestürzt an eine Therapeutin, ihr Kind sei ihr weggenommen worden. Auf Nachfrage berichtet sie, dass ihr vierjähriger Sohn im Kindergarten erzählt hat, dass der Vater seinen Penis anfasse. Dies hat bei einer speziell dafür geschulten Kindergärtnerin zu dem Verdacht geführt, der Junge werde sexuell missbraucht. Sie verständigte das Jugendamt und innerhalb weniger Stunden wurde für das Kind ein Platz in einer Pflegefamilie gefunden. Der Vater dürfe den Jungen erst wieder sehen, wenn sichergestellt sei, was der Junge mit dieser Äußerung gemeint hat und dass das Kind nicht missbraucht werde. Die Mutter berichtet dann noch, dass ihr Sohn eine Phimose habe und der Kinderarzt ihr empfohlen habe, die Vorhaut wiederholt zurückzuziehen, um einen operativen Eingriff zu vermeiden. Sie selbst habe zu große Hemmungen und daher ihren Mann gebeten, dies zu übernehmen. Erst nach Abschluss der gerichtlichen Prüfung des Verdachts eines sexuellen Missbrauchs konnte das Kind in seine Familie zurückkehren.

Sicherlich handelt es sich hier um ein Beispiel für den in letzter Zeit so gerne erwähnten „Missbrauch mit dem Missbrauch“. Es wird aber auch eine panische Angst der Betreuerin vor körperlicher Berührung von Kindern im Genitalbereich deutlich. Das Kind wurde durch die mehrmonatige Trennung von den Bezugspersonen traumatisiert, nicht durch die Berührung an den Genitalien. Die Eltern werden Körperkontakt mit dem Kind nie mehr so unbeschwert erleben können wie vor diesem Vorfall. Diese Familie wurde schwer traumatisiert durch die Angst der Erzieherin vor Sexualität.

2. Bestrafen und Unterdrücken sexueller Handlungen. Auch wenn die so genannte sexuelle Liberalisierung dazu geführt hat, dass die Unwissenheit hinsichtlich sexueller Vorgänge deutlich reduziert wurde und Sexualität mit weniger Angst und Scham gelebt werden darf, ist es doch erstaunlich, in wie vielen Familien, und zwar gerade in denjenigen, in denen es zu Grenzüberschreitungen kommt, sexuelle Handlungen verboten sind, ja bestraft werden.

Im Rahmen einer Untersuchung zum Waschverhalten von Müttern schilderte uns eine Mutter, dass sie ihren fünfjährigen Sohn in der Nacht wecke und körperlich bestrafe, wenn sie merke, dass er eine Erektion hat. Sie glaubt, ein Junge bekäme nur dann eine nächtliche Erektion, wenn er vor dem Einschlafen masturbiert hat. Um dem Jungen dies abzugewöhnen, greife sie ein.

Dieses Beispiel macht deutlich, wie eingeschränkt unsere Sichtweise sexueller Traumatisierungen ist, wenn wir uns nur auf den sexuellen Missbrauch beschränken. Diese und ähnliche Handlungen fallen nicht darunter und werden, wenn überhaupt, wegen der körperlichen Züchtigung, nicht wegen der Traumatisierung der Sexualität bestraft.

3. Fehlende Grenzziehung und gestörte Schamentwicklung. Schon früh versuchen Kinder, Erwachsene zu „verführen“, dazu zu bringen, Bedürfnisse nach

Nähe und Zärtlichkeit zu befriedigen. Sie wollen auf den Arm genommen, gestreichelt und liebkost werden. Beim Wickeln des kleinen Sohnes oder der kleinen Tochter werden Eltern registrieren, mit welchen Wohllauten das Kind reagiert, wenn seine Genitalien gereinigt, eingecremt werden. Für Eltern, die selbst nicht unsicher sind hinsichtlich körperlicher Abgrenzung, wird dies kein Problem sein. Eltern hingegen, die in ihrer Kindheit sexuellen Übergriffen ausgesetzt waren, können mit großer Unsicherheit auf diese freudigen, lustvollen Reaktionen des Kindes reagieren.

Ein Mann, der wegen Angstzuständen einen Therapeuten aufsucht, berichtet von sexuellen Übergriffen seines Großvaters im Alter von zehn Jahren. Er erlebt sich keineswegs als Opfer und beteuert immer wieder, dass er dies doch gewollt hat. Erst nach der Geburt seiner Tochter empfindet er plötzlich Hassgefühle gegen eventuelle „Täter", die sich sexuell an sie heranmachen könnten. Irritiert überdenkt er seine Gefühle und seine Einstellung zu der eigenen „Opferrolle". Besonders irritiert ist er darüber, wie sehr ihn die Geschlechtsteile seiner Tochter verunsichern und dass er nicht weiß, wie er sich beim Wickeln und Baden verhalten soll, wann er Grenzen überschreitet. Vor allem befürchtet er, von anderen des Missbrauchs verdächtigt zu werden. Diese Unsicherheit, wann Körperkontakt grenzüberschreitend ist, kann dazu führen, dass auch das Kind nicht lernt, welche Grenzen existieren, da der Vater in seiner Unsicherheit manchmal übervorsichtig und dann wieder überstimulierend handelt.

In der kindlichen Entwicklung gibt es eine Zeit, in der Kinder gerne nackt herumlaufen, stolz ihre Geschlechtsteile anderen zeigen, sich gegenseitig anschauen und untersuchen. In dieser Zeit empfinden die Kinder kaum Schamgefühle und auch Erwachsene erfreuen sich der ungehemmten „Zeigelust". Doch kurze Zeit danach entwickeln sie, so man sie lässt, ein ausgeprägtes Schamgefühl. Sie wollen keine Hilfe auf der Toilette mehr, sperren die Erwachsenen aus, wenn sie mit Gleichaltrigen „Doktorspiele" machen. Manche Eltern lassen diesen Abgrenzungsprozess nicht zu, gewähren dem Kind keinen eigenen Intimbereich. Jeder darf das Kind anfassen, küssen. Die Mutter oder der Vater nimmt sich später das Recht heraus, jede Schublade im Zimmer des Kindes zu durchwühlen, jeden Brief zu lesen. Es wird auch über Dinge, für die sich das Kind schämt, in Anwesenheit anderer geredet. Kinder sind vor allem in der Pubertät sehr empfindlich. Sie wollen nicht, dass man über ihre körperlichen Veränderungen spricht, schon gar nicht in einer oft ironischen Art und Weise. Kinder, die sich im Scham- und Intimbereich nicht abgrenzen dürfen, stellen eine besondere Risikogruppe für sexuelle Übergriffe als Opfer und als Täter dar.

Ein junger Mann erzählt, dass er als Kind der Mutter immer dabei zugesehen habe, wie sie sich im Intimbereich gewaschen hat. Noch heute erinnert er sich daran, wie sehr ihn das erschreckt, aber auch fasziniert hat. Die Mutter habe auch nie akzeptiert, wenn er sich auf der Toilette oder im Bad einschließen wollte. Noch heute als erwachsener Mann müsse er damit rechnen, wenn er seine Mutter besuche, dass sie ins Badezimmer komme, wenn er uriniere. Seinen Impuls öffentlich zu exhibieren, würde er nur unter Kontrolle halten, weil er wisse, dass dies eine strafbare Handlung sei.

Die prätraumatische Entwicklung

Im Folgenden werden einige Aspekte diskutiert, die zu Unsicherheiten im therapeutischen Umgang mit sexuell traumatisierten Patientinnen und Patienten führen können, Aspekte, die in der „Missbrauchsliteratur" vergleichsweise wenig Beachtung finden. Auf die Traumatisierung der Sexualität durch nichtsexuelle Reize soll hier nicht näher eingegangen werden, da dies den Rahmen dieses Abschnittes sprengen würde.

Körpersprache und Gedächtnis

Untrennbar verbunden mit der Vulnerabilität für Traumatisierungen ist der Entwicklungsstand der Betroffenen. Es gilt als allgemein anerkannt, dass das Gedächtnis nicht erst mit dem Spracherwerb einsetzt, sondern bereits lange bevor ein Kind die Fähigkeit besitzt, Ereignisse zu benennen (vgl. Brenneis 1994). Dies steht nicht im Widerspruch zu der Erkenntnis, dass Erinnerungen in der Regel nur in das 3. bis 4. Lebensjahr zurückreichen. Es gibt also ein körperliches Gedächtnis, das Erlebnisse von Körpersensationen speichert und erinnert.

Eine Frau entwickelt immer dann diffuse Unterleibsschmerzen, wenn sie im Film oder Fernsehen eine Szene beobachtet, in der ein älterer Mann sich sexuell einer jüngeren Frau nähert. Die Patientin hat keine konkreten Erinnerungen an sexuelle Übergriffe in der Kindheit. In einem Gespräch mit ihrer Schwester erfährt sie, dass ihr Vater diese über längere Zeit sexuell missbraucht hat. Abends vor dem Einschlafen sei er an ihr Bett gekommen und habe sie im Genitalbereich berührt. Damals habe die Schwester das Gefühl gehabt, keiner dürfe davon etwas erfahren, ohne zu verstehen warum. In späteren Jahren sei der Vater sehr eifersüchtig auf ihre Freunde gewesen und habe es immer wieder erreicht, dass die Schwester sich trennte, um nach einem „besseren" Freund Ausschau zu halten. Obwohl die Patientin sich an keine vergleichbaren Erlebnisse in ihrer eigenen Kindheit erinnern kann, vermuten sie und ihre Schwester, dass sie in den ersten Lebensjahren Ähnliches mit dem Vater erlebt hat.

Tabuisieren des Sprechens über Sexualität

Auch wenn ein Kind bereits ein Alter erlangt hat, in dem es Ereignisse, Erlebnisse und damit in Zusammenhang stehende Gefühle und Phantasien benennen kann, gibt es durchaus noch Bereiche, die es zwar bewusst erlebt, für die es aber keine Sprache entwickeln kann, da nicht darüber geredet wird. Obgleich heute in vielen Familien Sexualität kein Tabuthema mehr ist, gibt es gerade in Familien, in denen sexuelle Übergriffe vorkommen, keine Umgangssprache für sexuelle Phänomene. Auch in einigen US-amerikanischen Präventionsprogrammen dürfen die Geschlechtsteile nicht benannt werden, stattdessen wird von „private parts" gesprochen (vgl. Wehnert-Franke et al. 1992).

In der Therapie von Patientinnen und Patienten, die keine Sprache für die Sexualität haben, ist es oft eine Gratwanderung, Gefühle, Erlebnisse zu benennen, ohne suggestiv Erfahrungen nahe zu legen, die gar nicht gemacht wurden (vgl. auch Person und Klar 1994). Nicht selten erleben diese Patientinnen oder Patienten das Sprechen über Sexualität als sexualisiert, als sexuelle Annäherung. Dies kann sogar so weit gehen, dass das Gespräch zu sexueller Erregung führt, die ähnlich ambivalent erlebt wird wie die Erregung während des Übergriffs. Die Angst vor sexueller Erregung kann zu einer vollständigen Hemmung sexueller Gefühle führen, aber auch zu einem Ausagieren, Ausleben der Sexualität. Die fehlende Sprache geht zurück auf eine fehlende Symbolisierungsfähigkeit. Aufgabe der Therapie muss es sein, diese im Bereich der Sexualität zu erlangen.

Gerade diesen Personen hat die öffentliche Missbrauchsdiskussion der letzten Jahre sehr geholfen, ihre Sprachlosigkeit zu überwinden und zu erfahren, dass über Sexualität auch in einer nicht sexualisierenden Weise gesprochen werden kann.

Kindliche Phantasien

In klassischen psychoanalytischen Texten (z. B. Abraham 1971) werden ödipale Phantasien und Inzest unter demselben Schlagwort abgehandelt, worauf auch Simon (1992) mit seinem Artikel „Incest - see under Oedipus Complex" hingewiesen hat. Es ist jedoch zu fragen, ob nicht zwischen ödipalen Phantasien und Inzestphantasien in der kindlichen Entwicklung, das heißt Phantasien über reale inzestuöse Handlungen, klarer getrennt werden müsste. Der Unbestimmtheit und dem Symbolisierungsgrad ödipaler Phantasien sollte mehr Aufmerksamkeit geschenkt werden. Je konkreter sexuelle Handlungen zwischen Erwachsenen und dem Kind von Seiten des Kindes phantasiert werden, umso eher gehen wir heute davon aus, dass eine Beeinträchtigung der Symbolisierungsfähigkeit vorliegt. Dies ist oft ein Zeichen einer frühen Störung, die durch vielfältige Traumen und Vernachlässigungen hervorgerufen werden kann, auch durch sexuelle Übergriffe.

Vor allem in der französischen Literatur wird dieser Gedanke weiter ausgeführt (Racamier 1995; Tesone 1996). Dort wird betont, dass Inzest nicht gleichgesetzt werden darf mit Ödipuskomplex, er sei vielmehr sein Gegenteil. Während es sich bei der ödipalen Phantasie um eine für das symbolische Denken entwicklungsfördende Phantasie handelt, muss man die Inzestphantasie und vor allem die reale Überschreitung des Inzestverbots als entwicklungshemmend ansehen (vgl. auch Richter-Appelt 1997). Bei der Inzestphantasie handle es sich um eine „Gegenphantasie". Tesone (1996: 842) beschreibt dies folgendermaßen: „Da die Hauptfunktion des Ödipus darin besteht, die Andersheit des Kindes zu konstituieren, ist der Akt des Inzests genau deren Verhinderung." Man kann sogar sagen, dass der reale Inzest die Ödipusphantasien umwandelt, zerstört und durch Inzestphantasien ersetzt. Weiter führt Tesone aus: „Die sexuelle Inzestbeziehung ist somit nichts anderes als ein Äquivalent der Masturbation. Die Sexualität bleibt dabei im Grunde autoerotisch, und die Funktion des Objekts beschränkt sich darauf, diese objektale Autoerotik zu befriedigen. Die narzisstisch verführte Tochter löst sich im elterlichen Körper auf" (ebd.: 843). Somit handelt es sich dabei nicht nur um die Überschreitung eines Inzesttabus, sondern auch eines Narzissmus-Tabus. Die fehlende Trennung zwischen ödipalen und Inzestphantasien führte bei mehreren Autorinnen und Autoren zu der irrigen Behauptung, die Psychoanalyse nehme an, Kinder würden reale inzestuöse Handlungen wünschen (vgl. Richter-Appelt 1997).

Körperliche Gewalt und andere Formen der Vernachlässigung

Durch ein umfangreiches Forschungsprojekt, in dem junge Erwachsene nach ihren Erfahrungen in der Kindheit im Umgang mit Körper und Sexualität befragt wurden, erfuhren wir, dass vor allem die zusätzlich zu sexuellen Missbrauchserfahrungen erlebte körperliche Misshandlung - keineswegs in direktem Zusammenhang mit den sexuellen Übergriffen, aber meist in Kombination mit emotionaler Vernachlässigung - dazu führt, dass diese Männer und Frauen im Erwachsenenalter Schwierigkeiten und Probleme der verschiedensten Art haben (Alkoholprobleme, Essstörungen, Probleme mit Aggression und Sexualität), und zwar deutlich häufiger als diejenigen, die „nur" missbraucht oder misshandelt worden sind (Richter-Appelt und Tiefensee 1996a, 1996b; Richter-Appelt 1997). Dies entspricht auch unserer klinischen Erfahrung.

Aus nicht ganz nachvollziehbaren Gründen spielen diese Gewalterfahrungen in der Missbrauchsdiskussion eine erstaunlich geringe Rolle. Allerdings wird oft der sexuelle Missbrauch selbst als eine Gewalterfahrung angesehen. Dies ist aus meiner Sicht begrifflich verwirrend, da sexuelle Stimulation nicht immer gegen den Willen der Kinder, auch nicht mit Druck oder Gewalt durchgeführt werden muss, um traumatisierend zu sein.

Beziehung zum Täter

Inzwischen liegt eine fast unüberschaubare Anzahl wissenschaftlicher Arbeiten vor, die sich mit der psychotherapeutischen Behandlung von Personen beschäftigen, die in der Kindheit sexuelle Missbrauchserfahrungen gemacht haben (vgl. Amann und Wipplinger 1997; Egle et al. 1997). In fast allen Arbeiten wird jedoch nicht systematisch nach der jeweiligen Beziehung zum Täter unterschieden, obwohl die Art und das Ausmaß der Traumatisierung ganz entscheidend davon beeinflusst werden, welche Beziehung zwischen „Opfer" und „Täter" besteht. Für die Therapie ist diese Differenzierung von weit reichender Bedeutung, da es je nach den gegebenen Beziehungsmustern zu einer ganz unterschiedlichen Übertragungs- und Gegenübertragungsdynamik kommt. Im Folgenden sollen einige mögliche Beziehungen betrachtet werden (vgl. auch Richter-Appelt 2000):

- einmaliger extrafamiliärer Missbrauch durch eine fremde Person
- wiederholter extrafamiliärer Missbrauch durch unterschiedliche fremde Personen
- extrafamiliärer Missbrauch durch Erziehungspersonen
- intrafamiliärer Missbrauch I: Elterninzest
- intrafamiliärer Missbrauch II: Geschwisterinzest

- „Liebesbeziehungen“ zwischen sozial verwahrlosten, allein gelassenen Kindern und meist pädophilen Erwachsenen

Einmaliger extrafamiliärer Missbrauch

Die Verarbeitung einer derartigen Erfahrung wird sicherlich zunächst von dem Schweregrad der Traumatisierung abhängen. Die Begegnung mit einem Exhibitionisten ist nicht gleichzusetzen mit einer Vergewaltigung. Da hier keine Abhängigkeitsbeziehung zum Täter besteht, wird es nicht zu der von Ferenczi (1933) erstmals beschriebenen Identifikation mit dem Aggressor und kaum zur Übernahme von Schuldgefühlen kommen. Positive Gefühle dem Täter gegenüber treten nicht auf. Irrationale Ängste, vor allem Schamgefühle, spielen zwar eine Rolle, eine Aufteilung des Ichs in einen rationalen Teil und einen irrationalen ist jedoch möglich. Die Verarbeitung der Situation wird unterschiedlich sein je nachdem, ob es zu einer Konfrontation mit der Erwachsenensexualität gekommen ist, ob das Kind erregt worden ist, ob eigene Triebregungen wahrgenommen worden sind. Vor allem Kinder mit geringem Selbstwertgefühl (mit pathologischen Selbst- und Objektrepräsentanzen) neigen dazu, Selbstvorwürfe und Schuldgefühle nach derartigen Missbrauchserfahrungen zu erleben.

Die weitere Verarbeitung wird weitgehend dadurch bestimmt sein, ob ein Kind die Möglichkeit hat, das Erlebte mit einer vertrauten Bezugsperson zu besprechen, ohne Vorwürfe gemacht zu bekommen. Diese Patienten suchen meist wegen anderer Probleme einen Therapeuten auf. In der Regel haben sie keine allzu große Mühe, sich auf den therapeutischen Prozess einzulassen.

Wiederholter extrafamiliärer Missbrauch durch unterschiedliche fremde Personen

Die Anamnesen von Patientinnen, die mehrfach sexuell traumatisierenden Situationen mit unterschiedlichen fremden Personen ausgesetzt waren, klingen manchmal fast unglaubwürdig; einem Außenstehenden erscheinen sie extrem unwahrscheinlich. In der Gegenübertragung lösen sie oft Ärger über so viel Unbedachtsamkeit und Naivität aus, und man läuft Gefahr, den Patienten Schuld für Handlungen zu geben, die diese aus unbewusstem Wiederholungszwang unfreiwillig begingen. Der in der Gegenübertragung spürbare Ärger gilt eigentlich den Erziehungspersonen der Patientin, die das Kind nicht ausreichend beschützen und ihm nicht vermitteln konnten, sich vor fremden Übergriffen selbst zu schützen.

Frauen mit dieser Art von Erfahrungen fallen oft durch ihr herausgeputztes, verführerisches Äußeres auf. Nicht selten reagieren sie mit depressiven Verstimmungen, wenn man sie darauf anspricht. Spricht man sie hingegen nicht an, sind sie enttäuscht, dass man ihr Äußeres nicht beachtet.

Extrafamiliärer Missbrauch durch Erziehungspersonen

Kinder, die in der Familie nicht genügend emotionale Unterstützung erfahren, suchen oft außerhalb der Familie nach Elternfiguren. Sie sind besonders anfällig, sich in Erziehungspersonen zu „verlieben", und hoffen, von diesen Liebe und Anerkennung zu bekommen. In dieser emotionalen Deprivation fehlt ihnen ein Sensorium für grenzüberschreitende Verhaltensweisen der sie betreuenden Personen. Emotionale, auch körperliche Zuwendung wird von diesen Kindern oft geradezu gesucht, und pädophile Erwachsene müssen keine großen Überredungskünste oder gar Gewalt anwenden, um mit bzw. an dem Kind sexuelle Handlungen vornehmen zu können. In der Therapie ist es besonders wichtig, die emotionale Bedürftigkeit im Auge zu behalten.

Mädchen erleben sowohl intra- als auch extrafamiliär sehr viel häufiger sexuelle Übergriffe durch Männer als durch Frauen, also durch Personen des anderen Geschlechts. Jungen werden eher extra- als intrafamiliär missbraucht; die Täter sind ebenfalls ganz überwiegend Männer, sie erleben Übergriffe also vor allem vom gleichen Geschlecht. Dies hat dazu geführt, dass die Prävalenz von Missbrauchserlebnissen bei Männern lange Zeit unterschätzt wurde. Die Erfahrungen wurden eher als homosexuelle Erlebnisse bezeichnet denn als sexueller Missbrauch.

Missbrauchte Jungen wollen oft nicht als „Opfer" angesehen werden, da dies für sie eine narzisstische Kränkung bedeuten würde. Probleme im Erwachsenenalter möchten sie nicht so gerne mit den sexuellen Missbrauchserfahrungen in Beziehung bringen. Diese Patienten suchen daher praktisch nie wegen der Erfahrungen mit sexuellen Übergriffen einen Therapeuten auf, sondern wegen anderer Probleme.

Intrafamiliärer Missbrauch I: Elterninzest

Immer wieder wurde beschrieben, dass Inzestfamilien nach außen sehr abgeschirmt sind und dass innerhalb der Familie strenge Moralvorstellungen herrschen, vor allem die Sexualität betreffend. So werden Mädchen nach jahrelangem Missbrauch durch den Vater von diesem als „Prostituierte" beschimpft, wenn sie vor der Eheschließung mit einem Mann ihres Alters verkehren. Die Mutter ist oft zu schwach, um sich eine vom Vater unabhängige Meinung zu bilden. Ahnungen, dass ein Missbrauch stattfinden könnte, verleugnet sie aus diesem Grund. Es gibt aber auch Missbrauchsfamilien, die keine klaren Grenzen nach außen ziehen. Die Eltern haben meist mehrere Partner, denen sie auch ihre Kinder zur Verfügung stellen, nicht selten gegen Geld. Diesen Familien wird in der psychotherapeutischen Literatur kaum Beachtung geschenkt, da sie keine therapeutische Hilfe suchen.

Raphling (1990) und Levine (1990) betonen, dass zu Beginn der Therapie die negative Übertragung bearbeitet werden müsse, die ein Ausdruck der mütterlichen Deprivation sei. Erst danach sei ein Explorieren und Durcharbeiten des Sexualtraumas möglich. Vor allem dürfte der Therapieverlauf stark vom

Geschlecht des Therapeuten abhängen. Es kann sein, dass die Beziehung zum missbrauchenden Vater noch besser war als zu der schwachen Mutter, die keinerlei Schutz bieten konnte. Dann sind die Patientinnen weiblichen Therapeuten gegenüber viel misstrauischer als männlichen. Dass weibliche Missbrauchsopfer nur von Frauen behandelt werden sollten, wie oft behauptet wird, ist schlichtweg falsch und stellt eine Allmachtsphantasie im Sinne einer „guten rettenden Mutter" dar.

Ein häufig bei Missbrauchsopfern beschriebenes Phänomen ist das der Depersonalisierung bzw. Dissoziierung. Bei der Depersonalisierung werden übersteigerte Empfindungen oder Vorstellungen verdrängt. Das Ich distanziert sich vom kranken Teil und wehrt sich, indem es bestimmte Körperteile abspaltet und nicht mehr als zu sich selbst gehörend erlebt. So kann man verstehen, dass Frauen, die in der Kindheit sexuellen Übergriffen ausgesetzt waren, zwar sexuell aktiv sind, die Sexualität jedoch als nicht zu sich gehörend erleben. Veränderungen im Alltag, die in irgendeiner Form an die traumatischen Erlebnisse in der Kindheit erinnern, können zu einer plötzlichen Hemmung sexueller Erregung bis hin zu Aversion und Ekel führen, ohne dass diese für den Partner und oft auch für die betroffene Person selbst nachvollziehbar sind. Die Übertragungsbeziehung ist oft sexualisiert und Ausdruck eines unbewussten Wunsches, gerettet zu werden. Wichtig für die Therapie ist es, diese sexualisierte Übertragung nicht als Wunsch nach Sexualkontakt zu missdeuten (vgl. N. Becker 1997), sondern als Ausdruck der abgewehrten Bedürftigkeit der Patientin.

Intrafamiliärer Missbrauch II: Geschwisterinzest

Sexuelle Übergriffe unter Kindern und Jugendlichen spielen in der Missbrauchsdebatte der letzten Jahre praktisch keine Rolle. Diese nur als sexuelle Spielereien abzutun, entspricht aber nicht den möglichen Traumatisierungen, die Geschwister und Gleichaltrige einander zufügen können. Vor allem muss betont werden, dass es sich hier keineswegs nur um männliche Täter handelt, sondern dass Mädchen, vor allem wenn sie in kleinen Gruppen auftreten, durchaus zu Täterinnen werden können.

In der Therapie dieser Patienten begegnet man oft Eltern, die geschont werden mussten, denen Kinder traumatische Erlebnisse nicht erzählen konnten. Neben den Geschwistern spielen vor allem Cousins und Cousinen hinsichtlich negativer sexueller Erfahrungen eine wichtige Rolle. Auch diese Patientinnen und Patienten suchen in der Regel nicht wegen der Missbrauchserfahrungen einen Therapeuten auf, sondern wegen anderer Probleme.

„Liebesbeziehungen" zwischen sozial verwahrlosten, allein gelassenen Kindern und meist pädophilen Erwachsenen

Auf „Liebesbeziehungen" zwischen emotional deprivierten, sozial verwahrlosten Kindern und pädophilen Erwachsenen soll hier nicht weiter eingegangen werden (zur Pädophilie vgl. Kap. 19 und 21). Diese Kinder suchen später nur selten Psychotherapeuten auf, da ihnen oft eine Grundvoraussetzung für Psychotherapie, nämlich die Beziehungsfähigkeit, fehlt und sie nicht in der Lage sind, längere Beziehungen und somit auch eine therapeutische Beziehung einzugehen. Kommt es zu einer psychodynamischen Therapie, entspricht sie am ehesten derjenigen mit Borderline-Patienten.

Schlussbemerkung

Sexueller Missbrauch stellt nur eine spezielle Form sexueller Traumatisierung dar. Da es kein einheitliches Bild des sexuellen Missbrauchs gibt, kann es auch keine einheitliche Symptomatik als Folge von sexuellem Missbrauch geben.

Für das Verständnis des komplexen Prozesses einer sexuellen Traumatisierung spielt die Lebensgeschichte der betroffenen Person eine wichtige Rolle. Es reicht nicht aus, die stattgefundene Handlung im Blickfeld zu haben. Vielmehr müssen auch das innere Erleben des „Opfers" und körperliche Reaktionen, wie etwa eine sexuelle Erregung, verstanden werden. Das Fehlen einer Symptomatik bietet keine Gewissheit, dass nicht unter belastenden Situationen Spätfolgen auftreten, die vorher keine bedeutsame Rolle spielten.

In der Behandlung sexuell traumatisierter Patienten kann es zu heftigen Gegenübertragungsgefühlen beim Therapeuten kommen, wie sie für die Therapie bei posttraumatischen Belastungsstörungen beschrieben wurden. Nicht immer ist es einfach, das richtige Maß an emotionaler Beteiligung zwischen Überinvolvierung, Überidentifikation und Allmachtsphantasie einerseits und Hilflosigkeit oder Desinteresse andererseits zu finden und zuzulassen. Geht man mit traumatischen Erinnerungen nicht behutsam um, und dazu gehört sowohl der Verzicht auf Informationen wie das Aushalten belastender Schilderungen, kann es zu einer Retraumatisierung in der therapeutischen Beziehung kommen.

Literatur

Abraham, K.: Psychoanalytische Studien, Bd. II. Frankfurt a. M.: Fischer 1971

Amann, G. und R. Wipplinger: Sexueller Mißbrauch. Überblick zu Forschung, Beratung und Therapie. Ein Handbuch. Tübingen: DGVT-Verlag 1997

Becker, N.: Zur Übertragungs- und Gegenübertragungsliebe. In: H. Richter-Appelt (Hrsg.): Verführung, Trauma, Mißbrauch (1896–1996). Gießen: Psychosozial-Verlag 1997

Becker, S.: Trauma und Realität. In: H. Richter-Appelt (Hrsg.): Verführung, Trauma, Mißbrauch (1896–1996). Gießen: Psychosozial-Verlag 1997

Brenneis, C. B.: Belief and suggestion in the recovery of memories of childhood sexual abuse. J. Am. Psychoanal. Assoc. 42, 1027–1053, 1994

Egle, U. T., S. O. Hoffmann und P. Joraschky (Hrsg.): Sexueller Mißbrauch, Mißhandlung, Vernachlässigung. Erkennung und Behandlung psychischer und psychosomatischer Folgen früher Traumatisierungen. Stuttgart: Schattauer 1997

Ferenczi, S.: Sprachverwirrung zwischen den Erwachsenen und dem Kind. Int. Z. Psychoanal. 19, 5–15, 1933

Hirsch, M.: Vernachlässigung, Mißhandlung, Mißbrauch im Rahmen einer psy-

choanalytischen Traumatologie. In: Egle et al. 1997
Levine, H. B. (Hrsg.): Adult analysis and childhood sexual abuse. Hillsdale, New York: Analytic Press 1990
Person, E. und H. Klar: Establishing trauma: The difficulty distinguishing between memories and fantasies. J. Am. Psychoanal. Assoc. 42, 1055–1081, 1994
Racamier, P.: L'inceste et l'incestuel. Paris: Les éditions du collège 1995
Raphling, P.: Technical issues of the opening phase. In: Levine 1990
Richter-Appelt, H.: Psychotherapie nach sexuellem Mißbrauch in der Kindheit: Versuch einer Eingrenzung. Psychotherapeut 40, 2–8, 1995 (a)
Richter-Appelt, H.: Sexuelle Traumatisierungen und körperliche Mißhandlungen in der Kindheit: Geschlechtsspezifische Aspekte. In: S. Düring und M. Hauch (Hrsg.): Heterosexuelle Verhältnisse. Stuttgart: Enke 1995 (b)
Richter-Appelt, H.: Differentielle Folgen von sexuellem Mißbrauch und körperlicher Mißhandlung. In: Amann und Wipplinger 1997
Richter-Appelt, H.: Sexuelle Traumatisierungen. In: B. Strauß (Hrsg.): Psychotherapie der Sexualstörungen. Stuttgart, New York: Thieme 1998
Richter-Appelt, H.: Sexueller Mißbrauch – aus psychoanalytischer Sicht. In: W. Senf und M. Broda (Hrsg.): Praxis der Psychotherapie. Ein integratives Lehrbuch: Psychoanalyse, Verhaltenstherapie, systemische Therapie. 2., neu bearb. und erweit. Aufl. Stuttgart, New York: Thieme 2000
Richter-Appelt, H. und J. Tiefensee: Soziale und familiäre Gegebenheiten bei körperlichen Mißhandlungen und sexuellen Mißbrauchserfahrungen in der Kindheit aus der Sicht junger Erwachsener. Ausgewählte Ergebnisse der Hamburger Studie (Teil I). Psychother. Psychosom. med. Psychol. 46, 367–378, 1996 (a)
Richter-Appelt, H. und J. Tiefensee: Die Partnerbeziehung der Eltern und die Eltern-Kind-Beziehung bei körperlichen Mißhandlungen und sexuellen Mißbrauchserfahrungen in der Kindheit aus der Sicht junger Erwachsener. Weitere Ergebnisse der Hamburger Studie (Teil II). Psychother. Psychosom. med. Psychol. 46, 405–418, 1996 (b)
Simon, B.: "Incest – see under Oedipus Complex": The history of an error in Psychoanalysis. J. Am. Psychoanal. Assoc. 40, 955–988, 1992
Tesone, J. E.: Psychoanalytische Bemerkungen zum Inzest: Das aufgelöste Dreieck? Psyche 50, 836–849, 1996
Wehnert-Franke, N., H. Richter-Appelt und C. Gaenslen-Jordan: Wie präventiv sind Präventionsprogramme zum sexuellen Mißbrauch von Kindern? Z. Sexualforsch. 5, 41–55, 1992
Wipplinger, R. und G. Amann: Zur Bedeutung der Bezeichnungen und Definitionen von sexuellem Mißbrauch. In: Amann und Wipplinger 1997

Kapitel 23

Ambulante Psychotherapie bei sexueller Delinquenz

Von Margret Hauch und Hartwig Lohse

Wer mit Männern psychotherapeutisch arbeitet, die wegen sexueller Gewalthandlungen straffällig geworden sind, steht im Schnittpunkt von Gewalt und Leid: körperlichem und psychischem Leid, das den Opfern, Frauen und Kindern, von diesen Männern zugefügt wird; gesellschaftlicher Gegengewalt, mit der die herrschenden Normen und Werte verteidigt werden und die selbst zerstörerisch wirkt; psychischem und sozialem Leid der Männer selbst, das Quelle ihrer Gewalt ist. Wer ambulant mit ihnen arbeitet, steht dort allein.

Das ist die Ausgangssituation bei ambulanter Psychotherapie mit sexuell Delinquenten. Möglicherweise enthält sie die Erklärung dafür, warum Psychotherapie – sonst als gesellschaftliche Institution längst weitgehend akzeptiert – für diese Patienten nicht etabliert wird. Ihre Notwendigkeit wird zwar immer wieder betont, oft stärker seitens der Justiz und des Strafvollzugs als von therapeutischer Seite, seit den neunziger Jahren in Verbindung mit der Missbrauchs- und Gewaltdiskussion auch von politischer Seite (vgl. Bundesfamilienministerium 1992; Gewalt gegen Frauen 1993). Es scheint aber so zu sein, dass einzelne vorhandene Ansätze sowohl in der Forschung als auch in der psychotherapeutischen Praxis isoliert bleiben.

Wir sind der Auffassung, dass das vorhandene Potenzial ambulanter Psychotherapie auch bei diesen Patienten genutzt werden kann, ohne dass es einer „Spezialtherapie" bedarf. Deshalb gehen wir im Folgenden auch nicht auf das therapeutische Vorgehen im Einzelnen ein (vgl. hierzu Schorsch et al. 1996). Es geht vor allem darum, auch diesen Patienten gegenüber eine therapeutische Haltung einzunehmen, die immer wieder neu errungen werden muss, gerade angesichts einer gesellschaftlich geförderten Identifikation mit den Opfern sexueller Gewalthandlungen und angesichts der dadurch ausgelösten Wut- und Racheimpulse. Dazu ist allerdings ein *Verstehenskonzept* notwendig, das das Fremde, Abstoßende und Angstauslösende der sexuellen Symptomatik einfühlbar und verstehbar werden lässt und es ermöglicht, sich dem Täter, der jetzt Patient ist, empathisch zu nähern, was selbstverständlich nicht als Billigung seiner sexuellen Gewalthandlungen zu verstehen ist (vgl. z. B. Firle 1993). Und es ist eine Reflexion der *psychischen Barrieren* notwendig, die sich in der Konfrontation mit diesen Patienten bei den Psychotherapeutinnen und Psychotherapeuten aufbauen und den Verstehensprozess und damit auch den therapeutischen Zugang beeinträchtigen oder auch ganz verhindern können. Das ist schließlich mit der Notwendigkeit verbunden, den *gesellschaftlichen Ort* von Psychotherapie bei sexueller Delinquenz zu reflektieren und *äußere Bedingungen* zu formulieren, die für ihre Durchführung erfüllt sein müssen. Denn stärker und emotional aufgeladener als bei anderen Patientengruppen, so scheint uns, findet hier, wo es um gewalttätige Sexualität geht, eine komplexe Konfrontation zwischen Individuum und Gesellschaft statt, mit der sich Therapeutinnen und Therapeuten auch innerlich auseinander setzen müssen, eine Konfrontation, die zu basalen Verunsicherungen mit den entsprechenden Abwehrreaktionen bei ihnen führen kann. Auf die unterschiedliche Akzentuierung einer solchen Auseinandersetzung bei weiblichen bzw. männlichen Psychotherapeuten können wir hier nicht ausführlicher eingehen (vgl. Engelfried 1993; Firle 1993; Hauch 1987, 1993).

Die folgenden Überlegungen basieren auf den Erfahrungen aus einem Forschungsprojekt zur ambulanten Psychotherapie von Sexualdelinquenten (Schorsch et al. 1996) und der Fortentwicklung der dort erarbeiteten Konzepte in der Sexualberatungsstelle der Abteilung für Sexualforschung des Universitätsklinikums Hamburg-Eppendorf. Bei der Symptomatik der Patienten handelte es sich überwiegend um sexuelle Nötigung und Vergewaltigung von Frauen, um sexuelle Ausbeutung von Kindern und um exhibitionistische Handlungen. Diese verschiedenen Formen sexueller Übergriffe fassen wir im Folgenden unter der Bezeichnung „sexuelle Gewalthandlung“ zusammen. Dadurch wollen wir betonen, dass durch sie, unabhängig von ihrer jeweiligen Erscheinungsform, immer das sexuelle Selbstbestimmungsrecht verletzt wird und sich hinsichtlich der Täter ähnliche soziale und psychodynamische Grundmuster wiederfinden lassen, die für therapeutische Überlegungen wichtig sind. Sexuelle Gewalthandlungen können, müssen aber nicht die Äußerungsform einer Perversion im Sinne einer stabilen psychischen Symptombildung sein. „Pervers“ bezeichnet dann aus einem psychodynamischen Blickwinkel den innerpsychischen Aspekt der sexuellen Gewalthandlung.

In dreierlei Hinsicht schränken wir unsere Aussagen ein: Zum einen waren die Männer, die sexuelle Übergriffe im familiären Nahraum begehen, in der Stichprobe unserer Untersuchung deutlich unterrepräsentiert. Spätere praktische Erfahrungen zeigten, dass das Verständniskonzept, das vor allen Dingen bei Patienten mit anonymen Opfern entwickelt wurde, zwar auch hier hilfreich ist, aber doch erweitert werden muss. Das gilt auch für das therapeutische Vorgehen und für den Rahmen der Therapie, wenngleich wir die gängigen Forderungen nach möglichst umfassenden Helferinnen-und-Helfer-Konferenzen und die damit in der Regel verbundene Vereinbarung der Nichtvertraulichkeit unter psychotherapeutischen Gesichtspunkten sehr problematisch finden. Zudem sind unsere Überlegungen, die auf Erfahrungen mit ambulanten Therapien beruhen, für die schwerstgestörten Patienten nicht ausreichend, deren Destruktivität so desintegriert zu sein scheint, dass für eine Therapie der Schutz eines stationären Rahmens nötig ist (vgl. Müller-Isberner und Thomas 1992; Böllinger 1995; Berner in Kap. 24). Und schließlich möchten wir zu der vor einiger Zeit aufgekommenen Debatte um Frauen als Täterinnen, gerade auch bei sexuellen Misshandlungen von Kindern (vgl. z. B. Elliot 1995; Kavemann 1996), nichts sagen, auch weil bisher keine Frau bei uns anlässlich eines sexuellen

Gewaltdeliktes, das sie begangen hat, um psychotherapeutische Behandlung nachgesucht hat.

Häufiger und stärker als andere Symptombildungen kann eine sexuelle Gewaltsymptomatik schon in der ersten Begegnung mit dem Patienten starke und widersprüchliche Gefühle und Affekte bei Therapeutinnen und Therapeuten auslösen: Widerwillen, Ekel, Hass, Angst und Racheimpulse, aber vielleicht auch heimliche Faszination, Bewunderung und Erregung – Reaktionen, die oft schon im Vorfeld einen therapeutischen Kontakt gar nicht erst entstehen lassen. Obwohl diese Emotionen und ihre Heftigkeit auf basale Konflikte des Patienten hinweisen, scheint es schwer zu sein, sie in der therapeutischen Begegnung als Vehikel zu nutzen, um einen Zugang zum Patienten zu finden. Stattdessen scheint der konkrete Patient als lebendige Person hinter dem Symptom, das in den Vordergrund drängt, zu verblassen oder gar zu verschwinden. Dies umso mehr, je fremder, skurriler, destruktiver und dranghafter es sich darbietet. Das sexuelle Symptom zieht die Wahrnehmung auf sich, wird verdinglicht und vom Patienten isoliert. Begünstigt wird das durch typische Formen der bewusstseinsnahen Verarbeitung der sexuellen Delinquenz durch die Patienten selbst: In der häufigsten, ich-dystonen Form reagieren die Patienten mit Scham, Schuld, Verwirrung. Sie können das Symptom kaum mit sich in Verbindung bringen, versuchen oft, diese kognitive Dissonanz durch Verharmlosung zu verringern. Im Extremfall erleben sie es als ich-fremd, als nicht zu sich gehörig, spalten es ab oder verleugnen es. Aber auch bei den Patienten, die ihre sexuellen Gewalthandlungen ich-synton verarbeiten, sie also bejahen, verteidigen und ideologisch überhöhen, wie viele jener Patienten, die Kinder sexuell ausbeuten, steht es im Vordergrund, so als sei allein das Symptom ihr Leben. Die gesellschaftliche Reaktion schließlich, vermittelt über Polizei, Justiz und Strafvollzug, verstärkt noch diese Zentrierung auf das sexuelle Symptom: Der gesellschaftliche Auftrag zur Therapie, konkretisiert als gerichtliche Behandlungsauflage, knüpft an den normverletzenden und destruktiven Aspekten der Delinquenz an, nicht an dem möglichen Leiden eines Menschen an sich selbst. Pointiert ausgedrückt: Es soll um „Tätertherapie" gehen, nicht um die eines Menschen.

Diese *Verdinglichung des Symptoms* ist eine wesentliche Barriere, die den psychotherapeutischen Zugang behindert. Sie verführt dazu (was vordergründig ganz im Sinne der Opfer zu sein scheint), das Symptom, die sexuelle Gewalthandlung, als das zu Behandelnde zu definieren und zu isolieren und das therapeutische Wahrnehmen und Handeln darauf einzuengen. Das Symptom scheint dann übermächtig und unauflösbar zu sein, nicht nur den Patienten, die sich ihm häufig ausgeliefert fühlen, sondern auch den Therapeutinnen und Therapeuten. Sie können, zusätzlich verstärkt durch die Vergegenwärtigung der Situation der Opfer, einem Druck, fast einem Zwang erliegen, sofort, unmittelbar und effektiv auf das Symptom therapeutisch zu reagieren. Ihre anfänglichen, vielschichtigen emotionalen Reaktionen engen sich in der Konfrontation mit dem verdinglichten Symptom und seiner hartnäckigen Widerständigkeit ein. Dann entwickelt sich fast zwangsläufig die Dynamik, dass sich bei den

Therapeutinnen und Therapeuten ausgelöste Ohnmachtsgefühle in Allmachtsphantasien verkehren, die leicht im Rahmen scheinbar therapeutischer Interventionen ausgelebt werden.

Markante Beispiele dafür sind die zahllosen verhaltenstherapeutischen Untersuchungen der 60er und 70er Jahre, die mit ausdifferenzierten aversiven Techniken versuchten, einmodal oder auch im Rahmen einer mehrmodalen Therapiestrategie die sexuelle Gewalthandlung zu unterdrücken, auszulöschen oder zu kontrollieren. Die innerpsychische Funktion des Symptoms wurde vernachlässigt. Entsprechend war die therapeutische Beziehung durch Kontrolle und Macht bestimmt. Auch wenn diese Konzepte wiederholt grundsätzlich in Frage gestellt worden sind (vgl. z. B. Arentewicz und Schorsch 1980; Appelt und Richter 1988), taucht diese verhaltenstherapeutische Methodik immer wieder auf (vgl. z. B. Freeman-Longo und Knopp 1992; Marshall 1994; Pithers 1994), steht gewissermaßen drohend im Hintergrund als vielfältiges und verführerisches Arsenal, auf das zurückgegriffen werden kann. Erst in jüngster Zeit scheinen auch im angelsächsischen Raum komplexere Ansätze, die den ganzen Menschen in den Blick nehmen, an Bedeutung zu gewinnen (vgl. Marshall et al. 1999). Parallel dazu scheint die gesellschaftliche Auseinandersetzung um sexuelle Gewalt die Ausdrucksform aggressiver Impulse auf Seiten der Therapeutinnen und Therapeuten moduliert zu haben, sie erscheinen subtiler: in der starken Betonung der Verantwortlichkeit der Täter für ihre Taten beispielsweise oder auch in der Forderung, sich in ihre Opfer einzufühlen. Zwar sind das sinnvolle und notwendige therapeutische Zielsetzungen; uns scheint aber, dass sie häufig zu früh im therapeutischen Prozess und zudem noch mit einer aggressiv fordernden Tönung an die Patienten herangetragen werden mit der Gefahr, deren psychische Realität zu übergehen. Noch deutlicher wird die Aggressivität in Forderungen an die Patienten, sich als Verkörperungen des Konstruktes „Männlichkeit“ zu verstehen, einschließlich aller darin verwobenen Gewaltpotenziale, dafür gleichsam die Schuld zu übernehmen und zu „büßen“, indem sie sich von sich selbst distanzieren (vgl. z. B. Tügel und Heilemann 1987). Es wird dann nicht ein Veränderungsprozess initiiert, sondern es droht Anpassung, im ungünstigsten Fall Unterwerfung. Psychotherapeutische Ansätze, besonders in Form von Programmen, mutieren dann leicht zu „Umerziehungsmaßnahmen“ (vgl. Gewalt gegen Frauen 1993). Patienten lassen sich auf solche „Maßnahmen“ zwar durchaus ein, da sie von Schuldgefühlen entlasten können und soziale Akzeptanz versprechen. Unterschwellig kann aber eine schon brüchige Autonomie weiter gefährdet, eine geringe Selbstachtung bestätigt, Ohnmacht aktualisiert und so eine schon vorhandene psychische Labilität verstärkt werden. Das wären dann Entwicklungen, die verantwortliches, sozial adäquates Handeln bei diesen Männern noch unwahrscheinlicher werden lassen.

Dieses Oszillieren zwischen Allmacht und Ohnmacht und der Versuch, die daraus resultierende Spannung aggressiv zu lösen, prägt auch den Umgang der Gesellschaft mit Sexualdelinquenten, also jenen sexuell gewalttätigen Männern, die sich in den Maschen der Justiz verfangen. Ihnen wird eine Sündenbockrolle zugeschrieben (vgl. Engelfried 1993; Hauch 1997), in der Hoffnung, so alle anderen Männer, aber auch Frauen, von einer grundsätzlichen Auseinandersetzung mit sexueller Gewalt als einem strukturellen Problem zu entbinden, das im herrschenden „asymmetrischen Geschlechterarrangement" wurzelt (Dinnerstein 1979; vgl. Hauch 1993). Sichtbar wird das auch an der immer gegenwärtigen Forderung nach härteren Haftstrafen.

Sich von Gegenaggressionen frei zu machen, die als Therapie maskiert sind, heißt, eine wesentliche Barriere zu überwinden, die einen psychotherapeutischen Zugang behindert. Voraussetzung dafür ist, dass die Verdinglichung des sexuellen Symptoms aufgelöst werden kann. Das heißt, dass das Symptom (wie bei neurotischen und psychosomatischen Erkrankungen auch) als eine Ausdrucksform und Verdichtung ungelöster seelischer Konflikte des Patienten wahrgenommen und verstanden, dass seine Funktion innerhalb der Gesamtpersönlichkeit erkennbar und seine Entwicklung im lebensgeschichtlichen Kontext sichtbar wird. Das bedeutet, die Verdinglichung des Symptoms, die sich in der inneren Auseinandersetzung des Patienten mit seiner Problematik herausbildet und die in der Wahrnehmung der sexuellen Gewalt durch die Opfer, die Therapeuten und die Gesellschaft wieder erscheint, als Widerspiegelung eines tieferen seelischen Prozesses im Patienten selbst zu erkennnen. Morgenthaler (1974) spricht von der „Plombenfunktion" einer perversen Symptombildung für das in seiner narzisstischen Entwicklung gestörte Selbst. Sexuelle Symptombildungen, perverse Phantasien und Impulse haben Kompensationscharakter, sie erfüllen eine reparative, eine Selbstheilungsfunktion (Schorsch et al. 1996). Sie sind Inszenierungen, die zumindest passager eine Angst reduzierende und stabilisierende Wirkung für das psychische Gleichgewicht haben. In ihnen werden frühe Konflikte sichtbar, die in prägenden Beziehungen entstanden sind, Konflikte, die durch die Inszenierungen, wenngleich nur unzureichend und momentan, gelöst werden.

Dabei ist eine solche sexuelle Symptombildung immer mehrfach determiniert. In ihr können sich verschiedene Grundthemen und Ängste ausdrücken, wie umgekehrt diese in unterschiedlichen sexuellen Symptomen aufscheinen und sich dabei bis in Einzelheiten der Phänomenologie der gewalttätigen sexuellen Inszenierung hinein widerspiegeln können. Beispiele für solche Bedeutungsfacetten und Funktionsaspekte sind: sich momentan in der eigenen männlichen Identität bestätigt fühlen, entsprechend einem Bild, nach dem „Männlichkeit" gerade auch durch das Durchsetzen eigener sexueller Wünsche, gegebenenfalls gegen den Willen des Gegenübers, gleichsam konstituiert wird; triumphales Erleben von Potenz und Mächtigkeit in einem allgemeinen Lebensgefühl von Ohnmacht und Nichtigkeit; Ausleben von Wut und Hass; Suche nach Bewunderung, Nähe, Fürsorge, symbiotischer Vervollkommnung in Form identifikatorischer Wunscherfüllung; Phantasien, jemanden ganz für sich zu haben; oppositioneller Ausbruch aus sozialen Zwängen, Abhängigkeiten und Bindungen in eine Art Doppelleben. Diese Beispiele ließen sich fortsetzen. Letztlich können alle wesentlichen Ängste und Konflikte der psychischen Entwicklung, jeweils akzentuiert durch die entsprechende Entwicklungsstufe, zum Thema einer solchen sexuellen Inszenierung werden. Nur am Einzelfall lässt sich dies, wenngleich oft auch nur unvollständig, vor dem Hintergrund der individuellen Psychogenese und Psychodynamik differenzieren, wobei dann die „motivationale Priorität" (Stolorow 1979: 41) einzelner Aspekte als leitend für das therapeutische Vorgehen herausgearbeitet werden kann. Das folgende Fallbeispiel soll den Gedanken des mehrfachen Bedeutungsgehalts eines sexuellen Symptoms veranschaulichen.

Der Patient, 28 Jahre alt, wegen sexuellen Missbrauchs an einem 12-jährigen Jungen verurteilt, kommt aufgrund einer Bewährungsauflage in die Therapie. Seit etwa zehn Jahren spielt er mit Polizei und Justiz Katz und Maus. Jetzt fürchtet er den Zusammenbruch seines sozialen Lebens angesichts einer drohenden Inhaftierung. Die sexuellen Kontakte zu Jungen verteidigt er. Der Patient wirkt jugendlich, gibt sich betont locker. Er stürmt in die Stunde, stellt schnell eine Atmosphäre von Vertraulichkeit her. Andererseits erscheint er gehetzt, wie unter Druck.

Seinen leiblichen Vater, von dem sich seine Mutter vor seiner Geburt getrennt hat, kennt er nicht. Er wächst beengt auf, zusammen mit seiner Mutter, seiner Großmutter und einem Onkel. Die Mutter ist häufig außer Haus, muss das Geld verdienen. Die Großmutter ist depressiv, hat wahnhafte Episoden. Der Onkel erscheint ihm als eigenartiger Kauz. Der Patient spielt alleine, stromert draußen herum. Nach dem Tod der Großmutter heiratet die Mutter „den Türken". Sie sei seitdem als „Türkenhure" verschrien. Den Stiefvater hasst er, fühlt sich von ihm eingeengt, kontrolliert, durch Schläge drangsaliert. Als er neun Jahre alt ist, wird seine Stiefschwester geboren. Sie ist der Star der Familie. Zu ihm dagegen ist seine Mutter ungeduldig, abweisend, kritisiert ihn ständig. In der Schule versagt er. Im Klassenverband ist er isoliert, erträumt sich aber, bald mit einer sexuellen Tönung, Beziehungen zu Klassenkameraden. Mit 14 Jahren lässt er erstmalig sexuelle Manipulationen eines Mannes über sich ergehen. Danach hat er sporadische Kontakte zu pädophilen Männern. Nach der Schule verlässt er das Elternhaus und beendet nach mehreren Anläufen eine Bäckerlehre. Danach arbeitet er unstet. Er stabilisiert sich, als ein älterer homosexueller Mann ihn versorgend bei sich aufnimmt.

Vom 17. Lebensjahr an sucht er Kontakte zu vorpubertären und pubertären Jungen, meistens Heimkindern oder Kindern aus randständigen Familien. Sie müssen lieb, unschuldig, aber auch lausbubenhaft wirken, zierlich, aber auch kräftig sein. Der Patient betont seine Gewaltlosigkeit, spürt aber einen Reiz, die Jungen zu beherrschen. Am liebsten ist ihm, die Jungen machen freiwillig das, was er will. Meistens kommt es zu gegenseitigen manuellen oder oralen Stimulationen, manchmal auch zu analer Penetration. Danach sind die Jungen ihm lästig, auch ihre Körper widern ihn an. Selten weitet er die Kontakte über den sexuellen Missbrauch hinaus aus. Er fürchtet solche Wünsche der Jungen, ist aber enttäuscht, wenn ein Junge sich desinteressiert zeigt. Zeitweilig „verbrauche" er mehrere Jungen am Tag. Jedes Mal ist es ein Triumph, wenn ein Junge einwilligt, und ernüchternd, wenn der sexuelle Kontakt beendet ist.

Vor einem Jahr fühlt er sich erstmalig über den sexuellen Kontakt hinaus zu einem Jungen hingezogen. Um ihn beginnt er sich zu sorgen, geht in dessen Familie, die seiner eigenen ähnelt, macht Schularbeiten und Ausflüge mit ihm. Die Trennung durch die Polizei erlebt er wie einen Liebesschmerz.

Im sexuellen Symptom wird die Verweigerung von Männlichkeit und die Suche nach der eigenen kindlichen Reinheit inszeniert. Gleichzeitig vermeidet der Patient es aber, sich wirklich durch sein Ebenbild berühren zu lassen: Die Jungen kann er nur entpersonalisiert, reduziert auf Elemente ihrer Körperlichkeit und ihres Ausdrucks wahrnehmen. Zudem spaltet er im sexuellen Kontakt jede Emotion ab, die fühlbare Nähe entstehen lassen könnte. Er sucht die narzisstische Selbstvergewisserung und fürchtet die existenzielle Zurückweisung. Abgesichert wird das durch das Ausleben von Macht und Überlegenheit aus der Position des Erwachsenen heraus. Dabei wird eine aggressive Tönung spürbar, die nach dem sexuellen Kontakt im Widerwillen gegen die Jungen deutlich zu erkennen ist. Sie ist Ausdruck seines Hasses gegen sich als ein Kind, das nur bekämpft wurde.

Erst in den Kontakten zu dem Jungen, die der Anlass für die Therapie waren, erlaubt sich der Patient identifikatorisch die Erfüllung regressiver Wünsche: In seiner Hinwendung zu dem Jungen ist er gleichzeitig sorgender Elternteil und umsorgtes Kind. Indem er den Jungen zu retten sucht, versucht er, seine eigene Rettung nachzuholen, bleibt aber in dem Wunsch gefangen, den Jungen zu beherrschen.

Der reparative Aspekt ist somit der Schlüssel zum Verständnis der zugrunde liegenden Probleme, die bearbeitet werden müssen, um den kompensatorischen Rückgriff auf die sexuelle Gewalthandlung überflüssig oder doch weniger drängend und damit für den Patienten besser kontrollierbar werden zu lassen. Die Analyse des Funktions- und Bedeutungsgehaltes der sexuellen Gewalthandlung eröffnet die Möglichkeit, die Bereiche der Persönlichkeit des Patienten, die in ihrer Entwicklung gestört sind, zu erkennen und somit auch einzugrenzen, auf was sich die Therapie beziehen muss. In jeweils individueller Ausprägung geht es immer um eine gestörte Identitätsentwicklung, insbesondere im Zusammenhang mit einem fragwürdigen gesellschaftlichen Konzept von „Männlichkeit", um eine nur begrenzt entwickelte Beziehungsfähigkeit, um nicht integrierte Aggressivität und um Störungen des Selbsterlebens. Hier wird deutlich, dass sich bei diesen Patienten ähnliche psychotherapeutische Ansatzpunkte ergeben wie bei anderen Patientengruppen auch und dass entsprechend die vorhandenen psychotherapeutischen Kompetenzen nutzbar sind (vgl. z. B. Orlinsky 1994). Spezifisch ist hier aber die Konfrontation mit Sexualität, in der sich die Störungen und die entsprechenden inneren Konflikte der Patienten auch und vor allen Dingen äußern.

Dass Sexualität überhaupt zum Austragungsort innerer Konflikte werden kann, hängt damit zusammen, dass sich die Intensität sexuellen Erlebens aus archaischen frühkindlichen Erfahrungen speist (Stoller 1979b; Kernberg 1994). Sexuelle Erfahrung berührt wesentliche Dimensionen der individuellen Entwicklung, so auch die jeweils individuellen Traumata, Konflikte und Ängste. Diese werden in der sexuellen Begegnung in Szene gesetzt und in Erregung und Orgasmus symbolisch bewältigt. Das macht zusammen mit der Wunscherfüllung (Schorsch 1978) die Stabilisierungsfunktion von Sexualität generell aus. Dabei sind die frühkindlichen Erfahrungen geschlechtsspezifisch asymmetrisch akzentuiert: Sowohl männliche wie weibliche Kleinkinder machen ihre primären Erfahrungen an weiblichen Körpern und mit weiblichen Personen (vgl. dazu Dinnerstein 1979; Chodorow 1985; Schmauch in Kap. 4), so dass für Jungen und Männer Geschlecht und Sexualität eher als für Mädchen und Frauen dazu geeignet sind, zur Abgrenzung und damit zur Stabilisierung der eigenen, anderen Identität in Dienst genommen zu werden.

Je mehr in der Sexualität Angstabwehr und Konfliktbewältigung gegenüber der Wunscherfüllung an Bedeutung gewinnen, je mehr sexuelle Erregung durch Sexualisierung zum Abwehrmechanismus wird, umso stärker drängt die Feindseligkeit, die Aggressivität in den Vordergrund (Stoller 1979a). Wenn außerdem der enge und verbindliche Kontakt zu erwachsenen Partnern oder Partnerinnen angstbesetzt ist, bedeutet das, dass die Elemente der sexuellen Begegnung (wie z. B. Eindringen und Umschließen, Einverleibt-Werden und Durchdrungen-Werden, Preisgeben und Aufnehmen, Locken, Verführen und

Begehren, Zur-Schau-Stellen und Schauend-Aneignen, Verweigern und Überwältigen) nicht in einer sie tragenden Liebesbeziehung erlebt werden können. Ihr Zusammenspiel wird zerrissen, Sexualität wird partialisiert. Entkoppelt von der Lebendigkeit des Gegenübers wird Aggressivität destruktiv. Die auf diese Weise deformierte Sexualität verbindet sich mit den männlichen Geschlechtsrollenstereotypien (Kaplan 1991) und akzentuiert sie zusätzlich. „Männlichkeit", längst als mächtiges, aber gleichwohl einengendes Idealbild kritisiert, wird endgültig zur Karikatur, durch Gewalt und Fetischisierung des Gegenübers bestimmt, für die Opfer eine zerstörerische Realität, aber doch nur eine Maske für Schwäche, Ohnmacht und abgewehrte Wünsche.

So werden Psychotherapeutinnen und Psychotherapeuten, wenn sie sich darauf einlassen, die Verdinglichung des devianten Symptoms aufzulösen, mit vielfältigen, häufig basalen Ängsten und Konflikten konfrontiert. Das Besondere dabei ist, dass dies mit einer beängstigenden *Konfrontation mit Sexualität* verbunden ist. Hier zeigt sich eine zweite, wesentliche Barriere für Therapeutinnen und Therapeuten, sich auf diese Patienten einzulassen: Sexuelles ist für jede und jeden hautnah und lebendig, berührt die Tiefendimension menschlichen Erlebens mit all ihren Ambivalenzen und steht zugleich mit Gesellschaftlichem im Widerspruch (Sigusch 1988). So ist Sexualität immer mit Ängsten und Konflikten verbunden, auch für Therapeutinnen und Therapeuten.

Die Barriere, sich auf diese Patienten einzulassen, wird schließlich noch dadurch verstärkt, dass die Konfrontation mit Sexualität hier immer auch und vor allen Dingen mit verschiedenen Aspekten des Destruktiven in diesen Patienten, mit dem Zerstörerischen und dem Zerstörten verbunden ist (Lohse 1993). Die soziale Selbstdestruktion der Patienten ist noch am ehesten zu ertragen; sie kann sogar für beide, Patient und Therapeutin oder Therapeut, der motivationale Einstieg in die Therapie sein. Viel schwerer wiegt der zweite Aspekt der Destruktivität, die Tatsache, dass der Patient Täter ist und Opfer hat, dass er seelisch und häufig auch körperlich zerstört. Der Patient blendet die Perspektive seines Opfers, insbesondere dessen emotionale Wirklichkeit, fast immer aus. Es sind zunächst die Therapeutinnen und Therapeuten, die die Anstrengung unternehmen müssen, Ohnmacht, Schutzlosigkeit, Entwertungen und Demütigungen wahrzunehmen, die zusammen mit der Verletzung intimer Grenzen die Persönlichkeit des Opfers zentral berühren und beschädigen. Damit werden sie aber zwangsläufig mit einem weiteren Aspekt des Destruktiven konfrontiert. Wenn die Entwürdigung seines Opfers für den Patienten eine kompensatorische Funktion hat, muss es Entsprechungen im Erleben des Patienten geben: Dem Destruktiven, das sich gegen das Opfer richtet, muss etwas Zerstörtes in der Seele des Patienten gegenüberstehen. Im empathischen Verstehen der Therapeutin oder des Therapeuten erscheinen das Leiden des Patienten und das seines Opfers miteinander verwoben. Akzentuiert wird das zusätzlich dann, wenn Patienten früher selbst Opfer sexueller Übergriffe oder, vermutlich häufiger, traumatisierenden Erfahrungen mit sexueller Tönung ausgesetzt waren. Schließlich ist ein letzter Aspekt des Destruktiven die deformierte Sexualität selbst, eine einsame, zwanghafte Sexualität ohne Liebe und

Glücksempfinden. Sexuelle Lust, soweit die Patienten sie überhaupt spüren, bleibt Surrogat für etwas, was sie nicht erleben können. Wenn in den Deformierungen, die ihnen die Patienten präsentieren, Aspekte der eigenen alltäglichen sexuellen Erfahrungen aufscheinen, wird die Angst der Therapeutinnen und Therapeuten noch verstärkt. Das Fremde und zum Teil Abstoßende rückt so nahe.

Gelingt es Therapeutinnen und Therapeuten, diese Barrieren zu überwinden, das heißt, im Verdinglichten das potenziell Lebendige zu sehen und im Destruktiven auch den Selbstschutz, dann können sie eine Haltung entwickeln, die es den Patienten ermöglicht, über die Erfahrung einer nichtperversen Beziehung in der Therapie einen Zugang zu ihrer eigenen verschütteten Lebendigkeit zu bekommen. Das konkrete therapeutische Vorgehen scheint uns dabei stärker als von der schulischen Orientierung der Therapeuten oder von Therapieprogrammen von den Patienten selbst abzuhängen: von ihrer Fähigkeit, überhaupt eine Beziehung aufzunehmen; von ihrer sozialen Situation; von ihren Persönlichkeitsstrukturen und von der Art und dem Ausmaß der jeweiligen Defizite; aber auch von ihren Stärken, ihren psychischen und sozialen Bewältigungsstrategien, an die sich psychotherapeutisch anknüpfen lässt; von spezifischen Konflikten und Ängsten, die sich in den unterschiedlichen Erscheinungsformen und Dramaturgien der sexuellen Gewalthandlung ausdrücken; von den unterschiedlichen Formen der Deliktverarbeitung; schließlich von der unterschiedlichen Intensität der sexuellen Symptomatik, das heißt von dem Ausmaß, in dem Patienten auf deren stabilisierende Funktion angewiesen sind, subjektiv erlebt als mehr oder weniger starker Drang und theoretisch fassbar als differente Form der strukturellen Verankerung im Persönlichkeitsgefüge. Hinter dem Begriff „sexuelle Delinquenz“ verbirgt sich also eine sehr heterogene Patientengruppe (vgl. auch Rehder 1996): Das reicht von sozial relativ gut integrierten, psychisch eher stabilen Patienten, die lediglich in umschriebenen schweren Krisen labilisiert werden und dann auf sexuelle Gewalt zurückgreifen, bis hin zu Patienten, die sozial randständig und psychisch desintegriert sind, die neben einer zum Teil ausufernden sexuellen Symptomatik andere Symptombildungen wie Alkoholismus, Suizidalität und psychosomatische Störungen zeigen und oft zusätzlich durch andere Delikte auffällig geworden sind. Dabei zeigen unsere Erfahrungen, dass sich grundsätzlich mit Patienten aus dem gesamten Spektrum Erfolg versprechend arbeiten lässt.

Die große Heterogenität lässt es uns nicht sinnvoll erscheinen, spezielle Therapieverfahren für „Sexualstraftäter“ zu entwickeln. Erforderlich ist vielmehr eine therapeutische Bereitschaft zur Flexibilität, die es erlaubt, die schulenspezifischen Interventionsformen und Settings jeweils individuell auf das Veränderungspotenzial und die Grenzen des einzelnen Patienten abzustimmen. Das bedeutet zu akzeptieren, dass es, je nach Patient, sehr unterschiedliche Therapieziele, Zugangsformen und Tiefen in der Berührung der eingekapselten Emotionalität geben kann (Berner et al. 1998). Auch die Intensität der Begegnung in der therapeutischen Beziehung kann variieren. Das bedeutet aber keine Beliebigkeit im therapeutischen Vorgehen: Die jeweils individuelle Funktion und individuelle Bedeutung der sexuellen Symptomatik, wie sie auch in der therapeutischen Beziehung wieder aufscheinen, bilden die erkenntnis- und handlungsleitende Struktur für die Therapie (Schorsch et al. 1996).

In der Regel sind bei diesen Patienten die Grenzen ihrer Zugänglichkeit zunächst deutlicher sichtbar als ihr Veränderungspotenzial. Eine Motivation zur Therapie scheint häufig ganz zu fehlen oder nur fremdbestimmt zu sein (Haag et al. 1985). Das kann aber auch als Abwehr angesichts der Konfrontation mit ihrer sexuellen Gewalt und deren Folgen und mit dem, was in ihr eingekapselt ist, verstanden werden, insbesondere mit Gefühlen von Scham und Demütigung (vgl. Bruder 1994). Die Patienten scheinen häufig unfähig zu sein, eine längerfristige und zuverlässige Beziehung zu einer Therapeutin oder einem Therapeuten aufrechtzuerhalten. Das kann auch als Zurückweichen vor dem Erleben von Lebendigkeit in einer Beziehung verstanden werden. Schließlich erscheint ihre Emotionalität, Vehikel jeder Psychotherapie, wie verkarstet. Aber gerade in dieser Verkarstung ist häufig ihr Leiden verborgen.

Werden diese Grenzen in ihrer Bedeutung zunächst akzeptiert, gelingt es in den meisten Fällen dann doch, einen Veränderungsprozess einzuleiten. Dann wird oft erreicht, dass die Patienten in deutlich geringerem Maß als vor der Therapie auf die Stabilisierungsfunktion des sexuellen Symptoms angewiesen sind oder es zumindest besser kontrollieren können. Das Ziel allerdings, den Rückgriff auf das Symptom dauerhaft überflüssig zu machen, scheint seltener erreichbar. Dennoch unterscheiden sich diese Therapieziele von Vorstellungen, die „control not cure" als einziges realistisches Ziel propagieren (z. B. Laws 1989; Bullens 1993; Kröger 1997). Das bedeutet, dass Psychotherapeutinnen und Psychotherapeuten bereit sein müssen, bei Krisen und Rückfällen den therapeutischen Kontakt auch nach einer längeren Zeit wieder aufzunehmen, häufig dann mit der Chance, den Zugang zu dem Patienten zu vertiefen. Das bedeutet aber auch, hier in besonderer Weise mit der *Begrenztheit von Psychotherapie* konfrontiert zu sein: Wenn die Therapie misslingt, kann es erneut Opfer geben. Nur wer das aushalten kann, kann überhaupt mit „Sexualstraftätern" arbeiten und im Einzelfall dazu beitragen, die Wahrscheinlichkeit zu verringern, dass ein Patient erneut sexuelle Gewalthandlungen begeht. Das klingt hart, bedeutet aber letztlich nur, realistisch zu sein und die Fiktion aufzugeben, dass potenzielle Opfer unter den gegebenen gesellschaftlichen Bedingungen vor sexuellen Gewalthandlungen sicher geschützt werden könnten.

Soll ambulante Psychotherapie bei sexueller Delinquenz gelingen, müssen *äußere Rahmenbedingungen* erfüllt sein. Diese möchten wir zum Schluss kurz benennen: Zunächst muss die Unabhängigkeit der Therapeutinnen und Therapeuten von den Institutionen der sozialen Kontrolle, das heißt von Polizei, Justiz, Strafvollzug, Sozialbehörde u. ä., gewährleistet sein. Ist dies faktisch oder in der Wahrnehmung der Patienten nicht der Fall, bremsen oder verhindern misstrauische Distanz oder Funktionalisierungsversuche der Patienten den therapeutischen Prozess. Unabhängigkeit bedeutet hier vor allen Dingen das Trennen von gutachterlicher und therapeutischer Funktion sowie institutionelle Unabhängigkeit. Am ehesten scheint uns das in dem jetzt schon vorhandenen dezentralen psychotherapeutischen Versorgungssystem gewährleistet zu sein. Darüber hinaus zeigen unsere Erfahrungen, dass auch erfahrene Psychotherapeutinnen und Psychotherapeuten jeweils nur eine sehr begrenzte Anzahl dieser Patienten behandeln und die Behandlungen supervidieren lassen sollten. Nur dann ist die Voraussetzung gegeben, dass die genannten Barrieren auf Seiten der Therapeuten immer wieder neu überwunden werden können. Die psychotherapeutische Arbeit mit diesen Patienten kann dann für Therapeutinnen und Therapeuten auch eine Bereicherung sein. Dadurch dass sie in gelingenden Therapien den Prozess initiieren und begleiten, in dem diese Menschen Zugang zu ihrem primären Leiden bekommen, in dem sie die Spaltung in Opfer und Täter auflösen, ihre Ohnmacht und ihre Gewalt als zwei Seiten einer Medaille erleben, sich dann auch in ihre Opfer einfühlen und sich in deren Leiden wiedererkennen können, erleben sie, wie diese Menschen Schritt für Schritt ihre Würde wiedererlangen.

Literatur

Appelt, Hertha und Rainer Richter: Verhaltenstherapie ohne Phantasie. In: Friedemann Pfäfflin, Hertha Appelt, Michael Krausz und Michael Mohr (Hrsg.): Der Mensch in der Psychiatrie. Berlin u. a.: Springer 1988

Arentewicz, Gerd und Eberhard Schorsch: Verhaltenstherapie sexueller Perversionen. In: Volkmar Sigusch (Hrsg.): Therapie sexueller Störungen. 2., neubearb. und erweit. Aufl. Stuttgart, New York: Thieme 1980

Berner, Wolfgang, Reinhardt Kleber und Hartwig Lohse: Psychotherapie bei sexueller Delinquenz. In: Bernhard Strauß (Hrsg.): Psychotherapie der Sexualstörungen. Stuttgart, New York: Thieme 1998

Böllinger, Lorenz: Ambulante Psychotherapie mit im Maßregelvollzug untergebrachten Sexualstraftätern. Z. Sexualforsch. 8, 199–221, 1995

Bruder, Klaus-Jürgen: Überlegungen zur Therapie von Männern, die ihre Kinder sexuell mißbraucht haben. In: Oliver Schulte (Hrsg.): Therapeutische Hilfen gegen sexuellen Mißbrauch von Kindern. Göttingen: Vandenhoeck & Ruprecht 1994

Bullens, Ruud: Zur Behandlung von Sexualstraftätern. In: Gewalt gegen Frauen 1993

Bundesfamilienministerium: Abbau von Beziehungsgewalt als Konfliktlösungsmuster. Zwischenbericht. Materialien zur Frauenpolitik 21, 1992

Chodorow, Nancy: Das Erbe der Mütter. Psychoanalyse und Soziologie der Geschlechter. München: Frauenoffensive 1985

Dinnerstein, Dorothy: Das Arrangement der Geschlechter. Stuttgart: Deutsche Verlags-Anstalt 1979

Elliot, Michele (Hrsg.): Frauen als Täterinnen. Sexueller Mißbrauch an Mädchen und Jungen. Ruhnmark: Donna Vita 1995

Engelfried, Constance: Die „Hinwendung“ zum Mann in der Diskussion um sexuelle Gewalt aus feministischer Perspektive. In: Gewalt gegen Frauen 1993

Firle, Michael: Hilfen für Frauen und Männer in Gewaltbeziehungen. In: Gewalt gegen Frauen 1993

Freeman-Longo, Robert E. und Fay Honey Knopp: State-of-the-art sex offender treatment: Outcome and issues. Ann. Sex Res. 5, 141–160, 1992

Gewalt gegen Frauen. Was tun mit den Tätern? Dokumentation einer Fachtagung, hrsg. vom Ministerium für die Gleichstellung von Frau und Mann des Landes Nordrhein-Westfalen. Düsseldorf 1993

Haag, Antje, Margret Hauch, Gerlinde Galedary, Hartwig Lohse und Eberhard Schorsch: Anmerkung zur Therapiemotivation von Patienten mit sexuellen Perversionen. Recht & Psychiatrie 3, 11–14, 1985

Hauch, Margret: Zur Aufteilung von Täterschaft und Opferrolle zwischen den Geschlechtern. Fragmentarische Überlegungen einer Therapeutin. In: Arbeitskreis „Sexuelle Gewalt" beim Komitee für Grundrechte und Demokratie (Hrsg.): Gewaltverhältnisse. Eine Streitschrift für die Kampagne gegen sexuelle Gewalt. Sensbachtal: Komitee für Grundrechte und Demokratie 1987

Hauch, Margret: Zwischen Ausnahmesituation und Alltag. Sexuelle Gewalt gegen Frauen. In: Gisela Gräning (Hrsg.): Sexuelle Gewalt gegen Frauen - kein Thema? Münster: Waxmann 1993

Hauch, Margret: „Täterpersönlichkeit" - verzweifelt gesucht. Überlegungen zur gesellschafts- und geschlechterpolitischen Funktion der Frage nach der Täterpersönlichkeit. In: Sexueller Mißbrauch II. (Forum Kritische Psychologie, Bd. 37). Berlin, Hamburg: Argument-Verlag 1997

Kaplan, Louise J.: Weibliche Perversionen. Von befleckter Unschuld und verweigerter Unterwerfung. Hamburg: Hoffmann und Campe 1991

Kavemann, Barbara: Täterinnen - Frauen, die Mädchen und Jungen sexuell mißbrauchen. In: Gitti Hentschel (Hrsg.): Skandal und Alltag. Berlin: Orlanda 1996

Kernberg, Otto F.: Liebe im analytischen Setting. Psyche 48, 808-826, 1994

Kröger, Uta: „No cure, but control". Die Behandlung von Sexualdelinquenten in einer forensisch-psychiatrischen Klinik. Z. Sexualforsch. 10, 138-146, 1997

Laws, Richard: Relapse prevention with sex offenders. New York: Guilford 1989

Lohse, Hartwig: Zur ambulanten Psychotherapie von Sexualtraftätern. Z. Sexualforsch. 6, 279-288, 1993

Marshall, William L.: Sexuelle Mißhandler/innen. Forschungsergebnisse und Therapieevaluation. Vortrag, 1. Internationales Symposium „Sexuelle Kindesmißhandlung: Mißhandler verstehen, Mißhandlern helfen", Münster, 8. bis 10. September 1994

Marshall, William L., Dana Anderson und Yolanda Fernandez: Cognitive behavioural treatment of sexual offenders. Chichester: Wiley 1999

Morgenthaler, Fritz: Die Stellung der Perversionen in Metapsychologie und Technik. Psyche 28, 1077-1098, 1974

Müller-Isberner, Rüdiger und Volker Thomas: Psychotherapie von Straftätern im Maßregelvollzug. Recht & Psychiatrie 10, 42-47, 1992

Orlinsky, David E.: Learning from many masters. Ansätze zu einer wissenschaftlichen Integration psychotherapeutischer Behandlungsmodelle. Psychotherapeut 39, 2-9, 1994

Pithers, Bill: Risikobeurteilung: Was uns sexuelle Mißhandler erzählen, was sie tun und wie sie es tun. Vortrag, 1. Internationales Symposium „Sexuelle Kindesmißhandlung: Mißhandler verstehen, Mißhandlern helfen", Münster, 8. bis 10. September 1994

Rehder, Ulrich: Klassifizierung inhaftierter Sexualdelinquenten. 1. Teil: Wegen Vergewaltigung und sexueller Nötigung Erwachsener Verurteilte. 2. Teil: Wegen sexuellen Mißbrauchs von Kindern Verurteilte. Monatsschr. Krim. 79, 291-304 und 373-385, 1996

Schorsch, Eberhard (1978): Die Stellung der Sexualität in der psychischen Organisation des Menschen. In: Ders.: Perversion, Liebe, Gewalt. Stuttgart: Enke 1993

Schorsch, Eberhard, Gerlinde Galedary, Antje Haag, Margret Hauch und Hartwig Lohse (1985): Perversion als Straftat. Dynamik und Psychotherapie. 2., unveränd. Aufl. Stuttgart: Enke 1996

Sigusch, Volkmar: Was heißt kritische Sexualwissenschaft? Z. Sexualforsch. 1, 1-29, 1988

Stoller, Robert J.: Perversion. Die erotische Form von Haß. Reinbek: Rowohlt 1979 (a)

Stoller, Robert J.: Sexual excitement. Dynamics of erotic life. New York: Pantheon 1979 (b)

Stolorow, Robert D.: Psychosexuality and the representational world. Int. J. Psychoanal. 60, 39-45, 1979

Tügel, Hanne und Michael Heilemann: Frauen verändern Vergewaltiger. Frankfurt a. M.: Fischer Taschenbuch Verlag 1987

Kapitel 24

Institutionelle Therapie bei sexueller Delinquenz

Von Wolfgang Berner

Einleitung

Ein sich wandelndes gesellschaftliches Bewusstsein begreift heute sexuelle Straftaten eher als Krankheit und ist vom freien Entscheidungsspielraum sexuell motivierter Straftäter kaum noch überzeugt. Ein gewisser innerer Zwang zu handeln und eine Unfähigkeit, Bedürfnisse zu unterdrücken, wird diesen Menschen sogar in Zeiten heftigen Volkszorns zugestanden, wie er nach Bekanntwerden einer besonders grausamen und erschreckenden Tat regelmäßig auftritt. Dann wird zumindest „offiziell" eher der Schutz der Gesellschaft und unschuldiger Opfer als Rache gefordert. Der Ruf nach Behandlung oder Sicherungsverwahrung ist stärker, der nach einfacher Strafe schwächer geworden. Längst weiß man, dass die dumpfe Atmosphäre von Strafvollzugsanstalten nicht dazu angetan ist, Änderungen bei Menschen herbeizuführen, die ihren merkwürdigen Phantasien ausgeliefert scheinen. Im Gegenteil, es wird verständlich, dass Isolierung und Einsamkeit die Entwicklung bizarrer Phantasien fördern. Dies drückt sich auch in der Gesetzgebung aus, die Behandlungs- und Unterbringungsauflagen neben oder anstelle der Strafe vorgesehen hat.

Allerdings ist die Zeit der großen Hoffnungen vorbei, die man in die „Behandlung-statt-Strafe"-Ideologie setzte („Treating the untreatable"), eine Einstellung, die beispielhaft von dem Dänen Stürup (1968) oder von den Amerikanern Pacht et al. (1962), aber auch von den Niederländern Goudsmit und Reicher (1980) für die van-Mesdag-Klinik in Groningen vertreten wurde. Nach einer ersten Phase kritischer Rezeptionen der Behandlungskonzepte und ihrer Erfolge, beispielsweise durch eine Übersichtsarbeit von Lipton et al. (1975), schwand der Optimismus, das Schlagwort „Nothing works" kam in Umlauf, und Behandlungseinrichtungen gerieten zunehmend in Finanzierungs-, Personal- und Motivierungsschwierigkeiten. Böllinger bemerkte aber schon 1979, dass auch diese Kritik über das Ziel hinausschieße und methodisch unbefriedigend sei, da sie oft Unvergleichbares miteinander vergleiche. In seinem Überblick über die psychoanalytischen Behandlungsmodelle sozial Devianter seit Aichhorns frühem Experiment in Hollabrunn 1920 und Simmels Publikationen von 1928 ergaben sich deutliche Zeichen für eine zunehmende Differenzierung des Behandlungsrahmens, der Indikationsstellung, aber auch der Behandlungsmethodik.

Spektakuläre sexuell motivierte Tötungen durch Patienten aus forensischen Behandlungseinrichtungen in der Schweiz, in Österreich und in Deutschland haben in den Jahren 1993 und 1994 in diesen drei Ländern nacheinander Journalisten, Politiker und Experten auf den Plan gerufen mit der Absicht, die Behandlung von Sexualstraftätern unter institutionellen Bedingungen zu hinterfragen, neu zu überdenken und besser zu kontrollieren. In keinem der drei Länder wurde zwar die medizinisch-psychologische Behandlung solcher Personen eingestellt, in allen dreien kam es aber zu einer Reorganisierung der Kontrolle von Behandlungen und besonders von Entscheidungen über Freigänge, die bei Personen, die zur Therapie angehalten und einmal für gefährlich erachtet wurden, die Entlassung vorbereiten. Das schlug sich in Deutschland in dem am 26. Januar 1998 beschlossenen „Gesetz zur Bekämpfung von Sexualdelikten und anderen gefährlichen Straftaten“ (BGBl I: 160) nieder, das mehr Begutachtung vorschreibt und strengere Maßstäbe anlegt, eine „Neuerung“, die von vielen Experten, unter anderem auch von der Deutschen Gesellschaft für Sexualforschung (1998), kritisch auf ihre Effektivität hinterfragt wurde. Deutlichere Therapie-Initiativen wären wohl sinnvoller gewesen. Therapeuten, die im forensischen Bereich mit sexuell Gestörten arbeiten wollen, werden in Zukunft noch mehr als bisher unter Rechtfertigungsdruck stehen und ihren Patienten weniger Verschwiegenheit garantieren können, als dies sonst in Psychotherapien üblich ist (vgl. die verschiedenen Strafvollzugsgesetze, insbesondere das „Vierte Gesetz zur Änderung des Strafvollzugsgesetzes“ vom 26. August 1998, BGBl I: 246). Die „dritte Kraft“, die mehr oder weniger spürbar beobachtet und eingreift, spielt wohl bei jeder durch Versicherungen finanzierten Therapie eine Rolle, ist aber nirgends so sehr als Realität spürbar wie gerade in diesem speziellen forensischen Bereich.

Die Zweifel am Behandlungsgedanken haben besonders im angloamerikanischen Raum zu vermehrten Forschungsinitiativen und einer zweiten Welle von „Reviews“ geführt, die prüfen wollten, welche Therapien nun effektiv sind und welche nicht. Es begann mit Furby et al. (1989), die 42 Studien mit etwa 7 000 Sexualstraftätern auswerteten und praktisch keinen Effekt der Therapien nachweisen konnten, was von Marshall und Pithers (1994) in mehrfacher Hinsicht kritisiert wurde: Die Autoren hätten nur ältere Studien (vor 1978 veröffentlicht) ausgewertet, die sich noch sehr auf klassische Konditionierungsmodelle und nicht auf die neueren „kognitiv-behavioristischen“ Behandlungsformen stützten, die heute überwiegen und mehr auf Einstellungsänderungen und allgemeine Fertigkeiten abheben als auf sexuelle Stimuli und deren Konditionierung. Außerdem hätten sich die Stichproben der verschiedenen Studien zum Teil überschnitten, was zu einer Überrepräsentation der negativen Ergebnisse geführt habe.

Besonders häufig zitiert wird in letzter Zeit die Metaanalyse von Hall (1995), die 683 Behandelte mit 630 Unbehandelten (aus insgesamt 12 Studien) verglich und einen positiven Therapieeffekt nachwies, der sich größenordnungsmäßig nach der Schätzung von Grossmann et al. (1999) durchaus mit dem Effekt der Lithiumtherapie bei der Manisch-depressiven Krankheit vergleichen lasse. Nach Hall (1995) hatten die kognitiv-behavioristischen Behandlungsverfahren und die antihormonellen Therapien einen fast gleich großen Effekt. In beiden Gruppen hatten die Behandelten gegenüber den Unbehandelten nach einer Katamnesenzeit von über fünf Jahren jeweils etwa 30 % weniger

Wiederverurteilungen aufzuweisen. Allerdings zeigten die antihormonell Behandelten eine weitaus geringere Behandlungsbereitschaft, größere medikamentöse Nebenwirkungen und dementsprechend größere „Drop-out"-Raten, besonders nach Ende der üblichen richterlichen Therapieauflagen. Die Indikation zu dieser Therapie sei daher auf die gefährdeteren und gefährlicheren Patienten zu beschränken, während man sich bei leichteren Fällen der vielen Vorteile einer „reinen Psychotherapie" bedienen könne. Weiters konnte Hall zeigen, dass die ambulanten (poliklinischen) Therapieformen gegenüber den stationär-institutionellen deutlich bessere Ergebnisse erbrachten. Dies ist natürlich auch vor dem Hintergrund des Auswahlfaktors „Gefährlichkeit" zu sehen, der ja für die unterschiedliche Indikation maßgebend gewesen sein dürfte. Gleichzeitig aber ist es gerade im Kontext dieses Kapitels wichtig festzuhalten, dass man leichter gelagerten Fällen keineswegs einen guten Dienst erweist, wenn man sie „sicherheitshalber" in hochgesicherten Institutionen unterbringt. Hier wären die Vorteile ambulanter Therapien auch im Sinne allgemeiner Sicherheit besser zu nützen.

Die Ergebnisse der Hallschen Metaanalyse sind noch zu ergänzen durch die neueren Studien von Bench et al. (1997) und Hanson und Bussiere (1998). Bench et al. haben in einer Diskriminanzanalyse bei 408 Sexualstraftätern, die sie im Durchschnitt über vier Jahre lang nachuntersuchten, nach Faktoren gesucht, die einen Rückfall voraussagen lassen. Interessant war, dass der stärkste Indikator für eine ungünstige Prognose die Anzahl der eher kleinkriminellen Vergehen vor dem Anlassdelikt beziehungsweise in der Katamnesenzeit war. Es folgte als schwächerer, aber signifikanter Faktor für eine positive Prognose die Beendigung einer Therapie (im Gegensatz zu Abbrüchen oder wegen mangelnder Mitarbeit nicht zu Ende geführten Therapien). In die gleiche Richtung weist die große Metaanalyse von 23 393 Sexualstraftätern aus 61 Studien von Hanson und Bussiere (1998), die auch dem Faktor der Beendigung einer Therapie den größten prognostisch positiven Wert einräumt. Insgesamt weisen die jüngsten Studien nicht mehr die früher festgestellte leichte Überlegenheit bestimmter kognitiv-behavioristischer Verfahren gegenüber anderen nach, sondern nur die Überlegenheit einer abgeschlossenen Therapie (gleich welcher Ausrichtung) gegenüber einer nicht abgeschlossenen oder abgebrochenen.

Zur Typologie aggressiv-sexueller Störungen

Untersuchungen zur Prognose bei Sexualkriminalität vernachlässigen fast durchgehend das Problem der Typologie von Sexualdelikten. Dabei zeigen die meisten großen Studien deutlich, dass eine Differenzierung nach dem Ablauf des Deliktes allein (z. B. Vergewaltigung erwachsener Frauen versus Missbrauch von Kindern) zu sehr inkonsistenten Ergebnissen im Langzeitverlauf führt, wenn nicht gleichzeitig Persönlichkeitsstruktur, Intelligenz, allgemeine Kriminalitätsneigung oder das Vorliegen einer psychiatrischen Erkrankung, vor allem aber Aggressivität und Impulsivität beim Delikt selbst mit berücksichtigt werden. Knight und Prentky (1990) haben große Anstrengungen unternommen, um eine zumindest dreidimensionale Typologie zu konstruieren: a) Beziehungsfähigkeit, b) Grad der Aggressivität bzw. des Sadismus beim Delikt sowie c) soziale Kompetenz. Sie unterscheiden neun Typen von so genannten Vergewaltigern („rapists") und sechs Typen von Kinder-Missbrauchenden („childmolesters"). Schorsch et al. (1985) haben nach jahrelangen Vorarbeiten eine Typologie vorgelegt, die sich zentral an der dem Delikt zugrunde liegenden Persönlichkeitsstruktur orientiert. Rehder (1996a, 1996b) hat anhand von Befunden, die er an einem Kollektiv von Sexualstraftätern erhoben hat, die in der Sozialtherapeutischen Anstalt in Hannover behandelt worden sind, eine Faktorenanalyse gerechnet und in den so gebildeten Gruppierungen Parallelen zu der Einteilung von Schorsch bzw. von Knight und Prentky gefunden. Diese Einteilung ist in veränderter Form in die Typologie eingegangen, die ich in Tabelle 1 aufstelle. Sie soll Grundlage für die weiteren therapeutischen Überlegungen sein.

Tabelle 1 Typologie aggressiv-sexueller Störungen nach der zugrunde liegenden Persönlichkeitsorganisation

Vergewaltigungstäter	Kinder-Missbrauchende
Depressive Täter *(neurotische Störung)*	Depressive Täter *(neurotische Störung)*
Psychisch stabile Täter *(zwangähnliche Störung)*	Sozial angepasste Täter *(zwangähnliche Störung)*
Depressionsabwehrende Täter *(Borderline- und impulsive Persönlichkeitsstörung)*	Autonomiebestrebte Täter *(Borderline- und narzisstische Persönlichkeitsstörung)*
Schwer gestörte, sozial desintegrierte Täter *(antisoziale Persönlichkeitsstörung)*, unterteilt in: a) explosiv b) unterkontrolliert-schizoid c) emotionsarm-egozentrisch	Randständig-unterkontrollierte Täter *(antisoziale Persönlichkeitsstörung,* hohe Allgemeinkriminalität, geringer Anteil von Aggressionsdelikten, entspricht Subtyp b der Vergewaltigungstäter)
Sadistische Täter *(primär sexuell oder primär als Persönlichkeitsstörung)*	Sadistische Täter *(primär sexuell oder primär als Persönlichkeitsstörung)*

Diese Einteilung macht deutlich, dass man sowohl bei Tätern, die erwachsene Frauen zu vergewaltigen suchten, als auch bei Tätern, die Kinder missbrauchten (und das meist ohne Anwendung körperlicher Gewalt), unterschiedlich schwere Beeinträchtigungen der Persönlichkeit findet, Beeinträchtigungen von eher neurotischem Charakter bis hin zu Borderline-Organisationen unterschiedlicher Schwere mit zum Teil fast vollständig aufgehobener Impulskontrolle, resultierender Antisozialität oder paranoiden Einstellungen. Die Schwere der Persönlichkeitsstörung, ebenso wie das Vorliegen weiterer psychiatrischer Erkrankungen wie Psychosen (sehr selten) oder Suchterkrankungen, ist maßgebend für die Entscheidung zu einer „einschränkenden“ Behandlung, sei es eine Therapieauflage, eine medikamentöse Unterstützung der Psychotherapie oder eine Therapie unter institutioneller Sicherung.

Zur Indikation einschränkender und stationärer Therapieverfahren

Nicht alle sexuell motivierten Delikte rechtfertigen es, eine stationäre Therapie zu fordern. Ein Kritierium dafür ist die aufgrund des Delikts zu erwartende Gefährdung anderer, ein anderes, zumindest ebenso wichtiges Kriterium ist aber die Fähigkeit des betreffenden Täters, seine Impulse zu kontrollieren, und damit seine Persönlichkeitsstruktur. Exhibitionismus zum Beispiel, bei dem in den allermeisten Fällen eine körperliche Gefährdung von Betroffenen nicht angenommen werden muss, wird vorwiegend ambulant oder von niedergelassenen Therapeuten behandelt, womit auch die Gerichte meistens zufrieden sind. Eine stationäre Behandlung wird am ehesten bei sexuellen Gewaltdelikten gegen Frauen und bei Missbrauch bzw. sexueller Ausbeutung von Kindern verlangt. Auch Fälle, bei denen die Tötung des Opfers und manchmal auch eine über die Tötung hinausgehende Zerstörung des Körpers intendiert sind, müssen hier in Betracht gezogen werden, obwohl bei den letzten spektakulären Fällen auffällt, dass gerade bei sexuell motivierten Tötungsdelikten seltener eine verminderte Zurechnungsfähigkeit vom Gutachter und vom Gericht in Betracht gezogen und häufig die lebenslängliche Strafe ohne Behandlungsauflage ausgesprochen wird.

Was die zugrunde liegende Persönlichkeitsstruktur betrifft, so kann angenommen werden, dass bei (neurotisch) depressiven und bei „zwanghaften“ Straftätern eine neurotische Persönlichkeitsorganisation vorliegt, die eine Verständigung zwischen dem Therapeuten und dem Patienten hinsichtlich der Therapieziele leicht möglich erscheinen und keinen Zweifel an einer grundsätzlichen „Kontraktfähigkeit“ des Patienten aufkommen lässt. Bei den ersten beiden Patiententypen nach der Tabelle 1 scheint also primär nichts gegen eine ambulante Behandlung zu sprechen. Mehrmals habe ich vorgeschlagen, diese Störungen, soweit sie die „Sexualpräferenz“ im Sinne der ICD-Nomenklatur (vgl. Dilling et al. 1993; in diesem Buch Kap 10, S. 206 ff), betreffen, weiterhin unter dem Begriff „Perversion“ zu konzeptualisieren (Berner 1997a, 1997b; Berner et al. 1998). Eine Straftat kann bei diesen Personen, deren sexuelle Bedürfnisse zwar „deviant“ sein können, die aber sonst keine Probleme haben, diese Bedürfnisse allein oder mit Gleichgesinnten auszuleben, als „Zwischenfall“ gesehen werden, der auf situative Faktoren zurückgeht und der gut in Psychotherapien untersucht und behandelt werden kann.

Bei den restlichen drei Gruppen (Borderline-Störung, antisoziale und sadistische Persönlichkeitsstörung) ist die Borderline-Persönlichkeitsorganisation vorherrschend. Sie kann mit mehr oder weniger „sozialfeindlichen“ Einstellungen einhergehen, zum Beispiel dem Gefühl, zur Ausbeutung anderer berechtigt zu sein, weil man selbst schon so viel erlitten hat, oder einem Gefühl der böswilligen „Verfolgung“ durch andere, die zu lustvollem Sadismus oder einfacher Zerstörungslust berechtige. Bei diesen drei Patientengruppen wäre die begleitende „sexuelle Präferenzstörung“ (im Sinne der ICD-Nomenklatur) besser als „Paraphilie“ (im Sinne der DSM-Nomenklatur) zu bezeichnen, da für diese Bezeichnung Voraussetzung ist, dass die „wiederkehrend auftretenden intensiven sexuell erregenden Phantasien, sexuell dranghaften Bedürfnisse oder Verhaltensweisen sich im allgemeinen auf 1. nicht menschliche Objekte, 2. das Leiden oder die Demütigung von sich selbst oder seinem Partner oder 3. Kinder oder andere nicht einwilligende oder nicht einwilligungsfähige Partner“ richten (vgl. Kap. 10, S. 206) - also eine gewisse „Beziehungsfeindlichkeit“ haben (vgl. Saß et al. 1996; Berner 1997a, 1997b; Berner et al. 1998).

Das Identitätsgefühl dieser Personen ist unterschiedlich stark gestört, bei ihrer Abwehr überwiegen Spaltung und Fraktionierung die (beim Neurotiker stärkere) Verdrängung. Diese Differenzierung ist mit der Argumentation von Schorsch et al. (1985) vergleichbar, wenn diese Autoren die „Schwere“ der Störung beim sexuell motivierten Straftäter entsprechend dem Vorliegen einer „Identitäts-Störung“, also im Sinne der Borderline-Pathologie, in vier Stufen einteilen und dabei auch die allgemeine Fähigkeit, sozial strukturiert zu leben, mit berücksichtigen.

Da bei diesen schweren Formen von Borderline-Pathologie bis hin zur psychotischen Persönlichkeitsstruktur (im Sinn der funktionellen Persönlichkeitsdiagnostik, nicht der biologischen Psychiatrie) von einer eingeschränkten Realitätskontrolle auszugehen ist, muss auch beim Stellen der Behandlungsindikation anders verfahren werden als beim Neurotiker, der selbstverantwortlich den Weg zum Therapeuten finden wird. Hier muss oft, zumindest anfangs, ein gewisser Druck entfaltet werden, um den Betroffenen zur Therapie zu bewegen. Dieser äußere gesellschaftliche Druck ist auch nötig, um ihm deutlich zu machen, wie er sich durch Spaltung dauernd den realen Konsequenzen seines Handelns entzieht. Der sexuell gestörte Straftäter verhält sich hier ähnlich wie der Trinker oder Drogensüchtige, der sich durch seine Flucht in den erregenden Rausch über die tatsächlichen Konsequenzen seines Handelns so lange hinwegtäuscht, bis der totale soziale Zusammenbruch erfolgt ist. Auch bei diesen Personen hat sich herausgestellt, dass unter Umständen eine erzwungene Abstinenz und leichter Druck zur Therapie Akzente setzen kann, die später eine eigenverantwortliche Therapie erst möglich machen. Deshalb wurden diese Störungen auch unter dem Aspekt der sexuellen Süchtigkeit betrachtet, ein Aspekt, den Giese (1962) als erster wissenschaftlich fasste und der als „addictive sexual behavior“ (Myers 1994) nun auch Eingang in die amerikanische psychoanalytische Literatur gefunden hat.

Einschränkende Therapieverfahren

Gerichtliche Behandlungsauflage

Die mildeste Form der Einflussnahme durch eine „dritte Kraft“ ist die Behandlungsauflage. Das heißt, ein Gericht ordnet statt einer Strafe eine Therapie an (in Österreich auch manchmal parallel zur Strafe) und lässt sich in vorbestimmten Zeitabständen darüber berichten, ob diese Therapie auch tatsächlich durchgeführt wird bzw. ob sie einvernehmlich beendet wurde. Die Eigenverantwortlichkeit des Patienten kann in solchen Fällen erhalten bleiben, besonders, wenn der Therapeut Briefverkehr hinter dem Rücken des Patienten vermeidet und darauf achtet, dass der Patient selbst dafür Sorge trägt, die entsprechenden Bescheinigungen dem Gericht rechtzeitig vorzulegen. Da das Gericht auch meistens nicht sofort auf Behandlungsunterbrechungen reagiert, es oft bei Drohungen bewenden lässt oder nur im Fall einer neuerlichen Straffälligkeit mit verschärften Sanktionen reagiert, bleibt dem zur Therapie „Gezwungenen" ein Entscheidungsrahmen, in dem er sich selbst entschließen kann, der Auflage Folge zu leisten oder nicht.

Besonders in Fällen, in denen eine Entlassung aus der Haft oder aus einer stationären Therapie an die Bedingung weiterer ambulanter Therapie gekoppelt war, ergaben sich häufiger gute und vertrauensvolle Kooperationen zwischen Patient und Therapeut. Jedenfalls gehörten von den aus der Justizanstalt Mittersteig in Wien entlassenen Patienten diejenigen, die sich an solche Nachbetreuungsweisungen halten konnten, zu den später am wenigsten rückfällig gewordenen. Die Voraussetzungen der ambulanten Psychotherapie bei sexueller Delinquenz werden von Hauch und Lohse in diesem Buch behandelt (siehe Kap. 23).

Medikamentöse Therapien

Manche Patienten können sexuelle Impulse, die nicht nur andere, sondern auch sie selbst gefährden, nicht selbständig unterdrücken, obwohl sie sich kognitiv von solchen Impulsen distanzieren wollen. Wenn ihnen auch ein in einer Psychotherapie erarbeitetes Verständnis für dieses Symptom nicht weiterhilft oder ein solches Verständnis zunächst nicht erreicht werden kann und das sexuelle Symptom nicht nur subjektiv grob störend, sondern tatsächlich Mitmenschen gefährdend ist, kann die Verordnung von Medikamenten, die Sexualität mehr oder weniger einschränken, erwogen werden. Dies verhindert oft ein soziales Abgleiten, das sich wiederum indirekt, zum Beispiel über das Selbstwertgefühl, negativ auf sexuelle Möglichkeiten auswirkt.

Von den derzeit am meisten angewandten medikamentösen Therapien greife ich drei heraus, denen in der neueren Literatur trotz zum Teil noch mangelhafter empirischer Absicherung die größte klinische Bedeutung eingeräumt wird: die Serotonin-Reuptake-Hemmer, die Antiandrogene (Cyproteronacetat und Medroxyprogesteronacetat) sowie die hypophysär wirksamen LHRH- bzw. GnRH-Agonisten.

Serotonin-Reuptake-Hemmer. Etwa seit 1990 erscheinen in psychiatrischen Fachzeitschriften Therapieberichte, die günstige Ergebnisse bei der Behandlung sexueller Impulsivität mit Medikamenten mitteilen, die eigentlich zur Behandlung von Depressionen und Angstzuständen entwickelt wurden (Bianchi 1990; Jorgensen 1990; Pearson 1990; Kafka 1991, 1994; Kafka und Coleman 1991;

Naresh et al. 1991; Greenberg et al. 1996; Übersichten bei Bradford und Greenberg 1996 sowie Greenberg und Bradford 1997). Es handelt sich um Fluoxetin (z. B. Fluctin®), Paroxetin (z. B. Seroxat®), Fluvoxamin (z. B. Fevarin®) sowie Sertralin (z. B. Gladem®), aber zu einem gewissen Grade auch Clomipramin (z. B. Anafranil®) – so genannte Serotonin-Wiederaufnahme-Hemmer, die die Konzentration des Überträgerstoffes Serotonin an den Synapsen der Nervenzellen erhöhen und damit modulierend in die Affektentwicklung eingreifen. Durch die langsamere Entwicklung von Affekten sollen diese besser willentlich steuerbar werden. Unterschiedliche Behandlungsergebnisse führten zu einer weiteren diagnostischen Differenzierung der angesprochenen Störungen in Paraphilien, nichtparaphile sexuelle Sucht und sexuelle Zwangssyndrome, wobei die der Zwangsneurose ähnlichsten Syndrome am besten auf Serotonin-Reuptake-Hemmer ansprechen sollen (Stein et al. 1992). Nach einer Untersuchung an 20 Patienten hatten Kafka und Prentky (1992a, 1992b) angeregt, besonders solche Patienten zu behandeln, die gleichzeitig Stimmungsauffälligkeiten zeigen. Mittlerweile geben sogar Psychoanalytiker ihren Patienten begleitend zur psychoanalytischen Psychotherapie im Fall von „sexueller Sucht" Fluoxetin (Myers 1994).

Nach meinen Erfahrungen ist anzunehmen, dass diese Medikation zur Verbesserung der Kontrolle über Impulse beitragen kann oder begleitende depressive Affekte bei selbst auferlegter Abstinenz besser ertragen lässt. Insgesamt sind die angegebenen Fallzahlen klein (in der jüngsten Greenberg-Studie sind es z. B. 58 Fälle) und alle Studien sind weitgehend unkontrolliert (keine Doppelblind-Studien), so dass die Ergebnisse noch als unsicher gelten müssen. Die angesprochene Differenzierung in Paraphilie versus Sucht versus Zwang ist außerdem etwas künstlich, da diese psychopathologischen Phänomene in der Praxis wohl dynamisch ineinander übergehen. Serotonin-Reuptake-Hemmer scheinen aber zumindest eine mögliche Ergänzung bisheriger Behandlungsprinzipien und in einem integrierten Gesamtbehandlungsplan temporär nützlich zu sein, wobei sie gegenüber der antihormonellen Behandlung den Vorteil haben, die sexuelle Potenz kaum oder nur wenig zu beeinflussen (vgl. auch Sigusch in Kap. 25).

Antiandrogene. Das Antiandrogen Cyproteronacetat verdrängt das männliche Geschlechtshormon Testosteron von seinen Rezeptoren in den Organen. Es wird seit etwa 1970 nicht nur zur Nachbehandlung des Prostatakarzinoms, sondern auch zur so genannten „hormonellen Kastration" bei Sexualdelinquenten angewandt (Hoffet 1968; Laschet 1969; Horn 1971) und hat die chirurgische Kastration als Behandlungsmethode weitgehend verdrängen können, da die Wirkung des Medikaments reversibel ist, also Therapeut und Patient die Hoffnung bleibt, später die blockierte Sexualität wieder in Gang setzen zu können.

Klinische Erfahrung zeigte bald, dass die Wirkung von Cyproteronacetat (in den USA wird das ähnlich wirkende Medroxyprogesteronacetat verwendet) keineswegs konstant ist. Manche Patienten berichten sogar über eine Steigerung der Erektionsfähigkeit und eine Zunahme der Masturbation (vermutlich halbbewusst intendiert, um sich die Unverwüstlichkeit der eigenen Potenz zu beweisen). Cooper und Cernovovsky (1992) konnten in einer Studie zeigen, dass Cyproteronacetat den Testosteronspiegel reduziert und dass parallel dazu die nächtlichen Erektionen bei Männern abnehmen, was ein gewisser Hinweis für eine geringere Ansprechbarkeit auf sexuelle Reize sein dürfte. Diese geringere Ansprechbarkeit kann aber wohl durch psychische Komponenten wieder aufgehoben werden. Insgesamt kann man annehmen, dass Frequenz und Stärke des Sich-stimuliert-Fühlens bei den Behandelten abnehmen, wodurch ihnen eine bessere Selbstkontrolle ermöglicht wird. Immerhin hat die „antihormonelle Behandlung" auch den metaanalytischen Vergleich mit anderen Therapieverfahren wie z. B. der kognitiv-behavioristischen Psychotherapie (Hall 1995) bestanden. Aufgrund der methodischen Problematik solcher Vergleiche - die Behandelten können ja fast nie „parallelisiert" werden - sind die Ergebnisse jedoch nur mit großem Vorbehalt und im Kontext mit anderen beurteilbar (Übersichten bei Gijs und Gooren 1996 sowie Bradford und Greenberg 1996).

Die nur relative Wirksamkeit des Cyproteronacetats ist heute allerdings vor dem Hintergrund einer weiteren medizinischen Kritik an dem Arzneistoff zu sehen. Tierversuche haben gezeigt, dass er unter seltenen Umständen die Entwicklung von Leberzellkarzinomen begünstigen könnte (Neumann et al. 1992). Obwohl nach über 20-jähriger Verwendung beim Menschen dafür noch keine Beweise vorliegen, sollte man mit der Anwendung vorsichtiger sein als bisher und Cyproteronacetat nur in Notfällen, das heißt bei phasenweiser Intensivierung aggressiver Phantasien, die auf Verwirklichung drängen, für einige Wochen oder Monate verordnen.

LHRH- bzw. GnRH-Agonisten. Ein neuerer Versuch, Cyproteronacetat durch einen anderen, weniger schädlichen, auch die Testosteronproduktion hemmenden Mechanismus zu ersetzen, ist die monatliche bzw. dreimonatliche Gabe eines Analogons zum Gonadotropin- und Lutein-Releasing-Faktor (GnRHa oder LHRHa). Das sind die Substanzen Goserelin, Triptorelin oder Leuprorelin, die sich (wie das Cyproteronacetat) in der Behandlung des Prostatakarzinoms bewährt und deutlich weniger Nebenwirkungen haben sollen. Am Beginn der Behandlung müsste allerdings Cyproteronacetat zusätzlich gegeben werden, da es vor der Hemmung zu einer Steigerung der Testosteronproduktion kommt. Nach ersten Versuchen von Thibaut et al. (1993, 1996) haben Rösler und Witztum (1998) Ergebnisse von 30 „erfolgreich" behandelten Männern (25 davon waren pädophil) vorgelegt. In Deutschland ist die Indikationserweiterung der in der Behandlung des Prostatakarzinoms bewährten Medikamente nicht ohne weiteres möglich. Erste deutsche Erfahrungen über neun Patienten wurden von Briken et al. (2000) mitgeteilt.

Therapie in der geschlossenen Institution

Zwei Varianten kommen vor: Einweisung in die Psychiatrie statt einer Strafsanktion oder Behandlung in einem Spezialgefängnis mit therapeutischem Personal und entsprechenden technischen Therapiemöglichkeiten. In beiden

Fällen spielt die weitere Kontrolle durch gerichtliche Instanzen eine wesentliche Rolle und greift stark in den therapeutischen Prozess ein. Trotz juristischer Bedenken – in der Grauzone zwischen Strafsanktion und medizinisch-psychologischer Behandlung könnten leicht Grundrechte verletzt werden – nehmen die so verordneten Therapien gerade bei Sexualdelikten international eher zu. Neben der Einweisung in eine explizit psychiatrische Institution unter psychiatrischer Führung, also einem medizinisch dominierten Behandlungskonzept (60 forensische Kliniken mit etwa 3000 Betten in Deutschland, z. B. „Eickelborn" und „Haina"; oder in Österreich „Göllersdorf"), gibt es auch die eher psychologisch-sozialtherapeutische Behandlung in Einrichtungen des Gefängnissystems unter explizit juristischer Führung mit Psychiatern und Psychotherapeuten in der „Beratungsfunktion" (20 sozialtherapeutische Anstalten mit etwa 800 Behandlungsplätzen in Deutschland, z. B. „Bergedorf" in Hamburg; oder „Mittersteig" in Wien). Eine Psychotherapie im so genannten Normalvollzug, in dem die größte Anzahl von verurteilten Sexualdelinquenten untergebracht ist, gibt es in systematischer Form nur in England, wo in 25 Gefängnissen 565 Insassen pro Jahr ein Therapieprogramm durchlaufen, das mit „Manualen" in 86 Sitzungen strukturiert ist. Diese Therapieprogramme gehören aber nicht zur „stationären Therapie" im eigentlichen Sinn, weil sie neben dem Gefängnisalltag stehen und nicht in diesen integriert sind (vgl. Mann und Thornton 1998).

Bei jeder stationären Therapie werden das Regressionsbedürfnis und die Passivität des Patienten besonders begünstigt. Spätestens seit Mains (1946) frühen Bemühungen um eine „therapeutische Gemeinschaft" wissen wir aber, wie ungünstig sich die übliche Spitalsatmosphäre gerade bei Psychotherapie-Patienten auswirkt. Aktive Mitarbeit und der erlebte Wunsch, sich zu ändern, sind unbedingte Voraussetzungen einer Psychotherapie. Mit diesem Wunsch muss sich der Therapeut verbünden, um Einfluss auf das Motivationssystem des Patienten zu bekommen. Schon bei den medikamentösen Therapien konnte demonstriert werden, wie wenig eine hormonelle Triebdämpfung vermag, wenn sie nicht mit der Motivation des Behandelten übereinstimmt. Beeinflussung der Psychosexualität muss daher primär Motivationsarbeit sein, ganz gleich, ob wir mit Patienten arbeiten, die von sich aus Hilfe suchen, oder mit solchen, die zur Therapie angehalten werden und von einer Behandlungsnotwendigkeit zunächst noch nicht überzeugt sind. Wirksam wird die Therapie erst, wenn es gelungen ist, den Patienten zur Änderung zu bewegen.

Motivationsarbeit als Voraussetzung zur Änderung spielt heute bei kognitiven Verhaltenstherapien eine ähnliche Rolle wie schon früher bei den psychodynamisch orientierten Psychotherapien. Sie ist nur in einem entsprechenden Milieu unter Förderung der Selbstverantwortlichkeit erreichbar. Das Gefängnis als totale Institution (Goffman 1961) bietet nicht nur Versorgung, sondern schafft auch ein Klima totaler Überwachung und Kontrolle, das noch weniger als das Krankenhaus Selbstverantwortung entwickeln lässt (Janicek und Berner 1986). Je stärker die Kontrolle von innen nach außen verlagert wird, umso wahrscheinlicher wird eine passiv-aggressive Protesthaltung der so Kontrollierten, die jede Einflussnahme als Vergewaltigung erleben, ganz gleich, ob sie prinzipiell nützlich sein könnte oder nicht. Daher ist ohne ein stufenweises Schaffen von Freiräumen eine Behandlung im Gefängnis nicht möglich. Gerade wegen dieser therapeutisch notwendigen Freiräume kommt es immer wieder zu strukturell bedingten Konflikten zwischen den therapeutisch Tätigen und den für die Sicherheit Verantwortlichen in solchen Institutionen. Die Therapie im Krankenhaus und noch mehr im Gefängnis ist mit therapie-aversen Faktoren verbunden, die man nur kompromisshaft minimieren kann (vgl. Binswanger 1979; Berner 1985).

Deshalb ist auch die Indikation für eine solche Therapie eng zu stellen und Fällen vorzubehalten, bei denen man mit ambulanter Psychotherapie oder medikamentöser Therapie nicht auskommt. Auch vor dem Hintergrund der neueren, weniger optimistischen Aussagen über erwartbare Therapieerfolge scheint eine verordnete Therapie nur sinnvoll, wenn zumindest eine gewisse Aussicht auf Änderung besteht. Gesetze, die Therapeuten und Patienten zu einer Therapie verpflichten, die sie beide gleichermaßen für sinnlos halten, sind demoralisierend und kontraproduktiv. Gerichtliche Weisungen zur stationären Therapie sollten daher nur sparsam eingesetzt werden und bei Erfolglosigkeit wieder aufhebbar sein, um Patienten und Therapeuten nicht sinnlos aneinander zu ketten und schließlich auch, um Ressourcen zu sparen.

Damit soll aber keineswegs gesagt werden, dass diese Art der Therapie sinnlos wäre und nicht auch ihre Indikationen hätte, bei denen sie wirksam ist. Ein Beispiel kann das am besten veranschaulichen:

Rainer kommt 19-jährig nach Untersuchungshaft und kurzem Aufenthalt im Normalvollzug zur Behandlung in den Sondervollzug. Er hat vor einem Jahr versucht, eine junge Autostopperin, die er mitgenommen hatte, zu vergewaltigen. Nachdem ihm dies misslungen war, versuchte er sie „hinzurichten". Er ließ sie auf einem einsamen Waldstück niederknien, um sie zu erschießen. Eine Kopfbewegung rettete ihr das Leben, allerdings wurde sie im Halsbereich lebensgefährlich und bleibend verletzt. Rainer flüchtete, wurde aber zwei Tage später gefasst und gestand bald seine Tat ein. Er wurde zu 12 Jahren Haft verurteilt und zur Therapie eingewiesen.

In der Vorgeschichte gibt es mehrere prognostisch ungünstige Hinweise: Encephalitis mit langer Hospitalisierung im sechsten Lebensjahr, schlechter Schüler, Scheidung der Eltern (Vater Trinker), anschließend sehr problematische Beziehung zur Mutter, die ihn ablehnt und die Schwester bevorzugt. Ein sadistischer Erziehungsstil führt zum Hass gegenüber der Mutter und später gegenüber den Frauen überhaupt (mit Ausnahme der Schwester). Ab dem 14. Lebensjahr Verwahrlosungszeichen: häufiges Ausreißen, kleine Diebstähle, einmal ein Handtaschenraub bei einer Frau, der er mit dem Hammer auf den Kopf geschlagen hatte.

Am Anfang der Therapie scheint sich die negative Prognose zu bestätigen. In narzisstischer Attitüde reagiert der Patient (Borderline-Persönlichkeitsorganisation) auf jede Frustration mit Größenphantasien: Er wandert in seiner Zelle auf und ab und stellt sich vor, er wäre Hitler oder Mussolini, habe alle diktatorischen Möglichkeiten und lasse Scharen von Menschen hinrichten, die er verachtet, für schmutzig und unbeherrscht hält (dies deutet eine sadistisch progrediente Perversionsentwicklung an!). Eine Schadensersatzklage seines Opfers macht ihn wütend, eine Gutmachung durch seinen Vater akzeptiert er schließlich aus praktischen Gründen.

Eine Wende ergibt sich erst, als ihn eine junge Mittelschülerin regelmäßig besucht und sich sogar in ihn verliebt. Das Durchleben und Durcharbeiten einer Art adoleszenter Verliebtheit mit den in dieser Altersstufe üblichen Beschränkungen lässt ihn nachreifen (nur ein entsprechendes sozialtherapeutisches Setting mit fachgerechter persönlicher Betreuung durch einen Sozialarbeiter, der täglich Kontakt hält, und begleitende, zweimal wöchentlich stattfindende psychoanalytische Einzelpsychotherapie durch Jahre machte das möglich). Die Veränderung ist deutlich und für alle sichtbar. Noch wichtiger ist allerdings die therapeutische Begleitung, als ihn das junge Mädchen wieder verlässt. Erst jetzt wird eine tiefere Bearbeitung der Deliktmotivation und des Hasses auf die Mutter möglich. Dies wiederholt sich beim nächsten Rückschlag, den der Patient erlebt, als er mit Sozialarbeiter-Unterstützung zur Schule zu gehen beginnt, dort ein junges Mädchen unter größeren Freiheitsbedingungen kennen lernt und bei den ersten Kohabitationsversuchen versagt. Nachdem er das Versagen als Ausdruck seiner noch immer unbewussten Schuldgefühle seinem Opfer gegenüber begriffen hatte, beginnt sich die sexuelle Hemmung zu lockern.

Der Patient wird schließlich nach neunjähriger Therapie (!) entlassen und erhält keine weitere Therapieauflage, kommt aber von sich aus weiter zur Behandlung. Zwei Jahre nach der Entlassung (er hat inzwischen das Mädchen, das er während der Haft kennen gelernt hatte, geheiratet) gilt es wieder eine Krise zu bewältigen. Der Patient hat sich in eine Arbeitskollegin verliebt, die selbst Opfer einer Vergewaltigung war, und gefährdet damit seine Ehe. In der Kollusion mit dieser Frau werden neuerlich pessimistisch-destruktive Anteile (wie sie auch beim Delikt vorhanden waren) bewusst erlebt, führen jedoch zu keiner Gefährdung der Beteiligten. Wenn auch nicht von „Heilung“ geredet werden kann, so wird doch eine Persönlichkeitsentwicklung deutlich, die ohne institutionelle Therapie nicht vorstellbar wäre und den einzigen Schutz vor zukünftiger Gewalt darstellt.

Ergebnisse einer eigenen katamnestischen Studie

Mitteilen möchte ich jetzt Ergebnisse einer Untersuchung an 46 Sexualstraftätern fünf Jahre nach ihrer Entlassung aus der sozialtherapeutischen Justizanstalt Mittersteig in Wien (vgl. Berner und Bolterauer 1995). Da die Entlassenen vor der Behandlung praktisch durchweg Wiederholungstäter waren (mit Ausnahme von drei Straftätern, die wegen sexuell motivierter Tötung behandelt wurden), ist bei ihnen von einer schlechten Prognose auszugehen. Vergleicht man in der gleichen Weise, wie es Hall (1995) bei den 12 Studien seiner Metaanalyse gemacht hat, die Anzahl der Entlassenen, die einschlägig rückfällig geworden sind (N = 14, das entspricht 30 %), mit der Anzahl der rückfällig gewordenen Entlassenen aus einer vergleichbaren, aber nicht behandelten Kontrollgruppe, die anlässlich einer früheren Studie (Berner und Karlick-Bolten 1986) gebildet wurde (acht von 17 Entlassenen, das entspricht 47 %), so ergibt sich eine entsprechend Hall gebildete Effektgröße von r=0.16 (errechnet mit einer korrigierten Pearson-Produkt-Moment-Korrelation). Dies entspricht in etwa den angegebenen Effektgrößen für institutionelle Therapien bei Hall (r=0.10), die allerdings keine psychodynamisch orientierten Therapien berücksichtigten.

Weitere differenzierende Hinweise ergeben sich eher aus dem Vergleich der rückfällig Gewordenen mit den straffrei Gebliebenen. So lag bei den 14 einschlägig rückfällig Gewordenen in fünf Fällen (35 %) eine antisoziale Persönlichkeitsstörung und in acht Fällen (57 %) ein begleitender Alkoholismus vor. Auch die Diagnose Sadismus (im Sinne einer Paraphilie) war bei den einschlägig Rückfälligen stärker vertreten (21 %), kam aber auch bei den nicht rückfällig Gewordenen vor (12 %). Die Pädophilie hingegen kam mit 39 % bei den nicht rückfällig Gewordenen häufiger vor als bei den einschlägig Rückfälligen (21 %). Dies deckt sich mit der Vermutung von Furby et al. (1989) sowie

Quinsey et al. (1995), dass Pädophile besser zu behandeln seien als andere Sexualstraftäter.

Besonders wichtig scheint der Hinweis zu sein, dass bei drei der später rückfällig Gewordenen (21 %) in der Zeit der Vollzugslockerungen vor der Entlassung (Freigang, Ausgang) schwerwiegende Vorfälle zum Aussetzen der Lockerungen geführt hatten. (Zwei hatten ihre Arbeit außerhalb der Anstalt durch eigenes Verschulden verloren, einer war mehrmals alkoholisiert in die Anstalt zurückgekehrt.) Es scheint wichtig, Zwischenfälle in der Zeit der Vollzugslockerungen nicht nur einfach zu sanktionieren, sondern auch als therapeutischen Hinweis zu nehmen, als Zeichen einer möglicherweise sich anbahnenden Krise im sozialen Bereich. Ferner hielten sich die nicht rückfällig Gewordenen mehr an die richterlichen Auflagen zur Nachbehandlung und suchten sogar in 23 % der Fälle von sich aus die Nachbetreuungsambulanz auf, ohne dazu vom Gericht verpflichtet worden zu sein – eine Bestätigung der alten Ansicht, dass der Aufbau einer therapeutischen Beziehung ein wichtiger Schutz vor Rückfälligkeit sein kann (Bluglass 1982; Leygraf 1994), und ein Ergebnis, das mit den Schlussfolgerungen der Übersichtsarbeiten der letzten Zeit vollkommen im Einklang steht, nach denen der Therapiemotivation und der Fähigkeit, eine Therapie bis zum Ende durchzuhalten, größte Relevanz für die Prognose zukommt (Bench et al. 1997; Hanson und Bussiere 1998; Grossmann et al. 1999).

Schlussbemerkungen

Heute ist weniger von „Perversion" als von „Paraphilie" (im Sinne des DSM-IV) die Rede, bei der die Unfähigkeit, in der Sexualität Partnerinteressen wahrzunehmen und Gegenseitigkeit aufzubauen, im Vordergrund steht. Psychodynamisch ist dies meistens mit Identitätsstörungen im Sinne der Borderline-Struktur oder sogar der psychotischen Struktur verbunden. Bei beiden Persönlichkeitsorganisationsstörungen besteht eine unterschiedlich schwere Einschränkung der Realitätskontrolle (ähnlich wie bei den affektiv gesteuerten Impulsdelikten), die zunächst einschränkende Therapiemaßnahmen gerechtfertigt erscheinen lassen. Diese können Therapieauflagen, medikamentöse Herabsetzungen der Impulsivität oder sogar institutionelle Unterbringungen in der Psychiatrie oder in einem „Therapie-Gefängnis" sein.

Wegen des hohen Maßes an Einschränkung während einer institutionellen „Unterbringung" werden im Betroffenen Regressionsprozesse und bewusste oder unbewusste Auflehnungen gefördert, die zunächst therapie-avers wirken. Im Konflikt zwischen Sicherheitsansprüchen der Institution und therapeutisch wirksamen Freiräumen zur persönlichen Entfaltung kann aber der Patient im günstigen Fall gemeinsam mit seinen Sozialbetreuern und Therapeuten Sozialisation nachholen, im negativen Fall werden Unterdrückungserlebnisse wiederholt. Gelingt es, die neue Sozialisation therapeutisch zu begleiten, kann das zu positiven Persönlichkeitsentwicklungen führen, die aggressive Sexualisierungen und Vernichtungswünsche abnehmen und für den Betroffenen beherrschbar werden lassen.

Die Ergebnisse der hier mitgeteilten Fünf-Jahres-Katamnese bestätigen diese Auffassung. Ungünstige Verläufe waren meist dann gegeben, wenn auch andere als sexuelle Symptome auf eine schwerwiegende Beziehungs- und Empathiestörung hinwiesen. Das Vorliegen einer antisozialen Persönlichkeitsstörung oder Sucht im Sinne von Alkoholismus waren solche Zeichen. Da auch therapeutisch der Aufbau von Beziehung und die Arbeit an Beziehung, gleich, ob im Gruppen-Setting oder individuell, unser stärkstes Mittel bleibt, ist es durchaus konsequent, weiterhin die Beziehungsfähigkeit, die Fähigkeit, mit dem Partner Bedürfnisse auszutauschen, in den Mittelpunkt unserer Krankheitskonzepte in der Sexualpathologie zu stellen. Hans Giese (1962) war der Erste, der beim progredient suchtartigen Verlauf sexuellen Ausagierens die Unfähigkeit zur „Wir-Bildung" in den Mittelpunkt seiner Betrachtungen gestellt hat. Sein Gesichtspunkt hat sich durchgesetzt und gewinnt weiter an Bedeutung.

Literatur

Bench, L. L., S. P. Kramer und S. Erickson: A discriminant analysis of predictive factors in sex offending recidivism. In: B. Schwartz und H. Cellini (Hrsg.): The sex offender: New insights. Treatment innovations and legal developments. Vol. 2. Kingston, NJ.: Civic Research 1997

Berner, W.: Psychotherapy in a correctional setting. In: P. Pichot, P. Berner, R. Wolf und K. Thau (Hrsg.): Psychiatry. The state of the art. Vol. 6. New York u. a.: Plenum 1985

Berner, W.: Die pädophilen Störungen als Perversion und Paraphilie. In: P. Buchheim, M. Cierpka und Th. Seifert (Hrsg.): Sexualität zwischen Phantasie und Realität. Lindauer Texte. Berlin, Heidelberg: Springer 1997 (a)

Berner, W.: Formen des Sadismus. Z. psychoanal. Theorie Prax. 12, 166–182, 1997 (b)

Berner, W. und E. Karlick-Bolten: Verlaufsformen der Sexualkriminalität. Stuttgart: Enke 1986

Berner, W., R. Kleber und H. Lohse: Psychotherapie bei sexueller Delinquenz. In: B. Strauß (Hrsg.): Psychotherapie der Sexualstörungen. Krankheitsmodelle und Therapiepraxis – störungsspezifisch und schulenübergreifend. Stuttgart, New York: Thieme 1998

Bianchi, M. D.: Fluoxetine treatment of exhibitionism. Am. J. Psychiat. 147, 189–190, 1990

Binswanger, R.: Probleme der Gefängnispsychiatrie. Züricher Modell psychiatrischer und psychotherapeutischer Tätigkeiten in Haftanstalten. Nervenarzt 50, 360–365, 1979

Bluglass, R.: Assessing dangerousness in sex offenders. In: J. R. Hamilton und H. Freeman (Hrsg.): Dangerousness: Psychiatric assessment and management. London: Gaskell 1982

Böllinger, L.: Psychoanalyse und die Behandlung von Delinquenten. Heidelberg, Karlsruhe: Müller 1979

Bradford, J. M. W. und D. M. Greenberg: Pharmacological treatment of deviant sexual behaviour. Ann. Rev. Sex Res. 7, 283–306, 1996

Briken, P., W. Berner, J. Noldus, E. Nika und U. Michl: Therapie mit dem LHRH-Agonisten Leuprorelinacetat bei Paraphilien und sexuell aggressiven Impulshandlungen. Nervenarzt 71, 380–385, 2000

Cooper, A. J. und Z. Cernovovsky: The effects of cyproterone acetate on sleeping and waking penile erections in pedophiles: Possible implications for treatment. Can. J. Psychiat. 37, 33–39, 1992

Deutsche Gesellschaft für Sexualforschung: Stellungnahme zum „Gesetz zur Bekämpfung von Sexualdelikten". Z. Sexualforsch. 11, 163–166, 1998; u. a. auch abgedruckt in: Psyche 52, 787–789, 1998; Monatsschr. Krim. 81, 368–371, 1998

Dilling, H., W. Mombour und M. H. Schmidt (Hrsg.): Internationale Klassifikation psychischer Störungen. ICD-10 Kapitel V (F). Klinisch-diagnostische Leitlinien. 2. Aufl. Bern u. a.: Huber 1993

Furby, L., M. R. Weinrott und L. Blackshaw: Sex offender recidivism: A review. Psychol. Bull. 105, 3–30, 1989

Giese, H.: Psychopathologie der Sexualität. Stuttgart: Enke 1962

Gijs, L. und L. Gooren: Hormonal and psychopharmacological interventions in the treatment of paraphilias: An update. J. Sex Res. 33, 273–290, 1996

Goffman, E.: Asylums. Essays on the social situation of mentally patients and other inmates. New York: Doubleday 1961

Goudsmit, W. und J. W. Reicher: Sozialtherapie schwerstgestörter Delinquenten auf psychoanalytischer Grundlage. In: V. Sigusch (Hrsg.): Therapie sexueller Störungen. 2., neubearb. und erweit. Aufl. Stuttgart, New York: Thieme 1980

Greenberg, D. M. und J. M. W. Bradford: Treatment of the paraphilic disorders: A review of the role of the selective serotonin reuptake inhibitors. Sexual Abuse 9, 349–360, 1997

Greenberg, D. M., J. M. W. Bradford, S. Curry und A. B. O'Rourke: A comparison of treatment of paraphilias with three serotonin reuptake inhibitors. A retrospective study. Am. Acad. Psychiat. Law 24, 525–532, 1996

Grossmann, L. S., B. Martis und C. G. Fichtner: Are sex offenders treatable? A research overview. Psychiat. Services 50, 349–361, 1999

Hall, G. C. N.: Sexual offender recidivism revisited: A meta-analysis of recent treatment studies. J. Consult. Clin. Psychol. 63, 802–809, 1995

Hanson, R. K. und M. T. Bussiere: Predicting relapse: A meta-analysis of sexual offender recidivism studies. J. Consult. Clin. Psychol. 66, 348–362, 1998

Hoffet, H.: Über die Anwendung des Testosteronblockers Cyproteronacetat (SH 714) bei Sexualdelinquenten und psychiatrischen Anstaltspatienten. Praxis - Schweiz. Rundsch. Med. 57, 221–230, 1968

Horn, H.-J.: Die Antiandrogenbehandlung als spezialpräventive Maßnahme bei Sexualdelinquenten. Zbl. ges. Neurol. Psychiat. 201, 268, 1971

Janicek, S. und W. Berner: Auf dem Weg zum Arbeitsbündnis. Probleme der Psychotherapie in geschlossenen Institutionen. In: Psychoanalyse 1986. Essays über eine Theorie und ihre Anwendungen. Sigmund Freud House Bulletin, Nr. 10, 154–159, 1986

Jorgensen, V. T.: Cross-dressing successfully treated with fluoxetine. N. Y. State J. Med. 90, 566–567, 1990

Kafka, M. P.: Successful treatment of paraphilic coercive disorder (a rapist) with fluoxetine hydrochloride. Brit. J. Psychiat. 158, 844–847, 1991

Kafka, M. P.: Sertralin pharmacotherapy for paraphilias and paraphilia related disorders. An open trial. Ann. Clin. Psychiat. 6, 189–195, 1994

Kafka, M. P. und E. Coleman: Serotonin and paraphilias: The convergence of mood, impulse and compulsive disorders. J. Clin. Psychopharmacol. 11, 223–224, 1991

Kafka, M. P. und R. Prentky: A comparative study on non paraphilic sexual addiction and paraphilias in men. J. Clin. Psychiat. 53, 345–350, 1992 (a)

Kafka, M. P. und R. Prentky: Fluoxetine treatment of non paraphilic sexual addiction and paraphilias in men. J. Clin. Psychiat. 53, 350–358, 1992 (b)

Knight, R. A. und R. A. Prentky: Classifying sexual offenders: The development and corroboration of taxonomic models. In: W. L. Marshall, D. R. Laws und H. E. Barbaree (Hrsg.): Handbook of sexual assault. New York u. a.: Plenum 1990

Laschet, U.: Die Anwendbarkeit von Antiandrogenen in der Humanmedizin. Saarl. Ärztebl. 7, 370–371, 1969

Leygraf, N.: Die Begutachtung der Prognose im Maßregelvollzug. In: U. Venzlaff und K. Foerster (Hrsg.): Psychiatrische Begutachtung. 2. Aufl. Stuttgart: Fischer 1994

Lipton, D., R. Martinson und J. Wilks: The effectiveness of correctional treatment. A survey of treatment evaluation studies. New York u. a.: Praeger 1975

Main, T. F. (1946): Das Krankenhaus, eine therapeutische Institution. In: H. Hilpert (Hrsg.): Psychotherapie in der Klinik. Berlin u. a.: Springer 1981

Mann, R. E. und D. Thornton: The evolution of a multisite sexual offender treatment program. In: W. L. Marshall, Y. M. Fernandez, S. M. Hudson und T. Ward (Hrsg.): Sourcebook of treatment programs for sexual offenders. New York: Plenum 1998

Marshall, W. L. und W. D. Pithers: A reconsideration of treatment outcome with sex-offenders. Crim. Justice Behav. 21, 10–27, 1994

Myers, W. A.: Addictive sexual behavior. J. Am. Psychoanal. Assoc. 42, 1159–1182, 1994

Naresh, P. E., R. Bruce Lydiard und J. C. Ballenger: Fluoxetine treatment of voyeurism. Am. J. Psychiat. 148, 950, 1991

Neumann, I., D. Thierau, U. Andrae, H. Greim und L. R. Schwarz: Cyproterone acetate induces DNA damage in cultured rat hepatocytes and preferentially stimulates DNA synthesis in γ-glutamyltranspeptidase-positive cells. Carcinogenesis 13, 373–378, 1992

Pacht, A. R., S. L. Halleck und J. C. Ehrmann: Diagnosis and treatment of the sexual offender: A nine year study. Am. J. Psychiat. 118, 802–808, 1962

Pearson, H. J.: Paraphilias, impulse control, and serotonin. J. Clin. Psychopharmacol. 10, 233, 1990

Quinsey, V. L., M. E. Rice und G. T. Harris: Actuarial prediction of sexual recidivism. J. Interpers. Violence 10, 85–105, 1995

Rehder U.: Klassifizierung inhaftierter Sexualdelinquenten. 1. Teil: Wegen Vergewaltigung und sexueller Nötigung Erwachsener Verurteilte. 2. Teil: Wegen sexuellen Mißbrauchs von Kindern Verurteilte. Monatsschr. Krim. 79, 291–304 und 373–385, 1996

Rösler, A. und E. Witztum: Treatment of men with paraphilia with a long-acting analogue of gonadotropine-releasing hormone. New Engl. J. Med. 338, 416–422, 1998

Saß, H., H. U. Wittchen und M. Zaudig: Diagnostisches und Statistisches Manual Psychischer Störungen – DSM-IV (Deutsche Bearbeitung). Göttingen u. a.: Hogrefe 1996

Schorsch, E., G. Galedary, A. Haag, M. Hauch und H. Lohse: Perversion als Straftat. Dynamik und Psychotherapie. Berlin u. a.: Springer 1985 (2., unveränd. Aufl. Stuttgart: Enke 1996)

Stein, J. D., E. Hollander, D. T. Anthony, F. R. Schneider, B. A. Fallon, M. R. Liebowitz und D. F. Klein: Serotonergic medications for sexual obsessions, sexual addictions and paraphilias. J. Clin. Psychiat. 53, 267–271, 1992

Stürup, G.: Treatment of sexual offenders in Herstedvester, Denmark. Copenhagen: Munksgaard 1968

Thibaut, F., B. Cordier und J. M. Kuhn: Effect of long-lasting gonadotropine-releasing hormone agonist in six cases of severe male paraphilia. Acta Psychiat. Scand. 87, 445–450, 1993

Thibaut, F., B. Cordier und J. M. Kuhn: Gonadotropine hormone releasing hormone agonist in cases of severe paraphilia: A lifetime treatment? Psychoendocrinology 21, 411–419, 1996

Kapitel 25

Organotherapien bei sexuellen Perversionen und sexueller Delinquenz

Von Volkmar Sigusch

In den letzten beiden Jahrzehnten haben nicht nur körpermedizinische Behandlungsversuche bei funktionellen Sexualstörungen eine Renaissance erlebt, wie im Kapitel 14 berichtet wird, sondern auch die, die das Ziel haben, sexuelles Verlangen und Verhalten zu reduzieren oder zu beseitigen. In Übersichtsarbeiten wird von einem „wachsenden Interesse" und von einer „dramatischen Zunahme" gesprochen (Gijs und Gooren 1994: 67; Abel et al. 1992: 277). Bradford und Greenberg (1996: 283) sehen in ihrem Overview sogar „a new era in the treatment of sexually deviant behavior", die durch die Entwicklung Selektiver Serotonin-Reuptake-Inhibitoren (SSRI) angekündigt worden sei.

Dabei geht es nicht nur, wie in der Kapitelüberschrift steht, um perverse und delinquente Entwicklungen. Einige Experten lassen es sich angelegen sein, wenigstens im Vergleich allerlei „Sex-Süchte" mit zu behandeln: „compulsive masturbation, protracted promiscuity, excessive use of pornography, phone sex or other sexual behaviors", die keine stabile und reziproke „romantic affiliation" erkennen ließen (Abel et al. 1992: 281; vgl. Kafka und Prentky 1992a). Damit sind dem Furor sanandi wieder einmal Tür und Tor geöffnet, der seinen Brodem immer dann aufsteigen lässt, wenn sich die Möglichkeit zu ergeben scheint, die Sexualität von Patienten in Regie zu nehmen. Man würde zu gern den Sexualtrieb an- und abstellen können nach Belieben. Wird mit neuen Mitteln und Methoden experimentiert, empfiehlt es sich zunächst einmal, onanierende Kinder ebenso zu verstecken wie Greisinnen, die sexuelles Verlangen äußern – bis das Pulver wieder einmal verschossen oder die Experimentalphase vorbei ist. Vielleicht klingt das für jüngere Kolleginnen und Kollegen ein wenig forciert. Wer aber das Aufkommen der Antiandrogene und der Psychochirurgie miterlebt hat, weiß, wovon ich spreche.

Die Organotherapien und Eingriffe, die in Tabelle 1 zusammengestellt sind, wurden vor dem Hintergrund eines biologischen Modells der menschlichen Sexualität mit tierexperimentellen Forschungsergebnissen begründet, die sich nach meinem Verständnis nicht oder nicht ohne weiteres auf Menschen übertragen lassen. Diese Unübertragbarkeit, dieser Hiatus zwischen tierischem Paarungsverhalten und menschlicher Sexualität erklärt zuallererst, warum viele Patienten nach organmedizinischen Eingriffen nicht so reagieren, wie es das Experiment an Tieren scheinbar erwarten ließ, warum die einen kein sexuelles Verlangen mehr haben und impotent sind, die anderen aber selbst nach der Entfernung der Keimdrüsen oder der Ausschaltung des so genannten Sex behavior center im Zwischenhirn weiterhin „triebhaft" und funktionell potent sind.

Wirksam sind die hier zur Rede stehenden Eingriffe, von den immer gravierenden psychischen und sozialen Auswirkungen einmal abgesehen, wenn der Sexualkörper so erheblich lädiert wird, dass den physiologischen Prozessen, die mit sexuellen Reaktionen einhergehen, gewissermaßen der Boden entzogen ist. Da beim Menschen aber der Körper in der Seele und diese im Körper niedergeschlagen ist, bleibt beispielsweise das operativ entfernte Glied repräsentiert, macht sich weiterhin als „Phantom" mit physisch empfundenen Sensationen bemerkbar. Um die Sexualität eines Menschen mit Sicherheit vollkommen zu beseitigen, müsste der ganze Sexualkörper (und damit der Mensch selbst) beseitigt werden. So kommt es, dass bei Patienten erst das so genannte Sex behavior center im Gehirn zerstört wurde, dann, weil „perverse" Phantasien immer noch da waren, eine „Triebdämpfung" mit Antiandrogenen versucht wurde, um schließlich auch noch die Hoden herauszuschneiden – bis sich ein solcher Patient das Leben nahm.

Tabelle 1 Körpermedizinische Eingriffe und Therapien bei sexuell auffälligen, perversen oder delinquenten Männern

Chirurgische Eingriffe
• Kastration
• stereotaktische anteriore Hypothalamotomie
Hormone und Antihormone
• Östrogene
• Cyproteronacetat (CPA)
• Mecroxyprogesteronacetat (MPA)
• LHRH-/GnRH-Agonisten
Psychopharmaka, insbesondere Selektive Serotonin-Reuptake-Inhibitoren (SSRI)

Ob wir wollen oder nicht: Die drastischen organmedizinischen Eingriffe bei sexuellen Abweichungen und sexueller Delinquenz sind an das pagane Prinzip Aug' um Auge und Zahn um Zahn gebunden. Sie sind dessen oft nicht einmal notdürftig modernisierter Schatten. Erörtert werden müssen organmedizinische Eingriffe hier, weil sie in der Praxis eine größere Rolle spielen als Psychotherapien und weil selbst auf überwunden geglaubte Prozeduren wie Kastration und Hirneingriff wieder Loblieder gesungen werden, von Fachleuten (vgl. dazu z. B. Bradford 1988a; Wyre und Swift 1991; Abel et al. 1992) und von einflussreichen Medien (z. B. New Yorker vom 7. März 1994, S. 6 und 8).

Erörtert werden müssen sie aber auch, weil jeder Therapeut, der in ihrer Persönlichkeit schwer gestörte oder gewalttätige Patienten behandelt, jene katastrophalen Zuspitzungen kennt, die ihn veranlassen, ein Psychopharmakon zu verordnen oder sich nach einer anderen Organotherapie umzusehen. Man spricht in der Psychoanalyse vom Anwenden eines Parameters und sieht darin eine ich-stützende Maßnahme (vgl. z. B. Menninger und Holzman 1973; Danckwardt 1978). Einmal so weit ins nicht nur phantasmagorisch gewalttätige Leben hineingetreten, erweist sich die Unterteilung in Menschenfreunde hier, die ihre Psychotherapie nicht verunreinigen wollen, und Kastratoren dort, die, wie Hans Giese (1968) sagte, die Straße sauber halten wollen, konkret als nicht ganz von dieser Welt. Denn auch die Menschenfreunde, die zu Recht über die Objektbeziehungskonstellationen nachdenken, die die Wahrnehmung der Wirkung psychotroper oder antihormoneller Medikamente für den Patienten auf der symbolischen Ebene erst definieren, stehen plötzlich vor der Frage, wie ernste Gefahren für den Patienten selbst und für andere abgewendet werden können: mit „reiner“ oder mit „verunreinigter“ Psychotherapie?

Merkwürdig ist also nur, dass bei der Güterabwägung die einen in der Regel vom Einführen eines Parameters absehen und die anderen ihn gar nicht einzuführen brauchen, weil sie sich offenbar von vornherein für ihn entschieden haben, und zwar nicht wie vielleicht der sich quälende Psychotherapeut für einen Serotonin-Reuptake-Hemmer, sondern gleich für die medizinischen Waffen schwersten Kalibers.

Chirurgische Kastration

Männer werden von Männern seit Jahrtausenden kastriert, wenn nicht länger: aus magischen, kultischen, religiösen, sittlichen, ästhetischen, machtpolitischen, rassistischen, medizinischen und kriminalpräventiven Motiven.

Die Techniken reichen von dem Versuch, die Hoden mittels Schierling, Hyazinthenzwiebel oder Fledermausblut zu vertrocknen, über das mechanische Zerquetschen der Hoden männlicher Säuglinge nach einem heißen Bad zwischen den Fingern, bis zur Ausschaltung mittels Strahl und Stahl in der Neuzeit. Von Männern wird allgemein angenommen, Schammuramat, im Griechischen Semiramis genannt, Frau des Königs Schamschiadad V. von Assyrien, habe 700 bis 800 Jahre vor unserer Zeitrechnung, wohl aus „eugenischen“ Gründen, die Kastration „erfunden“. Wahrscheinlich aber verliert sich ihr „Ursprung“ in den dunklen Anfängen der Gattung Mensch.

Aus der geschriebenen Menschheitsgeschichte erfahren wir: Bei den alten Chinesen soll das Verschneidergewerbe (die Kastrationsanstalt lag vor dem Kaiserpalast) vom Vater auf den Sohn übergegangen sein. Unter den Perserkönigen des 5. bis 3. Jahrhunderts v. u. Z. soll sich kaum einer finden, der nicht von einem Eunuchen umgebracht worden ist. Die alten Ägypter sollen Tausende von Knaben, meist Kinder Kriegsgefangener oder armer Leute, von koptischen Mönchen haben kastrieren lassen. Die Tortur wird folgendermaßen beschrieben (Wolf 1934: 10): „Der Operateur bindet mit feinen festen Wollfäden die Geschlechtsteile ab, und schneidet unter der Ligatur durch. Die Blutung wird mit Asche, siedendem Öl, rotglühendem Eisen gestillt. Dann wird in die Harnröhre eine grobe Metallsonde eingeführt, die durch einen Gürtel gehalten wird, und die Opfer werden bis zum Nabel in den heißen Nilsand eingegraben, worin sie 5–6 Tage bleiben. Die eiternde Wunde braucht bis zu ihrer Heilung mehrere Monate. Sehr häufig tritt dauernde Inkontinenz ein. Nach 3 Monaten wurden die Operierten verkauft.“

Bei den Griechen und Römern waren Idee und Praxis der Entmannung höchst lebendig (vgl. z. B. Hopfner 1938). Typhon nimmt Osiris’ Penis als Trophäe, Kronos kastriert den besiegten Okeanos, Jupiter behandelt Saturnus ebenso. Namentlich Besiegte und Gefangene, tote wie lebende, wurden ihrer Genitalien als Symbol der Sieghaftigkeit beraubt. (Massenkastrationen von Kriegsgefangenen wurden übrigens auch im 20. Jahrhundert vorgenommen.) Aber nicht nur Sklaven, Sträflinge, Bergarbeiter oder Diener (vornehmer allein stehender Damen oder

Hetären) wurden entmannt, auch Sänger, Lustknaben, hohe Beamte, Lehrer und Erzieher mächtiger Familien. So soll Severus Plautianus sämtliche Lehrer und Hüter seiner Töchter haben entmannen lassen, um deren Unberührtheit zu sichern – ein höchst unsicheres Unterfangen. Aber nicht alle kastrierten Männer waren entrechtet, missachtet oder einflusslos. Jene Eunuchen und Kastraten, die von den Geschichtsschreibern erwähnt werden, widerlegen die spätere medizinische Auffassung, nach der alle kastrierten Männer träge oder feige seien. Platon hatte mehrere kastrierte Schüler. Aristoteles und Xenokrates wurden an den Hof des Fürsten Hermaias, eines ehemaligen kastrierten Sklaven, gerufen. Hinreichend bekannt ist die Beziehung Neros zu dem entmannten Sporus. Heliogabalus ließ sich angeblich kastrieren, um Oberpriester werden zu können. Die römischen Kaiser des 3. und 4. Jahrhunderts hatten als Minister, Erzieher und Wissenschaftler kastrierte Männer, die gelegentlich so mächtig wurden, dass sie ihre Herren stürzen konnten. Narses, Feldherr Justinians, der die Vandalen und Ostgoten besiegte, war ein Eunuch. Abaelard schließlich, Begründer der dialektisch-scholastischen Methode, der große Spätkastrat des Abendlandes, blieb auch dann ein streitbarer Gelehrter, als ihn Verbrecher, die der Onkel der Heloïse gedungen hatte, seiner Genitalien beraubten.

Im Mittelalter wurden, wie allgemein bekannt, besonders in den Kirchenstaaten Knaben kastriert, weil sie als Sänger dienen sollten. Frauen war es verboten, in katholischen Kirchen zu singen. Noch im 17. und 18. Jahrhundert sollen jährlich 5 000 Knaben im Alter von fünf bis sieben Jahren allein in Italien und allein zu diesem Zweck kastriert worden sein (Nelson 1977). An den Schaufenstern der römischen Barbiere hat gestanden: „Hier wird billig verschnitten" (Hirschfeld 1921: 14). Damals dominierte die *voce blancho* auch in der Oper. Alle Frauenrollen wurden von kastrierten Männern gesungen, für die damals auch eigens Opern geschrieben wurden, beispielsweise von Rossini. In der Sixtinischen Kapelle sangen sie noch am Beginn des 20. Jahrhunderts. Der Letzte war der berühmte Altist Professor Alessandro Morechi. *Viva il coltello!* Daneben wurde die Emaskulation im Mittelalter zur Bestrafung und Behandlung angewandt. Bestraft wurde vor allem bei Notzucht, Sodomie, Pädophilie und Ehebruch; geheilt werden sollten vor allem Lepra, Gicht, Hautkrankheiten, Epilepsie und Tobsucht. Angeblich soll Hippokrates angeregt haben, die Gicht durch Kastration zu kurieren.

Zu Charcots Zeiten wurden Millionen von „hysterischen" Frauen kastriert, bei denen die Ärzte einen „hysterogenen" Ovarialdruckschmerz diagnostiziert hatten (Ackerknecht 1967: 82). Am Ende des 19. Jahrhunderts wurde dann die Orchiektomie als Behandlungsmethode des Prostataadenoms eingeführt. Die erste Kastration aus „moderner psychiatrischer Indikation" wurde in Europa wahrscheinlich 1892 auf Antrag von Forel in Zürich vorgenommen. Es handelte sich um einen imbezillen Patienten mit „sexueller Überreiztheit", bei dem wegen „Hodenneuralgien" die Gefahr einer Selbstkastration bestanden habe (Wolf 1934: 15).

Entmannungen aus religiösen Gründen sind besonders von den Skopzen bekannt, einer um 1775 gegründeten russisch-rumänischen Sekte, die Pelikan (1876) in der zweiten Hälfte des 19. Jahrhunderts im Auftrag der russischen Regierung untersuchte, weil sie sich in bedrohlicher Weise über das Land ausdehnte. (Heute fordern die „geistlichen" Skopzen nur noch strenge Askese.) Bis ins 20. Jahrhundert hinein praktizierten die Skopzen massenhaft das „kleine heilige Siegel" (Entfernung der Hoden) und das „große heilige Siegel" (Entfernung der Hoden und des Penis). Christen neigten von Anfang an zu Fremd- und Selbstentmannung. Die Vorläufer der Skopzen waren jene zahllosen Verkünder des christlichen Glaubens, die sich im ersten Jahrtausend unserer Zeitrechnung ihrer Keimdrüsen entledigten oder entledigen ließen, um der sündigen Fleischeslust zu entrinnen (vgl. Matth. 19, 12; Kol. 3, 5; Jes. 56, 3).

1855 war in Kansas ein Kastrationsgesetz erlassen worden, das es erlaubte, Männer, die bestimmte Sexualdelikte mehrfach begangen hatten, einer chirurgischen Entmannung zu unterziehen. Andere Staaten der Vereinigten Staaten (Kalifornien, Washington, Nebraska) folgten dieser Praxis vor 1933 (vgl. Giles 1992). Das erste europäische Gesetz dieses Zuschnitts wurde 1929 in Dänemark erlassen. Deutschland folgte 1933, nachdem das Pro und Kontra bereits jahrzehntelang ausführlich diskutiert worden war.

In der Nazi-Zeit sind zwischen 1934 und 1945 nach einer Schätzung von Langelüddeke (1963: 1) etwa 2 800 chirurgische Kastrationen an „effektiven und potentiellen" Sexualdelinquenten vorgenommen worden. Grau (1998) hat begründet, warum es bis heute oder überhaupt unmöglich ist, genauere Angaben über die Anzahl der Entmannten zu erhalten. Die Nazis erließen mehrere Gesetze mit dem Ziel, Sexualstraftäter „unschädlich" zu machen, namentlich das „Gesetz gegen gefährliche Gewohnheitsverbrecher und über Maßregeln der Sicherung und Besserung" vom 24. November 1933. Der § 42 des Reichsstrafgesetzbuches wurde um einen besonderen Abschnitt über „Maßregeln der Sicherung und Besserung" ergänzt (§ 42a bis § 42n RStGB). Nach § 42e RStGB konnte das Gericht eine unbefristete Sicherungsverwahrung anordnen. Nach § 42k StGB konnte es neben der Freiheitsstrafe eine Kastration anordnen und zwangsweise durchführen lassen. Der § 51 RStGB wurde um die Kategorie „Zurechnungsfähigkeit" erweitert. Das „Gesetz zur Verhütung erbkranken Nachwuchses" (ErbgesG) vom 14. Juli 1933 (erweitert durch Änderungsgesetz am 26. Juni 1935) erlaubte es mit seinem § 14 „belasteten und gefährdeten" Männern, sich „freiwillig" kastrieren zu lassen; die Erweiterung von 1935 gestattete die kriminalpolitisch motivierte Kastration von homosexuellen Männern, die keine Handlungen mit Jungen unter 14 Jahren begangen und nicht öffentlich exhibiert hatten (vgl. Sigusch 1978; Heim und Hursch 1979; Pfäfflin 1988; Jellonnek 1990; Dupont 1996; Sparing 1997, 1998; Grau 1998, 2000).

Puvogel (1937) zum Beispiel, bis 1978 Justizminister des Bundeslandes Niedersachsen, hat in einer Arbeit über die „leitenden Grundgedanken bei der Entmannung gefährlicher Sittlichkeitsverbrecher" unzweideutig gesagt, worum es den Nazis ging: „Für den Nationalsozialismus ist der Rassengedanke einer der Grundpfeiler seiner Weltanschauung. Für ihn steht fest, dass das Erbe des Blutes, d. h. die erbmäßige Anlage in ausschlaggebender Weise den Einzelmenschen in körperlicher wie seelischer Beziehung gestaltet. Diese Erkenntnis aber zu verwirklichen, ist Zweck der Rassegesetzgebung der nationalsozialistischen Regierung. Ihr Kampf geht um die Erhaltung unseres Volkes. Ihr Endziel ist, durch geeignete Maßnahmen die wertvollen Erbströme unseres Volkes immer stärker fließen zu lassen, die minderwertigen hingegen nach und nach zum Versiegen zu bringen" (ebd.: 9). „Bedenkt man ferner, dass der Gesetzgeber sich die Förderung einer gesunden Rasse durch Ausmerzung minderwertiger und verbrecherischer Elemente im hohen Maße angelegen sein lässt, so glauben wir mit vollem Recht, die Behauptung aufstellen zu dürfen, dass die Entmannung als weiteres Mittel neben der Sterilisation im Kampf um die rassischen Belange unseres Volkes eingesetzt werden soll. Die Entmannung beraubt den Verbrecher seiner Zeugungsfähigkeit und verhindert auf diese Weise eine weitere Verseuchung des Volkes mit dieser Verbrechensneigung" (ebd.: 12). „Ob das Volk für eine Ausscheidung des Minderwertigen durch Tötung bereits Verständnis aufzubringen vermag, mag dahingestellt bleiben, sicher aber begrüßt es heute zumindest die Ausrottung des Sittlichkeitsverbrechers und damit die Verhütung einer asozialen Nachkommenschaft. Der rassischen Aufartung aber hat das gesamte Recht zu dienen [...]. Eine wirksame Bekämpfung der durch die Entartung hervorgerufenen gefährlichen Disposition des Täters aber bedingt, dass die seelischen Beziehungen des Täters zur Tat, kurz, alles das, was wir unter dem Begriff der ‚Schuldbeziehung' verstehen, außer Betracht zu bleiben hat" (ebd.: 34).

Nach dem Ende des Zweiten Weltkrieges war die rechtliche Situation uneinheitlich und verworren. Der § 42k RStGB wurde zwar durch Kontrollratsbeschluss aufgehoben; das Erbgesundheitsgesetz erklärten die westlichen Siegermächte dagegen nicht für ungültig. Nur die Sowjetische Militär-Administration hob es mit Befehl 6/1946 für ihren Bereich auf.

In der aus den Westzonen hervorgegangenen Bundesrepublik Deutschland hoben nur einige Länder das Erbgesundheitsgesetz ganz oder teilweise auf oder setzten es „bis auf weiteres" außer Kraft; die meisten rührten es nicht an. Kastrationen waren in der Folge also entweder nach § 226a StGB oder, sofern noch in Kraft, nach § 14 ErbgesG rechtlich zu beurteilen. (Das Erbgesundheitsgesetz wurde erst durch Art. 8 Nr. 1 des 5. StrRG vom 18. Juni 1974, BGBl. I 1297, gänzlich aufgehoben.) Fast 20 Jahre nach dem Ende der Nazi-Herrschaft fällte dann der Bundesgerichtshof 1963 ein Grundsatzurteil (BGHSt. 19, S. 201), in dem er die Entfernung der männlichen Keimdrüsen durch einen Arzt für rechtlich zulässig erklärte, „sofern sie das einzige Mittel ist, den Betroffenen von einem entarteten Geschlechtstrieb zu befreien, und sofern sie Erfolg verspricht". Von Wichtigkeit scheint mir zu sein, dass der BGH annahm, dieser Eingriff sei nur dann mit der Menschenwürde und namentlich Art. 2 GG vereinbar, wenn bei dem Betroffenen zumindest eine erheblich verminderte Zurechnungsfähigkeit im Sinne des damaligen § 51 Abs. 2 StGB vorliegt.

Über diese höchstrichterliche Rechtsprechung hat sich der Bundesgesetzgeber hinweggesetzt, als er das „Gesetz über die freiwillige Kastration und andere Behandlungsmethoden" vom 15. August 1969 erließ (BGBl. I 1143, III 453-16; ÄndG vom 23. November 1973, BGBl. I 1725), das seit dem 18. Februar 1970 in Kraft ist. Es kennt nämlich nicht nur medizinische Voraussetzungen (§ 2 Abs. 1 Nr. 2), sondern auch kriminologische (§ 2 Abs. 2) und ermöglicht damit die Kastration von Delinquenten, die nach medizinischen Kriterien weder krank sind noch Verhaltens- oder Erlebensweisen von Krankheitswert zeigen. Das ist die so genannte kriminalbiologische Indikation, die die Kastrationsapologeten unter den Medizinern schon immer gefordert haben und die weltweit in den letzten Jahrzehnten nur noch die Schweiz und die ČSSR kannte. Die „kriminalbiologische" Indikation meint tatsächlich *Entmannung*, zielt auf Bestrafung, Sühne und Prävention und hat daher mit ärztlichen Aufgaben gar nichts, mit dem Staatsinteresse aber sehr viel zu tun.

Unter Kastration versteht das Gesetz „eine gegen die Auswirkungen eines abnormen Geschlechtstriebes gerichtete Behandlung, durch welche die Keimdrüsen eines Mannes absichtlich entfernt oder dauernd funktionsuntüchtig gemacht werden" (§ 1). Kastrationen bei Frauen mit diesem Ziel werden also sinnvollerweise nicht toleriert; das Gesetz kennt aber die Behandlung einer Frau, „mit der nicht beabsichtigt ist, die Keimdrüsen dauernd funktionsunfähig zu machen, die aber eine solche Folge haben kann" (§ 4 Abs. 1). Das ist auf die Antiandrogen-Behandlung gemünzt. Männer können auch dann kastriert werden, wenn sie noch gar nicht in spezifischer Weise straffällig geworden sind oder wenn bei ihnen eine Störung vorliegt, die strafrechtlich gar nicht relevant ist. Eine wesentliche Voraussetzung der Kastration beim Mann ist, dass er das 25. Lebensjahr vollendet hat (§ 2 Abs. 1 Nr. 3). Vor diesem Alter kommt die so genannte chemische Kastration, insbesondere mit Antiandrogenen, in Frage, die das Gesetz in § 4 erfasst. Die Einwilligung des Betroffenen zur Kastration „ist nicht deshalb unwirksam, weil er zur Zeit der Einwilligung auf richterliche Anordnung in einer Anstalt verwahrt wird" (§ 3 Abs. 2). Demnach kann die Kastration auch vorgenommen werden, wenn sich der Betroffene in Untersuchungshaft, Strafhaft oder Sicherungsverwahrung befindet, wenn er in einer psychiatrischen oder sozialtherapeutischen Anstalt untergebracht ist. Dabei ist zum Beispiel seit langem bekannt, dass Delinquenten, die eine Kastration während der Untersuchungshaft dringend gewünscht haben, nach der Hauptverhandlung von ihr Abstand nahmen (Langelüddeke 1970). Prinzipiell ist die freie Willensentscheidung eines Inhaftierten, Verwahrten oder Untergebrachten aus Gründen, die hier nicht zum zigsten Mal angeführt werden müssen, zumindest stark eingeschränkt. Das hat den Gesetzgeber jedoch nicht angefochten. Er fühlte sich wohl entlastet durch die Einschaltung einer in der Regel bei der jeweiligen Landesärztekammer eingerichteten Gutachterstelle (§ 5), der nach meiner Kenntnis in den vergangenen Jahrzehnten natürlich nicht erklärte Kritiker dieser Methode angehörten und im Allgemeinen auch nicht Ärzte, die sozio- oder psychodynamische Konzepte von Krankheit und Delinquenz vertraten.

Zwischen 1970, dem Jahr des Inkrafttretens des Gesetzes, und 1980 wurden Wille und Beier (1997) zufolge, die in einer katemnestischen Studie die Effektivität dieses Eingriffs betonten, 770 Anträge auf Kastration gestellt und etwa 430 durchgeführt. Im Jahrzehnt danach, von 1980 bis 1990, seien jährlich nur noch 10 bis 12 Anträge gestellt worden. Seither würden nur noch halb so viele Anträge gestellt, so dass es pro Jahr zu weniger als sechs Kastrationen komme. Nach eigenen Recherchen hat die hessische Gutachterstelle zwischen 1979 und 1991 nur zwei Anträge auf Kastration genehmigt. Seither sind keine Anträge mehr eingegangen, so dass der „Gutachterausschuss nach dem Kastrationsgesetz" die Hessische Landesregierung 1999 offiziell gefragt hat, ob dieser Ausschuss nicht inzwischen obsolet geworden sei und ob nicht eventuell das Gesetz zu ändern wäre.

Als Ende der 80er, Anfang der 90er Jahre wieder positive Berichte über die Kastration erschienen, bat die Regierung des Landes Schleswig-Holstein den dort ansässigen Wille sowie Schorsch und mich um eine Stellungnahme und fragte insbesondere, ob wir „die operative Kastration noch für eine zeitgemäße Therapiemethode halten". Im Juni 1991, kurz vor seinem Tod, verneinte Eberhard Schorsch diese Frage. Er habe seit der Übernahme der Leitung der Hamburger Abteilung für Sexualforschung im Jahr 1974 bei keinem Patienten die Indikation gestellt, obwohl er gerade auch als forensischer Gutachter sehr oft

Patienten gesehen habe, die schwerste sexuelle Gewaltdelikte begangen hätten oder an einer schweren Perversionsbildung litten. Die Kastration sei keine sinnvolle Therapie, weil es gar nicht um einen zu hohen „Triebdruck" gehe, sondern um eine hoch komplexe psychische Dynamik. Schorsch verweist dann auf die oft brüchige männliche Identität der Sexualstraftäter mit entsprechenden Ängsten und Insuffizienzgefühlen. Mitten in diese Wunde treffe die operative „Entmannung", die die Ängste dieser Männer wahr mache. Einige Jahre zuvor hatte Schorsch (1987: 128) darauf hingewiesen, dass der „verstümmelnde Effekt einer chirurgischen Kastration [...] mehr einer Abrechnung mit diesen Menschen als einer Therapie" ähnele. Außerdem bestehe die Gefahr, die Bestrafungswünsche dieser Patienten mit zu agieren.

Ich teile die Auffassung von Schorsch, habe wie er nie die Indikation gestellt und verweise auf die Literatur, die das sehr differente sexuelle Erleben und Verhalten von Männern nach einer chirurgischen Kastration, die gravierend negativen körperlichen, psychischen und sozialen Folgen und den Trug der „freiwilligen" Entscheidung in der Zwangslage „Haft und Unterbringung *oder* Kastration" herausgearbeitet oder empirisch belegt hat (Bremer 1959; Yamamoto und Seeman 1960; Gaensbauer 1973; Heim 1977, 1980, 1981, 1985; Heim et al. 1978; Sigusch 1978, 1980b; Heim und Hursch 1979; Schorsch 1980, 1987; Kaiser 1981; Gerlach 1986).

Stereotaktische anteriore Hypothalamotomie

Wie gefährlich es ist, in der Medizin nicht strikt zwischen Heilen und Strafen zu trennen, lehrt uns gegenwärtig vor allem das Beispiel Psychochirurgie. Diese medizinische Technik ist nachweislich zur sozialen und politischen Manipulation und Kontrolle eingesetzt worden. Unter „Psychochirurgie" fasse ich hier jene Eingriffe zusammen, die am morphologisch *gesunden* Gehirn mit dem Ziel vorgenommen werden, ein als krank oder abnorm bezeichnetes Erleben oder Verhalten eines Menschen durch das Zerstören oder direkte Reizen von Hirngewebe zu beseitigen, zu beeinflussen oder zu kontrollieren. Sie sind insofern von neurochirurgischen Eingriffen am *kranken* Gehirn, zum Beispiel bei Tumoren, zu unterscheiden. Die Differenz haben „Seelenschneider" selbst immer wieder unmissverständlich ausgesprochen: Psychochirurgie sei eine „sedative" Neurochirurgie, „where a patient is made quiet and manageable by an operation" (Balasubramaniam et al. 1969: 377).

Soweit das bisher bekannt ist, wurden die ersten psychochirurgischen Eingriffe im Sinne unserer Definition zwischen 1888 und 1891 an sechs Psychiatrie-Patienten in der Schweiz vorgenommen. Verantwortlich war der Psychiater Gottlieb Burckhardt (1891), entscheidend aber waren die vorausgegangenen Erfolge der Neurowissenschaften und die tonangebenden Lehren der Lokalisation und Assoziation (vgl. Diering und Bell 1991; Joanette et al. 1993). Es folgten Eingriffe an drei Psychiatrie-Patienten zwischen 1906 und 1910 in Russland, für die Wladimir Bechterew und Ludwig Puusepp verantwortlich waren (Bechterew und Puusepp 1908; Puusepp 1910, 1937; vgl. Lichterman 1993). Von diesen Vorläufern abgesehen, beginnt die Ära der Psychochirurgie in der Neuzeit aber erst mit der von den Portugiesen Antonio de Egas Moniz und Almeida Lima verantworteten Operation einer melancholischen Prostituierten im Jahr 1935, die in der Medizin der damaligen Weltmächte Furore machte. Der Frau wurde zunächst Alkohol in die weiße Substanz des Stirnhirns gespritzt; später nahmen die Operateure „Durchschneidungen“ mit einem eigens konstruierten Instrument, dem Leukotom, in dieser Hirnregion vor (Moniz 1937, 1948, 1949). Für diese „Behandlung“ erhielt Moniz, zeitweise auch Außenminister seines Landes, 1949 den Medizin-Nobelpreis. Später feuerte einer der leukotomierten Patienten auf ihn fünf Kugeln ab, die ihn bis zum Tode lähmten.

In den Jahrzehnten nach dem Moniz-Lima-Eingriff wurden zahllose Techniken entwickelt und an 100 000 bis 200 000 Patienten ausprobiert. Die US-Amerikaner Walter Jackson Freeman, genannt „Jack, the Brainslasher“, und James Watts schritten dabei voran (Freeman und Watts 1942, 1949). Erwähnt sei nur die so genannte Topektomie, bei der der größte Teil des Stirnhirns herausgeschnitten wurde, und die so genannte transorbitale Leukotomie, bei der ein „Eispickel“ genanntes Instrument unmittelbar über dem Auge des Patienten durch den Knochen hindurch sieben Zentimeter weit ins Gehirn hineingetrieben wurde, um dann mit Kreisbewegungen Stirnhirngewebe zu zerstören. Zur „Betäubung“ wurde ein Elekroschockgerät benutzt. Die häufigste Spätkomplikation war eine traumatische Epilepsie, die nach eigenen Angaben der Psychochirurgen bei wiederholtem Eingriff in über 50 Prozent der „Fälle“ auftrat (das und alle anderen hier nicht belegten Daten und Aussagen sind nachgewiesen bei Sigusch 1977, 1979b, 1984).

Durch das Aufkommen stereotaktischer Verfahren, die der New Yorker Neurochirurg Ernest Spiegel zuerst angewandt hatte (Spiegel et al. 1947), erlebte die Psychochirurgie im Verlauf der 60er und 70er Jahre eine enorme Renaissance. Die Eingriffe galten jetzt als „fein“ und „schonend“. Tatsächlich aber wurde sehr oft eine „kleine“ Läsion neben die andere gesetzt, dreißig, vierzig, fünfzig, nicht selten auf beiden Seiten und in verschiedenen Regionen, weil der erwartete Effekt ausblieb. Obduktionen belegten immer wieder, dass die angeblich „zielgenauen“ stereotaktischen Eingriffe mit Sonden und Kanülen, durch die tief im Gehirn liegende Regionen erreicht werden können, bei weitem nicht so „zielgenau“ waren, wie von den Operateuren behauptet wurde. Aber selbst die grobschlächtigen messerchirurgischen Eingriffe galten nicht als obsolet, wurden weiterhin von Anführern der zweiten Psychochirurgie-Welle propagiert, so von William B. Scoville, dem Präsidenten des internationalen Fachverbandes, der sein „Orbital Undercutting“, eine Rindenunterschneidung mit dem Skalpell, als Universaleingriff anpries, weil er von der Annahme seiner Kollegen, seelische Erkrankungen ließen sich einer bestimmten Hirnregion zuordnen, überhaupt nichts hielt (Scoville 1960).

Die meisten Autoren stimmen übrigens darin überein, dass die „therapeutische“ Wirkung der psychochirurgischen Eingriffe umso stärker sei, desto mehr Hirnsubstanz zerstört werde und desto größer der nachfolgende Persönlichkeitsdefekt einschließlich einer charakteristischen „Abstumpfung“ wäre. So wurde beispielsweise ein neunjähriger Junge mit normaler Intelligenz, bei dem heute in den USA die Diagnose „Attention Deficit Disorder“ (ADD) und bei uns „hyperkinetisches Syndrom“ gestellt würde, in kurzer Zeit fünf Hirneingriffen unterzogen, bis das Kind endlich ausreichend abgestumpft war und der Operateur feststellen konnte: „Intellectually [...] the patient is deteriorating“ (Andy 1970: 324), das heißt: das Kind verfällt. Ein anderer Operateur wies die suggestive Kraft dieser Eingriffe durch spezielle Menschenexperimente nach: Er operierte Patienten zum Schein, bohrte ihnen „nur“ ein Loch in den Schädel, stach die Hirnhäute „etwas“ an und schickte sie dann „mit einem dicken Kopfverband“ in die Anstalt zurück. Der Erfolg sei „frappierend“ gewesen.

1976 durften die Psychochirurgen Gerhard Dieckmann und Rolf Hassler im „Deutschen Ärzteblatt“ mitteilen, was sie mit den neuen Methoden glaubten erfolgreich „behandeln“ zu können: Schizophrenie, Zwangserscheinungen, Morbus Gilles de la Tourette, Angst und Spannung, Depressionen, Erethismus, aggressive Verhaltensweisen, unstillbare Schmerzzustände, sexuelle Verhaltensstörungen und Suchtverhalten – so wörtlich ihre Aufzählung. Und natürlich wurden jetzt auch Kinder, selbst unter fünf Jahren, operiert. Dieckmann hat zwischen 1964 und 1975 nach eigenen Angaben 57 Kinder stereotaktisch operiert. Der bereits zitierte und sehr einflussreiche Inder Balasubramaniam hatte bis 1970 bereits mehr als 150 Kinder, die als „aggressiv" bezeichnet worden waren, an den Mandelkernen stereotaktisch operiert. Die Operationsmortalität betrug bei ihm acht Prozent, das heißt, jedes zwölfte Kind starb an den unmittelbaren Folgen des Hirneingriffs.

Zum Zeitpunkt der Veröffentlichung eines „Indikationskataloges" im „Deutschen Ärzteblatt" blickte der Freiburger Chirurg Fritz Mundinger bereits auf mehr als 5 000 stereotaktische Eingriffe zurück. Über die „Behandlung" erethisch-aggressiver Kinder schrieb er zwei Jahre zuvor: „Die kombinierte Ausschaltung des Medialkerns mit Reduktion der vom Stirnhirn einlaufenden Projektion - verantwortlich für Selbstbewusstsein, inneren Antrieb und Impuls -, kombiniert mit einer Ausschaltung in den davor liegenden intralaminären Kernen, die möglicherweise für die psychomotorische Komponente [...] verantwortlich sind, hatte nach der bilateralen Operation bei der Hälfte der Fälle eine völlige Beseitigung dieser Symptome [...] zur Folge. Nach unseren Erfahrungen ist in einem Teil der Fälle auch eine Thalamotomie [...] und Amygdalotomie [...] indiziert. [...] Gegen die schwere maligne Zwangskrankheit und verwandte Zustände sowie schwere Hypochondrien, gewisse Depressionen, Angst- und Depersonalisationspsychosen wirken multilokuläre, teils bilaterale Ausschaltungen. So wird auch nach unseren Erfahrungen eine Besserung erzielt mit der basofrontalen Tractotomie, mit bilateralen Läsionen in der Substantia innominata und der darüberliegenden Area 13 der medialen, orbitofrontalen Hirnrinde". Bei Schizophrenie böten sich „die multilokulären, bilateralen Ausschaltungen (basofrontale Tractotomie, Amygdalotomie, Thalamotomie, Cingulotomie)" an und bei Suchtkrankheiten einschließlich Alkoholismus präfrontale „Rindenunterschneidungen und Unterbrechungen am vorderen Schenkel der inneren Kapsel und [...] in der Lamella medialis des Thalamus, im Cingulum und in der Amygdala, also in den fronto-thalamischen und limbischen Systemen" (Mundinger 1974: 857, 859).

Doch der Wille zum vernichtenden Heilen, der *Furor operativus*, war unstillbar, die therapeutische Raserei ging weiter. Auf dem Höhepunkt der zweiten Psychochirurgie-Welle erschlossen deutsche Chirurgen ein neues Anwendungsfeld: die sexuellen Deviationen. Sie führten eine Technik ein, die stereotaktische anteriore Hypothalamotomie, von der selbst US-Amerikaner, bei Gott nicht zimperlich, übereinstimmend sagten, sie sei undurchführbar. Mit „Gehirnoperationen zur Behebung von Sexualstörungen" (Orthner et al. 1969: 3) wurde erstmals, soweit bekannt, in den 50er Jahren experimentiert. Man leukotomierte oder thalamotomierte homosexuelle und pädophile Männer oder saugte das präfrontale Stirnhirnmark ab. 1962 unterzog dann der Neurologe Fritz Douglas Röder im Göttinger Krankenhaus Neu-Mariahilf weltweit zum ersten Mal einen Patienten mit abweichendem Sexualverhalten einem stereotaktischen Hypothalamus-Eingriff. Zerstört werden sollte der rechte Nucleus ventromedialis (Cajal), den als „Mating center" anzusehen tierexperimentell diskutabel, als „Triebzentrum" oder „Kontrollzentrum für das sexuelle Fühlen und Erleben" beim Menschen anzusehen aber absurd ist (vgl. dazu auch die kritischen Stellungnahmen einiger Naturwissenschaftler in Fülgraff und Barbey 1978). Nach dem Tod des als pädophil bezeichneten Patienten stellte sich heraus, dass nicht „nur" der rechte Nucleus Cajal zerstört, sondern auf dieser Seite auch der Fornix durchtrennt und das Corpus mamillare zugrunde gegangen war. Wieder einmal zeigte sich, dass stereotaktische Eingriffe bei weitem nicht so „zielgenau" sind wie behauptet.

1969 gestatteten die Sexualforscher Hans Bürger-Prinz und Hans Giese dem damaligen theoretischen Kopf der Psychochirurgen, dem Göttinger Neuropathologen Hans Orthner, zusammen mit sieben Kollegen, darunter Psychotherapeuten und Psychoanalytiker, das Menschenexperiment Röders in „dankbarer Anerkennung" als „Pioniertat" zu feiern, und zwar in den „Beiträgen zur Sexualforschung" (Orthner et al. 1969). Das interdisziplinäre Team sah sein Ziel erreicht, „homophile Menschen von ihrer verhängnisvollen Neigung zu befreien" (ebd.: 1). „Wesentliche Nebenwirkungen" seien nicht eingetreten, obgleich der Patient nach dem Eingriff eine „Visualisationsstörung" hatte und darüber klagte, dass das Traumerleben „völlig versiegt" war (ebd.: 72 f).

Mitte der 70er Jahre wurde bekannt, dass inzwischen eine größere Zahl von Männern mit abweichendem Sexualverhalten einem Hypothalamus-Eingriff unterzogen worden war. Nach späteren Angaben von neurochirurgischer Seite sollen es insgesamt 75 Patienten gewesen sein. Die „Theorie" lieferte jetzt vor allem der Ostberliner Neuroendokrinologe Günter Dörner (1969, 1972) mit seinen an Ratten gewonnenen Mutmaßungen über ein hypothalamisches „Sex behavior center" beim Menschen. Durch eine öffentliche Kritik der sexualwissenschaftlichen Universitätsinstitute in Frankfurt am Main und Hamburg zusammen mit der Deutschen Gesellschaft für Sexualforschung (vgl. Rieber et al. 1976; Sigusch 1977; Rieber und Sigusch 1979; Schorsch und Schmidt 1979), der sich andere Fachgesellschaften anschlossen und die die Bundesregierung veranlasste, eine Expertenkommission zu berufen (vgl. Fülgraff und Barbey 1978), gelang es zu verhindern, dass diese Eingriffe als „Standardtherapie" bei sexuellen „Verhaltensstörungen" anerkannt wurden. Hilfreich war damals ein ablehnender Beschluss des Oberlandesgerichts Hamm (NJW 1976: 2311 f), das sich auf unsere Stellungnahme stützte und in der Hypothalamotomie „keine geeignete Behandlungstherapie zur Heilung abartigen Sexualverhaltens" sah. Verhindert wurde auch, dass analog zum Kastrationsgesetz ein Psychochirurgiegesetz zustande kam, obgleich einige Sexuologen und Rechtsmediziner der Psychochirurgie einen „guten Effekt-Risiko-Quotienten" bescheinigten.

Von den psychiatrischen und psychotherapeutischen Fachgesellschaften nicht verhindert wurde, dass Neurochirurgen weiterhin seelisch Kranke operierten. Sie tun es bis zur Stunde (vgl. z. B. Greist 1990; Hay und Sachdev 1992; Rappaport 1992; de la Porte 1993; Poynton 1993; Bridges et al. 1994; Cumming et al. 1995). Das gegenwärtige Regime haben die Neurochirurgen Diering und Bell (1991: 175) zutreffend wie folgt zusammengefasst: „Cingulotomy, subcaudate tractotomy, limbic leucotomy, and anterior capsulotomy are generally the stereotactic treatments of choice today. [...] The indications remain as affective, anxiety, and obsessive-compulsive disorders". Dabei wird nach wie vor von den meisten Psycho-Chirurgen und Bio-Psychiatern „a treatment of last resort", eine Ultima-ratio-Behandlung behauptet (wie wir es aus den 70er Jahren zur Genüge kennen), die allein schon deshalb nicht verlässlich indiziert werden kann, weil es keine „agreed criteria" gibt (Burrows et al. 1994: 5). In der Regel kann nicht einmal belegt und damit überprüft werden, ob ernsthafte und kompetente Versuche, die Patienten nichtinvasiv zu behandeln, vorausgegangen sind. Außerdem werden wie am Beginn der Stereotaxie-Welle die „Feinheit" und „Zielgenauigkeit" der Eingriffe mit Hilfe der neuen bildgebenden Techniken stolz hervorgehoben, „Nebenwirkungen" wie Epilepsie oder „personality change" aber in Langzeitstudien nicht kontrolliert (vgl. z. B. Diering und Bell 1991; Meltzer 1992; Swayze 1995). Und es gibt bei uns neuerdings wieder Vorstöße, über abwiegelnde Dissertationen und (noch) intern zirkulierende Rechtfertigungen (Timmann und Müller 1996) die anteriore Hypothalamotomie „bei pathologischem Sexualverhalten" in ein günstiges Licht zu rücken.

Sollten diese Versuche fortgesetzt werden, müssten diese Psychochirurgen noch einmal daran erinnert werden, wie viele angeblich „geheilte" Patienten *nach* einer Hypothalamotomie einen anderen Menschen umgebracht oder sich selbst das Leben genommen haben, wie viele nichtsexuelle Verbrechen begingen oder eine nichtsexuelle Sucht entwickelten (vgl. die Fallberichte in Sigusch 1977, 1979b). Und die Öffentlichkeit müsste noch einmal an die „Indikationen" der Psychochirurgen erinnert werden und damit daran, wen sie in der Vergangenheit bereits, zum Teil unter konspirativen Umständen, operiert haben: verhaltensgestörte Kinder und „gewalttätige" Hausfrauen, politische „Krawallmacher", „aufsässige" Gefangene und Terroristen, Homosexuelle, Exhibitionisten, Transvestiten, Wäschefetischisten, „Hypersexuelle" und Pädophile, Patienten mit Spielsucht, Magersucht, Partnerschaftsproblemen, Bet-Zwang oder Depressionen im Klimakterium, „starke" Raucher und „mannstolle" Frauen, Kinder mit Geruchshalluzinationen, Patienten mit Karzinophobie, Platzangst, „Psychopathien", psychosomatischen oder internistischen Erkrankungen usw. Wer es nicht glaubt, besorge sich die Veröffentlichungen im Original.

Hormone und Antihormone

Wie die chirurgische Kastration, die die Androgene bis auf jene fünf bis zehn Prozent, die in den Nebennieren produziert werden, aus dem Sexualkörper entfernt, ist die Pharmakotherapie mit Sexualhormonen und ihren Hemmstoffen darauf gerichtet, die männlichen Hormone auszuschalten. Prinzipiell kann das mit verschiedenen Substanzen bewirkt werden, allerdings in den meisten Fällen mit Effekten, die nicht nur unerwünscht, sondern unverantwortbar sind.

Östrogene

Früher wurden Östrogene appliziert, die die Gonadotropinsekretion hemmen, so dass die Biosynthese der Androgene nicht angeregt wird. Gravierende „Nebenwirkungen" waren eine Feminisierung einschließlich schmerzhafter Gynäkomastien, Herzinfarkte, Thrombosen, gastrointestinale Störungen usw. Dass Östrogene auch heute noch an Orten der Finsternis gegen „Triebtäter" eingesetzt werden, muss vermutet werden, wenn eine Presseagentur beispielsweise berichtet, in Großbritannien seien 17 Gefangene nach einer „Hormonkur" einer „Brustamputation" unterzogen worden.

Medroxyprogesteronacetat (MPA)

Wie Östrogene führen auch Gestagene durch zentrale Hemmung zu einem Androgenentzug. In den USA wird seit über 30 Jahren Medroxyprogesteronacetat (MPA) eingesetzt, das ähnliche Wirkungen haben soll wie das dort nicht zugelassene Antiandrogen Cyproteronacetat (CPA) (vgl. z. B. Lehne 1988; Abel et al. 1992; Bradford und Greenberg 1996). In Kanada kann CPA seit 1986 verordnet werden.

LHRH-/ GnRH-Agonisten

Gelegentlich wurden auch LHRH- bzw. GnRH-Agonisten appliziert (Allolio et al. 1985; Dickey 1992; Thibaut et al. 1993; Übersicht bei Bradford und Greenberg 1996), wodurch die entsprechenden Rezeptoren in den Zellen der Hypophyse zugrunde gehen, die Gonadotropine synthetisieren. Die reduzierte Gonadotropinsekretion führt wiederum zu einem Versiegen der Androgenbiosynthese, allerdings nur in den Testes und erst nach einigen Wochen. Wie die Entwicklung weitergegangen ist, berichtet Berner in Kapitel 24.

Cyproteronacetat (CPA)

In der Bundesrepublik wird seit 1966 von den genannten Substanzen beinahe ausschließlich das synthetische Steroidhormon Cyproteronacetat (CPA) verordnet, ein so genanntes Antihormon, das nicht nur antiandrogene, sondern auch gestagene und dadurch antigonadotrope Wirkungen hat. Reinen Antiandrogenen wie Flutamid und Anandron, die in jüngerer Zeit kombiniert mit dem LHRH-Agonisten Leuprolidacetat zur Behandlung eines Mannes mit exhibitionistischer Symptomatik (Rousseau et al. 1990) und experimentell bei Mann-zu-Frau-Transsexuellen (Kemenade et al. 1989) eingesetzt worden sind, fehlt die gestagene Partialwirkung der Antiandrogene vom CPA-Typ. Durch zentrale Gegenregulation wird deshalb der antiandrogene Effekt in den Zielorganen abgeschwächt bis aufgehoben. Demgegenüber beruht der Androgenentzug beim CPA auf zwei einander „ausbalancierenden" Mechanismen: (1) Hemmung der Androgenbiosynthese durch die antigonadotrope Wirkung wie beim

MPA und (2) Hemmung der Androgene durch Kompetition an den Rezeptoren der diversen Zielorgane wie bei den reinen Antiandrogenen (Neumann und Kalmus 1991). Mit CPA kann nicht nur der Effekt einer Kastration oder Hypophysektomie erzielt werden, sondern ein beinahe kompletter Androgenentzug, weil auch die adrenalen Androgene kompetitiv gehemmt werden.

Seit 1973 befindet sich bei uns CPA unter dem phantastischen Namen Androcur® in Tablettenform im Handel. Seit 1977 steht außerdem ein injizierbares Depotpräparat zur Verfügung. Obgleich CPA seit 30 Jahren eingesetzt wird, ist der Forschungsstand erbärmlich, was kürzlich in einem Disput mit mir selbst Friedmund Neumann von der Firma Schering einräumen musste, der zusammen mit anderen Forschern Anfang der 60er Jahre die hier erörterten Wirkungen des CPA entdeckt hatte (Neumann und Norpoth 1997). Die meisten „Studien" schildern subjektive Eindrücke im Stil von „eher gebessert", nehmen die Beteuerungen der von gerichtlichen Zwangsmaßnahmen bedrohten Delinquenten oder Strafregisterauszüge als objektive Beweise, operieren mit „Diagnosen", die nicht einmal Symptomdiagnosen sind, genügen nicht im entferntesten den Standards, die an eine systematische und kontrollierte Therapieforschung zu stellen sind (vgl. die Kritik von Bradford 1988b; Bradford und Pawlak 1993a). Etliche sind überdies ideologiegesättigte Makulatur. Bisher ist nicht einmal systematisch untersucht, welche körperlichen Effekte CPA unter differenten Ausgangsbedingungen hat (vgl. z. B. Cooper und Cernovovsky 1992; Bradford und Pawlak 1993b), von den Effekten auf die sexuellen Funktionen im engeren Sinn einmal abgesehen. Selbst katamnestische Studien und solche, die die Gabe von CPA innerhalb eines psychotherapeutischen Prozesses reflektieren, sind eine Rarität (vgl. z. B. Petri 1980; Ahrens 1991), was Kockott (1988) seit Jahren kritisiert. Der Indikationsbereich von CPA und die Rückfallrate unter und nach CPA-Gabe sind im Grunde wissenschaftlich unbekannt. Unterzöge man die internationale klinisch-forensische Fachliteratur einer immanent methodologischen Kritik, müssten allein aus diesem Grund die allermeisten Arbeiten verworfen werden. Nach meinem Eindruck enthält höchstens eine Handvoll ernst zu nehmende Daten.

Auffällig ist, dass Untersuchungen, in denen es um andere als „sexualpathologische" Indikationen des CPA geht, ein deutlich höheres wissenschaftliches Niveau haben (vgl. z. B. Appelt und Strauß 1984). Offenbar genügte den meisten Klinikern, die CPA perversen oder delinquenten Männern verordneten, die Überzeugung, sie damit „chemisch" zu kastrieren. Da aber „Triebstärke" und Hormonlevel nicht, wie in diesem Buch mehrfach betont wird (vgl. Kap. 9 und 14), naturgesetzlich zusammenhängen, bleibt offen, was jenseits des Androgenentzugs welche Wirkungen hat: die immer psychotrope, im günstigsten Fall psychotherapeutisch wirksame Arzt-Patient-Beziehung; die suggestive Kraft, die in diesem Mittel und dieser Art der Behandlung steckt; die Verarbeitung der körperlichen Veränderungen, die der Patient an sich wahrnimmt; die Phantasie des Patienten, dass er jetzt wirklich kastriert worden sei; die prothetische Funktion des Mittels, die intrapsychisch Schutz vor der gefährdenden Triebüberflutung bietet, usw. Reiche kam in einem Behandlungsbericht, den ich zitiert habe (Sigusch 1980b: 272–276), zu dem Schluss, dass der Injektion des CPA bei seinem Patienten eine hoch explosive ambivalente Bedeutung zukam. Sie habe wie ein zugleich gutes und böses Introjekt gewirkt, weil sie einerseits vor Triebdurchbrüchen oder Phantasieüberschwemmungen „schützte“ und andererseits „kastrierte“.

CPA konnte sich ohne nennenswerte klinisch-therapeutische Forschung durchsetzen,

- weil dieses Mittel, auf welchen Wegen auch immer, trotz erheblicher interindividueller Differenzen bei vielen Patienten die sexuelle Reagibilität (und das reproduktive Vermögen) reduziert bzw. zum Versiegen bringt, wobei zunächst bei den üblichen Dosen von täglich 50 bis 200 mg oral bzw. 300 mg i. m. alle 1 bis 4 Wochen die Appetenz und die Erektionsfähigkeit abnehmen, dann die Spermiogenese und die Ejakulationsfähigkeit und schließlich eventuell nach Monaten auch die sexuelle Phantasietätigkeit und das Traumerleben;
- weil die damalige Bundesregierung in wohl einmaliger Weise die Herstellerfirma unter Druck setzte, dieses Mittel auf den Markt zu bringen, am besten als Injektionslösung, so dass die Verordnung besser kontrolliert werden könne;
- weil viele Gerichte im Verlauf der 70er Jahre dazu übergingen, Sexualdelinquenten eine Therapieauflage zu erteilen;
- weil dieses Mittel den Psychotherapie-Notstand im gesamten forensischen Bereich relativ unanstößig zu übertünchen in der Lage ist;
- weil dieses Mittel zwar „chemisch kastriert“, nicht aber wie die chirurgische Kastration körperlich verstümmelt und
- weil schließlich, auch im Gegensatz zu Kastration und Hypothalamotomie, die erwünschten und unerwünschten Wirkungen reversibel sein sollen und nach bisherigem Wissen auch sind.

Fassen wir zusammen: Die Applikation von CPA ist nach allem, was wir bisher wissen, aus ethischen, ärztlichen und therapeutischen Gründen nur im Sinne einer tatsächlichen Ultima-ratio-Behandlung zu verantworten, das heißt im Rahmen einer Psychotherapie in Notfallsituationen, die ich eingangs skizziert und in früheren Publikationen ausführlich erörtert habe (vgl. insbes. Sigusch 1980b). Dort werden auch die so genannten Nebenwirkungen (Zeugungsunfähigkeit, Gewichtsveränderungen, Adynamie, depressive Verstimmungen, Gynäkomastie, Galactorrhoe, Leberfunktionsstörungen, Haarausfälle usw.), die Kontraindikationen und die notwendigen medizinischen Kontrolluntersuchungen im Einzelnen erörtert (vgl. insbes. Sigusch 1979a). Wir selbst sind in Frankfurt am Main im Verlauf von 30 Jahren nur wenige Male in eine solche Notfallsituation geraten, ohne dass gesagt werden könnte, zu uns kämen nur selten Patienten, die schwerste Persönlichkeitsstörungen aufweisen oder schwerste Delikte begangen haben.

Psychopharmaka, insbesondere Serotonin-Reuptake-Hemmer

Neuroleptika, insbesondere Phenothiazine und Butyrophenone, werden trotz der erheblichen unerwünschten Wirkungen seit Jahrzehnten verordnet. Mehr oder weniger zweifelhafte „Erfolge" einer Behandlung mit Benperidol (z. B. Deberdt 1971; Tennent et al. 1974), Thioridazin (z. B. Bartholomew 1968) und Chlorpromazin (z. B. Tennent et al. 1974) wurden veröffentlicht. Nicht veröffentlicht wird, dass Neuroleptika bis heute bei sexuell „deviantem" oder „perversem" Verhalten von nicht wenigen Ärzten ex juvantibus gegeben werden im Sinne von „Mal sehn, was passiert" (vgl. z. B. Fedoroff 1993: 107).

Experimentaltherapeuten, die die Ergebnisse der Tierforschung und der Pharmakosexologie kennen (vgl. die Kap. 11 und 14), setzen seit 1990 ihre Hoffnungen auf Substanzen, die wie Neuroleptika mit dem Neurotransmitter Serotonin interferieren, aber nicht so gravierende unerwünschte Wirkungen haben. Generell wird angenommen, dass eine Zunahme der zentralnervösen Serotonin-Aktivität auf die sexuellen Funktionen dämpfend wirkt (und umgekehrt). Zum Einsatz gelangten daher vor allem Serotonin-Agonisten und Serotonin-Reuptake-Hemmer (vgl. Fedoroff 1993), die vordem als Anxiolytika und Antidepressiva eingeordnet worden sind. Mit dem Erschließen des neuen klinischen Anwendungsgebietes ging ein theoretisches Umschreiben der so genannten sexuellen Paraphilien und Süchte Hand in Hand. Sie werden jetzt als „anxiety, depressive or obsessive-compulsive spectrum disorders" neu klassifiziert (Abel et al. 1992: 280; vgl. dazu z. B. Kafka und Prentky 1992b; Kruesi et al. 1992; Bradford und Greenberg 1996).

Im Einzelnen sind Ende der 80er Jahre und in den 90er Jahren in diesem Sinn erstmalig experimentell appliziert worden:

- Fluoxetin (z. B. Bianchi 1990; Emmanuel et al. 1991; Kafka 1991; Kafka und Prentky 1992b; Greenburg et al. 1996);
- Clomipramin (z. B. Kruesi et al. 1992; Casals-Ariet und Cullen 1993; Ruby et al. 1993);
- Desipramin (Kruesi et al. 1992);
- Paroxetin (Abouesh und Clayton 1999);
- Sertralin (z. B. Kafka 1994; Greenburg et al. 1996;
- Fluvoxamin (z. B. Greenburg et al. 1996);
- Alprazolam (Fedoroff 1989);
- Buspiron (Fedoroff 1988, 1989, 1992; Pearson et al. 1992);
- Lithiumkarbonat (z. B. Cesnik und Coleman 1989; Veenhuizen et al. 1992), das bereits vor Jahrzehnten, anders begründet, zur „Behandlung" des Transvestitismus eingesetzt worden ist (Ward 1975).

Beinahe ausnahmslos handelt es sich bei den erwähnten Studien um offene, nichtkontrollierte Fallberichte, die keine verbindlichen Rückschlüsse zulassen. Die Resultate sollen überwiegend „positiv" sein, insbesondere bei niedrigen Dosen von 20 bis 40 mg/die Fluoxetin, unter 150 mg/die Clomipramin, 20 mg/die Buspiron oder 600 mg/die Lithium (vgl. auch Berner in Kap. 24). Allerdings ist zu bedenken, dass negative Resultate im Allgemeinen nicht veröffentlicht werden. Immanent methodenkritische, aber in der Sache hoffnungsvoll freundliche Übersichten bieten Abel et al. (1992), Fedoroff (1993), Gijs und Gooren (1994) sowie Bradford und Greenberg (1996). Danach werden zur Zeit alle nur denkbaren Substanzen, die in das Serotoninsystem eingreifen, erstmalig oder erneut getestet.

Literatur

Abel, G. G. et al.: Current treatments of paraphiliacs. Ann. Rev. Sex Res. 3, 255–290, 1992

Abouesh, A. und A. Clayton: Compulsive voyeurism and exhibitionism: A clinical response to paroxetine. Arch. Sex. Behav. 28, 23–30, 1999

Ackerknecht, E. H.: Kurze Geschichte der Psychiatrie. 2. Aufl. Stuttgart: Enke 1967

Ahrens, R.: Androcur (Cyproteronacetat) bei Sexualdelinquenz. Nachuntersuchung von untergebrachten psychiatrischen Patienten. Schweiz. Arch. Neurol. Psychiat. 142, 171–188, 1991

Allolio, B. et al.: Behandlung sexueller Verhaltensstörungen mit LH-RH-Superagonisten. Dtsch. Med. Wochenschr. 110, 1952, 1985

Andy, O. J.: Thalamotomy in hyperactive and aggressive behavior. Conf. Neurol. 32, 322–325, 1970

Appelt, H. und B. Strauss: Effects of antiandrogen treatment on the sexuality of women with hyperandrogenism. Psychother. Psychosom. 42, 177–181, 1984

Balasubramaniam, V. et al.: Sedative neurosurgery. J. Ind. Med. Assoc. 53, 377–381, 1969

Bartholomew, A. A.: A long-acting phenothiazine as a possible agent to control deviant sexual behavior. Am. J. Psychiat. 124, 917-923, 1968

Bechterew, V. M. und L. M. Puusepp: Surgery in mental diseases. Obozrenie Psychiat. Neurol. Exp. Psychol. 4, 208–227, 1908

Bianchi, M. D.: Fluoxetine treatment of exhibitionism. Am. J. Psychiat. 147, 1089–1090, 1990

Bradford, J. M. W.: Organic treatment for the male sexual offender. Ann. N. Y. Acad. Sci. 528, 193-202, 1988 (a)

Bradford, J. M. W.: Treatment of sexual offenders with cyproterone acetate. In: Sitsen 1988 (zit. als 1988b)

Bradford, J. M. W. und D. M. Greenberg: Pharmacological treatment of deviant sexual behaviour. Ann. Rev. Sex Res. 7, 283–306, 1996

Bradford, J. M. W. und A. Pawlak: Double-blind placebo crossover study of cyproterone acetate in the treatment of the paraphilias. Arch. Sex. Behav. 22, 383–402, 1993 (a)

Bradford, J. M. W. und A. Pawlak: Effects of cyproterone acetate on sexual arousal patterns of pedophiles. Arch. Sex. Behav. 22, 629–641, 1993 (b)

Bremer, J.: Asexualization. A follow-up study of 244 cases. New York: Macmillan 1959

Bridges, P. K. et al.: Psychosurgery: Stereotactic subcaudate tractomy. An indispensable treatment. Brit. J. Psychiat. 165, 599–611, 1994

Burckhardt, G.: Über Rindenexcisionen, als Beitrag zur operativen Therapie der Psychosen. Allg. Z. Psychiat. 47, 463–548, 1891

Burrows, G. D. et al.: Definition and differential diagnosis of treatment-resistant depression. Int. Clin. Psychopharmacol. 9 (Suppl. 2), 5–10, 1994

Casals-Ariet, C. und K. Cullen: Exhibitionism treated with clomipramine. Am. J. Psychiat. 150, 1273–1274, 1993

Cesnik, J. A. und E. Coleman: Use of lithium carbonate in the treatment of autoerotic asphyxia. Am. J. Psychother. 63, 277–286, 1989

Cooper, A. J. und Z. Cernovovsky: The effect of cyproterone acetate on sleeping and waking penile erections in pedophiles: Possible implications for treatment. Can. J. Psychiat. 37, 33–39, 1992

Cumming, S. et al.: Neuropsychological outcome from psychosurgery for obsessive-compulsive disorder. Aust. N. Z. J. Psychiat. 29, 293–298, 1995

Danckwardt, J. F.: Zur Interaktion von Psychotherapie und Psychopharmakatherapie. Psyche 32, 111–154, 1978

Deberdt, R.: Le benperidol (R4584) dans le traitement des délicts sexuels. Acta Psychiat. Belg. 71, 396–413, 1971

Dickey, R.: The management of a case of treatment resistant paraphilia with a long acting LHRH agonist. Can. J. Psychiat. 37, 567–569, 1992
Dieckmann, G. und R. Hassler: Psychochirurgie. Zum gegenwärtigen Stand der chirurgischen Behandlung psychiatrischer Erkrankungen. Dtsch. Ärztebl. 73, 1217–1223, 1976
Diering, S. L. und W. O. Bell: Functional neurosurgery for psychiatric disorders: A historical perspective. Stereotact. Funct. Neurosurg. 57, 175–194. 1991
Dörner, G.: Zur Frage der neuroendokrinen Pathogenese, Prophylaxe und Therapie angeborener Sexualdeviationen. Dtsch. Med. Wochenschr. 94, 390–396, 1969
Dörner, G.: Sexualhormonabhängige Gehirndifferenzierung und Sexualität. Jena: Fischer 1972
Dupont, M.: Sexualwissenschaft im Dritten Reich. Eine Inhaltsanalyse medizinischer Zeitschriften. Med. Diss., Johann Wolfgang Goethe-Universität Frankfurt am Main 1996
Emmanuel, N. P. et al.: Fluoxetine treatment of voyeurism [letter]. Am. J. Psychiat. 148, 950, 1991
Fedoroff, J. P.: Buspirone hydrochloride in the treatment of transvestic fetishism. J. Clin. Psychiat. 49, 408–409, 1988
Fedoroff, J. P.: Buspirone and transvestic fetishism [reply to letter]. J. Clin. Psychiat. 50, 437, 1989
Fedoroff, J. P.: Buspirone hydrochloride in the treatment of an atypical paraphilia. Arch. Sex. Behav. 21, 401–406, 1992
Fedoroff, J. P.: Serotonergic drug treatment of deviant sexual interests. Ann. Sex Res. 6, 105–121, 1993
Freeman, W. und J. W. Watts: Psychosurgery: Intelligence, emotion and social behavior following prefrontal lobotomy for mental disorders. Springfield, Ill.: Thomas 1942
Freeman, W. und J. W. Watts: Psychochirurgie. Stuttgart: Wissenschaftliche Verlagsgesellschaft 1949
Fülgraff, G. und I. Barbey (Hrsg.): Stereotaktische Hirnoperationen bei abweichendem Sexualverhalten. Berlin: Reimer 1978
Gaensbauer, T. J.: Castration in treatment of sex offenders: An appraisal. Rocky Mt. Med. J. 70, 23–28, 1973
Gerlach, K.: Zur Kastration von Sexualstraftätern. Med. Diss., Hannover 1986
Giese, H.: Über die medizinische Indikation zur Kastration. Unveröffentl. Manuskr. Hamburg 1968
Gijs, L. und L. Gooren: Hormonale en psychofarmacologische interventies in de behandeling van parafilieën. Tijdschr. Seksuol. 18, 56–71, 1994
Giles, G.: "The most unkindest cut of all": Castration, homosexuality and the Nazi justice. J. Contemp. Hist. 27 (1), 41–61, 1992
Grau, G.: „Unschuldige" Täter. Mediziner als Vollstrecker der nationalsozialistischen Homosexuellenpolitik. Mitt. Magnus-Hirschfeld-Ges., Nr. 28, S. 5–28, 1998
Grau, G.: Herrschaft der Sachverständigen. Zur Rolle von Medizinern bei der Durchsetzung der nationalsozialistischen Anti-Homosexuellenpolitik. Vortrag, 20. Wissenschaftliche Tagung der Deutschen Gesellschaft für Sexualforschung, Frankfurt am Main, 6. bis 8. Oktober 2000
Greenburg, D. M. et al.: A comparison of treatment of paraphilias with three serotonin reuptake inhibitors: A retrospective study. Am. Acad. Psychiat. Law 24, 525–532, 1996
Greist, J. H.: Treatment of obsessive compulsive disorder: Psychotherapies, drugs, and other somatic treatment. J. Clin. Psychiat. 51 (Suppl.), 44–50, 1990
Hay, P. J. und P. S. Sachdev: The present status of psychosurgery in Australia and Nea Zeeland. Med. J. Aust. 157, 17–19, 1992
Heim, N.: Kastration bei Sexualstraftätern – eine kritische Betrachtung! In: G. Nass (Hrsg.): Kriminalätiologie und Prophylaxe. Kassel: Gesellschaft für vorbeugende Verbrechensbekämpfung 1977
Heim, N.: Die Kastration und ihre Folgen bei Sexualstraftätern. Göttingen: Schwartz 1980
Heim, N.: Sexual behavior of castrated sex offenders. Arch. Sex. Behav. 10, 11–19, 1981
Heim, N.: Chirurgische Kastration – Behandlungsmethode für Sexualstraftäter? Recht & Psychiatrie 3, 149–154, 1985
Heim, N. und C. J. Hursch: Castration for sex offenders: Treatment or punishment? A review and critique of recent European

literature. Arch. Sex. Behav. 8, 281–304, 1979

Heim, N. et al.: Kastration als „Therapie" bei Sexualstraftätern - Auswirkungen des chirurgischen Eingriffes aus der Sicht der Betroffenen. Medizin, Mensch, Gesellschaft 3, 113–119, 1978

Hirschfeld, M.: Sexualpathologie. Teil 1. 2. Aufl. Bonn: Marcus & Weber 1921

Hopfner, T.: Das Sexualleben der Griechen und Römer von den Anfängen bis in das 6. Jahrhundert nach Christus. Bd. 1, 1. Hälfte. Prag: Calve 1938

Jellonnek, B: Homosexuelle unter dem Hakenkreuz. Die Verfolgung von Homosexuellen im Dritten Reich. Paderborn: Schöningh 1990

Joanette, Y. et al.: From theory to practice: The unconventional contribution of Gottlieb Burckhardt to psychosurgery. Brain Lang. 45, 572–587, 1993

Kafka, M. P.: Successful antidepressant treatment of nonparaphilic sexual addictions and paraphilias in men. J. Clin. Psychiat. 52, 60–65, 1991

Kafka, M. P.: Sertraline pharmacotherapy for paraphilias and paraphilia related disorders. An open trial. Ann. Clin. Psychiat. 6, 189–195, 1994

Kafka, M. P. und R. Prentky: A comparative study of nonparaphilic sexual addictions and paraphilias in men. J. Clin. Psychiat. 53, 345–350, 1992 (a)

Kafka, M. P. und R. Prentky: Fluoxetine treatment of nonparaphilic sexual addictions and paraphilias in men. J. Clin. Psychiat. 53, 351–358, 1992 (b)

Kaiser, R.: Die künstliche Unfruchtbarmachung von sexuellen Triebtätern. München: Minerva 1981

Kemenade, J. F. L. M. van et al.: Effects of pure antiandrogene RU 23.903 (anandron) on sexuality, aggression, and mood in male-to-female transsexuals. Arch. Sex. Behav. 18, 217–228, 1989

Kockott, G.: Sexuelle Variationen. Stuttgart: Hippokrates 1988

Kruesi, M. J. P. et al.: Paraphilias: A double-blind crossover comparison of clomipramine versus desipramine. Arch. Sex. Behav. 21, 587–593, 1992

Langelüddeke, A.: Die Entmannung von Sittlichkeitsverbrechern. Berlin: de Gruyter 1963

Langelüddeke, A.: Das neue Kastrationsgesetz aus der Sicht des kriminologisch erfahrenen Psychiaters. Monatsschr. Krim. 53, 289–297, 1970

Lehne, G. K.: Treatment of sex offenders with medroxyprogesterone acetate. In: Sitsen 1988

Lichterman, B. L.: On the history of psychosurgery in Russia. Acta Neurochir. 125: 1–4, 1993

Meltzer, H. Y.: Treatment of the neuroleptic-nonresponsive schizophrenic patient. Schizophr. Bull. 18, 515–542, 1992

Menninger, K. A. und Ph. S. Holzman: Theory of psychoanalytic technique. 2nd ed. New York: Basic Books 1973

Moniz, E.: Prefrontal leucotomy in the treatment of mental disorders. Am. J. Psychiat. 93, 1379–1385, 1937

Moniz, E.: Mein Weg zur Leukotomie. Dtsch. Med. Wochenschr. 73, 582–583, 1948

Moniz, E.: Die präfrontale Leukotomie. Arch. Psychiat. Nervenkr. 181, 591–602, 1949

Mundinger, F.: Psychiatrische Chirurgie. Z. Allgemeinmed. 50, 856–859, 1974

Neumann, F. und J. Kalmus: Hormonal treatment of sexual deviations. Berlin: Diesbach 1991

Neumann, F. und T. Norpoth: Zum Beitrag „Chemische Kastration" der Serie Sexualmedizin von Prof. Dr. med. Volkmar Sigusch in Praxis med. 1/97. Prax. med. 7 (9), 88, 1997

Orthner, H. et al.: Zur Therapie sexueller Perversionen. Heilung einer homosexuell-pädophilen Triebabweichung durch einseitigen stereotaktischen Eingriff im Tuber cinerum. Stuttgart: Enke 1969

Pearson, H. J. et al.: Treatment of a compulsive paraphiliac with buspirone. Ann. Sex Res. 5, 239–246, 1992

Pelikan, E.: Gerichtlich-medicinische Untersuchung über das Skopzenthum in Russland. Gießen: Ricker 1876

Petri, H.: Analytische Kurztherapie bei sexuellen Perversionen. Mit Bemerkungen zur Antiandrogentherapie. In: Sigusch 1980a

Pfäfflin, F.: Chirurgische Kastration vor und nach 1945. In: G. Kaiser et al. (Hrsg.): Kriminologische Forschung in den 80er Jahren. Freiburg i. Br.: Max-Planck-Institut für ausländisches und internationales Strafrecht 1988

Porte, C. de la: Technical possibilities and limitations of stereotaxy. Acta Neurochir. 124, 3-6, 1993

Poynton, A. M.: Current state of psychosurgery. Brit. J. Hosp. Med. 50, 408-411, 1993

Puusepp, L. M.: Surgical intervention in the mentally disabled from the ethical and law standpoint. Obozrenie Psychiat. Neurol. Exp. Psychol. 10/11, 697-698, 1910

Puusepp, L. M.: Alcune considerazioni sugli interventi chirurgici nelle mallattie mentali. G. Accad. Med. Torino 100, 3-16, 1937

Puvogel, H.: Die leitenden Grundgedanken bei der Entmannung gefährlicher Sittlichkeitsverbrecher. Jur. Diss. Göttingen, Düsseldorf: Dissertations-Verlag Nolte 1937

Rappaport, Z. H.: Psychosurgery in the modern era: Therapeutic and ethical aspects. Med. Law 11, 449-453, 1992

Rieber, I. und V. Sigusch: Psychosurgery on sex offenders and sexual "deviants" in West Germany. Arch. Sex. Behav. 8, 523-527, 1979

Rieber, I. et al.: Stellungnahme zu stereotaktischen Hirnoperationen an Menschen mit abweichendem Sexualverhalten. Monatsschr. Krim. 59, 216-222, 1976

Rousseau, L. et al.: Effect of combined androgen blockade with an LHRH agonist and flutamide in one severe case of male exhibitionism. Can. J. Psychiat. 35, 338-341, 1990

Ruby, R. et al.: Clomipramine treatment of sexual preoccupation. J. Clin. Psychopharmacol. 13, 158-159, 1993

Schorsch, E.: Sexuelle Perversionen: Ideologie, Klinik, Kritik. In: Sigusch 1980a

Schorsch, E.: Therapie mit Sexualstraftätern. In: H. Jäger und E. Schorsch (Hrsg.): Sexualwissenschaft und Strafrecht. Stuttgart: Enke 1987

Schorsch, E. und G. Schmidt: Hypothalamotomie bei sexuellen Abweichungen. Eine Kritik aus sexualwissenschaftlicher Sicht. Nervenarzt 50, 689-699, 1979

Scoville, W. B.: Late results of orbital undercutting. Report of 76 patients undergoing quantitative selective lobotomies. Am. J. Psychiat. 117, 525-532, 1960

Sigusch, V.: Medizinische Experimente am Menschen. Das Beispiel Psychochirurgie. Beiwerk des Jahrbuchs für kritische Medizin, Bd. 2. Berlin: Argument 1977

Sigusch, V.: Die Kastration des Mannes. Gibt es eine sexualmedizinische Indikation? Sexualmed. 7, 984-993, 1978

Sigusch, V.: Die Behandlung mit Antiandrogenen. Ultima ratio bei sexuellen Perversionen? Sexualmed. 8, 13-19, 1979 (a)

Sigusch, V.: Medizinische Experimente am Menschen. Das Beispiel Psychochirurgie. In: V. Sigusch (Hrsg): Medizin und Sexualität. Köln: Kiepenheuer & Witsch 1979 (zit. als 1979b)

Sigusch, V. (Hrsg.): Therapie sexueller Störungen. 2., neubearb. und erweit. Aufl. Stuttgart, New York 1980 (a)

Sigusch, V.: Somatische Behandlungsversuche bei sexuellen Perversionen und sexueller Delinquenz. In: Sigusch 1980a (zit. als 1980b)

Sigusch, V.: Folgerichtig hirnverbrannt. Psychochirurgische Eingriffe zur sozialen und politischen Kontrolle. In: V. Sigusch: Vom Trieb und von der Liebe. Frankfurt a. M., New York: Campus 1984

Sitsen, J. M. A. (Hrsg.): The pharmacology and endocrinology of sexual function. (Handbook of sexology, vol. VI). Amsterdam u. a.: Elsevier 1988

Sparing, F.: „... wegen Vergehen nach § 175 verhaftet". Die Verfolgung der Düsseldorfer Homosexuellen während des Nationalsozialismus. Düssedorf: Grupello 1997

Sparing, F.: „daß er es der Kastration zu verdanken hat, daß er überhaupt wieder in die Volksgemeinschaft entlassen wird." Die Entmannung von Homosexuellen im Bereich der kriminalbiologischen Sammelstelle Köln. In: Centrum Schwule Geschichte (Hrsg.): „Das sind Volksfeinde!" Die Verfolgung von Homosexuellen an Rhein und Ruhr 1933-1945. Köln: Emons-Verlag 1998

Spiegel, E. A. et al.: Stereotaxic apparatus for operations on the human brain. Science 106, 349-50, 1947

Stellungnahme der sexualwissenschaftlichen Universitätsabteilungen in Hamburg und Frankfurt a. M. und der Deutschen Gesellschaft für Sexualforschung zu stereotaktischen Hirnoperationen an Menschen mit abweichendem Sexualverhalten vom

April 1976. Abgedruckt u. a. in: Sexualmed. 5, 442–450, 1976

Swayze, V. W.: Frontal leukotomy and related psychosurgical procedures in the era before antipsychotics (1935–1954): A historical overview. Am. J. Psychiat. 152, 505–515, 1995

Tennent, G. et al.: The control of deviant sexual behavior by drugs: A double-blind controlled study of benperidol, chlorpromazine, and placebo. Arch. Sex. Behav. 3, 261–271, 1974

Thibaut, F. et al.: Effect of long-lasting gonadotropine-hormone-releasing hormone agonist in six cases of severe male paraphilia. Acta Psychiat. Scand. 87, 445–450, 1993

Timmann, H. D. und D. Müller: Ergebnisse nach stereotaktisch durchgeführter vorderer Hypothalamotomie bei pathologischem Sexualverhalten. Unveröffentl. Manuskr. Hamburg 1996

Veenhuizen, A. M. et al.: The combined psychotherapeutic and lithium carbonate treatment of an adolescent with exhibitionism and indecent assault. J. Psychol. Hum. Sex. 5, 53–64, 1992

Ward, N. G.: Successfull lithium treatment of transvestism associated with manic depression. J. Nerv. Ment. Dis. 161, 204–206, 1975

Wille, R. und K. M. Beier: Nachuntersuchungen von kastrierten Sexualstraftätern. Sexuol. 4, 1–26, 1997

Wolf, C.: Die Kastration bei sexuellen Perversionen und Sittlichkeitsverbrechen des Mannes. Basel: Schwabe 1934

Wyre, R. und A. Swift: Und bist Du nicht willig ... Die Täter. Köln: Volksblattverlag 1991

Yamamoto, J. und W. Seeman: A psychological study of castrated males. Psychiat. Res. Rep. Am. Psychiat. Assoc. 12, 97–103, 1960

Kapitel 26
Geschlechtsidentitätsstörungen im Kindes- und Jugendalter
Von Bernd Meyenburg

Als ein besonderes Problem beobachten wir in der kinder- und jugendpsychiatrischen Praxis Störungen der Geschlechtsidentität. Kinder und Jugendliche mit diesen Störungen äußern den Wunsch, dem anderen Geschlecht anzugehören. Sie fallen dadurch auf, dass sie Kleidung, Spiele und Aktivitäten des anderen Geschlechts bevorzugen und alles ablehnen, was als zu ihrem biologischen Geschlecht gehörig angesehen wird. Sie sind unglücklich, weil sie nach ihrem Gefühl dem falschen Geschlecht angehören.

Beispiel 1. Die Eltern des sechsjährigen Andreas wünschten dringend eine Therapie für ihren Sohn, weil er immer wieder den Wunsch äußerte, ein Mädchen zu sein. Er habe auch schon gesagt, er sei ein Mädchen. Besonders entsetzt waren die Eltern, als Andreas sagte: „Ich geh zum Arzt und lass mir den Penis abschneiden!" Früher habe er die Mutter wiederholt gefragt: „Gell, Mama, man kommt als Mann auf die Welt und wird dann eine Frau?"

Zum ersten Mal hatte Andreas im Alter von vier Jahren begonnen, sich im Kindergarten als Mädchen zu kleiden. Anfangs hatten die Eltern damit kein Problem. Sie haben das Verkleiden für eine „Phase" gehalten und zu Hause sogar gefördert, indem sie eine „Verkleidungsecke" einrichteten. Andreas begann auch, sich im Elternhaus zu schminken und Schmuckstücke der Mutter anzulegen. Bei Spielen wollte er immer nur die Braut, die Fee oder die Prinzessin sein. Besonders liebte er Barbie-Puppen. An Jungenspielsachen zeigte er kein Interesse. Er hatte nur Mädchen als Spielkameraden.

Nach einigen Monaten hatten die Eltern schließlich einen Psychologen konsultiert, weil sie dachten, dass die „Phase" zu lang dauere. Der Psychologe hatte erklärt, dass Andreas den Wunsch der Eltern auslebe, als zweites Kind ein Mädchen zu haben. Andreas hat einen zwei Jahre jüngeren Bruder, den die Eltern als das genaue Gegenteil von Andreas beschrieben: Er sei sehr jungenhaft und spiele am liebsten mit Gewehren, Dinosauriern und Autos.

Die Mutter schilderte noch weitere Verhaltensprobleme: Andreas lutsche so exzessiv und intensiv am Daumen, dass eine Zahnfehlstellung resultierte. Das sei ihm nicht abzugewöhnen. Zwischen ihr und Andreas gebe es sehr oft Machtkämpfe. An manchen Tagen weigere er sich intensiv, in den Kindergarten zu gehen, er lasse sich dann durch kein Argument überzeugen. Diese Probleme hätten mit zwei Jahren begonnen, nach der Geburt des Bruders. Andreas sei trotzig und stur geworden, er habe nicht hören wollen. Die Eltern seien aber hart geblieben, hätten dadurch jedoch den Trotz noch verstärkt. Durch seine aggressive Verweigerungshaltung reize er die Eltern oft „bis zur Weißglut". Am Ende eines Machtkampfes stampfe er mit dem Fuß auf, „er gibt klein bei und weint".

In der allgemeinen kinderpsychiatrischen Praxis kommt es sehr selten vor, dass Kinder wie in diesem Beispiel speziell wegen einer Geschlechtsidentitätsstörung vorgestellt werden. Häufiger werden Kinder aus anderen Gründen vorgestellt und die Geschlechtsidentitätsstörung tritt erst bei der Untersuchung zutage.

Beispiel 2. Die zehnjährige Annette wurde uns von ihren Eltern wegen einer persistierenden Enuresis nocturna vorgestellt. In der Vergangenheit waren bereits mehrere Behandlungen mit wechselndem und meist nur kurz dauerndem Erfolg vorgenommen worden. Jetzt hatte der Hausarzt eine Vorstellung beim Kinderpsychiater empfohlen. Die Frage nach weiteren Problemen verneinten die Eltern ausdrücklich.

Annette wuchs behütet in einer wohlhabenden Familie auf. Ihr Vater ist Architekt, die Mutter Lehrerin. Eine zehn Jahre ältere Schwester stand kurz vor dem Abitur. Annette war eine sehr gute Schülerin, die Beste der Klasse, und wurde als sehr kontaktfreudig beschrieben. Sie habe nur Jungen als Freunde.

Schon beim Erstkontakt trat Annette extrem jungenhaft auf: Sie hatte einen klobigen schweren Gang und drückte mir bei der Begrüßung die Hand so kräftig, dass es schmerzte. Sie trug Jeanshosen, einen Jungenpullover und schwere Stiefel, ihre Haare waren kurz geschnitten. Erst nach direkten Fragen zu ihrem jungenhaften Auftreten und Erscheinungsbild berichteten die Eltern, dass Annette immer nur mit Jungen spiele, am liebsten Fußball oder mit Autos. Sie habe nie mit Puppen gespielt. Sie lehne jegliche Mädchenkleidung ab. Nur ganz selten und auf starkes Drängen hin habe sie einmal ein Kleid getragen. Je älter sie geworden sei, desto mehr sei der Widerstand gewachsen, Mädchenkleider zu tragen. Nach mehreren Therapiestunden berichtete die Mutter nebenbei am Ende einer Stunde, dass Annette zum Turnen regelmäßig in eine Jungengruppe gehe. Dort sei sie nur unter einem männlichen Vornamen bekannt. Der Sportlehrer wisse nicht, dass sie ein Mädchen sei. Annette sei einfach nicht zu bewegen gewesen, zum Mädchenturnen zu gehen.

Annette selbst erklärte, dass sie viel lieber ein Junge wäre. Die nahende Pubertät brachte für sie große Not mit sich: Sie musste die Jungenturngruppe verlassen und zog sich im weiteren Verlauf zunehmend zurück, besuchte nur noch einen Freund. Sie wurde zu alt, um weiter ihrer Lieblingsbeschäftigung nachgehen zu können: auf Bäume klettern und Baumhäuser bauen. Ihre Freizeit verbrachte sie allein in ihrem Zimmer, wo sie Abenteuerbücher las. In den Therapiestunden sprach sie über ihre Ängste vor dem Heranwachsen, vor allem davor, Brüste und die Regelblutung zu bekommen. Wenn es ihr schlecht gehe, dann rede sie am liebsten zu ihren Vögeln: „Die tun nichts ausquasseln!" Sie klagte: „Als Mädchen auf die Welt gekommen sein, das ist gemein!" Am liebsten möchte sie „nicht da sein".

Annette berichtete über häufige Angstträume. In einem dieser Träume brannte die Straße, und das Feuer verfolgte sie. Sie wollte wegrennen, vorher aber noch die Gummistiefel wechseln. Sie konnte sich aber nicht entscheiden zwischen drei verschiedenen Gummistiefeln. Jeden konnte man links und rechts anziehen. Zu diesem Traum fiel ihr ein: „Die Gummistiefel waren gelb, früher hatt' ich immer blaue. Ich konnt' mich einfach nicht entscheiden, welche ich anziehen sollte." Auf meinen Kommentar hin, dass gelb doch eher eine Mädchenfarbe sei und blau eine Jungenfarbe, äußerte Annette voller Zorn, dass sie diese Unterscheidung genauso „dämlich" finde wie die von blau und rosa für Jungen oder Mädchen.

Prävalenz

Über das Auftreten von Geschlechtsidentitätsstörungen im Kindesalter haben schon die frühen Sexualforscher berichtet. So sprach beispielsweise Hirschfeld (1904) vor über 90 Jahren vom „urnischen Kind". Wie auch in der neueren Homosexualitätsforschung (Saghir und Robins 1973; Whitam 1977, 1980; Harry 1982) handelt es sich hier um retrospektive Aussagen erwachsener homosexueller Männer über ihr Verhalten und ihre Interessen in der Kindheit.

In der klinischen Praxis werden Geschlechtsidentitätsstörungen im Kindesalter sehr selten, im Jugendalter etwas häufiger beobachtet. In der Frankfurter Universitätsklinik für Kinder- und Jugendpsychiatrie haben wir im Verlauf von 14 Jahren (1987–2000) 21 Kinder und 28 Jugendliche mit geschlechtsatypischem Verhalten oder mit Störungen der Geschlechtsidentität gesehen. Bei der Hälfte unserer Patienten lagen vorübergehende Phasen von geschlechtsatypischem Verhalten und entsprechenden Wünschen, krisenhafte Pubertätsentwicklungen mit passageren fetischistischen Interessen oder konflikthaft erlebte homosexuelle Entwicklungen vor. Bei 10 Kindern (8 von 14 Jungen und 2 von 7 Mädchen im Alter von 6 bis 12 Jahren) und 17 Jugendlichen (4 von 12 männlichen und 13 von 16 weiblichen Patienten im Alter von 13 bis 18 Jahren) konnte die formale Diagnose „Geschlechtsidentitätsstörung" nach den Kriterien von DSM-IV oder ICD-10 gestellt werden (vgl. Kap. 10). Bei einer Gesamtzahl von 4 200 kinder- und jugendpsychiatrischen Patienten, die in den 14 Jahren vorgestellt wurden, machen diese 27 Patienten nur einen verschwindend kleinen Bruchteil aus. Erfahrene Kinder- und Jugendpsychiater bestätigen, dass Geschlechtsidentitätsstörungen vor allem in der Kindheit sehr selten beobachtet werden (pers. Mitteilungen von Fritz Poustka, Helmut Remschmidt, Martin H. Schmidt). Eine größere Anzahl dieser Patienten wird nur in den wenigen Kliniken gesehen, die in New York (Coates und Person 1985), Toronto (Bradley et al. 1978), Utrecht (Cohen-Kettenis 1994) und London (Di Ceglie 1995) Forschungsstellen für Störungen der Geschlechtsidentität im Kindes- und Jugendalter eingerichtet haben.

Dem steht die große Zahl erwachsener homosexueller Männer und Frauen gegenüber, die geschlechtsatypisches Verhalten und entsprechende Wünsche in der Kindheit angeben. 67 % der von Saghir und Robins (1973) untersuchten homosexuellen Männer berichteten beispielsweise über geschlechtsatypisches Verhalten und 35 % über geschlechtsatypische Wünsche (Wünsche, ein Mädchen zu sein, eine Scheide zu haben, nach Geschlechtswechsel). In der Kontrollgruppe erwachsener heterosexueller Männer machten nur jeweils 3 % solche retrospektiven Angaben. Warum werden Kinder mit geschlechtsatypischem Verhalten dann aber so selten in der klinischen Praxis angetroffen? Auch die heute erwachsenen transsexuellen Männer und Frauen, die oft berichten, dass sie sich schon in der Kindheit als dem anderen Geschlecht zugehörig empfanden, und deren Zahl in Deutschland zwischen 3 000 bis 6 000 (Sigusch 1995: 51 f; vgl. zur neuesten Schätzung Kap. 27) und 150 000 (nach Aussagen von Interessengruppen Transsexueller) geschätzt wird, wohl aber eher am unteren Ende dieser Schätzung liegen dürfte, hätten doch in größerer Zahl schon in der Kindheit klinisch auffällig sein müssen.

Epidemiologische Untersuchungen geben meist nur die Häufigkeit bestimmter geschlechtsatypischer Verhaltensweisen oder Wünsche an, die mit Elternfragebogen erfasst wurden. Der weltweit am häufigsten verwendete Fragebogen CBCL (Childhood Behavior Check List) von Achenbach und Edelbrock (1981) enthält zwei Fragen zu geschlechtsatypischem Verhalten und Wünschen („Verhält sich wie zum anderen Geschlecht gehörig" und „Wünscht, dem anderen Geschlecht anzugehören"). In der befragten klinischen Gruppe von 1 300 4- bis 16-jährigen Kindern und Jugendlichen machten Eltern der 8- bis 9-jährigen Jungen zu 9,5 % (vs. 2,7 % in der Kontrollgruppe) und der gleichaltrigen Mädchen zu 14,5 % (vs. 11 %) die Angabe, dass sich ihr Kind wie dem anderen Geschlecht zugehörig verhalte. In derselben Altersgruppe machten bei den Jungen 5,1 % (vs. 0 %) und bei den Mädchen 8,3 % (vs. 2,7 %) der Eltern die Angabe, dass ihr Kind wünschte, dem anderen Geschlecht anzugehören (Überblick bei Zucker und Bradley 1995).

Um die Frage zu beantworten, warum Kinder mit Geschlechtsidentitätsstörungen nicht häufiger klinisch auffällig werden, muss vor allem die Reaktion der Eltern auf geschlechtsatypisches Verhalten und Wünschen ihres Kindes untersucht werden. Es ist auffällig, dass viele Eltern solche Wünsche und Verhaltensweisen nicht als Problem ansehen, wie es beispielsweise auch bei Annettes Eltern der Fall war. Während Annettes Eltern schließlich doch um die Entwicklung ihrer Tochter besorgt waren, lehnten mehrere Eltern die von uns wegen einer ausgeprägten Geschlechtsidentitätsstörung mit auffälligen weiteren psychopathologischen Symptomen empfohlene psychotherapeutische Behandlung ihres Kindes rundweg ab. In praktisch allen größeren Studien wird als ursächlich bedeutsam bei der Entwicklung von Geschlechtsidentitätsstörungen angesehen, dass die Eltern mehr oder weniger offen die gegengeschlechtlichen Verhaltensweisen ihrer Kinder tolerieren oder sogar fördern (Stoller 1975; Green 1987; Coates und Wolfe 1995). Die Tatsache, dass in Nordamerika Kinder und Jugendliche mit Geschlechtsidentitätsstörungen häufiger klinisch auffällig werden, mag darin begründet sein, dass dort die Toleranz für geschlechtsatypisches Verhalten geringer und eine psychiatrische oder psychotherapeutische Behandlung eher möglich ist als in Europa. Scham und Schuldgefühle sind zudem wesentliche Kräfte, die Eltern davon abhalten, einen Arzt, eine Klinik oder eine Beratungsstelle aufzusuchen.

Psychische Störung?

Obwohl Geschlechtsidentitätsstörungen sowohl im Diagnostischen und Statistischen Manual der American Psychiatric Association (DSM-IV 1994) als auch in der Internationalen Klassifikation psychischer Störungen der Weltgesundheitsorganisation (ICD-10 1991) als „mental disorder“ bzw. „psychische Störung“ aufgeführt werden, bleibt die Frage, ob diese Kinder und Jugendlichen wirklich psychisch krank oder gestört sind. Auf die wenigen prospektiven Untersuchungen geschlechtsidentitätsgestörter Kinder, die vorliegen, soll später eingegangen werden. Die meisten Kinder mit Geschlechtsidentitätsstörungen verhalten sich als Jugendliche oder junge Erwachsene homosexuell. Hiernach wäre eine psychotherapeutische Behandlung mit dem Ziel der Beseitigung der Geschlechtsidentitätsstörung als eine „Homosexualitätsprophylaxe“ anzusehen, und es wären zu Recht ernsthafte ethische Bedenken zu erheben, eine Behandlung mit diesem Ziel durchzuführen.

Ein zweites wesentliches Argument ist das seelische Befinden der betroffenen Kinder und Jugendlichen. Alle von uns Untersuchten zeigten erhebliche Verhaltensauffälligkeiten und seelische Störungen, die in der Regel auch der Vorstellungsgrund waren. Typische Probleme waren soziale Isolierung, Außenseiterstellung und häufiges Verspottet- oder Gehänseltwerden, persistierendes Einnässen oder Einkoten, Trennungsängste bei übermäßig enger Bindung an die Mutter, bei Jugendlichen schwere depressive Verstimmungen bis hin zu Suizidversuchen und schwere Bindungsstörungen im Sinne einer Borderline-Pathologie. Coates und Person (1985) fanden bei den von ihnen in New York untersuchten Jungen vor allem schwere Trennungsängste und depressive Verstimmungen. Zusammen mit Tuber untersuchte Coates die Objektbeziehungen der geschlechtsidentitätsgestörten Jungen im Rorschach-Verfahren (Coates und Tuber 1988; Tuber und Coates 1985, 1989) und fand deutlich gestörte Objektbeziehungen, in denen die Jungen die Mütter als überwältigend, intrusiv und destruktiv erlebten. Auch die von Bates et al. (1979) und von Bradley (1990) untersuchten geschlechtsidentitätsgestörten Kinder und Jugendlichen waren in hohem Maß psychopathologisch auffällig. Eine große Zahl von Einzelbeobachtungen bestätigt diese Ergebnisse.

Nach unserer Auffassung hat die Ausbildung einer Geschlechtsidentitätsstörung seelisch die Funktion einer Abwehr und wird nur von wenigen Kindern ohne bewusste Konflikte erlebt. Die Kinder wehren mit dieser Symptomatik massive Trennungs- und Vernichtungsängste ab, die sich im Gefolge einer Störung der Mutter-Kind-Beziehung entwickeln. Mit Hilfe des Wunsches, dem anderen Geschlecht anzugehören, stellen die Kinder die durch physische oder emotionale Abwesenheit der Mutter gestörte Beziehung zur Mutter in ihrer Phantasie wieder her. Sie imitieren die Mutter und verwechseln „Mutter sein" mit „die Mutter haben". Gerade die getriebenen, repetitiven, zwanghaften und starren gegengeschlechtlichen Verhaltensweisen, die oft bei diesen Kindern anzutreffen sind, sprechen dafür, dass es sich um eine Abwehrbildung handelt. Wir beobachteten immer wieder, dass Kinder in den Therapiestunden dann besonders intensiv, starr und repetitiv gegengeschlechtliche Verhaltensweisen zeigten (bei Jungen z. B. Puppenspiel, Kämmen und Bürsten von Haaren), wenn spezifische Themen oder Fragen Ängste hervorriefen.

Nur Stoller (1975) meint, dass die von ihm untersuchten extrem femininen Jungen keinerlei seelische Auffälligkeiten außer ihrer Geschlechtsidentitätsstörung zeigten. Für Stoller ist eine Störung der „core gender identity" eine „variant (deviation)" und nicht Folge eines intrapsychischen Konflikts; sie stehe nicht im Dienste der Abwehr (Stoller 1985: 1035). Stoller (1968: 89 ff) hebt andererseits aber hervor, dass er eine „Extremvariante" femininer Jungen beschreibe, die er als den Vorläufer einer transsexuellen Entwicklung ansieht.

Geschlechtsatypisches Verhalten in der Kindheit ist nicht als ein einheitliches klinisches Syndrom anzusehen. Feminine Verhaltensweisen oder Wünsche, die erwachsene homosexuelle Männer aus ihrer Kindheit erinnern, haben sicher nur bei einem kleinen Teil dieser Jungen ein Ausmaß erreicht, das die Diagnose „Geschlechtsidentitätsstörung" gerechtfertigt hätte. Wenn auch eine große Zahl von Jungen mit geschlechtsatypischem Verhalten eine homosexuelle Entwicklung durchläuft, so ist doch das geschlechtsatypische Verhalten später sich homosexuell verhaltender Männer nicht notwendigerweise mit dem klinischen Bild einer Geschlechtsidentitätsstörung identisch. So fanden Saghir und Robins (1973) in ihrer retrospektiven Analyse der Kindheit homosexueller

Männer deutlich seltener gegengeschlechtliche Wünsche als gegengeschlechtliche Verhaltensweisen. Störungen der Geschlechtsidentität in der Kindheit sind aber gerade dadurch charakterisiert: dass ein starker *Wunsch* besteht, dem anderen Geschlecht anzugehören, und dass ein anhaltendes und starkes Unbehagen über das angeborene Geschlecht vorliegt (vgl. hierzu auch Zucker et al. 1992).

Nach meiner Auffassung rechtfertigt allein die so genannte Begleitpsychopathologie eine psychotherapeutische Intervention, eine Psychopathologie, die nicht nur „begleitend" ist, sondern in der Regel in einem direkten Zusammenhang mit der Identitätsstörung steht. Ältere Jugendliche können jedoch ein anderes Bild bieten. Von der Symptomatik der Geschlechtsidentitätsstörung abgesehen, sind sie oft klinisch wenig auffällig.

Beispiel 3. Die 17-jährige Christa wurde uns von ihren Eltern vorgestellt, weil sie sich schon immer „eher als Junge gefühlt" habe und seit zwei Jahren ein Mann sein wolle. Sie trage nur noch männliche Kleidung. Die Mutter war erstmals zwei Jahre zuvor auf das Problem aufmerksam geworden, als verschiedene Mädchen wiederholt am Telefon einen „Christoph" zu sprechen wünschten. Jetzt hatte sie Liebesbriefe einer Freundin gefunden, die an „Christoph" gerichtet waren. Sie wünschte dringend eine Behandlung, damit ihre Tochter zu einer weiblichen Identität finde.

Im Erstgespräch war Christa still und sanft, zeigte sich aber zugleich ernsthaft entschlossen, ganz als Mann zu leben. Sie hatte im Alter von zehn Jahren im Fernsehen einen Bericht über die medizinische Behandlung transsexueller Menschen gesehen und damals den Entschluss gefasst, diesen Weg zu gehen. Sie wollte sich „umoperieren" lassen, vor allem sollten ihre Brüste entfernt werden, die sie mit Mullbinden zurückband.

Christa entstammt einer vorehelichen Beziehung der Mutter. Sie wuchs bis zum zwölften Lebensjahr bei ihren Großeltern auf, zusammen mit den jüngeren Geschwistern der Mutter. Die Großmutter band Christa eng an sich und überredete die Mutter, das Kind bei ihr zu lassen, auch nachdem die Mutter längst geheiratet und eine Familie gegründet hatte und Christa in ihrer Familie willkommen war. Erst nach dem Tod der Großmutter kam Christa zu ihrer Mutter.

Sie berichtete, dass sie „schon immer" ein Junge sein wollte. Als Kind habe sie nur mit Jungen gespielt, am liebsten Cowboy oder mit Autos. Mit Puppen habe sie nie gespielt. Die Großeltern sowie Onkel und Tante hätten nie interveniert. In der Familie der Mutter habe sie sich gut eingelebt. Vor allem mit dem Stiefvater verstehe sie sich gut, weil der viel toleranter sei als die Mutter, die das Gerede der Nachbarn und Verwandten fürchte.

Christa stand am Ende ihrer Ausbildung als Maler. Außerhalb ihres Heimatdorfes war sie seit zwei Jahren nur als Junge bekannt. Sie hatte mehrere Beziehungen zu Mädchen gehabt, genitale Kontakte aber stets vermieden. Seit zwei Jahren hat Christa eine feste Partnerin, die von ihrem Problem weiß. Beide planen, nach der Operation und dem vollständigen Wechsel der Geschlechtsrolle zu heiraten und eine Familie zu gründen. Von den Eltern ihrer Freundin wird Christa bereits als Schwiegersohn angesehen. Häufig übernachtet sie bei der Freundin, deren Eltern aber nichts von ihrem Problem wissen. Christa ist sorgfältig bemüht, ihre beiden Lebenswelten auseinander zu halten, vor allem zu vermeiden, dass ihre Mutter die Eltern ihrer Freundin trifft, weil die Mutter nicht „dichthalten" könne.

Bereitwillig akzeptierte Christa, dass sie eine Wartezeit von zwei Jahren einhalten müsse, bevor eine geschlechtsumwandelnde medizinische Behandlung beginnen könnte. Sie erklärte, sie wisse, dass Wartezeiten eingehalten werden müssten. Sie finde das auch sehr vernünftig.

Nahezu zwei Jahre lang erschien Christa regelmäßig und pünktlich zu den zweiwöchentlich stattfindenden Therapiestunden, obgleich sie eine Stunde Anfahrtszeit benötigte. Sie berichtete ruhig und gelegentlich mit schalkhaftem Humor über ihr Leben, das sie nahm, wie es kam, praktisch und vorwärts blickend. Über „all die alten Sachen" sprach sie nur mit geringem

Interesse; sich Gedanken über zurückliegende Erlebnisse und Ereignisse zu machen, fand sie wenig sinnvoll.

Christa geht weiterhin ihren Weg zum männlichen Geschlecht. Sie erlebt ihre Identität ichsynton als männlich; Konflikte bereiten ihr nur äußere Hemmnisse auf diesem Weg und ihre Mutter.

In unserer klinischen Praxis haben wir die Erfahrung gemacht, dass vor allem ältere biologisch weibliche Jugendliche so eindeutig und unauffällig ihren Weg gehen. Aber auch in dieser Gruppe gibt es nach unserer Beobachtung Jugendliche, deren Entwicklung scheinbar klar in Richtung Geschlechtsumwandlung verläuft, die plötzlich aber die Therapie abbrechen und in einer homosexuellen Beziehung leben, was sie zuvor strikt abgelehnt haben. Ältere biologisch männliche Jugendliche sind oft viel auffälliger als weibliche. Schon äußerlich und damit sichtbar verläuft der Geschlechtswechsel viel dramatischer und ist mit deutlich mehr Konflikten verbunden.

Beispiel 4. Der 17-jährige Matthias wurde uns von seinem Sozialarbeiter vorgestellt, weil er „eine ausgeprägte Geschlechtsidentitätsstörung" zeigte. Matthias berichtete, dass er seit drei Jahren das Gefühl „Ich bin im falschen Körper" habe. Seit dem achten Lebensjahr habe er „solche Interessen". Er schminke sich, trage weibliche Kleidung, gehe als Frau in die Öffentlichkeit und suche männliche Partner. Mehrfach sei er brutal zusammengeschlagen worden, als Männer herausgefunden hätten, dass er männlichen Geschlechts sei.

Zum Aufnahmegespräch und zu den beiden nächsten Terminen erschien Matthias grellweiblich gekleidet. Er trug ein leuchtend rotes Kleid, war stark geschminkt, gestikulierte extrem gekünstelt und sprach in bizarr-manierierter Weise. Gleichzeitig verbreitete er einen durchdringenden Fäkalgeruch. Auf die Frage, wie er angeredet werden möchte, antwortete er mit einem schrillen Lachen: „als Frau Gräfin Martina von Auerbach". Dem Therapeuten gegenüber verhielt er sich in ordinärer Weise sexualisierend. Er betonte, wie wichtig ihm Sex sei, und schilderte graphisch-detailliert seine sexuellen Vorlieben, vor allem, dass er es liebe, bei seinen Partnern den Oralverkehr auszuüben. Wiederholt äußerte er den Wunsch nach geschlechtsumwandelnden Operationen.

Matthias stammt aus desolaten sozialen Verhältnissen. Die Mutter, die drogenabhängig war, ist kürzlich verstorben. Der aus dem Iran stammende Vater leidet an einer schweren alkoholbedingten Enzephalopathie; er lebt in einem Pflegeheim und erkennt niemanden mehr. Seit dem vierten Lebensjahr hatte Matthias in verschiedenen Heimen gelebt, zuletzt in einer Pflegefamilie, die er wegen seines phasenweise extrem aggressiven Verhaltens verlassen musste. Seitdem ist Matthias obdachlos und schläft in Männerwohnheimen.

Die einzige nahe stehende Verwandte war seine Großmutter, die ihm aber mit einem Gerichtsbeschluss verboten hatte, sie weiter zu besuchen, weil er als Frau aufgetreten war. Einen Schulabschluss hat Matthias nicht erreicht und er hat auch nie gearbeitet.

Mein Eindruck war, dass bei ihm (nur auf unser Thema bezogen) keine transsexuelle Entwicklung vorlag, sondern eine extrem konflikthaft verlaufende homosexuelle Entwicklung. Bereits im zweiten Gespräch bestätigte sich dieser Eindruck. Matthias war erleichtert, als ich ihm erklärte, dass ich meinem Gefühl folgen und ihn mit seinem männlichen Vornamen anreden möchte. Bei der Besprechung der von ihm gewünschten „Geschlechtsumwandlungsoperationen" wurde offenkundig, dass er keinesfalls wünschte, sein männliches Genitale aufzugeben. Er wünschte eine Verkleinerung der Nase und des Mundes, die er als zu groß empfand. Er berichtete jetzt auch, dass bei sexuellen Kontakten alle Männer sehr wohl gewusst hatten, dass er ein Junge ist. Geschlagen worden sei er, weil er den Analverkehr verweigert hatte.

Bereits zur dritten Therapiestunde erschien er männlich gekleidet. Er erklärte, er habe sich entschieden, als Mann zu leben, das andere sei zu kompliziert und zu aufwendig, mache zu viele Probleme. Er wolle zur Schule gehen und dann Polizist werden.

Genese

Biologische Forschung. Die moderne Erforschung von Störungen der Geschlechtsidentität begann in den 50er Jahren mit den Studien John Moneys und seiner Mitarbeiter, die an der Johns Hopkins University in Baltimore Kinder mit intersexuellen Fehlbildungen untersuchten. Ein wesentliches Ergebnis dieser Arbeiten schien zu sein, dass zwischen dem 12. und dem 18. Lebensmonat eine „kritische" Phase der Ausbildung der Geschlechtsidentität besteht. Eine Geschlechtszuordnung nach dieser Phase sollte zu erheblichen psychischen Problemen führen, eine Neuzuordnung vor dem 18. Lebensmonat hingegen keine Probleme bereiten (Money und Ehrhardt 1975).

1975 beschrieb Money den Fall eines sieben Monate alten Jungen, dessen Penis bei der Vorhautbeschneidung infolge eines medizinischen Unfalls zerstört worden war. Der Familie wurde geraten, das Kind als Mädchen zu erziehen, was nach Money problemlos gelang. Neun Jahre nach dem Unfall soll das Kind (im Kontrast zu einem gesunden Zwillingsbruder) ohne größere Probleme eine weibliche Geschlechtsidentität entwickelt haben. Dieser Fall ist von besonderer Bedeutung, weil er bis heute immer wieder als Beweis für die Lehrmeinung gilt, dass die Geschlechtsidentität im ersten Lebensjahr problemlos verändert oder neu bestimmt werden könne. Nachuntersuchungen (Diamond 1982) zeigten jedoch, dass dieses Kind mit 13 Jahren wünschte, dem männlichen Geschlecht anzugehören. Heute (1995) lebt der Patient, der eine chirurgische Penisrekonstruktion hat durchführen lassen, als Mann (Bradley et al. 1998). Money hat sich dazu bislang nicht geäußert, obwohl er aufgefordert worden ist und zunächst auch zugestimmt hatte (Diamond 1982), an der Nachuntersuchung seines Patienten teilzunehmen.

Die biologische Forschung hat bis heute nicht nachweisen können, dass genetische oder hormonelle Faktoren auf die Geschlechts*identitäts*bildung einen Einfluss haben (Überblick bei Ehrhardt und Meyer-Bahlburg 1981; Zucker et al. 1992), was grundsätzlich auch gar nicht denkbar ist. Eine Identität, ein Bewusstsein, zu einer bestimmten Gruppe von Menschen zu gehören, wird durch psychisch und sozial bedingte Identifikationsmechanismen ausgebildet und ist kulturell vermittelt (vgl. hierzu auch Sigusch 1991).

Neuere Studien nehmen an, dass geschlechtsidentitätsgestörte Jungen im Gegensatz zu ungestörten unterschiedliche Temperamentsfaktoren zeigen. Gefunden wurden ein niedriges Aktivitätsniveau und ein Vermeiden von aggressiven und kämpferischen Spielen (rough-and-tumble play; vgl. Coates und Wolfe 1995). Coates und Mitarbeiter (1994) fanden in einer kontrollierten Untersuchung von 36 4- bis 6-jährigen geschlechtsidentitätsgestörten Jungen, dass die Mütter diese Kinder als deutlich sensibler einschätzten als die Mütter der Kontrollgruppe ihre gesunden Kinder. Coates sieht diese erhöhte Reaktivität geschlechtsidentitätsgestörter Kinder auf sensorische wie auch auf emotionale Reize als einen wesentlichen Faktor bei der Ausbildung von Geschlechtsidentitätsstörungen an. Die Kinder erlebten vor allem einen emotionalen Rückzug der Mutter als ein besonders traumatisches Ereignis. Coates und ihre Mitarbeiter haben mittlerweile über 200 Kinder untersucht und häufig diesen traumatisierenden emotionalen Rückzug der Mutter gefunden, der bei diesen Kindern zu massiven Trennungs- und Vernichtungsängsten führe, die durch eine Identifizierung mit der Mutter abgewehrt würden (Susan W. Coates, pers. Mitteilung 1995).

Psychologische Forschung. Vier Forschungsrichtungen, die hier nur summarisch dargestellt werden können, sind hervorzuheben:

(1) Stoller (1968, 1975, 1985), obwohl selbst Psychoanalytiker, entwickelte ein *konfliktfreies Prägungsmodell.* „Extreme Feminität" wurde nach Stoller bei den von ihm beschriebenen Jungen (die er nicht selbst untersuchte) durch nichttraumatische Kräfte geprägt. Nur ein seltenes Zusammentreffen verschiedener Faktoren habe eine solche Entwicklung möglich gemacht: eine bisexuelle Mutter; ein Vater, der körperlich oder emotional abwesend war; eine besondere Schönheit des Kindes sowie eine exzessive („blissful") Symbiose zwischen Mutter und Kind. Die Identifizierung dieser Jungen mit ihren Müttern wird als Prägungsprozess verstanden. Greenson (1966), der einen dieser von Stoller beschriebenen Jungen behandelte, sah die Desidentifizierung des Jungen von der Mutter als den entscheidenden Schritt in der Therapie an.

Neuere Forschungsergebnisse stehen in deutlichem Widerspruch zu dieser konfliktfreien Prägungshypothese. Bei Kindern mit Geschlechtsidentitätsstörungen finden sich nahezu immer traumatische Früherfahrungen und in hohem Maß psychopathologische Auffälligkeiten (Coates und Person 1985).

(2) Green (1987) vertritt eine reine *Lerntheorie.* Er schreibt den Müttern eine aktive Rolle bei der Ausbildung femininer Interessen ihrer Söhne zu. Nach ihm wünschen sich die Mütter dieser Söhne intensiv eine Tochter und verstärken selektiv alle femininen Verhaltensweisen und Interessen ihrer Kinder. Greens Daten sind jedoch bereits in sich widersprüchlich. So fand er bei den von ihm untersuchten Kindern, dass deren Mütter weniger Zeit mit ihren Kindern verbrachten als die Mütter „maskuliner" Jungen, ein Befund, der auch Stollers „blissful symbiosis"-Theorie bezweifeln lässt.

(3) Bei vielen eingehend untersuchten Kindern mit Geschlechtsidentitätsstörungen sind schwere *frühe Traumata* gefunden worden. Bloch (1975/76) beschrieb vier 4- bis 6-jährige Jungen und Mädchen, die unablässig Phantasien einer Geschlechtsumwandlung ausagierten. In allen vier Fällen waren die Kinder Zeugen massiver Gewalt, die von einem Elternteil oder einem älteren Bruder ausgegangen war. Bei drei Kindern setzten die Symptome der Geschlechtsidentitätsstörung mit der Geburt eines Geschwisters ein. Bloch kommt zu dem Schluss, dass die Übernahme einer neuen (Geschlechts-)Identität bei diesen Kindern Ängste vor Vernichtung und Tötung abwehrte. In größeren Studien konnten auch Meyer und Dupkin (1985) sowie Coates (1990) die wichtige Rolle von Traumata bei der Entstehung von Geschlechtsidentitätsstörungen bestätigen. Massive Trennungs- und Vernichtungsängste werden bei Jungen durch eine Identifizierung mit der Mutter abgewehrt.

(4) Nach ausführlicheren Berichten über die psychoanalytische bzw. psychotherapeutische Behandlung geschlechtsidentitätsgestörter Jungen (Sperling 1964; Francis 1965; Loeb und Shane 1982; Pruett und Dahl 1982; Herman

1983; Bleiberg et al. 1986; Silverman 1990; Haber 1991; Loeb 1992) steht im Gegensatz zu den Hypothesen von Bloch und Coates ätiopathogenetisch nicht ein reales Trauma im Vordergrund. Als zentrales Problem erscheint bei vielen dieser Jungen ein als unerträglich empfundenes Gefühl des Verlustes der Liebe und der Zuwendung der Mutter und daraus entstehend ein Drang, die Liebe der Mutter wieder zu gewinnen, indem sie (symbolisch) mit ihr verschmelzen. Auf dem Boden dieser frühen Störung entsteht als *neurotische Abwehrbildung* der Wunsch, dem anderen Geschlecht anzugehören. In allen zitierten Arbeiten führte die Psychotherapie zu einem Verschwinden des Wunsches nach Geschlechtswechsel.

Nur zwei der von Bloch (1975/76) beschriebenen Patienten sind Mädchen. Bislang wurden ganz überwiegend Jungen untersucht. Lediglich Bradley (1985, 1990) hat eingehender die Entstehung von Geschlechtsidentitätsstörungen bei Mädchen studiert. Sie untersuchte neun 5- bis 24-jährige Mädchen und Frauen, die einen Geschlechtswechsel wünschten. Die Entstehung des Wunsches führte sie darauf zurück, dass diese Mädchen sich selbst und ihre Mütter vor gewalttätigen Vätern schützen und dazu männliche Stärke gewinnen mussten.

Bei meiner Patientin Christa (Beispiel 3) kam in der Psychotherapie zutage, dass der Großvater zu einer anderen Frau eine Beziehung unterhalten und die als Mutter von Christa fungierende Großmutter praktisch verlassen hatte. Die zwei Söhne der Großmutter litten an einem entstellenden genetischen Defekt; ihnen fehlten alle Hautanhangsgebilde, sie waren kahl und zahnlos. So konnte Christa als einziger „richtiger Mann" die Großmutter und die ihr sehr nahe stehende Schwester ihrer Mutter beschützen.

Eine andere Patientin von mir, ein 14-jähriges Mädchen mit einer Geschlechtsidentitätsstörung, war von ihrem siebten Lebensjahr an von ihrem Vater mehrere Jahre lang regelmäßig sexuell missbraucht worden, nachdem die Mutter die Familie verlassen hatte. Ihre größte Angst war, dass der Vater auch die jüngere Schwester sexuell missbrauchen würde. Sie wollte unbedingt ein Junge sein und erwägt heute, mit 17 Jahren, geschlechtsumwandelnde Operationen. Sie ist stark suizidgefährdet. Auch bei Mädchen mit Geschlechtsidentitätsstörungen spielen frühe (reale) Traumata offenbar eine erhebliche Rolle bei der Ausbildung dieser Störung. Stoller (1972) untersuchte 10 weibliche Transsexuelle, die bereits als Kinder die typischen Symptome einer Geschlechtsidentitätsstörung gezeigt hatten. Er fand bei allen seinen Patientinnen eine tief greifende Störung der Beziehung zu ihren Müttern und stellt die Hypothese auf, dass das kleine Mädchen die Störung der Mutter-Kind-Beziehung durch eine männliche Identifizierung zu beheben sucht. Im Einklang mit dieser Hypothese steht auch der detaillierte Bericht Gilmores (1995) über die siebenjährige Behandlung eines geschlechtsidentitätsgestörten Mädchens.

Katamnestische Untersuchungen

Die umfangreichste Nachuntersuchung geschlechtsidentitätsgestörter Jungen führte Green (1987) durch. Er untersuchte „feminine" Jungen erstmals im

Alter von 4 bis 12 Jahren und führte im Mittel 11,8 Jahre später eine letzte Nachuntersuchung durch. Von den 44 Nachuntersuchten waren 32 (73 %) homo- oder bisexuell (Ratings 2 bis 6 der Kinsey-Skala), ein junger Mann war transsexuell. Zwölf Nachuntersuchte waren heterosexuell (Ratings 0 bis 1). In der Kontrollgruppe war nur ein Junge bisexuell geworden.

Neben dieser Untersuchung liegen sechs weitere Berichte über etwas größere Zahlen nachuntersuchter Kinder vor (Bakwin 1968; Lebovitz 1972; Zuger 1978, 1984; Money und Russo 1979; Davenport 1986; Kosky 1987). Fasst man die Ergebnisse dieser Berichte zusammen (Überblick bei Zucker und Green 1992) und schließt die erstmals in der Adoleszenz untersuchten Patienten aus, so verbleiben 55 Jungen, die im Alter von 13 bis 36 Jahren nachuntersucht worden sind. Fünf wurden als transsexuell, 21 als homosexuell, einer als heterosexueller Transvestit und 14 als heterosexuell eingestuft; bei 14 Jungen war eine Einschätzung nicht möglich. 66 % dieser Jungen waren demnach transsexuell, homosexuell oder transvestitisch, ein Prozentsatz, der mit den Ergebnissen der Green-Studie im Einklang steht. Auffällig ist jedoch die größere Zahl transsexueller Entwicklungen, die dadurch eine Erklärung finden könnte, dass Green „feminine" Jungen untersuchte, die nicht alle die diagnostischen Kriterien einer Geschlechtsidentitätsstörung erfüllten, während von den anderen Untersuchern offenbar schwerer gestörte Jungen (nach-)untersucht worden sind.

Therapie

Meine Fallberichte haben gezeigt, dass die Voraussetzungen für eine psychotherapeutische Arbeit extrem unterschiedlich sind. Die Spannbreite reicht von dem Kind, dessen Eltern hoch motiviert sind, es behandeln zu lassen, bis hin zu dem schwerstgestörten Jugendlichen, der jegliche Behandlung ablehnt. Das Vorgehen muss also von Patient zu Patient individuell gewählt werden.

Beispiel 1 (Fortsetzung). Bei dem sechsjährigen Andreas entschied ich mich, ihn zweimal wöchentlich psychoanalytisch zu behandeln. Einmal im Monat sprach ich mit den Eltern. Sie berichteten, dass Andreas in seinen ersten zwei Lebensjahren der „Prinz" im Hause gewesen sei. Er habe immer engen körperlichen Kontakt zur Mutter gesucht. Nach der Geburt seines zwei Jahre jüngeren Bruders habe sich alles schlagartig geändert, weil der Bruder ein sehr schwieriges Kind gewesen sei, das alle Kräfte der Mutter absorbiert habe. Andreas habe damals begonnen, extrem intensiv und häufig am Daumen zu lutschen, und sei sehr trotzig und aggressiv geworden. Mit den Eltern besprach ich, dass sie die Zeit für das „Verkleidungsspiel" einschränken und Andreas erklären sollten, dass das etwas sei, was man nur zu Hause mache.

Im ersten halben Jahr der Therapie kam Andreas mit großer, freudiger Erwartung und strahlendem Gesicht in das Behandlungszimmer. Er erklärte ohne Umschweife, dass er sich wünsche, ein Mädchen zu sein. Außerdem wünschte er sich ein Puppenhaus und Barbie-Puppen. Das Spiel mit Puppen wurde im ersten Therapiejahr auch das dominierende Thema. Im Spiel mit dem Puppenhaus spielte Andreas die Kinder, dem Therapeuten wurde die Rolle der Eltern zugewiesen. Wichtig war, dass die Kinder oft frech und böse waren und nicht auf die Eltern hörten. Während Andreas sonst lieb und brav war, verhielt er sich bei diesem Spiel immer wieder auffällig aggressiv. Auch beim späteren Spielen mit Barbie-Puppen war Andreas sehr aggressiv. Die Barbie-Puppe des Therapeuten wurde regelmäßig mit einem vergifteten

Kamm getötet. Sie wurde besonders heftig attackiert, als sie sich weigerte, ihr Baby (das wie alle Baby-Puppen geschlechtslos war, aber zum Jungen erklärt wurde) in ein Mädchen umoperieren zu lassen. Die zwei Babies seiner Barbie-Puppe waren selbstverständlich Mädchen. Die unsichere Geschlechtsidentität von Andreas zeigte sich auch daran, welche Barbie-Puppe er bevorzugte: Sein größter Wunsch war die „Meerjungfrau"-Barbie, eine Puppe mit geschlechtslosem Fischunterleib.

Mit zunehmendem Alter (mittlerweile besucht Andreas die Schule) wollte er „richtige" Spiele spielen. Sein Lieblingsspiel wurde ein Würfelspiel, in dem männliche und weibliche Partygäste von einem Gespenst verfolgt und gefangen werden, wenn sie sich nicht rechtzeitig verstecken. Ein Vierteljahr lang spielte Andreas ausschließlich die weiblichen Gäste. Eine Veränderung trat ein, als er sich nach einem vorausgegangenen Streit mit der Mutter erstmals standhaft geweigert hatte, ins Therapiezimmer zu kommen. Die Mutter sollte mitkommen und mitspielen, ich sollte machen, dass alles wieder gut war. Immer wieder traten im weiteren Verlauf solche Stunden auf. Erstmals konnte ich mit Andreas darüber sprechen, dass ich mir Sorgen um ihn machte, weil er so unglücklich war, ein Junge zu sein. Allmählich verhielt sich Andreas nach diesen Stunden weniger auffällig feminin: Im Würfelspiel wählte er erstmals männliche Figuren, mit den Barbie-Puppen wollte er nicht mehr spielen. Gleichzeitig begann er, am Ende jeder Stunde das Ergebnis unserer Spiele auf einen kleinen Zettel zu schreiben, den er sich von meinem Schreibtisch nahm und sorgfältig mit meinem Namensstempel versah. Zuletzt berichteten die Eltern, dass sich Andreas kaum noch als Mädchen verkleidet und mehr mit dem Vater zu spielen verlangt. Am liebsten spielt er heute Fußball.

Der von Andreas traumatisch erlebte Verlust der ungeteilten Zuwendung der Mutter hatte zu einer aggressiven Verweigerung geführt. Symbolisch musste er sich mit der Mutter wieder vereinen, indem er wie sie wurde. Die Therapie hat seine Angst, von der Mutter verlassen zu werden, deutlich vermindert. Die Mutter bringt ihn regelmäßig zweimal in der Woche zur Behandlung. Gab es Streit, muss die Mutter mit ins Therapiezimmer kommen, damit alles wieder gut werden wird. In der Therapie hat Andreas eine enge Bindung an den Therapeuten entwickelt, die er auch über die Stunden hinweg magisch aufrechtzuerhalten sucht. Die Notwendigkeit, seine Ängste vor dem Verlassenwerden durch weibliche Identifikation zu vermindern, ist nicht mehr so zwingend. Heute kann er ohne innere Gefahr männlich-aggressiv auftreten und mit dem Vater konkurrieren.

In publizierten Therapieberichten wird oft darauf hingewiesen, dass solche Jungen Aggressivität und Männlichkeit gleichsetzen und daher ein passives, unaggressives Verhalten zeigen. Die Tatsache, dass sich Andreas seit seinem dritten Lebensjahr gegenüber der Mutter deutlich aggressiv verhielt und dass aggressionsbesetzte Themen auch bald in der Therapie eine vorherrschende Rolle spielten (sowohl in dem Sinn, dass er hier aggressiv auftreten konnte, als auch in dem Sinn, dass eine Gefahr, gleichbedeutend mit Aggression, gebannt werden musste), lässt die Chancen einer psychotherapeutischen Behandlung günstig erscheinen. Frühe präödipale Trennungsängste sind bei Andreas weniger stark als ödipale Konflikte, die er vermehrt auszutragen begonnen hat, wobei er mit dem Vater offen rivalisiert.

Beispiel 2 (Fortsetzung). Ungünstiger waren die Voraussetzungen für eine erfolgreiche therapeutische Arbeit bei der zehnjährigen Annette. Sie war, wie ich berichtete, wegen ihrer persistierenden Enuresis gekommen und nicht wegen ihres Wunsches, ein Junge zu sein. Schon in den ersten Stunden hatte sie das deutlich gemacht: Sie spreche am liebsten mit ihren Vögeln, die nichts „ausquasseln". Auch die Eltern verhielten sich dem Problem der Geschlechtidentitätsstörung gegenüber eher reserviert. Der Weg nach Frankfurt sei zu weit, am liebsten wollten sie nur einmal im Monat kommen. Schließlich willigten sie ein, alle 14 Tage zu kommen. Behandelt werden sollte nur das Einnässen.

Bald wurde deutlich, dass hier ein rein symptomorientiertes Vorgehen nicht erfolgreich war. Wiederholt sprach ich an, dass das Einnässen offensichtlich mit Annettes Befinden zusammenhing. Mit dem Heranwachsen traten erhebliche Probleme für Annette auf: Ihre Brüste wuchsen, sie musste einen von ihr gehassten Mädchenbadeanzug tragen und die Jungengruppe verlassen, ging schließlich gar nicht mehr schwimmen usw. Sprach ich das Identitätsthema an, rief das bei Annette großen Widerstand hervor: Wenn sie jetzt nicht mehr zum Turnen gehe, dann habe sie doch mehr Zeit zum Spielen, und wenn sie älter sei, dann könne sie ja noch alles machen, worauf sie jetzt verzichten müsse, zum Beispiel sich im Dreck wälzen und auf Bäume klettern. Auch auf ihre Therapiestunden würde sie manchmal lieber verzichten, denn der ganze Nachmittag gehe dabei drauf. Auffällig war, dass Annette nach einer solchen Stunde mehrere Wochen lang nicht einnässte.

Die Behandlung zog sich insgesamt über zwei Jahre hin. Eine Intensivierung war nicht möglich. Erst dann aber wäre ein Arbeiten im Übertragungsprozess möglich geworden. Heute stellen die Eltern Annette in etwa halbjährigen Abständen bei mir vor. Sie ist mittlerweile 15 Jahre alt. Ihre Probleme bestehen weiterhin.

Bei der Behandlung jugendlicher geschlechtsidentitätsgestörter Patienten ist zunächst eine diagnostische Abklärung wichtig, vor allem dann, wenn die Patienten zur „Geschlechtsumwandlung“ entschlossen sind. In vielen Fällen liegt eine extrem konflikthafte homosexuelle Entwicklung vor, wie das Beispiel 4 deutlich machen sollte. Matthias wünschte keine Behandlung, er wünschte ärztliche Bescheinigungen für „Schönheitsoperationen“, um besser und problemloser als Frau auftreten zu können. Er erscheint nur sporadisch in mehrmonatigen Abständen, wenn es zu Krisen gekommen ist, und auch dann oft nur, weil ihn sein Sozialarbeiter dazu gedrängt hat. Hilfe sucht er nur, wenn ihm Konsequenzen drohen, weil er die Schule nicht besucht oder Drogen konsumiert hat oder weil sein gestresster Sozialarbeiter nicht mehr mit ihm arbeiten will.

Ganz anders im Fall Christas, meinem dritten Beispiel. In der Therapie konnte ein wenig verstanden werden, wie es zu ihrer transsexuellen Entwicklung gekommen war. Diese Einsichten führten jedoch nicht zu einer Veränderung ihrer männlichen Identität. Sie blieb weiterhin ruhig entschlossen, ihren Weg zu gehen.

Aber auch in solch scheinbar „klaren“ Fällen sind überraschende Entwicklungen möglich. So führte die nur kurze, halbjährige Analyse der 17-jährigen Patientin von Philippopoulos (1964) dazu, dass sie ihre weibliche Identität fand oder wiederfand. Eine von mir behandelte 17-jährige Patientin, die ähnlich wie Christa klar und ruhig ein Jahr lang ihr Ziel verfolgt hatte, ein Mann zu werden, brach plötzlich und unerwartet die Behandlung ab, um mit einer Freundin in einer homosexuellen Beziehung zusammenzuleben.

Wie ich, auch in einer Kritik des Utrechter Behandlungsprogramms (Cohen-Kettenis 1994), hervorgehoben habe, machen solche Fälle die Notwendigkeit deutlich, vorzeitige Schritte in Richtung auf eine Geschlechtsumwandlung abzulehnen, zum Beispiel eine gegengeschlechtliche Hormonbehandlung, die in bestimmten Fällen von den Utrechter Therapeuten befürwortet wird (Meyenburg 1994, 1999). Auch wenn eine Behandlung mit dem Ziel einer Auflösung der Geschlechtsidentitätsstörung nur in wenigen Fällen möglich sein dürfte, sollte die Möglichkeit der Psychotherapie durch solche Maßnahmen, die ein Verlassen der unbedingt notwendigen neutralen Position des Therapeuten beinhalten, nicht ausgeschlossen werden. Denn eine Psychotherapie hat nur dann eine Chance, wenn die gewünschte Geschlechtsumwandlung vom Therapeuten weder befürwortet noch abgelehnt wird.

Literatur

Achenbach, T. M. und C. S. Edelbrock: Behavioral problems and competencies reported by parents of normal and disturbed children aged four through sixteen. Monogr. Soc. Res. Child Dev. 46 (Ser. No. 188), 1–82, 1981

Bakwin, H.: Deviant gender role behavior in children: Relation to homosexuality. Pediatrics 41, 620–629, 1968

Bates, J. E., P. M. Bentler und S. K. Thompson: Gender-deviant boys compared with normal and clinical control boys. J. Abnorm. Child Psychol. 7, 243–259, 1979

Bleiberg, E., L. Jackson und J. Ross: Gender identity disorder and object loss. J. Am. Acad. Child Psychiat. 25, 58–67, 1986

Bloch, D.: The threat of infanticide and homosexual identity. Psychoanal. Rev. 62, 579–599, 1975/76

Bradley, S. J.: Female transsexualism – a child and adolescent perspective. Child Psychiat. Hum. Dev. 11, 12–18, 1985

Bradley, S. J.: Gender dysphorias of childhood and adolescence. In: B. D. Garfinkel, G. A. Carlson und E. B. Weller (Hrsg.): Psychiatric disorders in children and adolescents. Philadelphia: Saunders 1990

Bradley, S. J., B. Steiner, K. J. Zucker, R. W. Doering, J. Sullivan, J. K. Finegan und M. Richardson: Gender identity problems of children and adolescents. The establishment of a special clinic. Can. Psychiat. Assoc. J. 23, 175–183, 1978

Bradley, S. J., G. D. Oliver, A. B. Chernick und K. J. Zucker: Experiment of nurture: Ablatio penis at 2 months, sex reassignment at 7 months, and a psychosexual follow-up in young adulthood. Pediatrics 102, e9 (1-5), 1998

Coates, S.: Ontogenesis of boyhood gender identity disorder. J. Am. Acad. Psychoanal. 18, 414–438, 1990

Coates, S. und E. S. Person: Extreme boyhood femininity: Isolated behavior or pervasive disorder? J. Am. Acad. Child Psychiat. 24, 702–709, 1985

Coates, S. und S. B. Tuber: The representation of object relations in the Rorschachs of extremely feminine boys. In: H. D. Lerner und P. M. Lerner (Hrsg.): Primitive mental states and the Rorschach. New York: International Universities Press 1988

Coates, S. W. und S. M. Wolfe: Gender identity disorder in boys: The interface of constitution and early experience. Psychoanal. Inquiry 15, 6–38, 1995

Coates, S. W., S. Hahn-Burke, S. Wolfe, R. Shindledecker und O. Nierenberg: Sensory reactivity in boys with gender identity disorder: A comparison with matched controls. Paper, Annual Meeting of the American Academy of Child and Adolescent Psychiatry, New York, October 1994

Cohen-Kettenis, P. T.: Die Behandlung von Kindern und Jugendlichen mit Geschlechtsidentitätsstörungen an der Universität Utrecht. Z. Sexualforsch. 7, 231–239, 1994

Davenport, C. W.: A follow-up study of 10 feminine boys. Arch. Sex. Behav. 15, 511–517, 1986

Di Ceglie, D.: Gender identity disorders in children and adolescents. Brit. J. Hosp. Med. 53, 251–256, 1995

Diamond, M.: Sexual identity, monozygotic twins reared in discordant sex roles and a BBC follow-up. Arch. Sex. Behav. 11, 181–186, 1982

Ehrhardt, A. A. und H. F. L. Meyer-Bahlburg: Effects of prenatal sex hormones on gender-related behavior. Science 211, 1312–1318, 1981

Francis, J. J.: Passivity and homosexual predisposition in latency boys. Bull. Philadelphia Assoc. Psychoanal. 15, 160–174, 1965

Gilmore, K.: Gender identity disorder in a girl: Insights from adoption. J. Am. Psychoanal. Assoc. 43, 39–59, 1995

Green, R.: The "sissy boy syndrome" and the development of homosexuality. New Haven, London: Yale University Press 1987

Greenson, R. R.: A transvestite boy and a hypothesis. Int. J. Psycho-Anal. 47, 396–403, 1966

Haber, C. H.: The psychoanalytic treatment of a preschool boy with a gender identity disorder. J. Am. Psychoanal. Assoc. 39, 107–129, 1991

Harry, J.: Gay children grown up: Gender culture and gender deviance. New York: Praeger 1982

Herman, S.: Gender identity disorder in a five-year-old boy. Yale J. Biol. Med. 56, 15–22, 1983

Hirschfeld, M.: Der urnische Mensch. Leipzig: Spohr 1904

Kosky, R. J.: Gender-disordered children: Does inpatient treatment help? Med. J. Aust. 1466, 565–569, 1987

Lebovitz, P. S.: Feminine behavior in boys: Aspects of its outcome. Am. J. Psychiat. 128, 1283–1289, 1972

Loeb, L. R.: Analysis of the transference neurosis in a child with transsexual symptoms. J. Am. Psychoanal. Assoc. 40, 587–605, 1992

Loeb, L. R. und M. Shane: The resolution of a transsexual wish in a five-year-old boy. J. Am. Psychoanal. Assoc. 30, 419–433, 1982

Meyenburg, B.: Kritik der hormonellen Behandlung Jugendlicher mit Geschlechtsidentitätsstörungen. Z. Sexualforsch. 7, 343–349, 1994

Meyenburg, B.: Gender identity disorder in adolescence: Outcomes of psychotherapy. Adolescence 34, 307–313, 1999

Meyer, J. K. und C. Dupkin: Gender disturbance in children. An interim clinical report. Bull. Menn. Clin. 49, 236–269, 1985

Money, J.: Ablatio penis: Normal male infant sex-reassigned as a girl. Arch. Sex. Behav. 4, 65–71, 1975

Money, J., und A. A. Ehrhardt: „Männlich – weiblich". Die Entstehung der Geschlechtsunterschiede. Reinbek: Rowohlt Taschenbuch Verlag 1975

Money, J. und A. J. Russo: Homosexual outcome of discordant gender identity/role in childhood: Longitudinal follow-up. J. Pediat. Psychol. 4, 29–41, 1979

Philippopoulos, G. S.: A case of transvestism in a 17-year-old girl. Acta Psychother. 12, 29–37, 1964

Pruett, K. D. und K. Dahl: Psychotherapy of gender conflict in young boys. J. Am. Acad. Child Psychiat. 21, 65–70, 1982

Saghir, M. T. und E. Robins: Male and female homosexuality. A comprehensive investigation. Baltimore: Williams and Wilkins 1973

Sigusch, V.: Die Transsexuellen und unser nosomorpher Blick. Z. Sexualforsch. 4, 225–256, 309–343, 1991

Sigusch, V.: Geschlechtswechsel. Hamburg: Rotbuch 1995

Silverman, M. A.: The prehomosexual boy in treatment. In: C. W. Socarides und V. D. Volkan (Hrsg.): The homosexualities. Reality, fantasy und the arts. Madison, Conn.: International Universities Press 1990

Sperling, M.: The analysis of a boy with transvestite tendencies. Psychoanal. Study Child 19, 470–493, 1964

Stoller, R. J.: Sex and gender. Vol. 1: The development of masculinity and femininity. New York: Aronson 1968

Stoller, R. J.: Etiological factors in female transsexualism: A first approximation. Arch. Sex. Behav. 2, 47–64, 1972

Stoller, R. J.: Sex and gender. Vol. 2: The transsexual experiment. New York: Aronson 1975

Stoller, R. J.: Gender identity disorders in children and adults. In: H. I. Kaplan und B. J. Sadock (Hrsg.): Comprehensive textbook of psychiatry. 4th ed. Baltimore: Williams and Wilkins 1985

Tuber, S. und S. Coates: Interpersonal phenomena in the Rorschachs of extremely feminine boys. Psychoanal. Psychol. 2, 251–265, 1985

Tuber, S. und S. Coates: Indices of psychopathology in the Rorschachs of boys with severe gender identity disorder: A comparison with normal control subjects. J. Pers. Assess. 53, 100–112, 1989

Whitam, F. L.: Childhood indicators of male homosexuality. Arch. Sex. Behav. 6, 89–96, 1977

Whitam, F. L.: The prehomosexual male child in three societies: The United States, Guatemala, Brazil. Arch. Sex. Behav. 9, 87–99, 1980

Zucker, K. J. und S. J. Bradley: Gender identity disorder and psychosexual problems in children and adolescents. New York: Guilford Press 1995

Zucker, K. J. und R. Green: Psychosexual disorders in children and adolescents. J. Child Psychol. Psychiat. 33, 107–151, 1992

Zucker, K. J., S. J. Bradley und C. B. L. Sullivan: Gender identity disorder in children. Ann. Rev. Sex Res. 3, 73–120, 1992

Zuger, B.: Effeminate behavior present in boys from childhood: Ten additional years of follow-up. Compr. Psychiat. 19, 363–369, 1978

Zuger, B.: Early effeminate behavior in boys: Outcome and significance for homosexuality. J. Nerv. Ment. Dis. 172, 90–97, 1984

Kapitel 27
Transsexuelle Entwicklungen
Von Volkmar Sigusch

Seit der ersten Hälfte des 19. Jahrhunderts wurden Vorläufer jener Entwicklungen, die heute unter der Bezeichnung Transsexualität oder Transsexualismus scheinbar eindeutig umrissen sind, von der modernen Medizin unter verschiedenen Bezeichnungen kasuistisch erfasst, nosologisch zugeordnet und mit großkalibrigen therapeutischen Waffen „behandelt". Genannt wurden sie beispielsweise konträre Sexualempfindung, Metamorphosis sexualis paranoica, Interversion des habillements sexuels, erotischer Verkleidungstrieb, Transvestitismus, sexo-ästhetische Inversion, Geschlechtsumwandlungstrieb, Eonismus oder Psychopathia transsexualis genannt. Nosologisch eingeordnet wurden sie als Monomanie, periodisches Irresein, sexuelle Paranoia oder sexuelle Zwischenstufe. Als „Therapie" galten die Unterbringung in einer psychiatrischen Anstalt, Insulinschocks, Elektroschocks, Hirnoperationen oder Zwangspsychotherapie.

Plastisch-chirurgische Operationen am Genitale und an den sekundären Geschlechtsmerkmalen werden von der westlichen Medizin spätestens seit 1761 vorgenommen (Balfour Marshall 1913; Augstein 1983), und zwar bemerkenswerterweise immer dann ohne jede Diskussion von Notwendigkeit und Berechtigung, wenn organische Befunde erhoben werden konnten, und seien sie noch so marginal oder zweifelhaft gewesen. Die ersten genochirurgischen Eingriffe, die publiziert worden sind, erfolgten in den Jahrzehnten zwischen 1910 und 1930, vor allem in Berlin und Prag (Hirschfeld 1918; Mühsam 1921, 1926; Abraham 1931/32; Pokorny und Bondy 1933). Als *Genochirurgie* bezeichne ich jene Eingriffe, die am morphologisch *gesunden* Geschlechtskörper mit dem Ziel vorgenommen werden, eine mit anhaltenden seelischen Schmerzen einhergehende Diskrepanz zwischen der als eigen erlebten Geschlechtsidentität („Ich bin eine Frau" oder „Ich bin ein Mann") einerseits und dem als fremd erlebten Geschlechtskörper andererseits zu beseitigen oder abzuschwächen. Zunächst wurden bei „virilen" Frauen oder „Transvestiten" mit weiblichem Körpergeschlecht die Brüste und die Gebärmutter entfernt. Später wurden „feminine" Männer oder „Transvestiten" mit männlichem Körpergeschlecht ein- oder beidseitig kastriert, und noch später wurden auch Ovarektomien und Penisamputationen vorgenommen sowie künstliche Scheiden angelegt.

Obgleich bereits Anfang der 30er Jahre „komplette Geschlechtsumwandlungen" veröffentlicht worden sind, wurde erst Anfang der 50er Jahre die chirurgisch-endokrinologische Transformation eines US-Amerikaners vom Mann zur Frau zur Sensation. Die westliche Welt genoss das Spektakel um den Ex-GI und Fotografen, der sich im „liberalen" Dänemark hatte operieren lassen und jetzt Christine Jørgensen hieß (vgl. Hamburger et al. 1953). Ein Jahrzehnt später wurden in den USA spezielle Therapiezentren, so genannte Gender Identity Clinics, eingerichtet. Seit den 60er Jahren unterscheidet die westliche Medizin transsexuelle Entwicklungen von anderen sexogenerischen Entwicklungen, insbesondere transvestitischen, homosexuellen und intersexuellen, systematisch (Benjamin 1964a, 1964b, 1964c, 1966; Green und Money 1969) und behandelt sie in angesehenen Kliniken auch im Sinne einer körperlichen Geschlechtsumwandlung (Wålinder 1967; Money und Ehrhardt 1970; Sigusch et al. 1978, 1979; Meyer und Reter 1979; Green und Fleming 1990; Eicher 1992). Gegenwärtig sind Chirurgen, Urologen und Gynäkologen vor allem damit befasst, einen Neo-Penis und eine Neo-Klitoris zu konstruieren (vgl. Roeder 1992; Szalay 1992; Hage et al. 1993; Schernitzky 1997), wobei sie sich an frühe Erfolge der klassischen Wiederherstellungs-Chirurgen erinnern (z. B. Bogoras 1936; Frumkin 1944; Sung 1954, 1979).

Diskussionswürdig scheint mir in diesem Zusammenhang die Frage zu sein, ob ohne die von der Chirurgie gewagten Manipulationen am Geschlechtskörper aus der buntscheckigen Schar der Geschlechtszweifler eine neuartige Spezies herausgefiltert worden wäre: die Transsexuellen. Wiederholt ist behauptet worden, die heutigen Transsexuellen wären immer noch Transvestiten, Female Impersonators oder Stage Queens, wenn nicht die Geschlechtsumwandlung der Christine Jørgensen Anfang der 50er Jahre weltweit publiziert worden wäre. Erst die in einer Informationsgesellschaft bis in die letzte Berghütte eindringende Nachricht habe die Konträrsexuellen, Invertierten, Metamorphotiker, Eonisten, Transvestiten, Herren- und Damenimitatoren zu Transsexuellen gemacht. Merkwürdig ist nur, dass Jørgensen sofort mit Briefen von „Schicksalsgenossen" überschüttet wurde und dass sich auch an den behandelnden Arzt sogleich Hunderte von Männern und Frauen wandten, die ihr Geschlecht wechseln wollten (Hamburger 1953). Und vergessen wird, dass Menschen, die an ihrem Körpergeschlecht litten, lange vor der publizierten Möglichkeit des operativen Eingriffs versuchten, die gehassten Geschlechtsmerkmale zu beseitigen und die erwünschten selbst zu fabrizieren. So berichtet Hirschfeld (1918: 131 f) beispielsweise über „weibliche Männer", die versuchten, durch Paraffin- oder Thelygan-Injektionen, durch „kosmetische Kuren" oder „allerlei Saugapparate" einen „üppigen Busen" zu bekommen.

Es wird also wohl so gewesen sein: Eine bestimmte Mentalität und eine bestimmte Technik haben sich gleichzeitig-ungleichzeitig entwickelt, das eine muss mit dem anderen zusammengedacht werden. Das symbolisch signifikante Kriterium, das die „Spreu" der Geschlechtszweifler vom „Weizen" der Geschlechtswechsler trennte, haben aber nicht Psychiatrie und Sexuologie gesetzt, sondern operative Disziplinen. Denn zu Springpunkt und Signum der neuen Gattung wurde, bis heute unübersehbar und geradezu magisch beschworen: „die Operation". An ihr entzündeten sich die Debatten der „Experten" ebenso wie die Phantasien der neuartig „Betroffenen". Untauglich sind jedoch jene Bewältigungsversuche, die „der Technik" die Schuld zuschieben. Sie kann ihr gar nicht zugerechnet werden, bleibt ihr logischerweise äußerlich, weil Technik schuld-los ist wie Natur.

Nosomorpher Blick

Vor zehn Jahren habe ich, vor allem bezogen auf das eigene „Frankfurter Modell" der Untersuchung und Behandlung transsexueller Patienten, die Manier hinterfragt, mit dem Transsexualismus und den Transsexuellen exzessiv schulmedizinisch umzugehen, eine offenbar nicht zuletzt dem Selbstschutz dienende Manier, der auch wir erlegen sind. Ich habe dafür plädiert, endlich den (wie ich ihn gerne nenne) *nosomorphen Blick*, der immer nur Krankes sieht, so weit wie irgend möglich von den so genannten Transsexuellen reflektierend abzuwenden (Sigusch 1991, 1992). Das hat eine interessante Diskussion ausgelöst (vgl. z. B. Augstein 1992; Hirschauer 1992; Lindemann 1992; H. Becker und Hartmann 1994; Wolff 1994; Sigusch 1997b).

Bei anderen Sonderbarkeiten wie der Homosexualität hat ein solches Abwenden der Medizin und der Psychologie, überhaupt der so genannten Experten, wenngleich erst nach mehr als einhundert Jahren Diskussion, inzwischen erfreulicherweise grundsätzlich stattgefunden. Sollte auch der Transsexualismus tatsächlich zunehmend entpathologisiert und enttotalisiert werden, wären Medizin und Psychologie allerdings keineswegs aus Selbstverstrickung, Konfrontation und Verantwortung entlassen, weil kein Weg mehr hinter die in die Welt gesetzten organo-, psycho- und soziotechnischen *Möglichkeiten* der Geschlechtsveränderung zurückführt und weil diejenigen der heute als transsexuell bezeichneten Menschen, die ihren Wunsch nach Geschlechtsumwandlung auch durch gegengeschlechtliche Hormonbehandlungen und chirurgische Eingriffe realisieren wollen, an die Heilkünste gefesselt bleiben – ganz im Gegensatz zu sexuell-geschlechtlichen Minderheiten wie den Homosexuellen, die auf Medizin und Psychotherapie nicht mehr angewiesen sind als andere Menschen auch.

Trotzdem scheint mir insbesondere die Entmedizinalisierung des Transsexualismus notwendig zu sein. Sie gestattete es, den transsexuellen Wunsch mit der *zissexuellen Abwehr* (Sigusch 1995) zusammenzudenken, eine von ihm untrennbare Abwehr, die nicht nur psycho-analytisch, sondern vor allem epistemologisch und dispositivanalytisch zu begreifen wäre, und sie erleichterte es gewiss jenen Menschen, bei denen Körpergeschlecht und Geschlechtsidentität nicht fraglos und scheinbar natural zusammenfallen wie bei der relativ geschlechtseuphorischen zissexuellen Mehrheit, sich selbst aufzuklären und anders als bezogen auf medizinische Raster zu begreifen. Nach meinem Verständnis sollte sich also die Medizin so weit wie irgend möglich zurückhalten. Vielleicht dämpfte das auch den Wunsch nach immer raffinierteren Eingriffen bei beiden: den Transsexuellen und ihren therapierenden Konstrukteuren.

In dieser Hinsicht sind neuere literarische und dokumentarische Berichte von Betroffenen und über Betroffene (z. B. Schiffels 1992; Ulrich und Karsten 1994; Fuchs und Fuchs 1995; Devor 1997; Haag 1999 und die seit 1990 erscheinende Zeitschrift „Vivatissimus") sowie *nichtmedizinische* wissenschaftliche Abhandlungen, die das Phänomen leibanalytisch-mikrosoziologisch (Lindemann 1993), ethnographisch-konstruktivistisch (Hirschauer 1993) oder literaturwissenschaftlich-diskurstheoretisch (Runte 1996) analysieren, ein Gewinn, weil sie belegen, wie sehr Medizin und Psychologie das, was als transsexuell angesehen wird, mitbestimmen, und weil sie Horizonte eröffnen, die Medizin und Pychologie aus falscher Disziplinarität oder aus unvermeidlicher Einengung verschlossen sind.

Selbstbestimmung und professionelle Verantwortung

Zu den unvermeidlichen Einengungen gehört, dass Medizin und Politik, Therapie und soziale Bewegung, Professionalität und Nichtprofessionalität zwar bei theoretischer, beispielsweise machtanalytischer Betrachtung zusammengedacht werden müssen, in der Praxis aber auf eine nicht unwesentliche Weise auseinander fallen. Deshalb halte ich auch gar nichts davon, an Patienten irgendwelche theoretischen oder ideologischen Vorstellungen exekutieren zu wollen, beispielsweise nach der inhumanen „kulturrevolutionären" Devise, Geschlechtswechsler hätten gefälligst die Tyrannis der allgemeinen Zweigeschlechtlichkeit durch Transgressionen in ihre Schranken zu verweisen.

In der Praxis kommt dem Verhältnis von Selbstbestimmung und Professionalität ein besonderes Gewicht zu. Einerseits sollte sich kein Arzt oder Therapeut das Recht herausnehmen, existenzielle Entscheidungen für seinen Patienten zu treffen. Das gilt für das Heiraten oder Sich-Trennen, das Kinderkriegen oder Abtreiben ebenso wie für irreversible Operationen. Andererseits kann kein Arzt oder Therapeut gegen sein Gewissen, seine Berufspflichten und seine Vorstellungen von Gott und der Welt dazu gebracht werden, Eingriffe zu befürworten oder vorzunehmen, die er nicht verantworten will. Ein Arzt oder Therapeut, der Wünschen von Patienten unreflektiert zur Manifestation verhilft, hat versagt.

Wenn der Wunsch nach Geschlechtswechsel mit Konflikten und Krankheiten verknüpft ist, die das übliche Maß seelischer „Unfreiheit" nach dem Eindruck des Therapeuten übersteigen, hat er als Professioneller, der konsultiert wird, das Recht und auch die Pflicht, irreversible Eingriffe zu verhindern, jedenfalls nicht zu befürworten. Wird aber in der Psychotherapie ein Punkt erreicht, an dem der Patient das, was er wünscht, zu überblicken scheint einschließlich der Konsequenzen, also nicht „unfreier" ist als wir alle, kann er nur noch selbst entscheiden. Der Therapeut sollte sich, an diesen Punkt gelangt, auf die Subjektivität seiner Urteile besinnen und eine weitere Totalisierung, vielleicht die gravierendste, in sich relativieren, eine Totalisierung, die genau zu wissen meint, wer frei genug ist, über sein Leben zu entscheiden, und wer nicht: wer gesund und wer krank ist. Denn im Umgang mit dem Transsexualismus gibt es kein widerspruchs- und konfliktfreies Richtig oder Falsch. Die allgemeinen Widersprüche müssen ebenso ausgehalten werden wie die besonderen Konflikte. Praktisch wäre der transsexuelle Wunsch als eine kreative Ich-Leistung zu verstehen, die eine äußerst bedrohliche Lücke in der psychischen Selbstregulation kompensieren soll, *was oft erst mit Hilfe einer Therapie gelingt*. Theoretisch wäre der transsexuelle Wunsch als transintelligibel zu begreifen und das individuelle Leiden der so genannten Transsexuellen als ein Niederschlag transsubjektiver Negativität, die *jeder Therapie entzogen* ist.

Es kommt also in der Praxis darauf an, sich zu vergewissern, ob der Patient seelisch „frei“ genug ist, die Konsequenzen seines Wunsches abzuschätzen. Da eine analytische Psychotherapie kein anderes Ziel hat, als die Selbstreflexion des Patienten zu stärken oder erst zu ermöglichen, ist sie *das geeignetste Mittel*, die Selbstbestimmung des Patienten mit der Verantwortung des Professionellen produktiv zu verbinden. Das kann natürlich nur gelingen, wenn ein so genanntes Arbeitsbündnis zustande kommt, wenn also beide, Patient wie Therapeut, bereit und in der Lage sind, sich emotional aufeinander einzulassen und eigene Begrenzungen zu überwinden. Der Therapeut, der sich auf ihm bisher verschlossene oder undenkbare Erfahrungen einlässt, könnte am Ende der Therapie verstanden haben, welche existenzielle Bedeutung eine Geschlechtsumwandlungsoperation für seinen Patienten besitzt. Er könnte verstanden haben, dass eine solche Operation für seinen Patienten nicht lebensbedrohend, sondern lebenserhaltend ist, dass sie nicht die Bedeutung einer Verstümmelung hat, sondern einer Restitution, ob er den transsexuellen Wunsch nun theoretisch als eine gigantische Abwehrformation ansieht oder nicht. Der Patient, der sich öffnet, könnte verstanden haben, dass ein operativer Eingriff nicht alle seelischen Schmerzen und sozialen Probleme aus der Welt schaffen wird.

Kultureller Wandel

Seit 1975, dem Jahr, in dem die Poliklinik des Frankfurter Instituts für Sexualwissenschaft eröffnet wurde, haben wir Hunderte von Patienten mit dem Wunsch nach Geschlechtsumwandlung gesehen. In dieser Zeit hat sich das klinische Bild des Transsexualismus erheblich gewandelt. Worauf dieser Wandel zurückzuführen ist, kann angesichts der Komplexität des Bedingungsgefüges hier nur angedeutet werden. Wesentlich sind gewiss ein verändertes allgemeines Geschlechterverhältnis und eine Pluralisierung der Lebens- und Sexualformen, wovon im ersten und zweiten Teil des Buches die Rede ist, sowie ebenso ein anderes Selbstverständnis und eine allmählich zunehmende Selbstorganisation Transsexueller sowie schließlich eine Veränderung des professionellen Blicks.

Besonders eindrucksvoll hat sich bei uns die soziale, psychosoziale und rechtliche Situation Transsexueller verändert. Mittlerweile sind sie in der Öffentlichkeit als Gruppe besonderer Menschen weitgehend bekannt und vom Staat als solche anerkannt. Sie müssen, anders als noch vor einer Generation, nicht mehr ins Ausland fahren, wenn sie sich operieren lassen wollen. Angesehene Kliniken sind bereit, geschlechtsverändernde Eingriffe vorzunehmen. Indem Transsexuelle eigene Zeitschriften herausbringen, Tagungen abhalten und Verbände gründen, konstituieren sie sich zumindest als so etwas wie eine transitorische Minderheit und sind nicht mehr wie früher, an den Rand der Gesellschaft gedrängt, zu einer isolierten klinischen Existenz verdammt.

Wie weit das Gruppengefühl und der Organisationsgrad bei ihnen reichen werden, ob ihr gegenwärtiger Status einer überwiegend paramedizinischen

(Selbsthilfegruppen-)Subkultur, ob dieser Status einer transitorischen Minderheit selbst transitorisch ist, wird die Zukunft zeigen. In manchem jedenfalls erinnert die gegenwärtige Situation der Transsexuellen an die der heute homosexuell genannten Menschen vor über einhundert Jahren. Damals war Psychiatern und Sexuologen das „isosexuelle" Empfinden so unverstehbar und bizarr wie heutigen Experten das transsexuelle Empfinden erscheinen muss, weil unsere Kultur nach wie vor auf dem kulturellen Bigenus fußt, das nur zwei große Geschlechter kennt. Damals glaubten die so genannten Experten wie die Betroffenen, diese „Inversion" sei eine große Rarität; sie sammelten deshalb Fall um Fall. Heute schätzen wir Experten die Gesamtzahl erwachsener Transsexueller in Deutschland auf einige Tausend Personen. Die Betroffenen dagegen sprechen inzwischen von Zehn-, ja Hunderttausenden, für die wir keine empirisch-klinische Basis sehen, wie ich gleich berichten werde.

Rechtslage und Begutachtung

Zuvor sei aber noch auf jenen kulturellen Wandel hingewiesen, der die Transsexuellen zusammen mit den Interventionen der Medizin materiell als eine Spezies mit eigenen Rechten als Bürger und mit höchstrichterlich anerkannten Kostenübernahmeansprüchen als Patienten konstituiert hat.

Das am 1. Januar 1981 in Kraft getretene „Gesetz über die Änderung der Vornamen und die Feststellung der Geschlechtszugehörigkeit in besonderen Fällen" vom 10. September 1980 (BGBl I: 1654), kurz Transsexuellen-Gesetz (TSG) genannt, räumt Transsexuellen auf dem Weg der freiwilligen Gerichtsbarkeit als eine Rechtswohltat, wie die Juristen sagen, die Möglichkeit ein, den die Geschlechtszugehörigkeit signalisierenden Vornamen abzulegen („kleine Lösung", §§ 1 bis 7 TSG) oder den so genannten Personenstand (männlich/weiblich) zu ändern („große Lösung", §§ 8 bis 12 TSG), so dass sie auch in der neuen Geschlechtsrolle heiraten können. Nach einer langen Phase der verwirrenden und einander widersprechenden Entscheidungen der Standesamtsbehörden und der Gerichte hat der hiesige Gesetzgeber damit erstmalig das Rechtsprinzip der Unwandelbarkeit des Geschlechts aufgegeben und zugleich die Geschlechtszugehörigkeit nicht mehr ausschließlich anhand körperlicher Befunde definiert (vgl. Sigusch 1980b).

Durch Beschlüsse des Bundesverfassungsgerichts vom 16. März 1982 (1 BvR 938/81; NJW 1982: 2061) und vom 26. Januar 1993 (1 BvL 38, 40, 43/92; NJW 1993: 1517) ist die vom Gesetz vorgesehene Altersgrenze von 25 Jahren aus verschiedenen Gründen für beide „Lösungen" aufgehoben worden.

Durch eine Entscheidung des Bundessozialgerichts vom 6. August 1987 (3 RK 15/86) ist Transsexuellen auch im Fall der geschlechtsverändernden Operation der Zugang zu den Leistungen der gesetzlichen Krankenversicherungen unter bestimmten Voraussetzungen, die unseren alten, von uns inzwischen problematisierten Operationskriterien von 1978/79 entsprechen, höchstrichterlich eingeräumt worden. Mit Beschluss des Bundesgerichtshofes vom 8. März 1995 (IV ZR 153/94) ist Transsexuellen, deren neues Geschlecht rechtskräftig festgestellt worden ist, die Möglichkeit eröffnet worden, auch von privaten Krankenversicherungen die Kostenübernahme bei operativen Eingriffen zu verlangen. Eine Klage gegen diese Entscheidung hat das Bundesverfassungsgericht nicht zugelassen (1 BvR 785/95). 1998 hat das

Landesarbeitsgericht Hamm (4 Sa 1337/98) entschieden, dass nach einer Personenstandsänderung der Anspruch besteht, auch die beruflichen Zeugnis- und Arbeitspapiere neu ausgestellt zu bekommen.

Die Begutachtung nach dem TSG wirft viele Probleme auf, die in der Literatur diskutiert werden (z. B. Bosinski et al. 1994; Langer 1995; Augstein 1996; Pfäfflin 1996a, 1996b; Langer und Hartmann 1997; S. Becker 1998a). Strikt zu unterscheiden ist, ob es um die „kleine“ oder die „große Lösung“ geht, weil eine Entscheidung im Sinne der „kleinen Lösung“ oft größere Auswirkungen hat als eine im Sinne der „großen“, die bereits die dauerhafte Unfruchtbarkeit des Antragstellers ebenso voraussetzt wie eine deutliche Annäherung an das körperliche Erscheinungsbild des intendierten Geschlechts. Da wir wiederholt beobachten mussten, dass Betroffene ein Gutachten eines auswärtigen Experten, das lediglich dazu Stellung nahm, ob der Vorname nach den Bestimmungen des TSG aus fachlicher Sicht geändert werden kann, dazu benutzten, einen Operateur zu irreversiblen Eingriffen zu bewegen, sind wir dazu übergegangen, solche Gutachten, wenn wir sie verfassen, mit dem Vermerk zu versehen, dass es sich *nicht* um Gutachten handelt, in denen die Indikation zu geschlechtsverändernden medizinischen Eingriffen gestellt wird. Trotzdem sollte sich jeder Gutachter darüber im Klaren sein, dass das Befürworten der Vornamensänderung in der Praxis auf eine generelle Zustimmung zur Geschlechtsumwandlung hinauslaufen kann. So muss beispielsweise darauf vertraut werden, dass der Chirurg ein solches Gutachten nicht nur in die Hand nimmt, sondern auch liest und sich danach richtet, was nicht immer der Fall ist. Die Krankenkassen, die die Kosten übernehmen sollen, sind in dieser Hinsicht verlässlicher. Allerdings beziehen sie sich immer wieder fälschlicherweise auf das TSG, in dem sinnvollerweise, nicht zuletzt unter unserem Einfluss, darauf verzichtet wurde, die ärztliche *Behandlung* zu regeln.

Prävalenz und Sex-Ratio

Von 1981 bis 1990 wurden in der alten Bundesrepublik nach Erhebungen von Osburg und Weitze (1993) 1 422 Entscheidungen gemäß TSG getroffen, von denen 683 die „kleine“ (Ablehnungsrate 10,9 %) und 733 die „große Lösung“ (Ablehnungsrate 3,6 %) betrafen. Die meisten der 1 199 Antragsteller betrieben beide Verfahren gleichzeitig. Wurde zunächst nur die Vornamensänderung beantragt, lagen zwischen dieser Entscheidung und der über den Personenstand durchschnittlich zwei Jahre. Etwa 20 % bis 30 % der Antragsteller haben sich nach den Erhebungen offenbar mit der Änderung des Vornamens zufrieden gegeben. Das Durchschnittsalter aller Antragsteller lag bei 33 Jahren. Nur 6 Personen – das entspricht 0,4 % – wollten eine Entscheidung rückgängig machen, davon lediglich eine Person eine Personenstandsänderung. Insgesamt ergibt sich aufgrund der Zahlen, die die Autorinnen zusammengetragen haben, eine „bereinigte“ Zehnjahresprävalenz von 2,1 Transsexuellen pro 100 000 volljährige Einwohner (2,4 für Mann-zu-Frau-Transsexuelle und 1,0 für Frau-zu-Mann-Transsexuelle).

Da sich die Zahlen nur auf die alten Bundesländer und nur auf das gewissermaßen absolute Hellfeld beziehen, dürfte unsere Schätzung zutreffen, nach der es einige tausend erwachsene Transsexuelle beiderlei Ausgangsgeschlechts in (Gesamt-) Deutschland gibt; *wahrscheinlich etwa 2 000 bis 4 000*, abhängig von der jeweiligen Definition. Die Behauptung Betroffener, es gäbe in Deutschland 40 000 bis 600 000 Transsexuelle, hat keine empirische Basis.

Im internationalen Vergleich haben Wålinder (1967) für Schweden (gesamt 1,9; Mann-zu-Frau 2,7; Frau-zu-Mann 1,0), Hoenig und Kenna (1974) für

England und Wales (gesamt 1,9; Mann-zu-Frau 3,0; Frau-zu-Mann 0,9), Ross et al. (1981) für Australien (gesamt 2,4; Mann-zu-Frau 4,2; Frau-zu-Mann 0,7) O'Gorman (1982) für Nordirland (gesamt 1,9) sowie Bakker et al. (1993) für die Niederlande (Mann-zu-Frau 8,4; Frau-zu-Mann 3,3) Prävalenzraten mitgeteilt, die von den für die alte Bundesrepublik Deutschland errechneten Raten nicht sonderlich abweichen. Für den mit Deutschland wohl am wenigstens vergleichbaren Stadtstaat Singapore hat dagegen Tsoi (1988) Prävalenzen errechnet (Mann-zu-Frau 35,0; Frau-zu-Mann 12,0), die erheblich höher liegen.

Betont werden muss jedoch, dass aus Gründen, die in der Sache liegen, keine wirklich reliablen Daten gewonnen werden können. Das gilt auch für die Sex-Ratio, das Verhältnis von Transsexuellen mit männlichem zu Transsexuellen mit weiblichem Körpergeschlecht. Unbestreitbar ist aber, dass sich im Verlauf der letzten fünf Jahrzehnte, jedenfalls in den reichen Ländern des Westens, die Ratio zugunsten der Transsexuellen mit weiblichem Körpergeschlecht verschoben hat, während anfänglich, als Medizin und Psychologie begannen, den modernen Transsexualismus zu konstruieren, deutlich mehr Patienten mit männlichem Körpergeschlecht in Erscheinung traten.

Anfang der 50er Jahre nahmen Kinsey et al. (1953) bei den damals noch Transvestiten genannten Transsexuellen ein Verhältnis von 2 bis 6 Frauen auf 100 Männer an, was eine Sex-Ratio von 50:1 bis 17:1 zugunsten der Mann-zu-Frau-Transsexuellen bedeutet hätte. Am Ende der 50er Jahre glaubten einige Fachleute wie Lukianowicz (1959), Transsexualismus käme höchstwahrscheinlich wegen der psychogenetischen Bedeutung der Kastrationsangst bei Frauen überhaupt nicht vor. Anfang der 60er Jahre teilte Giese (1962) mit, dass bei 41 seiner 1 200 Patienten mit sexuellen Störungen ein andauernder Transvestitismus vorgelegen habe, wobei die Geschlechtsverteilung 36 Männer zu 5 Frauen gewesen sei, was einer Sex-Ratio von 7,2:1 entspricht. Mitte der 60er Jahre wurde in den USA anhand klinischer Stichproben und internationaler Literaturzusammenstellungen ein Verhältnis zwischen beinahe 9:1 und etwa 4:1 zugunsten der Transsexuellen mit männlichem Körpergeschlecht mitgeteilt (vgl. Pauly 1965; Benjamin 1964a, 1966, 1967, 1969). Im Verlauf der folgenden Jahrzehnte sind dann für die USA und Westeuropa Relationen zwischen 3:1 und 1:1 mitgeteilt worden, wobei die Stringenz der Diagnose erheblich schwankte, wenn zum Beispiel an die Debatten um „Gender Dysphoria" gedacht wird. Aus mehreren osteuropäischen Ländern sind demgegenüber im Verlauf der 80er Jahre Verhältnisse um 1:5 zugunsten der Transsexuellen mit weiblichem Körpergeschlecht mitgeteilt worden (vgl. im Einzelnen Sigusch 1991: 336, Anm. 4). Dass in diesen Ländern vor dem Zusammenbruch des so genannten Realsozialismus mehr somatische Frauen als Männer als „transsexuell" angesehen wurden oder sich selbst so definierten, könnte vor allem mit der unterschiedlichen Stellung der Geschlechter, der unterschiedlichen Bewertung von Abweichungen wie Homosexualität („Soziopathie") und Transsexualismus („echte Krankheit") sowie mit einer differenten Diagnostik zusammenhängen.

In der alten Bundesrepublik war die Sex-Ratio nach Osburg und Weitze (1993) 2,3:1 zugunsten der Mann-zu-Frau-Transsexuellen, bezogen auf 1 386 Gerichtsverfahren (nicht Personen) nach dem TSG in den Jahren 1981 bis 1990. Neueste Berechnungen von Garrels et al. (2000) basieren auf den Daten der Hamburger Abteilung für Sexualforschung (W. Preuss, K. Renter und G. Schmidt), des Frankfurter Instituts für Sexualwissenschaft (L. Garrels und V. Sigusch), des Münchener Max-Planck-Instituts für Psychiatrie und der Münchener Psychiatrischen Klinik der Technischen Universität (G. Kockott) sowie der Psychiatrischen Klinik der Universität Münster (N. Michael und K. Windgassen). Dadurch, dass sich die großen deutschen Behandlungszentren an der Studie beteiligt haben, konnte ein N von 1 785 aus den Jahren 1964 bis 1998 erreicht werden, das im internationalen Vergleich noch über dem bisher größten von 1 285 aus den Niederlanden (van Kesteren et al. 1996) liegt. Für die Jahre 1970 bis 1998 ergab sich eine Sex-Ratio von 1,9:1 zugunsten der Transsexuellen mit männlichem Körpergeschlecht. Werden Fünfjahres-Perioden miteinander verglichen, zeigt sich in den letzten Jahren (1995 bis 1998) eine deutliche Annäherung der beiden Ausgangsgeschlechter auf ein Verhältnis von 1,2:1, das verschiedene Gründe haben kann wie beispielsweise ein verändertes Verhalten der Betroffenen und der Therapeuten. Zum Vergleich sei noch gesagt, dass Landén et al. (1996) für Schweden eine Sex-Ratio von 1,4:1 (1972 bis 1992), De Cuypere et al. (1995) für Belgien eine Ratio von 1,7:1 (1986 bis 1994) sowie van Kesteren et al. (1996) für die Niederlande eine Ratio von 2,8:1 (1975 bis 1992) zugunsten der Transsexuellen mit männlichem Körpergeschlecht angegeben haben. Wie sich die Ratio aufgrund der Garrels-Daten über die Perioden in Deutschland darstellt, kann der Tabelle 1 entnommen werden.

Tabelle 1 Sex-Ratio bei Transsexuellen in Deutschland, nach Fünf- und Zehnjahresperioden (siehe Text)

Periode	M-z-F N	F-z-M N	F-z-M %	Sex-Ratio M:F
1970–1974	74	26	26,0	2,8:1
1975–1979	176	101	36,5	1,7:1
1970–1979	**250**	**127**	**33,7**	**2,0:1**
1980–1984	201	98	32,8	2,1:1
1985–1989	273	117	30,0	2,3:1
1980–1989	**474**	**215**	**31,2**	**2,2:1**
1990–1994	271	136	33,4	2,0:1
1995–1998	164	136	45,3	1,2:1
1990–1998	**435**	**272**	**38,5**	**1,6:1**

Genese

Trotz etlicher in sich durchaus schlüssiger, zumindest aber anregender theoretisch-psychogenetischer Abhandlungen und Behandlungsberichte (vgl. z. B. Stekel 1920; Fenichel 1930; Binder 1933; Thomä 1957; Schwöbel 1960; Greenson 1968; Socarides 1970; Stoller 1973, 1976; Person und Ovesey 1974; Limentani 1979; Benedetti 1981; Springer 1981; Lothstein 1983; Désirat 1985; Oppenheimer 1991, 1992; H. Becker und Hartmann 1994; Chiland 1997; Quinodoz 1999) konnte selbstverständlich das Rätsel des Transsexualismus ätiologisch ebenso wenig gelöst werden wie das Rätsel des Zissexualismus.

Beide sind ein *conundrum*, wie Jane Morris (1974), eine Betroffene, so schön sagte. Sicher scheint nur zu sein, dass eine Somatogenese im Gegensatz zur Sozio- und Psychogenese nicht fassbar ist.

Je nach der fachlichen Orientierung der Forscher und den Umständen der Zeit wurden transsexuelle Entwicklungen in den letzten Jahrzehnten beinahe allen bereitstehenden, sehr differenten ätiopathogenetisch-nosologischen „Entitäten“ mehr oder weniger bündig zugeordnet: Neurosen, Borderline-Strukturen, Psychosen, Fetischismus, Masochismus, negative Perversion, Homosexualität, homosexuelle Panikreaktion (so genannte Kempfsche Krankheit), Intersexualismus, dienzephale Neuroendokrinopathie, H-Y-Antigen-Diskordanz usw. (vgl. im Einzelnen Sigusch et al. 1979; Sigusch 1991). Das zeigt dreierlei: die anhaltende Ratlosigkeit der Untersucher, die Abhängigkeit der Diagnostik vom diskursiv und individuell gebrochenen professionellen Blick des jeweiligen Experten und die Mannigfaltigkeit des so genannten Transsexualismus. Noch aber kann die Mannigfaltigkeit kaum gesehen werden, weil selbst der entpathologisierende psychoanalytische Blick, den Morgenthaler (1980) auf die Homosexualität geworfen hat, den meisten Untersuchern unmöglich ist. Der transsexuelle Wunsch verwirrt so basal, dass sich eine totalisierende zissexuelle Abwehr, die Grauen und Abweichung bannen will, beinahe reflektorisch einstellt, in psychischer wie in epistemischer wie in diskursiver Hinsicht.

Auch der Streit darum, ob der Transsexualismus eine Krankheitseinheit sei oder nur ein Symptom, das bei verschiedenen Grunderkrankungen vorkommt, folgt dem Mechanismus der Totalisierung. Ohne Frage tritt der Wunsch nach Geschlechtsumwandlung bei den verschiedensten Grunderkrankungen und Grundstrukturen auf, von der Paranoia über die psychotische Depression bis hin zur Anorexie und speziellen Konfliktkonstellationen in verschiedenen Lebensabschnitten von der Kindheit über die Adoleszenz bis hin zum Erwachsenenalter, abhängig von der kulturellen Situation. Hat der Wunsch sich aber erst einmal organisiert, ob nun „von Anfang an“ oder als gemeinsame Endstrecke verschiedenartiger Entwicklungen, ist er selbst „terminal“ und zu einer „Entität“ geworden, die nicht mehr als vorübergehendes Symptom abgetan werden kann, das einer ganz anderen psychischen Struktur eher oberflächlich aufliegt und deshalb beseitigt werden kann.

Ist der Wunsch, aus welchen Gründen auch immer, fixiert, gebührt dem Menschen, der damit zu leben hat, jene Achtung und jenes Verständnis, die dem persönlichen Schicksal insbesondere dann nicht versagt wird, wenn eine körperliche Erkrankung zu ertragen ist. Wenn wir uns vergegenwärtigen, dass es einen transsexuellogenen Medizinbetrieb gibt, dem wir selbst angehören, dass wir aber andererseits nicht zuletzt deshalb weiterhin Patienten mit dem Wunsch nach Geschlechtsumwandlung beraten und behandeln, weil wir nicht wollen, dass vollkommen Inkompetente diesen Wunsch organisieren, dann sehen wir, dass den Widersprüchen und Konflikten nicht ausgewichen werden kann. Denn im Grunde sind nicht ganz bestimmte Familiendynamiken transsexuellogen, sondern die allgemeinen Geschlechterdispositive, deren Kern, ob nun epistemologisch oder dispositivanalytisch bestimmt, *kulturelles Bigenus* genannt werden kann.

In dieser Lage gibt es vielleicht nur die Hoffnung, dass die Maßnahmen, von denen die Betroffenen ebenso ergriffen werden, wie sie sie selbst ergreifen, dass diese Maßnahmen umso maßvoller sein werden, desto „freier" sie getroffen werden können. Diese „Freiheit" ist das Ziel jeder analytischen Psychotherapie, die zwar nicht kulturelle, sehr wohl aber individuelle Unfreiheiten beseitigen kann. So lange jedoch der Realisator Medizin Transsexuelle generell als besonders „unfreie" Kranke betrachtet, wird die paramedizinische Minderheit der Geschlechtswechsler generell unfrei sein. Deshalb bin ich dafür, dass sich die indizierende und operierende Medizin zurückhält, soweit das überhaupt möglich ist. Fahren wir damit fort, den Transsexualismus in erster Hinsicht oder ganz und gar ätiopathogenetisch zu betrachten, werden wir Expertengeneration um Expertengeneration die jeweils in Kurs gesetzten psycho- und somatologischen Theorien an ihn anlegen und immer wieder vergeblich versuchen, das Rätsel der „Metamorphosis sexualis paranoica" zu lösen, von der vor einhundert Jahren v. Krafft-Ebing (1894: 224) gesprochen hat.

In den 90er Jahren wurde von den Experten als kleinster gemeinsamer psychogenetischer Nenner der verschiedenen transsexuellen Verläufe wieder „ein ungewöhnliches Maß an frühkindlicher Traumatisierung" (Sigusch et al. 1979: 275) angenommen, auf das wir schon früher hingewiesen hatten. Das Gefühl, einem anderen Geschlecht anzugehören, wurde in diesem Zusammenhang als Rettungsphantasie interpretiert, die die in den ersten Objektbeziehungen erfahrene Feindseligkeit abwehrt und seelisch bannt. Gegenwärtig wird in *psychogenetischen* Studien die Vielfalt der seelischen Weichenstellungen und Traumatisierungen, der Strukturen und Entwicklungen betont, ohne dass eine psychosoziale Konstellation ätiologisch eindeutig präferiert würde, wie es früher oft der Fall war. In *soziogenetischen* Studien wird seit den 90er Jahren herausgestellt, wie sehr die Transsexuellen im Verlauf eines Jahrhunderts von der Medizin, speziell von Psychiatrie und Chirurgie, als eine bestimmte Spezies konstruiert worden sind und wie sehr sie als solche inzwischen in den reichen Ländern des Westens soziale Anerkennung genießen, bis hin zu einer Lex specialis in mehreren europäischen Ländern. *Biogenetische* Studien konzentrieren sich seit einiger Zeit auf das Gehirn als Sexualorgan. Sie suchen differente Hirnstrukturen, die entweder auf die sexuelle Orientierung (z. B. LeVay 1991) oder auf die geschlechtliche Identität zu beziehen sind (z. B. Swaab and Fliers 1985; Swaab et al. 1992; Zhou et al. 1995).

So wollen – um ein hervorstechendes Beispiel etwas näher anzuschauen – die Autoren der zuletzt genannten Studie, also nicht irgendwer, sondern Zhou, Hofman, Gooren und Swaab, als erste eine „female brain structure in genetically male transsexuals" nachgewiesen haben (Zhou et al. 1995: 68). Ihre Entdeckung ist nicht irgendwo, sondern in „Nature" erschienen. Sie berichten dort, dass das Volumen der „central subdivision of the bed nucleus of the stria terminalis (BSTc)", eines Teils des Hypothalamus, bei Männern größer sei als bei Frauen und dass diese Region bei Mann-zu-Frau-Transsexuellen überdies „female-sized" sei (ebd.). Die Größe des BSTc soll nicht durch Sexualhormone im Erwachsenenalter beeinflusst und außerdem unabhängig von der sexuellen Orientierung sein. Allerdings kann bisher nicht einmal von statistisch signifikanten Zusammenhängen gesprochen werden. So sind die Stichproben der

Studie extrem klein. Sie bestehen z. B., wenn die sexuelle Orientierung als Variable berücksichtigt wird, nur aus ein bis drei Transsexuellen. Außerdem sind sie extrem inhomogen, wenn z. B. gravierende Erkrankungen wie ein adrenaler Tumor oder AIDS berücksichtigt werden. Hinzu kommt, dass alle sechs untersuchten Transsexuellen mit Östrogenen und dem antiandrogenen Cyproteronacetat (CPA) behandelt worden und fünf der sechs Probanden orchidektomiert waren, zu deutsch: kastriert. Schließlich konnten die über einen Zeitraum von elf Jahren gesammelten Gehirne nur post mortem analysiert werden, wobei das Volumen des studierten BSTc lediglich anhand der Innervation durch einen Neurotransmitter, und zwar des Vasoaktiven Intestinalen Polypeptids (VIP) definiert wurde. Trotzdem sehen die Autoren in ihren Resultaten eine Bestätigung der gegenwärtigen biogenetischen Haupthypothese, nach der sich die „gender identity develops as a result of an interaction between the developing brain and sex hormones" (ebd.). Geschlechtsidentitätsstörungen sind in dieser Sicht „alterations" einer „altered interaction" (ebd.: 70).

Obgleich Untersuchungen der Gene, der Gonaden, der Hormone oder der Hirnstrukturen erwachsener Transsexueller bisher keine Ergebnisse erbrachten, die zur Aufklärung der Ätiologie hätten beitragen können (Money und Gaskin 1970; Gooren 1990; vgl. auch Bosinski et al. 1997a, 1997b), halten Transsexualismus-Forscher vor allem aufgrund tierexperimenteller Ergebnisse nach wie vor eine direkte organische, insbesondere genetische Verursachung des Transsexualismus für sehr wahrscheinlich. Da es jedoch kein Tiermodell und kein „rein" naturwissenschaftliches Modell für sexuelle oder geschlechtliche Identität gibt, wird sich ein eindeutiger Beweis für eine direkte Weichenstellung durch Gene oder Hormone nicht erbringen lassen. Denn sexuelles Begehren, sexuelle Vorlieben, Geschlechtsrollen oder Geschlechtsidentitäten können ohne menschliche Kultur nicht gedacht werden, sind nur dem Menschen eigen. Generell und inzwischen durchaus immanent muss gesagt werden, dass das Denken in abgegrenzten Sphären und abgrenzbaren Claims, hier der Körper, dort die Seele, hier die Gene, dort die Gesellschaft, epistemologisch längst in die Archive der menschlichen Geschichte verwiesen sein sollte. Denn dieser reduktionistische Cartesianismus ist in der ansonsten beschworenen Welt vernetzender Digitalität anachronistisch, schleppt die lähmende *Chicken-or-egg*-Frage fort, reißt immer wieder Gräben auf und postuliert Hiatus dort, wo sie gar nicht existieren. Wie die Menschen ohne den gesellschaftlichen Prozess nicht einmal biologisch existierten, so existieren die vergesellschafteten Menschen nicht ohne Gene, Hormone und Gehirn. Auch die total vergesellschaftete Gesellschaft schafft sie und ihre Effekte nicht aus der Welt, wie momentan einige soziologische Konstruktivisten zu glauben scheinen. Andererseits zeigen die postcartesianischen Neurowissenschaften seit Jahrzehnten, dass „human experience" die Struktur und die Funktion des Gehirns dramatisch verändern kann (z. B. Bennet et al. 1964; Hubel und Wiesel 1965; Yang et al. 1994).

Es kommt also darauf an, in Interrelationen und Interdependenzen zu denken und die Frage nach dem ätiologischen oder konstitutionellen Prius zu überwinden. Die alten Fragen, ob Hormone und Hirnstrukturen die geschlechtliche Differenzierung und die Entwicklung der Geschlechtsidentität bestimmen oder ob sie bestimmt werden durch diese Differenzierungen und Entwicklungen, verlieren dann zunächst einmal ihre Eindimensionalität. Ein Denken in Interrelationen bestreitet natürlich nicht, dass es Faktoren und Konditionen gibt, die einfach durchschlagen, weil sie die Netze zerreißen, sei es nun ein genetischer Defekt, eine psychische Traumatisierung oder ein gesellschaftliches Diktat. Ein solches Denken begreift aber zum Beispiel einen somatischen, insbesondere hormonellen Hyperandrogenismus, der sich bei Frau-zu-Mann-Transsexuellen als Hirsutismus, Menstruationsstörung oder polyzystisches Ovar zu erkennen gibt (vgl. z. B. Bosinski et al. 1997a; Futterweit 1998), nicht so sehr im Sinne der alten Kausalitäten, sondern sehr viel mehr im Sinne des hellsichtigen Satzes „Es ist der Geist, der sich den Körper baut“ (*Wallensteins Tod*, 3. Akt, 13. Szene).

Diagnostik

Ende der 70er Jahre hatten wir einen längeren Aufsatz über Transsexualismus veröffentlicht, in dem wegen des beunruhigenden medizinischen Wildwuchses auch die klinische Untersuchung und die psycho- wie somatotherapeutische Behandlung von Patienten mit einem Wunsch nach Geschlechtsumwandlung detailliert erörtert worden sind (Sigusch et al. 1979; vgl. auch Meyenburg und Sigusch 1977; Sigusch et al. 1978; Sigusch und Reiche 1980). Rückblickend muss ich sagen, dass wir im Verlauf der Jahrzehnte mit keiner anderen Patientengruppe so konventionell schulmedizinisch umgegangen sind wie mit den Geschlechtsidentitätsgestörten. Angst hatte ich vor allem vor so genannten Rückumwandlungsbegehren und Suiziden nach erfolgter Geschlechtsumwandlungsoperation. Insbesondere aus diesem Grund ist unser Untersuchungs- und Behandlungskonzept so penibel formuliert und so komplett geraten. Wir zogen alle medizinischen Register, wollten noch die unwahrscheinlichste Kontraindikation ausgeschlossen sehen und legten (wie heute auch) ganz besonderen Wert auf eine kompetente und zeitlich unbefristete Differenzialdiagnostik, *die nur in einer therapeutischen Beziehung möglich ist*. Wir stellten damals auch „Leitsymptome“ zusammen, mit denen angesichts des Manifestationszwanges der Patienten „entfaltete und typische“ transsexuelle Entwicklungen phänomenologisch-deskriptiv beschrieben werden konnten.

Diese nach außen absichernde Vorgehensweise hat nach innen, wenngleich begrenzt, beruhigend gewirkt, jene Ängste und Irritationen der eigenen Geschlechtlichkeit gedämpft, die die Konfrontation mit Transsexuellen immer hervorruft. Auch bei Therapeutinnen und Therapeuten, die bereits klinisch erfahren sind und das Diagnostische nicht vom Therapeutischen trennen, ist das Sicherheitsbedürfnis beim Umgang mit dem Transsexualismus aus irrationalen Gründen gewaltig. In dieser Lage vermag nichts so viel Ordnung zu schaffen und Sicherheit zu bieten wie das Anwenden eines von den Fachleuten gutgeheißenen Therapieplans. Dass der Wille zur Ordnung, das Sicherheitsbedürfnis und die Ängste derer, die Indikationen zur medizinischen Behandlung stellen, aus sehr ernst zu nehmenden rationalen Gründen gewaltig sind, wenn an postoperative Katastrophen, das Missachten bereits anerkannter „Standards of Care“ und die fachliche Reputation der eigenen Disziplin gedacht wird, scheint mir hingegen eher von Vorteil als von Nachteil zu sein, für beide Seiten, die Patienten wie die Therapeuten. Bei irreversiblen Eingriffen der zur Rede stehenden Dimension kann manfrau schließlich nicht vorsichtig genug sein.

Trotz der formalen Absicherung führte eine fundamentale Gefühlsreaktion auf transsexuelle Patienten, die in klinischen Zusammenhängen als geradezu pathognomonisch für den Transsexualismus und die Reaktion auf ihn angesehen wird, auch bei uns immer wieder zu grundsätzlichen Diskussionen, die in der Frage aller Fragen kulminierten: Stellen wir nun die Indikation zur Operation oder lehnen wir das aus prinzipiellen Gründen ab? Nach meinem heutigen Verständnis ist diese fundamentale Gefühlsreaktion nicht nur auf das Übertragungs- und Gegenübertragungsgeschehen zu beziehen, sondern ebenso auf epistemisch und dispositionell fundierte Prozesse, die ich als *zissexuelle Abwehr* bezeichnet habe, also auf basale allgemeine Raster, Strukturen und Strategien, die sich in Wissen, Wissenschaft und Erkenntnis ebenso niederschlagen wie in Leib, Gefühl, Wahrnehmung, Verstehen, Interpretation usw. Interne Kehrtwendungen nahmen jedenfalls damals im Frankfurter Institut für Sexualwissenschaft immer dann ihren Lauf, wenn neue Kolleginnen und Kollegen, die sich auf die Arbeit in einer psychoanalytisch orientierten Ambulanz gefreut hatten, befürchteten, in die Machenschaften einer Frankenstein-Medizin verstrickt zu werden. Selbstverständlich mussten dann diese Kolleginnen und Kollegen weder irgendeinen Therapieplan anwenden noch irgendwelche Indikationen stellen.

Während wir intern diskutierten, diente unser Konzept anderen „als Modell" (Burzig 1982: 850). Dabei wurde das Missverständnis bekräftigt, so genannte Leitsymptome seien bei der Diagnose einer transsexuellen Entwicklung von entscheidender Bedeutung. Da dieses Missverständnis dem somatoformen Denken äquivok ist, wird es ohne unser Zutun bestehen bleiben. Da unsere *Leitsymptome* aber nach wie herumgeistern, namentlich im Internet, sollen sie auch an dieser Stelle revidiert werden wie bereits andernorts geschehen (Sigusch 1991, 1992, 1994, 1997b), darunter, unter Abdruck der alten Leitsymptome zum Vergleich, im „Deutschen Ärzteblatt", das bekanntlich jeder approbierte Arzt ins Haus geschickt bekommt. Diese Revision ist gewissermaßen vom kulturellen Wandel des Transsexualismus erzwungen, bedeutet aber nicht, dass eine *Symptom*diagnostik insgesamt obsolet geworden wäre. Sie hat nach wie vor ihre Bedeutung, auch weil dem Transsexualismus keine einheitliche *Struktur*diagnose im Sinne von psychotisch, neurotisch, pervers usw. zugeordnet werden kann.

Diagnostisch von *entscheidender* Bedeutung sind jedoch nicht irgendwelche Leitsymptome, sondern einerseits der so genannte *Alltagstest* („full-time real-life test") der Betroffenen (vgl. dazu S. Becker 1998a), also das Leben in der intendierten Geschlechtsrolle über eine längere Zeit, und zwar nicht nur in geschützten sozialen Räumen, privat und intim, sondern öffentlich und im Beruf, und andererseits die emotionale Gewissheit des Therapeuten, die sich unwillkürlich im *Übertragungs- und Gegenübertragungsgeschehen* einstellt: „Das ist eine Frau" bzw. „Das ist ein Mann". Damit ist gesagt, lege artis wird die Diagnose „transsexuelle Entwicklung“ nicht deskriptiv-psychiatrisch gestellt, sondern mittels psychodynamisch orientierter Interviews, am sichersten im Verlauf einer analytischen Psychotherapie, durch die auch die noch zu erwähnenden und differenzialdiagnostisch zu bedenkenden Entwicklungen, die vorübergehend mit einem Wunsch nach Geschlechtsumwandlung einhergehen können, am ehesten auszuschließen sind.

Während noch vor zehn Jahren beinahe alle Untersucher betonten, wie eingeengt, demonstrativ und dranghaft besessen transsexuelle Patienten im ärztlichen Gespräch oder Interview wirkten (vgl. dazu Boller 2000), werden transsexuelle Entwicklungen heute übereinstimmend als vielfältig und vielgestaltig beschrieben. Auch wird nicht mehr generell angenommen, Transsexuelle hätten keine Introspektions- und Übertragungsfähigkeit, seien folglich schon aus diesem Grund für eine Psychotherapie nicht geeignet (Revision der Leitsymptome 9 und 10). Hinsichtlich der Strukturdiagnose wird von einer Borderline-Persönlichkeit sehr viel seltener gesprochen, eine Diagnose, die vor zehn Jahren als modern galt (Revision des Leitsymptoms 11). Heute werden auch von Psychoanalytikern andere seelische Strukturen gesehen, namentlich bei Frau-zu-Mann-Transsexuellen, die insgesamt ein anderes, vielleicht vielfältigeres Bild zeigen als Mann-zu-Frau-Transsexuelle (vgl. z. B. Lothstein 1983, 1988; Désirat 1985; Kockott und Fahrner 1988; Verschoor und Poortinga 1988; S. Becker 1991, 1998a; Devor 1993, 1997; Gilmore 1995; Futterweit 1998).

Früher war die Differenzierung in primären und sekundären Transsexualismus sehr beliebt (vgl. Person und Ovesey 1974). Heute gilt sie eher, wie unter dem Stichwort „Krankheitseinheit vs. Symptom“ bereits angedeutet, als problematisch, weil sie fälschlicherweise nahe legt, es handele sich um ätiologisch differenzierbare Gruppen, was differenzialtherapeutische Konsequenzen habe. Heute werden sehr unterschiedliche Verläufe beschrieben, wie es schon seit vielen Jahren bei anderen sexuell-geschlechtlichen Abweichungen der Fall ist. Differenzialdiagnostisch ist entscheidend, ob der transsexuelle Wunsch stabil ist und eine andere als transsexuelle Entwicklung ausgeschlossen werden kann.

Während es früher üblich war, sexuelles Verlangen, Phantasieren und Erleben als untergeordnet im Vergleich zur zentralen Geschlechtsproblematik einzuschätzen, wird den Transsexuellen heute nicht mehr abgesprochen, sich auch als sexuelle Wesen zu erleben (Revision des Leitsymptoms 7). Diese Veränderung könnte ein Hinweis darauf sein, dass ihre Geschlechtsidentität nicht mehr so fragmentarisch ist. Denn ohne Geschlechtsidentität ist eine strukturierte Sexualität gar nicht zu denken. Außerdem haben sich die kollektiven Geschlechtsphantasmata insofern geändert, als Männer nicht mehr generell aggressiv und triebhaft und Frauen nicht mehr generell friedfertig und appetenzlos imponieren müssen. Es ist also möglicherweise leichter geworden, beide Geschlechter, das, was als das Männliche, und das, was als das Weibliche bestimmt ist, nicht nur unbewusst, sondern auch bewusst zu leben.

Heute fallen bei Transsexuellen die intendierte Geschlechtsrolle und die intendierte Partnerwahl in alle Richtungen auseinander, die auch sonst beobachtet werden. Früher beschrieben sich beinahe alle Transsexuellen, die von Ärzten und Psychotherapeuten gesehen worden sind, als heterosexuell. Demgegenüber gibt es heute nicht nur vereinzelte transsexuelle Frauen mit männlichem Körpergeschlecht, die sich als lesbisch verstehen, und transsexuelle Männer mit weiblichem Körpergeschlecht, die sich als homosexuell bezeichnen, ein Novum auch für die Sexualwissenschaft (Revision des Leitsymptoms 8). Auch wechseln Transsexuelle im oder durch den Prozess der Geschlechtsumwandlung ihre sexuelle Orientierung (vgl. Devor 1993; Daskalos 1998; Chivers und Bailey 2000)

Das klinische Bild des Transsexualismus hat sich auch dadurch erheblich geändert, dass die Patienten im Verlauf der letzten Jahrzehnte immer jünger geworden sind. Die Chance dieser Veränderung ist, dass junge Patienten notwendige Veränderungen und gewünschte Behandlungen besser oder leichter überstehen als ältere. Das Risiko ist, dass die Weichen zu früh in die falsche Richtung gestellt werden, wie Meyenburg zu Recht im Kapitel 26 kritisiert.

Differenzialdiagnostik

Wegen der bisher beschriebenen Veränderungen ist die Differenzialdiagnostik heute noch schwieriger als früher. Umso besorgniserregender ist ein medizinisch-psychologischer Wildwuchs, den es natürlich auch früher gegeben hat, der aber heute noch entschiedener bekämpft werden muss, wenn so genannte Rückumwandlungsbegehren und Suizide vermieden werden sollen. Einige Operateure meinen, sie könnten allein entscheiden, wer transsexuell ist und wer nicht; einige klinische Psychologen ohne ausreichende Erfahrung sind nicht weniger borniert und fahrlässig. Es gibt, davor haben wir schon vor vielen Jahren gewarnt, nicht nur eine kulturtechnische Transsexuellogenese; es gibt auch ganz konkret einen iatrogenen Transsexualismus, der dadurch zustande kommt, dass ein so genannter Experte daran mitwirkt, einen seelisch noch nicht organisierten Wunsch nach Geschlechtsumwandlung durch Mitagieren und falschen Liberalismus endgültig zu fixieren.

Insofern ist es zu begrüßen, dass die Fachgesellschaften, insbesondere von Götz Kockott immer wieder auf den Wildwuchs hingewiesen, einvernehmlich „Standards der Behandlung und Begutachtung von Transsexuellen" verabschiedet haben (vgl. S. Becker et al. 1997 und S. 579 ff in diesem Buch; zur Diskussion vgl. z. B. Hirschauer 1997; Lindemann 1997; Schiffels 1997; Seikowski 1997; Transidentitas e.V. 1997; S. Becker 1998a, 1998b; Kaltenmark et al. 1998), die es nicht mehr gestatten, den Ernst der Lage zu ignorieren und als Arzt oder Psychologe privatistisch vorzugehen, ohne Rücksicht auf den Forschungsstand.

Dieser hat beispielsweise zur Folge, dass heute von Beratern, Therapeuten und Gutachtern differenzialdiagnostisch an sehr differente Entwicklungen, Konflikte und Störungen gedacht werden muss, die eine entsprechende fachliche Kompetenz voraussetzen (vgl. z. B. Stoller 1971; Ploeger und Flamm 1976; Sigusch et al. 1979; Springer 1981; Lothstein 1983; Janssen 1984; Küchenhoff 1988; WHO 1991, 1993; Blanchard 1993; APA 1994; Mayer und Kapfhammer 1995; S. Becker et al. 1997; Langer und Hartmann 1997; Sigusch 1997b). Im Einzelnen muss beim Wunsch nach Geschlechtsumwandlung nach meiner Efahrung vor allem an folgende Entwicklungen und Störungen gedacht werden, die mit einer (passageren oder partiellen) transsexuellen Symptomatik einhergehen und (als psychopathologische Entwicklungen) ineinander übergehen können:

- homosexuelle Entwicklungen, insbesondere konflikthafte und stark abgewehrte;
- perverse Entwicklungen, insbesondere transvestitische;
- psychotische Entwicklungen, insbesondere mit einer (sich manchmal erst auf diese Weise zeigenden) paranoiden oder halluzinatorischen Symptomatik;
- frühe und schwere Persönlichkeitsstörungen, z. B. narzisstische und Borderline-Pathologien;
- neurotische und Adoleszenzkonflikte mit einer Konfusion der Geschlechtsidentität;
- psychopathologisch eher unauffällige „kulturelle" Konfusionen und Überschreitungen der Geschlechtsrollen, z. B. mit transgenderistischer Geschlechtsdysphorie;
- organische Erkrankungen wie ein intersexuelles Syndrom oder eine Temporallappenerkrankung.

Wichtig ist, dass der Wunsch nach Geschlechtsumwandlung allein die Diagnose Transsexualismus nicht zu rechtfertigen vermag, weil er bei allen genannten Entwicklungen auftreten kann, insbesondere als Versuch, sehr differente Konflikte und Spannungen zu lösen. Andererseits schließen organische Befunde und psychische Pathologien außerhalb der sexogenerischen Sphäre die Diagnose Transsexualismus und unter Umständen auch einen „professionell assistierten" Geschlechtswechsel nicht aus. Auch aus diesem Grund ist entscheidend, dass die Diagnose aus einer therapeutischen Beziehung heraus gestellt wird, die hinsichtlich Frequenz, Dauer und Intensität diese Bezeichnung verdient.

Von den ersten 101 Patienten, die unsere Poliklinik in den ersten drei Jahren nach ihrer Eröffnung Mitte 1975 mit einem Wunsch nach Geschlechtsumwandlung aufgesucht *und* bei denen wir eine medizinische Diagnose gestellt haben, ergab sich folgende Verteilung: 87 transsexuelle Entwicklungen (45 Patienten mit männlichem Körpergeschlecht : 42 mit weiblichem Körpergeschlecht), 5 homosexuelle Entwicklungen (4:1), 4 Borderline-Pathologien (2:2), 3 transvestitische Entwicklungen (3:0) sowie 2 Psychosen (2:0). Bei den nächsten 100 Patienten, die uns in den folgenden Jahren aufgesucht haben, stellten wir nur in 10 % (statt in 14 %) eine andere Diagnose als transsexuelle Entwicklung. Die Verteilung der differenten Diagnosen ist jedoch vergleichbar, mit der einen Differenz, dass eher Neurosen als Borderline-Pathologien diagnostiziert wurden.

Abweichende körperliche Befunde, die die bekannten Geschlechtsfaktoren betreffen, kommen nach generellem Forschungsstand bei Transsexuellen so oft vor wie in anderen Populationen auch. Humangenetische Befunde, die das H-Y-Antigen betrafen und vor einigen Jahren ätiologisch mit dem Transsexualismus in einen Zusammenhang gebracht wurden (Eicher et al. 1979), gelten nach kontrollierten Studien inzwischen allgemein als widerlegt (vgl. z. B. Wachtel et al. 1986). Sehr selten können organische Erkrankungen wie ein Klinefelter-Syndrom oder eine andere intersexuelle Fehlbildung, ein kongenitaler Hypogonadismus oder eine Temporallappenerkrankung mit „transvestitisch-transsexuellen“ Symptomen einhergehen (vgl. die Übersichten von Benjamin 1966; Ploeger und Flamm 1976; Sigusch et al. 1979; Sigusch 1991; Eicher 1992). Zuletzt haben Meyenburg und Sigusch (2001) über einen transsexuellen Patienten mit Kallmann-Syndrom berichtet, der der zweite Mensch mit dieser Assoziation ist, der bisher in der Weltliteratur erwähnt wurde.

Internationale Praxis bei der Geschlechtsumwandlung

Welche Kontraindikationen auf die Behandlung geschlechtsidentitätsgestörter Patienten spezialisierte „Gender Clinics“ oder „Human Sexuality Departments“ bedenken, ergibt sich aus einer Umfrage, die Petersen und Dickey (1995) veröffentlicht haben. Von 27 angeschriebenen Einrichtungen in Europa und Nordamerika, die im Folgenden der Kürze halber „Kliniken“ genannt werden, äußerten sich verwertbar 19 in einem Fragebogen mit 29 Items. Unter welchen Umständen diese ganz überwiegend behavioristisch-psychiatrisch orientierten Kliniken die Indikation einer geschlechtsverändernden Operation ablehnen oder zurückstellen, ist in der Tabelle 2 zusammengestellt.

Tabelle 2 Faktoren, die nach europäisch-nordamerikanischer Praxis die Indikation geschlechtsverändernder Operationen ausschließen oder verzögern können (siehe Text)

Kriterium	Anzahl der Kliniken (N = 19), die die Indikation nicht stellen oder zurückstellen		
	immer	von Fall zu Fall	ungeregelt
Psycho-soziale Instabilität	19	–	–
Patient jünger als 18, 20 oder 21 Jahre	18	1	–
Alkohol- oder Drogenabhängigkeit	17	2	–
Suizidversuche in jüngerer Zeit	16	3	–
Instabile Geschlechtsidentität	15	–	4
Schizophrenie	14	5	–
Patient verheiratet	14	5	–
Anhaltende Kriminalität	14	5	–
Mentale Retardation	12	7	–
Organische Hirnerkrankung	12	7	–
Physische Hinfälligkeit	10	9	–
Manisch-depressive Krankheit	9	10	–
Positiver HIV-Serostatus	8	5	6
Unerwünschte Triebrichtung	3	–	16
Familiärer Widerstand	2	17	–
Patient älter als 50 oder 60 Jahre	2	16	1

Interessant ist außerdem, dass 74 % der Kliniken die bekannten „Standards of Care“ (1985) der Harry Benjamin International Gender Dysphoria Association nicht konservativ genug finden. Von einer Klinik abgesehen, betonten alle ausdrücklich die Wichtigkeit des Alltagstests, der als *„full-time real-life test“* verstanden und verlangt wird, das heißt, die Anwärter auf eine Operation müssen immer (17 Kliniken) oder nach Möglichkeit (2 Kliniken) diesen Test bei der Arbeit resp. während der Ausbildung absolviert haben, wobei sich 10 Kliniken das „cross-living“ belegen lassen, beispielsweise durch Bescheinigungen von Arbeitgebern, Schulen, Familienangehörigen oder Freunden. Hinsichtlich der Dauer des Alltagstests verlangen 6 Kliniken (bei körperlich männlichen Patienten) bzw. 8 Kliniken (bei körperlich weiblichen Patienten) als Minimum 12 Monate; 3 bzw. 1 verlangen 18 bis 24 Monate und jeweils 10 verlangen 24 Monate.

Bemerkenswert ist ferner, dass nur 7 Kliniken eine *Einzel- oder Gruppenpsychotherapie* vor der Operation verlangen (mit einem Minimum von 3 Monaten oder 12 Sitzungen bis zu zwei Jahren), während 9 Kliniken das nicht fordern. Die restlichen 3 Kliniken gehen einen Weg, der zwischen Forderung und Verzicht liegt. Demgegenüber wenden bis auf zwei Kliniken alle routinemäßig psychologische Testverfahren an (vor allem den MMPI), die meisten ganze Batterien. Während bis auf eine Klinik alle ein *Mindestalter* der Operationskandidaten festgelegt haben (10 Kliniken 18 Jahre, 1 Klinik 20 Jahre, 7 Kliniken 21 Jahre), kennen nur 2 Kliniken ein *Höchstalter* von 50 bzw. 60 Jahren. Drei Kliniken lehnen eine Operation ab, wenn ein Patient mit männlichem Ausgangsgeschlecht als homosexuelle Frau, zwei Kliniken, wenn ein Patient mit weiblichem Ausgangsgeschlecht als homosexueller Mann leben will. Nur vier (europäische) Kliniken empfehlen routinemäßig eine Phalloplastik.

Rückumwandlungsbegehren

Bedauerlicherweise wurde von Petersen und Dickey nicht danach gefragt, wie viele *Rückumwandlungsbegehren* den Experten der Spezialkliniken und Fachabteilungen bekannt geworden sind und wie viele ihre eigenen Patienten betrafen. Im Allgemeinen halten sich die Therapeuten sehr zurück, wenn es um die Veröffentlichung von misslungenen Behandlungen oder „Rückfällen“ geht. Dass es sie auch in Deutschland gibt, wenngleich erfreulicherweise *sehr selten*, kann bereits anhand der Umfrageergebnisse von Osburg und Weitze vermutet werden. Kockott (1998) war in den 80er Jahren gutachterlich mit zwei Rückumwandlungsbegehren befasst; Diederichs (1999) hat im Laufe der Jahre vier Rückfälle gesehen und das Schicksal eines Patienten dargestellt. Ich selbst habe 1995 zum ersten Mal einen dieser Patienten gesehen. Er ist vom Mann zur Frau umoperiert worden, ohne dass von kompetenter Seite eine Indikation zur Operation gestellt worden wäre. Allerdings liegen zwei Gutachten bekannter Fachmänner vor, in denen die Vornamensänderung befürwortet wird.

International wurden nach Pfäfflin und Junge (1992) zwischen 1961 und 1991 höchstens 22 bis 23 „Geschlechtsrollen-Rückfälle“ (18 Mann-zu-Frau und 4 bis 5 Frau-zu-Mann) dokumentiert. Das war jedoch wahrscheinlich nicht einmal die halbe Realität. Denn bereits 1977 wurde auf dem 5. International Gender Dysphoria Symposium in Norfolk, Virginia, an dem wir teilgenommen haben (Meyenburg und Sigusch 1977), über 44 Patienten berichtet, von denen schon damals bekannt war, dass sie Operationen bedauerten oder dass sie wieder die alte Geschlechtsrolle übernehmen wollten. Weitere 13 Patienten hatten sich nach Operationen das Leben genommen (vgl. dazu und zu weiteren zehn in der Literatur beschriebenen „Rückfällen“ Sigusch et al. 1979: 301 f; ferner z. B. Blanchard und Sheridan 1990; van Kesteren et al. 1996).

Bemerkenswert ist, dass schon auf dieser Tagung etliche jener Faktoren als prognostisch ungünstig herausgestellt worden sind, die auch von den heutigen Spezialkliniken (vgl. nochmals Tab. 2) als entscheidend genannt werden: falsche Diagnose (z. B. effeminierte Homosexualität, Transvestitismus, „Soziopathie"); instabile Persönlichkeit; kein ausreichend langer Alltagstest und damit keine längere „Wartezeit" vor der Operation; Alkohol- und Drogenabhängigkeit; kriminelle Delinquenz in der Vorgeschichte; ungenügende Unterstützung des Patienten, vor allem durch die Familie; ungünstige körperliche Voraussetzungen sowie ein hohes Alter zum Zeitpunkt der Operation.

Sicher ist, dass es mehr fehlindizierte Geschlechtsumwandlungen gibt als publiziert worden sind. Zu viele niedere Motive veranlassen manchen Therapeuten und zu viele ernste Motive veranlassen viele Betroffene zu schweigen. Es wäre umso professioneller, wenn wenigstens die international aktiven Transsexualismus-Experten ihre eigenen Fehlindikationen eingestehen würden.

Therapie

Bei uns plädierten im Verlauf der 80er Jahre die einen Experten für Psychotherapie (z. B. Springer 1981; Meyenburg und Ihlenfeld 1982; Désirat 1985), die anderen für Operationen (z. B. Eicher 1984). Die Kooperation von psychologischer und operierender Medizin, die Langer (1985) einklagte, wurde vermieden. Nicht dass mir dieser Rigorismus fremd wäre. Aber heute sollten wir doch verstanden haben, dass der Transsexualismus mittels der Gegenübertragungsreaktionen und die zissexuelle Abwehr mittels des geschlechtlichen Binarismus dazu treiben, ja oder nein zu sagen ohne Kompromisse. Heute glaube ich noch weniger als früher, psychoanalytische Behandlungen könnten das ganze Leben eines Patienten „erfassen", verstehen oder gar begreifen (vgl. dazu die eindrucksvolle Reflexion von Boller [2000]). Heute bin ich noch eher bereit „abzudanken", um an das Wort von Boss (1950/51b: 637) zu erinnern, das er benutzte, als er verständlich machen wollte, warum er bei seinem Patienten nach einer 50-stündigen Analyse eine Operation befürwortet hatte.

Damals mochte Boss (1950/51a: 399), den totalisierenden Spieß umdrehend, jenen, die „die aktive oder passive geistige Kastration der körperlichen vorgezogen" hätten, nicht den „Vorwurf einer gewaltigen und höchst eigenmächtigen Überschätzung der materiellen Leiblichkeit des Daseins zuungunsten seiner spezifisch menschlichen, seelisch-geistigen Bereiche" ersparen. Entdramatisierung scheint angesichts dramatischer Entscheidungen kaum möglich zu sein. Umso wichtiger ist es, der Illusion zu begegnen, wir könnten bei psychischen Erkrankungen immer auf somatische Behandlungen verzichten. Andererseits kann, wenn überhaupt, nur Psychotherapie über eine längere Zeit zu einer Entdramatisierung führen, wenn wir die Veränderungen, die das Leben bewirkt, einmal außer Betracht lassen.

Heute sind die meisten Experten davon überzeugt, dass die strikte Gegenüberstellung von Operation und Psychotherapie Letztere eher verhindert, weil das Zustandekommen eines Arbeitsbündnisses zumindest erschwert wird. Denn ein Patient, für den die „Transidentitas" lebenserhaltend ist, weil sie ihm überhaupt ein Gefühl des Mit-sich-identisch-Seins gibt, muss einen Psychotherapeuten, der seine Gefühle und seine Lebensweise als äußerst pathologisch und hoch abnorm einschätzt und deshalb den Wunsch nach operativen Eingriffen beseitigen will, nicht als hilfreich, sondern als lebensbedrohlich erleben. Er wird ihm also aus dem Weg gehen, was heute noch leichter möglich ist als früher. Lehnt der Psychotherapeut dagegen eine somatologische Behandlung nicht einfach ab und drückt das auch aus, kann der Patient vielleicht seine Selbstzweifel zulassen und sich auf das Wagnis einer Psychotherapie einlassen. Langer (1985: 82) sagte in diesem Zusammenhang: „Erst die Verfügbarkeit operativer Möglichkeiten erlaubt manchem Patienten die Einsicht, dass er nicht transsexuell ist". Ergebnisse katamnestischer Studien bestärken diese Auffassung (vgl. z. B. Meyer und Reter 1979; McCauley und Ehrhardt 1984; Kockott und Fahrner 1987; Wolff 1994; Rehman et al. 1999; vgl. auch die Übersichten von Abramowitz 1986; Blanchard und Sheridan 1990; Green und Fleming 1990; Pfäfflin und Junge 1992). Offenbar beruhigt etliche Transsexuelle bereits die *Möglichkeit*, eines Tages vielleicht doch operiert zu werden.

Bedauerlich ist, dass einige besonders erfahrene Psychoanalytiker bisher keine Behandlungsberichte veröffentlicht haben, so dass niemand etwas genauer weiß, was sie eigentlich tun und im Verlauf der letzten Jahrzehnte getan haben. Noch bedauerlicher ist, wie bereits gesagt, dass einige Therapeuten, die „erfolgreiche" Behandlungen veröffentlicht haben, nicht die Größe besitzen, „Rückfälle" und andere Katastrophen nach Abschluss der Therapie, die den Insidern längst bekannt sind, der Fachwelt mitzuteilen. Gerade wegen dieses unprofessionellen Verhaltens einiger Psychotherapeuten seien die, die transsexuelle Patienten psychotherapeutisch behandeln wollen, auf lehrreiche Therapieberichte ausdrücklich hingewiesen, in denen ein (eventuelles) Scheitern nicht verschwiegen wird (z. B. Thomä 1957; Schwöbel 1960; Greenson 1968; Socarides 1970; Kirkpatrick und Friedmann 1976; Lothstein 1977; Lothstein und Levine 1981; Springer 1981; Janssen 1984; Küchenhoff 1988; Meyenburg 1992; Laszig et al. 1995; Hertrampf 1999; Quinodoz 1999).

Früher wurde eine Psychotherapie dann als erfolgreich angesehen, wenn der Patient den Wunsch nach Geschlechtsumwandlung aufgab oder wenigstens nicht durch chirurgische Eingriffe manifestierte. Heute wird der Erfolg eher danach beurteilt, ob der Patient weiß, was er tut, psychoanalytisch gesprochen: ob die spezielle Abwehr stabil ist und ihm die kreative Ich-Leistung ein Leben in der gewünschten Geschlechtsrolle ermöglicht.

Wird eine endokrinologisch-chirurgische Behandlung als indiziert angesehen, sollte nach übereinstimmender Auffassung erfahrener Therapeuten eine psychotherapeutische Begleitbehandlung wenn irgend möglich über die Zeit der geschlechtsverändernden Eingriffe hinaus erfolgen. Auch insofern wird die falsche Gegenüberstellung von Psychotherapie und Operation vielleicht allmählich überwunden werden. Manche Psychotherapeuten beschränken sich inzwischen darauf, von vornherein den Weg des Transsexuellen zu begleiten, ohne das Herkommen des Wunsches nach Geschlechtsumwandlung psychogenetisch aufdecken zu wollen.

Eine gegengeschlechtliche Hormonbehandlung (vgl. z. B. Asscheman und Gooren 1992; Eicher 1992, 1995a; S. Becker et al. 1997; Futterweit 1998; Schlatterer et al. 1998) sollte erst indiziert werden, wenn der Therapeut den Patienten mindestens seit einem Jahr behandelt, wenn sich der Wunsch nach Geschlechtsumwandlung als stabil und lebbar herausgestellt hat und wenn der Patient das Leben in der intendierten Geschlechtsrolle mindestens ein Jahr lang kontinuierlich und umfassend erprobt hat (so genannter Alltagstest). Eine zu frühe Hormonbehandlung kann allein wegen der irreversiblen Folgen (z. B. Hodenatrophie) verheerende Auswirkungen haben. Die Behandlung selbst, einschließlich körperlicher Untersuchung, somatologischer Indikation (z. B. Thromboembolie-Risiko), Aufklärung des Patienten (z. B. Notwendigkeit der lebenslangen Substitution), Befunddokumentation und Kontrolluntersuchungen, sollte ein fachlich ausgewiesener Arzt vornehmen.

Erfreulicherweise werden heute in Fachkreisen die medizinischen Kontraindikationen einer gegengeschlechtlichen Hormonbehandlung offen diskutiert, die unerwünschten Wirkungen dieser Therapie empirisch untersucht (z. B. Hyperprolaktinämie, Galaktorrhoe, Thromboembolien, Veränderungen hämatologischer Parameter) und Risiken wie eine Neoplasie (Symmers 1968; Pritchard et al. 1988), zerebrovaskuläre Ischämien (Biller und Saver 1995) oder Lipidstoffwechselveränderungen (Damewood et al. 1989; Goh et al. 1995) nicht verschwiegen (vgl. z. B. Futterweit 1998; Schlatterer et al. 1998). Sehr bedauerlich ist jedoch, dass nach wie vor Langzeituntersuchungen zu den Effekten der Hormonbehandlung weitgehend fehlen, obgleich diese Therapie mittlerweile seit Jahrzehnten angewandt wird. Problematisch ist auch der oft naive oder nachlässige Umgang von Ärzten mit den sehr potenten Östrogenen und Androgenen. Um dem ein wenig entgegenzuwirken, geben wir als Tabelle 3 eine Zusammenstellung der Kontraindikationen wieder, die von dem auf diesem Gebiet besonders erfahrenen New Yorker Endokrinologen Walter Futterweit stammt.

Geschlechtsumwandlungsoperationen (vgl. z. B. Eicher 1992, 1995a, 1995b; S. Becker et al. 1997; Sohn 1998; Vivatissimus 1999) sollten erst indiziert werden, wenn der Therapeut den Patienten mindestens seit eineinhalb Jahren behandelt, wenn der Patient mindestens ebenso

Tabelle 3 Gegengeschlechtliche Hormonbehandlung mit Östrogenen oder Androgenen bei Transsexuellen: Absolute und relative Kontraindikationen (nach Futterweit 1998: 210)

- Severe diastolic hypertension
- Ischemic cardiac episodes or electrocardiographic or ultrasonographic evidence of significant cardiac dysfunction. A variety of cardiac diseases such as rheumatic heart disease, valvular defects, conduction disturbances, cardiomyopathies, or recent myocarditis should be included in this category
- Thrombophlebitis or thromboembolic disease
- Cerebrovascular disease
- Hepatic dysfunction as evidenced by liver function abnormalities, history of chronic hepatitis, drug abuse, or heavy alcohol intake
- Impairment of renal function
- Refractory migraine headaches, seizures, or retinal lesions
- Brittle or poorly controlled diabetes mellitus
- Hyperprolactinemia
- Strong family history of breast cancer
- History of heavy cigarette consumption
- Marked obesity, particularly with a waist-to-hip ratio (WHR) > 0.85, and > 0.9 in genetic females and males, respectively. This together with the presence of non-insulin-dependent diabetes mellitus (NIDDM) puts the patient at risk with hormonal therapy
- Hypertriglyceridemia and/or hypercholesterolemia in genetic females, while estrogens may benefit the genetic males with hypercholesterolemia

lange in der neuen Geschlechtsrolle gelebt hat und wenn die Hormonbehandlung seit mindestens einem halben Jahr erfolgt. Bei Mann-zu-Frau-Transsexuellen wird heute als Standardmethode empfohlen: Exstirpation der Hoden, der Nebenhoden und des Samenleiters, Resektion des Penisschaftes und aller Schwellkörper, Bildung von Vagina, Vulva mit Labien, Klitoris und weiblicher Urethramündung. Die Neovagina sollte in der Regel mit der invaginierten Penishaut ausgekleidet werden und eine ausreichende Tiefe und Weite haben. Unter Umständen sind auch Epilationen und bei ausbleibender Gynäkomastie eine Mammaaugmentationsplastik erforderlich. Bei Frau-zu-Mann-Transsexuellen wird empfohlen: eine den individuellen Gegebenheiten angepasste Mastektomie mit Mamillenverkleinerung sowie, möglichst auf vaginalem Weg, eine Kolpohysterektomie unter Exstirpation der Adnexen. Die Implantation von Hodensurrogaten und die Konstruktion eines Penoids (Hage et al. 1993) gelten ebenso wenig als Standardmethoden wie weitere plastische Operationen, z. B. Nasenkorrekturen.

Alle Somatotherapien müssen von einem kompetenten Psychiater, Psychotherapeuten oder Sexualmediziner ausführlich und plausibel schriftlich begründet werden. In Zukunft sollten dabei die „Standards der Behandlung und Begutachtung von Transsexuellen“ (S. Becker et al. 1997; siehe Anhang) beachtet werden, auf die sich die sexualwissenschaftlich-sexualmedizinischen Fachgesellschaften verständigt haben. Somatotherapeuten müssen nicht nur die allgemeinmedizinischen und fachspezifischen Voraussetzungen der Eingriffe prüfen, sondern sich auch selbst davon überzeugen, dass bisherige oder zukünftige „Standards of Care“ von den die Somatotherapien indizierenden Gutachtern eingehalten worden sind.

Operationsdispositiv

Da viele Psychiater, Psychotherapeuten oder Psychologen nach wie vor den Wunsch nach geschlechtsverändernden Operationen so erleben und behandeln, als falle er aus unserer Welt heraus, muss gesagt werden: Nicht nur bei Transsexuellen gibt es die wirksame Realität von Operationsphantasmagorien, die darauf verweist, dass der Mechanismus der Therapeutifizierung zu einem allgemeinen geworden ist. Seit einigen Jahrzehnten leben wir alle in einer Therapiegesellschaft. Therapie ist tendenziell zum Leben geworden, Leben tendenziell zur Therapie. Es fällt schwer, das eine vom anderen zu unterscheiden.

Nicht nur viele Transsexuelle bleiben ein Leben lang von „Behandlungen“ abhängig, weswegen ich von einer paramedizinischen Subkultur gesprochen habe. Auch viele Zissexuelle werden ein Leben lang behandelt oder behandeln sich selbst. Das reicht von Medikamenten, beispielsweise Antihypertensiva und Psychopharmaka, die massenhaft verordnet werden, über Verfahren wie die Fußzonenreflextherapie bis hin zu den Selbsthilfegruppen und dem Müsli zum Frühstück. Und es gilt auch für operative Eingriffe. Ich denke an die sich selbst als „Zivilisierungstechnik“ anpreisende stereotaktische und sonstige Psychochirurgie (vgl. Kap. 25); an die zahllosen Leistenbruchoperationen bei Männern oder Gebärmutteroperationen bei Frauen, die ärztlich nicht indiziert sind; an die Appendektomien bei jungen Mädchen, die nur psychoanalytisch zu verstehen sind; an die in die Hunderttausende gehenden Schönheitsoperationen, denen sich zunehmend auch Männer unterziehen; an die Eingriffe der Wiederherstellungschirurgie, die auf der Grenze zwischen individueller Intention und medizinischer Indikation liegen; an die operative Rekonstruktion von Präputien bei Männern, die beschnitten worden waren, von Hymen bei Frauen, die wieder Jungfrauen sein wollen, und von Labien bei alten Frauen, deren Männer „pralle" Venuslippen wünschen; an die gynäkologischen Gewalteingriffe beim Vaginismus; an die Penisimplantationsoperationen und die Schwellkörper-Autoinjektions-Therapien bei Männern mit Erektionsstörungen (vgl. Kap. 14); und so weiter.

Operative Eingriffe und zum Teil drastische Manipulationen am eigenen Leib, auf die in einem psychoanalytischen Zusammenhang Louise J. Kaplan (1991) hingewiesen hat, sind offenbar im letzten Jahrhundert bei uns zu einem psychisch ebenso bedeutsamen wie mittlerweile kulturell etablierten Modus geworden, die Not des Lebens wenigstens vorübergehend zu bannen. Doch alle Welt redet nur von den Transsexuellen. Ganz offensichtlich gibt es aber Millionen Zissexuelle, für die chirurgische Eingriffe nicht in erster Hinsicht lebensbedrohend, sondern lebenserhaltend sind. Wenn das so ist, dient auch das psychoanalytische Theorem der psychischen Abwehr, das speziell auf den transsexuellen Wunsch angewandt wird, entweder der diskreditierenden Totalisierung einer besonders hervorstechenden Menschengruppe oder müsste, um dem zu entgehen, auf kulturell-gesellschaftliche Prozesse angewandt werden, was ein Rückfall in das falsche Psychologisieren von Nichtpsychischem wäre.

Im Operationsdispositiv verschränken sich untrennbar kreative und verstofflichende, verlebendigende und totstellende, produktive und unproduktive allgemeine Tendenzen. Am deutlichsten zeigt wohl die Wiederherstellungschirurgie beide Züge, wenn sie beispielsweise Patienten mit einem Down-Syndrom ein „menschliches Antlitz" konstruieren will. Irritiert sind wir, wenn wir hören, wie viele Menschen sich die Lippen, die Nase, die Zunge, den Bauchnabel, den Penis oder die Schamlippen durchstechen lassen, um Schmuckstücke zu tragen. „Piercing" heißt diese Leibestechnik. Entsetzt sind wir, wenn ein Mann den Frauenarzt ersucht, die Vagina „seiner" Frau nach den gleich mitgebrachten Maßen seines Penis zurechtzuschneidern, wie mir „aus der ärztlichen Praxis" berichtet wurde. Wir denken dann an Pygmalion, den legendären König von Kypros. Doch die Legende ist längst zur Wirklichkeit geworden. Theoretisch versuchen wir, sie als Hylomatie zu begreifen (Sigusch 1997a). Die globalen Protagonisten hylomatischer Plastizitäten, Prothetisierungen und Metamorphosen sind im Augenblick Cher und Michael Jackson. Sie demonstrieren speziell, was heute chirurgisch möglich ist.

Schluss

Die Geschlechtsumwandlungsoperationen gehören zu den Realitäten, mit denen wir uns auseinander setzen müssen. Sie sind in die Welt des Machens gesetzt, schulmedizinisch und versicherungsrechtlich als Behandlungsverfahren anerkannt und indirekt mit einer letzten zivilisatorischen Weihe versehen, der *lex specialis* TSG. Als Möglichkeit werden die Eingriffe für immer bleiben. Weil das so ist, darf sich die notwendige Kritik des herrschenden OP-Geistes und des somatoformen Denkens in der Medizin nicht an Patienten bewähren oder gar austoben wollen.

Während das bei Frauen mit einem an Besessenheit grenzenden Kinderwunsch kaum getan wurde (um nur ein weiteres Beispiel aus der heute „normalen“ medizinischen Praxis zu wählen), selbst dann nicht, wenn Reproduktionsmedizin und Genmanipulation als „Errungenschaften“ der Moderne kritisiert wurden, die die ganze Menschheit bedrohen, taten einige Experten immer wieder so, als könnten ausgerechnet Transsexuelle den allgemeinen Mystifikationen widerstehen. Übersehen wurde dabei, dass sie seelisch vielleicht noch anfälliger sind als andere, der gesellschaftlichen Strategie der Therapeutifizierung und damit dem Operationsdispositiv zu erliegen.

Da ist es schon sinnvoller und vielleicht auch humaner, über den Schatten der eigenen Obsession und Profession zu springen und das disziplinär-autistische Denken zu relativieren. Wer das tun will, muss allerdings auf Illusionen verzichten. Das aber fällt niemandem leicht. Der Chirurg kann dann nicht mehr, dem magisch verstofflichenden Denken erliegend wie der Transsexuelle, Operationen als das total Gute phantasieren und der Psychotherapeut nicht mehr als das total Schlechte. Träten alle ein wenig aus dem mystifizierenden Denken heraus, könnten transsexueller Wunsch und zissexuelle Abwehr in ein produktives Verhältnis treten. Die Probleme wären damit natürlich nicht beseitigt. Denn zu Recht lehnen wir körperliche Eingriffe dann ab, wenn wir den Eindruck haben, dass sie auf unbewusste, also undurchschaute Motive zurückgehen, beispielsweise auf Selbstbestrafungstendenzen beim intensiven Wunsch eines sexuell perversen Mannes nach Kastration, Tendenzen, die der Patient nicht reflektieren kann. Wir hätten, folgten wir den Forderungen des Patienten, den Verdacht, einer doppelten Unfreiheit Tribut zu zollen: der individuellen des Mannes und der allgemeinen der Kultur, die die Perversion liquidieren will. Eingeklemmt zwischen Hemmung und Heuchelei versuchen wir, uns der operativ diskursiven „Kollusion“ zu entwinden.

Weil diese Momente auch beim Transsexualismus eine nicht unwesentliche Rolle spielen, müssen wir die Grenze zwischen professioneller Entscheidung und Selbstbestimmung ständig neu und in jedem Einzelfall zusammen mit dem Patienten bestimmen. Heute gehört das nach meinem Verständnis zu den unabweisbaren Aufgaben der Professionellen im Umgang mit dem Transsexualismus. Nicht vergessen sollten wir dabei, dass es Geschlechtswechsel und auch Transsexualismus im engeren Sinn nicht nur diesseits, sondern auch jenseits von Medizin und Psychologie gibt. Gott sei Dank.

Anhang

Standards der Behandlung und Begutachtung von Transsexuellen der Deutschen Gesellschaft für Sexualforschung, der Akademie für Sexualmedizin und der Gesellschaft für Sexualwissenschaft

Sophinette Becker, Hartmut A. G. Bosinski, Ulrich Clement, Wolf Eicher, Thomas M. Goerlich, Uwe Hartmann, Götz Kockott, Dieter Langer, Wilhelm F. Preuss, Gunter Schmidt, Alfred Springer, Reinhard Wille

Seit 1980 gibt es in der Bundesrepublik Deutschland das Transsexuellengesetz (TSG), das die juristischen Voraussetzungen der Vornamens- und Personenstandsänderung regelt. Es existieren jedoch bislang keine verbindlichen Richtlinien für die Behandlung und Begutachtung von Transsexuellen. Die 1979 erstmals vorgelegten und seitdem mehrfach überarbeiteten „Standards of Care" der Harry Benjamin International Gender Dysphoria Association sind auf deutsche Verhältnisse nur begrenzt anwendbar. Deshalb wurden die folgenden „Standards der Behandlung und Begutachtung von Transsexuellen" von einer von der Deutschen Gesellschaft für Sexualforschung einberufenen Expertenkommission unter der Leitung von Sophinette Becker erarbeitet.

1. Einleitung

Transsexualität ist durch die dauerhafte innere Gewißheit, sich dem anderen Geschlecht zugehörig zu fühlen, gekennzeichnet. Dazu gehören die Ablehnung der körperlichen Merkmale des angeborenen Geschlechts und der mit dem biologischen Geschlecht verbundenen Rollenerwartungen sowie der Wunsch, durch hormonelle und chirurgische Maßnahmen soweit als möglich die körperliche Erscheinungsform des Identitätsgeschlechts anzunehmen und sozial und juristisch anerkannt im gewünschten Geschlecht zu leben. Nach den heute gültigen diagnostischen Klassifikationsschemata wird die Transsexualität als eine besondere Form der Geschlechtsidentitätsstörungen angesehen.

Ursachen und Verlaufsbedingungen von Störungen der Geschlechtsidentität sind noch weitgehend ungeklärt und Gegenstand verschiedenartiger theoretischer Ansätze. Ein persistierendes transsexuelles Begehren ist das Resultat sequentieller, in verschiedenen Abschnitten der psychosexuellen Entwicklung gelegener, eventuell kumulativ wirksam werdender Einflußfaktoren. Dementsprechend können unterschiedliche Entwicklungswege zur Ausprägung des transsexuellen Wunsches führen.

Wegen der weitreichenden und irreversiblen Folgen hormoneller und/oder chirurgischer Transformationsmaßnahmen besteht im Interesse der Patienten die Notwendigkeit einer sorgfältigen Diagnostik und Differentialdiagnostik. Die Heftigkeit des Geschlechtsumwandlungswunsches und die Selbstdiagnose allein können nicht als zuverlässige Indikatoren für das Vorliegen einer Transsexualität gewertet werden. Eine zuverlässige Beurteilung ist nur im Rahmen eines längerfristigen diagnostisch-therapeutischen Prozesses möglich. Wesentlicher Teil dieses Prozesses ist der sogenannte Alltagstest, in dem der Patient[1] kontinuierlich und in allen sozialen Bereichen im gewünschten Geschlecht lebt, um die notwendigen Erfahrungen zu machen. Behandlungskonzepte müssen der individuellen Entwicklung des jeweiligen Patienten gerecht werden, wobei die scheinbare Alternative „körperliche Behandlungsmaßnahmen" versus „psychotherapeutische Behandlung" zugunsten eines integrativen Ansatzes überwunden werden sollte.

Der Patient wird darüber informiert, daß er die Modalitäten der Kostenübernahme (Psychotherapie, organmedizinische Behandlungen, Gutachten) klären muß.

[1] Mit „der Patient" („der Therapeut", „der Gutachter") ist hier und im folgenden stets auch „die Patientin" („die Therapeutin", „die Gutachterin") gemeint. Der Einfachheit halber wird jedoch durchgehend das männliche Personalpronomen verwendet.

Die folgenden Standards der Behandlung und Begutachtung von Transsexuellen sind Mindestanforderungen. Abweichungen von diesen Standards sind in der Patientenakte schriftlich zu begründen.

2. Standards der Diagnostik und Differentialdiagnostik

Bei der Interpretation der Angaben des Patienten ist zu beachten, daß das Anstreben einer „Geschlechtsumwandlung" eine Lösungsschablone für verschiedenartige Probleme der Identität und/oder Geschlechtsidentität sein kann. Ergibt der diagnostische Prozeß, daß die Diagnose Transsexualität im Sinne der Standards nicht vorliegt, sind die „Standards der Behandlung und Begutachtung von Transsexuellen" nicht anwendbar.

2.1 Standards der Diagnostik

Für die Diagnose der Transsexualität müssen folgende Kriterien erfüllt sein:
- eine tiefgreifende und dauerhafte gegengeschlechtliche Identifikation;
- ein anhaltendes Unbehagen hinsichtlich der biologischen Geschlechtszugehörigkeit bzw. ein Gefühl der Inadäquatheit in der entsprechenden Geschlechtsrolle;
- ein klinisch relevanter Leidensdruck und/oder Beeinträchtigungen in sozialen, beruflichen oder anderen wichtigen Funktionen.

Diese Kriterien entsprechen weitestgehend jenen, die in den international gebräuchlichen Klassifikationssystemen der Krankheiten (DSM-IV, ICD-10) genannt werden.[2] Im Unterschied zu diesen Klassifikationssystemen wird jedoch ein intersexuelles Syndrom nicht zwingend als Ausschlußkriterium betrachtet. Allerdings sollte in derartigen Fällen geprüft werden, ob anstelle des Transsexuellengesetzes die Regelung des § 47 Personenstandsgesetz („Irrtümliche Geschlechtsfeststellung zum Zeitpunkt der Geburt") anzuwenden ist.

Die genannten Kriterien verlangen folgende diagnostische Maßnahmen:
- eine Erhebung der biographischen Anamnese mit den Schwerpunkten Geschlechtsidentitätsentwicklung, psychosexuelle Entwicklung (einschließlich der sexuellen Orientierung), gegenwärtige Lebenssituation;
- eine körperliche Untersuchung mit Erhebung des gynäkologischen bzw. andrologischen/urologischen sowie endokrinologischen Befundes;
- eine klinisch-psychiatrische/psychologische Diagnostik, da viele Patienten mit Störungen der Geschlechtsidentität erhebliche psychopathologische Auffälligkeiten aufweisen. Diese können der Geschlechtsidentitätsstörung vorausgegangen oder reaktiv sein oder gleichzeitig bestehen

Die klinisch-psychiatrische/psychologische Diagnostik soll breit angelegt sein. Untersucht und beurteilt werden sollen:
- das Strukturniveau der Persönlichkeit und deren Defizite;
- das psychosoziale Funktionsniveau;
- neurotische Dispositionen bzw. Konflikte;
- Abhängigkeiten/Süchte;
- suizidale Tendenzen und selbstbeschädigendes Verhalten;
- Paraphilien/Perversionen;
- psychotische Erkrankungen;
- hirnorganische Störungen;
- Minderbegabungen.

2.2 Standards der Differentialdiagnostik

Im Bereich der Geschlechtsidentitätsstörungen besteht eine ausgeprägte Vielfalt an Verlaufsformen, Persönlichkeitsstrukturen, assoziierten psychosozialen Merkmalen und sexuellen Partnerpräferenzen, die eine präzise Differentialdiagnostik erforderlich machen.

---

[2] Siehe dazu in diesem Buch S. 208 f (Anm. des Herausgebers)

Folgende Differentialdiagnosen sind zu beachten:
- Unbehagen, Schwierigkeiten oder Nicht-Konformität mit den gängigen Geschlechtsrollenerwartungen, ohne daß es dabei zu einer überdauernden und profunden Störung der geschlechtlichen Identität gekommen ist;
- partielle oder passagere Störungen der Geschlechtsidentität, etwa bei Adoleszenzkrisen;
- Transvestitismus und fetischistischer Transvestitismus, bei denen es in krisenhaften Verfassungen zu einem Geschlechtsumwandlungswunsch kommen kann;
- Schwierigkeiten mit der geschlechtlichen Identität, die aus der Ablehnung einer homosexuellen Orientierung resultieren;
- eine psychotische Verkennung der geschlechtlichen Identität;
- schwere Persönlichkeitsstörungen mit Auswirkung auf die Geschlechtsidentität.

3. Standards der Psychotherapie/psychotherapeutischen Begleitung

Die psychotherapeutische Begleitung hat in Verbindung mit dem Alltagstest zentrale Bedeutung in der Behandlung transsexueller Patienten und muß in jedem Fall vor der Einleitung somatischer Therapiemaßnahmen stehen.

Die Psychotherapie ist neutral gegenüber dem transsexuellen Wunsch. Sie hat weder das Ziel, dieses Bedürfnis zu forcieren noch es aufzulösen (auch wenn es zu einer Auflösung des transsexuellen Wunsches kommen kann). Darüber hinaus soll sie dazu dienen, die Diagnose Transsexualität zu sichern. Zusammen mit dem Alltagstest soll die Psychotherapie dem Betroffenen dazu verhelfen, die adäquate individuelle Lösung für sein spezifisches Identitätsproblem zu finden. Sie soll eine Bearbeitung relevanter psychischer Probleme des Patienten ermöglichen.

Bezüglich des transsexuellen Wunsches müssen vor der Einleitung organmedizinischer Maßnahmen zumindest folgende Kriterien gegeben sein:
- die innere Stimmigkeit und Konstanz des Identitätsgeschlechts und seiner individuellen Ausgestaltung;
- die Lebbarkeit der gewünschten Geschlechtsrolle;
- die realistische Einschätzung der Möglichkeiten und Grenzen somatischer Behandlungen.

3.1 Qualifikation des Therapeuten

Der Therapeut muß psychodiagnostische, psychopathologische und psychotherapeutische Kompetenzen durch eine entsprechende Ausbildung erworben haben und mit den Problemen der Transsexualität auf dem aktuellen Kenntnisstand vertraut sein.

3.2 Frequenz und Dauer der Psychotherapie

Frequenz und Dauer der Psychotherapie sollen Patient und Therapeut gemeinsam bestimmen. Der Therapeut muß dabei die Möglichkeit haben, den Patienten so gut kennenzulernen, daß er das Vorliegen der drei genannten Kriterien beurteilen kann. Ist eine Indikation zur Transformationsoperation gegeben, so soll die Psychotherapie bis zur Operation fortgesetzt werden. Nach einer Operation wird dem Patienten eine psychotherapeutische Weiterbetreuung empfohlen.

3.3 Psychotherapie und Indikation/Begutachtung

Der Psychotherapeut kann sich sowohl an der Indikationsstellung zur Hormonbehandlung und zur Transformationsoperation als auch an der Begutachtung im Rahmen des TSG beteiligen. Er kann dies aber auch aus therapieimmanenten Gründen ablehnen. Dies soll zu Beginn der Behandlung mit dem Patienten geklärt werden. In dem Fall, in dem der Psychotherapeut die Indikationsstellung und/oder Begutachtung nicht übernimmt, müssen diese durch einen anderen Arzt/Psychologen entsprechend den Standards erfolgen. Der Begriff „Therapeut" bezieht sich im folgenden auf beide Möglichkeiten der Indikationsstellung.

4. Standards der Indikationsstellung zur somatischen Behandlung

4.1 Indikation zur Hormonbehandlung

Vor der Indikation zur hormonellen Behandlung müssen folgende Voraussetzungen erfüllt sein:
- Der Therapeut kennt den Patienten in der Regel mindestens seit einem Jahr.
- Der Therapeut hat die diagnostischen Kriterien überpüft.
- Der Therapeut ist zu dem klinisch begründeten Urteil gekommen, daß bei dem Patienten die drei genannten Kriterien der Psychotherapie (die innere Stimmigkeit und Konstanz des Identitätsgeschlechts und seiner individuellen Ausgestaltung, die Lebbarkeit der gewünschten Geschlechtsrolle und die realistische Einschätzung der Möglichkeiten und Grenzen somatischer Behandlungen) gegeben sind.
- Der Patient hat das Leben in der gewünschten Geschlechtsrolle mindestens ein Jahr lang kontinuierlich erprobt (sogenannter Alltagstest).

Sind die Voraussetzungen erfüllt, erfolgt die Indikation in Form einer schriftlichen Stellungnahme.

4.2 Indikation zur Transformationsoperation

Vor der Indikationsstellung müssen neben der Überprüfung der Diagnose und des Vorliegens der unter 3. (Standards der Psychotherapie/psychotherapeutischen Begleitung) genannten Kriterien folgende Voraussetzungen erfüllt sein:
- Der Therapeut kennt den Patienten in der Regel mindestens seit eineinhalb Jahren.
- Der Patient hat das Leben in der gewünschten Geschlechtsrolle mindestens seit eineinhalb Jahren kontinuierlich erprobt (sogenannter Alltagstest).
- Der Patient wird seit mindestens einem halben Jahr hormonell behandelt.

Erfolgt die Indikationsstellung zur Transformationsoperation nicht durch den Psychotherapeuten, so überzeugt sich der in diesen Fällen hinzugezogene Therapeut/Gutachter, daß die oben genannten Voraussetzungen erfüllt sind und die Psychotherapie stattgefunden hat.

Die Indikationsstellung zu einer Transformationsoperation muß in Form einer gutachterlichen Stellungnahme durch einen qualifizierten Therapeuten erfolgen.

Diese muß folgende Punkte beinhalten:
- Der Therapeut soll nachvollziehbar darstellen, daß im Behandlungsverlauf die Diagnose Transsexualität bestätigt wurde, d. h. daß es im Erleben zu einem stabilen Identitätsgefühl im anderen Geschlecht und im Verhalten zu einer dauerhaften Übernahme der anderen Geschlechtsrolle gekommen ist.
- Der Patient soll in Erscheinungsbild, Verhalten, Erleben und Persönlichkeit charakterisiert werden.
- Die biographische Anamnese soll mit Schwerpunkt auf dem individuellen Gesamtverlauf der transsexuellen Entwicklung und den ihn beeinflussenden Faktoren in den wesentlichen Aspekten dargestellt werden (ggf. unter Einbeziehung fremdanamnestischer Informationen).
- Der Verlauf im Behandlungszeitraum (mit Angabe von Behandlungsdauer und -frequenz) soll unter Bezugnahme auf die Erkenntnisse aus dem sogenannten Alltagstest dargestellt werden. Insbesondere soll angegeben werden, wann mit dem Alltagstest begonnen wurde, ob und wann eine Vornamensänderung nach dem TSG beantragt oder schon erfolgt ist und zu welchen Veränderungen es in folgenden Bereichen gekommen ist: Befinden und psychisches Gleichgewicht, Sicherheit in der Geschlechtsrolle, Sexualität, Beziehungen zu Partnern, Familie und Freunden, Arbeitsfähigkeit und Akzeptanz am Arbeitsplatz.
- Die körperlichen Gegebenheiten für das Leben in der anderen Geschlechtsrolle sollen geschildert werden. Angegeben werden soll, wie sich die Hormonbehandlung körperlich und psychisch ausgewirkt hat, wie der Patient die körperlichen Veränderungen bewertet und ggf. wie der Patient mit möglichen negativen Reaktionen der Umwelt auf sein Äußeres oder sein Verhalten umzugehen vermag.

- Es soll beschrieben werden, ob sich der Patient realistisch mit der Operation und möglichen unerwünschten Folgen auseinandergesetzt hat, welche spezifischen Erwartungen an das Operationsergebnis für den Patienten im Vordergrund stehen (z. B. Aussehen, Funktion, Sexualität) und ob der Wunsch nach weiteren operativen Eingriffen besteht.
- Es soll erklärt werden, warum der Patient ohne Operation auf Dauer unter einem größeren Leidensdruck stehen würde.
- Es soll eine Prognose gestellt werden, wie sich die Transformationsoperation auf die soziale Integration, Beziehungsfähigkeit, Arbeitsfähigkeit und Selbständigkeit wahrscheinlich auswirken wird.

5. Standards der somatischen Behandlung

Hormonbehandlung und Transformationsoperation vor dem vollendeten 18. Lebensjahr sind nur in Ausnahmefällen indiziert und bedürfen einer besonderen Begründung.

5.1 Standards der Hormonbehandlung

- Die Indikation zur hormonellen Behandlung, wie unter 4.1 (Indikation zur Hormonbehandlung) beschrieben, ist unabdingbare Voraussetzung. Die Auswirkungen dieser Behandlung sind zum Teil irreversibel (Stimmbruch, Behaarung, Hodenatrophie). Eine zu früh begonnene Hormonbehandlung kann die Diagnostik erschweren und eine ungünstige vorzeitige Festlegung bedeuten.
- Die Einleitung der Hormonbehandlung und die Bestimmung der Frequenz der Kontrollen soll durch einen endokrinologisch erfahrenen Arzt erfolgen. Zu Beginn der Behandlung soll eine körperliche Untersuchung mit Befunddokumentation (unter anderem zur Kontrolle des Therapieeffekts) vorgenommen werden. Zur Beurteilung des aktuellen Thromboembolie-Risikos sollen familiäre und eigene thromboembolische Ereignisse in der Vorgeschichte des Patienten erfaßt werden. Des weiteren soll eine Leberanamnese erhoben und die aktuelle Leberfunktion beurteilt werden.
- Die psychische Verträglichkeit der hormonellen Behandlung und ihrer Auswirkungen soll geprüft werden, ebenso die dauerhafte körperliche Verträglichkeit.

Der Patient muß über die Folgen der hormonellen Substitution aufgeklärt werden. Er muß ferner darüber informiert werden, daß die hormonelle Behandlung lebenslang erfolgen soll, da sonst Schäden infolge eines hormonellen Defizits auftreten können. Eine Einverständniserklärung wird empfohlen.

5.2 Standards der Transformationsoperation

5.2.1 Voraussetzungen der Operation

- Der Operateur muß sich davon überzeugen, daß die gutachterliche Stellungnahme zur Indikation den Standards (siehe 4.2 Indikation zur Transformationsoperation) entspricht.
- Der Operateur soll durch die körperliche Untersuchung die technische Durchführbarkeit des Eingriffs im speziellen Fall feststellen. Genitale Fehlbildungen sind kein Ausschlußkriterium, sie sollen in das operative Konzept integriert werden. Die Operabilität muß unter allgemeinmedizinischen Kriterien gegeben sein.
- Vor der Operation soll in allen Fällen eine für Mann-zu-Frau- und Frau-zu-Mann-Transsexuelle unterschiedliche Einverständniserklärung vorliegen, in der die Art der Behandlung sowie die Folgen und die möglichen Komplikationen ausführlich erklärt werden. Notwendig ist auch eine mündliche Aufklärung, die sich auf die Operation selbst und ihre Irreversibilität, die Folgen der Gonadektomie und die Notwendigkeit der dauerhaften hormonellen Substitution bezieht.

5.2.2 Empfehlungen für die Frau-zu-Mann-Transformationsoperationen

Die Ziele der Operationen bei Frau-zu-Mann-Transsexuellen sind unterschiedlich:

- Brustplastik: Bei kleinen Brüsten subkutane Mastektomie mit Mamillenreduktion, bei großen Brüsten Mastektomie mit freier Retransplantation der verkleinerten Mamille.
- Hysterektomie mit Exstirpation der Adnexe, wobei von vaginal auch die Scheide mit entfernt werden kann.
- Operationen am äußeren Genitale haben noch nicht zu einem Standardkonzept geführt. Die Techniken der Peniskonstruktion und der Implantation von Surrogat-Hoden sind noch im Erprobungsstadium. Deshalb sind individuelle Lösungen indiziert.

5.2.3 Empfehlungen für die Mann-zu-Frau-Transformationsoperation

Die Ziele der Operation bei Mann-zu-Frau-Transsexuellen sind die Amputation des Penisschafts und der Hoden und die Bildung von Vulva, Klitoris und Vagina.

Anders als bei Frau-zu-Mann-Transsexuellen kann für die Transformationsoperation eine Standardmethode empfohlen werden:

- Die Bildung einer Neovagina durch Implantation der invertierten Penishaut. Dabei ist darauf zu achten, daß eine ausreichende Tiefe der Vagina erreicht wird (z. B. durch Durchtrennung der Denonvillierschen Faszie). Die Operierten müssen darüber aufgeklärt werden, daß auch bei gutem Operationserfolg für die Funktionsfähigkeit der Scheide regelmäßiges Bougieren nach der Operation unerläßlich ist.
- Die Auskleidung der Neovagina mit Penoskrotallappen sollte nicht durchgeführt werden, da diese Methode zu einer behaarten Vagina führt.
- Die Auskleidung der Neovagina mit freitransplantiertem Epidermislappen oder Darmscheiden sollte wegen unbefriedigender Ergebnisse und erhöhtem Risiko nur bei Komplikationen angewendet werden, speziell nach Schrumpfung oder bei fehlender Tiefe.
- Führt die hormonelle Behandlung nicht zu einer ausreichenden Gynäkomastie, kann eine Mammaaugmentationsplastik indiziert sein.
- Die Veränderung des männlichen Haarbalgverteilungsbildes ist nur durch Entfernung der Haarwurzeln (Epilation) möglich. Diese Methode ist deshalb in vielen Fällen indiziert; die Epilation kann schon während der hormonellen Behandlung begonnen werden.

Andere operative Eingriffe (z. B. Nasenplastiken, Facelifting, Stimmbandverkürzung) werden nach der Transformationsoperation immer wieder angestrebt, gelten jedoch nicht als Standard.

6. Standards der Begutachtung nach dem Transsexuellengesetz

Die Gutachten zur Vornamensänderung und zur Personenstandsänderung müssen nach den Bestimmungen des TSG erstellt werden. Der Gutachter muß wissen, daß die Begutachtung zur Vornamensänderung (§ 1) bei weitem konsequenzenreicher ist (Mißbrauch zur Operationserlangung) als die Begutachtung zur Personenstandsänderung (§ 8) nach erfolgter Transformationsoperation.

6.1 Begutachtung nach § 1 TSG

Das Ziel der Begutachtung ist es, die Entwicklung der Geschichte der Geschlechtsidentität und ihrer Störung (unter Vergegenwärtigung der Besonderheiten von Mann-zu-Frau- und Frau-zu-Mann-Transsexuellen) im psychosozialen Umfeld mit seinen jeweiligen Einflußfaktoren in den aufeinanderfolgenden Lebensphasen nachzuzeichnen. Der Gutachter soll sich, wenn erforderlich, zusätzliche Informationen beschaffen, unter denen Angaben wichtiger Bezugspersonen (Fremdanamnese) und psychologisch-medizinische Befunde besondere Bedeutung haben. Das Gutachten muß sich an den Standards der Diagnostik und Differentialdiagnostik (siehe 2.1 und 2.2) orientieren und diese ausführlich zur Darstellung bringen. Die Beurteilung soll wissenschaftlich begründet sein und eine kritische informationsverarbeitende Diskussion einschließen. Eine Zusammenfassung des Probanden- bzw. des Patientenberichts über subjektives Empfinden oder die Wiedergabe der Selbstinterpretation seines Lebenslaufes allein ist keine gutachterliche Urteilsbildung. Ebenso wichtig wie die Einfühlung in die Subjektivität der transsexuellen Überzeugung ist die kritische Aufmerksamkeit für objektivierbare Aspekte des Verhaltens.

Das Vorliegen der Voraussetzungen zur Vornamensänderung muß aus der Beurteilung schlüssig hervorgehen. Die im TSG genannten Voraussetzungen sind folgendermaßen zu interpretieren:

- Transsexuelle „Prägung" ist nicht verhaltensbiologisch zu verstehen, sondern als schrittweise und mehrfaktorielle Entwicklung der Transsexualität, die rekonstruierend bewertet werden muß.
- Der mindestens dreijährige „Zwang" bedeutet die Unmöglichkeit, sich mit dem Geburtsgeschlecht zu versöhnen, und die anhaltende innere Gewißheit (deren Konstanz möglichst aus dem Verlauf des sogenannten Alltagstests zu bewerten ist), dem anderen Geschlecht anzugehören.
- Die „hohe" Wahrscheinlichkeit der Unveränderbarkeit des Zugehörigkeitsempfindens zum anderen Geschlecht bezieht sich auf den derzeitigen medizinischen Wissensstand und ist zu prognostizieren aus den diagnostischen, anamnestischen und lebenssituativen Belegen für eine irreversible transsexuelle Entwicklung.

Wenn die Begutachtung zu dem Ergebnis führt, daß die Voraussetzungen nicht erfüllt sind, soll dies benannt und ggf. eine Nachbegutachtung vorgeschlagen werden.

Die gutachterliche Empfehlung, dem Antrag auf Vornamensänderung gemäß § 1 TSG zu entsprechen, ist keine Indikation für eine somatische Behandlung. Dies soll in der Beurteilung klar und deutlich zum Ausdruck gebracht werden. Allerdings eröffnet § 4 TSG die Möglichkeit, im Rahmen prognostischer Erwägungen zur Indikation bzw. Kontraindikation somatischer Behandlungen Stellung zu nehmen.

6.2 Begutachtung nach § 8 TSG

Bei der Begutachtung zur Personenstandsänderung im Sinne des § 8 TSG ist zu klären, ob die Kriterien nach § 1 vorliegen (siehe 6.1 Begutachtung nach § 1 TSG), eine dauerhafte Unfruchtbarkeit gegeben und „eine deutliche Annäherung an das körperliche Erscheinungsbild des anderen Geschlechts" erzielt worden ist. Die Erfüllung der letztgenannten Voraussetzung richtet sich nach dem Stand des medizinischen Wissens (siehe 5.2 Standards der Transformationsoperation) und der Rechtsprechung.

Für die redaktionelle Unterstützung bei der Erarbeitung dieser Standards danken die Autoren Bärbel Kischlat-Schwalm.

Anschrift der Autoren:
Dipl.-Psych. Sophinette Becker, Klinikum der J. W. Goethe-Universität Frankfurt am Main, Institut für Sexualwissenschaft, Theodor-Stern-Kai 7, 60590 Frankfurt am Main
Priv.-Doz. Dr. med. Hartmut A. G. Bosinski, Klinikum der Christian-Albrechts-Universität Kiel, Sexualmedizinische Forschungs- und Beratungsstelle, Arnold-Heller-Str. 12, 24105 Kiel
Priv.-Doz. Dr. phil. Ulrich Clement, Institut für systemische Forschung, Kußmaulstr. 10, 69120 Heidelberg
Prof. Dr. med. Wolf Eicher, Diakonissenkrankenhaus, Frauenklinik, Speyerer Str. 91–93, 68163 Mannheim
Dr. med. Thomas M. Goerlich, Universität Leipzig, Klinik für Anästhesiologie und Intensivtherapie, Liebigstr. 20, 04080 Leipzig
Prof. Dr. rer. biol. hum. Uwe Hartmann, Medizinische Hochschule Hannover, Arbeitsbereich Klinische Psychologie, Abteilung Klinische Psychiatrie und Psychotherapie, Carl-Neuberg-Str. 1, 30625 Hannover
Prof. Dr. med. Götz Kockott, Klinikum rechts der Isar, Psychiatrische Klinik und Poliklinik der Technischen Universität, Ismaninger Str. 22, 81675 München
Prof. Dr. med. Dipl.-Psych. Dieter Langer, Medizinische Hochschule Hannover, Zentrum für Psychologische Medizin, Carl-Neuberg-Str. 1, 30625 Hannover

Dr. med. Wilhelm F. Preuss, Universitätskrankenhaus Hamburg-Eppendorf, Abteilung für Sexualforschung, Martinistr. 52, 20246 Hamburg
Prof. Dr. phil. Gunter Schmidt, Universitätskrankenhaus Hamburg-Eppendorf, Abteilung für Sexualforschung, Martinistr. 52, 20246 Hamburg
Prof. Dr. med. Alfred Springer, Ludwig-Boltzmann-Institut, Salztorgasse 6/5/8, A-1010 Wien
Prof. Dr. med. Dr. jur. Reinhard Wille, Klinikum der Christian-Albrechts-Universität Kiel, Sexualmedizinische Forschungs- und Beratungsstelle, Arnold-Heller-Str. 12, 24105 Kiel

Quelle: Z. Sexualforsch. 10, 147–156, 1997

Literatur

Abraham, F.: Genitalumwandlung an zwei männlichen Transvestiten. Z. Sexualwiss. 18, 223–226, 1931/32

Abramowitz, S. I.: Psychosocial outcomes of sex reassignment surgery. J. Consult. Clin. Psychol. 54, 183–189, 1986

APA (American Psychiatric Association): Diagnostic and statistical manual of mental disorders. 4th ed. (DSM-IV). Washington: American Psychiatric Association 1994

Asscheman, H. und L. J. G. Gooren: Hormone treatment in transsexuals. J. Psychol. Hum. Sex. 5, 39–54, 1992

Augstein, M. S.: TS-Operationen kein medizinischer Sonderfall. Sexualmed. 12, 307–308, 1983

Augstein, M. S.: Transsexuelle sind Männer und Frauen [Debatte]. Z. Sexualforsch. 5, 255–260, 1992

Augstein, M. S.: Gutachten nach dem Transsexuellengesetz. In: Clement und Senf 1996

Bakker, A. et al.: The prevalence of transsexualism in the Netherlands. Acta Psychiat. Scand. 87, 237–238, 1993

Balfour Marshall, G.: Artificial vagina: A review of the various operative procedures for correcting atresia vagina. J. Obstet. Gynecol. 23, 193–212, 1913

Becker, H. und U. Hartmann: Geschlechtsidentitätsstörungen und die Notwendigkeit der klinischen Perspektive. Ein Beitrag aus der psychiatrischen Praxis. Fortschr. Neurol. Psychiat. 62, 290–305, 1994

Becker, S.: Frau-zu-Mann-Transsexuelle. Vortrag, 6. Transidentitas-Fachtagung, Frankfurt am Main, 20. April 1991

Becker, S.: Psychotherapie bei Transsexualität. In: B. Strauß (Hrsg.): Psychotherapie der Sexualstörungen. Krankheitsmodelle und Therapiepraxis – störungsspezifisch und schulenübergreifend. Stuttgart, New York: Thieme 1998 (a)

Becker, S.: Es gibt kein richtiges Leben im Falschen. Antwort auf die Kritik an den „Standards der Behandlung und Begutachtung von Transsexuellen“ [Debatte]. Z. Sexualforsch. 11, 155–162, 1998 (b)

Becker, S. et al.: Standards der Behandlung und Begutachtung von Transsexuellen der Deutschen Gesellschaft für Sexualforschung, der Akademie für Sexualmedizin und der Gesellschaft für Sexualwissenschaft. Abgedruckt u. a. in: Z. Sexualforsch. 10, 147–156, 1997 und in diesem Buch (siehe S. 579)

Benedetti, G.: Transsexualismus in der Sicht der Psychoanalyse. Prax. Psychother. Psychosom. 26, 183–189, 1981

Benjamin, H.: Clinical aspects of transsexualism in the male and female. Am. J. Psychother. 18, 458–469, 1964 (a)

Benjamin, H.: Nature and management of transsexualism, with a report on thirty-one operated cases. West. J. Surg. Obstet. Gynecol. 72, 105–111, 1964 (b)

Benjamin, H.: Transsexualismus, Wesen und Behandlung. Nervenarzt 35, 499–500, 1964 (c)

Benjamin, H.: The transsexual phenomenon. New York: Julian Press 1966

Benjamin, H.: Transvestism and transsexualism in the male and female. J. Sex Res. 3, 107–127, 1967

Benjamin, H.: Newer aspects of the transsexual phenomenon. J. Sex Res. 5, 135–141, 1969

Bennet, E. L. et al.: Chemical and anatomical plasticity of brain. Science 146, 610–619, 1964

Biller, J. und J. Saver: Ischemic cerebrovascular disease and hormone therapy for infertility and transsexualism. Neurology 45, 1611-1613, 1995

Binder, H.: Das Verlangen nach Geschlechtsumwandlung. Z. ges. Neurol. Psychiat. 143, 84–174, 1933

Blanchard, R: Varieties of autogynephilia and their relationship to gender dysphoria. Arch. Sex. Behav. 22, 241-251, 1993

Blanchard, R. und P. Sheridan: Gender reorientation and psychosocial adjustment. In: R. Blanchard und B. W. Steiner (Hrsg.): Clinical management of gender identity disorders in children and adults. Washington: American Psychiatric Press 1990

Bogoras, N.: Über die volle plastische Wiederherstellung eines zum Koitus fähigen Penis (Peniplastica totalis). Zentralbl. Chir. 63, 1271–1276, 1936

Boller, N.: „Vom Geschlechtswechsel besessen". Ein Beitrag zur Psychoanalyse der Transsexualität. In: M. Dannecker und R. Reiche (Hrsg.): Sexualität und Gesellschaft. Frankfurt a. M., New York: Campus 2000

Bosinski, H. A. G. et al.: Aktuelle Aspekte der Begutachtung und Operation Transsexueller. Dt. Ärztebl. 91, C 485–488, 1994

Bosinski, H. A. G. et al.: A higher rate of hyperandrogenic disorders in female-to-male transsexuals. Psychoneuroendocrinology 22, 361-368, 1997 (a)

Bosinski, H. A. G. et al.: Anthropometrical measurements and androgen levels in males, females, and hormonally untreated female-to-male transsexuals. Arch. Sex. Behav. 26, 143-157, 1997 (b)

Boss, M.: Erwiderung zum Bericht über mein Referat auf der 66. Wanderversammlung der südwestdeutschen Psychiater und Neurologen in Badenweiler. 1. Leitthema: Daseinsanalyse. Psyche 4, 394-400, 1950/51 (a)

Boss, M.: Schlußwort. Psyche 4, 635-640, 1950/51 (b)

Burzig, G.: Der Psychoanalytiker und der transsexuelle Patient. Ein Beitrag zur notwendigen Auseinandersetzung mit „psycho"-chirurgischen Eingriffen an den Geschlechtsmerkmalen. Psyche 36, 848-856, 1982

Chiland, C.: Changer de sexe. Paris: Jacob 1997

Chivers, M. L. und J. M. Bailey: Sexual orientation of female-to-male transsexuals: A comparison of homosexual and nonhomosexual types. Arch. Sex. Behav. 29, 259-278, 2000

Clement, U. und W. Senf (Hrsg.): Transsexualität. Behandlung und Begutachtung. Stuttgart, New York: Schattauer 1996

Damewood, M. D. et al.: Exogenous estrogen effect on lipid/lipoprotein cholesterol in transsexual males. J. Endocrinol. Invest. 12, 449-454, 1989

Daskalos, C. T.: Changes in the sexual orientation of six heterosexual male-to-female transsexuals. Arch. Sex. Behav. 27, 605-614, 1998

De Cuypere, G. et al.: Psychosocial functioning of transsexuals in Belgium. Acta Psychiat. Scand. 91, 180-184, 1995

Désirat, K.: Die transsexuelle Frau. Zur Entwicklung und Beeinträchtigung weiblicher Geschlechtsidentität. Stuttgart: Enke 1985

Devor, H.: Sexual orientation identities, attractions, and practices of female-to-male transsexuals. J. Sex Res. 30, 303-315, 1993

Devor, H.: FTM: Female-to-male transsexuals in society. Bloomington: Indiana University Press 1997

Diederichs, P.: Transsexualität: Über einen Fall von Rückumwandlung. Sexuol. 6, 99-105, 1999

Eicher, W.: Transsexualismus. Möglichkeiten und Grenzen der Geschlechtsumwandlung. Stuttgart, New York: Fischer 1984; 2. Aufl. 1992

Eicher, W.: Transsexualität. Zentralbl. Gyn. 117, 61-66, 1995 (a)

Eicher W.: Operative Therapie bei intersexuellem, weiblichen Genitale und bei Transsexualismus. Gynäkologe 28, 40-47, 1995 (b)

Eicher, W. et al.: H-Y antigen in transsexuality. Lancet II, 1137-1138, 1979

Fenichel, O.: Zur Psychologie des Transvestitismus. Int. Z. Psychoanal. 16, 21-34, 1930

Frumkin, A. P.: Reconstruction of the male genitalia. Am. Rev. Soviet Med. 2, 14-21, 1944

Fuchs, D. und G. Fuchs: Transsexuelle Menschen in Deutschland. Wiesbaden: Rueger 1995

Futterweit, W.: Endocrine therapy of transsexualism and potential complications of long-term treatment. Arch. Sex. Behav. 27, 209–226, 1998

Garrels, L. et al.: Sex ratio of transsexuals in Germany: The development over three decades. Acta Psychiat. Scand. 102, 2000 (im Druck)

Giese, H.: Psychopathologie der Sexualität. Stuttgart: Enke 1962

Gilmore, K.: Gender identity disorder in a girl: Insights from adoption. J. Am. Psychoanal. Assoc. 43, 39–59, 1995

Goh, H. H. et al.: The impact of long-term testosterone replacement therapy on lipid and lipoprotein profiles in women. Maturitas 21, 65–70, 1995

Gooren, L.: The endocrinology of transsexualism: A review and commentary. Psychoneuroendocrinology 15, 3–14, 1990

Green, R. und D. T. Fleming: Transsexual surgery follow-up: Status in the 1990s. Ann. Rev. Sex Res. 1, 163–174, 1990

Green, R. und J. Money (Hrsg.): Transsexualism and sex reassignment. Baltimore: The Johns Hopkins Press 1969

Greenson, R. R.: Dis-identifying from mother: Its special importance for the boy. Int. J. Psycho-Anal. 49, 370–374, 1968

Haag, R. (unter Mitarbeit von M. Schacht): Eine Frau und mehr. Berlin: Quadriga 1999

Hage, J. J. et al.: Review of the literature on techniques for phalloplasty with emphasis on the applicability in female-to-male transsexuals. J. Urol. 150, 1093–1098, 1993

Hamburger, C.: Desire for change of sex as shown by personal letters from 465 men and women. Acta Endocrinol. 14, 361–375, 1953

Hamburger, C. et al.: Transvestism: Hormonal, psychiatric, and surgical treatment. J. Am. Med. Assoc. (JAMA) 152, 391–396, 1953

Hertrampf, H.: Phantastisch: der gleiche Mensch, nur ein anderes Geschlecht. Aus der Psychotherapie mit einem jugendlichen Frau-zu-Mann-Transsexuellen. Z. Sexualforsch. 12, 330–349, 1999

Hirschauer, S.: Ein Rückzug als Vormarsch. Zu Volkmar Siguschs Thesen zur Depathologisierung der Transsexualität [Debatte]. Z. Sexualforsch. 5, 246–254, 1992

Hirschauer, S.: Die soziale Konstruktion der Transsexualität. Über die Medizin und den Geschlechtswechsel. Frankfurt a. M.: Suhrkamp 1993

Hirschauer, S.: Über szientistische Tarnungen medizinischer Zuständigkeitsprobleme [Debatte]. Z. Sexualforsch. 10, 332–338, 1997

Hirschfeld, M.: Sexualpathologie. 2. Teil. Bonn: Marcus & Weber 1918

Hoenig, J. und J. C. Kenna: The prevalence of transsexualism in England and Wales. Brit. J. Psychiat. 124, 181–190, 1974

Hubel, D. H. und T. N. Wiesel: Binocular interaction in striate cortex of kittens reared with artificial squint. J. Neurophysiol. 8, 1041–1059, 1965

Janssen, P. L.: Zum transsexuellen Symptom in einem Partnerarrangement – Nur ein Fall? Psychother. med. Psychol. 34, 76–80, 1984

Kaltenmark, D. et al.: Plädoyer für eine humanistische Umorientierung [Debatte]. Z. Sexualforsch. 11, 261–270, 1998

Kaplan, L. J.: Weibliche Perversionen. Von befleckter Unschuld und verweigerter Unterwerfung. Hamburg: Hoffmann und Campe 1991

Kesteren, P. J. van et al.: An epidemiological and demographic study of transsexuals in the Netherlands. Arch. Sex. Behav. 25, 589–600, 1996

Kinsey, A. C. et al.: Sexual behavior in the human female. Philadelphia, London: Saunders 1953

Kirkpatrick, M. und C. T. H. Friedmann: Treatment of requests for sex-change surgery with psychotherapy. Am. J. Psychiat. 133, 1194–1196, 1976

Kockott, G.: Pers. Mitteilung vom 15. Juli 1998

Kockott, G. und E.-M. Fahrner: Transsexuals who have not undergone surgery: A follow-up study. Arch. Sex. Behav. 16, 511–522, 1987

Kockott, G. und E.-M. Fahrner: Male-to-female and female-to-male transsexuals: A comparison. Arch. Sex. Behav. 17, 539–546, 1988

Krafft-Ebing, R. v.: Psychopathia sexualis. Eine klinisch-forensische Studie. 9. Aufl. Stuttgart: Enke 1894

Küchenhoff, B.: Transsexualismus als Symptom einer Persönlichkeitsstörung und seine Behandlung. Nervenarzt 59, 734–738, 1988

Landén, M. et al.: Incidence and sex ratio of transsexualism in Sweden. Acta Psychiat. Scand. 93, 261–263, 1996

Langer, D.: Der Transsexuelle: Eine Herausforderung für Kooperation zwischen psychologischer und chirurgischer Medizin. Fortschr. Neurol. Psychiat. 53, 67–84, 1985

Langer, D.: Psychiatrische Gedanken zur Verselbständigung des Prozesses der Geschlechtsumwandlung und zur Rolle der Begutachtung. Sexuol. 2, 263–275, 1995

Langer, D. und U. Hartmann: Psychiatrische Begutachtung nach dem Transsexuellengesetz. Ein erfahrungsgestütztes Plädoyer für Leitlinien und gegen Beliebigkeit. Nervenarzt 68, 862–869, 1997

Laszig, P. et al.: Psychotherapeutische Begleitung einer transsexuellen Entwicklung. Z. Sexualforsch. 8, 24–38, 1995

LeVay, S.: A difference in hypothalamic structure between heterosexual and homosexual men. Science 253, 1034–1037, 1991

Limentani, A.: The significance of transsexualism in relation to some basic psychoanalytic concepts. Int. Rev. Psycho-Anal. 6, 139–153, 1979

Lindemann, G.: Volkmar Siguschs „unstillbare Suche" nach dem Guten oder warum die Transsexuellen moralisch homosexualisiert werden müssen [Debatte]. Z. Sexualforsch. 5, 261–270, 1992

Lindemann, G.: Das paradoxe Geschlecht. Transsexualität im Spannungsfeld von Körper, Leib und Gefühl. Frankfurt a. M.: Fischer Taschenbuch Verlag 1993

Lindemann, G.: Wieviel Ordnung muß sein? [Debatte]. Z. Sexualforsch. 10, 324–331, 1997

Lothstein, L. M.: Psychotherapy with patients with gender dysphoria syndromes. Bull. Menninger Clin. 41, 563–582, 1977

Lothstein, L. M.: Female-to-male transsexualism. Historical, clinical, and theoretical issues. Boston: Routledge & Kegan Paul 1983

Lothstein, L. M.: Female-to-male transsexuals who delivered and reared their children. Ann. Sex Res. 1, 151–166, 1988

Lothstein, L. M. und S. B. Levine: Expressive psychotherapy with gender dysphoric patients. Arch. Gen. Psychiat. 38, 924–929, 1981

Lukianowicz, N.: Survey of various aspects of transvestism in the light of our present knowledge. J. Nerv. Ment. Dis. 128, 36–64, 1959

Mayer, C. und H. P. Kapfhammer: Koinzidenz von Transsexualität und Psychose. Nervenarzt 66, 225–230, 1995

McCauley, E. und A. A. Ehrhardt: Follow-up of females with gender identity disorders. J. Nerv. Ment. Dis. 172, 353–358, 1984

Meyenburg, B.: Aus der Psychotherapie eines transsexuellen Patienten. Z. Sexualforsch. 5, 95–110, 1992

Meyenburg, B. und C. Ihlenfeld: Transsexualität und Psychotherapie. Ein Bericht aus den Vereinigten Staaten. Sexualmed. 11, 318–320, 1982

Meyenburg, B. und V. Sigusch: Transsexuals in West Germany. Therapeutic guidelines and legal problems. Paper, 5th International Gender Dysphoria Symposium, Norfolk, Virginia, February 10–13, 1977

Meyenburg, B. und V. Sigusch: Kallmann's syndrome and transsexualism. Arch. Sex. Behav. 30, 75–81, 2001 (im Druck)

Meyer, J. K. und D. J. Reter: Sex reassignment: Follow-up. Arch. Gen. Psychiat. 36, 1010–1015, 1979

Money, J. und A. A. Ehrhardt: Transsexuelle nach Geschlechtswechsel. In: G. Schmidt et al. (Hrsg.): Tendenzen der Sexualforschung. Stuttgart: Enke 1970

Money, J. und R. J. Gaskin: Sex reassignment. Int. J. Psychiat. 9, 249–269, 1970

Morgenthaler, F.: Homosexualität. In: Sigusch 1980a

Morris, J.: Conundrum. London: Faber and Faber 1974 (dtsch.: Conundrum. Bericht von meiner Geschlechtsumwandlung. München: Piper 1975)

Mühsam, R.: Der Einfluß der Kastration auf Sexualneurotiker. Dtsch. Med. Wochenschr. 47, 155–156, 1921

Mühsam, R.: Chirurgische Eingriffe bei Anomalien des Sexuallebens. Ther. Gegenw. 67, 451–455, 1926

O'Gorman, E. C.: A retrospective study of epidemiological and clinical aspects of 28 transsexual patients. Arch. Sex. Behav. 11, 231–236, 1982

Oppenheimer, A.: The wish for a sex change. A challenge to psychoanalysis? Int. J. Psycho-Anal. 72, 221–231, 1991

Oppenheimer, A.: Du travestisme pervers au transsexualisme. Rev. Franç. Psychanal. 56, 1743–1746, 1992

Osburg, S. und C. Weitze: Betrachtungen über zehn Jahre Transsexuellengesetz. Recht & Psychiatrie 11, 94–107, 1993

Pauly, I. B.: Male psychosexual inversion: Transsexualism. Arch. Gen. Psychiat. 13, 172–181, 1965

Person, E. und L. Ovesey: The transsexual syndrome in males. I. Primary transsexualism. II. Secondary transsexualism. Am. J. Psychother. 28, 4–20, 174–193, 1974

Petersen, M. E. und R. Dickey: Surgical sex reassignment. A comparative survey of international centers. Arch. Sex. Behav. 24, 135–156, 1995

Pfäfflin, F.: Therapeut-Patient-Beziehung. In: Clement und Senf 1996 (a)

Pfäfflin, F.: Erstellung der Gutachten. In: Clement und Senf 1996 (b)

Pfäfflin, F. und A. Junge: Nachuntersuchungen nach Geschlechtsumwandlung. Eine kommentierte Literaturübersicht 1961–1991. In: Dies. (Hrsg.): Geschlechtsumwandlung. Abhandlungen zur Transsexualität. Stuttgart, New York: Schattauer 1992

Ploeger, A. und R. Flamm: Synopsis des Transvestitismus und Transsexualismus. Fortschr. Neurol. Psychiat. 44, 493–555, 1976

Pokorny, M. H. und M. H. Bondy: Rapport sur un transvestite qui demandait une opération cosmétique. Rev. Neurol. 40, 701–702, 1933

Pritchard, T. J. et al.: Breast cancer in a male-to-female transsexual. A case report. J. Am. Med. Assoc. (JAMA) 259, 2278–2280, 1988

Quinodoz, D.: Ein/e transsexuelle/r Patient/in in Psychoanalyse. Z. Sexualforsch. 12, 287–307, 1999

Rehman, J. et al.: The reported sex and surgery satisfactions of 28 postoperative male-to-female transsexual patients. Arch. Sex. Behav. 28, 71–89, 1999

Roeder, C. H.: Verschiedene Techniken der Phalloplastik. Unveröffentl. Manuskr. Frankfurt a. M. 1992

Ross, M. W. et al.: Cross-cultural approaches to transsexualism. A comparison between Sweden and Australia. Acta Psychiat. Scand. 63, 75–82, 1981

Runte, A.: Biographische Operationen. Diskurse der Transsexualität. München: Fink 1996

Schernitzky, B.: Frau-zu-Mann-Transsexualität. Psychosoziale Auswirkungen der plastisch-chirurgischen Operation zur Geschlechtsumwandlung. Med. Diss. Frankfurt a. M. 1997

Schiffels, W.: Frau werden. Von Walter zu Waltraud. Authentischer Bericht einer Transsexuellen. Zürich, Dortmund: Edition Ebersbach im eFeF-Verlag 1992

Schiffels, W.: Ein wenig Ordnung hilft weiter [Debatte]. Z. Sexualforsch. 10, 339–341, 1997

Schlatterer, K. et al.: A follow-up study for estimating the effectiveness of a cross-gender hormone substitution therapy on transsexual patients. Arch. Sex. Behav. 27, 475–492, 1998

Schwöbel, G.: Ein transvestitischer Mensch, die Bedeutung seiner Störungen und sein Wandel in der Psychoanalyse. Schweiz. Arch. Neurol. Psychiat, 86, 358–382, 1960

Seikowski, K.: Keine Patienten im klassischen Sinn [Debatte]. Z. Sexualforsch. 10, 351–353, 1997

Sigusch, V. (Hrsg.): Therapie sexueller Störungen. 2., neubearb. und erweit. Aufl. Stuttgart, New York: Thieme 1980 (a)

Sigusch, V.: Medizinischer Kommentar zum Transsexuellengesetz. Neue Jurist. Wochenschr. (NJW) 33, 2740–2745, 1980 (b)

Sigusch, V.: Die Transsexuellen und unser nosomorpher Blick. I. Zur Enttotalisierung des Transsexualismus. II. Zur Entpathologisierung des Transsexualismus. Z. Sexualforsch. 4, 225–256, 309–343, 1991

Sigusch, V.: Geschlechtswechsel. Hamburg: Klein 1992 (Taschenbuchausgabe: Hamburg: Rotbuch 1995)

Sigusch, V.: Leitsymptome transsexueller Entwicklungen. Wandel und Revision. Dtsch. Ärztebl. 91, A-1455–1458, 1994
Sigusch, V.: Transsexueller Wunsch und zissexuelle Abwehr. Psyche 49, 811–837, 1995
Sigusch, V.: Metamorphosen von Leben und Tod. Ausblick auf eine Theorie der Hylomatie. Psyche 51, 835–874, 1997 (a)
Sigusch, V.: Transsexualismus. Forschungsstand und klinische Praxis. Nervenarzt 68, 870–877, 1997 (b)
Sigusch, V. und R. Reiche: Die Untersuchung und Behandlung transsexueller Patienten. In: Sigusch 1980a
Sigusch, V. et al.: Transsexualität. Sexualmed. 7, 15–22, 107–116, 191–192, 244–246, 1978
Sigusch, V. et al.: Transsexualität. In: V. Sigusch (Hrsg.): Sexualität und Medizin. Köln: Kiepenheuer & Witsch 1979
Socarides, C. W.: A psychoanalytic study of the desire for sexual transformation ("transsexualism"): The Plaster-of-Paris Man. Int. J. Psycho-Anal. 51, 341–349, 1970
Sohn, M.: OP-Techniken und Ergebnisse bei Geschlechtsumwandlungen. Psycho 24 (Sonderausgabe), 92–99, 1998
Springer, A.: Pathologie der geschlechtlichen Identität. Transsexualismus und Homosexualität. Theorie, Klinik, Therapie. Wien, New York: Springer 1981
[Standards of Care] Harry Benjamin International Gender Dysphoria Association: The hormonal and surgical sex reassignment of gender dysphoric persons. Arch. Sex. Behav. 14, 79–90, 1985 (revidierte Fassung, Palo Alto/Ca., Januar 1990; abgedruckt in: Clement und Senf 1996, S. 106–115)
Stekel, W.: Die Geschlechtskälte der Frau. Berlin, Wien: Urban & Schwarzenberg 1920
Stoller, R. J.: The term "transvestism". Arch. Gen. Psychiat. 24, 230–237, 1971
Stoller, R. J.: Splitting. A case of female masculinity. New York: Quadrangle 1973
Stoller, R. J.: Sex and gender. Vol. II: The transsexual experiment. New York: Aronson 1976
Sung, R. Y.: Reconstruction of the male genitalia. Chin. Med. J. 72, 446–452, 1954
Sung, R. Y.: One-stage total reconstruction of the male genitalia. Chin. Med. J. 92, 181–184, 1979
Swaab, D. F. und E. Fliers: A sexually dimorphic nucleus in the human brain. Science 228, 1112–1115, 1985
Swaab, D. F. et al.: The human hypothalamus in relation to gender and sexual orientation. Progr. Brain Res. 93, 205–219, 1992
Symmers, W. C.: Carcinoma of the breast in transsexual individuals after surgical and hormonal interference with the primary and secondary sex characteristics. Brit. Med. J. 2, 83–85, 1968
Szalay, L. V.: Construction of a neoclitoris in the surgery of male transsexuals. Eur. J. Plast. Surg. 15, 192–193, 1992
Thomä, H.: Männlicher Transvestitismus und das Verlangen nach Geschlechtsumwandlung. Eine Krankengeschichte. Psyche 11, 81–124, 1957
Transidentitas e.V.: Mehr Selbstbestimmung für transidentische Männer und Frauen! [Debatte]. Z. Sexualforsch. 10, 342–350, 1997
Tsoi, W. F.: The prevalence of transsexualism in Singapore. Acta Psychiat. Scand. 78, 501–504, 1988
Ulrich, H. B. und T. Karsten: Messer im Traum. Transsexuelle in Deutschland. Tübingen: Konkursbuch-Verlag 1994
Verschoor, A. und J. Poortinga: Psychological differences between Dutch male and female transsexuals. Arch. Sex. Behav. 17, 173–178, 1988
Vivatissimus [Vereinszeitung der VIVA TS Selbsthilfe e.V. München]: Schwerpunktheft mit einer Umfrage unter Operateuren zu geschlechtsangleichenden Operationen. Vivatissimus, Heft 3, 1999, S. 3–36
Wachtel, S. et al.: On the expression of H-Y antigen in transsexuals. Arch. Sex. Behav. 15, 51–68, 1986
Wålinder, J.: Transsexualism. A study on forty-three cases. Göteborg: Akademiförlaget-Gumperts 1967
WHO: Internationale Klassifikation psychischer Störungen. ICD-10 Kapitel V (F). Klinisch-diagnostische Leitlinien. Hrsg. von H. Dilling et al. Bern u. a.: Huber 1991

WHO: The ICD-10 classification of mental and behavioral disorders. Diagnostic criteria for research. Genf: WHO 1993

Wolff, E.: Männer mit Wunsch nach Geschlechtsumwandlung. Psychosoziale Katamnesen von Operierten und Nicht-Operierten. Humanbiol. Diss., Gießen 1994

Yang, T. T. et al.: Sensory maps in the human brain. Nature 368, 592–593, 1994

Zhou, J.-N. et al.: A sex difference in the human brain and its relation to transsexuality. Nature 378, 68–70, 1995

Kapitel 28
Fort- und Weiterbildung in Sexualmedizin und Sexualtherapie
Von Volkmar Sigusch

Die Geschichte der Sexualmedizin reicht weit gefasst bis in die Antike, enger gefasst bis ins vorletzte Jahrhundert zurück. Konkreter und moderner verstanden aber beginnt sie erst zur Zeit der so genannten sexuellen Revolution der 60er und 70er Jahre des letzten Jahrhunderts, von der bereits im 2. Kapitel die Rede war. Erst seit dieser Zeit gibt es Sexualmedizin *als solche*. Da sie jedoch als Universitätsfach bis heute zu den ärmsten und folglich auch schwächsten überhaupt zählt, grenzt es eher an ein Wunder als an eine Selbstverständlichkeit, dass es jetzt in vielen Regionen unseres Landes eine systematische und zertifizierte sexualmedizinische und sexualtherapeutische Fortbildung gibt, der Curricula zugrunde liegen, die Fachgesellschaften entwickelt haben. Im Folgenden werde ich den beschwerlichen Weg bis dahin knapp beschreiben, weil anders das, was noch vor uns liegt und erreicht werden muss, nicht zu begreifen ist. Nach dem kurzen Abriss der Geschichte, der sich nur auf die Sexual*medizin* und nicht auf die gesamte Sexual*wissenschaft* bezieht, werde ich die Curricula, die wir entwickelt haben und anwenden, mit einigen Ausblicken vorstellen.

Die Anfänge der Sexualmedizin: Titel, Thesen, Temperamente

Ende der 60er, Anfang der 70er Jahre schien die verunsicherte Schulmedizin endlich reif zu sein für einen Diskurs über das Verhältnis von Sexualität (und nicht nur Reproduktion) und Medizin, folglich auch über Sexualmedizin (und nicht nur Reproduktionsmedizin). Die Revolte der Studenten, der kulturelle Wandel der Sexualität und der Aufbruch eines Teils der politischen Klasse, der die Demokratie, das Recht, die Mitbestimmung, den Sozialstaat, das Bildungswesen usw. ausbauen, jedenfalls reformieren wollte, hatte einige altehrwürdige Disziplinen und deren Vertreter in Erklärungsnöte gestürzt und zu Veränderungen gedrängt. Diese Aufbruchsstimmung jener kostbaren Jahre nutzend hielt ich damals vor Tausenden von Ärzten und Studenten *Plädoyers für eine sexualitätsbejahende Medizin*, auf Veranstaltungen der Bayerischen Landesärztekammer ebenso wie auf den Deutschen Klinikertagen, widmete meinem Lehrer Hans Giese zum 50. Geburtstag das Pamphlet *Über die Lust der Medizin* und veröffentlichte in mehreren Ärzte- und Studentenblättern *Sieben Thesen zur kritischen Reflexion des Verhältnisses von Medizin und Sexualität* (vgl. u. a. Sigusch 1969a, 1970a, 1970b, 1970c, 1970d), die – und das war damals die höchste Auszeichnung – auch raubgedruckt wurden. Die sieben Thesen, die in weiteren Schriften wort- und materialreich belegt wurden (vgl. z. B. Sigusch 1969b, 1970d, 1971, 1972b) und derentwegen ich etwas später erklärtermaßen nicht habilitiert werden sollte, lauteten:

- These 1: Die Medizingeschichte ist zugleich eine Geschichte des Kampfes gegen Sexualität.
- These 2: Die Medizin begreift Sexualität am ehesten als Krankheit, Abnormität und Kriminalität.
- These 3: Für die Medizin hat „gesunde" Sexualität vor allem eine reproduktive Funktion.
- These 4: Die Medizin ignoriert die Lustfunktion von Sexualität.
- These 5: Die Medizin will Anpassung und Beseitigung, nicht Emanzipation und Sensibilisierung von Sexualität.
- These 6: Die Sexualmoral der Medizin ist traditionell-oppressiv.
- These 7: Sexualforschung ist im Bereich der Medizin unerwünscht; es gibt noch keine Sexualmedizin.

Innerhalb des Sexualmedizin-Diskurses, der damals begann, kam der sexualphysiologischen Studie *Human Sexual Response* von Masters und Johnson (1966) eine besondere Bedeutung zu. Diese experimentelle Studie, die ein Jahr später, von mir bearbeitet und mit heute in der Medizin gebräuchlichen Bezeichnungen wie „orgastische Manschette" versehen, unter dem Titel *Die sexuelle Reaktion* bei uns erschienen ist, zündete in der westlichen Medizin, weil sie den Ärzten einen sicheren Halt auf einem traditionell unlustvoll schwankenden Boden zu bescheren schien, weil sie ihnen, mit dem Titel meines Vorwortes zur Taschenbuchausgabe (1970e/1984) gesagt, ein „Einmaleins der Lust" an die Hand gab.

Sollte sich an dem schauderhaften Verhältnis „Medizin und Sexualität" wirklich etwas ändern, mussten aber zunächst einmal methodisch einwandfreie Situations- und Bedarfsanalysen erstellt werden, deren Resultate niemand ernsthaft bestreiten konnte. So studierten wir zwischen 1966 und 1972 die Verhältnisse in anderen Ländern, namentlich die *Sex Education* der US-Amerikaner, sichteten die deutsche Fachliteratur, erfragten die Lehrpraxis deutscher Ordinarien und erbosten uns insbesondere über die Frau-als-Muttertier-Ideologie damaliger Universitätsgynäkologen. Vor allem aber untersuchten wir die Kenntnisse und Einstellungen von Medizinstudenten und niedergelassenen Allgemeinärzten *empirisch* (vgl. z. B. Meyenburg und Sigusch 1972, 1973; Sigusch und Meyenburg 1974; Pacharzina 1975, 1978; Sigusch 1972a, 1979a). Von der nunmehr wissenschaftlich nachgewiesenen Inkompetenz der angeblich Kompetenten nachhaltig erschüttert, fachten wir durch Kommentare in der so genannten Laienpresse den Sexualmedizin-Diskurs an, wurden von Kollegen beschimpft und von mächtigen Ärztefunktionären mit dem Entzug der ärztlichen Approbation bedroht – ein hasserfüllter Kampf, der heute, in Zeiten der Zusatztitel-Diskussion, beinahe archaisch anmutet.

Als er in einem seiner letzten Aufsätze die Entwicklung der Sexualmedizin in der alten Bundesrepublik resümierte, hat sich der unvergessene Sexualforscher Eberhard Schorsch (1988: 98) an diese Aufbruch- und Kampfzeit erinnert. Er schrieb: „Die Anfänge der Sexualmedizin in der BRD sind verbunden mit wissenschaftlichen Aktivitäten von Sigusch, anfangs von der Hamburger Abteilung für Sexualforschung, später, ab 1972, von der Frankfurter Abteilung für Sexualwissenschaft aus." Ich will also gar nicht erst so tun, als könnte ich im Folgenden eine neutrale, unbeteiligte Position einnehmen. Denn tatsächlich habe ich mit Paukenschlägen und Flötentönen Jahrzehnte lang dafür geworben, endlich der sexuellen Sphäre in der medizinischen Aus- und Fortbildung jene Bedeutung zu geben, die sie im Leben und damit für Gesundheit und Wohlbefinden hat.

Erste Disziplinierungen

Erste Schritte in Richtung Institutionalisierung und Professionalisierung der Sexualmedizin erfolgten 1971 und 1972. Diese Jahre schienen insofern entscheidend zu sein, als sich ganz offensichtlich ein Umschlag vom Diskursiven ins Dispositionelle abzeichnete.

So richtete der Fachbereich Humanmedizin der Johann Wolfgang Goethe-Universität Frankfurt am Main im Sommer 1971 (nicht 1972, wie fälschlicherweise bei Sigusch [1987: 46] gedruckt steht) eine *selbständige sexualmedizinisch-sexualwissenschaftliche Professur* mit Abteilung ein.

Offenbar hatte sich in Hessen eine rare Konstellation von Personen ergeben, die den laufenden Diskurs zum Niederschlag brachte. Der Kultusminister, Ludwig von Friedeburg, war informiert und interessiert, hatte seine Doktorarbeit 1953 in den von unseren Chefs Hans Bürger-Prinz und Hans Giese gegründeten „Beiträgen zur Sexualforschung" veröffentlicht und vor (und nach) der Ministerzeit das berühmte Horkheimer-Adorno-Institut für Sozialforschung geleitet; der Dekan des Fachbereichs, Otto Hövels, hatte Verständnis für die Anliegen der revoltierenden Studenten; und der Prodekan, Peter-Axel Fischer, der die Gründung vorantrieb, hatte früher in Hamburg mit Giese zusammengearbeitet.

So kam es, dass endlich von einer deutschen Universität das Fach Sexualwissenschaft/Sexualmedizin offiziell etatisiert und institutionalisiert wurde. Für uns war diese Entscheidung von erheblicher Bedeutung, wussten wir doch aus schmerzlicher Erfahrung, dass Gieses Hamburger Institut („an" der und nicht „der" Universität) nur einen halboffiziellen Status im Sinne eines jederzeit widerrufbaren Gastrechts an der Universität hatte, über keine einzige Planstelle verfügte, so dass sich die Mitarbeiter, Schorsch, Schmidt und ich, als psychiatrischer Stationsarzt, als vom Psychiatrie-Chef „Freigestellter" oder aber mit spärlich tröpfelnden Forschungsgeldern über Wasser halten mussten. Erst nach Gieses Tod und nach dem Vorpreschen des Landes Hessen raffte sich die Freie und Hansestadt Hamburg auf, genehmigte im November 1971 eine Abteilung für Sexualforschung der Psychiatrischen Universitätsklinik und berief 1974 Eberhard Schorsch auf die Direktorenstelle, bei der es sich endlich um eine „planmäßige" Professur für Sexualwissenschaft handelte und nicht mehr wie zu Gieses Lebzeiten lediglich um eine Stelle mit „außerplanmäßigem" Professorentitel *ad personam*, die zu unserem Entsetzen mit Gieses Tod entfallen war.

Ebenfalls 1971 wurde am Institut für gerichtliche und soziale Medizin der Universität Kiel eine *Sexualmedizinische Forschungs- und Beratungsstelle* eingerichtet, deren Leitung Reinhard Wille übernahm, der zuvor Oberarzt des genannten Instituts gewesen war und 1968 eine Habilitationsschrift forensisch-sexualmedizinischer Thematik vorgelegt hatte. Hartmut A. G. Bosinski (1999), der die Kieler Forschungs- und Beratungsstelle seit 1997 kommissarisch leitet, sieht deren Einrichtung zu Recht der Aufbruchsstimmung der damaligen Reform des Sexualstrafrechts mit der Devise „Heilen statt strafen" geschuldet; gewiss war aber auch von Bedeutung, dass Wilhelm Hallermann, der seinerzeitige Direktor des gerichtsmedizinischen Instituts, die Sexualforschung mit seiner Reputation förderte und unterstützte, beispielsweise indem er von 1966 bis 1969 den Vorsitz der Deutschen Gesellschaft für Sexualforschung übernahm.

An der Frauenklinik der Universität Heidelberg richtete zu dieser Zeit der Gynäkologe Wolf Eicher eine *sexualmedizinisch-psychosomatische Sprechstunde* ein (vgl. z. B. Eicher und Kubli 1973), die zur Keimzelle einer breiten sexualmedizinischen Fortbildungsaktivität werden sollte, von anderen Universitäts-Frauenkliniken, an denen Eicher nicht arbeitete, jedoch nur in psychosomatischer Hinsicht aufgegriffen wurde (Eicher 1986, 1999), wahrscheinlich auch, weil es bereits vor Eicher eine Tradition irgendwie psychosomatischer Fragestellungen in der deutschsprachigen Gynäkologie gab, wenn beispielsweise an Max Walthard, August Mayer, Hans Roemer, Eberhard Schaetzing und Hans-Joachim Prill gedacht wird.

Am damaligen Hamburger Institut für Sexualforschung waren wir 1971 damit befasst, eine Therapie-Studie vorzubereiten, die das Buch *Human Sexual Inadequacy* (Masters und Johnson 1970), in dem es um die Behandlung von Paaren geht, direkt angeregt hatte. Dieses Werk, dessen deutsche Ausgabe *Impotenz und Anorgasmie. Zur Therapie funktioneller Sexualstörungen* Bernd Meyenburg und ich 1973 vorlegten, ließ uns zum ersten Mal hoffen, in absehbarer Zeit ein psychotherapeutisches Verfahren zur erfolgreichen Therapie sexueller Funktionsstörungen in der Hand zu haben. Vom Januar 1972 an behandelten Gunter Schmidt, Eberhard Schorsch und ich zusammen mit den Kotherapeutinnen Roswitha Bulla, Karin Schoof-Tams und Eva-Maria Ziegenrücker Paare, um die stark US-amerikanisch tingierte und zudem „stationäre" Masters-Johnson-Therapie an deutsche und ambulante Verhältnisse zu adaptieren. Erste Ergebnisse, die später als Voruntersuchung eines größeren DFG-Projektes dienten (vgl. Arentewicz und Schmidt 1980), trugen wir im Oktober des Jahres auf einer Tagung der Deutschen Gesellschaft für Sexualforschung vor (Schoof-Tams et al. 1972; vgl. dazu Schoof-Tams 1975).

In das Jahr 1971 fällt außerdem die Veröffentlichung der sexualmedizinisch relevanten psychiatrischen Habilitationsschrift *Sexualstraftäter* von Eberhard Schorsch, der bereits 1967 eine Monographie über *Die Sexualität in den endogen-phasischen Psychosen* publiziert und mit Schmidt und mir zusammen sexualmedizinisch bedeutsame Beiträge u. a. von John Money und Anke A. Ehrhardt in dem Sammelband *Tendenzen der Sexualforschung* herausgegeben hatte (Schmidt et al. 1970).

Schließlich ist mit dem Jahr 1971 eine Aktivität von großer praktischer Bedeutung verbunden: Die Pro Familia veranstaltete den ersten *Sexualberaterkurs* für ärztliche Mitarbeiterinnen, geleitet von dem Frankfurter Psychoanalytiker Mario Muck. Vorausgegangen waren Ende der 60er Jahre erste sexualberaterische Bemühungen, als nicht mehr zu übersehen war, dass die lediglich medizinisch ausgebildeten Mitarbeiterinnen mit den bei einer Verhütungsberatung zur Sprache gebrachten Problemen und Konflikten sexueller und partnerschaftlicher Natur nicht angemessen umgehen konnten (Beck 1986). Seit 1971 hat die Pro Familia die *Psychoanalytische Beratung in Sexual- und Partnerschaftskonflikten* (so die Bezeichnung seit 1988) als Zusatzausbildung Zug um Zug qualitativ und quantitativ erweitert. Unterrichtet haben durchweg hoch qualifizierte Dozenten, wobei mir immer imponiert hat, dass auch die Soziologie in der Ausbildung ihren festen Platz hatte. Von 1971 bis 1999 sind 12 Kurse mit früher 14, heute 20 Abschnitten (plus Eintritts- und Abschlusskolloquium) durchgeführt worden, die sich im Schnitt über zwei bis drei Jahre verteilten. Ein Kursabschnitt von Freitagabend bis Sonntagmittag umfasst heute Theorievermittlung, gruppenanalytisch orientierte Selbsterfahrung und Balintgruppenarbeit. Hinzu kommt ein Praxisteil bzw. Praktikum, die Supervision sowie (und darauf legt die Pro Familia vollkommen zu Recht ganz besonderen Wert) ein „intensives Literaturstudium" (v. Baross und Lutz 1999). Insgesamt ist heute mit etwa 350 Kursstunden, 150 Beratungsstunden plus Stundenprotokolle und Falldarstellungen, 70 Einzelsupervisionen von 50 Minuten Dauer (oder 70 Gruppensupervisionen von 90 Minuten Dauer) sowie „mindestens" 200 Stunden Literaturstudium zu rechnen. Bisher haben 241 Teilnehmerinnen und Teilnehmer die Zusatzausbildung erfolgreich mit einem Zertifikat abgeschlossen.

Der Vollständigkeit halber sei hinzugefügt, dass in den 90er Jahren auch zwei Kurse in *Systemischer Paar- und Sexualberatung* von der Pro Familia angeboten und von Arnold Retzer resp. Rosemarie Schwarz durchgeführt worden sind. Außerdem ist erwähnenswert, dass sich die Pro Familia gegenwärtig auch tonangebend um die *Qualitätssicherung in der Fort- und Weiterbildung* kümmert, wie eine von Riemann und Lutz (1999) vorgelegte Studie mit diesem Titel beweist. Der Korrektheit halber sei schließlich in diesem Zusammenhang hinzugefügt, dass ich andere, gewiss auch sehr gründliche, zum Beispiel kirchlich getragene Ausbildungen, die fachlich den Richtlinien des Deutschen Arbeitskreises für Jugend-, Ehe- und Familienberatung (DAK) vom 29. September 1995 genügen, nicht aus eigener Anschauung beurteilen kann, vielleicht auch, weil ihr Schwerpunkt nicht auf der Sexualberatung liegt.

Doch noch einmal zurück zu den universitären Anfängen der Sexualmedizin. Im Februar 1972 wurde nach einer Ewigkeit, die zwei Jahreswechsel umspannte, endlich trotz erheblicher ideologischer, nicht fachlicher Widerstände mein Habilitationsverfahren beendet. Die Lehrbefugnis, Venia legendi genannt, bezog sich zum ersten Mal allein und uneingeschränkt auf das Fachgebiet „Sexualwissenschaft", das damit (etwa 100 Jahre nach seinem Erscheinen) als selbständiges Universitätsfach anerkannt wurde - eine Entscheidung, die nach meinem Eindruck halb zufällig, halb gezielt zustande kam. Im April des Jahres trug meine Hamburger Antrittsvorlesung den programmatischen, damals noch provozierenden Titel *Thesen zur Konzeption einer Sexualmedizin*. Der disziplinäre Anspruch richtete sich insbesondere gegen die Psychiatrie, die nach unserem Dafürhalten auf der ganzen Linie versagt hatte. Entsprechend freundlich waren die Reaktionen führender Ordinarien der Psychiatrie. Ganz von dem Anliegen „Sexualität und Medizin" erfüllt gab ich noch 1972 einen ersten Sammelband *Ergebnisse zur Sexualmedizin* heraus, der eine enorme Verbreitung fand und Grundlinien wie Inhalte einer interdisziplinären, zur

Schulmedizin, die sich nach wie vor als Naturwissenschaft missversteht, auf Distanz gehenden Sexualmedizin präsentierte, die, wie es der damalige Zeitgeist diktierte, unbedingt eine „gesellschaftskritische Disziplin“ sein sollte (Sigusch 1972b: 19).

Im April 1972 erschien zum ersten Mal eine Ärztezeitschrift, die *Sexualmedizin* betitelt war und diesen Gegenstand auch irgendwie behandeln wollte. Das war ein untrügliches Zeichen dafür, dass entscheidende Zeitgeist-Weichen gestellt worden waren, ging es doch jetzt um das Wesentliche in unserer Kultur: um Geschäfte. Obgleich mich das eher abstieß, biss ich realitätszugewandt in diese saure Frucht der Studentenrevolte, der sozialliberalen Reformen und des Sexualmedizin-Diskurses und fungierte als ständiger Berater. Schließlich war ich wild entschlossen, den dummen und ignoranten und zynischen Umgang der meisten Mediziner mit den sexuellen Nöten der Patienten, koste es, was es wolle, mit allen Mitteln, die erreichbar waren, zu bekämpfen.

Im Oktober 1972 erhielt ich den Ruf auf die neu eingerichtete, nicht mit der Psychiatrie verbundene und auch sonst selbständige Professur der Universität Frankfurt am Main, deren Gegenstand auf meinen Wunsch hin schließlich „Sexualwissenschaft“ und nicht „Medizinische Sexualwissenschaft“ oder „Sexualmedizin“ genannt wurde, weil ich die neue medizinische Disziplin als „Sexualwissenschaft in der Medizin“ verstand, also möglichst weit über den Horizont der Schulmedizin hinausblicken wollte, was unter anderem auch dazu führte, dass ich bereits 1973 als Professor für Spezielle Soziologie in den Fachbereich Gesellschaftswissenschaften der Frankfurter Universität als so genanntes Doppelmitglied aufgenommen worden bin. Im April 1973 wurde die *Abteilung für Sexualwissenschaft*, die seit 1996 *Institut für Sexualwissenschaft* heißt und in der sich Reimut Reiche und Martin Dannecker später für das ungeschmälerte Fachgebiet „Sexualwissenschaft“ habilitieren sollten, per ministeriellem Erlass genehmigt und, dem damaligen hessischen Universitätsgesetz entsprechend, mit den Fächern Medizinische Psychologie, Medizinische Soziologie und Psychosoziale Arbeitsmedizin in einem „Zentrum der Psychosozialen Grundlagen der Medizin“ zusammengefasst (vgl. zum Aufbau und zur Arbeit der Abteilung bis Mitte der 80er Jahre im Einzelnen Sigusch 1987).

Mit dem obligatorischen Unterricht begannen wir bereits im Wintersemester 1972/73, wobei die Sexualwissenschaft auf Dauer ein Viertel des nach der Approbationsordnung für Ärzte vorgeschriebenen Kurses der Medizinischen Psychologie und, seit 1989, auch des Praktikums der Berufsfelderkundung übernahm. Dadurch wurde die Sexualwissenschaft (resp. Sexualmedizin) erstmalig geregelt und dauerhaft in der medizinischen Pflichtlehre verankert. Leider war es aber nicht so, wie Eicher (1975: 3) damals hoffnungsvoll schrieb: „Die Universität Frankfurt hat als erste deutsche Universität eine systematische Ausbildung in Sexualmedizin [...] vorgesehen“. Nach wie vor gibt es weder in Frankfurt noch an einer anderen deutschen Universität einen Studiengang Sexualwissenschaft oder Sexualmedizin. Allein die quantitativ erbärmliche personelle Ausstattung der Sexualwissenschaft insgesamt und natürlich die Approbationsordnung, die bis heute keine Fachrichtung „Sexualmedizin“ kennt, schlossen und schließen eine „systematische“ und obligatorische Ausbildung der Studierenden aus. Auch deshalb hatte das erste fakultative Seminar für Studenten, das ich zusammen mit Reimut Reiche im Sommersemester 1973 anbot, programmatisch *Die Bedeutung der Sexualwissenschaft in der Ausbildung der Mediziner* zum Gegenstand.

Auf dringlichen Wunsch einiger Kollegen boten wir im Wintersemester 1973/74 das erste *Sexualmedizinische Fortbildungsseminar für Ärzte* an, das vor allem von Gynäkologen, Psychiatern, Internisten und (einem) Urologen aus dem Frankfurter Universitätsklinikum besucht wurde. Da es etwas Derartiges noch nicht gegeben hatte, ging es zunächst recht planlos zu, bis wir uns entschieden, dieses Seminar, das sich schließlich über vier Semester erstrecken sollte, wissenschaftlich zu begleiten und auszuwerten, um nach dem Abschluss Inhalte, Methoden und Ziele einer „Sexualmedizinischen Fortbildung für Ärzte" formulieren zu können, was wir auch getan haben (Metzler-Raschig et al. 1976). Einige Teilnehmer hatten, vom Besuch anderer Veranstaltungen der Abteilung abgesehen, nach dem Ende des Seminars die Möglichkeit, an einem Projekt mitzuarbeiten, das wir inzwischen, meine Hamburger Erfahrungen nutzend, zusammen mit einigen Psychologinnen und Psychologen als Kotherapeuten verfolgten: Entwicklung einer im Anschluss an Masters und Johnson modifizierten und „psychodynamisierten" Paartherapie. (1974 begannen wir außerdem, im Rahmen der Krankenpflegeausbildung pro Semester sechs Doppelstunden auf unserem Gebiet zu unterrichten.)

Im September 1974 wurden unserer kleinen Abteilung nach intensiven Bemühungen direkt durch einen ministeriellen Erlass und damit an den Gelüsten von Universität und Fachbereich Medizin vorbei zwei Stellen des wissenschaftlichen Dienstes zugewiesen, die der Kern der ersten so genannten und offiziellen *Sexualmedizinischen Ambulanz* werden sollten. Tatsächlich gestattete uns der Vorstand des Universitätsklinikums Mitte 1975 die Eröffnung einer Poliklinik mit der genannten Ambulanz, obgleich die Abteilung damals noch vollständig zum so genannten vorklinischen Bereich gehörte. Von der zuständigen Kassenärztlichen Vereinigung erhielten wir kurz danach die so genannte Kassenzulassung, nachdem für das bis dahin poliklinisch und versicherungsrechtlich gar nicht existierende Fachgebiet Sexualmedizin erstmalig ein Gegenstands- und Abrechnungstableau von den Parteien ausgehandelt und einvernehmlich festgesetzt worden war.

1974 veranstaltete die WHO ein internationales *Meeting on Education and Treatment in Human Sexuality: The Training of Health Professionals*, an dem wir uns für die Bundesrepublik Deutschland beteiligten (vgl. Meyenburg und Sigusch 1974; Sigusch und Meyenburg 1974; WHO 1975).

1975 erschienen drei Bücher, die geeignet waren, die sexualmedizinische Professionalisierung voranzubringen. Der Frauenarzt Wolf Eicher publizierte *Die sexuelle Erlebnisfähigkeit und die Sexualstörungen der Frau* als *Leitfaden für die ärztliche Praxis*, nachdem er sich im November 1974 mit der Arbeit *Die Störungen der Libido aus gynäkologischer Sicht* an der Universität Heidelberg für das Fach Gynäkologie und Geburtshilfe habilitiert hatte (vgl. die Kurzfassung bei Eicher 1976). Die Sexualwissenschaftler Schorsch und Schmidt veröffentlichten den Sammelband *Ergebnisse zur Sexualforschung* mit Arbeiten, darunter etliche klinisch-therapeutische, aus der Hamburger Abteilung, und ich selbst gab das Buch *Therapie sexueller Störungen* heraus, an dem sich unter anderen Nikolaus Becker, Martin Dannecker, Götz Kockott, Isaac Marks aus Großbritannien, Horst Petri, Siegfried Schnabl aus der DDR, Karin Schoof-Tams und Eberhard Schorsch beteiligten. Im selben Jahr begann an der Hamburger Abteilung unter der Leitung von Schorsch ein Forschungsprojekt mit dem Ziel, ein psychotherapeutisches Verfahren zu entwickeln, mit dem sexuell perverse und sexuell delinquente Männer behandelt werden könnten.

Größere sexualmedizinische Fortbildungen: Einmaleins der Lust

Im Juni 1976 fanden die Heidelberger *Fortbildungstage für praktische Sexualmedizin* zum ersten Mal statt. Sie wurden von Eicher ins Leben gerufen, dessen Aktivitäten in der Universitäts-Gynäkologie bereits erwähnt worden sind. Um seine Idee zu realisieren, verbündete er sich mit den Frauenärzten Volker Herms und Fried Conrad sowie dem Andrologen Hermann-J. Vogt. Gemeinsam gründeten sie zur Abwicklung die *Gesellschaft zur Förderung sexualmedizinischer Fortbildung* und gaben alternierend in 15 Bänden die Vorträge und Diskussionen heraus (*Praktische Sexualmedizin* 1976–1992). An jeweils mehreren (bis zu vier) Tagen wurde seither eine Mischung aus Vorträgen im Plenum und Seminargruppenarbeit zu vielfältigen Themen unter besonderer Berücksichtigung des Balintgruppenprinzips geboten. Ich selbst berichtete zur Unterstützung auf der ersten Veranstaltung über die Erfahrungen der Frankfurter Abteilung auf dem Gebiet der sexualmedizinischen Fortbildung und erörterte in einem zweiten Vortrag die Bedeutung von Studien zum Sexualverhalten und zur Sexualmoral für die ärztliche Praxis (Sigusch 1976a, 1976b). Im Dezember 1978 wurde, angeregt von dem Düsseldorfer Nervenarzt und Psychosomatiker Hans Molinski und dem Kieler Gerichts- und Sexualmediziner Reinhard Wille, eine *Gesellschaft für praktische Sexualmedizin* gegründet, die sich fortan nicht nur um Fortbildung, sondern auch um Forschung kümmern sollte, folglich parallel zu den Fortbildungstagen wissenschaftliche Sitzungen abhielt und in *Mitteilungen für praktische Sexualmedizin* deren Ergebnisse abdruckte. Bei der Gründung dieser Vereinigung spielte womöglich auch eine Rolle, dass sich einige Mediziner nicht oder nicht mehr in der Deutschen Gesellschaft für Sexualforschung mit ihren Ansichten und Anliegen aufgehoben füllten, wie eine auch öffentlich ausgetragene Auseinandersetzung Willes mit mir im Verlauf des Jahres 1978 zeigte. Unsere Haltung gegenüber der (ganz großen) Gesellschaft und ihrer Medizin und speziell hinsichtlich der Vorstellungen von Gesundheit und Krankheit auf sexuellem Gebiet war einigen Medizinern (und da hatten sie durchaus Recht) zu soziologisch bis theoretisch und dadurch zu kritisch und politisch sowie hinsichtlich einer „pragmatischen" sexualmedizinischen Versorgung und einer standesrechtlichen Etablierung einer Sexualmedizin zu ambivalent bis ablehnend. Auf diesen Dissens in der Sache werde ich im Abschnitt „Sexualmedizin: Auswurf oder Avantgarde" zurückkommen.

1989 wurden die Heidelberger Tage umbenannt in *Fortbildungstage für Psychosomatik und Sexualmedizin*, weil es sich bei der Sexualmedizin, wie Herms in der Einladung schrieb, „um ein Teilgebiet der psychosomatischen Medizin handelt". Je nach Sicht kann diese Rücksetzung der Sexualmedizin als Gewinn oder Verlust angesehen werden. Eicher (1999) jedenfalls berichtet, dass die Teilnehmerzahl in den 80er Jahren unter 200 gefallen sei, während zu den ersten Fortbildungstagen 200 bis 300 Ärzte gekommen seien. Damals hätten sich zum Beispiel die Gynäkologen eher für Fortbildungskurse zum Erlernen einer Ultraschalluntersuchung interessiert, weil eine derartige 5-Minuten-Untersuchung dreimal so viel Honorar eingebracht habe wie ein halbstündiges psychotherapeutisches Gespräch. Da sich der Aufwand eines doch recht großen Kongresses nicht mehr gelohnt habe, zog sich Eicher nach der Umbenennung zurück. Die Verlegung von Heidelberg in diverse andere Orte hat den erheblichen Teilnehmerschwund nicht auffangen können. Deshalb sei ausdrücklich gesagt: Bis heute sind die Heidelberger Fortbildungstage der ersten Jahre die umfangreichste Veranstaltung dieser Art, die je in Deutschland stattgefunden hat.

Im Februar 1977 starteten wir den *Frankfurter Fortbildungskurs für Sexualmedizin (FFKS)*, der zehn Jahre lang, also bis 1986, immer nach dem Wintersemester stattfand und ganztägig abgehalten wurde, anfänglich eine ganze Woche lang, später an drei Tagen. (1979 hielten wir auch ein dreitägiges „Erstes sexualwissenschaftliches Fortbildungsseminar für Psychologen und Berater" ab, dem aber kein zweites folgen sollte.) Am Vormittag wurden vor dem Plenum theoretische und klinische Themen umrissen und anschließend diskutiert; am Nachmittag wurde in kleinen Gruppen patientenzentriert gearbeitet. Da die Teilnehmerzahl auf jeweils maximal 50 Ärzte begrenzt war und nicht wenige Kolleginnen und Kollegen viele Jahre lang wieder kamen, konnten im Laufe der Jahre nur einige Hundert Kolleginnen und Kollegen aus den deutschsprachigen Ländern fortgebildet werden. Die Zusammenarbeit war dafür umso intensiver und kontinuierlicher. Noch heute zehren einige von uns von den Erfahrungen, die sie durch diese Art der Fortbildung gewinnen konnten. Außerdem wurden nicht selten klinisch-therapeutische Fragen, die uns schon längere Zeit beschäftigt hatten, erst gelegentlich eines Fortbildungskurses in die Nähe einer Lösung gebracht. Auf diese Weise war der FFKS für beide Seiten ein Gewinn, für die Teilnehmer wie für uns.

Von den Veröffentlichungen des Jahres 1977 seien drei Monographien erwähnt. Der Heidelberger Psychosomatiker Walter Bräutigam publizierte das Taschenbuch *Sexualmedizin im Grundriß*, das er 12 Jahre später in dritter, neu positionierter und inhaltlich erweiterter Auflage zusammen mit dem Sexualwissenschaftler Ulrich Clement herausbrachte. Der Sexualforscher Eberhard Schorsch und der Psychoanalytiker Nikolaus Becker veröffentlichten das Werk *Angst, Lust, Zerstörung*, das den „Sadismus als soziales und kriminelles Handeln" und die „Psychodynamik sexueller Tötungen" anhand von Fallgeschichten erörtert. Der Münchner Sexualwissenschaftler und Psychiater Götz Kockott gab den Band *Sexuelle Störungen* heraus, der den Forschungsstand in Sachen „Verhaltensanalyse und -modifikation" zusammenfasste. Außerdem sei eine Hamburger Studie erwähnt, die erneut den Versorgungsbedarf auf sexualmedizinischem und sexualtherapeutischem Gebiet belegte (Schorsch et al. 1977).

Ende der 70er Jahre erschien der erste Sammelband mit Arbeiten aus der Frankfurter Abteilung (Sigusch 1979a), der bereits durch seinen Titel *Sexualität und Medizin* anzeigte, welches Anliegen wir weiterhin verfolgten. Da der Sexualmedizin-Diskurs inzwischen die Gesellschaft insgesamt erreicht hatte, erschien das Buch in einem großen allgemeinen Verlag, obgleich die Beiträge nur für ein medizinisch-wissenschaftlich ebenso verdorbenes wie präpariertes Publikum inhaltlich genießbar sind. Vor allem enthält das Buch größere und kleinere, oft programmatische Beiträge zur sexualmedizinischen Theorie und Praxis, die die Auseinandersetzungen in Medizin und Gesellschaft wissenschaftlich und ideologiekritisch aufgreifen, ob es nun um die Auswirkungen der Neufassung des § 218 ging, die Ursula Grünwald (1979) an 941 Rat suchenden Frauen empirisch untersuchte; oder um das damals noch gar nicht als (doppeltes) Schutzmittel umfassend gewürdigte Kondom (Meyenburg 1979); oder um die von führenden Gynäkologen und der Bundesärztekammer bekämpfte hormonale Kontrazeption bei jungen Mädchen (Sigusch 1979b; vgl. zuvor Sigusch 1974); oder um die chirurgische Implantation von Penisprothesen bei Männern mit Erektionsstörungen, die Inge Rieber (1979) kritisierte; oder um die wissenschaftliche Zurichtung der weiblichen Homosexualität, die Ursula Fritz und Alexandra von Streit (1979) untersuchten; oder um die verantwortbare Behandlung transsexueller Patienten (Sigusch et al. 1979); oder um die experimentelle Widerlegung der Orgon-Hypothese Wilhelm Reichs (Demisch 1979); oder, als letztes Beispiel, um medizinische

Experimente am Menschen in Form psychochirurgischer Eingriffe (Sigusch 1979c). Neben mehreren Beiträgen zur Lage und zur Entwicklung der Sexualmedizin enthält der Band auch eine heute seltsam anrührende *Kleine sexualmedizinische Literaturliste* (Reiche und Sigusch 1979), die Interessierten knappe Empfehlungen gab.

Standardliteratur und Standardtherapie

Sehr viel wichtiger und praktischer war jedoch, dass die Hamburger Abteilung für Sexualforschung 1979 damit begann, ein seit der Mitte der 70er Jahre entwickeltes (und durch die Fortbildung von etwa 50 Psychotherapeuten und Psychotherapeutinnen bereits erprobtes) Curriculum zur *Paartherapie* systematisch und regelmäßig in die Tat umzusetzen. Das Angebot wird bis zur Stunde von Ärzten, Psychologen, Sozialpädagogen, Sozialarbeitern und anderen klinisch Tätigen aus den deutschsprachigen Ländern wahrgenommen. Vorausgesetzt werden die berufliche Möglichkeit, die Paartherapie auch anzuwenden, eine psychotherapeutische Grundausbildung in einem anerkannten Verfahren sowie praktische Therapieerfahrungen. Kernstück des Curriculums ist ein dreiwöchiges Intensivseminar mit einer am Wochenende vorausgehenden Einführung, das immer während der Sommersemesterferien stattfindet. „Während dieser Zeit", schreibt Margret Hauch (1998: 73 f), „können die Teilnehmer(innen) in Co-Therapie mit erfahrenen Kollegen aus unserem Team selbst eine Therapie nach diesem Konzept durchführen. Parallel dazu können sie den Verlauf einer zweiten Therapie hinter der Einwegscheibe verfolgen. Die Arbeit mit den Patient(inn)en wird täglich in einer Gruppe unter Anleitung erfahrener Supervisor(inn)en vorgestellt, an der auch die jeweiligen Co-Therapeut(inn)en aus unserem Fortbildungsteam teilnehmen. Nachdem die Paartherapien am Ende der drei Wochen abgeschlossen worden sind, folgt etwa zweieinhalb bis drei Monate später ein Nachbereitungs-Wochenende. Für diesen Zeitpunkt werden auch die Paare von den jeweiligen Therapeut(inn)en zu einem Nachgespräch eingeladen. Im darauffolgenden Jahr sollen dann die Teilnehmer(innen) an ihrem eigenen Arbeitsplatz alleine eine Paartherapie nach diesem Konzept durchführen. Dazu werden regelmäßige, in der Regel monatlich stattfindende Supervisionen von Kolleg(inn)en aus unserem Fortbildungsteam angeboten, die soweit wie möglich regional organisiert werden. Nach Abschluss des Curriculums haben die Teilnehmer(innen) die Möglichkeit, bei Bedarf an einem Wochenende zur fachlichen Weiterqualifikation teilzunehmen, das wir jedes Jahr anbieten. Zu dieser Veranstaltung werden alle ehemaligen Teilnehmer(innen) eingeladen. Im Zentrum steht die Supervision von Fällen aus der eigenen Praxis, aber es werden auch, je nach den Interessen der Teilnehmer(innen), Arbeitseinheiten zu übergreifenden psychotherapeutischen, theoretischen und sexualpolitischen Themen angeboten. Ziel der Veranstaltung ist Weiterqualifikation durch fachlichen Austausch und Vernetzung zur Verbesserung der Versorgungsstrukturen. Dieses Angebot wird rege genutzt, sicher auch weil immer noch viele Kolleg(inn)en beklagen, dass sie beim Thema Sexualität an ihren jeweiligen Arbeitsplätzen und in bestehenden Supervisionsstrukturen meist keine Ansprechpartner finden." Bis 1999 hat die Hamburger Abteilung etwa 180 Paartherapeutinnen und -therapeuten ausgebildet – eine einmalige Fortbildungsleistung.

Von den Veröffentlichungen der 70er Jahre, die die Entwicklung von Sexualmedizin und Sexualtherapie beeinflusst haben, seien schließlich noch genannt: *The New Sex Therapy* von Helen Singer Kaplan (1974), der in deutscher Sprache ihre Arbeiten *Sexualtherapie* (1979) und *Hemmungen der Lust* (1981) folgten; *Die Zweierbeziehung* von Jürg Willi (1975) sowie *The Handbook of Sex Therapy*, herausgegeben von Joseph LoPiccolo und Leslie LoPiccolo (1978). Bereits 1971 hatte schließlich der Psychoanalytiker Tobias Brocher, der seit Anfang der 60er Jahre am Sigmund-Freud-Institut in Frankfurt am Main tätig war, die informative Einführung *Psychosexuelle Grundlagen der Entwicklung* veröffentlicht. Ich erwähne Brocher auch, weil er im Dezember 1970 auf eine Professur für Sexualwissenschaft, für die sich der im selben Jahr verstorbene Hans Giese sehr interessiert hatte, berufen worden ist, ein neu eingerichteter Lehrstuhl, der zunächst der Philosophischen Fakultät, nach der Auffächerung der alten Fakultäten in Fachbereiche jedoch dem Fachbereich Gesellschaftswissenschaften der Universität Gießen zugeordnet worden war. Brocher nahm nach langen Verhandlungen den Ruf an, lehrte seit dem Wintersemester 1972/73, entschied sich dann aber sehr bald, in die USA zu gehen und wieder auf seinem ursprünglichen Gebiet zu arbeiten. Nach seinem Weggang wurde der Lehrstuhl für ein anderes Fachgebiet verwandt.

In den 80er Jahren wurden dann mehrere Bücher mit Einführungs-, Übersichts- oder Lehrbuchcharakter veröffentlicht, so dass allmählich von einer sexualmedizinisch-sexualtherapeutischen Standard-Literatur gesprochen werden konnte. Erwähnt sei *Sexualmedizin in der Praxis. Ein kurzes Handbuch*, herausgegeben von Eicher (1980), das an Gieses *Handbuch der medizinischen Sexualforschung* mit dem Obertitel *Die Sexualität des Menschen* (1955; 2., erweit. Aufl. 1971) und vielleicht sogar an seine *Psychopathologie der Sexualität* (1962) denken ließ, das aber sehr viel praxisnäher konzipiert und geschrieben ist. Das war auch möglich, weil die meisten Verfasser mit den Heidelberger Fortbildungstagen verbunden waren: Eicher selbst, Vogt, Herms, Kockott, Ingrid Angermann, Felix Labhardt, Manfred Stöhrer, Ingo Wiederholt und andere. Im selben Jahr veröffentlichten Arentewicz und Schmidt (1980) die Urfassung des Buches *Sexuell gestörte Beziehungen. Konzept und Technik der Paartherapie* (vgl. dazu Kap. 13), zu dem neben den Herausgebern Roswitha Bulla-Küchler, Ulrich Clement, Martina Gaschae, Margret Hauch, Ingelore Wickert und andere Beiträge verfassten. Ich selbst brachte 1980 die zweite Auflage der *Therapie sexueller Störungen* heraus, die so weitgehend überarbeitet und so wesentlich erweitert war, dass von einem neuen Buch gesprochen werden konnte. An dieser Ausgabe beteiligten sich neben bereits gelegentlich der Erstausgabe erwähnten Kolleginnen und Kollegen unter anderen Margarete Mitscherlich-Nielsen, Reimut Reiche, Walter Goudsmit und Jacobus Wilhelmus Reicher aus den Niederlanden sowie Fritz Morgenthaler (1980) aus der Schweiz, dessen Aufsatz zur männlichen Homosexualität stark beachtet werden sollte.

Drei Jahre später veröffentlichte der Schweizer Claus Buddeberg (1983) erstmalig seine Einführung in die *Sexualberatung*, und von dem Psychologen Bernie Zilbergeld (1983) kam in deutscher Sprache *Männliche Sexualität* heraus, der 1987 *Die Sexualität des Mannes* der Gesundheitspädagoginnen Janice M. Swanson und Katherine A. Forrest sowie elf Jahre später *Die neue Sexualität der Männer* (Zilbergeld 1994) folgen wird. 1985 erschien dann, von Eberhard Schorsch, Gerlinde Galedary, Antje Haag, Margret Hauch und Hartwig Lohse verfasst, das Resultat des bereits erwähnten, zehn Jahre zuvor begonnenen Forschungsprojektes zur Entwicklung eines Behandlungsverfahrens für sexuell perverse und sexuell delinquente Männer unter dem Titel *Perversion als Straftat. Dynamik und Psychotherapie*, ein wichtiges Werk, das sogar ins Englische übersetzt worden ist (vgl. Kap. 23). Ebenfalls 1985 brachte Bernhard Strauß eine zwei Jahre zuvor auf Englisch erschienene, ebenso solide wie umfassende Darstellung von *Human Sexuality and Its Problems* unter dem Titel *Grundlagen und Probleme menschlicher Sexualität* heraus, die der Schotte John Bancroft, später Direktor des Kinsey-Instituts, geschrieben hatte. Drei Jahre danach veröffentlichte Götz Kockott (1988a, 1988b, 1988c) in der Hippokrates-Reihe „Psychiatrie für den Praxisalltag" drei knappe Einführungen in die *Weibliche Sexualität*, in die *Männliche Sexualität* sowie in *Sexuelle Variationen*. Im selben Jahr legten die Psychologin Leslie R. Schover und der Psychiater Søren B. Jensen die Übersicht *Sexuality and Chronic Illness* vor. Ein Jahr später brachte der Deutsche Ärzte-Verlag die *Klinische Sexologie* des dänischen Psychiaters Preben Hertoft in deutscher Sprache heraus, die auf eine Originalausgabe von 1976 zurückgeht.

Außerdem sind seit der zweiten Hälfte der 80er Jahre in mehrere Lehrbücher der Gynäkologie Kapitel über Sexualstörungen und Sexualmedizin aufgenommen worden (vgl. Eicher 1995) sowie mehrere Monographien über die Somatik und die Somatotherapie der Erektionsstörung veröffentlicht worden (vgl. dazu die Kap. 11 und 14 in diesem Buch), zum Beispiel das die psychologische Seite einschließende, von Christian G. Stief und anderen 1997 herausgegebene Sammelwerk *Erektile Dysfunktion. Diagnostik und Therapie*. Ende der 80er Jahre hatten sich „sexualmedizinische Arbeitsschwerpunkte", wie Schorsch (1988: 99) berichtet, in „einigen Universitätskliniken, z. B. in Heidelberg und Hannover, ferner am Max-Planck-Institut für Psychiatrie in München" etabliert.

Als Ereignis der 80er Jahre sei schließlich die Gründung der *Zeitschrift für Sexualforschung* durch Hamburger und Frankfurter Sexualwissenschaftler erwähnt, die insofern gerade für die Sexualmedizin von Bedeutung ist, als deren politische Mutter, die Sexualwissenschaft, erstmalig seit der Weimarer Republik wieder über eine wissenschaftlich ernst genommene Fachzeitschrift verfügt, die, was heute wichtig ist, das Peer-Review-Verfahren anwendet, von fachlich sehr differenten Indizes international beachtet wird und nicht am Tropf der Pharmaindustrie hängt.

Bei dieser Gelegenheit seien die Periodika und Buchreihen genannt, die zwar ebenso wenig auf Sexualmedizin im engsten Sinne ausgerichtet sind, die aber der deutschsprachigen Sexualwissenschaft insgesamt ein wissenschaftliches Corpus und ein kritisches Forum gegeben haben. Bereits 1952 begründeten Hans Bürger-Prinz und Hans Giese die Monographienreihe *Beiträge zur Sexualforschung*, die später Gunter Schmidt, Schorsch, Dannecker und ich fortgesetzt haben. Bis zum Wechsel vom Ferdinand Enke Verlag zum Psychosozial-Verlag im Jahr 2000 sind 76 Bände erschienen. Von 1968 bis 1975 sind in der von Hans Giese herausgegebenen Taschenbuchreihe *rororo sexologie* 31 Bände, darunter viele Übersetzungen aus anderen Sprachen, erschienen, die anfänglich und überwiegend von Gunter Schmidt und am Ende von Bernd Nitzschke redigiert worden sind. Und schließlich habe ich zusammen mit Ingrid Klein und Hermann L. Gremliza zwischen 1979 und 1986 sieben Hefte des unwillkürlichen, ebenso literarischen wie sexualpolitischen wie wissenschaftlichen Periodikums *Sexualität konkret* herausgebracht, die auch in mehreren Sammelbänden eine große Verbreitung gefunden haben (vgl. z. B. Sigusch 1982; Sigusch et al. 1984).

Curricula und Zusatzbezeichnungen

Doch zurück zur Entwicklung von Sexualmedizin und Sexualtherapie im engeren Sinn. In den 90er Jahren ging es vor allem um Curricula und Zusatzbezeichnungen. Das war nur möglich, weil in den 70er und 80er Jahren die Versorgungsnotwendigkeiten überzeugend dargelegt, Konzeptionen einer Sexualmedizin realisiert, Standardwerke vorgelegt und Behandlungsverfahren entwickelt worden sind, wie ich beschrieben habe. Im April 1993 ging in Heidelberg aus der bereits erwähnten „Gesellschaft für praktische Sexualmedizin“ eine Ärztevereinigung hervor, die sich den Namen *Akademie für Sexualmedizin* gab und von dem Münchner Andrologen Hermann-J. Vogt geleitet wird. Politisches Hauptziel dieser Ärztevereinigung ist die Aufnahme einer Zusatzbezeichnung „Sexualmedizin“ in die Weiterbildungsordnung für Ärzte, die ein Deutscher Ärztetag beschließen müsste. 1995 haben Vogt, Kurt Loewit, Wille, Klaus M. Beier und Hartmut A. G. Bosinski eine „Bedarfsanalyse und Vorschläge für einen Gegenstandskatalog“ vorgelegt und bei der Bundesärztekammer die Einführung der Zusatzbezeichnung „Sexualmedizin“ beantragt. Diese Zusatzbezeichnung soll nicht an eine psychotherapeutische Qualifikation gebunden werden, sondern von allen interessierten Allgemeinärzten, Urologen, Dermatologen, Gynäkologen usw. erworben werden können, die eine gewisse Zeit lang klinisch tätig waren. Um ihr Ziel zu erreichen, hat die Vereinigung 1994 eine Zeitschrift namens *Sexuologie* gegründet, die sich ausdrücklich sexualmedizinischen Fragen widmen will, eine Neugründung, die sich auch insofern anbot, als die 20 Jahre zuvor in Wiesbaden gegründete Zeitschrift „Sexualmedizin“ Ende 1993 eingestellt worden ist (vgl. dazu Sigusch 1994). Seither erscheint in Basel unter diesem Titel nur noch eine stark reduzierte, fachwissenschaftlichen Anliegen kaum verpflichtete Ausgabe. Im November 1997 begann die Akademie, in Berlin ein Curriculum in die Praxis umzusetzen.

Die damals von Gunter Schmidt und Bernhard Strauß geleitete Deutsche Gesellschaft für Sexualforschung berief nach erheblichen Ambivalenzen und entsprechend langem Zögern, von der Akademie für Sexualmedizin geschoben, Ende 1995 eine Kommission, die im Januar 1996 die Arbeit aufnahm. Sie sollte über eine systematische, zertifizierte und berufsrechtlich anerkannte Fort- resp. Weiterbildung nachdenken. Diese Kommission, in der die Sach- und Fachgebiete Sexualwissenschaft, Sexualmedizin, Familienplanung und Sexualberatung, Psychologie, Gynäkologie, Psychiatrie, Psychosomatik, Psychotherapeutische Medizin, Heilpädagogik, Verhaltenstherapie und Psychoanalyse vertreten waren (siehe S. 612), legte bereits Ende 1996 zwei Curricula vor, mit deren Umsetzung in die Praxis im Januar 1998 begonnen wurde. Da ich auf die Curricula gleich eingehen werde, seien zuvor noch knapp einige andere sexualmedizinische Ereignisse des Jahrzehnts erwähnt.

Mit dem Ziel, Schranken zwischen Medizin und Psychologie, zwischen Körper- und Seelenmedizin zu überwinden, publizierten die Hannoveraner Sexualforscher Dieter Langer und Uwe Hartmann 1992 die Abhandlung *Psychosomatik der Impotenz. Bestandsaufnahme und integratives Konzept*, der Hartmann 1994 die Habilitationsschrift *Diagnostik und Therapie der erektilen Dysfunktion. Theoretische Grundlagen und Praxisempfehlungen aus einer multidisziplinären Spezialsprechstunde* folgen ließ. In der ersten Hälfte der 90er Jahre veröffentlichte der Psychoanalytiker Wolfgang Mertens (1992, 1994) die zweibändige Übersichtsarbeit *Entwicklung der Psychosexualität und der Geschlechtsidentität*. 1995 erschien das verhaltenstherapeutisch orientierte Buch *Behandlung sexueller Störungen* der Psychologen Stephan Hoyndorf, Marion Reinhold und Fred Christmann. 1996 erschien die erste Ausgabe des vorliegenden Buches. Außerdem schrieb ich in den Jahren 1995 bis 1997 eine sexualmedizinische Fortbildungsserie in einer Zeitschrift für Allgemeinärzte, die 25 Artikel umfasst. 1997 legten der Heidelberger Psycho- und Biologe Stefan Zettl und der Osnabrücker Internist und Onkologe Joachim Hartlapp ein *Kompendium für die ärztliche Praxis* zur Thematik *Sexualstörungen durch Krankheit und Therapie* vor. 1998 gab Bernhard Strauß in der Reihe „Lindauer Psychotherapie-Module" den Band *Psychotherapie sexueller Störungen. Krankheitsmodelle und Therapiepraxis – störungsspezifisch und schulenübergreifend* heraus, zu dem neben Kolleginnen und Kollegen, die an dem vorliegenden Buch beteiligt sind, unter anderen Sophinette Becker, Ulrike Brandenburg, Ulrich Clement, Steffen Fliegel, Reinhardt Kleber, Thomas Mösler, Andreas Rose und Günther Zamel Beiträge verfasst haben.

In Kiel habilitierten sich Mitte der 90er Jahre zwei Mitarbeiter der dortigen Sexualmedizinischen Forschungs- und Beratungsstelle am Institut für Rechtsmedizin für das Fachgebiet „Sexualmedizin": 1994 Klaus M. Beier (vgl. 1995) und 1997 Hartmut A. G. Bosinski (vgl. z. B. 1997a, 1997b). 1996 wurde Beier auf eine neu eingerichtete sexualmedizinisch-sexualwissenschaftliche Professur am Klinikum Charité der Berliner Humboldt-Universität berufen.

Abschließend sei wenigstens kurz auf die Entwicklung in der DDR eingegangen, in der Pädagogen, Psychologen und Mediziner seit dem Beginn der 60er Jahre mit Erfolg versuchten, ein landesweites Netz von Ehe- und Sexualberatungsstellen zu etablieren und die notwendige Fortbildung von Ärzten, Psychologen und anderen Fachleuten zu garantieren, wobei es jedoch nicht gelang, Sexualwissenschaft oder Sexualmedizin an den Universitäten der DDR als Fach einzuführen (vgl. z. B. Aresin 1967; Mehlan 1966; Schnabl 1972, 1975). Bemerkenswert ist, dass die Schriften des Psychologen Siegfried Schnabl über Intimität und Sexualität in der DDR und im „sozialistischen Ausland" beim allgemeinen Publikum einen enormen Absatz fanden, von dessen Höhe die meisten westdeutschen Sexuologen nur träumen konnten. Zwischen 1974 und 1978 gab der Weimarer Dermatologe Peter G. Hesse zusammen mit anderen das dreibändige Handbuch *Sexuologie. Geschlecht, Mensch, Gesellschaft* heraus, in dem auch sexualmedizinisch relevante Themen erörtert werden. Ein Lehrbuch der *Sexualmedizin* veröffentlichten 1983 die Leipziger Gynäkologin Lykke Aresin und der Jenaer Dermatologe Erwin Günther im Verlag „Volk und Gesundheit". 1990, nach der so genannten Wende, gründeten Wissenschaftlerinnen und Wissenschaftler der untergegangenen DDR in Leipzig die *Gesellschaft für Sexualwissenschaft*, die einen über medizinische und therapeutische Fragen hinausgehenden Anspruch hat und von dem Soziologen und Jugendforscher Kurt Starke geleitet wird.

Sexualmedizin: Auswurf oder Avantgarde?

Die vorstehende Chronologie der fassbaren Ereignisse klingt sehr viel eindeutiger, als die Geschichte tatsächlich verlaufen ist. Schorsch (1988) hat in seinem Rückblick mehrere *Brüche* und drei Abschnitte in der Entwicklung der westdeutschen Sexualmedizin unterschieden: einen initialen psychosomatischen Ansatz; eine sich anschließende Tendenz, die Sexualität wieder zu isolieren; und schließlich die Reduktion des Sexuellen auf die Körperfunktion, wie sie sich in der Theorie und Therapie sexueller Deviationen, in der Medikalisierung der Fortpflanzung, in der invasiven somatischen Diagnostik bei sexuellen Funktionsstörungen usw. manifestiert habe. Gleichzeitig sei der gesellschaftliche Bewertungszusammenhang, in den das Sexuelle gestellt sei, verändert worden. Hatte Coenraad van Emde Boas (1972) noch im ersten Heft der „Sexualmedizin“ das Diktat der Moral beklagt, sah Schorsch Mitte der 80er Jahre das Sexuelle unter das Diktat von Gesundheit und Hygiene gestellt, die von der Medizin verwaltet werden.

Bei der Darstellung und Bewertung der Entwicklung in den letzten Jahrzehnten muss außerdem bedacht werden, dass in den 70er Jahren ein sich aus sich selbst heraus diversifizierender *Therapismus* in alle Krypten der Gesellschaft einzudringen begann mit dem Versprechen, die Probleme der Gesellschaft zu lösen und die in ihr vorkommenden Störungen wegzuheilen. In einem Furor sanandi wurden ununterbrochen neue therapeutische Schulen präsentiert, die beinahe monatlich gegen und für alles Mögliche neue Therapietechniken anpriesen. Die Therapisten kamen übrigens aus allen politischen Lagern, von extrem links bis extrem rechts. In der Mitte rangen die Schulpsychologen darum, endlich mit ihrem Angebot den Heilkünsten zugerechnet und entsprechend abgerechnet zu werden. In dieser Situation konnten sich einige von uns weder für so genannte Sexualtherapie noch für einen Zusatztitel „Sexualmedizin“ begeistern (vgl. z. B. Sigusch 1981). Schließlich machten deren Verfechter die allgemeine, in dieser Gesellschaftsphase verstärkt zu beobachtende Fragmentierung von Leben und Isolation von Lebensbereichen mit und wollten nicht zuletzt von den falschen Versprechen des Therapismus persönlich profitieren. Einige von uns erinnerten damals theoretisch daran, dass Therapie und Politik zwei Dinge sind, die getrennt bleiben müssen, dass eine in welchem Maße auch immer anthropofugale Gesellschaft logischerweise nicht krank sein kann, folglich auch nicht zu behandeln ist (Sigusch 1980). Und schließlich scheuten wir uns nicht, in die (in gewisser Hinsicht nur scheinbar) entgegengesetzte Richtung zu sagen, dass das Subjekthafte im somatoformen Denken überhaupt keinen Ort hat, da es mit den Facta bruta identisch ist.

Es gab also genügend (Zünd-)Stoff für Auseinandersetzungen mit Medizinern, die die Dinge in einem ganz anderen Licht betrachteten. Trotz eigener erheblicher Ambivalenzen, auf die Schorsch (1988) hingewiesen hat, waren meine Äußerungen zu den zentralen Fragen der Sexualmedizin und Sexualtherapie in dieser Zeit des Therapismus recht eindeutig. In einem Leitartikel mit dem Titel *Sexualmedizin: Auswurf oder Avantgarde*, den ich 1977 wie viele Kommentare und Interventionen davor und danach in der Zeitschrift „Sexualmedizin“ veröffentlicht hatte, sind auch die Fragen angesprochen, mit deren Beantwortung innerhalb der Deutschen Gesellschaft für Sexualforschung einige Mediziner so unzufrieden waren, dass sie wie berichtet ein Jahr später eine „Gesellschaft für praktische Sexualmedizin“ gründeten. In dem Leitartikel heißt es zunächst beruhigend:

„Die Phase der falschen Konfrontation sollte unverzüglich beendet werden. Die Lücken in Ausbildung und Versorgung sind mittlerweile zu offensichtlich, als dass man länger darauf beharren müsste. Wir haben sie übrigens nicht ausgemessen, um einzelne Ärzte zu entblößen. Einige Paukenschläge waren aber vielleicht angezeigt und produktiv. Und wie hätten wohl

Internisten gehandelt, wenn sie zu der sicheren Auffassung gelangt wären, dass die meisten Allgemeinmediziner nie gelernt haben und auch heute nicht wissen, wie Diabetes und Myokardinfarkt behandelt werden müssen? Hätten sie geschwiegen? Ich hoffe nicht.

Jetzt ist es allerhöchste Zeit, dem praktizierenden Arzt Mut zu machen. Wenn nicht *er* sich auf die seelisch-sexuellen Probleme und Konflikte der Patienten einlässt und insofern und insoweit psychotherapeutisch tätig wird, wer dann? Die, die als Zuständige gesehen wurden, Psychotherapeuten, Psychosomatiker und vielleicht Sexualwissenschaftler, hatten nie und nimmer Veranlassung, auf hohen Rössern zu sitzen. Man hat ihnen dazu übrigens auch objektiv keine Gelegenheit gegeben. So wie die Dinge liegen, geht es um die Wiedereinsetzung des Hausarztes, neu gewichtet, auf einem anderen Niveau. Anmaßung und Besserwisserei der Spezialisierten sind letztlich und auf lange Sicht gegen die Patienten gerichtet. [...]

Wer Patienten mit seelisch-sexuellen Störungen beraten will, muss drei Voraussetzungen erfüllen und drei Schritte tun: Erstens braucht er Empathie, d. h. die Fähigkeit und Bereitschaft, auf eigene Gefühle und Phantasien und die des Patienten in der Arzt-Patient-Beziehung eingehen zu können; er muss sich Zeit nehmen, sich öffnen, zuhören und selber über Sexuelles sprechen können. Zweitens braucht er Grundkenntnisse (psychosomatische Krankheitslehre, Neurosen- und Perversionslehre, psycho- und soziosexuelle Entwicklung usw.). Drittens muss er jahrelang an einer kontrollierten Balint- oder Selbsterfahrungsgruppe teilnehmen."

Zur Frage der Disziplinarität und der standesrechtlichen Etablierung, bei deren Beantwortung die Auffassungen besonders weit auseinander gingen, heißt es 1977:

„Die Sexualmedizin ist keine irgendwie sinnvoll abgrenzbare medizinische Disziplin mit eigenständiger Theorie und Methodik. Die Sexualmedizin ist eine Betrachtungsweise. Angesichts der praktischen Aufgaben muss sie als Unteraspekt des psychosozialen (gegenwärtig: psychosomatisch-psychotherapeutischen und sozialmedizinischen) Hauptaspektes eingestuft werden. Diese Dimension ist in fast allen medizinischen Fächern vorhanden. Insofern läuft der sexualmedizinische Unteraspekt quer durch die Fachgebiete. Für die Einrichtung eines eigenen Facharztgebietes spricht bisher nichts. (Eine offizielle Spezialisierung in ‚Sexuologie' gibt es gegenwärtig nur in der ČSSR und in der UdSSR.) Über die Berücksichtigung der Sexualmedizin in der Approbationsordnung und darüber, ob ein Zusatztitel ‚Sexualmedizin' eingeführt werden sollte, kann in zehn Jahren noch einmal nachgedacht werden. Zu unseren Lebzeiten wird es aber in allererster Linie darum gehen, die allgemeinmedizinisch-internistische und allgemein-psychosoziale Versorgung der Bevölkerung zu verbessern.

Ich weiß: Die Sexualmedizin hat doch eine Sonderstellung, die sich aus ihrem Gegenstand und namentlich daraus ergibt, wie in unserer Kultur mit ihm umgegangen wird [...]. Angesichts der Versäumnisse und der Lage ist es sinnvoll, universitäre Einrichtungen zu haben, die sich schwerpunktmäßig mit sexualwissenschaftlichen und auch sexualmedizinischen Fragen befassen. Sie können vermitteln, sammeln und ordnen, seltene Krankheitsbilder über Jahrzehnte im Auge behalten und solche Patienten versorgen, für die sich bisher niemand verantwortlich fühlt. Sie sollten gezielt forschen und lehren, die Tradition der einhundert Jahre alten Sexualwissenschaft in Klinik und Forensik bewahren und schließlich an einer Theorie der Sexualität des Menschen arbeiten, über den Rahmen der Medizin hinaus. Trotzdem: Weder der Umstand des Besonderen noch die Notwendigkeit der Schwerpunktbildung machen die Sexualmedizin zu einer Disziplin".

Zur Frage der Spezifität von Sexualstörungen heißt es:

„Fast alle Störungen des Liebes- und Geschlechtslebens sind psychosozial verursacht. [...] Den psychosozialen Sexualstörungen kommt krankheitstheoretisch und behandlungstechnisch keine Sonderstellung zu. Sie sind grundsätzlich so zu verstehen und zu behandeln wie andere psychosoziale Erkrankungen auch. Daher gibt es Sexualneurosen prinzipiell so wenig wie Sexualberatung und Sexualtherapie. Wer Patienten mit neurotischen oder psychosomatischen Erkrankungen behandeln kann, kann grundsätzlich auch Patienten mit sexuellen Störungen behandeln."

Zur sexualmedizinischen Ausbildung der heranwachsenden Medizinergeneration heißt es:

„*Ein* medizinpsychologischer und *ein* psychosomatischer Kurs im gesamten Studium können doch allenfalls einigen Studenten klarmachen, wie katastrophal auch das reformierte Medizinstudium an den Erfordernissen der Praxis vorbeigeregelt ist. Und schließlich: selbst wenn die Sexualwissenschaft die Sexualmedizin ernsthaft befördern wollte, sie könnte es schon aus einem äußeren Grunde nicht. Eine Handvoll Sexualwissenschaftler - sagen wir 10, sagen wir 15, sagen wir 20 - steht Tausenden von Internisten, Psychologen, Pädagogen, Gynäkologen, Juristen, Theologen, Soziologen, Andrologen, Urologen gegenüber. Ich gebe das noch einmal zu Protokoll."

Und schließlich wird die allgemeine Lage der Sexualmedizin in unübersehbarer Ambivalenz erörtert:

„Soll die sexualmedizinische Betrachtungsweise als klinisch-praktische lebendig sein, muss sie von den großen klinischen Fächern an Ort und Stelle aus eigener Erfahrung und Verantwortung selber vertreten und entfaltet werden. Diese Entwicklung hat bereits begonnen, Gott sei Dank. [...] Die Sexualmedizin ist nicht zum Abhub und Auswurf der Medizin geworden. [...] Vor allem die Gynäkologie hat das verhindert. Sie hat auch die richtigen Partner gewählt: Psychosomatik und Sozialmedizin. [...]

Die grenzenlose Bereitwilligkeit der soi-disant Sexualmedizin birgt jedoch Gefahren: bloß andere Vokabeln, bloß neue Kleider über siechem Leib, theorielose Kühnheit, weiter, immer weiter, kleinmütige Angst vor Kritik und [...] das schwere Missverständnis, Sexualmedizin könne man erlernen und betreiben wie kleine Chirurgie [...].

Die Medizin hat den Menschen und seine Erkrankungen bisher fast ausschließlich auf der Ebene des Biologisch-Körperlichen betrachtet. Es kommt aber darauf an, die seelisch-soziale und die geschichtlich-gesellschaftliche Ebene in den Blick zu bekommen. Die Sexualmedizin bietet in besonderer Weise die Chance, bisher getrennt gehaltene oder noch gar nicht aufgenommene Erklärungsgitter und Betrachtungsweisen zusammenzuführen und zusammenzusehen. Für sie ist das die Grund- und Bodenfrage. Daher kann sich die Sexualmedizin auch so phallizistisch, intrusiv, heroisch oder tugendhaft gebärden, wie sie will: Solange nicht einmal Psychosomatik und Sozialmedizin, schwer behindert, Bedeutung und Würde in der Körpermedizin erlangen können, so lange bleibt die Sexualmedizin auf jeden Fall, wenn's gut geht, homöopathisch wirksam, ansonsten ein buntes Allerlei, ein bisschen Balint, ein bisschen Kinsey, ein bisschen Masters, ein bisschen dumpf, ein bisschen kritisch, ein Schlemihl, umgekehrt" (Sigusch 1977: 133 f).

Hamburger Sexualforscher gingen sehr früh nicht nur zu einer Sexualmedizin als Disziplin, sondern auch zu der Zeitschrift „Sexualmedizin" als Zumutung auf Distanz (vgl. z. B. Schmidt 1974, 1981). Die selbst gestellte Frage nach den Zielen einer Weiterbildung auf diesem Gebiet beantworteten sie Anfang der 80er Jahre in ihrem Paartherapie-Buch wie folgt:

„Es soll kein neues Berufsbild, kein ‚Sextherapeut' kreiert werden. Ist schon der Psychotherapeut als Kontrast zum Somatotherapeuten (den gibt es ja auch noch kaum, sondern nur noch zersplittert als Summe aus vielen Fachärzten) problematisch, so erst recht der Sextherapeut, der dann notwendig auch den Spezialtherapeuten für Arbeits-, Schlaf- und Essstörungen usw. auf den Plan ruft. Für uns ist Therapie sexueller Funktionsstörungen eine Sonderform von Psychotherapie, nicht dagegen eine eigene Technik oder Schulrichtung neben andern psychotherapeutischen Verfahren. Praktisch bedeutet dies, dass wir eine abgeschlossene oder zumindest weit fortgeschrittene Ausbildung in einer der anerkannten Psychotherapierichtungen [...] voraussetzen. Ebensowenig wie diese über spezielle Techniken zur Behebung sexueller Funktionsstörungen verfügen, genügt die bloße Anwendung von Techniken zur Behebung der meist psychisch tief verwurzelten Symptome. Wir sprechen daher auch von Therapeuten*weiter*bildung, nicht von Ausbildung" (Arentewicz und Schmidt 1980: 176 f).

Zur aktuellen Lage

Mittlerweile ist bei uns seit gut 30 Jahren von Sexualmedizin die Rede, so oder so. Die Hoffnungen, die wir nach der Revolte von 1967/68 an die Idee einer kritischen Sexualmedizin geheftet hatten, konnten sich nicht erfüllen. Zu groß waren die Hindernisse (vgl. Sigusch 1990, 1991, 1994), zu stark war das somatoforme Denken und somatologische Reagieren der meisten Mediziner, zu unkritisch waren die, die nachrückten, als sei gar nichts geschehen, als sei nichts Wesentliches reflektiert worden. Erneut missverstehen sie gesellschaftlich-seelische Tat-Bestände wie sexuelle Verhaltensformen oder geschlechtliche Identitäten als letztlich natural-evolutionäre Ereignisse, möchten kausal vorgehen und die Mechanismen der Sexualität à la Xq37-6 oder GU-cNAPT als genetisch-neuroendokrine dingfest machen. Verblichen sind die Träume, die wir träumten: dass im Medizinstudium nicht nur Fachkenntnisse vermittelt werden, sondern auch eine psychotherapeutische Kompetenz; dass bisher getrennt gehaltene oder noch gar nicht wahrgenommene Verstehensmöglichkeiten und Betrachtungsweisen in einer kritischen Sexualmedizin zusammengeführt werden.

Höchstens im Kleinen ist daraus etwas geworden. Das aber ist der Gewinn, den der sexualmedizinische Diskurs in Jahrzehnten gebracht hat: Einige Ärztinnen und Ärzte nahmen die Strapazen einer Selbsterfahrungs- oder Balint-Gruppe, einer eigenen Analyse oder einer psychotherapeutischen Weiterbildung auf sich. Und so gibt es heute mehr Ärzte als vor zwei Jahrzehnten, die für die sexuellen Nöte ihrer Patienten aufgeschlossen sind. Allerdings sind nicht wenige Kollegen, die von der Idee einer psychosozialen Sexualmedizin angestoßen worden waren, ganz ins Lager der Psychiker übergetreten, indem sie sich der Psychotherapie oder der Psychoanalyse so eindeutig verschrieben, wie es Somatiker in die andere Richtung zu tun pflegen. Damit aber ist der Riss, der durch die Medizin läuft, nicht überwunden, sondern auf höherem Niveau erneut installiert.

Auch deshalb werden heute wie vor 20 Jahren die falschen Fragen gestellt. Zum Beispiel: Sind die meisten Sexualstörungen organisch oder psychisch bedingt? Auch deshalb sind beide Seiten, Psychiker wie Somatiker, nach wie vor borniert, nur auf sich selbst bezogen. Auch deshalb werden die alten Fragen aus den Anfängen der Sexualmedizin immer noch different beantwortet. Zum Beispiel: Sollte es einen Facharzt für Sexualmedizin geben? Sollte eine Zusatzbezeichnung „Sexualmedizin" an eine anerkannte psychotherapeutische Qualifikation gebunden werden? Sind manche Sexual- und Geschlechtsstörungen vielleicht so selten und/oder kompliziert, dass es für deren Behandlung besonderer Qualifikationen bedürfte, wenn beispielsweise an Sexualdelinquenten und Transsexuelle gedacht wird?

Andererseits sind aber heute die sexualwissenschaftlich-sexualmedizinischen Fachgesellschaften einhellig der Auffassung, dass die, die sich einer systematischen Fortbildung unterzogen haben, nicht nur von der veranstaltenden Fachgesellschaft ein Zertifikat erhalten sollten, sondern auch von der Ärztekammer einen Titel, nicht zuletzt mit Blick auf die Honorierung der fachlichen Leistungen. Um dieses Ziel zu erreichen, haben die Deutsche Gesellschaft für Sexualforschung und die Akademie für Sexualmedizin 1997 in einem Kooperationsvertrag vereinbart, gegenüber der Bundesärztekammer und anderen Körperschaften abgestimmt zu agieren. Dabei achtete die Deutsche Gesellschaft für Sexualforschung bisher besonders darauf, dass keine Entscheidungen getroffen wurden, die Psychologen gegenüber Ärzten benachteiligen. Da dieses Problem bereits bei der Bezeichnung eines Zusatztitels oder eines Fachkundenachweises beginnt, sprechen wir auch von „Sexualmedizin/Sexualtherapie" und nicht nur von „Sexualmedizin".

Ob der Deutsche Ärztetag, der über die Weiterbildungsordnung und damit auch über Zusatzbezeichnungen usw. entscheidet, in absehbarer Zeit eine spezifische Zusatzbezeichnung (oder mehrere), einen Fachkundenachweis oder nur so genannte Module in bestimmten Facharzt-Curricula beschließen wird, kann im Augenblick nicht beurteilt werden, weil die Weichen in Richtung Aus- oder Abbau von Spezialisierungen erst noch mit einer tragfähigen Mehrheit politisch gestellt werden müssen.

Mit dem Widerstand etlicher Fachgesellschaften und Berufsverbände gegen das Anerkennen abgegrenzter sexuologischer Spezialisierungen ist jedenfalls zu rechnen. Deren Argumente liegen seit Jahren auf der Hand, werden von Eicher bis heute geteilt, was zu seiner Distanzierung von der Akademie für Sexualmedizin geführt hat, und wurden noch 1995 bei einer Anhörung der Bundesärztekammer von Gunter Schmidt namens der Deutschen Gesellschaft für Sexualforschung vorgetragen: Patienten mit sexuellen Störungen kommen in sehr verschiedenen Fachgebieten vor und sollten dort kompetent beraten und behandelt werden. Sexuelle Funktionsstörungen sehen vor allem Gynäkologen, Urologen, Allgemeinärzte und ärztliche wie psychologische Psychotherapeuten. Sexuelle Perversionen und Deviationen sehen vor allem Psychiater und Psychotherapeuten. Geschlechtsidentitätsstörungen könnten vor allem Pädiater, Allgemeinärzte und Kinderpsychiater sehen. Sexuelle Delinquenten werden zu Psychiatern und Psychotherapeuten geschickt. Transsexuelle sind auf Psychiater, Endokrinologen, Chirurgen und weitere Experten angewiesen. Organisch bedingte sexuelle Störungen sollten von den Fachgruppen behandelt werden, in deren Zuständigkeitsbereich die Grunderkrankungen aufgetreten und die verursachenden Medikamente, Operationen usw. verordnet worden sind. Das können Gynäkologen, Internisten, Neurologen, Urologen usw. sein. Da das alles so ist, müssten die sexualmedizinisch-sexualtherapeutischen Kenntnisse und Fertigkeiten in den jeweiligen Facharztgruppen erworben werden und sich vor allem auch als klinische Erfahrung niederschlagen können, bis es in einem Fachgebiet üblich ist, selbstverständlich auch sexuelle Störungen mitzubehandeln. Die Fort- oder Weiterbildung muss sich nach diesen Vorstellungen an den besonderen Anforderungen eines Fachgebietes ausrichten. Folgten Bundesärztekammer und Deutscher Ärztetag dieser Einschätzung, ist es am wahrscheinlichsten, dass spezielle Module in die jeweiligen Weiterbildungs-Curricula eingefügt werden, nicht aber eine Zusatzbezeichnung eingeführt wird, möglicherweise auch aus der Befürchtung heraus, eine Überspezialisierung könnte die Versorgungssituation nicht verbessern, sondern verschlechtern, weil es immer sehr viel mehr Fachärzte und Fachpsychologen geben wird als Sexualmediziner und Sexualtherapeuten.

Alles in allem: Eine Ausbildung in Sexualmedizin und Sexualpsychologie ist bis heute in den offiziellen Studiengängen nicht vorgesehen. Wir wünschen das seit langem. Gibt es an einer Universität kompetente Sexualwissenschaftlerinnen und Sexualwissenschaftler, was bedauerlicherweise immer noch sehr selten der Fall ist, können sie fakultative Veranstaltungen anbieten oder einige Stunden im Pflichtunterricht anderer Disziplinen bestreiten, sofern das die jeweiligen Fachbereiche und Fachvertreter zulassen. Eine sexualmedizinische oder sexualpsychologische Ausbildung der Studentinnen und Studenten, die den Namen verdiente, findet an den deutschen Universitäten jedoch nicht statt. Für Graduierte gibt es seit den 70er Jahren eine Fortbildung in Sexualmedizin und Sexualtherapie, die seit den 90er Jahren den Ansprüchen einer fachwissenschaftlich geregelten und damit regulären Weiterbildung entspricht. Eine offizielle, berufsständische Weiterbildung für Ärzte und Psychologen, die zu einer abrechnungsrelevanten Anerkennung durch die Standes-Kammern führen könnte, wird gegenwärtig von den Fachvereinigungen angestrebt, ist aber bisher nicht beschlossen worden.

Die Curricula „Sexuelle Störungen und ihre Behandlung" der Deutschen Gesellschaft für Sexualforschung

Wie bereits erwähnt entwickelte eine Kommission der Deutschen Gesellschaft für Sexualforschung 1996 zwei Fort- bzw. Weiterbildungs-Curricula. Der Kommission, die in der Anfangszeit auch als Vorläufiger Fort- und Weiterbildungsausschuss fungierte, gehörten an: Sophinette Becker, Frankfurt a. M.; Wolfgang Berner, Hamburg; Ulrike Brandenburg, Aachen; Wolf Eicher, Mannheim; Steffen Fliegel, Bochum; Margret Hauch, Hamburg; Götz Kockott, München; Ellids Kristensen, Kopenhagen; Thomas Mösler, Nürnberg; Ulrike Schmauch, Frankfurt a. M.; Gunter Schmidt, Hamburg; Volkmar Sigusch, Frankfurt a. M.; Bernhard Strauß, Jena; Elke Thoß, Frankfurt a. M. (Pro Familia); Wolfgang Weig, Osnabrück; Konrad Weller, Merseburg.

Im Folgenden zitiere ich alle wesentlichen Passagen des von der Deutschen Gesellschaft für Sexualforschung (1997) veröffentlichten Beschlusses „Weiterbildung: Sexuelle Störungen und ihre Behandlung", wobei „Weiterbildung" (noch) nicht wie sonst im medizinischen Sprachgebrauch üblich eine in den Berufsordnungen verankerte Fortbildung meint.

Curriculum 1: Sexuologische Basiskompetenzen (Grundversorgung)

Durch den Erwerb dieser Basiskompetenzen soll eine Grundversorgung im Bereich sexueller Probleme und Störungen gewährleistet werden. Erwachsene und Jugendliche, Männer und Frauen mit sexuellen Problemen und Störungen wenden sich in den meisten Fällen zunächst an ihren Hausarzt oder ihre Hausärztin, an Gynäkologen, Urologen usw. oder an Psychologen oder Sozialpädagogen usw. in einer Beratungsstelle. Diese Kolleginnen und Kollegen hätten die Möglichkeit, sehr früh zu helfen bzw. adäquate Wege der Hilfe aufzuweisen, wenn sie entsprechend ausgebildet worden wären. Einer Basisversorgung kommt deshalb eine erhebliche präventive und kurative Bedeutung zu. Die dazu notwendigen Kompetenzen sollen in einer 70 Stunden umfassenden Weiterbildung erworben werden. Diese Weiterbildung strebt für den sexuologischen Bereich die gleichen Ziele an wie die Weiterbildung „Psychosomatische Grundversorgung“ (gemäß Psychotherapievereinbarungen zwischen Krankenkassen und Kassenärztlicher Bundesvereinigung) für den Bereich Psychotherapie/Psychosomatik. (Anmerkung: Die vorliegenden Curricula zur „Psychosomatischen Grundversorgung“ berücksichtigen sexuologische Inhalte nicht oder nur am Rande; eine Qualifikation im Sinne einer „Sexuologischen Basisversorgung“ wird dadurch nicht erreicht.)

1. Eingangsberuf und Eingangsvoraussetzungen

(1) Ärzte/Ärztinnen, Psychologen/Psychologinnen, Sozialpädagogen/Sozialpädagoginnen und in Einzelfällen auch Angehörige anderer Berufsgruppen, die beruflich mit sexuellen Problemen konfrontiert werden
(2) Möglichkeiten zur Anwendung der erworbenen Kompetenzen in der Berufspraxis
(3) Die regionalen Weiterbildungsgruppen können ein Eingangsgespräch als Voraussetzung zur Teilnahme durchführen.

2. Ziele der Fortbildung

(1) Wahrnehmen und Erkennen sexueller Probleme und Konflikte
(2) Sprechenkönnen über Sexualität und sexuelle Probleme
(3) Diagnostische Kompetenz
(4) Vermittlungs- und Überweisungskompetenz
(5) Beratungskompetenz

3. Organisationsform

Interdisziplinäre, berufs- und praxisbegleitende Weiterbildung

4. Inhalte: Theoretischer Teil

(1) Grundlagen
Gesellschaftliche und kulturelle Grundlagen der Sexualität
Anatomische und physiologische Grundlagen
Entwicklungspsychologische Grundlagen
Psychodynamik, Konflikte bzw. Verhalten, Kognition, Emotion
(2) Klinische Aspekte
Sexuelle Störungen: Symptomatologie, Ätiologie, Dynamik, Klassifikation
Überblick über Beratungs- und Behandlungskonzepte in verschiedenen Settings
Sexualrechtliche Grundlagen

5. Inhalte: Praktischer Teil

(1) Themenzentrierte Selbstreflexion
Auseinandersetzung mit geschlechtsspezifischer Sexualität
Auseinandersetzung mit sexueller Vielfalt und sexuellen Tabus
Auseinandersetzung mit sexueller Gewalt und sexuellem Missbrauch
(2) Entwicklung von Kompetenzen
Beziehungsaufbau, Beziehungsdynamik und Beziehungsgestaltung
Gesprächsführung bei Diagnostik und Beratung
(3) Erstgespräche/Interventionen und Beratungen unter Supervision

6. Didaktik

Seminare, Literaturstudium, Fallbesprechungen, ferner z. B. Rollenspiele und Übungen, Demonstrationen, Praxistätigkeit unter Supervisionsbegleitung. Größe der Weiterbildungsgruppen: bis zu 24 Personen

7. Umfang

Theoretische und praktische Inhalte einschließlich Supervision: 54 Stunden
Themenzentrierte Selbstreflexion in Gruppen: 16 Stunden
Gesamt: 70 Stunden
Dauer: 1 Jahr

8. Anerkennung

Regelmäßige Teilnahme (Fehlzeiten: höchstens 10%)
2 supervidierte Erstgespräche/Interventionen
2 zwei- bis fünfstündige supervidierte Beratungen
Abschlusskolloquium

9. Federführung und Zertifizierung

Zentral: Zunächst der Vorläufige Weiterbildungsausschuss der Deutschen Gesellschaft für Sexualforschung; später ein noch zu gründender Weiterbildungsausschuss, in dem gegebenenfalls auch andere Fachgesellschaften mitarbeiten. (Anmerkung des Herausgebers: Inzwischen hat die Deutsche Gesellschaft für Sexualforschung einen Fort- und Weiterbildungsausschuss, kurz FWA, mit Rechten und Pflichten eingerichtet, dem gegenwärtig angehören: Götz Kockott, München (als Sprecher); Sophinette Becker, Frankfurt a. M.; Wolfgang Berner, Hamburg; Ulrike Brandenburg, Aachen; Margret Hauch, Hamburg und Bernhard Strauß, Jena).
Regional: Weiterbildungsorganisationen, die von dem FWA anerkannt wurden nach Vorlage der feinstrukturierten Curricula und nach Nennung und Qualifikationsnachweis der Ausbilder und Ausbilderinnen. Der FWA überprüft die Qualität der regionalen Weiterbildung.
Zertifizierung: Bei erfolgreichem Abschluss der Weiterbildung erfolgt die Zertifizierung durch den FWA und den Leiter/die Leiterin der regionalen Weiterbildungsgruppe.

Curriculum 2: Sexualtherapeutische Weiterbildung

Um Patienten und Patientinnen mit schweren und/oder chronifizierten Sexualstörungen behandeln zu können, bedarf es einer spezifischen, auf die Hauptproblemgruppen ausgerichteten diagnostischen und therapeutischen Kompetenz, die eine abgeschlossene allgemeine psychotherapeutische Weiterbildung voraussetzt und die durch eine insgesamt 200 Stunden umfassende Weiterbildung erworben werden soll. Der praktische Teil der Weiterbildung wird sich schwerpunktmäßig auf diejenigen Störungsbilder und sexualtherapeutischen Behandlungsmethoden konzentrieren, die für die ärztliche/psychotherapeutische Praxis der Teilnehmer besonders relevant sind.

Die Weiterbildung nach beiden Curricula wird regional organisiert. Die Curricula sind nicht als Stufenmodell zu verstehen, sondern als Alternativen: Sie zielen auf unterschiedliche Arbeitsbereiche in der ärztlichen, psychotherapeutischen oder beraterischen Praxis. Wenn aber Absolventen der Weiterbildung „Sexuologische Basiskompetenzen" an der sexualtherapeutischen Weiterbildung im Sinne des Curriculums 2 teilnehmen, werden ihnen dafür die im Rahmen des Curriculums 1 erbrachten Leistungen angerechnet.

1. Eingangsberuf und Eingangsvoraussetzungen

(1) Ärzte/Ärztinnen, Psychologen/Psychologinnen und andere Berufsgruppen mit einer abgeschlossenen psychotherapeutischen Weiterbildung oder gleichwertigen Weiterbildung, über die der regionale Weiterbildungsausschuss entscheidet
(2) Möglichkeiten zu sexualtherapeutischer Praxis entsprechend den Inhalten des Curriculums
(3) Die regionalen Weiterbildungsgruppen können ein Eingangsgespräch als Voraussetzung zur Teilnahme durchführen.

2. Ziele der Fortbildung

(1) Wahrnehmen und Erkennen sexueller Probleme und Konflikte
(2) Sprechenkönnen über Sexualität und sexuelle Probleme
(3) Diagnostische Kompetenz
(4) Vermittlungs- und Überweisungskompetenz
(5) Beratungskompetenz
(6) Psychotherapeutische Kompetenz bei sexuellen Störungen

3. Organisationsform

Interdisziplinäre, berufs- und praxisbegleitende Weiterbildung

4. Inhalte: Theoretischer Teil

(1) Grundlagen
  Gesellschaftliche und kulturelle Grundlagen der Sexualität
  Anatomische und physiologische Grundlagen
  Entwicklungspsychologische Grundlagen
  Psychodynamik, Konflikte bzw. Verhalten, Kognition, Emotion
  Vielfalt sexueller Lebenswelten
  Sexuologische Handlungsfelder
(2) Klinische Aspekte: Symptomatologie, Ätiologie, Dynamik, Klassifikation
  Probleme hetero- und homosexueller Entwicklungen
  Partnerkonflikte
  Sexuelle Funktions- und Luststörungen
  Perversionen/Paraphilien
  Sexualdelinquenz, sexuelle Gewalt
  Transsexualität, Störungen der Geschlechtsidentität
  Sexuelle Störungen bei chronischen Erkrankungen
  Sexuelle Traumatisierungen
  Andere Sexualkonflikte (z. B. Schwangerschaftskonflikte)
  Psychosoziale und sexuelle Probleme bei HIV-Infektion und AIDS
(3) Methoden und Verfahren
  Diagnostik
    Anamnese, Exploration, Interview
    Problemanalyse, Wahrnehmung von Übertragung und Gegenübertragung
    Differenzielle Indikation
    Weitere Verfahren
  Beratung
  Psychotherapie
  Differenzielle Therapiekonzepte bei speziellen sexuellen Problemen und Störungen, z. B. bei sexuellen Funktionsstörungen, Transsexualität, Perversionen/Paraphilien, Sexualdelinquenz
  Übersicht über spezielle organmedizinische Behandlungsverfahren
(4) Rechtliche, insbesondere forensische Fragen im Zusammenhang mit der Sexualität
  Kenntnisse des Sexualstrafrechts und des Transsexuellengesetzes
  Fragen der Begutachtung
  Kenntnisse der besonderen Probleme bei ambulanter und institutioneller Behandlung von Sexualstraftätern

5. Inhalte: Praktischer Teil

(1) Themenzentrierte Selbsterfahrung
  Auseinandersetzung mit geschlechtsspezifischer Sexualität
  Auseinandersetzung mit sexueller Vielfalt und sexuellen Tabus
  Auseinandersetzung mit sexueller Gewalt und sexueller Traumatisierung

Auseinandersetzung mit Übertragung und Gegenübertragung unter besonderer Berücksichtigung von Erotisierung und Sexualisierung

(2) Entwicklung von Kompetenzen
Beziehungsaufbau, Beziehungsdynamik und Beziehungsgestaltung
Gesprächsführung bei Diagnostik und Beratung
Psychodynamisches Interview bzw. Erarbeitung von Problemanalysen
Spezielle therapeutische Interventionen und Verfahren
Umgang mit schwierigen Therapiesituationen und Krisen
Häufige therapeutische Fehler
Erstellen von Gutachten

(3) Sexualtherapeutische Tätigkeit unter Supervision
Erstgespräche, Interventionen
Beratungen aus dem eigenen Praxisfeld
Psychotherapien aus dem eigenen Praxisfeld

6. Didaktik

Seminare und Kleingruppenarbeit, Literaturarbeit, Fallbesprechungen; ferner z.B. Rollenspiele und Übungen, Demonstrationen; Selbsterfahrungsgruppe, Praxistätigkeit unter Supervisionsbegleitung. Größe der Weiterbildungsgruppen: bis zu 24 Personen

7. Umfang

Theoretische und praktische Inhalte: 110 Stunden
Themenzentrierte Selbsterfahrung in Gruppen: 30 Stunden
Supervision: 60 Stunden
Gesamt: 200 Stunden
Dauer: 2 Jahre

8. Anerkennung

(1) Regelmäßige Teilnahme an Seminaren, Selbsterfahrungsgruppen und Supervision (Fehlzeiten: höchstens 10%)
(2) Dokumentation von 10 Erstgesprächen und/oder Sexualanamnesen/Sexualexplorationen und/oder Beratungsgesprächen
(3) Zwei dokumentierte Psychotherapien von mindestens 20 Sitzungen möglichst aus unterschiedlichen Settings unter Supervision (im Verhältnis von 4 Therapiestunden zu einer Supervisionsstunde)
(4) Abschlusskolloquium

9. Federführung, Zertifizierung und Evaluation

Zentral: Der Fort- und Weiterbildungsausschuss (FWA) der Deutschen Gesellschaft für Sexualforschung
Regional: Weiterbildungsorganisationen, die von dem FWA anerkannt wurden nach Vorlage der feinstrukturierten Curricula und nach Nennung und Qualifikationsnachweis der Ausbilder und Ausbilderinnen. Der FWA überprüft die Qualität der regionalen Weiterbildung.
Zertifizierung: Bei erfolgreichem Abschluss der Weiterbildung erfolgt die Zertifizierung durch den FWA und den Leiter/die Leiterin der regionalen Weiterbildungsgruppe. (Anmerkung: Die Weiterbildung qualifiziert zur Diagnostik und Behandlung sexueller Störungen. Sollten gesetzliche oder öffentlich-rechtliche Anerkennungen eingeführt werden, beispielsweise im Sinne einer Zusatzbezeichnung „Sexualtherapie/Sexualmedizin“ in der ärztlichen Weiterbildungsordnung oder einer entsprechenden Schwerpunktsetzung im Psychotherapeutengesetz, wird die Deutsche Gesellschaft für Sexualforschung dafür Sorge tragen, dass die Absolventinnen und Absolventen des Curriculums 2 diese Anerkennung erhalten.)

Umsetzung und Evaluation

Zunächst werden fünf vom Vorläufigen Weiterbildungsausschuss der Deutschen Gesellschaft für Sexualforschung beauftragte Gruppen in verschiedenen Regionen der Bundesrepublik im Rahmen eines Pilotprojektes die beiden Curricula organisatorisch konkretisieren, feinstrukturieren, in die Praxis umsetzen und erproben. Der systematische Erfahrungsaustausch und die Kooperation der regionalen Gruppen und Pilotprojekte werden vom Vorläufigen Weiterbildungsausschuss organisiert, so dass Ziele und Vorgehen der Gruppen aufeinander abgestimmt werden können. Die Evaluation der Pilotvorhaben erfolgt zentral durch ein Projekt, für das Forschungsgelder eingeworben werden.

Eine Umsetzung: das Frankfurter sexualtherapeutische Curriculum

Das Frankfurter Institut für Sexualwissenschaft hat, getragen von gegenwärtigen (Sophinette Becker, Martin Dannecker, Volkmar Sigusch) und ehemaligen Mitgliedern (Norbert Boller, Renate Franke, Lutz Garrels, Herbert Gschwind, Isidor Kaminer, Bernd Meyenburg, Reimut Reiche) sowie von auswärtigen Dozentinnen und Dozenten (Geula Benkalifa-Schor, Sonja Düring, Margret Hauch, Peter Linzer, Eva S. Poluda, Hertha Richter-Appelt, Elke Weinel, Felicitas Weis), im Mai 1998 zum ersten Mal mit der Fortbildung im Sinne des Curriculum 2 begonnen und diesen Kurs nach 14 Wochenenden im März 2000 abgeschlossen.

Der Aufbau sah wie folgt aus: Jeweils am Freitagabend wurde in einen Themenkomplex durch einen Vortrag mit Diskussion eingeführt. Am Samstag fand dann ganztägig die theoretische Verfeinerung und praktische Anwendung in der Gruppe statt. Abgeschlossen wurde jedes Mal mit einer eineinhalbstündigen themenzentrierten Selbsterfahrung. Hinzu kam die Supervision der vorgeschriebenen Erstgespräche und die Supervision der ebenfalls vorgeschriebenen Behandlungen.

Wie wir die vom Curriculum 2 genannten Lehrinhalte umgesetzt haben, soll die nachstehende Liste der behandelten Themen andeuten, wobei vom zweiten Seminartermin an der jeweilige Freitagabend-Vortrag immer zuerst genannt wird:

1. Seminartermin: **Das sexuelle Symptom in der Sprechstunde I**
Vorstellung der TeilnehmerInnen und DozentInnen/Erläuterung des Programmes/Gruppenfindung
Symptomatik der sexuellen Funktionsstörungen bei Männern und Frauen
Besonderheiten des Erstgesprächs mit Patienten mit sexuellen Störungen
Die Bedeutung der Fokussierung auf das sexuelle Symptom
Themenzentrierte Selbsterfahrung

2. Seminartermin: **Das sexuelle Symptom in der Sprechstunde II**
Kultureller Wandel der Sexualität und der sexuellen Symptomatik
Körperliche Erkrankungen und sexuelle Störungen
Psychodynamik sexueller Funktionsstörungen
Indikationen für Einzel- bzw. Paartherapie sexueller Störungen
Themenzentrierte Selbsterfahrung

3. Seminartermin: **Die psychosexuelle Entwicklung von Männern und Frauen I**
Geschlechtsspezifische Risiken und Hürden in der frühen Entwicklung der Geschlechtsidentität
Körperselbst und Sexualität

Onanie in der weiblichen und männlichen Entwicklung
Narzissmus und Sexualität
Themenzentrierte Selbsterfahrung

4. Seminartermin: **Die psychosexuelle Entwicklung von Männern und Frauen II**
Geschlechtsspezifische Erwartungen und Ängste gegenüber Sexualität und Liebe
Latenz und Pubertät
Bedeutung des ersten Geschlechtsverkehrs
Sexualität in den verschiedenen Lebensabschnitten des Erwachsenenalters
Themenzentrierte Selbsterfahrung

5. Seminartermin: **Sexuelle Perversionen I**
Ätiologie und Psychodynamik der Perversionen
Fetisch/Fetischismus und Transvestitismus
Sadismus/Masochismus
Exhibitionismus und Voyeurismus
Themenzentrierte Selbsterfahrung

6. Seminartermin: **Sexuelle Perversionen II**
Gibt es weibliche Perversionen?
Pädosexualität
Perversion und Objektbeziehung
Probleme der Behandlung von Patienten mit sexuellen Perversionen
Themenzentrierte Selbsterfahrung

7. Seminartermin: **Onanie und Onaniephantasien**
Onanie/Onaniephantasien von Männern und Frauen
Abgewehrte perverse Phantasien, Geschlechtsidentität und sexuelle Funktionsstörungen
Perverse Phantasien als (notwendiger) Bestandteil der Sexualität
Onaniephantasien in der Diagnostik
Themenzentrierte Selbsterfahrung

8. Seminartermin: **Sexuelle Orientierungen/Sexuelle Identitäten I**
Wie kohärent sind sexuelle Orientierungen/sexuelle Identitäten?
Männliche heterosexuelle Entwicklung
Männliche homosexuelle Entwicklung
Themenzentrierte Selbsterfahrung

9. Seminartermin: **Sexuelle Orientierungen/Sexuelle Identitäten II**
Was heißt Bisexualität?
Weibliche heterosexuelle Entwicklung
Weibliche homosexuelle Entwicklung
Themenzentrierte Selbsterfahrung

10. Seminartermin: **Sexuelle Gewalt und sexuelle Traumatisierungen**
Sexuelle Gewaltverhältnisse und sexuelle Traumatisierungen
Sexuelle Traumatisierungen in Kindheit und Jugend
Sexuelle Traumatisierungen im Erwachsenenalter
Geschlechtsspezifische Differenzen in der „Bewältigung“ sexueller Traumatisierungen
Themenzentrierte Selbsterfahrung

11. Seminartermin: **Sexualisierung**
Zum Begriff „Sexualisierung“
Die Sprache der Sexualität und der sexuelle Körper in der Psychotherapie
Sexualisierte Übertragung und Gegenübertragung
Themenzentrierte Selbsterfahrung

12. Seminartermin: **Psychotherapie sexueller Funktionsstörungen**
Anatomie und Physiologie der Sexualität
Besonderheiten der Einzeltherapie mit Frauen
Besonderheiten der Einzeltherapie mit Männern

Paartherapie sexueller Funktionsstörungen
Themenzentrierte Selbsterfahrung

13. Seminartermin: **Transsexuelle Entwicklungen**
Die Medizin, die Gesellschaft und die Transsexuellen
Der transsexuelle Wunsch
Psychotherapie mit transsexuellen Patienten
Die Begutachtung transsexueller Patienten
Themenzentrierte Selbsterfahrung

14. Seminartermin: **Sexualstraftäter und ihre Behandlung**
Gesellschaftliche Erwartungen an die Therapie von Sexualstraftätern
Therapie unter Gerichtsauflage
Somatische Behandlungsverfahren bei Sexualstraftätern
Psychotherapie mit Sexualstraftätern
Themenzentrierte Selbsterfahrung

Regionale Fortbildungsgruppen

Die Deutsche Gesellschaft für Sexualforschung e.V. (DGfS) hat inzwischen mehrere Regionale Fortbildungsgruppen anerkannt, die die von ihr entwickelten Curricula in die Praxis umsetzen bzw. bei ihrer Fortbildung in Kooperation mit der Akademie für Sexualmedizin oder der Gesellschaft für Sexualwissenschaft den DGfS-Standards entsprechen. In einigen Regionen werden beide Curricula angeboten, in anderen nur eins von beiden. Welche Fragen der Fort- und Weiterbildungsausschuss der DGfS zur Zeit erörtert, hat Margret Hauch (2001) gerade dargestellt. Fortlaufend können sich Interessenten über die Website der DGfS informieren (http://www.kgu.de/zpg/sexualwissenschaft) oder den Fort- und Weiterbildungsausschuss der Gesellschaft ansprechen (Sprecher: Prof. Dr. Götz Kockott, Klinik für Psychiatrie und Psychotherapie der Technischen Universität München, Klinikum rechts der Isar, Ismaninger Str. 22, 81675 München, Tel. 0 89/41 40-42 51, Fax 0 89/41 40-48 88) oder sich direkt an folgende Kontaktpersonen in den Regionen wenden:

- *Aachen:* Dr. Ulrike Brandenburg, Sexualmedizinische Ambulanz, Klinik für Psychiatrie und Psychotherapie, RWTH Aachen, Pauwelsstr. 30, 52074 Aachen, Tel. (02 41) 8 08 94 61, Fax (02 41) 8 88 84 01
- *Erlangen:* Priv.-Doz. Dr. Thomas Mösler, Nettelbeckstr. 14, 90491 Nürnberg, Tel./Fax (09 11) 59 95 36; Dipl.-Psych. Dr. Andreas Rose, Psychiatrische Universitätsklinik Erlangen, Schwabachanlage 6/10, 91054 Erlangen, Tel. (09 31) 85 93 90, Fax (09 31) 85 65 92
- *Frankfurt am Main:* Dipl.-Psych. Sophinette Becker und Prof. Dr. Martin Dannecker, Institut für Sexualwissenschaft, Klinikum der Johann Wolfgang Goethe-Universität Frankfurt am Main, Theodor-Stern-Kai 7, 60590 Frankfurt am Main, Tel. (0 69) 63 01-76 14, Fax (0 69) 63 01-66 58; Dr. Herbert Gschwind, Adalbertstr. 12a, 60486 Frankfurt am Main, Tel. (0 69) 70 72 01 73, Fax (0 69) 70 72 01 43
- *Hamburg:* Prof. Dr. Hertha Richter-Appelt, Abteilung für Sexualforschung der Klinik für Psychiatrie und Psychotherapie der Universität Hamburg, Martinistr. 52, 20246 Hamburg, Tel. (0 40) 4 28 03-22 25, Fax (0 40) 4 28 03-64 06
- *Hannover:* Prof. Dr. Uwe Hartmann, Zentrum für Psychologische Medizin, Medizinische Hochschule, Konstanty-Gutschow-Str. 8, 30625 Hannover, Tel. (05 11) 5 32 24 88, Fax (05 11) 5 32 24 15
- *Jena:* Prof. Dr. Bernhard Strauß, Klinikum der Friedrich-Schiller-Universität Jena, Institut für Medizinische Psychologie, Stoystr. 3, 07743 Jena, Tel. (0 36 41) 93 67 00, Fax (0 36 41)

93 65 46; Prof. Dr. Konrad Weller, Fachhochschule Merseburg, Fachbereich Sozialwesen, Geusaer Str. 06217 Merseburg, Tel. (0 34 61) 46-22 46

• *Münster:* Dr. Steffen Fliegel, Gesellschaft für klinische Psychologie und Beratung, Hansaring 67, 48155 Münster, Tel. (02 51) 6 00 41, Fax (02 51) 66 66 42

• *Osnabrück:* Prof. Dr. Wolfgang Weig, Niedersächsisches Landeskrankenhaus Osnabrück, Knollstr. 31, 49088 Osnabrück, Tel. (05 41) 3 13-1 06, Fax (05 41) 3 13-2 09

Wer an einer Fortbildung interessiert ist, die allein von der Akademie für Sexualmedizin angeboten wird, kann sich an den Vorsitzenden dieser Vereinigung wenden: Prof. Dr. Hermann-J. Vogt, Klinik und Poliklinik für Dermatologie und Allergologie, Technische Universität München, Biedersteiner Str. 29, 80802 München, Tel. (0 89) 41 40-31 77 oder -31 78, Fax (0 89) 41 40-31 27. Die Akademie bietet zur Zeit in Berlin und München eigene Seminare an.

Wer die von der Pro Familia – Deutsche Gesellschaft für Familienplanung, Sexualpädagogik und Sexualberatung e. V. entwickelte Zusatzausbildung „Psychoanalytische Beratung in Sexual- und Partnerschaftskonflikten“ oder „Systemische Paar- und Sexualberatung“ absolvieren möchte, kann sich zunächst im Internet über den neuesten Stand informieren (http://www. pro familia.de) und dann den Bundesvorstand ansprechen: Elisabeth Lutz, Referentin für Fort- und Weiterbildung, Stresemannallee 3, 60596 Frankfurt am Main, Tel. (0 69) 63 90 02, Fax (0 69) 63 98 52. Allerdings ist die Zusatzausbildung in der Regel den eigenen Mitarbeiterinnen und Mitarbeitern vorbehalten.

Literatur

Arentewicz, G. und G. Schmidt (Hrsg.): Sexuell gestörte Beziehungen. Konzept und Technik der Paartherapie. 1. Aufl. Heidelberg u. a.: Springer 1980; 2., neu bearb. Aufl. Berlin u. a.: Springer 1986; 3., bearb. Aufl. Stuttgart: Enke 1993

Aresin, L.: Sprechstunde des Vertrauens. Fragen der Sexual-, Ehe- und Familienberatung. Rudolstadt: Greifenverlag 1967

Aresin, L. und E. Günther (Hrsg.): Sexualmedizin. Ein Leitfaden für Medizinstudenten. Berlin (DDR): Verlag Volk und Gesundheit 1983

Bancroft, J.: Grundlagen und Probleme menschlicher Sexualität. Stuttgart: Enke 1985

Baross, J. v. und E. Lutz: Pers. Mitteilungen vom 9., 25. und 30. November 1999

Beck, W.: Der Pro-Familia-Kurs „Partnerschafts- und Sexualberatung“: Menschen in der Krise helfen. Pro Familia Magazin 14 (2), 13–14, 1986

Beier, K. M.: Dissexualität im Lebenslängsschnitt. Theoretische und empirische Untersuchungen zu Phänomenologie und Prognose begutachteter Sexualstraftäter. Berlin, Heidelberg: Springer 1995

Bosinski, H. A. G.: Pers. Mitteilungen vom 9. und 18. November 1999

Bosinski, H. A. G., I. Schröder, M. Peter, R. Arndt, R. Wille und W. G. Sippell: Anthropometrical measurements and androgen levels in males, females, and hormonally untreated female-to-male transsexuals. Arch. Sex. Behav. 26, 143–157, 1997 (a)

Bosinski, H. A. G., M. Peter, G. Bonatz, R. Arndt, M. Heidenreich, W. G. Sippell und R. Wille: A higher rate of hyperandrogenic disorders in female-to-male transsexuals. Psychoneuroendocrinology 22, 361–368, 1997 (b)

Bräutigam, W.: Sexualmedizin im Grundriß. Eine Einführung in Klinik, Theorie und Therapie der sexuellen Konflikte und Störungen. Stuttgart: Thieme 1977

Bräutigam, W. und U. Clement: Sexualmedizin im Grundriß. Eine Einführung in Klinik, Theorie und Therapie der sexuellen Konflikte und Störungen. 3., neube-

arb. und erweit. Aufl. Stuttgart, New York: Thieme 1989
Brocher, T.: Psychosexuelle Grundlagen der Entwicklung. Opladen: Leske 1971
Buddeberg, C.: Sexualberatung. Eine Einführung für Ärzte, Psychotherapeuten und Familienberater. Stuttgart: Enke 1983; 2., überarb. und erweit. Aufl. 1987; 3., überarb. und erweit. Aufl. 1996
Demisch, H.-U.: Was ist von der „Orgon“-Hypothese Wilhelm Reichs zu halten? In: Sigusch 1979a
Deutsche Gesellschaft für Sexualforschung: Weiterbildung: Sexuelle Störungen und ihre Behandlung. Curricula zum Erwerb sexuologischer Basiskompetenzen und zur sexualtherapeutischen Weiterbildung für Ärzte/Ärztinnen, Psychologen/Psychologinnen und andere Berufsgruppen. Z. Sexualforsch. 10, 52–58, 1997
Eicher, W.: Die sexuelle Erlebnisfähigkeit und die Sexualstörungen der Frau. Leitfaden für die ärztliche Praxis. Stuttgart: Fischer 1975; 2., neubearb. und erweit. Aufl. 1977
Eicher, W.: Libidostörungen aus gynäkologischer Sicht [Medizinische Habilitationen]. Fortschr. Med. 94, 2017–2018, 1976
Eicher, W. (Hrsg.): Sexualmedizin in der Praxis. Ein kurzes Handbuch. Stuttgart: Fischer 1980
Eicher, W.: 10 Jahre Heidelberger Fortbildung. Sexualmed. 15, 290, 1986
Eicher, W.: Sexualmedizin in der Frauenheilkunde. Frauenarzt 36, 575–580, 1995
Eicher, W.: Pers. Mitteilungen vom 12. November und 10. Dezember 1999
Eicher, W. und F. Kubli: Sexualmedizinische Probleme in der Gynäkologie. Geburtsh. Frauenheilk. 33, 732–736, 1973
Emde Boas, C. van: Medizin und Moral. Sexualmed. 1, 9–12, 1972
Friedeburg, L. v.: Die Umfrage in der Intimsphäre. Beiträge zur Sexualforschung, H. 4. Stuttgart: Enke 1953
Fritz, U. und A. v. Streit: Über weibliche Homosexualität und ihre wissenschafrliche Untersuchung. In: Sigusch 1979a
Giese, H. (Hrsg.): Die Sexualität des Menschen. Handbuch der medizinischen Sexualforschung. Stuttgart: Enke 1955; 2., neubearb. und erweit. Aufl. 1971
Giese, H. (in Verbindung mit V. E. von Gebsattel): Psychopathologie der Sexualität. Stuttgart: Enke 1962
Grünwald, U.: Auswirkungen der Neufassung des § 218 StGB. Erste Ergebnisse einer empirischen Untersuchung an 941 ratsuchenden Frauen. In: Sigusch 1979a
Hartmann, U.: Diagnostik und Therapie der erektilen Dysfunktion. Theoretische Grundlagen und Praxisempfehlungen aus einer multidisziplinären Spezialsprechstunde. Frankfurt a. M. u. a.: Lang 1994
Hauch, Margret: Paartherapie bei sexuellen Funktionsstörungen und sogenannter sexueller Lustlosigkeit. Das Hamburger Modell: Konzept, Modifikationen, neuere Ergebnisse. In: Strauß 1998
Hauch, Margret: Die organisierte Fort- und Weiterbildung. Vortrag, 20. Wissenschaftliche Tagung der Deutschen Gesellschaft für Sexualforschung, Frankfurt am Main, 6. bis 8. Oktober 2000. Z. Sexualforsch. 14, 2001 (im Druck)
Hertoft, P.: Klinisk sexologi. Kopenhagen: Munksgaard 1976; 3. Aufl. 1987 (dtsch.: Klinische Sexologie. Köln: Deutscher Ärzte-Verlag 1989)
Hesse, P. G., H. Grimm, G. Harig, F. K. Kaul, A.-G. Kuckhoff und G. Tembrock (Hrsg.): Sexuologie. Geschlecht, Mensch, Gesellschaft in 3 Bänden. Bd. 1, hrsg. von P. G. Hesse und G. Tembrock. Leipzig: Hirzel 1974; Bd. 2, hrsg. von P. G. Hesse und H. Grimm. Leipzig: Hirzel 1976; Bd. 3, hrsg. von P. G. Hesse, G. Harig, F. K. Kaul und A.-G. Kuckhoff. Leipzig: Hirzel 1978
Hoyndorf, S., M. Reinhold und F. Christmann: Behandlung sexueller Störungen. Ätiologie, Diagnostik, Therapie. Sexuelle Dysfunktionen, Mißbrauch, Delinquenz. Weinheim: Beltz, Psychologie-Verlags-Union 1995
Kaplan, H. S.: The new sex therapy. New York: Brunner/Mazel 1974
Kaplan, H. S.: Sexualtherapie. Ein neuer Weg für die Praxis. Stuttgart: Enke 1979
Kaplan, H. S.: Hemmungen der Lust. Neue Konzepte der Psychosexualtherapie. Stuttgart: Enke 1981
Kockott, G. (Hrsg.): Sexuelle Störungen. Verhaltensanalyse und -modifikation. München u. a.: Urban & Schwarzenberg 1977

Kockott, G.: Weibliche Sexualität. Funktionsstörungen. Erkennen, Beraten, Behandeln. Stuttgart: Hippokrates 1988 (a)

Kockott, G.: Männliche Sexualität. Funktionsstörungen. Erkennen, Beraten, Behandeln. Stuttgart: Hippokrates 1988 (b)

Kockott, G.: Sexuelle Variationen. Anhang: Sexualität Behinderter. Stuttgart: Hippokrates 1988 (c)

Langer, D. und U. Hartmann: Psychosomatik der Impotenz. Bestandsaufnahme und integratives Konzept. Stuttgart: Enke 1992

LoPiccolo, J. und L. LoPiccolo (Hrsg.): Handbook of sex therapy. New York, London: Plenum 1978

Masters, W. H. und V. E. Johnson: Human sexual response. Boston: Little, Brown 1966 (dtsch: Die sexuelle Reaktion. Frankfurt a. M.: Akademische Verlagsgesellschaft 1967)

Masters, W. H. und V. E. Johnson: Human sexual inadequacy. Boston: Little, Brown 1970 (dtsch.: Impotenz und Anorgasmie. Zur Therapie funktioneller Sexualstörungen. Frankfurt a. M.: Goverts Krüger Stahlberg 1973)

Mehlan, K.-H.: Probleme der Ehe- und Sexualberatung. Berlin (DDR): Verlag Volk und Gesundheit 1966

Mertens, W.: Entwicklung der Psychosexualität und Geschlechtsidentität. Bd. 1: Geburt bis 4. Lebensjahr. Stuttgart u. a.: Kohlhammer 1992; Bd. 2: Kindheit und Adoleszenz. Stuttgart u. a.: Kohlhammer 1994

Metzler-Raschig, M., R. Reiche und V. Sigusch: Sexualmedizinische Fortbildung für Ärzte. Ergebnisse eines viersemestrigen Seminars. Sexualmed. 5, 405–412, 1976

Meyenburg, B.: Das Kondom. In: Sigusch 1979a

Meyenburg, B. und V. Sigusch: Sexualmedizin in den USA. Entwicklung und gegenwärtiger Stand der Sex Education. Sexualmed. 1, 442–446, 1972

Meyenburg, B. und V. Sigusch: Sexualität der Frau und Gynäkologie. Eine Umfrage zur sexualmedizinischen Ausbildung. Sexualmed. 2, 382–385, 1973

Meyenburg, B. und V. Sigusch: Sex education for health professionals and sexual treatment in Western Germany. Meeting on Education and Treatment in Human Sexuality: The Training of Health Professionals, Geneva, 6. bis 12. Februar 1974 (WHO-Paper MCH/SYM/73.26, 1974)

Morgenthaler, F.: Homosexualität. In: Sigusch 1980

Pacharzina, K.: Sexualmedizin der Allgemeinpraxis. Ergebnisse einer Studie an 100 Ärzten. I: Das Ausbildungsdefizit. II: Die Wissenslücken. Sexualmed. 4, 485–490, 535–542, 1975

Pacharzina, K.: Moralwächter im weißen Kittel. Zur Sexualmedizin in der Allgemeinpraxis. Lollar: Achenbach 1978

Praktische Sexualmedizin. Referate und Diskussionen der Fortbildungstage für praktische Sexualmedizin in Heidelberg. Alternierend herausgegeben von W. Eicher, H.-J. Vogt, V. Herms und F. Conrad. Wiesbaden: Medical Tribune, o. J. [1976 bis 1992]

Reiche, R. und V. Sigusch: Kleine sexualmedizinische Literaturliste. Was soll man zur Einführung lesen? In: Sigusch 1979a

Rieber, I.: Die operative Implantation von Penisprothesen bei Erektionsstörungen des Mannes. Eine kritische Bestandsaufnahme. In: Sigusch 1979a

Riemann, K. und E. Lutz: Qualitätssicherung in der Fort- und Weiterbildung. Vorschläge und Empfehlungen für ein praxisnahes Verfahren. Hrsg. vom Pro Familia-Bundesvorstand. Broschüre, o. O., 1999

Schmidt, G.: Totale Sexualmedizin? Trends sexualmedizinischer Ausbildung in den USA. Sexualmed. 3, 497–504, 1974

Schmidt, G.: Was ist und welchem Zweck dient Sexualmedizin? Vortrag, 3. Seminar „Psychosomatik in Geburtshilfe und Gynäkologie“ der Universitäts-Frauenklinik Düsseldorf, 13. Juni 1981

Schmidt, G., V. Sigusch und E. Schorsch: Tendenzen der Sexualforschung. Beiträge zur Sexualforschung, Bd. 49. Stuttgart: Enke 1970

Schnabl, S.: Intimverhalten, Sexualstörungen, Persönlichkeit. Berlin (DDR): Deutscher Verlag der Wissenschaften 1972

Schnabl, S.: Korrelationen und Therapie funktioneller Sexualstörungen. Ein Beitrag aus der Sexualberatung und Sexualforschung in der DDR. In: Sigusch 1975

Schoof-Tams, K.: Therapie funktioneller Sexualstörungen nach Masters und Johnson. In: Sigusch 1975

Schoof-Tams, K., R. Bulla, G. Schmidt, E. Schorsch, V. Sigusch und E.-M. Ziegenrücker: Adaptation der stationären Masters-Johnson-Therapie bei Erektions- und Orgasmusstörungen auf ein ambulantes Behandlungsprogramm. Vortrag, 11. Wissenschaftliche Tagung der Deutschen Gesellschaft für Sexualforschung, 12. bis 14. Oktober 1972, Hamburg

Schorsch, E.: Die Sexualität in den endogenphasischen Psychosen. Beiträge zur Sexualforschung, H. 39. Stuttgart: Enke 1967

Schorsch, E.: Sexualstraftäter. Stuttgart: Enke 1971

Schorsch, E.: Die Medikalisierung der Sexualität. Über Entwicklungen in der Sexualmedizin. Z. Sexualforsch. 1, 95–112, 1988

Schorsch, E. und N. Becker: Angst, Lust, Zerstörung. Sadismus als soziales und kriminelles Handlen. Zur Psychodynamik sexueller Tötungen. Reinbek: Rowohlt 1977

Schorsch, E. und G. Schmidt (Hrsg.): Ergebnisse zur Sexualforschung. Arbeiten aus dem Hamburger Institut für Sexualforschung. Köln: Wissenschafts-Verlag; Köln: Kiepenheuer & Witsch 1975

Schorsch, E., T. Brand, G. Schmidt und A. Spengler: Zur Versorgung von Patienten mit sexuellen Störungen. Bedarfsanalyse und Entwicklung eines Versorgungsmodells für das Land Hamburg. Sexualmed. 6, 585–590, 1977

Schorsch, E., G. Galedary, A. Haag, M. Hauch und H. Lohse: Perversion als Straftat. Dynamik und Psychotherapie. Berlin u. a.: Springer 1985

Schover, L. R. und S. B. Jensen: Sexuality and chronic illness. New York, London: Guilford 1988

Sigusch, V.: Sexualphysiologische Reaktionen beim Menschen. Schriftenreihe der Bayerischen Landesärztekammer 15, 298–308, 1969 (a)

Sigusch, V.: Physiologie der sexuellen Reaktion. Ärztl. Prax. 21, 1168–1172, 1969 (b)

Sigusch, V.: Über die Lust der Medizin. In: A. Grabner-Haider (Hrsg.): Recht auf Lust? Wien u. a.: Herder 1970 (a)

Sigusch, V.: Sexualität und Medizin. Plädoyer für eine sexualitätsbejahende Medizin. Medizin + Studium 1, 6–16, 1970 (b)

Sigusch, V.: Medizin und Sexualität. Sieben Thesen zur kritischen Reflexion ihres Verhältnisses. Med. Welt 21 (N. F.), 2159–2170, 1970 (c)

Sigusch, V.: Exzitation und Orgasmus bei der Frau. Stuttgart: Enke 1970 (d)

Sigusch, V.: Sexualphysiologie: Einmaleins der Lust. Vorwort zu: W. H. Masters und V. E. Johnson: Die sexuelle Reaktion. Reinbek: Rowohlt Taschenbuchverlag 1970 (e) (Neuausgabe 1984)

Sigusch , V.: Sexuelle Reaktionen bei der Frau. In: Giese 1971

Sigusch, V. (Hrsg.): Ergebnisse zur Sexualmedizin. Arbeiten aus dem Institut für Sexualforschung an der Universität Hamburg. Köln: Wissenschafts-Verlag 1972 (a); 2., durchges. Aufl. im Vertrieb S. Karger, Basel u. a. 1973

Sigusch, V.: Aspekte und Fakten zur Entwicklung einer Sexualmedizin. In: Sigusch 1972a (zit. als Sigusch 1972b) (siehe auch: Pro Familia Informationen, Heft 4, S. 22–24, 1972)

Sigusch, V.: Junge Mädchen und die Pille. Bemerkungen zur hormonalen Kontrazeption aus sexualwissenschaftlicher Sicht. Sexualmed. 3, 288–297, 1974 (vgl. dazu den Nachtrag „Ein Jahrzehnt früher. Pille für Jugendliche: Der wissenschaftliche Beirat der Bundesärztekammer zieht endlich nach“ in: Sexualmed. 14, 349–350, 1985)

Sigusch, V. (Hrsg.): Therapie sexueller Störungen. Stuttgart, New York: Thieme 1975; 2., neubearb. und erweit. Aufl. 1980

Sigusch, V.: Sexualmedizinische Weiterbildung. Erfahrungen der Frankfurter Abteilung für Sexualwissenschaft. In: W. Eicher und H.-J. Vogt (Hrsg.): Praktische Sexualmedizin. Referate und Diskussionen der 1. Fortbildungstage für praktische Sexualmedizin, Heidelberg, 1. bis 5. Juni 1976. Wiesbaden: Medical Tribune, o. J. [1976] (a)

Sigusch, V.: Welche Bedeutung haben Untersuchungen über Sexualverhalten und Sexualmoral für die ärztliche Praxis? In: W. Eicher und H.-J. Vogt (Hrsg.): Praktische Sexualmedizin. Referate und Diskus-

sionen der 1. Fortbildungstage für praktische Sexualmedizin, Heidelberg, 1. bis 5. Juni 1976. Wiesbaden: Medical Tribune, o. J. [1976] (b)
Sigusch, V.: Sexualmedizin: Auswurf oder Avantgarde. [Leitartikel]. Sexualmed. 6, 133–134, 1977
Sigusch, V.: Sexualität und Medizin. Arbeiten aus der Abteilung für Sexualwissenschaft des Klinikums der Universität Frankfurt am Main. Köln: Kiepenheuer & Witsch 1979 (a)
Sigusch, V.: Sexualwissenschaftliche Aspekte der hormonalen Kontrazeption bei jungen Mädchen. Ein Vortrag vor Gynäkologen. In: Sigusch 1979a (zit. als 1979b)
Sigusch, V.: Medizinische Experimente am Menschen. Das Beispiel Psychochirurgie. In: Sigusch 1979a (zit. als 1979c)
Sigusch, V.: Therapie und Politik. In: Sexualität konkret, Heft 2, 1980 (um eine beim Erstdruck technisch herausgefallene, längere Passage komplettierte und durchges. Nachdrucke u. a. in: Mitteilungen der Deutschen Gesellschaft für Verhaltenstherapie 12 (4), 733–745, 1980; Sigusch 1984
Sigusch, V.: Was heißt Sexualtherapie? Eine Kritik am Furor sanandi. Sexualmed. 10, 208–212, 1981 (erweitert in: Sigusch 1984)
Sigusch, V. (Hrsg.): Die sexuelle Frage. Hamburg: Konkret Literatur Verlag 1982
Sigusch, V.: Vom Trieb und von der Liebe. Frankfurt a. M., New York: Campus 1984
Sigusch, V.: Die Abteilung für Sexualwissenschaft der Universität Frankfurt am Main. In: Magnus-Hirschfeld-Gesellschaft (Hrsg.): Für ein neues Berliner Institut für Sexualwissenschaft. Eine Denkschrift. Berlin: Edition Sigma 1987 (aktualis. Fassung in: V. Sigusch: Kritik der disziplinierten Sexualität. Frankfurt a. M., New York: Campus 1989)
Sigusch, V.: 20 Jahre Sexualmedizin und Sexualberatung. Eine Bestandsaufnahme. Med. Welt 41 (N. F.), 206–211, 1990 (siehe auch: Zur Lage der Sexualmedizin. Dtsch. Ärztebl. 87, 1970, 1990)
Sigusch, V.: „Menschen sind mehr als geköpfte Frösche. Zwanzig Jahre Sexualmedizin – Irrwege, Rückschritte und Mißverständnisse". Süddeutsche Zeitung, Nr. 46 vom 23./24. Februar 1991, Feuilleton, S. 1 (Nachdruck u. a. in: Informationen des Verbandes Katholischer Ehe-, Familien- und Lebensberater, März-Heft 1991, S. 23–30)
Sigusch, V.: Abschied von einer Sexualmedizin. [Kommentar]. Z. Sexualforsch. 7, 62–69, 1994
Sigusch, V. und B. Meyenburg: Sexualberatung und Sexualtherapie in der BRD. Eine knappe Bestandsaufnahme. Med. Welt 25 (N. F.), 711–715, 1974
Sigusch, V., I. Klein und H. L. Gremliza (Hrsg.): Sexualität konkret. Sammelband 2. Frankfurt a. M.: Zweitausendeins 1984
Sigusch, V., B. Meyenburg und R. Reiche: Transsexualität. In: Sigusch 1979a
Stief, C. G., U. Hartmann, K. Höfner und U. Jonas (Hrsg.): Erektile Dysfunktion. Diagnostik und Therapie. Berlin u. a.: Springer-Verlag 1997
Strauß, B. (Hrsg.): Psychotherapie der Sexualstörungen. Krankheitsmodelle und Therapiepraxis – störungsspezifisch und schulenübergreifend. Stuttgart, New York: Thieme 1998
Swanson, J. M. und K. A. Forrest (Hrsg.): Die Sexualität des Mannes. Köln: Deutscher Ärzte-Verlag 1987
Vogt , H.-J., K. Loewit, R. Wille, K. M. Beier und H. A. G. Bosinski: Zusatzbezeichnung „Sexualmedizin" – Bedarfsanalyse und Vorschläge für einen Gegenstandskatalog. Sexuol. 2, 65–89, 1995
WHO: Education and treatment in human sexuality: The training of health professionals. Genf 1975
Wille, R.: Die forensisch-psychopathologische Beurteilung der Exhibitionisten, Pädophilen, Inzest- und Notzuchttäter. Med. Habilitationsschrift, Kiel 1968
Willi, J.: Die Zweierbeziehung. Reinbek: Rowohlt 1975
Zettl, S. und J. Hartlapp: Sexualstörungen durch Krankheit und Therapie. Ein Kompendium für die ärztliche Praxis. Berlin u. a.: Springer 1997
Zilbergeld, B.: Männliche Sexualität. Tübingen: DGVT 1983
Zilbergeld, B.: Die neue Sexualität der Männer. Tübingen: DGVT-Verlag 1994

Sachregister

Autorinnen und Autoren

Nikolaus Becker, Dipl.-Psych., Psychoanalytiker, Falkenried 7, 20251 Hamburg

Wolfgang Berner, Prof. Dr. med., Direktor der Abteilung für Sexualforschung, Klinik für Psychiatrie und Psychotherapie der Universität Hamburg, Martinistr. 52, 20246 Hamburg

Martin Dannecker, Prof. Dr. phil., Institut für Sexualwissenschaft, Klinikum der J. W. Goethe-Universität, Theodor-Stern-Kai 7, 60590 Frankfurt am Main

Sonja Düring, Dr. phil., Psychotherapeutin, Eppendorfer Landstr. 46, 20249 Hamburg

Wolf Eicher, Prof. Dr. med., Chefarzt der Frauenklinik im Diakonissenkrankenhaus – Akademisches Lehrkrankenhaus der Universität Heidelberg, Speyerer Str. 91–93, 68163 Mannheim

Herbert Gschwind, Dr. med., Arzt für Psychotherapeutische Medizin, Adalbertstr. 12 A, 60486 Frankfurt am Main

Margret Hauch, Dipl.-Psych., Leiterin der Sexualberatungsstelle der Abteilung für Sexualforschung, Klinik für Psychiatrie und Psychotherapie der Universität Hamburg, Poppenhusenstr. 12, 22305 Hamburg

Silvia Heyer, Dipl.-Soz., Psychoanalytische Beraterin für Sexual- und Partnerschaftskonflikte, Leiterin der Pro-Familia-Beratungsstelle Gotzkowskystr. 8, 10555 Berlin

Hartwig Lohse, Dipl.-Psych., Psychotherapeut, Eppendorfer Baum 39, 20249 Hamburg

Bernd Meyenburg, Dr. med., Leitender Arzt der Poliklinik der Klinik für Psychiatrie und Psychotherapie des Kindes- und Jugendalters, Klinikum der J. W. Goethe-Universität, Deutschordenstr. 50, 60528 Frankfurt am Main

Eva S. Poluda, Dipl.-Psych., Psychoanalytikerin, Kaiserstr. 34, 50321 Brühl

Reimut Reiche, Priv.-Doz. Dr. phil., Psychoanalytiker, Schweizer Platz 56, 60594 Frankfurt am Main

Hertha Richter-Appelt, Prof. Dr. phil., Abteilung für Sexualforschung, Klinik für Psychiatrie und Psychotherapie der Universität Hamburg, Martinistr. 52, 20246 Hamburg

Ulrike Schmauch, Prof. Dr. phil., Fachhochschule Frankfurt am Main, Fachbereich Sozialarbeit, Nibelungenplatz 1, 60318 Frankfurt am Main

Gunter Schmidt, Prof. Dr. phil., Abteilung für Sexualforschung, Klinik für Psychiatrie und Psychotherapie der Universität Hamburg, Martinistr. 52, 20246 Hamburg

Christiane Schrader, Dipl.-Psych., Psychoanalytikerin, Fachliche Leiterin der Zusatzausbildung „Psychoanalytische Beratung in Sexual- und Partnerschaftskonflikten" des Bundesverbandes der Pro Familia, Poststr. 5, 63303 Dreieich

Volkmar Sigusch, Prof. Dr. med., Direktor des Instituts für Sexualwissenschaft, Klinikum der J. W. Goethe-Universität, Theodor-Stern-Kai 7, 60590 Frankfurt am Main

Bernhard Strauß, Prof. Dr. phil., Direktor des Instituts für Medizinische Psychologie, Klinikum der Friedrich-Schiller-Universität Jena, Stoystr. 3, 07743 Jena